临床内分泌疾病诊断与治疗

主编　张丽丽　张琨琨　刘亚平　李　月
　　　覃仕海　刘素华　徐笃瑞　张　丽

U0190186

中国海洋大学出版社

·青岛·

图书在版编目（CIP）数据

临床内分泌疾病诊断与治疗／张丽丽等主编. —青岛：中国海洋大学出版社，2023.5

ISBN 978-7-5670-3491-4

Ⅰ．①临… Ⅱ．①张… Ⅲ．①内分泌病－诊疗 Ⅳ.①R58

中国国家版本馆CIP数据核字（2023）第075696号

出版发行	中国海洋大学出版社			
社　　址	青岛市香港东路23号		**邮政编码**	266071
出 版 人	刘文菁			
网　　址	http://pub.ouc.edu.cn			
电子信箱	369839221@qq.com			
订购电话	0532-82032573（传真）			
责任编辑	韩玉堂		**电　　话**	0532-85902349
印　　制	日照报业印刷有限公司			
版　　次	2023年5月第1版			
印　　次	2023年5月第1次印刷			
成品尺寸	185 mm×260 mm			
印　　张	32			
字　　数	810千			
印　　数	1～1000			
定　　价	238.00元			

发现印装质量问题，请致电0633-8221365，由印刷厂负责调换。

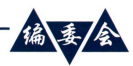

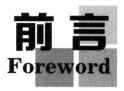
前言
Foreword

　　内分泌学的内容主要包括激素基因表达、激素合成、激素分泌、转运激素受体与靶部位(器官、组织、细胞)的反应,以及激素结构、功能或代谢异常等范围,其中临床内分泌学主要研究与激素相关的疾病。内分泌学在研究激素的作用机制和疾病发病原理时,一方面与分子生物学、免疫学和细胞化学等融为一体,另一方面又产生了分子内分泌学、免疫代谢学和免疫内分泌学等新型学科。这要求临床医师应以循证医学理念为指导,具备准确的医学理论知识和丰富的临床经验,能结合患者的临床资料进行综合分析和逻辑推理,从错综复杂的线索中找出主要矛盾,并加以解决。基于这一临床需求,我们特邀多位国内一线内分泌科专家编写了《临床内分泌疾病诊断与治疗》一书,旨在总结归纳他们的临床经验,分享他们的诊疗心得。

　　本书全方位、多层次地介绍了近年来内分泌学基础研究与临床实践的最新成果,内容涉及内分泌疾病的常用检查方法,以及下丘脑-垂体疾病、甲状腺疾病、甲状旁腺疾病、肾上腺疾病等临床工作中经常遇到的内分泌疾病。本书对每一疾病的病因、临床表现、诊断、治疗与预后等内容进行了全面、系统的阐述,致力于将最新的研究成果与积累的诊疗经验展示给读者。本书的编写立足于临床实践,内容翔实、结构合理、重点突出,是一本科学性及实用性很强的内分泌疾病诊疗的参考书,适合普通内科医务工作者参考使用。

　　由于编者学识有限,书中难免存在不足之处,敬请各位读者不吝赐教,以利后学。

《临床内分泌疾病诊断与治疗》编委会

2023 年 5 月

目 录
Contents

第一章　　绪　论

第一节　内分泌疾病概述

内分泌系统的主要功能是促进和协调人体生长、发育、性成熟和生殖等生命过程。内分泌系统与神经系统、免疫系统共同协调,稳定生物整体功能,使机体保持代谢稳定、对环境变化适应等功能,既维护生物自身的生存,又维系种族的延续。随着细胞生物学、生化学、遗传学、免疫学等学科的飞速进展,有关内分泌学的研究已进入分子生物学的阶段,许多传统经典的内分泌学概念受到冲击,并使其不断地扩展、丰富和提高,进一步促进了内分泌学的迅速发展。

一、内分泌激素

内分泌细胞和神经递质细胞均能合成激素,并且通过弥散方式或者囊泡释放。经典的内分泌概念是指内分泌腺体释放激素。内分泌激素是由一系列高度分化的内分泌细胞所合成和分泌的化学信使,进入血液后,在一定生理浓度下,作用于靶细胞引起生物学效应,并对机体生理代谢活动起调节作用。在体内,多数内分泌细胞聚集形成经典的内分泌腺体,如垂体、甲状腺、甲状旁腺、胰岛、肾上腺和性腺等。

另外,有一些内分泌细胞则分散存在于某些脏器,如肾素-血管紧张素、促红细胞生成素、胃泌素、促胰液素等激素的分泌细胞和参与维生素 D 代谢的细胞等。也有些内分泌细胞广泛分布于全身组织中,如分泌前列腺素和各种生长因子(如胰岛素样生长因子、表皮生长因子、成纤维细胞生长因子、神经生长因子、血小板源性生长因子等)的细胞等。

现知广义的激素既能以传统的内分泌方式起作用,也能直接弥散到邻近的细胞,以旁分泌的方式,或者对分泌细胞自身发生效应的自分泌方式发挥作用。神经递质在神经末梢释放,细胞还能以神经分泌和神经内分泌等方式发挥作用。在正常生理状态时,各种激素凭借下丘脑-垂体-靶腺轴的各种反馈机制及其细胞间相互的调节作用而处于动平衡状态,促进细胞的增殖、分化和凋亡,促进器官的成熟和胚胎发育。

按化学结构,激素可分为 4 类:①蛋白质或多肽激素(如胰岛素、生长激素、促黄体生成激素释放激素、胃泌素、神经生长因子等);②固醇类激素(如孕酮、雌二醇、皮质类固醇、维生素 D 及其代谢产物);③氨基酸衍生物(如 5-羟色胺、褪黑素为色氨酸衍生物,多巴胺、肾上腺素、甲状腺素为酪氨酸衍生物);④脂肪酸衍生物,主要是前列腺素,它的基本结构为含有一个环戊烷及两个脂肪侧链的二十碳脂肪酸。根据环戊烷上双键位置和取代基的不同可以分为多种类型。

二、内分泌疾病的病因

人体生长发育与内分泌功能有着密切联系,从胚胎形成至青春发育期,整个机体均处于动态生长、发育、成熟的过程,机体内分泌系统参与维系该程序的自稳机制。儿童内分泌功能障碍所致的常见疾病有生长迟缓、性分化和性发育异常、甲状腺疾病、肾上腺疾病和糖尿病等。有些因遗传因素造成的内分泌病患儿在出生后即存在生化代谢紊乱和激素功能异常,如不及早诊断和治疗,常严重影响其智能和体格发育,造成残疾或夭折。任何引起内分泌激素、受体的结构和功能异常均可造成临床内分泌疾病。主要病因有遗传与环境两大因素。

(一)遗传因素

在儿科领域,一些内分泌疾病由遗传病因所致,主要是一些单基因遗传病。近年来随着分子遗传学的发展,越来越多的单基因突变所致的内分泌疾病被发现,使得内分泌疾病的病种不断增加,有些病因更加明确,包括一些肽类激素基因突变(生长激素、TSHβ亚基、LHβ亚基、甲状旁腺激素等)引起的激素功能降低、激素膜受体基因突变引起的功能丧失或者功能获得、合成肾上腺糖皮质激素及盐皮质激素需要一系列的酶系的基因突变导致的类固醇激素合成障碍等。

另外,与组织胚胎发育有关的基因缺陷也可导致内分泌疾病,如垂体发育早期起重要作用的Hesx1、Pou1f1、Prop1 基因发生突变,可引起垂体发育不良,导致联合垂体激素缺乏症。在先天性甲状腺发育不良的患者中发现有 TTF1、TTF2 和 PAX8 基因的突变。目前,内分泌疾病的病因学研究已深入到细胞和分子水平,内分泌疾病在人类分子遗传学中占有重要地位。

(二)环境因素

许多环境因素可引起内分泌疾病。生态环境中缺乏碘可引起地方性甲状腺肿和先天性甲状腺功能减低症,经济发达社会的高热量饮食及活动减少使肥胖发病率迅速增高,胰岛素抵抗和糖尿病的发病率增高。当然,也有些疾病,如 2 型糖尿病,是由于遗传因素和环境因素共同作用致病。

三、内分泌疾病的诊断和治疗

传统的内分泌诊断主要依赖内分泌激素测定。近年来各种精确的激素测定法被广泛应用于各种激素的测定,如酶联免疫吸附法、荧光免疫分析法和化学发光免疫法等,并建立了一系列具有临床诊断价值的动态试验(如激发试验或抑制试验等);B 超、CT、MRI、PET 等内分泌腺的影像学检查等,大大提高了内分泌疾病的临床诊断(尤其是对内分泌腺定位诊断)水平;临床分子诊断不断深入发展,使某些单基因疾病获得了可靠的诊断,不仅更新了儿科内分泌疾病的临床诊断,同时提出了新的理论和新的概念。

在治疗学方面,除了传统的甲状腺激素、糖皮质激素、盐皮质激素替代治疗外,重组人生长激素的问世不仅对生长激素缺乏引起的矮小症治疗取得了显著效果,并在非生长激素缺乏引起的矮小方面也取得了一定疗效。用于糖尿病治疗的、模拟进食后生理性快速胰岛素峰值的吸收特别迅速的胰岛素,模拟基础胰岛素分泌的吸收特别缓慢的胰岛素及胰岛素泵的应用,提高了患者的生活质量。多种 LHRH 类似物的研发,可有效抑制垂体促性腺激素分泌,降低性激素分泌,使性早熟的治疗更加有效,更好地保障了儿童生长发育。

(刘素华)

第二节 内分泌学的发展趋势

一、降糖治疗——来自循证医学的启迪

糖尿病治疗与"循证医学"息息相关。因为,关于糖尿病的治疗,从指南的制订,到强化降糖益处与风险的争论,到降糖药是否增加心血管风险,都是缘起于循证医学所呈现的正反面证据。

循证医学的主要创始人、国际著名临床流行病学家 David Sackett 曾将循证医学定义为,"慎重、准确和明智地应用所能获得的最好研究证据来确定患者治疗措施"。根据这一定义,循证医学要求临床医师认真、明确和合理应用现有最好的证据来决定具体患者的医疗处理,做出准确的诊断,选择最佳的治疗方法,争取最好的效果和预后。"循证医学所要求的临床证据有 3 个主要来源:①大样本的随机对照临床试验;②系统性循证医学评价;③荟萃分析或称为汇总分析。循证医学提供的多种证据,其临床应用的价值并非都是相同的,因而需要对这些证据作评价积分级。Howden 等将证据分为 4 个等级,其中Ⅰ级和Ⅱ级为最佳证据,均来自大样本的随机对照临床试验,或对这些随机对照临床试验所做的系统性评价和荟萃分析。这类证据可认为是评价临床治疗效果的金标准,也是借以作出临床决策的可靠依据。

目前,提呈给临床医师的最好研究证据来自几项大型临床研究,包括最著名的英国前瞻性糖尿病研究(UKPDS)、糖尿病和心血管疾病行动研究(ADVANCE)、糖尿病患者心血管风险干预研究(ACCORD)、退伍军人糖尿病研究(VADT)。

令糖尿病学家兴奋的是:这些证据已经明确强化血糖控制可以大大降低糖尿病微血管并发症的风险,积极强化干预治疗逐渐成为大家的共识。然而,强化控制血糖虽可使冠心病发生风险明显降低,但强化治疗对脑卒中及全因死亡发生风险无明显改善。与此同时,强化治疗对冠心病的受益均伴随着低血糖发生风险的增加而被削弱。糖尿病的全方位治疗,包括对糖尿病并发症危险因素各个组分所进行的全面有效的干预看来让患者获益更大。以控制血糖为中心,包含血压、血脂、生活方式和行为习惯等的全面调控,来自丹麦的 steno-2 研究在经过七八年的治疗,并随访 5 年后证实:强化治疗组的心血管死亡及心血管事件发生风险明显低于常规治疗组,表明高危 2 型糖尿病患者早期进行血糖、血压及血脂的多重干预可有效降低 2 型糖尿病患者的心血管事件、心血管死亡及全因死亡风险。

另一方面,迄今为止,尚未有任何口服降糖药物有大型 RCT(随机、对照)研究的确切证据表明具有心血管保护作用。唯一的一项二甲双胍与磺脲类药物在 2 型糖尿病合并冠心病患者中进行的前瞻性研究,用以评价通过上述两种药物干预后患者再发复合心血管终点的差异,由上海交通大学医学院附属瑞金医院的宁光教授及其研究团队领衔完成。通过对 302 名 2 型糖尿病患者进行的 5 年观察发现:与格列吡嗪比较,连续服用二甲双胍 3 年能显著减少随后 5 年主要心血管事件的发生。该研究表明,使用二甲双胍治疗有高危因素的 2 型糖尿病患者,可以使患者在心血管方面获得潜在益处。目前在进行的 SAVOR-TIMI 53 是一项随机、双盲、安慰剂对照的多中心临床研究。其主要目的是,评估 16 500 名左右的 2 型糖尿病患者在保持原有治疗或护理方案的基础上增加了沙格列汀和安慰剂之后,沙格列汀在降低心血管病死亡、非致命性心肌梗死和非致

命性缺血性卒中等心血管事件方面的效果,同时还进行了相应的血管和代谢生物标志物的亚组研究。如果这些潜在的心血管保护作用能在以心血管事件和死亡为终点的临床研究中获得验证,将给2型糖尿病的治疗,尤其是心血管并发症的防治,带来重大突破。因此,SAVOR-TIMI 53研究值得期待。

继GLP-1、二肽基肽酶Ⅳ抑制剂上市后,近来又有几类新药初现端倪。胆酸隔离剂与胰岛素、二甲双胍、磺脲类药物合用可以降低血糖;生长素受体拮抗剂在动物实验中被证实可以减少摄食;大麻受体拮抗剂(利莫纳班)的减重效果肯定,但可能与抑郁有关,其安全性尚待进一步研究;脂肪组织的11β羟化类醇脱氢酶抑制剂能减少可的松的转化,进而改善机体的胰岛素敏感性;钠/葡萄糖转运子2抑制剂使肾小管对葡萄糖的重吸收减少,进而增加尿糖排出而降低血糖。上述新药的问世必将为糖尿病的防治开辟新的途径。

二、内分泌肿瘤——从分子诊断到个体化治疗

神经内分泌肿瘤是一组起源于肽能神经元和神经内分泌细胞的一大类异质性肿瘤,可发生于整个神经内分泌系统。不同于常见的实体肿瘤,神经内分泌肿瘤因有分泌内分泌激素功能而可引发典型临床症状。令人烦恼的是,大部分的神经内分泌肿瘤发病机制不清,一些非特异的临床症状如皮肤潮红、腹痛腹泻、红斑等易造成漏诊和误诊,而一些无功能性的神经内分泌肿瘤则因缺乏典型的临床表现,在就诊时往往已出现远处转移。手术切除是局限期神经内分泌肿瘤唯一的根治性治疗手段,但只有一小部分患者可以完全手术切除。发生肝转移的患者,纵使手术也能减轻肿瘤负荷,带来生存获益,但其远期预后仍较差。

另一方面,过去10年来,针对特异分子通路的癌症治疗药物已经是肿瘤药物开发的标志。在少数特殊实例中,以维持肿瘤生长和转移分子为靶点的单个小分子或抗体能有效并长期控制疾病的进程。如伊马替尼(格列卫)可用于治疗慢性髓系白血病、胃肠道间质瘤;赫赛汀可用于乳腺癌的治疗。分子靶向药物治疗是利用肿瘤细胞可以表达特定的基因或基因的表达产物,将抗癌药物定位到靶细胞的生物大分子或小分子上,从而达到抑制肿瘤细胞生长、增殖,最后使其死亡的目的。由于分子靶向药物作用的分子在正常细胞上很少表达或不表达,因而在最大程度上杀伤肿瘤细胞的同时,对正常细胞的伤害很小。分子靶向药物需要解决的问题:应选择什么样的靶点和/或通路;应靶向作用于垂直(抑制同一通路的两个靶点)或平行通路;重要的生物过程和通路,如增殖、血管生成和细胞凋亡均应被抑制;根据经验选择靶点,还是根据药物不同的活性、不良反应和耐药机制的临床前资料;应构建什么动物模型测试疗效;应该如何设计适当的临床研究(包括患者的选择、组织学检测作用靶点、相关的影像学和实验室研究)。

以胰腺神经内分泌肿瘤(PNET)为例,它是来源自胰腺多能干细胞的一种罕见的胰腺肿瘤,病程缓慢,最终发生转移致死。局限于胰腺的仅占14%,发生区域转移占22%,远处转移高达64%。PNET的临床表现和预后差异很大,但总体预后好于胰腺癌。如果肿瘤发展,则具有很高的恶性侵袭性,进展速度较快。据文献报道,其5年生存率不足30%。

PNET分为功能性和非功能性,目前治疗有手术、化学疗法、放射治疗、介入、生物治疗及分子靶向药物治疗。目前使用的靶向药物主要是酪氨酸激酶抑制剂和抗血管生成的药物,以及哺乳动物西罗莫司抑制剂依维莫司和西罗莫斯等。与传统化疗药物及生长抑素类似物取得的有限疗效相比,靶向药物在PNET的治疗中取得了显著的进展。如血管内皮生长因子抑制剂,包括酪氨酸激酶抑制剂舒尼替尼、索拉非尼和单克隆抗体贝伐单抗;mTOR抑制剂,西罗莫司靶蛋白

是一个保守的丝氨酸/苏氨酸激酶,通过对环境因子的应答及酪氨酸激酶受体,如胰岛素样生长因子受体、血管生长因子受体和表皮生长因子受体等的下游信号传递,调节细胞生长和代谢。如坦罗莫司和依维莫司。

分子靶向药物在神经内分泌肿瘤中的应用意义是深刻的。神经内分泌肿瘤以"个小隐匿,看似良性却有着恶性行为"而著称。在既往手术、放化疗无法应对的前提下,我们期待着有更多的分子靶向治疗药物可给患者带来临床获益,并有着良好的安全耐受性。而基于肿瘤分子标志物的研发更是充满前景和令人期待。

三、引物——内分泌代谢病学领域的一个重要分子研究工具

细胞分子生物学曾一度被认为仅仅是科学家们的工作手段,与临床医学毫无关联。但在转化医学的概念提出后,该项技术已愈发显现出它的重要性,并已开始为一些疾病提供新的诊断和治疗方法。除了传统的 PCR 技术、Southern 印迹、Western 印迹和 Northern 印迹等实验室方法,基于基因组学、转录组学、蛋白质组学和代谢组学等新兴的系统生物学的组学研究,已在飞速发展。结合分子遗传学、生化与分子生物学、生物信息学等基础学科领域的成果,细胞分子生物学技术在临床实践中的广泛应用已指日可待。

(一)基因组学

基因组学是研究生物基因组的组成,组内各基因的精确结构、相互关系及表达调控的科学,研究内容包括以全基因组测序为目标的结构基因组学和以基因功能鉴定为目标的功能基因组学,又被称为后基因组研究。基因组学的主要工具和方法包括生物信息学、遗传分析、基因表达测量和基因功能鉴定。

目前最普遍应用于基因检测的技术是 DNA 探针,它正在被广泛应用于基因表达分析、比较基因组杂交和单一核苷酸多型性分析(SNP)等多种基因分析中。最新的全基因组关联分析(GWAS)技术结合了 SNP 和对比基因组技术,对人类全基因组范围内的常见遗传变异:单核苷酸多态性进行了总体关联分析。令人怦然心动的是:通过在全基因组范围内选择遗传变异进行基因分型,比较病例和对照间每个变异频率的差异,计算变异与疾病的关联强度,即可选出最相关的变异,进行验证后可最终确认某一个或几个基因与疾病相关。GWAS 采用的研究方式与传统的候选基因病例对照关联分析一致,即如果人群基因组中一些 SNP 与某种疾病相关联,理论上这些疾病相关 SNP 等位基因频率在某种疾病患者中应该高于未患病对照人群。

2005 年 *Science* 杂志首次报道了年龄相关性视网膜黄斑变性 GWAS 结果,引起医学界和遗传界极大地轰动,此后一系列 GWAS 研究陆续展开。2006 年,波士顿大学医学院联合哈佛大学等多个研究单位报道了关于肥胖的 GWAS 研究结果;2007 年,Saxena 等多个研究机构联合报道了 2 型糖尿病关联的多个位点,Samani 等则发表了冠心病关联基因;2008 年,Barrett 等通过 GWAS 发现了 30 多个与克罗恩病相关的易感基因位点;2009 年,Weiss 等运用 GWAS 发现了与具有高度遗传性的神经发育疾病,自闭症关联的染色体区域。目前,全球已陆续报道了与人类身高、体重、血压等主要性状,以及肥胖症、糖尿病、冠心病、视网膜黄斑、乳腺癌、前列腺癌、白血病、精神分裂症、风湿性关节炎等几十种威胁人类健康的,常见疾病的 GWAS 结果,累计发表了近万篇论文,确定了一系列疾病发病的致病基因、相关基因、遗传易感区域和 SNP 变异。

以肥胖症为例,虽然食物摄入过多、能量消耗过少等环境因素是肥胖症发生的重要诱因,但是在既定环境下遗传因素仍起着至关重要的作用。肥胖症的家族聚集性就是遗传因素的直接证

据。对于肥胖症遗传因素的研究历经了候选基因法、连锁分析、全基因组关联研究(GWAS)等时代。遗憾的是,所有GWAS所发现的遗传位点可能只能解释一小部分肥胖症的遗传度。近年来遗传学家把目光也投入到罕见单核苷酸多态性(rareSNPs)、拷贝数变异(CNVs)、表观遗传学水平、系统生物学水平的遗传学研究上,以求更加全面客观地揭示肥胖症的遗传学发生机制。英国Peninsula医学院的Frayling等人通过全基因组关联研究发现,位于脂肪和肥胖相关基因(FTO)上的SNP与肥胖和2型糖尿病的发病风险有很强的关联关系。随后,另外两个研究组也发现位于FTO基因上的SNP位点与成年人肥胖和儿童肥胖均有很强的相关关系。但是这些研究结果都是在欧洲白人人群中取得的,而在中国汉族人群中的结论尚不清楚。国内林旭研究组以参加"中国老龄人口营养健康状况"项目的北京和上海市汉族居民为基础,系统研究了FTO基因上多个SNP位点与肥胖和2型糖尿病的关联关系。他们发现:①在中国汉族人群内FTO基因上的SNP位点与肥胖、超重以及肥胖相关的数量性状(体质指数、体脂含量和腰围)之间均没有任何的关联关系。②FTO基因上的SNP位点与2型糖尿病、空腹血糖损伤以及糖尿病相关的数量性状(空腹血糖、糖化血红蛋白、胰岛素和胰岛素分泌指数)之间也没有显著的相关关系。③FTO基因的连锁不平衡(LD)结构和次要等位基因频率(MAF)在中国汉族人群和欧洲白种人群之间存在着显著的差异。因此,这些研究结果提示在中国汉族人群内FTO基因上的遗传多态性位点不是增加肥胖和2型糖尿病发病风险的主要危险因素,这些SNP在中国汉族人群和欧洲白种人群之间的功能差异可能是由于其次要等位基因频率和连锁不平衡结构的差异所导致的。

(二)蛋白质组学

蛋白质组成的分析鉴定是蛋白质组学中的、与基因组学相对应的主要内容。它要求对蛋白质组进行表征,即实现所有蛋白质的分离、鉴定及其图谱化。双向凝胶电泳(2-DE)和质谱技术是当前分离鉴定蛋白质的两大支柱技术。因为内分泌和代谢性疾病的病因通常极其复杂,往往是多基因共同作用及遗传多态性的结果,发病机制涉及遗传、环境等方面,现在越来越多的学者尝试直接从生命功能的执行者——蛋白质入手,研究内分泌和代谢性疾病发生、发展过程中蛋白质的种类、数量、功能等的变化,以探索疾病的发病机制和治疗策略。

(三)有潜在价值的分子生物学研究技术

1.转基因技术

转基因技术是将人工分离和修饰过的基因导入生物体基因组中。由于导入基因的表达,引起生物体的性状的可遗传的修饰。通常为了实现动物转基因,我们需要依赖原核显微注射法、脉压反转录病毒载体法、胚胎干细胞介导法等技术。

2.基因敲除技术

基因敲除技术就是通过同源重组将外源基因定点整合入靶细胞基因组上某一确定的位点,以达到定点修饰改造染色体上某一基因的目的的一种技术。它克服了随机整合的盲目性和偶然性,是一种理想的修饰、改造生物遗传物质的方法。通过对特定基因敲除小鼠的观察,我们可以得知该基因编码的蛋白质的作用效果。例如,观察Aquaporin-4基因敲除的CD1雌性小鼠,它们的FSH、LH水平较正常小鼠明显下降并伴生殖功能的减退,结合之前的研究结果"AQP4在大鼠的所有腺垂体组织包括嗜碱性、嗜酸性、嫌色腺细胞及滤泡星形细胞膜上均有表达",可以得出:分布在这些部位的AQP4可能参与了激素释放的调节过程,即分布于嗜碱性内分泌细胞膜上的AQP4也可能直接调节FSH和LH的分泌过程,进而影响生殖功能。

3.染色质免疫共沉淀技术(ChIP)

ChIP 也称结合位点分析法,是研究体内蛋白质与 DNA 相互作用的有力工具,通常用于转录因子结合位点或组蛋白特异性修饰位点的研究。将 ChIP 与第二代测序技术相结合的 ChIPSeq 技术,能够高效地在全基因组范围内检测与组蛋白、转录因子等互作的 DNA 区段。ChIP-Seq 的原理:首先通过染色质免疫共沉淀技术(ChIP)特异性地富集目的蛋白结合的 DNA 片段,并对其进行纯化与文库构建;然后对富集得到的 DNA 片段进行高通量测序。研究人员通过将获得的数百万条序列标签精确定位到基因组上,从而获得全基因组范围内与组蛋白、转录因子等互作的 DNA 区段信息。

4.反向染色质免疫共沉淀技术(Reverse ChIP)

Reverse ChIP 是一种在体内状态下分析 DNA-蛋白质相互作用的新方法。它用特异的核酸探针捕获靶 DNA 片段及与其相结合的蛋白质,蛋白质用质谱仪检测,以达到确定靶 DNA 位点全部相关蛋白质的目的。其可对靶 DNA 位点相关蛋白质进行全面、系统地鉴定,特别是寻找已知 DNA 元件相应的调节蛋白。在发现、鉴定靶 DNA 位点相关蛋白质和研究 DNA-蛋白质相互作用中有重要应用价值。

5.第三代测序系统——PacBio RS

这是一台革命性的 DNA 测序系统,它融合了新颖的单分子测序技术和高级的分析技术,在测序历史上首次实现了人类观测单个 DNA 聚合酶合成过程的梦想。它有着其他系统无法比拟的序列长,高达 3 000 bp。目前 PacBio 上所使用的 DNA 聚合酶的合成速度大概是 1~3 个碱基/s。由于在该平台上,聚合酶合成的过程就是序列解读的过程,这意味着测序速度每分钟可超过 100 个碱基。从样品制备到获得碱基序列的全部流程可在 1 d 内完成。可应用于:甲基化分析;病原微生物测定;高 GC 含量区域测定。

6.RNA 干扰(RNAi)技术

RNA 干扰是指外源双链 RNA 进入细胞后引起的、与其同源 mRNA 特异性降解的现象,它参与真核生物抵抗病毒侵染,阻断转座子的异常活动,和调控基因表达。从应用的角度来看,RNAi 非常适合于基因功能的大规模研究。另外,RNAi 具有高度的序列专一性,可以特异地使特定基因沉默,获得功能丧失或降低的突变。因此,RNAi 可作为功能基因组研究的强有力的手段,可以大大加快研究进展,如原来要花费 6 个月至 1 年的时间才能明确一个哺乳动物细胞基因如何关闭,现在只需一个星期就能明确 10 个基因的关闭。将功能未知的基因的编码区(外显子)以反向重复的方式由同一启动子控制,这样在转基因个体内转录出的 RNA 可形成双链 RNA,产生 RNA 干扰使目的基因沉默,进而可以深入研究基因的功能。

四、转化医学——医学发展路上势不可挡的潮流趋势

很多医学基础研究,从小鼠或实验室细胞出发,到文献发表为止,基础医学与临床医学之间的鸿沟被称为"死亡谷"。而强调基础与临床之间互动的转化医学,近年来在生物医学领域中的重要性被不断地提升。这条从实验室到病床的通道,让基础与临床之间的距离迅速缩短,无论是从基础到临床,还是从临床回到基础,转化医学这个双向矢量,就像单摆的间谐振动,诱惑着生命医学研究者去追根溯源。

幸运的是,和内分泌代谢学相关的糖尿病、自身免疫性疾病,连同癌症,是目前国内前瞻性转化医学研究所圈定的三大热点疾病。其实,早在 1921 年,胰岛素的发现与应用已经可以堪称是

7

转化医学最好的典例。

1889 年,奥斯卡等人发现切除狗的胰可导致致死性糖尿病,该发现提供了胰在调节葡萄糖浓度中发挥关键作用的首条线索。1901 年,尤金·奥培提出了糖尿病是由胰产生的单一化学物质缺乏所致的假说,并称该化学物质为胰岛素,该词源自拉丁语单词"insula",意思是"岛",指朗格汉斯胰岛细胞。1921 年,班廷在用健康狗的胰岛细胞提取物逆转了狗被诱导的糖尿病时,才真正发现了胰岛素。班廷从牛的胰中提纯了胰岛素激素,并首次将其用于治疗 1 例糖尿病患者。胰岛素的生产及其治疗应用迅速传播至全世界。这一系列事件可能是基础科学发现迅速转化为患者获益的最令人瞩目的例子。胰岛素注射液面世后,既往几乎肯定在数周至数月面临痛苦死亡的胰岛素缺乏年轻患者能够生存更长时间。

胰岛素令人瞩目的发现及其对于人类健康至关重要的迅速证明刺激了人们对胰岛素化学和生物学性质的强烈兴趣。此后出现了大量标志性的发现,其中一些超越了糖尿病研究的范围。例如,桑格因开发了蛋白质氨基酸测序方法被授予诺贝尔化学奖,并且他用胰岛素作为该方法的例证。胰岛素是首个三维晶体结构被确定的激素。

唐纳德于 1967 年证明了 2 个多肽胰岛素分子来源于单链胰岛素原前体。这个发现是极为重要的,因为这不仅有助于我们了解胰岛素的生物化学性质,还因为它可应用于其他作为单链前体被转录的肽类激素。胰岛素是首个被克隆的激素,并且之后通过重组 DNA 技术的方式进行生产用于治疗用途,重组 DNA 技术可无限量供应这种重要分子,并且为生物技术产业奠定了基础。亚洛于 1959 年开发了胰岛素放射免疫测定法,使定量测量动物和人类胰岛 β 细胞功能成为可能,并且将放射免疫测定法确立为测定浓度非常低的蛋白质、代谢物和其他化学物质的一种强大方法。当前我们对糖尿病的许多认识来源于检测血清胰岛素水平的能力。

随着现代医学的发展,内分泌代谢病学进展迅速,在生物学和医学中的重要性日益显著。它以系统生物医学为基点,以转换型医学为理念,运用高通量、高灵敏度的现代分析技术,借助基因组学、蛋白质组学与代谢组学等基础研究方法和分子影像学、遗传流行病学、临床检验学与循证医学等临床研究方法,从分子、细胞、动物、临床乃至群体多个层面进行研究。在内分泌代谢病领域,新的激素、新的概念、新的药物、新的技术在不断涌现,不仅极大地促进了内分泌代谢病学的迅速发展,而且使内分泌代谢性疾病的诊断和治疗水平显著提高。我们对此充满期盼和憧憬,并期待着更多的年轻、新鲜的血液加入这支生气勃勃的研究队伍中。

（张丽丽）

第二章 内分泌疾病的常用检查方法

第一节 超声诊断

超声显像检查自20世纪四五十年代初开始应用于临床,由于超声显像技术具有实时动态、灵敏度高、无特殊禁忌证、可重复性强、无放射性损伤等优点,使得这一诊断技术成为现今内分泌疾病的检查、诊断和治疗中不可或缺的重要手段之一。随着电子技术和生物工程学的飞速发展,具有细微组织分辨力和高敏感血流检测能力的超声诊断仪研制成功,其功能越来越完善,提供的诊断信息也越来越丰富。超声显像检查与CT、SPECT、MRI和PET已成为内分泌疾病的5种重要的影像诊断技术。它们各有所长,取长补短,大大地提高了临床诊断水平。而超声检查在体外操作,观察体内脏器的结构及其活动规律,是一种操作简便、安全无痛的检查方法。

一、超声诊断原理

超声诊断仪是利用人体不同类型组织之间、病理组织与正常组织之间的声学特性差异,或生理结构在运动变化中的物理效应,经超声波扫描探查、接收、处理所得信息,并以图像、图形或数字形式为医学诊断提供依据的技术设备。

二、常用超声诊断法

(一)B型超声诊断法

B型超声诊断法又称B超诊断法,是将人体组织器官界面的反射回声变成强弱不同的光点,根据超声探头的不断移动扫查,使反射光点连续出现在示波屏上,显示出组织脏器及其病变的切面图像。它是一种非侵入性诊断技术,已用于多种脏器病变的探测,对于肝脏疾病的诊断有较高的临床价值。

(二)多普勒超声诊断法

常用的多普勒超声诊断有脉冲波多普勒和连续波多普勒两种。脉冲波多普勒能定点检测血流,但无检测2 m/s以上高速血流的能力;连续波多普勒则能检测10 m/s以内的高速异常血流,但不能提供距离信息,无定位检测能力。临床一般两者并用,各取所长。

(三)彩色多普勒血流显像

彩色多普勒血流显像(color doppler flow image,CDFI)是在二维切面声像图的基础上,采用自相关技术将所获得的血流信息转变成可视影像,不同方向的血流以不同的颜色表示。

三、超声诊断检查前的准备

大多数内分泌腺的超声检查无须特殊准备,但有时为了获得内分泌腺更清晰的图像,需做好检查前的准备工作。

(一)胰腺检查

检查前,要求患者空腹 8～12 h,即晨起禁食,前一天要少吃油腻食物,检查前 8 h(即检查前一天晚餐后)不应再进食,以减少胃内食物引起过多气体,干扰超声传入。对腹腔胀气或便秘的患者,睡前可服缓泻剂,晨起排便或灌肠后进行超声检查。如检查时胃内仍有较多的气体,胰腺显示不清楚时,可饮水500～800 mL,让胃内充满液体作为透声窗,便于显示胰腺。若患者同期还要接受胃肠或胆囊的 X 线造影,超声检查应安排在它们之前,或在胃肠钡餐 3 日之后、胆管造影 2 日之后进行。

(二)卵巢与子宫检查

为了避免肠道内气体的影响,检查前 2～3 h 应停止排尿,必要时饮水 500～800 mL,必须使膀胱有发胀的感觉。必要时口服或注射利尿药使膀胱快速充盈。适度充盈膀胱的标准以能显示子宫底部时为宜,过度充盈则可使子宫位置发生改变,不利于图像观察。如果是在怀孕初期,则不必饮水,以免膀胱过度充盈而压迫子宫。如果经腹壁扫查,卵巢显示不满意或肿块来源不明显时,可采用经阴道超声检查,此时则无须特别饮水。但对体积较大的盆腔肿块,则不适于做经阴道超声检查,同时对未婚、月经期、阴道畸形、炎症等妇女的使用亦受限制。经阴道检查时,应严格注意消毒,防止交叉感染。

(三)睾丸检查

睾丸超声检查时,为了避免交叉感染,应在检查时将探头套一个极薄的塑料膜,在塑料膜与探头之间涂耦合剂,不影响图像质量。做睾丸检查时,可采用仰卧位或站立位。

(四)肾上腺检查

由于肾上腺位置较深,一般彩色多普勒血流图对深部组织的显示效果差,故对肾上腺的检查不必强调采用彩色超声仪。肾上腺的超声检查,也应在空腹 8 h 后进行,腹部胀气患者需用轻泻剂、灌肠或消胀片才能得到较好的效果。

(五)甲状腺检查

甲状腺的超声检查,无须做特殊的准备,必要时可嘱患者做吞咽动作,以确定甲状腺与病变的关系。

四、超声检查的优点与适应证

(一)超声检查的优点

超声诊断作为形态学检查方法之一,具有以下优点。

(1)超声声像图是切面图,其图像直观,对内部结构显示良好,即使腺体丰富,病灶仍清晰显示。

(2)属于非侵入性检查,对患者无痛苦。

(3)穿透性强、指向性好、分辨率高,且无 X 线辐射,无须应用造影剂,一般无须特殊的检查前准备。

（4）操作时间短,诊断快速。

（5）实用、简便、无创伤并可重复检查反复用于追踪观察与疗效评价。

（6）容易鉴别囊性抑或实质性病变,对良、恶性肿块的判断亦具有一定价值。

（7）可测量某些内分泌腺的大小,估测其体积,评价其功能并可以清晰地显示其病灶的轮廓和形态。

（8）可提供内分泌腺的血流信息。

（9）费用相对低廉,易于普及。

（二）超声检查主要适应证

（1）甲状腺:弥漫性甲状腺肿、非毒性甲状腺肿、结节性甲状腺肿、甲状腺功能低下、甲状腺炎、甲状腺肿块。

（2）甲状旁腺:甲状旁腺瘤、甲状旁腺增生、甲状旁腺癌。

（3）胰腺:胰岛素瘤、胰腺炎、胰腺囊肿、胰腺癌。

（4）肾上腺:皮质腺瘤和腺癌、肾上腺性征异常症、皮质功能不全、新生儿肾上腺血肿、嗜铬细胞瘤、髓样脂肪瘤、肾上腺囊肿。

（5）睾丸:睾丸肿瘤、睾丸萎缩、附睾炎、附睾结核。

（6）卵巢:多囊卵巢综合征、黄体囊肿、畸胎瘤、卵巢实质性肿块。

（7）异位甲状腺、肾上腺外嗜铬细胞瘤。

（8）甲亢性心脏病、糖尿病周围血管疾病和肾脏病变等。

（张丽丽）

第二节　实验室检查

实验室检查是评估内分泌腺功能的重要手段,包括血生化指标测定、尿生化指标测定、激素及其代谢产物测定、激素分泌动态试验等。

一、血液及尿液生化测定

某些激素与血清电解质和其他物质之间(如醛固酮与血清钠、钾;甲状旁腺素与钙、磷、镁;胰岛素和胰高血糖素与血糖)有相互调节作用,测定血液、尿液及组织中受激素调节或影响的物质浓度,可间接了解相关激素分泌的情况,并依此推断分泌该激素的、内分泌腺的功能状态。

在普食的情况下,原发性醛固酮增多症(原醛)患者的血清钾水平常低于正常水平,每天尿钾排泄量反升高;皮质醇增多症患者的血钾水平也低,但血钾降低和每天尿钾排出量增加不如原醛患者明显;相反,原发性肾上腺皮质功能减退症患者的血钾水平高、尿钾则降低。影响血中钠钾变化的内分泌疾病还有继发性醛固酮增多症、肾素瘤、糖尿病酮症酸中毒、高渗性非酮性昏迷等。

原发和继发性甲状旁腺功能亢进可引起血钙浓度升高,常伴有血磷浓度降低;甲状旁腺功能减退(包括假性甲旁减)则有与前述相反的变化。这是由于机体内血钙与血磷之间保持一定的浓度比,其中之一发生浓度变化可影响另一指标值。

二、激素及其代谢产物实验室测定方法

内分泌疾病诊断的首要步骤是确定内分泌的功能状态,检测体内激素水平的高低,是判断内分泌功能状态的一项重要手段。但血液、组织液中,类固醇激素、甲状腺激素、肽类激素的浓度水平低,多在 $\mu mol/L \sim pmol/L$ 水平,用一般的生物法和化学比色法很难检测到。自 20 世纪 50 年代末,放射免疫法用于测定肽类激素以来,激素检测技术不断发展,使测定血浆及组织中低浓度的激素成为可能,并显著地提高了测定的特异性和灵敏性。免疫法是目前临床激素常规检测的主要方法。

(一)放射免疫分析法(radioimmunoassay,RIA)

RIA 是将同位素分析的灵敏性和抗原-抗体反应的特异性的两大特点结合起来的一种微量测定技术。其原理是标记抗原与其特异抗体反应,产生标记抗原-抗体复合物,反应物与产物保持着可逆的动态平衡。RIA 方法广泛应用于内分泌的各种激素,包括蛋白质、多肽和类固醇激素的测定。

(二)酶联免疫吸附分析法(enzyme-linked immunosorbent assay,ELISA)

ELISA 是在免疫酶技术的基础上发展起来的一种免疫测定技术。其基本原理是使用两种抗体:一种作固定抗体;另一种作酶标抗体。被测抗原可同时与两种抗体结合。夹在两种抗体之间,这种双位点夹心原理明显提高了检测的特异性和灵敏度,目前被广泛应用。

(三)免疫放射分析法(immunoradiometric assay,IRMA)

IRMA 是从放射免疫分析(RIA)的基础上发展起来的核素标记免疫测定。这种方法特异性好、灵敏度高、快速、简便,但不适于小分子肽类激素和类固醇激素。

(四)化学发光免疫分析(chemiluminescence immunoassay,CLIA)

CLIA 是具有高灵敏度的化学发光分析和高特异性的免疫反应相结合的一种新型超微量分析技术,用于各种抗原、半抗原、抗体、激素、酶、脂肪酸、维生素和药物等的检测分析技术,是继放免分析、酶免分析、荧光免疫分析和时间分辨荧光免疫分析之后发展起来的一项最新免疫测定技术。

(五)电化学发光免疫分析(electro chemi luminescence immunoassay,ECLIA)

ECLIA 是电化学发光和免疫测定相结合的微量物质分析技术,能对各种物质进行快速分析,是目前最先进的标记免疫测定技术。该方法检测灵敏度高,可检测到浓度 $< 1 \, pmol/L$ 的超微量物质,线性范围广,可达 6 个数量级,反应时间短,是其他免疫分析技术无法比拟的。

(六)时间分辨荧光分析法(time resolved fluoroisnmuno assay,TRFIA)

TRFIA 是非同位素免疫的微量分析技术,其灵敏度高达 $17 \, mmol/mL$,较放射免疫分析(RIA)高出 3 个数量级。由于其灵敏度高,操作方法简便,标记物具有易制备、稳定性好、无污染环境等优点,在临床上得到了广泛的应用,逐渐代替了放射免疫分析。用于肽类激素、甲状腺激素、类固醇激素、药物、NK 细胞、蛋白质类、酶等成分的测定。

某些激素在体内代谢产生的代谢产物量与激素分泌量成比例。通过测定尿中这些代谢产物的排出量可推断激素在血中的水平。测定一日尿中碘排出量可了解体内是否缺碘。测定与胰岛素同时释放的产物——C 肽的血中水平可反映胰岛素水平,C 肽的半衰期比胰岛素长。因此,已用胰岛素治疗患者的胰岛 β 细胞的功能可通过测定 C 肽水平了解。应注意的是,某些激素代谢产物受食物和药物的影响,可使结果为假阳性或假阴性,因此在测定前应排除这些因素的影响。

三、激素及其代谢物测定注意事项

免疫分析法是目前临床检测激素的主要方法,除受方法技术本身影响外,激素测定结果受多种因素干扰,因此,在激素的临床检测时应予以考虑。

(一)取样时间

许多激素分泌存在生理性昼夜节律并且随生长发育阶段不同而改变,性激素在不同的发育阶段及月经周期的不同时相差别较大。因此,取样时间应根据所处的昼夜节律、发育阶段及月经周期时相来具体分析确定。对呈脉冲性分泌的激素 GH,最好应采取多个标本进行测定,取其均值。

(二)取样状态

采取血液标本时应注意避免应激情况,如饥饿、紧张、兴奋、活动、失眠、疼痛等。GH、泌乳素(PRL)、ACTH、皮质醇及儿茶酚胺等均是应激激素,即患者在安静状态和应激反应时分泌量差异悬殊。如当患者仅由卧位变为立位时,肾上腺素和去甲肾上腺素血浆浓度可能增加 1 倍以上。所以,供激素测定的血样,一般宜在空腹安静平卧状态,置入保留式取血导管 0.5 h 以上采集。

(三)避免食物、药物干扰

应避免食物和药物成分对激素测定的结果的影响。如咖啡、香草、柑橘、西红柿、香蕉、巧克力等,会影响尿中儿茶酚胺代谢物的测定;对中枢神经系统有作用的药物,可影响 PRL 的分泌;用肾上腺皮质激素或雌二醇治疗,可影响甲状腺激素或雄激素的测定;严重酗酒可暂时使血浆皮质醇水平升高,睾酮水平降低。

(四)样本采集后应及时处理

血样采集后应迅速低温分离血浆,必要时可加入肽酶抑制剂或抗氧化剂。生长激素(GH)能迅速被血液中的肽酶水解,肾上腺素和去甲肾上腺素能迅速被氧化破坏。另外,促肾上腺皮质激素(ACTH)易被玻璃器皿吸附,从血样采集到分析都应避免接触。

(五)确保试剂盒质量

激素免疫法检测。根据标记物的性质、检测方法不同,有多种试剂盒可供选用,但对检测结果影响最大的是所用抗体的质量。同一样本用抗体质量不同的试剂盒检测,将有较大差异,这也是有关激素参考值各医疗机构报告差别大、较难统一的主要原因。因此,最好能坚持使用质量可靠的同一种试剂盒,并建立以该试剂盒测定的参考值。

用核素标记测定激素的试剂盒应一次性用完,并注意核素的半衰期,超过核素半衰期的试剂盒(使测定结果偏低)不能应用。

(张丽丽)

第三节 病理学检查

病理学是一门研究疾病的病因、发病机制、病理改变和转归的医学基础科学。组织病理学是内分泌疾病病理诊断的基础,病理标本的常规染色和光镜检查仍然是大多数内分泌疾病(尤其是炎症和肿瘤性疾病)的最常用诊断方法。

一、免疫组化染色方法

免疫组化具有特异性强、灵敏度高、定位准确等特点,且能将形态研究与功能研究有机地结合在一起,所以,这门新技术已被广泛地应用于生物学和医学研究的许多领域。在病理学研究中,免疫组化技术的作用和意义更为重要。以肿瘤研究为例,在免疫组化技术出现以前,对肿瘤的诊断和分类还局限于细胞水平,而引入免疫组化技术后,则使研究的深度提高到了生物化学水平、分子水平。

(一)免疫金法

免疫金法是将胶体金颗粒(直径>20 nm)作为呈色示踪物标记在第二抗体或 SPA(葡萄球菌 A 蛋白)上,反应过程中不需要经过显色步骤。但免疫金液的浓度要高,否则不易显示出光镜下可见的抗原抗体反应。

(二)多重免疫组化法

在内分泌病理中,应用最多的是多重免疫组化法。多重免疫组化法是根据多个染色系统显色剂的差异加以组合,以不同的颜色反应来代表不同的阳性定位和/或定量。激素分泌细胞的分布和激素种类等的鉴定,主要采用双重染色。近年已有报道用三重或四重染色获得成功。各种免疫组化染色方法的敏感性和特异性直接影响着诊断的敏感度和特异度。SP 法(链霉菌抗生物素蛋白-过氧化物酶联结法)由于链霉菌抗生物素的等电点近中性,不与组织中的内源性物质发生非特异性结合,因此背景清晰,放大效果好,所需抗体量小,敏感性较 ABC(卵白素-生物素法)高 4~8 倍,比 PAP(辣根过氧化物酶-抗辣根过氧化物酶法)高 25~50 倍,其应用最为广泛。

二、免疫组织化学的应用

将病变组织制成切片,或将脱落细胞制成涂片,经不同的方法染色后用显微镜观察,从而千百倍地提高了肉眼观察的分辨能力,组织切片最常用伊红染色法(hematoxylin-eosin staining,HE 染色)。迄今为止,这种传统的方法仍然是研究和诊断疾病最常用的基本方法。若仍不能诊断,则需进行更深一步的研究,可以采用一些特殊染色和新技术(如电子显微镜)。一般认为特殊染色的目的是通过应用某些能与组织细胞化学成分特异性结合的显色试剂(即组织化学染色),显示病变组织细胞的化学成分(如蛋白质、酶类、核酸、糖类、脂类等)的改变,特别是对一些代谢性疾病的诊断有一定的参考价值。如戈谢病,是由于 β-葡萄糖脑苷脂酶缺乏,致使大量葡萄糖脑苷脂酶在细胞内堆积,可用组织化学染色证实。在肿瘤的诊断和鉴别诊断中有的特殊染色方法十分简单实用,如过碘酸 Schiff 反应可用来区别骨内 Ewing 肉瘤和恶性淋巴瘤。前者含有糖原而呈阳性,而后者不含糖原呈阴性;又如磷钨酸苏木素染色在横纹肌肉瘤中可显示瘤细胞胞质内有横纹;多巴反应可诊断黑色素瘤等。

通过特定抗体标记出细胞内相应抗原成分,以确定细胞类型。如角蛋白是上皮性标记,前列腺特异性抗原仅见于前列腺上皮,甲状腺球蛋白抗体是甲状腺滤泡型癌的敏感标记,而降钙素抗体是甲状腺髓样癌的特有标记。表皮内朗格汉斯细胞、黑色素细胞、淋巴结内指突状和树突状网织细胞等细胞在光镜下不易辨认,但免疫组化标记却能清楚显示其形态。

利用某些细胞产物为抗原制备的抗体,可作为相应产物的特殊标志物,如内分泌细胞产生的各种激素,大多数可用免疫组化技术标记出来,据此可对内分泌肿瘤进行功能分类,检测分泌异位激素的肿瘤等。一些来源不明的肿瘤长期争论不休,最后通过免疫组化标记取得共识。如颗粒性肌母细胞瘤,曾被认为是肌源性的,但该肿瘤肌源性标记阴性,而神经性标记阳性,证明为神经来源(可能来自神经鞘细胞)。免疫组织化学被广泛应用于病理学研究和诊断,而且发展迅猛,它除了可用于病因学诊断(如病毒)和免疫性疾病的诊断外,更多的是用于肿瘤病理诊断。其原理是利用抗原与抗体的特异性结合反应来检测组织中的未知抗原或抗体,借以判断肿瘤的组织来源或分化方向,从而进行病理诊断和鉴别诊断。

将抗原-抗体结合、受体-配体结合、激素-激素结合蛋白结合、DNA(RNA)单链-配对链结合的原理以及单克隆抗体和免疫 PCR(immuno polymerase chain reaction,IM-PCR)技术的原理应用于病理学诊断,迅速拓展了免疫组织化学的领域,也不断提高了免疫组化法的敏感性和特异性。过去对于肿瘤形态学有争议疑难病例,在应用免疫组化技术后大部分都可获得统一而正确的诊断。免疫组化还可用于肿瘤或其他疾病预后的判断与治疗指导。例如,雌激素受体阳性乳腺癌者的预后优于阴性者,阳性者对内分泌激素治疗有较好反应。类似的情况在所谓的"激素依赖性肿瘤"中屡见不鲜,如甲状腺癌、子宫内膜癌、乳腺癌、卵巢癌、前列腺癌、垂体瘤和睾丸肿瘤等。

三、病理学与 CT、MRI 以及核素显像的联合应用

MRI 和 CT 具有分辨力强、空间定位准确等优点,但在同组织密度条件下,难以分辨轻微和微小病变。由于内分泌腺体积小,且多与周围组织缺乏密度差,故难以发挥其优点。增强对比可提高对部分病变的分辨力,若采用放射示踪剂标记特异的内分泌细胞或组织,则明显提高其对疾病的诊断率。若用[131]I 联合 CT(或 MRI),可清晰地显示异位甲状腺、卵巢甲状腺肿组织,用[111]In(铟 111)造影剂可清晰显示胃、肠、胰的神经内分泌肿瘤。

将激素、激素结合蛋白、激素受体、癌基因蛋白等用核素标记做显像检查或定量分析,有助于内分泌肿瘤的分型、鉴别。甲状腺滤泡细胞癌对生长抑素受体有高的表达量,用[111]In(铟 111)造影剂显像可了解肿瘤所表达生长抑素受体的量,并对肿瘤病灶有放射治疗作用。

上皮细胞来源的癌肿与肿瘤细胞表达 EGF 受体和 TGF 受体有关,用放射核素标记的抗EGF 受体抗体或抗 TGF 受体抗体与癌细胞结合,可达到靶向放疗的目的。同样,根据肿瘤细胞的表达特征,采用放射免疫靶向治疗可使许多患者的疗效明显提高。

四、超微病理

超微病理学是利用电镜研究细胞的超微结构及其病变,它不仅研究细胞超微结构的损伤和变化,还有助于临床对某些难以确诊的疾病作出诊断,其从亚细胞水平探讨疾病的发病机制、对未分化肿瘤的分类有协助作用。在确定瘤细胞的分化程度、鉴别肿瘤的类型和组织发生上,超微结构的研究常常起到重要作用。

虽然迅速发展的免疫组化病理在某些方面取代了电镜在病理学上的应用,但是,由于免疫病理有许多固有缺点(交叉免疫反应、假阳性和假阴性等),而电子显微镜较光学显微镜的分辨力高千倍以上,在观察亚细胞结构(如细胞器、细胞骨架等)或大分子水平的变化方面有明显优势。一般用电镜、免疫电镜来弥补单独免疫病理之不足。多数情况下可提供更多的诊断信息,如果常规病理检查怀疑的诊断需要超微结构特征来佐证,或缺乏特异的免疫组化标志物时,电镜可发挥独到的诊断作用。

(张丽丽)

第四节　骨密度测量

骨质密度测量是用来检查是否患有骨质疏松症,骨质疏松症(osteoporosis,OP)是一种以骨量降低、骨折风险增加为特征的疾病。通过骨密度测定,分析骨骼中骨矿物质含量的多少,了解早期骨量减少,预测骨折发生的可能性和检测给予防治药物或措施后的骨量改变。可为诊断、治疗及疗效观察提供依据。

一、骨密度测量概况与基本原理

常用的骨密度(bone mineral density,BMD)即骨矿盐量/骨面积测量方法有单光子吸收法(single photon absorptiometry,SPA)、双光子吸收法(dual photon absorptiometry,DPA)、双能X线吸收法(dual energy X-ray absorptiometry,DEXA)和QCT等。骨量测定是目前准确性最高的骨折危险性的预测指标,测量任何部位的BMD,对身体各部位骨折都是一项有效的预测指标。

BMD测定仪主要有光子吸收法、定量超声法、X线吸收法和定量CT测定法等类型,其原理是利用γ射线、超声波或X线穿过人体骨骼后发生衰减或吸收,来测量穿透后射线或声波的强度变化,经过数据处理,将软组织的影响扣除,得到人体骨骼中矿物质的含量和人体骨骼的疏松程度。放射学方法测定体内骨矿物质含量(bone mineral content,BMC)和BMD是目前评估骨质疏松的重要手段。

光子吸收法是利用核素产生的单光子或双光子能量——γ射线作为放射源,通过放射源和探测器平行移动,探测晶体进行检测计数,计算机分析处理获得BMC和BMD。

超声骨密度仪是利用超声波穿过机体不同组织时发生衰减量不同进行测定。此种仪器通过超声波传导速度和振幅衰减来定量,以检测骨矿含量、骨结构及强度。其特点是无创,无辐射和携带方便。

X线吸收法的原理基于X线穿透人体骨组织时,对于不同骨矿含量组织X线吸收量的不同,经计算机将穿透骨组织的X线强度转换为骨矿含量数值。

定量CT测定法是利用常规CT机扫描,选择特定部位测量骨密度,放射剂量相对较大,价格高,临床上不常用。

二、DEXA测量

DEXA是一种能准确测量BMD的仪器,其根据X线的差别吸收特性(即X线穿过机体时,不同密度的组织对X线吸收量不同)进行BMD测量。其具有测量准确性高、校正性稳定及辐射剂量低等优点。

DEXA是目前公认测量BMD的最佳方法,选择性测量部位也较多,其结果可代表80%的BMD变化。

三、DEXA 的临床应用

(一)妇产科

(1)监测绝经后的妇女是否出现骨质疏松。

(2)检查早期子宫切除术或卵巢切除术的妇女是否因术后雌激素水平降低而导致骨量减少。

(3)未生育的妇女雌激素水平降低,重新建立骨形成的能力降低,测量 BMD 可观察骨丢失的程度,可帮助选择相应的治疗方案。

(二)骨科

(1)观察人工关节置换术后,与人工假体接触的骨组织密度,以了解患者是否能适应人工假体的安置及对不适应者的治疗效果进行观察。

(2)可用于骨延长术后患者的观察,帮助医师选择撤掉钢板的最佳时间。

(3)在临床使用钢丝固定术之前,一定要测量局部骨组织的 BMD,为医师提供手术的适应证。

(4)测量股骨颈中轴长度,预测髋部骨折的危险。

(5)X 线片提示压缩性骨折、不明原因的骨折和骨量减少的患者,均需做 BMD 检查以判断骨疏松程度。

(三)内分泌科

过量使用糖皮质激素、性腺功能减退、脑垂体疾病、糖尿病、甲状腺毒症、甲状旁腺功能亢进的患者均有出现骨质疏松症的可能,利用骨密度测量仪可了解这类患者是否有骨质疏松症的发生。

(四)儿科

对患有某种可引起骨代谢疾病的病症或使用某些药物导致 BMD 降低时,需要使用骨密度测量仪定期观察骨量。

(五)内科

有慢性肾脏疾病、慢性肺部疾病、肠道疾病、风湿性疾病的患者,均有继发骨质疏松的可能,需要定期监测这些患者的骨量。DEXA 可早期发现关节炎受累关节的 BMD 改变,并可作为痛风性关节炎诊断与病情观察的评价指标。

DEXA 是 BMD 测定的金标准。BMD 检测对早期诊断骨质疏松症,预测骨折危险性和评估干预措施的效果有重要意义。

四、骨组织形态计量与微损伤分析

骨组织计量学是一种应用数学和几何的方法研究骨组织水平的质(骨结构)和量(骨量)等形态学静态特性测量技术,是对骨组织形态进行定量分析的研究领域,属体视学、生物医学组织形态计量学中的一个特殊分支。这种方法能将形态学观察到的骨组织结构改变,用定性、定量的计量方法获得细胞水平、组织水平以及器官水平上的活的信息。

骨形态计量学方法可测量骨小梁之间的距离、小梁的厚度以及破骨细胞穿孔所留下的窗孔数量,以判定在显微结构水平上的骨丢失情况。此方法目前主要用于骨质疏松的研究,它是唯一能将细胞活性与细胞数量变化区分开来的方法。其测定的结果能提供骨组织中骨基质、骨小梁及细胞活动的各种参数值,为骨质疏松症做出正确的判断。

骨组织形态计量主要用于下列研究:①骨骼病变,如骨质软化等的诊断和骨转换率的评价。②评价骨质疏松症的发病机制和病变过程。③评估药物治疗的效果,与骨密度(BMD)或骨矿物质含量(BMC)测量相比,具有早期诊断和敏感性高等优越性。④骨量的评估。⑤骨组织工程和替代材料的研制与性能评价。另外,应用骨组织形态计量可明确骨病变的特征,为进一步的病因研究提供方向和思路。例如,髋关节病患者髋关节囊内股骨颈骨折的发病率要明显低于一般患者,提示髋关节病对股骨颈骨折有某种保护作用。

骨的微损伤分析用于临床,对损伤是否采取早期干预以及预后有一定意义。骨具有应力-应变关系,骨的应力-应变特征取决于与负荷方向有关的骨微结构。皮质骨在纵向(骨单位的排列方向)的强度比横向要大,硬度也较强。负荷力与骨单位方向垂直时,易于发生骨损伤。疲劳性微损伤是一种正常现象,而且是促进骨重建的一种刺激因素,但如果负荷过大,负荷时间过长,或骨的微结构紊乱,则可导致微损伤积蓄。无弹性的应力-应变曲线对于纵向排列的骨单位来说,可反映骨结构的不可逆性的微损伤。骨微损伤能启动骨重建,骨重建障碍而导致微损伤积蓄可引发骨折。长期应用二磷酸盐对骨的微结构和骨微损伤积蓄以及骨小梁的生物力学特性有明显影响,由于骨吸收功能的长期抑制,微损伤积蓄增加,但也因为 BMD 增加和骨微结构的改善而使增多的微损伤被代偿,故骨的脆性和骨折风险不一定增加。

（张丽丽）

第五节　内分泌动态试验

在内分泌疾病或轻症疾病中,仅仅通过测定激素的水平有时难以确定激素分泌的异常,常需要通过兴奋或抑制靶腺产生内源性激素水平的变化来诊断腺体功能是否异常,这些方法被称为内分泌动态试验。内分泌动态试验分为兴奋试验、抑制试验、负荷试验、耐受试验四大类。

兴奋试验一般是根据基础值、峰值出现时间或高低判断腺体功能是否减退。兴奋试验:给予促激素后,测定靶腺分泌激素情况进行鉴别诊断,如促肾上腺皮质激素(ACTH)兴奋试验;通过改变代谢物质的血浓度变化,来了解相关内分泌腺体的功能,如生长激素(GH)胰岛素低血糖兴奋试验;使用药物扰乱激素内源性调控机制,测定激素轴的反应能力,如甲吡酮试验。

抑制试验是根据基础值、峰值出现时间或高低判断腺体功能是否亢进。抑制试验:利用激素或激素衍生物作为抑制剂,如地塞米松抑制试验;用药物阻断激素的作用,如卡托普利试验、螺内酯试验。

耐受试验:利用生理性促进激素分泌的因素作为兴奋剂,如禁水试验、禁水-垂体升压素试验;利用生理性抑制激素分泌的因素作为抑制剂,如口服葡萄糖耐量试验、饥饿试验。

负荷试验:利用生理性刺激,如冷加压试验;利用药物刺激,如酚妥拉明试验。

一、ACTH 兴奋试验

ACTH 兴奋试验是利用外源性 ACTH 对肾上腺皮质的兴奋作用,来评价肾上腺皮质的最大反应能力。ACTH 兴奋试验分为快速法、8 h 静脉滴注法、2 日静脉滴注法、5 日静脉滴注法。快速法、8 h 静脉滴注法用于原发性肾上腺皮质功能减退症,而 2 日静脉滴注法、5 日静脉滴注法用于继发性肾上腺皮质功能减退症。

（一）方法

快速法：试验日晨 8:00 空腹抽血测血皮质醇（F）作为对照，静脉滴注 ACTH 125 μg，注射后 0.5 h 和 1 h 抽血测 F。

8 h 静脉滴注法：试验前 2 d 分别留 24 h 尿测定 17-羟皮质类固醇（17-OHCS）、17-酮类固醇（17-KS）或抽静脉血测 F 作为对照，试验日晨 8:00 排空膀胱，然后将 ACTH 125 μg 溶于 5% 葡萄糖液 500 mL 中，8 h 静脉滴注完（平均为 16 滴/分钟），滴注开始后 4 h 和 8 h 抽血测皮质醇，收集试验日 24 h 尿测尿游离 F 或 17-OHCS 和 17-KS。

2 日静脉滴注法：试验前准备工作、试验方法，测定指标同 8 h 静脉滴注法，但静脉滴注连续 2 d。收集试验日和次日 24 h 尿测 17-OHS、17-KS 或于滴注完抽血测 F。

5 日静脉滴注法：试验前准备工作、试验方法，测定指标同 2 日静脉滴注法，仅时间延长到 5 d。

（二）注意事项

严重肾上腺皮质功能减退症或对 ACTH 过敏者禁用此试验。

（三）临床意义

滴注 ACTH 后，血 F、尿游离 F、17-OHCS 和 17-KS 逐日升高，而嗜酸性粒细胞减少者为正常人；滴注 ACTH 后，血 F、尿游离 F、17-OHCS 和 17-KS 均不升高者为原发性肾上腺皮质功能减退症；一般滴注 ACTH3 d 后，血 F、尿游离 F、17-OHCS 和 17-KS 才逐日升高者为继发性肾上腺皮质功能减退症（5 日静脉滴注法）；血 F 过度升高者为皮质醇增多症或肾上腺皮质增生，而血 F 升高不明显者为肾上腺瘤。

二、甲吡酮试验

甲吡酮试验是利用甲吡酮能阻断 11β-羟化酶的作用，使 ACTH 分泌增加、尿 17-OHCS 增高的特点，来评价垂体的最大反应能力。

（一）方法

试验前 2 d 分别留 24 h 尿测定 17-OHCS，试验日晨 8:00 排空膀胱，然后口服甲吡酮0.75 g，每 4 h 1 次，共服 2 d（或按甲吡酮 30 mg/kg，溶于 5% 葡萄糖液 500 mL 静脉滴注4 h），收集试验日和次日 24 h 尿测 17-OHCS。

（二）注意事项

原发性肾上腺皮质功能减退症者禁用此试验。

（三）临床意义

正常人用药后尿 17-OHCS 升高 1 倍。垂体前叶功能衰竭者用药后尿 17-OHCS 不变或升高很少。

三、地塞米松抑制试验

地塞米松抑制试验是通过口服地塞米松后，通过测定血中 F 和尿中游离 F 的抑制情况，来判定下丘脑-垂体-肾上腺轴的功能。地塞米松抑制试验分为小、大剂量地塞米松抑制试验，小剂量地塞米松抑制试验又分为 2 mg 法和午夜 1 mg 法，大剂量地塞米松抑制试验分为 8 mg 法和午夜 8 mg 法。因尿中游离 F 较血中 F 测量复杂，故 2 mg 法和 8 mg 法逐渐被午夜法取代。

（一）小剂量地塞米松抑制试验

2 mg 法：试验前 2 d 分别留 24 h 尿测定 17-OHCS、17-KS 或于试验日 8:00 抽血测 F 做对照。试验日 12:00 开始第一次口服地塞米松 0.5 mg，每 6 h1 次，连服 2 d，共服用地塞米松 4 mg。服药结束后 8:00 抽血测 F。

午夜 1 mg 法：于试验日 8:00 抽血测 F，24:00 口服地塞米松 1 mg，次日 8:00 抽血测 F。

注意事项：严格掌握服药时间及地塞米松剂量；准确采集血标本和尿标本，以免影响测定结果；零点抽血时患者应处在睡眠状态，若睡眠不佳，应推迟试验；抽血时尽量做到一针见血，减少对患者的刺激，防止影响测定结果。

临床意义：血 F 昼夜节律存在，尿中 17-OHCS、17-KS 含量与对照值比较，下降 50% 以上者为正常人或单纯性肥胖者；下降不足 50% 者为皮质醇增多症，但此试验无法鉴别皮质醇增多症类型。

（二）大剂量地塞米松抑制试验

8 mg 法：每次地塞米松剂量增加为 2 mg，连服 2 d，共服用地塞米松 16 mg。其他同 2 mg 法。

午夜 8 mg 法：方法同午夜 1 mg 法，但剂量由 1 mg 改为 8 mg。

注意事项：同小剂量地塞米松抑制试验。

临床意义：大剂量地塞米松抑制试验能抑制 ACTH 和 F 的分泌，当不被抑制时为肾上腺皮质肿瘤（自主性分泌过量 F）或异位 ACTH 综合征，其他同小剂量地塞米松抑制试验。

四、卡托普利试验

卡托普利试验是利用卡托普利可抑制血管紧张素 II 的产生，进而减少醛固酮的分泌，达到降低血压的目的。

（一）方法

受试者于试验前 1 天普食后卧位过夜，试验日 8:00 空腹卧位取血 10 mL，平均置于两根抗凝管中摇匀，测血浆肾素活性、血管紧张素 II 及醛固酮。取血后立即口服卡托普利 25 mg，而后继续静卧，于 10:00 取静脉血 10 mL 再平均置于两根抗凝管中摇匀，测血浆肾素活性、血管紧张素 II 与醛固酮。

（二）注意事项

采血时间要求准确，并在血标本试管上注明；血标本应在低温下（4 ℃）放置，并立即送检；试验前 1 周禁服抗高血压药物。

（三）临床意义

正常人或原发性高血压患者，服用卡托普利后血浆醛固酮水平下降，肾素活性升高；而醛固酮增多症（原醛）患者的血浆醛固酮和肾素活性基本无变化。

五、螺内酯试验

螺内酯试验是利用螺内酯保钾排钠的作用，以此纠正水盐代谢紊乱和降低血压，评价有无醛固酮分泌增多。

（一）方法

试验前 3 d 固定钠（每天 150 mmol/L）、钾（每天 50 mmol/L）摄入量，试验前 1 天抽血测定血钾、血钠、血氯和 24 h 尿钾、尿钠、尿氯,并测量血压(2 次/天)。试验日晨 7:00 起口服螺内酯,每次 60 mg,5 次/天,共服用 7 d 或更长时间,每 3 d 抽血测定血钾、血钠、血氯和 24 h 尿钾、尿钠、尿氯,并测量血压(2 次/天)。

(二)注意事项

试验前调配平衡饮食,注明钠、钾标准;取得患者配合,所配备饮食全部用完,不食用额外食物;按时服药,饮用蒸馏水,不使用牙膏、刷牙。

(三)临床意义

正常人血钾、24 h 尿钾无明显变化;而醛固酮增多症患者用药 7 d 后,血压下降,血钾显著上升至正常,24 h 尿钾减少、钠上升。

六、卧立位醛固酮加呋塞米试验

卧立位醛固酮加呋塞米试验是通过卧位与立位改变血容量分布,并通过呋塞米排钠利尿作用,影响肾素"血管紧张素"醛固酮系统,从而用于诊断醛固酮增多症。

(一)方法

试验前普食卧位过夜,试验日 8:00 空腹卧位取血 10 mL,平均置于 2 根抗凝管中摇匀,测血浆肾素活性、血管紧张素Ⅱ与醛固酮。取血后,立即肌内注射呋塞米 40 mg,然后立位活动至10:00,取血 10 mL,平均置于 2 根抗凝管中摇匀,测血浆肾素活性、血管紧张素Ⅱ与醛固酮。

(二)注意事项

测定前 3 d 应普钠饮食;采血时间要求准确,并在血标本试管上注明;血标本应在低温下(4 ℃)放置,立即送检;试验前 1 周禁服抗高血压药物;密切监测心率、血压变化,乏力明显者可靠墙站立 2 h。

(三)临床意义

血浆醛固酮水平增高、肾素活性降低,且不受利尿剂、卧和立体位影响者为原发性醛固酮增多症;而肾素活性高于正常者为继发性醛固酮增多症。

七、酚妥拉明抑制试验

酚妥拉明是 α 受体阻滞剂,能阻滞肾上腺素及去甲肾上腺素的加压作用,根据血压下降情况,鉴别嗜铬细胞瘤。

(一)方法

试验前平卧休息,建立静脉通道,缓慢滴注生理盐水,每 30 s 测血压 1 次,3 min 后静脉推注酚妥拉明(成人一般为 5 mg,儿童为 1 mg),1 min 内注射完毕,注射后 3 min 内每 30 s 测血压1 次,以后每 1 min 测血压一次,共测 7 min,或直至血压恢复至正常水平。

(二)注意事项

本试验适用于血压>22.7/14.7 kPa (170/110 mmHg)者;建立静脉通道,缓慢滴注(滴速为每分钟 3~5 滴)生理盐水;密切观察,以防血压下降过低,备好抢救药品;保持安静,若患者有情绪波动,要及时稳定;试验后留存 3 h 尿标本,并正确加入防腐剂(浓盐酸 2~3 mL);试验前停用镇静药和麻醉药至少 2 d,降压药至少 3 d,利血平至少 14 d;肾功能不全者禁用。

(三)临床意义

注射酚妥拉明后在 2~3 min 内较注射前收缩压下降<4.7 kPa (35 mmHg),舒张压下降

<3.3 kPa(25 mmHg)者为正常；收缩压下降＞4.7 kPa(35 mmHg)，舒张压下降＞3.3 kPa(25 mmHg)，并持续 3 min 以上者为嗜铬细胞瘤；血压稍有下降，但不达上述标准者为原发性高血压。

八、冷加压试验

冷加压试验是利用冷水刺激后，血压上升幅度的差异来判定原发性高血压或嗜铬细胞瘤。

(一)方法

试验前卧床休息 30 min，每 15 min 测血压 1 次，待血压稳定后试验开始。将受试者左手腕关节水平以下浸入 4 ℃冷水中，1 min 后取出。自浸入冷水中开始，分别于 0.25、0.5、1、2、5、10、20 min 各测量右臂血压 1 次。

(二)注意事项

持续性高血压[血压＞22.7/14.7 kPa(170/110 mmHg)]、器质性心脏病、年老体弱者禁用；做好急救措施，建立静脉通道。

(三)临床意义

在冰水试验中收缩压升高 2.7～4.0 kPa(20～30 mmHg)以上，舒张压升高 2.0～3.3 kPa(15～25 mmHg)以上为正常；血压上升至平时波动的最高水平为原发性高血压或不稳定型高血压；最高血压较其发作时还低为嗜铬细胞瘤。

九、禁水试验

禁水试验是在禁水后，通过测量尿量、尿比重和渗透压的高低，来判断尿崩症或精神性多饮。

(一)方法

试验日晨 5:30 以前可自由饮水，也可进食少量含水量较少的食物，6:00 开始禁止饮水，试验前最好排空大、小便，准确测量体重、血压、脉搏、尿量、尿比重和尿渗透压，并抽血测量渗透压，然后每隔 1 h 留一次尿，并准确测量体重、血压、脉搏、尿量、尿比重和尿渗透压。

(二)注意事项

试验前 1 天停用小剂量抗利尿激素，试验前 3 d 停用鞣酸升压素油剂；禁茶、咖啡及烟；如果一次尿量太少，可两次合并测量；结束前每 1 h 测 1 次体重，如体重比试验开始时减少 3％～5％，试验终止；该试验禁用于肾上腺皮质功能减退、肾功能异常、高血钙、低血钾、糖尿病未被控制以及发热患者等。

(三)临床意义

禁水后尿量减少，尿比重和渗透压升高为正常人；尿量、尿比重无明显变化，但体重明显下降者可能为尿崩症；尿量减少，尿比重和渗透压明显上升，而体重基本不变者可能为精神性多饮。

十、禁水-垂体升压素联合试验

禁水-垂体升压素联合试验是通过禁水后注射抗利尿激素(垂体后叶素)，使尿量减少来进一步诊断尿崩症。

(一)方法

一般试验前 20:00～22:00 开始禁水(尿量＞10 000 mL/24 h者，可于试验日晨 2:00 开始禁水)，每隔 1 h 准确测量体重、血压、脉搏、尿量、尿比重和尿渗透压，当尿量不再增加(通常连续

3 次尿比重固定)时,抽血测渗透压。然后皮下注射垂体后叶素 5～10 U,注射后继续每隔 1 h 留 1 次尿,并准确测量尿量、尿比重、尿渗透压,共 2 次,同时抽血测血渗透压后,停止试验。

(二)注意事项

试验过程中按时观察,密切注意患者有无脱水症状(尤其是尿崩症患者)、行为异常或言语混乱等,若发现异常及时处理;如一次尿量太少,可将两次合并测量;准确测量体重、血压、脉搏,并做好标本送检;鼓励患者坚持完成试验,并减少水源对患者的刺激。

(三)临床意义

禁水 5 h 后,尿量减少,尿比重和渗透压上升不明显,注射垂体后叶素后尿量明显减少,尿比重和渗透压上升显著者为中枢性尿崩症;而注射垂体后叶素后,尿量减少不明显,尿比重和渗透压上升也不明显者则为肾性尿崩症。

十一、胰岛素-低血糖兴奋试验

胰岛素-低血糖兴奋试验是通过注射胰岛素后出现低血糖(< 2.2 mmol/L),兴奋下丘脑-垂体轴来刺激生长激素(GH)的分泌,从而了解垂体-GH 的储备功能。

(一)方法

试验前 1 天晚餐后禁食,试验日卧床空腹抽血 5 mL 测量 GH 和血糖,抽血后立即静脉注射胰岛素(胰岛素用量:一般为 0.1 U/kg,肥胖者为 0.15～0.3 U/kg,垂体功能减退者为 0.05 U/kg),用药后 30 min、60 min 和 120 min 各抽血 5 mL 测量 GH 和血糖。

(二)注意事项

试验前用生理盐水维持静脉通道;须采集低血糖(2.8 mmol/L)发生后 30 min 血液标本测定 GH,血糖下降不满意可追加胰岛素用量;做好低血糖急救措施,尤其是儿童。该试验不适合癫痫、冠心病者。

(三)临床意义

注射胰岛素后,正常人为 GH$\geqslant 10$ μg/mL;不完全性生长激素缺乏症为 5 μg/mL$\leqslant$GH< 10 μg/mL;完全性生长激素缺乏症为< 5 μg/mL。

十二、葡萄糖耐量试验

通过测定血糖浓度变化,间接了解胰岛 β 细胞的储备功能,判断胰岛分泌能力,尽早发现糖尿病。葡萄糖耐量试验分为口服葡萄糖耐量试验(OGTT)和静脉葡萄糖耐量试验(IGTT),但 IGTT 缺点是高浓度的葡萄糖易致血栓静脉炎,仅用于某些不能口服葡萄糖的患者,故临床常采用 OGTT。OGTT 是指口服 75 g 葡萄糖后,通过不同时间测其血糖变化来了解葡萄糖调节能力的一种负荷试验。

(一)方法

试验前 1 天晚饭后禁食,试验日抽取空腹静脉血 2 mL,进行血糖测定。将无水葡萄糖 75 g(儿童按 1.75 g/kg,总量< 75 g)加水 200～300 mL 至完全溶化,5 min 内服完。服第一口葡萄糖开始计时,0.5、1、2、3 h 各抽血测血糖。

(二)注意事项

试验前 3 d 可正常饮食(每天糖类量一般为 250～300 g),进行正常的体力活动,避免剧烈运动;整个禁食过程(10～16 h)需禁烟、茶及其他饮料,但可以饮水;葡萄糖粉应完全溶解,全部服下，如遇呕吐应改期试验；若需延长试验，则服糖后 4 h、5 h 加抽血测血糖，其余均相同；血标本应立即进行血糖测定，以免影响血糖结果；试验期间应避免精神刺激、心肌梗死、脑卒中、感染、外伤、手术等；试验前应停用影响 OGTT 的药物 3～7 d，如避孕药、利尿剂、β 受体阻滞剂、苯妥英钠、烟酸等；服用糖皮质激素者禁做 OGTT。

（三）临床意义

正常人空腹血糖范围是 3.9～6.1 mmol/L，口服 75 g 葡萄糖后，30～60 min 时血糖值达高峰（一般为 7.8～8.9 mmol/L），2 h 后接近空腹血糖，3 h 恢复正常水平。糖尿病患者空腹血糖在 6.7 mmol/L 以上，口服葡萄糖 1 h 后，血糖常常超过 10.0 mmol/L，2 h 后＞7.8 mmol/L；而空腹血糖不超过 6.0 mmol/L，口服葡萄糖后 2 h 血糖仍＞11.1 mmol/L 也诊断为糖尿病。

十三、胰岛素（或 C 肽）释放试验

胰岛素（或 C 肽）释放试验是糖负荷后测定胰岛素（或 C 肽）变化来了解胰岛 β 细胞储备功能。

（一）方法

同葡萄糖耐受试验。试验时抽血测血糖，同时测胰岛素或 C 肽，已用胰岛素治疗者仅测 C 肽。

（二）注意事项

同葡萄糖耐受试验。

（三）临床意义

正常人胰岛素或 C 肽高峰在服糖后 0.5 h，2 h 后接近基础值；1 型糖尿病患者血中胰岛素和 C 肽值很低（基础值和糖负荷后）；2 型糖尿病患者胰岛素高峰多出现在 1 h 后；肥胖者基础和糖负荷后胰岛素高于非肥胖者。

十四、饥饿试验

适用于疑诊胰岛素瘤，临床无发作且空腹血糖又不低者。

（一）方法

受试者于晚餐后禁食，夜间如无明显低血糖症状，则在严密观察下继续禁食，可饮水，如出现低血糖症状时或血糖＜2.8 mmol/L，抽血测血糖和 C 肽。试验结束时，无论血糖是否＜2.8 mmol/L，都要抽血测量血糖和 C 肽。如果禁食至第 48、第 60、第 72 h，受试者仍然无低血糖症状，应加做两天运动，至低血糖发作。

（二）注意事项

密切观察患者有无低血糖症状（如饥饿感、出冷汗、四肢乏力等），尤其夜间，从零时开始应每 15～30 min 查看一次患者；做好急救措施，如 50% 葡萄糖或嘱患者准备好甜点、牛奶等；若运动，应确保患者安全；做好血标本收集工作。

（三）临床意义

几乎全部胰岛细胞瘤患者在 24～36 h 间出现低血糖。

十五、磷负荷试验

通过口服磷溶液，测量血和尿中磷的水平，以了解磷的吸收和排出情况，适用于低磷血症（抗

维生素 D 佝偻病或软骨病)的诊断。

(一)方法

受试者空腹过夜,试验日禁食、禁水,试验前排空膀胱,抽血 3 mL 测量血磷。抽血后 2 min 内口服磷 1.5 g,然后饮水 1.5 mL。服磷后 0.5 h、1 h、1.5 h 和 2.5 h 分别抽血 3 mL 测量血磷。服磷后 3.5 h 排空膀胱,收集尿标本,记录尿量,并抽血 3 mL 测量血磷。

(二)注意事项

采血、留尿时间要求准确;口服磷后饮水 1.5 mL,去除口腔异味;注意观察有无腹胀、腹泻等不良反应。

(三)临床意义

血磷升高不明显,尿磷排出增加者为家族性和非家族性低血磷患者。

(张丽丽)

第三章　下丘脑-垂体疾病

第一节　下丘脑综合征

下丘脑综合征是由多种病因累及下丘脑，使其结构、代谢及功能受损所致的疾病，可以因先天遗传或后天性、器质性（如颅咽管瘤）或功能性（如各种原因导致严重精神创伤）等多种原因引发。主要临床表现有内分泌代谢功能失调，自主神经功能紊乱，睡眠、体温调节和性功能障碍，尿崩症，多食肥胖或厌食消瘦、精神失常、癫痫等症候群。

一、病因病理

有先天性和后天性、器质性和功能性等病因，归纳如下。

（一）先天性或遗传因素

如家族性嗅神经性发育不全征；性幼稚-色素性网膜炎-多指畸形综合征等；下丘脑激素缺乏，如下丘脑甲状腺功能低下、下丘脑性腺功能低下、多发性激素缺乏。

（二）肿瘤

如颅咽管瘤、星状细胞瘤、漏斗瘤、垂体瘤（向鞍上生长）、异位松果体瘤、脑室膜瘤、神经节细胞瘤、浆细胞瘤、神经纤维瘤、髓母细胞瘤、白血病、转移性肿瘤、外皮肉瘤、血管瘤、恶性血管内皮瘤、脉络丛囊肿、第三脑室囊肿、脂肪瘤、错构瘤、畸胎瘤、脑膜瘤及肺癌下丘脑转移等。文献还曾报道1例下丘脑朗格汉斯细胞组织细胞增生症，表现为烦渴、厌食、头痛、疲乏等症。

（三）肉芽肿

见于结核瘤、结节病、网状内皮细胞增生症、慢性多发性黄色瘤、嗜酸性肉芽肿等。

（四）感染和炎症

如结核性或化脓性脑膜炎、脑脓肿、病毒性脑炎、流行性脑炎、脑脊髓膜炎、天花、麻疹、水痘、狂犬病疫苗接种、组织胞浆菌病。

（五）退行性变

主要为结节性硬化、脑软化、神经胶质增生。

（六）血管损害

脑动脉硬化、脑动脉瘤、脑出血、脑栓塞、系统性红斑狼疮和其他原因引起的脉管炎等。

（七）物理因素

颅脑外伤或脑外科手术，原发性颅内高压或颅内低压，放射治疗（脑、脑垂体区）。

(八)脑代谢病

急性间歇发作性血卟啉病、二氧化碳麻醉。

(九)药物

服氯丙嗪、利舍平及避孕药后均可引起溢乳-闭经综合征。

(十)功能性障碍

因环境变迁、精神创伤等因素可发生闭经或阳痿伴甲状腺功能和/或肾上腺皮质功能的低下及厌食消瘦等症,可伴有下丘脑功能紊乱。

二、临床表现

由于下丘脑体积小,功能复杂,而且损害常不限于一个核群而累及多个生理调节中枢,因而下丘脑损害多表现为复杂的临床症候群。

(一)内分泌激素分泌紊乱

内分泌功能障碍可引起内分泌功能亢进或减退,可造成一种或数种激素分泌紊乱。

(1)全部下丘脑释放激素缺乏可引起全部垂体前叶功能降低,造成性腺、甲状腺和肾上腺皮质功能等减退。

(2)促性腺激素释放激素分泌失常:①女性,亢进者性早熟,减退者神经源性闭经;②男性,亢进者性早熟,减退者肥胖、生殖无能、营养不良症、性发育不全和嗅觉丧失症群。

(3)泌乳激素释放抑制因子(或释放因子)分泌失常:①泌乳激素过多发生溢乳症或溢乳闭经综合征及性腺功能减退;②泌乳激素缺乏症。

(4)促肾上腺皮质激素释放激素分泌失常引起肾上腺皮质增生出现皮质醇增多症,称为库欣病。

(5)促甲状腺素释放激素分泌失常:下丘脑性甲状腺功能亢进症或下丘脑性甲状腺功能减退症。

(6)生长激素释放激素(或抑制激素)分泌失常:①亢进者肢端肥大症或巨人症;②减退者侏儒症,表现为身材矮小。

(7)抗利尿激素分泌失常:①亢进者抗利尿激素分泌过多症;②减退者尿崩症。

(8)低 T_3/T_4 综合征。

(二)神经系统病变

下丘脑病变常伴有非下丘脑非内分泌损害的一种或多种表现,常见下丘脑症状如下。

1.嗜睡和失眠

下丘脑后部病变时,大多数患者表现嗜睡,少数患者有失眠。常见的嗜睡类型:①发作性睡眠,患者不分场合,可随时睡眠,持续数分钟至数小时,为最常见的一种形式;②深睡眠症,发作时可持续性睡眠数天至数周,但睡眠发作期常可喊醒吃饭、小便等,过后又睡;③发作性嗜睡贪食症,患者不可控制地出现发作性睡眠,每次睡眠持续数小时至数天,醒后暴饮暴食,食量较常量增加数倍甚至十倍,极易饥饿,患者多肥胖。除与下丘脑功能失常有关外,可能还与情感紊乱有关。

2.多食肥胖或顽固性厌食消瘦

病变累及腹内侧核或结节部附近(饱食中枢),患者因多食而肥胖,常伴生殖器官发育不良(称肥胖生殖无能营养不良综合征)。表现为进行性肥胖,脂肪分布以面部、颈及躯干最显著;其次为肢体近端,而皮肤细嫩、手指尖细,常伴骨骼过长现象,或为性早熟。智力发育不全或减退以及尿崩症。

病变累及下丘脑外侧的腹外侧核(摄食中枢)时有厌食、体重下降、皮肤萎缩、毛发脱落、肌肉软弱、怕冷、心跳缓慢、基础代谢率降低等。当病变同时损害垂体时则表现为全垂体前叶功能减退症。

3.发热和体温过低

病变在下丘脑前部或后部时,可出现体温变化表现:①低热,一般是在 37.5 ℃左右;②体温过低,体温可降到 36 ℃以下;③高热,可呈弛张型或不规则形,一天内体温多变,但高热时肢体冰冷,躯干温暖,有些患者甚至心率与呼吸可保持正常,高热时对一般退热药无效。

4.精神障碍

当后腹外核及视前区有病变时常可产生精神症状,主要表现为过度兴奋、哭笑无常、定向力障碍、幻觉及激怒等症。

5.其他

头痛是常见症状,患者又常可出现多汗或汗闭,手足发绀,括约肌功能障碍,可伴下丘脑性癫痫。当腹内侧部视交叉受损时可伴有视力减退、视野缺损或偏盲。血压忽高忽低,瞳孔散大、缩小或两侧不等。累及下丘脑前方及下行至延髓中的自主神经纤维时,可引起胃和十二指肠消化性溃疡或出血等表现。

三、辅助检查

(1)垂体靶腺内分泌功能测定,以期了解性腺、甲状腺和肾上腺皮质功能情况。

(2)垂体功能测定,以了解下丘脑-垂体的储备功能,鉴别下丘脑或垂体疾病引起的腺垂体功能减退。

(3)X 线头颅平片可示蝶鞍扩大,鞍背、后床突吸收或破坏,鞍区病理性钙化等表现。必要时进一步做蝶鞍薄分层片、头颅 CT 或头颅磁共振检查,以显示颅内病变部位和性质。

(4)脑脊液检查除颅内占位病变有颅压增高、炎症有白细胞计数升高外,一般均属正常。

(5)脑电图检查可见弥漫性异常。

四、诊断要点

病史与症状体征:引起下丘脑综合征的病因很多,临床症状在不同的患者中可十分不同,有时诊断比较困难,必须详问病史,综合分析后做出诊断。以下几点可提供临床线索。

(1)用单一靶腺激素或垂体损害来解释的症状。

(2)内分泌功能紊乱症状伴无法解释的肥胖、多食、消瘦、厌食、嗜睡、精神异常、体温异常。

(3)颅内压增高伴视野改变、尿崩症、性腺功能减退及泌乳等。

(4)伴发育异常、嗅觉异常或性腺功能不全等。

(5)伴自身免疫疾病或血皮质醇降低。

(6)低 T_3/T_4 综合征。

五、鉴别诊断

注意与原发性甲状腺、性腺、肾上腺、中枢性尿崩症、腺垂体功能减退、神经衰弱、精神分裂症等鉴别。

六、治疗

(一)病因治疗

对肿瘤可采取手术切除或放射治疗,对不能根治的肿瘤伴颅内压增高者可用减压术减轻症状。对炎症则选用适当的抗生素,以控制感染。由药物引起者则应立即停用有关药物。精神因素引起者需进行精神治疗。

(二)特殊治疗

对尿崩症的治疗见尿崩症章节。有垂体前叶功能减退者,则应根据靶腺受累的程度,予以补充替代治疗。有溢乳者可用溴隐亭 2.5～7.5 mg/d,或左旋多巴 1～2 mg/d。

(三)对症治疗

根据患者的临床表现进行个体化处理。属垂体功能低下者,应注意避免使用镇静药。发热者可予药物或物理降温。

(四)中医治疗

发热者可予中药(至宝丹等)治疗。

(张　丽)

第二节　侏　儒　症

一、垂体性侏儒症

垂体性侏儒症是指在青春期生长发育以前,因下丘脑-垂体功能缺陷,生长激素释放激素(GHRH)-生长激素(GH)-生长介素(SM)任一环节分泌缺乏或生物效应不足所致的生长发育障碍,又称 GH 缺乏症(growth hormone defteiency,GHD)。按病因可分为特发性和继发性两类;按病变部位可分为垂体性和下丘脑性两种;按受累激素的多少可分为单一性 GH 缺乏和伴垂体其他激素缺乏症的不同类型。

(一)病因及发病机制

1.特发性

占 60%～70%,男性多见,原因不明,可分为单一性 GH 缺乏和伴垂体其他激素缺乏症的不同类型。

2.继发性

继发于下丘脑-垂体及其附近肿瘤、感染、创伤、手术等。使下丘脑-腺垂体或垂体门静脉系统中断,GHRH 不能到达腺垂体,致 GH 释放减少。儿童期长期大剂量应用肾上腺皮质激素也可引起。

3.遗传性

可分为遗传性单一 GH 缺乏,遗传性多种腺垂体激素缺乏,GH 增多性侏儒症(如 Laron 综合征)等。

（二）临床表现

1.生长迟缓

大多数患儿出生时身高、体重正常，1～2岁过后生长节律逐渐变慢，与同龄正常人平均身高的差距随年龄增长而越来越明显。至成年时低于130 cm。骨龄延迟2年以上，身体比例似儿童，即上半身长于下半身。垂体性矮小者的智力与年龄相符，学习成绩与同龄者无差别。垂体性矮小症者的身材矮小，匀称协调，至成人后仍保持儿童外貌和矮小体型，皮肤较细腻而干燥，有皱纹，皮下脂肪丰满，身高不到130 cm。

2.骨骼发育不全长

骨短小，骨化中心发育迟缓，骨龄相当于身高年龄，比年龄晚4年以上。骨骼延迟融合，常至30岁仍不融合，有的患者甚至终身不融合。

3.性器官不发育

至青春期后仍无第二性征出现，男性生殖器小似幼儿，睾丸小而软，常伴有隐睾；女性有原发性闭经，乳房不发育，臀部不发达，无女性体型，无腋毛及阴毛，外阴幼稚，子宫小。

4.特殊面容

面容幼稚，皮下脂肪丰富，成年后呈特征性"老小孩"模样。

5.智力

智力与年龄相等，虽然身材短小，性器官发育不良，但智力发育正常，学习成绩与同龄同学相仿。但久病后可有少数患者出现抑郁、反应迟钝、长期血糖偏低可使智力减退。

6.垂体病变表现

特发性患者无垂体压迫症状表现，如肿瘤引起，可有垂体、垂体周围组织或下丘脑受压的临床表现，如头痛、视力下降或视野缺损、尿崩、嗜睡、肥胖及垂体功能低下等表现。

（三）实验室检查

1.一般常规检查

一般常规检查主要包括血常规、尿常规及相关生化检查以了解全身基本情况。注意有无血吸虫病和肠寄生虫病。由于GH分泌呈脉冲式，峰值与谷值相差较大，故不能仅靠基础GH值来诊断本病。一般可根据需要和重点怀疑的病因选择必要的检查，如T_3、T_4、FT_3、FT_4、TSH、ACTH、皮质醇、LH、FSH、PRL、睾酮、雌二醇等。

2.糖代谢紊乱

在口服糖耐量试验（OGTT）中，不少患者在服糖后2～3 h血糖偏低。部分患者可表现为糖耐量减退。OGTT示糖尿病样曲线，血浆胰岛素分泌反应较正常差。用GH治疗后，糖耐量改善，胰岛素分泌增加。

3.垂体功能检查

对垂体性矮小症的诊断，常须做GH兴奋试验，如胰岛素低血糖试验、精氨酸兴奋试验、左旋多巴试验、可乐定试验等，一般选择两项。精氨酸和精氨酸与GHRH序贯联合试验。血清IGF-1、IGFBP-3测定对本病诊断亦有一定帮助。

（1）胰岛素低血糖-GH刺激试验。①原理：低血糖刺激脑内葡萄糖受体，激活单胺类神经元通过α受体促进GHRH分泌，同时抑制SS分泌。②方法：普通胰岛素0.1 U/kg体重加入2 mL生理盐水中一次静脉注射。采血测GH的同时测血糖，血糖低于2.78 mmol/L或比注射前血糖值降低50%以上为有效刺激。试验前试验后第30、第60、第90 min采血测GH、血糖。③结果判断:刺激后 GH 峰值 10 μg/L 以上时为正常反应,<5 μg/L 为反应低下。

(2)左旋多巴-GH 刺激试验。①原理:左旋多巴通过刺激 GHRH 促进 GH 的分泌。②方法:患者餐后服左旋多巴制剂 500 mg,体重 15～30 kg 者服 250 mg。服药前及服药后第 30、第 60、第 90、第 120 min 分别采血测 GH 值。③结果判断:正常人 60～120 min 时 GH≥7 μg/L,垂体性矮小者无反应。于口服左旋多巴前 20 min 内上下楼梯 20 次左右可提高试验的反应性,称运动-左旋多巴试验。

4.其他检查

特发性侏儒症垂体可缩小,或垂体不发育;肿瘤引起者可有蝶鞍扩大,鞍上钙化;骨化中心发育迟缓,骨龄幼稚,一般延迟 4 年以上,有 TSH 和 GnH 缺乏者至 30 岁骨骺仍不融合。

(四)诊断依据

垂体性矮小症主要依据其临床特点和血清 GH 明显降低做出诊断,必要时可进行 GH 兴奋试验,如血清 GH 仍无明显升高(<7 μg/L)则符合本病的诊断。在临床上,本病须与其他疾病相鉴别。

1.全身性疾病所致的矮小症

患者在儿童时期患有心、肝、肾、胃、肠等慢性疾病或各种慢性感染,如结核病、血吸虫病、钩虫病等都可因生长发育障碍而致身材矮小。

2.呆小症(克汀病)

甲减发病于胎儿或新生儿,可引起患者的生长发育障碍。患儿除身材矮小外,常伴甲减表现及智力低下。

3.Turner 综合征

Turner 综合征为性染色体异常所致的女性分化异常,其性染色体核型常为 45,XO。除身材矮小外,伴有生殖器官发育不全,原发性闭经,亦可伴有颈蹼、肘外翻、盾形胸等畸形,患者血清 GH 正常。

4.青春期延迟

生长发育较同龄儿童延迟,常到 16～17 岁之后才开始第二性征发育,智力正常,无内分泌系统或慢性疾病依据。一旦开始发育,骨骼生长迅速,性成熟良好,最终身高可达正常人标准。

5.Laron 矮小症

患者的血清 GH 免疫活性测定正常或升高,但 IGF-1 低下(由于 GH 受体缺陷)。先天性 IGF-1 抵抗患者的血清 GH 基础值及兴奋试验均为正常反应。

(五)治疗

肿瘤引起者或有明显病因者应进行病因治疗。特发性病因不明者应进行内分泌治疗。垂体性侏儒症的治疗目的是使患儿尽量达到正常身高。

1.GH 治疗

对 GHD 最理想的治疗是用 GH 替代治疗。早期应用可使生长发育恢复正常。身高及体重增加,使骨纵向生长,但骨龄及性征不变。rhGH 治疗剂量多按临床经验决定。近年来用药剂量已至每周 0.5～0.7 U/kg 体重。增加剂量会提高生长反应。多数认为每天给药疗效优于每周注射治疗,间歇治疗(治疗 6 个月停药 3～6 个月)治疗效果不如连续治疗好。临睡前注射使血中 GH 浓度如正常入睡后升高,采用夜晚注射具有更佳的效果。

2.GHRH 治疗

目前认为,GHRH 治疗仅应用于 GH 分泌障碍较轻的下丘脑性 GHD 患儿,但其剂量、用药途径,包括鼻吸用药及注射频率尚未确定,严重的 GHD 儿童仍用 rhOH 治疗。

3.性激素

多年来临床试用合成类固醇来促进患儿的生长,常用人工合成的蛋白同化苯丙酸诺龙,对蛋白质合成有强大的促进作用,能促进骨的纵向生长,对性征和骨骼融合影响小。一般 14 岁开始治疗,剂量为每月 1～1.5 mg/kg 体重,每 1～2 周肌内注射 1 次,连用 3 个月后停用 3 个月,共用 1～3 年。女性患者剂量不宜过大。治疗 2～3 年后生长减慢,并最终因骨骺融合而停止生长,开始治疗时一般一年可增高 10 cm 左右。

4.绒促性素（HCG）

在接近发育年龄后开始应用,每周 2 次,每次 500～1 000 U,以后可增至 1 500～2 000 U,连用 2～3 个月为 1 个疗程,停药 3 个月后再开始第二个疗程,可用 4～6 个疗程,对性腺及第二性征有促进作用。多与雄性激素交替使用。

5.甲状腺素

对于伴有甲状腺功能低下者应用甲状腺片,在补足 GH 的同时,补充小量的甲状腺片,有促进生长和骨骺融合的作用,剂量从每天 15 mg 开始,经 1～2 周加量至 30～60 mg 维持,并长期应用。

6.其他

部分 GHD 患者可有多发性垂体激素缺乏。GH 治疗可使潜在的下丘脑性甲减病情加重。若患儿对 GH 反应不理想,或血清 T_4 水平降至正常值以下,应及时补充甲状腺素。确有肾上腺皮质功能减退者应长期补充可的松。必要时可给小剂量的促性腺激素或性激素以诱发青春发育。近年来又研制了可口服或鼻内吸入的 GHRH 制剂,它们的促 GH 分泌作用是特异的,不激活垂体的腺苷环化酶,不抑制 GH 的分泌。但其效果有待进一步观察。

二、特殊类型侏儒症

（一）原基因性侏儒症

原基因性侏儒症属遗传性疾病,可能由隐性基因遗传。患儿在出生时即有体重轻、瘦小,酷似早产儿,出生后生长缓慢,比同龄儿童小,全身成比例的矮小,骨龄、骨骼比例、外貌、智力、性发育与年龄大致相一致。成年以后呈特征性的"缩小成人"。各内分泌腺功能、激素水平正常。个别患者可能有"鸟头"等其他畸形。

（二）家族性侏儒症

本病身材矮小,骨骼比例、骨龄、智力、牙龄成熟、性发育等与年龄一致,内分泌功能正常,家族中有类似患者。

（三）体质性矮小症

本病患者的身高和性发育比正常儿童略晚 2～3 年,而有的同正常人无区别,为矮小的成年人,一旦青春期发动,身高、体格发育及性发育迅速加快,最终一切同正常人,仅在家族中有类似生长发育延迟的家族史。

（张　丽）

第三节　腺垂体功能减退症

腺垂体功能减退症是指由不同病因引起腺垂体全部或大部分受损,导致一种或多种腺垂体激素分泌不足或绝对缺乏所致的临床综合征。腺垂体功能减退症是临床上较常见的内分泌疾病,其病因和临床表现多种多样。发生在成年人的腺垂体功能减退症又称为西蒙病。妇女因产后大出血引起腺垂体缺血性坏死所致的腺垂体功能减退症由英国医师 Sheehan 在 1953 最先报道,称为希恩综合征(Sheehan syndrome),其临床表现最为典型。严重的病例可在某些诱因促发下,或因治疗不当而诱发垂体危象。该病发病年龄以 21～40 岁最为多见,亦可发生于儿童期。本章主要介绍成人腺垂体功能减退症。

一、病因与发病机制

腺垂体功能减退症是一种多病因的疾病。按照发病部位不同,一般将由腺垂体本身病变引起者称为原发性,由下丘脑、中枢神经系统病变及垂体门静脉系统受损等导致的各种释放激素分泌不足引起者称为继发性。常见的病因为垂体瘤及产后垂体缺血性坏死。在发达国家,Sheehan 综合征发生率较低,仅占垂体功能低下患者的 5%。在发展中国家,过去 Sheehan 综合征较为多见,近年来由于医疗水平的提高,在城市中该病因所引起者已减少,但在农村和偏远地区仍非少见。目前,垂体瘤是造成腺垂体功能减退症的最常见病因,约占该病的 50%。

(一)垂体、下丘脑等附近肿瘤

体积较大的腺瘤常压迫正常垂体组织,或压迫到垂体柄而妨碍垂体正常组织的血液供应,或影响下丘脑释放或抑制激素的分泌而造成腺垂体功能减退。如巨大的垂体瘤、颅咽管瘤、脑膜瘤、松果体瘤、下丘脑、视交叉附近的胶质瘤、错钩瘤等。转移癌、白血病、淋巴瘤、组织细胞增多症引起的本症少见。部分患者的垂体肿瘤切除后,其腺垂体功能减退症状可以恢复,但若病程较长,正常垂体组织已发生不可逆变化,则不可恢复。由垂体肿瘤发生急性出血导致垂体卒中而引起的功能减退也不少见。成人最常见者为垂体腺瘤,其造成的腺垂体功能减退症常同时伴有肿瘤分泌的激素水平升高及其相应靶腺器官功能亢进的表现。

(二)产后腺垂体萎缩及坏死

常由于与分娩相关的产后大出血(胎盘滞留、前置胎盘)、产褥感染、羊水栓塞或感染性休克等病因所引起,垂体血管痉挛或发生弥散性血管内凝血(disseminated intravascular coagulation,DIC),继而垂体门静脉系统缺血而导致垂体坏死。目前认为病变发生的病理基础仍然与妊娠时的生理改变相关。在妊娠时,雌激素刺激垂体分泌泌乳素增加,垂体明显增生肥大,较孕前增长 2～3 倍。增生肥大的垂体受蝶鞍骨性限制,在急性缺血肿胀时极易损伤,加以垂体门静脉血管无交叉重叠,缺血时不易建立侧支循环,因此当发生分娩大出血,供应垂体前叶及垂体柄的动脉发生痉挛而闭塞,使垂体门静脉系统缺血而导致垂体坏死萎缩。另一种观点认为,垂体坏死的发生与DIC 有关,子痫、羊水栓塞、胎盘早期剥离、产褥热等都可以引起弥散性血管内凝血。由于神经垂体的血流供应不依赖门静脉系统,故产后出血所引起者一般不伴有神经垂体坏死。腺垂体缺血性坏死也可发生于有血管病变的糖尿病或妊娠期糖尿病患者,其他血管病变如结缔组织病、镰形细胞性贫血、颞动脉炎、海绵窦栓塞、颈动脉瘤等亦可引起本病。

(三)手术、创伤或放射性损伤

严重颅脑外伤可直接损伤到垂体组织或造成垂体柄断裂,引起腺垂体功能减退,可同时累及神经垂体而并发尿崩症。手术切除,如垂体瘤术后等发生的急性垂体前叶功能减退,往往是由于垂体或垂体柄损伤所致。垂体瘤放疗或鼻咽癌等颅底及颈部放疗后均可引起本症。在放疗若干年后,部分患者可出现垂体功能减退。文献报道垂体手术加放疗 5 年内垂体功能减退的发生率高达 67.55%。本病也可见于电离辐射 10 年后,可能由门静脉血管炎所致。近年来随着显微外科、立体定向外科技术的发展,放疗中垂体正常组织受损的机会明显降低,从而垂体功能减退症的发生率以及严重性也有明显改善。

(四)感染和浸润性疾病

各种病毒性、结核性、化脓性脑膜炎、脑膜脑炎、流行性出血热、病毒、真菌、梅毒等均可直接破坏腺垂体或影响下丘脑引起下丘脑-垂体损伤而导致功能减退。结节病、组织细胞增多症、嗜酸性肉芽肿病、白血病、血色病及各种脂质累积病甚至转移性肿瘤(较常见的有乳癌和肺癌)侵犯到下丘脑和脑垂体前叶也可引起腺垂体功能减退。

(五)自身免疫性疾病

自 1962 年首次报道淋巴细胞性垂体炎以来已有近百例此类病例,好发于女性,男女比例约为 1∶7,多发生于妊娠期或产后,是一种自身免疫性疾病,也可伴有其他内分泌腺体的自身免疫性损伤(如甲状腺炎、肾上腺炎、卵巢炎、睾丸炎、萎缩性胃炎、淋巴细胞性甲状旁腺炎等)。病变垂体有大量淋巴细胞和浆细胞浸润,偶见淋巴滤泡形成,初有垂体肿大,继而纤维化和萎缩等。其临床表现类似垂体肿瘤。

(六)遗传性(先天性)腺垂体功能减退

临床报道较罕见,主要有两种。一种是由于调节垂体发育的基因突变或缺失导致垂体先天性发育不良。在腺垂体的胚胎发育中,由于同源框转录因子突变导致一种或多种垂体分泌的激素异常。PIT1 基因显性突变引起生长激素(GH)、泌乳素(PRL)、促甲状腺激素(TSH)缺乏,POUF1 的突变可致严重的腺垂体功能减退。另一种是由于先天性下丘脑、垂体或其附近的脑组织畸形累及垂体所致,其特点是有新生儿低血糖,出生时矮小,鞍鼻,外生殖器小,伴多种垂体前叶激素缺失,完全性 GH 缺如,可伴视神经发育不全,下丘脑垂体发育异常等。

(七)特发性腺垂体功能减退症

确切病因尚不明确,可能是由于某种自身免疫现象引起,有些患者具有遗传背景。发病多与营养、心理、精神和环境因素有关。

(八)其他

一些血管病变亦可累及垂体前叶,如广泛性动脉硬化,糖尿病性血管病变可引起垂体缺血坏死,颞动脉炎、海绵窦血栓常导致垂体缺血,引起垂体梗死。

二、临床表现

本病的临床症状可分为与病因有关的表现和腺垂体功能减退的表现。本病患者若未获得及时诊断和治疗,发展至后期容易在各种诱因的促发下发生垂体危象。

(一)与病因有关的临床表现

因原发疾病不同,临床表现多变。Sheehan综合征病例有难产而产后大出血、休克或其他感染等并发症。产后患者极度虚弱,无乳汁分泌,可有低血糖症状,产后全身状态恢复差,无月经来潮。

垂体内或其附近肿瘤引起者可出现压迫症群,症状随被压迫的组织机能损伤情况而定。最常见为头痛和视神经交叉受压引起的视野缺损。X线示蝶鞍扩大,床突被侵蚀与钙化点等病变,有时可出现颅内压增高的症群。病变累及下丘脑时可出现下丘脑综合征,如厌食或多食、睡眠节律改变、体温异常等。垂体瘤或垂体柄受损、门静脉阻断时,由于多巴胺作用减弱,PRL分泌增多,女性呈乳溢、闭经与不育,男性诉阳痿。

其他由手术、感染、创伤等引起者各有其相关病史及表现。

(二)腺垂体功能减退的表现

腺垂体功能减退的临床表现取决于患者的发病年龄、性别、腺垂体组织的毁坏程度、各种垂体激素减退的速度及相应靶腺萎缩的程度。一般认为,腺垂体组织毁坏50%以下时,可无任何临床表现;破坏75%时,症状明显;达95%以上时,则出现完全性、持续性严重的腺垂体功能减退表现。但上述关系并非绝对。

腺垂体激素分泌不足的表现大都是逐步出现,泌乳素(PRL)和生长激素(GH)是最易累及的激素,其次为促性腺激素(LH和FSH)及促甲状腺激素(TSH)。促肾上腺皮质激素(ACTH)缺乏较少见。以Sheehan综合征为例,最早是PRL分泌不足而出现产后无乳、乳房萎缩,以及GH分泌不足出现乏力、低血糖。这是因为PRL和GH不经过靶腺,而是直接作用于器官组织的缘故。继之,LH和FSH分泌不足,出现闭经、不育、性欲减退、乳房及生殖器官萎缩等。最后,往往于若干年后才出现TSH和ACTH的分泌不足的症状。ACTH明显不足时可危及生命,而促性腺激素不足不易引起人们的注意。因此,相当一部分轻症患者仅表现为疲乏无力、体力衰退、胃纳减退、月经少、产后无乳等不易引人注意的症状,若干年后因应激诱发危象而就诊。

1.促性腺激素和泌乳素分泌不足症候群

女性患者产后无乳,乳腺萎缩,长期闭经与不育为本症的特征。毛发常脱落,尤以腋毛、阴毛为明显,眉毛稀少或脱落。女性生殖器萎缩,宫体缩小,会阴部和阴部黏膜萎缩,常伴阴道炎。男性胡须稀少,伴阳痿,睾丸松软缩小,体力衰弱,易于疲乏,精神不振等症状。性欲减退或消失,如发生在青春期前可有第二性征发育不全。雌激素不足还会导致骨质疏松,并增加冠状动脉疾病的危险性。雄激素不足使肌肉萎缩、无力。

2.促甲状腺激素分泌不足症候群

属继发性甲状腺功能减退,临床表现常较原发性甲状腺功能减退症轻,患者常诉畏寒、乏力、皮肤干燥而粗糙、苍黄、弹性差、少光泽、少汗等,但出现典型的黏液性水肿者较少。较重病例可有食欲减退、便秘、反应迟钝、表情淡漠、记忆力减退等。部分患者可出现精神异常,表现为幻觉、妄想、木僵或躁狂,严重者可发生精神分裂症等。

3.促肾上腺皮质激素分泌不足症候群

促肾上腺皮质激素分泌不足主要影响糖皮质激素,表现为继发性皮质醇分泌不足,而盐皮质激素醛固酮所受影响较小。早期或轻症患者的症状往往不明显。患者常见症状有极度疲乏,体力软弱。有时食欲缺乏、恶心、呕吐、体重减轻、脉搏细弱、血压低、体质羸弱。患者的机体免疫力、防御和监护系统功能较差,故易发生感染。重症病例有低血糖症发作,对外源性胰岛素的敏感性增加。肤色变浅,面容及乳晕等处苍白,这是由于促肾上腺皮质激素-促脂素(ACTH-βLPH)中黑色素细胞刺激素(MSH)分泌减少所致,与原发性肾上腺皮质功能减退症的皮肤色素沉着迥然不同。

4.生长激素(GH)不足症候群

本病患者生长激素缺乏在儿童可引起生长障碍,表现为矮小症。但是成人生长激素不足,由于没有特征性临床表现,过去一直未受到应有的重视。垂体腺瘤及其手术和放射治疗,及其他原因所导致垂体功能减退,生长激素是最易累及的激素,许多患者甚至在垂体其他激素分泌减少不是很明显时,实际上已伴有垂体 GH 的缺乏。生长激素不足表现为身体组分的改变,包括肌肉组织异常减少,肌肉张力和运动能力常常减弱,以及腹部脂肪组织增加,引起腰围/臀围比率增加;骨密度尤其是小梁骨减少;血总胆固醇、低密度脂蛋白胆固醇水平升高;心理和行为异常;同时可使成年人纤溶酶原活性抑制剂(PAI-1)的活性增加和血纤维蛋白原升高,从而增加动脉血栓形成的概率。患者心血管疾病的发生率增高,寿命缩短。

(三)垂体危象

腺垂体功能减退危象多发生在较严重的病例。由于机体对各种刺激的应激能力下降,各种应激,如感染、劳累、腹泻、呕吐、失水、饥饿、受寒、停药、创伤、手术、麻醉及服用镇静安眠类药物与降血糖药物等常可诱发垂体危象和昏迷。

临床上可分以下几种类型。①低血糖性昏迷:最常见,在糖皮质激素和生长激素同时缺乏的患者更易发生。其原因可能是自发性的,即由于进食过少引起,或由于胰岛素所诱发。②感染性昏迷:本病患者由于机体抵抗力低下,易于发生感染,且感染后易于发生休克、昏迷。体温可高达40 ℃以上,脉搏往往不相应地增加,血压降低。③低体温性昏迷:此类危象常发生于冬季,起病缓慢,逐渐进入昏迷,体温很低,可为 26 ℃~30 ℃。④水中毒性昏迷:由于患者缺乏皮质醇,利尿功能减退,常因摄入水过多发生,细胞外液呈低渗状态,引起细胞内水分过多,细胞代谢和功能发生障碍。患者表现为淡漠、嗜睡、恶心、呕吐、精神紊乱、抽搐,最后陷入昏迷。⑤低钠性昏迷:因胃肠紊乱、手术、感染等所致钠丢失而机体无法代偿,患者可出现周围循环衰竭,昏迷等。⑥镇静、麻醉药物性昏迷:本病患者对镇静、麻醉剂甚为敏感,一般常用剂量即可使患者陷入昏睡,甚至昏迷。⑦垂体卒中:由垂体肿瘤急性出血所致,起病急,患者突发严重头痛、颈项强直、眩晕、呕吐、很快陷入昏迷。临床上往往呈混合型,表现为精神失常、谵妄、高热或低温、恶心、呕吐、低血糖症群、低体温、低血压、昏厥、昏迷和惊厥等一系列症状。

三、实验室检查

下丘脑、垂体与靶腺激素测定有助于了解内分泌功能,兴奋试验进一步明确相应靶腺激素的储备及反应性,可帮助判断病变部位在下丘脑或垂体。

(一)下丘脑-垂体-性腺轴功能检查

女性需测定血促卵泡激素(FSH)、黄体生成激素(LH)及雌二醇(E2);男性测定血 FSH、LH 和睾酮(T)。由于 FSH 和 LH 都是脉冲式分泌的,所以单次测定并不能反映垂体的功能状态。临床上性腺功能低下的患者,如女性检测其 E2 水平低下,男性 T 水平降低,但 FSH 和 LH 水平在正常范围或偏低,则提示垂体储备能力降低。黄体生成激素释放激素(LHRH)兴奋试验有助于定位诊断,方法为静脉注射 LHRH 100~200 μg 后于 0、30、45、60 min 分别抽血测 FSH、LH,在 30~45 min 时出现分泌高峰为正常。如反应较弱或高峰延迟出现,提示病变位于下丘脑;若对 LHRH 无反应,则提示病变部位在腺垂体。

(二)下丘脑-垂体-甲状腺轴功能检查

激素测定包括 TSH、T_3、T_4、FT_3、FT_4,此病由于是垂体 TSH 减少引起 T_3、T_4、FT_3、FT_4 水平低下,可与原发性甲状腺功能减退相区别,后者 TSH 增高。疑为下丘脑病变所致时,需做促甲状腺释放激素(TRH)兴奋试验进行鉴别。

(三)下丘脑-垂体-肾上腺皮质轴功能检查

24 h 尿游离皮质醇及血皮质醇均低于正常时血 ACTH 仍在正常范围或降低。24 h 尿游离皮质醇测定优于单次血清皮质醇测定。CRH 兴奋试验有助于判断病变部位,静脉注射 CRH 1 μg/kg后,垂体分泌 ACTH 功能正常者,15 minACTH 可达高峰,ACTH 分泌功能减退患者则反应减退或无反应。

(四)生长激素测定

80% 以上的腺垂体功能减退患者 GH 储备降低。由于正常人 GH 的分泌呈脉冲式,有昼夜节律,且受年龄、饥饿、运动等因素的影响,故一次性测定血清 GH 水平并不能反映 GH 的储备能力。血清IGF-1 浓度亦是反映生长激素水平的有价值指标。胰岛素、精氨酸、L-多巴等兴奋试验有助于评估垂体的储备能力。为确诊有无成人生长激素缺乏,应行 2 项 GH 兴奋试验,其中胰岛素低血糖试验虽最为可靠,但需谨慎进行,尤其是对于严重腺垂体功能减退症患者、60 岁以上且存在心、脑血管潜在疾病的患者不宜采用。进一步行生长激素释放激素(GHRH)兴奋试验可有助于明确病变部位。

(五)泌乳素测定

垂体组织破坏性病变时血清泌乳素水平降低,而下丘脑疾病由于丧失多巴胺对 PRL 的抑制,泌乳素很少降低,反而是升高的,因而泌乳素的测定往往对病变的定位有帮助。TRH 及甲氧氯普胺兴奋试验可判断垂体分泌泌乳素储备能力。

此外,本病患者生化检查常可发现低血糖,血钠、血氯常偏低,血钾大都正常。血常规检查多呈正常细胞正常色素型贫血,少数患者为巨幼红细胞型,一般为$(3\sim4)\times10^6/mm^3$,白细胞总数偏低,分类计数中淋巴细胞及嗜酸性粒细胞常偏高。

四、影像学检查

高分辨率 CT 或 MRI(必要时进行增强)是首选方法。蝶鞍的头颅 X 线和视野测定提示有无肿瘤存在。无高分辨率 CT 或 MRI 时,可采用蝶鞍多分层摄片。怀疑鞍旁血管异常或血管瘤时可行脑血管造影。

五、诊断与鉴别诊断

本病诊断包括病因确定和对内分泌功能状态的评价,主要根据临床表现结合实验室功能检测和影像学检查,但须与以下疾病鉴别。

(一)神经性厌食

好发于年轻女性,表现为厌食、对体形观念异常、患者消瘦、乏力、畏寒,常伴有抑郁、固执,并出现性功能减退,闭经或月经稀少,第二性征发育差,乳腺萎缩,阴毛、腋毛稀少等症状。实验室检查除性腺功能减退(促性腺激素和性激素下降)较明显外,其余的垂体功能基本正常。

(二)多靶腺功能减退

患者由于多个垂体激素的靶腺出现功能低下易与本症混淆。如 Schimidt 综合征患者,常有皮肤色素加深及黏液性水肿。但本症患者往往皮肤苍白,黏液性水肿罕见。实验室检查可发现垂体激素水平升高有助于鉴别。

此外,本病在临床上还需注意与原发性甲状腺功能减退症、慢性肾上腺皮质功能减退症及一些慢性消耗性疾病相鉴别。本病误诊的原因往往是只注意到其某一较突出的症状,而忽略了整体病情的全面考虑。尤其部分患者因应激发生垂体危象昏迷而首次就诊,易误诊为脑血管意外、脑膜炎、心源性疾病等。当临床上遇到原因不明的昏迷患者,应考虑到腺垂体功能减退的可能,进行详细的病史询问和全面的体检。

六、治疗

首先积极行病因治疗,如颅内肿瘤,可行手术切除或放射治疗,因感染引起者,选用有效安全的抗生素治疗。防治产后大出血及产褥热等均可防止本病的发生。近年来,在积极推广妇幼卫生和围生期保健的基础上,发病率已显著下降。垂体瘤手术、放疗中也须注意预防此症。

(一)营养及护理

患者以高热量、高蛋白质及富含维生素的膳食为宜,饮食中适量注意钠、钾、氯的补充。尽量预防感染、劳累等应激刺激。若严重贫血,则可给予输血,加强支持治疗。

(二)激素替代治疗

本病一经诊断,需马上开始进行激素替代治疗。理论上以选择腺垂体激素最为合理,但此类激素属肽类,不易补充,且价格昂贵,长期应用易产生相应抗体而失效,故目前本病仍以靶腺激素替代治疗为主。根据检查结果,在了解患者肾上腺皮质、甲状腺和性腺激素水平减退情况的基础上,选择相应的激素替代治疗。由于替代激素的药代动力学与自身分泌的激素特性之间存在差异,以及各种病因的病理生理情况不同,要求替代激素的选择和给药方法必须个体化。临床上多为混合型,因此大多应用多种靶腺激素生理性剂量联合替代治疗。

1.补充糖皮质激素

糖皮质激素是需要首先补充的激素,尤其应优先于甲状腺激素,以免诱发肾上腺危象。首选氢化可的松,亦可选用可的松、泼尼松等(需经肝脏转化为氢化可的松)。剂量应个体化,一般所需剂量为氢化可的松每天 $12.5\sim37.5$ mg,或泼尼松每天 $2.5\sim7.5$ mg,服用方法应模仿生理分泌的时间,以每天上午 8 时服全日量 2/3、下午 2 时服 1/3 较为合理。应注意剂量需随病情而调节,当有感染、创伤等应激时,应加大剂量。根据应激刺激的大小,临时增加剂量,轻度应激(如感冒、轻度外伤等)原口服剂量加倍;中度应激(如中等手术、较重创伤等)增用氢化可的松 100 mg/d,静脉滴注,分 $2\sim3$ 次给药;重度应激(大手术、严重感染和重度外伤等)增用氢化可的松 $200\sim400$ mg/d,静脉滴注,分 $3\sim4$ 次静脉滴注。应激消除后在数天内逐渐递减至平时剂量。

在皮质激素替代治疗过程中,需要定期监测患者的体重指数、腰围、血压、血糖、血电解质及血脂水平,警惕皮质激素过量引起代谢紊乱。疗效的判定主要根据临床表现评估。测定血浆 ACTH、皮质醇和尿游离皮质醇对疗效评估无意义。

2.补充甲状腺激素

该激素的补充须从小剂量开始逐渐增加剂量,以免起始剂量过大而加重肾上腺皮质负担,诱发危象。可用干甲状腺片,从每天 $10\sim20$ mg 开始,数周内逐渐增加到 $60\sim120$ mg,分次口服。如用 $L\text{-}T_4$,开始每天 25 μg,每 $1\sim2$ 周增加 25 μg 直至每天用量 $75\sim100$ μg。对老年、心脏功能欠佳者,如初始应用大量甲状腺激素,可诱发心绞痛。对同时伴有肾上腺皮质功能减退者,应用甲状腺激素宜慎重,最好同时补充小量糖皮质激素及甲状腺激素。应强调的是,本病与原发性甲状腺功能减退治疗有所不同,应先补充肾上腺皮质激素,再用甲状腺激素或两种药物同时使用,这对于低体温的患者尤为重要。若单用甲状腺激素,可加重肾上腺皮质功能不全,甚至诱发垂体危象。当遇有严寒或病情加重时,应适当增加甲状腺激素用量,但同时也要相应调整皮质激素用量,以免导致肾上腺皮质功能不全。监测血清 FT_3、FT_4 水平来调节剂量,使 FT_4 水平在正常值范围的上半部分,TSH 水平对继发性甲状腺功能减退判断替代治疗剂量是否合适没有帮助。

3.补充性激素

育龄期妇女可采用人工月经周期治疗,已烯雌酚 0.5～1 mg 或炔雌醇每天口服 0.02～0.05 mg,连续服用 25 d,在最后 5 d(21～25 d),同时每天加用甲羟孕酮(安宫黄体酮)4～8 mg 口服,或每天加黄体酮 10 mg 肌内注射,共 5 d。停药一周。在停用黄体酮后,患者可出现撤退性子宫出血。现亦有多种固定配方的雌孕激素制剂便于患者使用。雌孕激素周期使用可维持第二性征和性功能。如患者有生育要求,可用人绝经期促性素(HMG)或绒毛膜促性素(HCG)以促进生育。如下丘脑疾病引起者还可用 LHRH(以微泵做脉冲式给药),以促进排卵。男性患者可用雄性激素补充,有益于促进第二性征发育,改善性欲,增强体力。常用十一酸睾酮胶囊(如安特尔)口服,通常起始剂量每天 120～160 mg 连续服用 2～3 周,然后服用维持剂量,每天 40～120 mg,应根据个体反应适当调整剂量。亦有针剂十一酸睾酮注射液(如思特珑)每月 1 次,肌内注射250 mg。

4.补充生长激素

补充生长激素过去一直未受到应有的重视,近十年来,对于腺垂体功能减退症患者进行生长激素治疗有相当多的文献报道。1996 年美国 FDA 已正式批准基因重组人生长激素(recombinant human growth hormone,rhGH)用于治疗成人生长激素缺乏症(adult growth hormone deficiency,AGHD)。但至今 GH 替代治疗剂量尚无统一的标准,具有高度个体化的特点。rhGH 能提高患者的生活质量,显著改善骨密度及降低心血管疾病的危险,但是否会导致肿瘤的复发及恶性肿瘤的发生目前尚存争议。

(三)病因治疗

病因治疗包括垂体瘤手术切除或放疗等。

(四)垂体危象处理

去除诱因,适当加强营养,注意保暖,避免应激刺激,纠正水和电解质紊乱。对于可疑病例慎用或禁用巴比妥类安眠药、氯丙嗪等中枢神经抑制药、吗啡等麻醉剂,尽可能限制胰岛素和口服降糖药的使用。

1.补液

周围循环衰竭患者需及时补充生理盐水,对于低血糖患者需快速静脉注射 50% 葡萄糖溶液40～60 mL,继以 10% 葡萄糖生理盐水静脉滴注。液体中加入氢化可的松,每天 100～200 mg,或用地塞米松注射液做静脉或肌内注射,亦可加入液体内滴入。

2.低温或高热

低温者须注意保暖,可用热水浴疗法,或用电热毯等使患者体温逐渐回升至 35 ℃ 以上,并给予小剂量甲状腺激素(需注意与糖皮质激素同用)。高热者用物理降温,并及时去除诱因,药物降温需慎用。

3.水中毒

可口服泼尼松 10～25 mg,或可的松 50～100 mg,或氢化可的松 40～80 mg,每 6 h 1 次。不能口服者可补充氢化可的松 50～200 mg(或地塞米松 1～5 mg)缓慢静脉注射。

七、预后

极重症患者可因产后大出血休克或重度感染而死亡;轻症患者可带病生活数十年,但体质虚弱,体力明显下降,由于表现不明显,易延误诊断。经确诊并予以适当治疗者可维持较好的生活质量。

(王　雪)

第四节　尿　崩　症

一、病因

(一)尿浓缩的三要素

1.抗利尿激素(ADH)

抗利尿激素即血管升压素。视上核和球旁核所分泌的 ADH,经垂体柄输送到垂体后叶储存。这种长途的神经路径受破坏,则出现中枢性尿崩症。

2.远曲小管的 ADH 受体

远曲小管的 ADH 受体的基因发生先天突变,则 ADH 不能发挥作用,即远曲小管细胞膜不能呈现水通透增强及相应的尿浓缩。

3.高渗肾髓质

肾髓质实现大量水的重吸收,即实现尿的浓缩。高渗状态的建立,使远曲小管液的水,经过通透性增高的远曲小管细胞,进入高渗肾髓质。

(二)3 种尿崩症

以下 3 种病其共同点是多尿和多饮、低比重尿、正常血钠。

1.中枢性尿崩症

对血渗透压升高不能出现相应的升压素(又名抗利尿激素 ADH)血水平上升。下丘脑分泌障碍为主,可为 ADH 传输、储存部位的病变。肾集合管内稀释的小球滤过液得不到水大量重吸收进入高渗髓质区的浓缩,因而排出大量尿液。这引起血渗透压上升刺激口渴中枢和继发性多饮。血浆 ADH 水平很低或测不到。

2.肾性尿崩症

肾性尿崩症是指其他诸功能均正常的肾脏对 ADH 不能起反应。血 ADH 水平升高,是代偿现象。V2 受体基因异常的家族性肾性尿崩症只见于纯合子病例(在一定位点上具有一对相同等位基因的个体),受累的男性从出生开始就出现严重多尿和脱水。

3.原发性多饮

原发性多饮是口渴中枢受刺激的疾病。大量饮水是原发异常(可为精神性)→血渗透压下降→

抑制 ADH 分泌。由于缺乏 ADH 对肾的作用，则尿液不能浓缩、尿量大，所测血 ADH 水平降低。

（三）中枢性尿崩症病因

先天性少见，获得性多见。获得性成人中枢性尿崩症中包括以下几种。

1.特发性和自体免疫性者

缺乏直接证据，是排除法诊断。可占 30% 病例。凡诊断特发性中枢尿崩者，应定期随访，可每年做一次下丘脑 MRI，共 4 年，以便发现缓慢生长的颅内病变（良性肿瘤、慢性肉芽肿、慢性感染）。

2.头外伤

颅内手术可分别占 16% 和 20% 的中枢性尿崩症。

3.良性或恶性肿瘤

良性或恶性肿瘤可占 30% 病例。计有颅咽管瘤、松果体瘤、来自肺和乳腺的颅内转移癌。出现尿崩症后，可迟达 10 年才出现其他下丘脑表现。

一切中枢性尿崩症患者对外源性 ADH 药物（升压素、长效尿崩停、弥凝）反应良好：①尿量减少。②尿渗透压上升。这一点显然不同于家族性、肾性尿崩症所表现的对外源性 ADH 药无效。

（四）手术或外伤累及垂体或下丘脑所致尿崩症

有以下 3 型。

1.一过性尿崩症

一过性尿崩症在术后第一天内突然发病，几天内自然缓解。占手术后尿崩症的 50%～60%。

2.长期或永久性尿崩症

术后早期突然发病后，病情持续数周或永久不恢复。机理是损伤到下丘脑，或垂体柄、垂体后叶。

3.三期型

三期型包括急性期多尿（术后 0～4 d），中间期尿量正常（持续 5～7 d），第三期为永久多尿期，常在术后 10～14 d 开始。开始多尿期的原因，可能是神经元休克，无活性 ADH 前体物质释放出来。第二期尿量正常是由于变性神经元漏出有活性的 ADH。

二、临床表现

（一）多尿状态

首先查尿比重，分为 2 类：①尿比重不降低者（尿比重高或至少不低），溶质性利尿如糖尿病重症的多尿、高尿钙症的多尿、静脉滴注甘露醇或山梨醇的多尿，其他利尿剂；②尿比重明显降低的多尿状态，多次比重常达 1.005 以下，最有尿崩症的诊断意义，但可以间或比重升到 1.010。其中包括中枢性尿崩症（ADH 不足）、肾性尿崩症（先天性远曲肾小管 ADH 受体异常，后天性肾疾病所致肾髓质高渗状态的破坏），以及精神性多饮所致多尿状态。

（二）夜间多尿

几乎无例外地见于中枢性尿崩症；反之，原发性多饮（精神性尿崩症）夜间多尿则不常见。大多数中枢性尿崩症患者多尿多饮的发病突然。相反，肾保水功能损害者的多尿则缓慢起病。

（三）中枢性尿崩症临床特点

外伤性颅底骨折或手术创伤累及下丘脑和垂体后，突然出现低张性多尿症。即使是特殊病因或特发性下丘脑尿崩症所致更隐袭发展的病例,多尿的发病也常相对突然,只不过几天而已。口渴与多尿在夜间持续。部分性中枢尿崩症者,在血渗透压正常时的 ADH 分泌能力明显减弱。中枢尿崩症时伴有甲减,伴有糖皮质激素减少时,对 ADH 需要量减少。给予可的松替代治疗或甲状腺素替代,则出现突然的大量排出低张尿。

(四)肾性尿崩症的临床特点

肾性尿崩症有 4 个特点:①肾小球滤过率正常,尿中溶质(糖、甘露醇、电解质等)正常;②尿渗透压低下;③血升压素水平正常或升高;④外源性升压素不能升高尿渗透压和减少尿量,即肾小管 ADH 受体先天性无反应,或后天性肾小管周围的肾髓质高渗不能建立,共同点是不能对升压素起良好反应。包括 2 类:家族性,与基因相关;获得性,多种类型。

(五)家族性肾性尿崩症的诊断

家族性肾性尿崩症的诊断包括 4 项:①婴儿期发病;②阳性家族史;③口渴、多尿对外源性升压素无治疗反应;④血清升压素水平与血浆渗透压关系变化不定。

(六)获得性肾性尿崩症

呈现对升压素无反应的多尿症,给外源升压素后尿渗透压上升值小于 10%。药物所致(如锂、氟)、肾盂肾炎、间质性肾炎等,严重损害肾髓质高渗状态。某些肾脏疾病所引起尿不能浓缩和多尿,是继发于肾髓质血流的异常,或者继发于某些疾病损害高渗内髓区的高渗维持。肾盂肾炎、止痛药性肾病、多发性黑色素瘤、结节病、镰形细胞病等,可引起肾性尿崩症。

(七)原发性多饮

原发性多饮又名精神性尿崩症。

大多数病例发病相当缓慢,病程更不规则。但某些病例是在下丘脑急性外伤后发生,病情严重、不缓解。饮水量可以大于下丘脑性尿崩症,比如可达 1 d 饮水 20 L,但仍然可以通夜睡眠而甚少中断睡眠。精神紧张时病情可加重。有时发现患者全家有饮水过多的习惯。某些病例因精神性疾病引起尿崩症。治疗精神病药物所致口干能引起多饮,继而多尿;药物可致肾性尿崩,药物可致口渴。

三、诊断

包括尿崩症的诊断和其病因诊断。

(一)实验室所见

1.尿崩症的标志

尿崩症的标志是持久性尿比重不超过 1.005,尿渗透浓度低于 200 mmol/L。等张的尿渗透压易于排除尿崩症,而诊断高血糖、肾损害等。

2.血渗透浓度

随意测定的平均值>287 mmol/L。血钠升高与血渗透压升高相联系。与此相反,原发性多饮患者的口渴机制不正常,不依赖于生理刺激而摄水,故摄水过多伴血钠轻度被稀释。中枢或肾性尿崩症若起病于儿童期可发生膀胱扩张、输尿管扩张,甚至肾盂扩张。

难点在鉴别升压素的部分或完全缺乏症和原发性多饮。提示强制性多饮的:①24 h 尿量超过 8 L;②随意血渗透压低于 285 mmol/L;③既往发作性多尿的病史。

(二)禁水和升压素试验

大多数门诊患者有多尿多饮和正常血钠者,应做此试验。它是经验最多、最易实行的试验。

病轻者在夜间开始禁饮,病重者限水时间选择在白天以便严密观察病情。试验开始,同时测血和尿的渗透压,然后禁止一切水摄入,每小时测尿渗透压和体重。邻近的2次尿渗透浓度之差小于30 mmol/kg,或体重丢失达3%～5%时,皮下注射5 U水剂升压素或垂体后叶素。60 min后测尿渗透压。须监视原发性多饮者:①继续秘密地饮水;②在注射升压素后发生水中毒、严重低血钠。

禁水和升压素试验的诸疾病病例"点图"如图3-1所示。

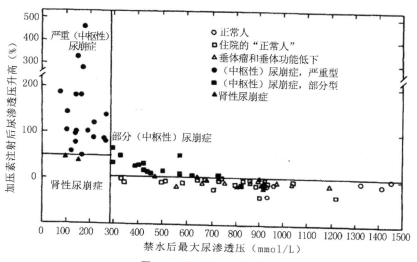

图 3-1　禁水和升压素试验

1.正常值

禁饮后达最大尿浓缩所需时间为4～18 h。正常人水剥夺后尿渗透压为血渗透压的2～4倍。更重要的是注射升压素后正常人尿渗透压进一步升高值低于9%。

上述指标指的是诸疾病在禁水后尿渗透压(mOsm/kg)水平和升压素注射后尿渗透压升高(%)反应(仿 Miller M)。

2.原发性多饮者

因长期水利尿作用而致肾髓质高渗状态洗脱而降低,则出现:①水剥夺后仅出现轻度尿浓缩;②但因存在最大内源性升压素释放,故给外源升压素后尿渗透压的上升小于9%。

3.完全性中枢性尿崩症

水剥夺后尿渗透压不能增加到高于血渗透压。但注射升压素后尿渗透压的增加>50%注射前值,可达400%增加。

4.部分性中枢性尿崩症

(1)于水剥夺后存在一定程度的尿浓缩,可达300～600 mmol/L。

(2)注射升压素后尿渗透压增加至少达10%,可达50%。

(3)可能在水剥夺后出现一个尿渗透压峰值(升压素储备突然排空),再继续禁水则尿渗透压降低(升压素排空后无后续升压素释放)。

5.肾性(先天性)尿崩症

(1)水剥夺后尿渗透压不能大于血渗透压。

(2)给外源升压素后尿渗透压也不能大于血渗透压(增加值小于50%)。

水剥夺后尿浓缩的绝对值并无诊断意义,原因是最大浓缩能力取决于:①肾髓质高渗的程度;②存在足够量的升压素;③远曲小管细胞膜的升压素受体正常。随意选择的住院病例于水剥夺后最大尿渗透浓度为 764 mmol/L,健康志愿者为 1 067 mmol/L,原因是住院患者肾髓质部间质高渗透压程度降低。

(三)中枢性尿崩症确诊

1.住院者

尿渗透压很低,伴血钠高所致血清渗透压升高。血浆升压素(ADH)水平很低或测不到。水剥夺和升压素试验符合中枢性尿崩症。

2.门诊患者中典型者

高血钠、低尿渗(尿比重低于 1.005),正常肾功能三者构成尿崩症(DI)诊断。只需应用升压素激动剂(比如服用弥凝每天 2 次,每次 1 片 0.1 mg;或注射长效尿崩停 0.15 mL),并证明肾脏反应是尿量明显减少和尿渗透压增加(尿比重达到 1.015 以上),则证明下丘脑尿崩症的诊断。

3.手术后水利尿

手术后水利尿是继发于手术期间的水潴留。可能误诊为尿崩症(DI)的情况是补液追赶排尿量,引起持久多尿者。此时应限制补液速度,观察尿量和血钠。确诊尿崩症的条件为限液后血钠上升到正常,伴尿仍然低张,给升压素激动剂后出现尿量减少和尿渗透压上升。

(四)部分性中枢尿崩症和原发性多饮的鉴别

难度较大,以下供参考。

1.二者于禁水后尿呈某种程度浓缩

尚不能达到正常人的最大浓缩。原因是尿量大,最终可以洗脱掉决定最大尿浓缩程度的肾髓质(高渗)的渗透压梯度。

2.对外源升压素注射

原发性多饮者的尿渗透压不出现进一步增高(但可以例外);部分性中枢性尿崩症者尿渗透压进一步增高(通常>10%),但有例外,这种差别不可靠。

3.血浆升压素水平

如果血浆升压素测定(水剥夺终末期)敏感、可靠,可较好鉴别原发性多饮(升压素正常)和部分性中枢性尿崩(血升压素降低)。

4.病程随访中鉴别

部分性中枢尿崩症患者应用升压素期内出现尿量减少和尿渗透压上升,但无低血钠。随访中原发性多饮者应用升压素则出现低血钠。

(五)中枢性尿崩症(升压素缺乏症)的病因鉴别

1.脑部磁共振检查

只是 80%～90%升压素分泌细胞被破坏才出现尿崩症,而一对室旁核在第三脑室室壁的后上方,另一对视上核在视交叉的侧上方。因此,病变须破坏 4 个核团,就必须足够巨大;或病变须位于鞍隔上方、四群核团神经纤维进入垂体柄处。这种病变容易被脑部磁共振检查识别。

2.视上核垂体通道损伤后的尿崩症

呈 3 期反应:急性多尿→中间期尿量正常→永久性多尿(图 3-2)。

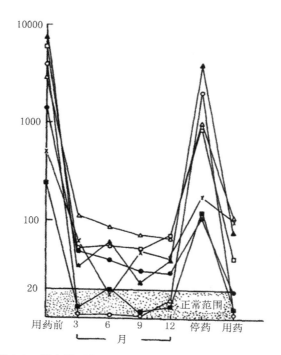

图 3-2 视上核垂体通道损伤后的尿崩症的 3 期反应

3.正常人

80％人群的垂体后叶在 MRI 的 T_1 图上显示亮区,表示升压素或其前体的储备量足够。中枢性尿崩者失去这种亮点。

4.引起(中枢性)尿崩症的肿瘤

最常见的是良性颅内肿瘤,如颅咽管瘤、鞍上胚组织瘤、松果体瘤等。垂体前叶瘤只是达到鞍上侵犯时才引起尿崩症。

5.特发性中枢性尿崩症

可能是自体免疫疾病,难于证实。须每年磁共振检查特发性中枢性尿崩症患者,共 4 年,以便发现生长缓慢的颅内肿瘤。换句话说,病因不明的中枢性尿崩症,每年进行 CT 或 MRI 检查,共 4 年随访未发现肿瘤或浸润性病变者,才可拟诊特发性中枢性尿崩症。

四、治疗

目的减少多尿和多饮。避免过量升压素替代引起水潴留和低钠血症。

(一)常用药物

1.最佳药物

精氨酸升压素激动剂或类似物,商品名为 Desmopressin,又称为 DDAVP。其结构:1-脱氨,8-右旋。避免了加压效应,延长了作用时间。它作用于 V_2(抗利尿)受体,对 V_1 受体(加压作用)作用甚微。口服 Desmopressin(又称弥凝)的生物利用度低下,开始剂量为 0.05 mg,每天 2 次,以后调整剂量。口服剂弥凝 0.1 mg,每天 1～2 次。

2.长效尿崩停(油剂鞣酸升压素)

0.1～0.3 mL 注射,1～3 d 注射 1 次。

3.氯磺丙脲

可加强升压素对肾小管的作用,对部分性中枢尿崩症特别有用,须防止低血糖。每天 100～400 mg。

4.氯贝丁酯

可刺激释放内源性升压素,每次 0.5 g,每天 4 次。

5.噻嗪类利尿剂

引起钠脱失和血容量收缩,由于小球滤过液在近曲小管重吸收量增加,从而减少尿量。应补钾,但不应补钠,以保证疗效。

6.芬必得(布洛芬)

正常人前列腺素 E 可抑制升压素对肾小管的作用,芬必得可解除这种抑制。它可与其他药联用。

7.尿崩症患者妊娠期的处理

可以用弥凝治疗,它不被升压素酶破坏,对子宫的催产素受体几乎无作用。因为孕妇正常血渗透压降低 10 mmol/kg(因为血钠低),应该用足量以维持血钠在此较低的水平。

(二)高渗性脑细胞脱水的治疗

1.高渗性脑(细胞脱水)病

中枢性尿崩症或肾性尿崩症均可因为多尿和饮水不足而发生高渗性脑(细胞脱水)病而需紧急治疗。目的是恢复体液渗透环境和补充细胞内脱水的水分。

2.脑水肿

因为严重高血钠而接受快速输注低张溶液的患者中,可高达 40％的患者发生抽搐。原因是细胞外液稀释太快→水进入细胞太快→脑水肿。

3.应该血钠每 2 h 下降 1 mmol/L 左右

较慢的补充水,则脑细胞可排除脱水过程中逐渐积累起来的细胞内溶质,渗透压逐渐平衡的结果是脑细胞不会发生水肿。液体补充速度是使血钠水平下降速度约为 1 mmol/(L·2 h)。

液体的选择取决于 3 个因素:①有无低血压和休克;②高血钠发生的速度;③高血钠的程度。

液体选择的指征。①以下患者选择低张 NaCl 溶液或口服液体作为起始治疗者:血钠轻度上升(<160 mmol/L),血容量收缩为中度(血压和尿量无明显异常)。②选择 5％葡萄糖溶液的患者:急性高钠血症,不伴明显循环衰竭(休克),速度是输入的糖和糖代谢消失速度相平衡,而不致发生尿糖阳性及相应失水。③以下患者选择生理(等张)盐水:高血钠更加严重,尤其是逐渐出现,已超过 24 h,并且伴有循环衰竭。此时选择生理盐水的理由有以下两点:生理盐水相对于体液的高渗透压状态,仍为低渗性,可稀释体液,同时减少医源性脑水肿的危险;生理盐水是提供血容量膨胀的有效方法,可治疗休克。

(三)中枢性尿崩症的激素替代治疗

1.垂体后叶素

5～10 U,皮下注射或肌内注射,作用持续 4～6 h,用于诊断试验和外伤或手术后急症处理。

2.鞣酸升压素油剂

1.5～5 U,肌内注射,作用持续 24～72 h。用于长期治疗。疗效不好可能是由于鞣酸升压素油剂用手加温和摇匀不充分,以致未能注射到升压素。不良反应包括腹部平滑肌痉挛性疼痛、呕吐、心绞痛。

3.精氨酸升压素

2 个氨基酸改变结构而称为弥凝,优点是延长作用时间,消除平滑肌痉挛作用,不良反应甚少。大剂量可有头痛和面部潮红。弥凝 5～20 μg 滴鼻,或 10～40 μg 鼻喷,均可维持药效达 12～24 h,宁可选滴鼻制剂。1～4 μg 皮下注射,药效持续 12～24 h。0.1～0.8 mg 口服,药效维持 12 h。

(四)中枢性尿崩症的辅助治疗

1.噻嗪类

如氢氯噻嗪 50～100 mg/d,口服,药效持续 12～24 h。亦用于肾性尿崩症。供钠则疗效差,应供钾。机制:①轻度钠脱失→等张的近曲小管液的吸收量增加。②钠脱失→到达集合管的尿液体积减少。

2.氯磺丙脲

250～750 mg/d,口服,药效持续 24～36 h。只用于部分性中枢性尿崩症,加强精氨酸升压素(AVP)对肾小管的作用。低血糖并不少见。

3.氯贝丁酯

250～500 mg 每 6～8 h 一次口服,药效持续 6～8 h。只用于部分性中枢性尿崩症,似可刺激 AVP 释放。可联合应用冠心平和氯磺丙脲。

(五)肾性尿崩症的治疗

适量饮水以防高血钠性脑病和休克,这点容易做到。

1.噻嗪利尿剂和轻度钠盐限制摄入

有效治疗方法是诱导轻度血容量不足,从而减少尿量、减轻夜尿、减轻膀胱和输尿管扩张。最常用的方法是联合噻嗪类利尿剂和轻度钠盐限制摄入。随着血容量不足,近曲小管液体重吸收的百分比升高,结果是到达远曲小管的溶质和液体的量均减少。因此,尿量减少。噻嗪类联合保钾利尿剂氨苯蝶啶可减轻低血钾所致肾浓缩功能受损。

2.非甾体抗炎药

应用于儿童肾性尿崩症。最常应用的是吲哚美辛,可减少尿量。芬必得似乎不如吲哚美辛那样减少尿量有效。不能抑制肾脏前列腺素合成的药,不出现疗效。非甾体抗炎药的疗效似乎是由于到达远曲肾小管的溶质的量减少所致,不是由于升压素对肾小管作用的改善。

3.升压素

无论是天然升压素或其类似物(Analogue 译为配体类似物,Agonist 译为受体激动物)赖氨酸升压素和弥凝对本病均无任何疗效。同样,刺激内源性升压素释放的药或增强升压素对肾小管作用的药(氯磺丙脲)对肾性尿崩症均无疗效。

(王　雪)

第五节　抗利尿激素分泌失调综合征

早在 1957 年,美国马萨诸塞州和马里兰州的学者在两名肺癌患者中观察到体内水潴留、尿钠排泄增多以及稀释性低钠血症的病理表现;1967年,Schwartz和Bartter确立了该综合征的诊断标准,其主要原则沿用至今,因此又被称为Schwartz-Bartter综合征。该综合征是住院患者低钠血症最常见的原因之一(占20%～40%),其主要病理特征是在血容量正常或升高的情况下体内抗利尿激素(ADH)分泌异常增多或其活性作用过强,引起体液不适当潴留和稀释,尿钠排泄增多,进而导致低钠血症,故而被命名为抗利尿激素分泌失调综合征(syndrome of inappropriate secretion of antidiuretic hormone,SIADH)。

一、病因与发病机制

(一)抗利尿激素的生理学

哺乳动物的ADH的主要结构相似,通常由9个氨基酸组成,只有个别氨基酸存在差异。人类与大多数哺乳动物的抗利尿激素的化学结构如下:半胱氨酸-酪氨酸-苯丙氨酸-谷氨酰胺-天冬氨酸-半胱氨酸-脯氨酸-精氨酸-甘氨酸,其第八个氨基酸为精氨酸,故称之为精氨酸加压素(AVP),亦有学者将AVP的第一和第六位的半胱氨酸算作一个胱氨酸,称之为八肽。

AVP在结构上与催产素类似,由位于下丘脑前部的视上核和室旁核的神经元合成,经神经轴突通过下丘脑-垂体束运输到垂体后叶紧靠血管的分泌性神经元中。静息状态下,AVP与载体蛋白结合存储在分泌颗粒中,刺激AVP分泌的最重要因素是血浆晶体渗透压升高和有效循环血容量减少,这是由渗透压感受器和压力感受器分别检测的。渗透压感受器是下丘脑特化的细胞,可以察觉细胞外液渗透压的改变。压力感受器位于颈动脉窦、主动脉弓和左心房,通过响应有效循环血量的变化参与AVP释放的非渗透压控制。目前,也有研究发现AVP可以直接释放进入脑组织发挥作用。

AVP的主要生物学作用是通过改变远曲小管和集合管上皮细胞对水的通透性,从而影响水的重吸收;同时增加髓襻升支粗段对NaCl的主动重吸收和内髓部集合管对尿素的通透性,使髓质组织间液溶质增加,渗透浓度提高,其最终结果是使尿液浓缩。生理状态下,调节AVP分泌的主要因素包括循环血容量、动脉压、血浆晶体渗透压,主要通过位于下丘脑的渗透压感受器和位于颈动脉窦、主动脉弓和左心房的压力感受器分别感应血浆渗透压和有效循环血量的变化来调节。

血浆渗透压是影响AVP分泌的最敏感因素。当渗透压感受器感受到血浆渗透压上升时即促进AVP的合成,同时促进储存在垂体后叶的AVP的释放。正常情况下,当血浆渗透压低于275 mOsm/kg时,AVP停止分泌,导致尿液增加,尿渗透压下降40～100 mOsm/kg。当血渗透压上升时,AVP分泌增加,导致水的重吸收增加和尿液渗透压水平上升,可达1 400 mOsm/kg。大量出汗、严重呕吐或腹泻等情况使机体失水时,血浆渗透压升高,可引起AVP分泌增多,使肾脏对水重吸收明显增强,导致尿液浓缩和尿量减少。相反,大量饮清水后,尿液被稀释,尿量增加,从而使机体内多余的水排出体外。一般正常人一次饮用100 mL清水半小时后,尿量就开始增加,到第一小时末,尿量可达最高值;随后尿量减少,经2～3 h尿量恢复到原来水平。如果饮用等渗溶液如生理盐水,则排尿量不出现饮清水后那样的变化。

循环血量的改变,能通过容量感受器反射性地调节AVP的释放。当血容量过多时,左心房扩张,刺激容量感受器,其神经冲动通过迷走神经传入中枢,抑制下丘脑-垂体后叶系统释放AVP,产生利尿效应,使机体过剩的水分排出,正常血容量得以恢复。当循环血容量减少时,则发生相反的变化。循环血容量下降8%～10%可以明显刺激AVP的释放。除了促进水重吸收增加循环血容量之外，AVP 通过 V1A 受体介导血管平滑肌收缩，因而增加血压。血压过高时则可以通过刺激颈动脉窦的压力感受器反射性地抑制 AVP 的释放。在大多数生理状态下，容量感受器和渗透压感受器协同作用调节 AVP 的释放。但是，有效循环容量的改变是较渗透压水平更为优先的调节因素。当有效循环容量明显下降时，即使血浆渗透压正常甚至下降，仍将刺激 AVP 的分泌。此外，心房利钠肽抑制 AVP 分泌，而血管紧张素 II 则可刺激其分泌。同时，AVP 也受到疼痛、焦虑等应激刺激的影响，某些药物也可以影响 AVP 的分泌。AVP 在肝脏和肾脏代谢失活，其血浆半衰期为 15～20 min。

（二）病理生理

SIADH 的基本病理生理特征是 ADH 不适当地分泌过多或者作用过强，导致肾脏水的回吸收增加，循环容量增加，最终引起稀释性低钠血症、低血浆渗透压和尿渗透压不适当的升高（>100 mOsm/kg）。诊断 SIADH 应该仔细排除存在其他影响 ADH 分泌或作用的因素如心、肾、肾上腺、肝脏和甲状腺的功能异常，使用利尿剂治疗和其他刺激 ADH 分泌的因素，如低血压、严重的疼痛、恶心和应激。因此，应该认识到该症的一系列临床后果是由于水过多而非机体总体钠缺失所导致。

一般情况下，血浆钠离子浓度是控制 AVP 释放的主要因素。SIADH 患者，AVP 病理性分泌增加，水的再吸收增多，导致稀释性低钠血症。重吸收的水大部分位于细胞内，细胞外水造成血容量增加，使得容量感受器被激活，钠尿肽分泌，通过增加尿钠排泄产生溶质性利尿效应，使机体水排出增多，这一过程伴随一定程度的尿钾排泄增加，最终尿钠排泄和钠的摄入量相匹配，重新达到稳定状态。因此，水的摄入是该综合征发展的一个重要先决条件；如果水的摄入量受到严格限制，则低血钠不会发生。正是由于这个原因，限制水的摄入是治疗 SIADH 的重要手段。除了不适当的 AVP 的分泌，患者往往可能有不恰当的口渴感，从而导致水的摄入过量，这是维持低钠血症的重要因素。

中枢神经系统并发症是大脑对渗透压改变的反应，也是 SIADH 最突出的表现。低钠血症和低渗透压导致脑细胞急性水肿。尽管刚性的颅骨限制了脑容量过度扩张，在一定程度上脑细胞可以适应持续低渗透压状态。但是，如果脑含水量迅速上升超过 5%，则会导致严重的脑水肿和脑疝而危及生命。脑组织对渗透压下降的反应包括细胞外液中的液体进入脑脊液，同时脑细胞也失去部分细胞内钾和有机溶质（如谷氨酸、谷氨酰胺、牛磺酸、多元醇、肌醇、甲胺和肌酸酐），以防止出现过度的脑水肿。如果低钠血症得以纠正，在 24 h 之内脑组织细胞外液中的电解质成分迅速恢复，而渗透压有机调节物质恢复正常需要 5～7 d。往往细胞外液有机渗透调节物质恢复正常时，脑细胞内电解质含量才能完全恢复到正常水平。如果严重低钠血症患者低钠纠正过快，上升速率超过了 0.5 mEq/L/h，有可能发生不可逆的神经损害。在低钠血症发生过程中，为避免发生脑水肿而丢失的那些渗透压调节物质在细胞外液钠水平迅速恢复过程中无法快速恢复正常，脑组织细胞处于低渗状态造成渗透性脱髓鞘病变。低血钾症，严重的营养不良，以及严重肝病患者是导致该并发症的风险增加。

AVP 异常分泌可以来自正常起源也可能为异源性分泌增加。导致 SIADH 的主要病因包括神经系统疾病、肿瘤、肺部疾病及某些药物（药物可能刺激 AVP 分泌或者加强其作用，也有些原因尚不明确）。

二、临床表现和实验室检查

（一）临床表现

（1）低钠血症引起的临床表现：由于导致 SIADH 的病因各异，其原发病的临床表现千差万别，但是通常都具备由于水潴留和尿钠排泄过多所致低钠血症引起的症状。低钠血症是否出现症状以及症状的轻重取决于低钠血症的严重程度和发展速度。一般而言，低钠血症出现迅速者症状明显，而缓慢进展的低钠血症患者症状不明显。急性低钠血症患者的临床症状及体征可与低钠血症的严重程度不完全一致。某些进展缓慢的低钠血症患者甚至没有临床症状。

就血钠降低的程度而言，通常血钠＞120 mmol/L 时，不出现明显症状和体征；血钠下降至 120 mmol/L 以下时，可出现食欲减退、恶心、呕吐、腹痛、头痛、嗜睡、易激惹、个性改变、注意力不集中、记忆力减退、肌肉痉挛、乏力、味觉障碍，甚至神志模糊。一些慢性中度低钠血症患者表现为反应时间延长、认知缓慢、共济失调导致频繁跌倒。这些症状主要是由于组织间液与脑细胞间的离子迁移导致脑水肿及颅内压增高导致的。当血钠下降至 110 mmol/L 以下时，以神经系统受损为主的临床表现进一步加重，可出现意识障碍、惊厥、昏迷、幻觉、癫痫、椎体外系症状、延髓麻痹，体检可以表现为肌力减退、腱反射减弱或消失、病理征阳性；若血钠水平进一步下降，上述症状明显加重，出现严重水中毒的神经系统症状，患者陷入昏迷，出现呼吸暂停，如不及时处理，可导致死亡。

SIADH 的主要临床特征是水潴留而不伴有组织间隙水肿，血压一般正常。由于血液被稀释，常表现为低肌酐、低尿素氮、低尿酸血症。血氯降低的程度与低钠血症一致。

（2）原发疾病引起的各种症状和体征。

（二）实验室检查和其他检查

基本的实验室检查：血清钠、钾、氯、碳酸氢盐；血浆渗透压及尿渗透压；血肌酐、尿素氮、尿酸；血糖；甲状腺功能和肾上腺皮质功能。常见的实验室检查异常包括血浆渗透压随血钠下降而降低，常低于 270 mOsm/kg；血钠＜130 mmol/L 时，尿钠常＞30 mmol/L；尿渗透压升高，常高于血浆渗透压；血清氯化物、尿素氮、肌酐及尿酸等降低而血浆 ADH 明显升高。

基本的影像学检查包括胸部 X 线或 CT 检查及头部磁共振成像。对于可能存在的其他原发病的表现，则应分别给予相应的检查。

三、诊断和鉴别诊断

（一）诊断

临床上诊断 SIADH 时，应结合详细的病史、体格检查，实验室相关检查并排除其他引起低钠血症的原因。目前国际上公认的 SIADH 诊断标准为 Ellison 等于 2007 年提出，包括主要标准及次要标准。

1.主要标准

（1）有效血清渗透压降低（＜275 mOsm/kg）。

（2）尿渗透压增高（低渗时＞100 mOsm/kg）。

（3）临床判断血容量正常（无细胞外液减少的证据，如直立性低血压、心动过速、皮肤弹性降低及黏膜干燥；同时也不存在细胞外液过量的证据，如水肿或浆膜腔积液）。

（4）尿钠排泄增加（钠和水正常摄入量情况下尿钠＞40 mmol/L）。

（5）甲状腺及肾上腺功能正常。

（6）近期未使用过利尿剂。

2.次要标准

（1）血尿酸降低（<238 μmmol/L），血尿素氮降低（<3.57 mmol/L），尿钠排泄分数>1%，尿素氮排泄分数>55%。

（2）静脉输注生理盐水 2 L 后仍不能纠正低钠血症。

（3）低钠血症可以通过限水而纠正。

（4）水负荷试验异常（饮水 20 mL/kg，4 h 内水分排泄<80%）或尿液不能完全稀释（<100 mOsm/kg）。

（5）ADH 水平与血浆渗透压及细胞外液等容量状态相比不适当升高。

（注：钠排泄分数＝（尿钠×血肌酐）/（血钠×尿肌酐）×100%。）

（二）鉴别诊断

SIADH 需与其他原因引起的低钠血症相鉴别，如肝硬化腹水、充血性心力衰竭、肾脏疾病伴低血钠等。这些患者常有水肿、尿钠低、醛固酮升高；而 SIADH 患者无水肿、尿钠高、醛固酮低。另一需要鉴别的重要疾病是脑耗盐综合征（cerebral salt wasting，CSW），常见于头颅外伤或手术后，其发病机制是由于尿排钠和排氯首先增加，ADH 继发性升高。治疗措施主要是纠正低钠血症、改善患者的低血容量状态，因此较 SIADH 而言，其发病机制不同导致治疗方式各异，所以 CSW 和 SIADH 鉴别诊断非常重要。

诊断 SIADH 时，需要考虑鉴别的内分泌疾病如下：ACTH 缺乏，此时皮质醇分泌明显减少，而后者对自由水自体内排出至关重要，故 ACTH 缺乏者往往表现出与 SIADH 相类似的临床表现；ACTH 缺乏者低血糖与低血钠往往同时存在，因此在诊断 SIADH 前测定上午 8:00~9:00 血皮质醇应成为常规项目。慢性肾上腺皮质功能减退症和失盐性肾炎可同时有低血钠和高尿钠，但常有血容量不足和低血压等表现，可根据有关症状和实验室检查进行鉴别。因肾素释放减少，继发醛固酮分泌不足引起的低肾素性低醛固酮症可有低钠血症，但根据原发疾病的临床表现、直立性低血压、血钾增高，高氯性酸中毒、血浆肾素活性和醛固酮降低等可资鉴别。甲状腺功能减退症有时也可出现低钠血症，可能是由于 AVP 释放过多或由于肾脏不能排出稀释尿所致，但该病的临床表现突出，故易于鉴别。

四、治疗

（一）病因治疗

由于 SIADH 是由多种原因导致的临床综合征，因此其治疗包括病因治疗和对症治疗。对症治疗只能暂时纠正低钠血症，病因治疗在 SIADH 的治疗中具有决定性意义，患者的预后最终取决于病因是否可以根除。对于那些由于炎症、药物等可治性因素引起的 SIADH，在对症处理的同时，通过对原发疾病和因素的及时诊断和有效处理，病因缓解后患者的低钠血症可从根本上缓解，预后良好。恶性肿瘤所致者应及早手术、放疗或化疗。肿瘤切除后，SIADH 可消失或减轻，肿瘤复发时，此症候群可再次出现，因此 SIADH 是否消失可作为判断肿瘤是否根治的佐证。药物引起者需立即停药。中枢神经系统疾病所致者常为一过性，随着原发疾病的好转而消失。肺结核及肺炎经治疗好转，SIADH 常随之消失。但是对于病因治疗困难的患者，则主要采取对症治疗。

(二)对症治疗

对症治疗的主要目标在于改善低钠血症和低渗透压状态。在决定 SIADH 的对症治疗措施时,需要考虑患者有无症状、尤其是神经系统症状,低钠血症的程度以及发展的速度。急性低钠血症的治疗包括限水、适当补充高渗盐水、使用襻利尿剂和 V2 受体拮抗剂。如果患者无症状或症状轻微,仅采取限水措施以及必要时使用 V2 受体拮抗剂即可缓解病情。如果 V2 受体拮抗剂无法获得,对于慢性无症状性低钠血症也可以选择慢性襻利尿剂,如尿素及地美环素。在治疗时,需权衡患者低钠血症本身所导致的脑水肿等并发症及快速纠正低钠血症状态所引起的严重致死性神经系统脱髓鞘疾病。

1.急性低钠血症的处理

急性低钠血症定义为在 48 h 内发生的低钠血症,可能在无前兆的情况下出现抽搐、昏迷、癫痫、呼吸衰竭等症状,严重者危及生命。上述表现主要是脑水肿导致的神经系统并发症。在纠正低钠血症过程中要避免采用低渗液体,根据尿钠排泄情况,采用 3% 的氯化钠溶液每小时 1~2 mL/kg 静脉输注,可迅速提高血钠水平,但在使用过程中需严格注意输注速度,以免低钠血症纠正速度过快导致神经系统脱髓鞘综合征。目前专家共识认为血钠水平的升高在治疗的第一个 24 h 内应不超过 10~12 mmol/L,而在第一个 48 h 不应超过 18 mmol/L,开始高渗盐水输注后需每 1~2 h 监测血钠水平,以保证血钠升高速度控制在每小时 0.5~1.0 mmol/L 范围内。襻利尿剂抑制肾小管上皮细胞对钠、氯的重吸收,阻碍肾髓质高渗态形成,使肾小管内水的重吸收受阻,从而抵消 ADH 的作用,也被用于急性低钠血症的治疗。可用呋塞米 1 mg/kg 静脉注射,必要时重复使用,但需注意纠正因呋塞米引起的水电解质平衡紊乱。需要注意的是,噻嗪类利尿剂使尿钠排出多于自由水,加重低钠血症而不宜选用。当患者临床症状改善、血钠达到安全水平(125 mmol/L)后应减慢速度或停止输注高渗溶液。

2.限水治疗

轻症患者可以通过限制饮水量,停用妨碍水排泄的药物来纠正低血钠。原则上 24 h 水分的摄入量应小于 24 h 尿量及不显性失水的总和。水摄入量一般限制在 0.5~1.0 L/d。尿渗透压的变化可以反映血浆 ADH 水平的变化,若尿渗透压越高,则提示血浆 ADH 水平越高,限水治疗需更严格。

3.AVP 受体抑制剂

传统的治疗方法经常由于各种原因,如不能耐受、毒性、疗效的个体差异等,临床上常不能达到满意的效果,且多数并非针对病理生理异常。十余年前对 AVP 抗利尿作用机制研究揭示其通过结合于肾小管上皮细胞的抗利尿激素 V2 受体而发挥作用,一系列 V2 型受体拮抗剂正在逐步进入临床。V2 型受体拮抗剂可与 AVP 竞争肾小管的 V2 受体,阻断 AVP 增高所产生的抗利尿作用,增加净水的排泄,而对尿钠、钾的排泄无影响。

目前被美国 FDA 批准用于治疗等容(包括 SIADH)及高容量的低钠血症的 V2 型受体拮抗剂有两种,分别是 V1、V2 受体均阻断的考尼伐坦(静脉使用)及 V2 受体特异的拮抗剂托乏普坦(口服剂型)。

考尼伐坦的用法:在 30 min 内给予 20 mg 的负荷剂量,而后 24 h 持续静脉滴注 20~40 mg(通常为 20 mg),再根据治疗反应调整剂量。考尼伐坦与其他通过肝脏 P4503A4 代谢的药物之间存在相互作用,总疗程应限制在 4 d 以内。在积极纠正低钠血症的过程中需要频繁测定血钠水平(最小间隔 6 h 甚至更短时间),特别是在易于发生脱髓鞘病变的高危人群,如严重低钠血症、酒精中毒、营养不良、低钾血症等患者。如果治疗后 24 h,血钠水平升高接近 12 mmol/L,应停止治疗,监测血钠的情况下限制入液量;如果血钠增高的幅度超过 12 mmol/L,应补充液体,可考虑口服或静脉使用 5% 的葡萄糖,将血钠的增幅降至 12 mmol/L 以下。脱髓鞘病变的高危人群,治疗的第一个 24 h 血钠增高的上限不超过 8 mmol/L。

托乏普坦的用法为:起始剂量每天 15 mg,如果血钠<135 mmol/L 或 24 h 血钠增高幅度<5 mmol/L,可逐渐增加剂量至 30～60 mg/d。与静脉制剂考尼伐坦不同,托乏普坦可作为稀释性低钠血症的短期或长期治疗。托乏普坦治疗低钠血症的多中心随机对照研究(SALT-1、SALT-2)显示,随着托乏普坦剂量增加至 60 mg/d,仅 4 d 血钠水平较基线已有显著升高,变化明显优于安慰剂对照组,给药期间此作用持续存在,但停药 7 d 后血钠水平又回复至基线水平。而 SALT-1、SALT-2 的后续研究进一步证实了长期使用托乏普坦(111 例患者平均疗程为 701 d)的安全性和有效性。如同考尼伐坦,在托伐普坦纠正低钠血症的过程中,也应当频繁测定血钠水平(前2～3 d 最小间隔 8 h),防止过度纠正所导致的脱髓鞘病变,血钠增幅的限制同考尼伐坦。

使用 V2 型受体拮抗剂治疗时,要特别注意过度纠正血钠的风险。一项静脉使用考尼伐坦治疗低钠血症的研究发现,28% 的患者因纠钠过快而终止治疗,而口服使用托乏普坦发生纠钠过快的风险则较低(5.9%)。因而 V2 型受体拮抗剂应在医院首次使用,以防止过度、过快纠正低钠血症而导致的脱髓鞘病变。V2 型受体拮抗剂其他的不良反应,包括渴感、口干、尿量增加、头疼等。

V2 型受体拮抗剂不用于低容量性低钠血症的治疗,但在治疗高容量或等容量性低钠血症的临床试验中,两种药物均未报道有发生低血压的不良反应。托伐普坦没有肾功能不全的禁忌证,但血肌酐水平>2.5 mg/dL 时,通常治疗无效。选择性 AVPV2 受体拮抗剂可显著改善 SIADH 引起的低钠血症的预后,是针对 SIADH 病理机制的特异性治疗,但该治疗也仅仅是对症治疗,仍需积极寻找病因,彻底解决原发病才是治疗的根本。目前此类药物的售价昂贵,而且长期安全性和效果的证据相对缺乏。即使此类药物已经上市仍需谨慎使用。

4.其他药物

地美环素可拮抗 AVP 对肾小管上皮细胞受体中腺苷酸环化酶的作用,可抑制异源性 AVP 分泌,常用量为 600～1 200 mg/d,分 3 次口服,可于 1～2 周内缓解低钠血症。但有肾毒性作用,可诱发氮质血症与二重感染,肝、肾衰竭者禁用。呋塞米 40～80 mg/d,同时给予 NaCl 3 g/d,补充钠丢失。苯妥英钠可抑制下丘脑分泌 AVP,对有些患者有效,但作用短暂。

五、预后

SIADH 的预后和病因有着密切关系。由恶性肿瘤如小细胞型肺癌、胰腺癌等所致者,预后不良。由肺部疾病、中枢神经系统疾病、甲减、药物等非肿瘤原因所致者,经治疗原发病好转或停药后,SIAVP 可随之消失。

（王　雪）

第六节 巨人症与肢端肥大症

一、巨人症

(一)病因及发病机制

主要是由于腺垂体 GH 细胞瘤或细胞增生发生在青少年期,由于骨骺未融合,在大量生长激素的作用下,引起机体迅速生长而形成巨人症。在少年期起病的巨人症患者,有的病例在骨骺融合后可继续发展,成为肢端肥大性巨人症。该病在本质上与肢端肥大症为发病时间不同,而病因及发病机制一致。

(二)临床表现

本病较少见,病程可分为形成期和衰退期两个阶段,临床特点如下。

1.形成期

(1)过度生长:从儿童期起生长非常迅速,至 20 岁时身高可超过 2 m。由于骨龄多延迟,骨骺一直不融合,可持续至 30 岁,此时身高可达 2.5 m,肌肉发达,臂力过人,由于四肢生长快,指距大于身长,内脏器官如心、肝、脾、胃、肠、胰、肾均呈肥大。

(2)内分泌代谢变化:①大部分患者由于促性腺激素不足,引起性腺发育不良,男性表现为睾丸、阴茎小,女性表现为乳房、阴道发育不良,阴毛稀少;②甲状腺和肾上腺早期功能正常,晚期可有继发性减低;③糖代谢的形成期糖耐量一般在正常范围内,部分患者晚期可有糖耐量减低甚至发生糖尿病。

2.衰退期

患者生长至最高峰期以后,逐渐开始过早衰退,表现为精神不振、疲乏无力、肌肉松弛、毛发脱落、性腺萎缩、性欲减退、不育、智力低下、体温低、心率慢、血糖异常、合并显性糖尿病。此期历时 4～5 年后,患者一般早年死亡,平均寿命为 20 岁左右。由于抵抗力下降,患者多因感染而死亡。

(三)实验室检查

GH 明显升高,大多数患者在 10 $\mu g/L$ 以上,个别高达 100 $\mu g/L$ 以上,且不被高血糖所抑制;血磷、血钙升高,尿钙排泄增加;基础代谢率升高。

(四)诊断依据

凡具备以下特点可确诊:①过度生长或合并肢端肥大;②蝶鞍扩大,骨龄延迟;③GH 在 20 $\mu g/L$ 以上且不被高血糖抑制;④12 岁以后仍有高血磷。

(五)治疗

同肢端肥大症。

有人主张女性患者身高超过 1.65 m 者即应开始性激素治疗,14 岁以后再用性激素治疗一般疗效不满意。

二、肢端肥大症

肢端肥大症是由于腺垂体持久地分泌过多生长激素(GH)引起的疾病,其病理基础为垂体前叶 GH 瘤或垂体 GH 细胞增生,但肿瘤或增生的病因未明。也有少数为下丘脑分泌生长激素抑制激素(SS)不足所致。多在青春期以后骨骼已融合者表现为肢端肥大症,发展慢,以骨骼、软组织、内脏的增生肥大为主要特征;少数患者起病于青春期,至成人后继续发展形成肢端肥大性巨人症。本症早期体格、内脏普遍性肥大,垂体前叶功能亢进,晚期多有体力衰退,腺垂体受 GH 瘤压迫而引起继发性垂体前叶功能减退,尤其是促性腺激素受累最为明显。

(一)病因及发病机制

1.垂体前叶 GH 瘤

多数为 GH 腺瘤,少数为腺癌,肿瘤导致 GH 分泌过多。很多证据支持垂体腺瘤为单克隆来源。一些证据提示,约有 40% 的 GH 瘤与体细胞的 G 蛋白(Gs)异常有关。

2.增生

垂体前叶 GH 细胞增生。

3.下丘脑功能紊乱

下丘脑分泌 GIH 不足或 GHRH 过多,也可引起肢端肥大症。

4.异源性 GHRH 分泌综合征

近年来,报道了数例无垂体肿瘤,但有胰腺、肺、肾上腺、乳腺、卵巢和神经节等部位肿瘤的肢端肥大症患者。经过手术切除这些肿瘤后,GH 过度分泌状况及由此产生的临床表现(如过度出汗、肥胖、关节增大)随之缓解。这些垂体外肿瘤大多数能分泌 GHRH。

(二)临床表现

1.特殊体貌

(1)头面部:面部增长变阔,眉弓及双颧隆突,巨鼻大耳,厚唇肥舌,下颌突出,牙列稀疏,鼻旁窦与喉头增大,言语不清,浊音明显。

(2)四肢:手指足趾明显增粗,肥大,掌跖肥厚,渐觉手套、鞋子紧小。

(3)其他:全身皮肤粗厚,多汗,多脂,皮肤毛孔增大,胸椎后凸,脊柱活动受限,胸廓增大,晚期因骨质疏松而成佝偻。因肋骨与肋软骨交界处增生而成明显串珠样改变。

2.内分泌代谢变化

(1)甲状腺:约 20% 的患者有弥漫性甲状腺肿大,个别呈结节样肿大,基础代谢率增高,但 ^{131}I 吸收率、T_3、T_4 正常,少数患者有甲状腺功能亢进症表现。晚期可因垂体功能低下出现继发性甲减。

(2)肾上腺:皮质肥大而髓质正常,皮质束状带及网状带增生,个别可有腺瘤形成,尿 17-酮升高,17-羟正常。女性可有多毛和阴蒂增大,但一般无肾上腺皮质功能亢进表现。晚期亦可出现继发性肾上腺皮质功能减退症。

(3)性腺:男性睾丸肥大,疾病早期性欲亢进,但以后多逐渐减退,发展成阳痿。女性性欲减退、月经紊乱,闭经不育。性腺功能减退主要是垂体肿瘤压迫所致,促性腺激素的分泌减少。

(4)泌乳:肢端肥大症患者有 20%～50% PRL 水平升高,泌乳者占 4% 左右。男性可有乳房发育。高 PRL 血症可能是由于肿瘤压迫垂体柄及垂体门脉系统,使 PRL 抑制素不能到达腺垂体而导致腺垂体分泌 PRL 增加,也可能是由于同时合并有 PRL 瘤所致。另外,GH 的分子结构同 PRL 存在一定的同源性,故 GH 有溢乳活性。

(5)糖代谢:肢端肥大症患者常伴有糖代谢异常。50% 患者表现为糖耐量减低,25%～35% 出现继发性糖尿病。

3.内脏肥大

在过度 GH 的作用下,心、肝、肾、胃、肠等脏器均呈肥大性改变,尤其是心血管系统病变如心脏肥大、高血压、高血脂、动脉硬化及心力衰竭是本病致死致残的主要原因之一。

4.肿瘤压迫症状

(1)头痛:约有 60% 的患者诉头痛,多为两颞侧或额部的胀痛。后期肿瘤增大致颅内压升高,可有全头痛,并伴有恶心、呕吐、视盘水肿等颅内高压表现。

(2)视力障碍及视野缺损:40% 左右的患者存在视力改变,以视野缺损多见,最常见的视野缺损为双眼颞侧半盲(视交叉中心受压)、单眼颞侧半盲或全盲,久之另一眼颞侧半盲(视交叉前方受压)、双眼同侧半盲(视交叉后方受压)等。常由肿瘤对视神经或血管的压迫,视神经萎缩导致。

(3)下丘脑受损症状:若肿瘤增大,下丘脑受压时即有尿崩症、嗜睡、多食、肥胖等表现。

(三)实验室检查

1.血清 GH 测定

人 GH 呈脉冲式分泌,具昼夜节律分泌特征,受运动、应激及代谢变化的影响,正常人一般在 5 $\mu g/L$ 以内。肢端肥大症患者的 GH 分泌丧失昼夜节律性,血 GH 基础值增高,可在 15 $\mu g/L$ 以上,活动期可高达 $100\sim1\,000\;\mu g/L$,且不受高血糖抑制,甚至高血糖抑制后反常升高。

2.血 IGF-1 测定

GH 通过促进肝脏合成 IGF-1,而一般认为肢端肥大的临床表现主要是由于 IGF-1 的作用增强所致;IGF 呈持续性分泌,半衰期长,不受取血时间、进餐与否、睾酮和地塞米松等的影响;因此,血清 IGF-1 水平是反映慢性 GH 过度分泌的最优指标。当血清 IGF-1 水平高于同性别、同年龄的正常人均值 2 个标准差以上时,判断为血清 IGF-1 水平升高。

3.其他垂体激素测定

ACTH、TSH 多为正常,PRL 正常或升高,GnH 下降。血 PRL 升高提示肿瘤分泌 PRL 或压迫了垂体柄。

4.钙、磷测定

少数患者血清钙、磷升高,尿排钙增多,尿磷减少,AKP 一般正常。PTH 和降钙素水平正常。若有持续高钙血症者,应警惕合并甲状旁腺功能亢进或多发性内分泌腺瘤的可能。

5.其他靶腺激素测定

约 50% 的患者有基础代谢率升高,但 T_3、T_4、血皮质醇、17-羟、17-酮均正常,疾病晚期可有各种促激素及相应靶腺激素水平低下。

6.血糖

本病患者血糖可高于正常,可出现糖耐量曲线异常,甚至出现显性糖尿病的血糖改变。

7.血 IGF 结合蛋白-3(IGFBP-3)

IGFBP-3 的分子量为 150×10^3D 的三元复合物,由于 IGFBP-3 是由 GH 通过 IGF-1 诱导产生的,因此 IGFBP-3 的浓度有助于肢端肥大症和巨人症的生化评估。大多数正常成人的血 IGFBP-3 浓度为 $2\sim4$ mg/L,而病情活动的本病患者常超过 10 mg/L。

8.血 GH 结合蛋白(GHBP)

持续低血 GHBP 水平,提示肢端肥大症处于活动期。

9.口服葡萄糖抑制试验

该试验为临床确诊肢端肥大症和巨人症最常用的试验,亦为目前判断各种药物、手术及放射治疗疗效的金标准。患者口服 75 g 葡萄糖,分别于口服葡萄糖前 30 min,服葡萄糖后 30、60、90 min 和 120 min 采血测 GH 浓度。正常人于服糖 120 min 后,GH 降至 2 μg/L 或更低。多数肢端肥大症患者 GH 水平不降低反而升高,GH 水平对葡萄糖无反应或部分被抑制。

10.影像学表现

巨人症 X 线检查示全身骨骼均匀性增长变粗,二次骨化中心出现及愈合均可延迟,但骨皮质与骨松质密度及结构一般正常。该病在颅骨及手足骨具有较典型的 X 线表现。前者表现为内外板增厚、以板障增厚为著;后者以末节指骨骨丛增生呈花簇状为特征,可并有手足骨增粗、骨皮质增厚、关节间隙增宽、掌骨与近侧指骨头部小的外生骨疣。其他尚可见椎体增大、椎体边缘骨质增生,肋骨呈串珠样改变。MRI 和 CT 扫描可了解垂体 GH 腺瘤的大小和腺瘤与邻近组织的关系,MRI 优于 CT。

(四)诊断依据

肢端肥大症凭临床征象及 X 线表现即能确诊,不必再行其他影像学检查来协助诊断。但因其大部分患者系垂体肿瘤所致,为了发现较小的垂体肿瘤,应尽早行垂体 CT 或 MRI 检查。

凡有以下表现者证明病情处于活动期:①肢端呈进行性增大;②视野呈进行性缩小;③持久或进行性头痛加重;④糖耐量试验异常或合并糖尿病;⑤GH 水平明显升高,且不被高血糖抑制;⑥高血磷或高血钙;⑦基础代谢升高;⑧多汗、溢乳。

(五)治疗

主要治疗方案是手术、放射、药物和联合治疗。本病的治疗需要多学科专家小组权衡利弊和风险,制订个体化治疗方案,并遵循规范的治疗流程:多数患者将手术作为一线治疗,如果手术未能治愈,则可接受药物治疗。如果最大剂量的 SSA 或多巴胺受体激动药仍不能充分地控制病情,则应根据疾病的临床活动性和生化指标,考虑进行放射治疗,或者再次手术。肢端肥大症的治疗目的主要是根除 GH 瘤,解除垂体肿瘤对正常组织的压迫症状,减少生长激素的过度分泌,以及对糖尿病等内分泌紊乱的相应治疗和处理。

1.手术治疗

手术治疗是大部分垂体 GH 腺瘤的首选治疗方法。主要手术方法为经蝶窦腺瘤切除术,主要适用于肿瘤较小者,经 CT 扫描定位并诊断为微腺瘤者,术后并发症少。部分患者可达根治效果。对于向鞍上或鞍外生长的巨大肿瘤、有严重而发展迅速的视力障碍、垂体卒中,可考虑采用经额入路方式摘除垂体肿瘤。确诊患者原则上均适于手术治疗;部分患者经药物治疗后可适合手术治疗,改善手术效果。手术禁忌证:①鼻部感染、蝶窦炎、鼻中隔手术史(相对)。②巨大垂体腺瘤明显向侧方侵入海绵窦、颅中窝,向额叶底、向鞍背后方斜坡发展者(相对)。③有凝血机制障碍或其他严重疾病而不能耐受手术者。

2.放射治疗

目前不建议作为垂体 GH 腺瘤的首选治疗方法,最常用于术后病情缓解不全和残余肿瘤的辅助治疗。目前,采用垂体放射治疗方法有超高压放射治疗、α 粒子放射治疗、伽马(γ)刀、^{90}Y 丸植入治疗或立体成像放射治疗(SCRT)等。其中以 SCRT 效果最好,治疗效果与手术相近。垂体放射治疗的主要不良反应是在放射治疗后可出现垂体前叶功能减退症,有时对视交叉和下丘脑腹侧有损害。垂体放射的剂量为 4~5 周给予 40~50 Gy,每周放疗 5 d。

3.药物治疗

药物治疗包括生长抑素类似物(SSA)、多巴胺受体激动药及 GH 受体拮抗药。SSA 是目前药物治疗的首选,在本病治疗中的 5 个阶段均发挥作用:一线治疗;术前治疗,以缩小肿瘤体积;肿瘤切除后残余肿瘤的辅助治疗;放射治疗后的过渡治疗;并发症治疗。

(1)多巴胺能药物:多巴胺能药物对正常人可兴奋 GH 的释放,对肢端肥大症患者可使血浆 GH 下降。约半数肢端肥大症患者的 GH 分泌可被多巴胺及其激动药所抑制,其抑制机制尚不清楚。临床上应用的多巴胺能激动药有溴隐亭、长效溴隐亭、培高利特(硫丙麦林,pergolide)、麦角乙胺、卡麦角林及 CV209-502。国内主要应用溴隐亭,一般小剂量渐加至每次 5 mg,每天 3～4 次。可有恶心、呕吐、腹痛、直立性低血压等不良反应,治疗一段时间后可消失。溴隐亭只是通过抑制 GH 的分泌而起治疗作用,并不破坏肿瘤,所以停药后,患者 GH 可迅速上升,肿瘤增大,若同时用放射治疗,复发率要低得多。故建议应用溴隐亭治疗同时给予放射治疗。

(2)SSA:生长抑素对 GH 释放具有抑制作用,可抑制垂体瘤分泌 GH。天然生长抑素的半衰期太短,并有抑制胰岛素、胰高血糖素、促胃液素等多种激素的分泌,停用后 GH 分泌有反跳,不适于临床应用。八肽生长抑素类似物(奥曲肽)是一种长效生长抑素类似物,对 GH 的释放抑制作用强而持久,适合临床应用治疗肢端肥大症。起始剂量 50 μg,每天 2～3 次,以后根据血 GH 水平调整剂量,最高剂量可达每天 1 500 μg,治疗经 1～2 周多数患者症状可明显改善,GH 浓度不同程度地减少,75％的病例可达正常值。

(3)赛庚啶:是 9-羟色胺拮抗药,20 世纪 90 年代用于治疗肢端肥大症,其药理机制不十分清楚。可能使血 GH 水平降低,推测可能是通过直接抑制垂体分泌 GH,也可能作用于下丘脑,减少 GHRH 的分泌或增加 GH 释放抑制激素的分泌。一般每天服用 4～32 mg,可使症状好转,糖代谢有所改善,但对较严重者及伴有重型糖尿病者的效果不满意。

(4)性激素:性激素有对抗 GH 的外周作用,并且还可抑制 GH 的释放,对部分患者的病情有一定程度的缓解。常用甲羟孕酮 10 mg,每天 3～4 次,可与雌激素交替使用。雌激素不能减少 GH 的分泌,但长期使用可使症状有所改善。

(5)其他治疗:合并糖尿病等按并发症予以相应治疗。疾病晚期并发垂体前叶功能减退时应以相应激素进行替代治疗。

(张丽丽)

第七节　神经性厌食症和神经性贪食症

神经性厌食症(anorexia nervosa,AN)和神经性贪食症(bulimia nervosa,BN)是以古怪地进食状态为特点的常见综合征。AN 和 BN 是同一种慢性进食障碍的两种不同临床表现的疾病。虽然这两个综合征的临床表现和结局是有区别的,但是,这些特点指出了两种疾病的病因是相同的。他们都是恐惧肥胖。因此,这些患者把这种摄食作为他们生活中的焦点。

AN 和 BN 两种病的主要特点是某些青少年的特殊的心理变态,以瘦为美的躯体形象障碍,而采取拒食、导吐、腹泻方法减少体重,使自体出现极度地营养不良和消瘦、闭经甚至死亡。AN 患者严格地控制食物的摄取,BN 患者则失去对进食的控制,以至于以拒食、导吐来补偿。

1689 年,由 Morton 首次报告 1 例 17 岁骨瘦如柴继发闭经的女孩。该名女孩由于精神过度焦虑以致引起进食障碍。1873 年,Goll 把具备上述临床表现的精神性消耗症命名为"神经性厌食症"。1930 年,Berkman强调指出,AN 及 BN 的生理性异常是由于精神心理紊乱引起的。目前,估计在英国的青少年女性中 AN 有 1% 的发病率。南非的在校女孩 2.9% 患 AN。AN 及 BN 患者多见于富裕家庭中的青春女性,较高发病的年龄段为 13~14 岁及 17~18 岁,白人比黑人多。国外资料报道,青少年及青年女性 AN 患病率分别为 1% 和 10%;BN 患者的患病率可达 4% 及 10%。实际上 BN 患者大部分有 AN 的病史,跳芭蕾舞女孩发病率可高达 20%。在 AN 患者中,男性仅占 5%~10%。

一、病因与发病机制

300 多年来内分泌及精神病学家分析认为,这是遗传、家庭、社会文化背景多方面共同作用的结果。

(一)社会文化背景的影响

在 20 世纪中叶,许多学者开始注意到 AN 的流行多为青年女性,多见于发达国家和中上层人群,多见于某些特殊行业(如芭蕾舞演员、模特)。流行病学的特征提示社会文化因素可能起着重要作用。由于社会的发展,人们的审美观发生变化。青春期的少女思想活跃,追求苗条,加之在男性为主导的社会中,女性很容易以男性的审美观来约束自己,于是在女性中节食就开始流行,AN 的发病率也因此逐年增高。

(二)精神及心理因素

流行病学发现,80% 以上的 AN 患者在月经来潮的 7 年内发病。女性在青春期生理上发生各种变化(如月经来潮、乳房隆起、臀围增大等)。若一个少女不能适应这一变化,心理压力过重就可能发生 AN。这些患者多具有性格孤僻、内向、上进心强,或者精神创伤(如失恋、学习成绩下降等)引起失落感都可成为诱发因素。患者对自我体象评价障碍,失真。有人提出 AN、BN 是不典型的精神病。在 AN、BN 的家庭中,情感性疾病发生率高,其发生率与原发性精神病家庭相似。AN、BN 患者普遍存在着抑郁,这一症状是无法单从饮食障碍所致的营养不良解释。所以情感障碍很可能是原发的,甚至是病因。

(三)生物学因素

遗传因素对本症可能有一定作用,比较一致地认为下丘脑的功能异常与本病的发生有关。人的摄食行为受下丘脑摄食中枢及饱食中枢的控制。虽然下丘脑功能紊乱是 AN、BN 的病因目前尚难确切肯定,但临床的证据表明与原发于下丘脑的功能紊乱有关。①约有 20% 的患者,闭经为首发症状,闭经的发生说明下丘脑-垂体-性腺轴功能紊乱。②抗利尿激素分泌不稳定。③垂体兴奋试验提示垂体激素储备功能正常,但反应延迟。

二、临床表现

(一)神经性厌食

1.心理变态及精神异常

(1)AN 患者多否认自己有病,拒绝治疗,此表现令人费解。

(2)自我体象判断障碍,以致判断严重失误。虽然体形已很消瘦,但仍觉得自己身体在继续发胖。

(3)性格孤僻,精神抑郁,不信任别人,难以与人交往,情绪低落,往往有自杀倾向。

(4)精力与体重下降程度不相称,虽极度消瘦,但仍能坚持日常工作。

2.厌食

日进食量≤150 g,严重者仅以少量的蔬菜或菜汤度日,AN患者在整个病程中表现失去食欲,无饥饿感,或拒绝、忽视饥饿感;严格地控制自己食物的摄取,以尽量限制热量的摄入。其实,AN患者不时地控制饮食,已在此病发作前一年就发生了。

3.消瘦

在发病后数月内体重下降,多在标准体重15%以下。AN患者还参加超重的运动,更有助于体重的下降。部分患者可发展成恶病质。若合并发作性贪食者,体重也可正常或偏胖。

4.消化道症状

AN患者经常诉说腹痛、腹胀、餐后早饱、胃肠排空减慢导致便秘,也有因用泻药引起腹泻者。少数AN者伴有发作性贪食也可导致胃扩张或胃破裂,或食后后悔而自引催吐。

5.营养不良及低代谢

皮肤干燥、毳毛增多,皮肤皱褶多且深。对AN患者进行冷水试验,血管对降体温异常敏感,呈现雷诺现象。用CT检测发现,皮下脂肪的丢失大于深部脂肪的丢失。因此,AN者怕冷,体温可降低于36 ℃。基础代谢率较病前明显降低。呼吸缓慢、低血压;左心室排血量减少,二尖瓣反流。由于严重的营养不良,常出现四肢水肿,半数患者发生肌肉无力。累及周围神经病变者也有报道。

6.闭经及第二性征退化

几乎100%的AN患者发生闭经。多数患者闭经发生在厌食及消瘦之后,但也有少数发生在厌食前。性功能减退,阴毛、腋毛脱落,乳房、子宫萎缩,阴道涂片雌激素呈中度或高度低落。

7.可伴有低血糖、多尿

抵抗力明显降低,常伴发感染。

(二)神经性贪食

1.贪食

BN这个术语包含着极度饥饿感,贪婪的食欲,对多食行为具有不可被冲击的力量。通常也发生在AN的女性中,在短时间内摄取大量的食物,食后又以多种方式导吐,呕吐出大量的胃内容物的一种综合征。BN患者要满足饥饿感就不停地吃,一般1～2 h吃1次,每次可获热量4 810 kJ(1 150 kcal)。每天食物大量地被消化,可摄取热量高达20 920 kJ(5 000 kcal)。在病程中,平均每天热量获得14 230 kJ(3 400 kcal)。主要食物为冰激凌、面包、薯片、糕点、果仁及软饮料等。通常一顿饭一种食物。经常一个人晚上到外边吃,通常都是暴饮暴食高热量食品。BN者暴食后经常用牙刷、手指等物引吐。部分BN者用吐根,吐根可引起肌病和心血管病。这些患者恐惧肥胖,将引吐作为控制体重的一种方式,直到都吐出来才感到满意。在一部分BN患者中可能有偷吃的行为,而AN患者则不发生这种行为。其他控制体重的方式,如过度锻炼,利尿剂及泻药的使用也是常见的。

2.恐惧症

害怕身体变胖,对肥胖具有恐惧感。非贪食性神经性厌食由害怕胖而表现在控制饮食上有惊人毅力以致拒食。相反BN患者对摄食失去控制的能力,表现贪婪的食欲,而暴饮暴食;食后引吐、催吐及泻药。

3.心理、精神异常

AN与BN的家庭背景差不多,其发病与家庭状况有关。BN患者的母亲多半有肥胖,BN患者对吃食物的驱动力是不可抗拒的,对吃东西的想法是持续的,甚至在梦中都是以吃为中心。要满足吃的欲望就不停地吃,以致有偷吃行为、精神压抑、强迫观念等。

4.其他表现

BN 患者体重减轻不严重,有的呈肥胖型;有的患者面部呈满月面伴腮腺的增大,瘢痕体质及龋齿。BN 患者通常不消瘦,因此,发生闭经者少见,偶有月经过少。常伴腹泻、腹胀、腹鸣及便秘,因频繁剧烈的呕吐而致低钾血症、肌无力及痉挛。

三、实验室与辅助检查

在严重的 AN 患者中血液生化学变化明显,BN 患者变化较小。

(一)贫血、白细胞减少及骨髓有不同程度抑制

血纤维蛋白水平降低,低钾血症及血脂异常。部分 AN 患者 IgG,IgM 降低。

(二)血管紧张素水平在血浆及脑脊液中均升高

血浆锌、钙降低,发中锌、钙正常。铁结合力降低,但血清铁正常。血清淀粉酶升高,BN 比AN 患者更常见。

(三)内分泌激素水平与功能试验

在 AN 及 BN 患者中,也有一个热点的问题:需要证实下丘脑神经-垂体轴的功能如何;而在AN 及 BN 人群伴闭经者、需证实有无各靶腺的原发性功能紊乱(表 3-1)。

表 3-1　AN 与 BN 患者内分泌激素水平与功能试验

	AN	BN
下丘脑垂体功能		
LHRH		
LH	↓	↓
FSH	↓	↓
GH	↑→	↑→
PRL	→	↓→
IGF	↓	↓
TRH	→延迟	→延迟
CRH	→↓	→↓ 或有反应
血管紧张素	调节异常	?
甲状腺		
T_4	↓	→
T_3	↓	→↓
rT_3	↑	0
	AN	BN
肾上腺		
Cor	→↑	→↑
尿 Fcor	↑	→↑
地塞米松试验	不正常	不正常

续表

	AN	BN
卵巢、睾丸		
雌二醇	↓	→↓
雌酮	↓	→↓
孕酮	↓	→↓
睾酮	↓	→↓

注：↓减少；↑升高；→正常。

AN 患者约有半数伴有继发性闭经及发作性多食，随着体重的快速下降，垂体对外源性 LHRH 反应异常，下丘脑对氯米芬试验无反应。当体重增加时，上述反应常逆转为正常。用少量的 LHRH 治疗可以看到垂体的储备功能。在 AN 时下丘脑为什么表现 LHRH 不足目前尚不清楚。

（四）心电图检查

可见心率减慢、低电压、QT 时间延长，ST 段非特异性改变，出现 U 波及心律失常。

（五）X 线检查

可发现骨质疏松和肾结石。

（六）脑电图检查

有的 AN 患者伴有癫痫发作，呈现异常脑电图。随着饮食正常后脑电图异常可恢复正常。有人认为是由于饥饿引起血中特异氨基酸减少，而这些氨基酸正是保持脑功能的必要神经递质。另外，饥饿引起微量元素如锌、铜、硒、镁的不足，影响脑中酶、激素功能。缺锌的症状与 AN 症状极为相似，也表现为厌食，发音变粗，精神抑郁等表现。

（七）影像学检查

头颅 CT 和 MRI 检查无下丘脑、垂体占位性病变。可有脑萎缩，脑室扩大。

四、诊断

（一）AN 的诊断标准

（1）拒绝维持体重高于同年龄、同身高正常儿童及青少年的低限值，致体重低于预期体重的 85%。

（2）尽管低体重，仍惧怕体重增加变胖。

（3）自我体象评价障碍，以致判断严重失误（尽管骨瘦如柴，仍认为太胖）。

（4）继发闭经，即连续 3 个月未自行来月经。

国内有人认为年龄≤25 岁的女性；厌食、每天进食量＜150 g 及体重减轻在标准体重 80% 以下；伴严重的营养不良，不伴有内科及精神科疾病者，应考虑有 AN 诊断的可能，AN 可分成约束型和贪食清除型。

（二）BN 的诊断标准

（1）反复发作性大吃，即在固定的时间内进食量远远多于同等情况下一般人的进食量；发作期不能控制进食种类及进食量；也无法控制自己停止饮食。

（2）反复使用不正当的方法防止体重增加（如导吐、泻药、利尿药、灌肠、减肥药及有意地禁食或过度锻炼)。

（3）平均每周至少 2 次发作贪食及不正当地清除胃内容物行为,连续 3 个月以上。

（4）自我体象评价障碍。

（5）在 AN 发作期,无 BN 的表现。

BN 分为清除型及非清除型。前者应用各种方法清除胃内容物;后者用饥饿感或过度锻炼来消除多食的后果。若体重降到预期体重的 85% 以下,应属于 AN 的贪食清除型。

五、治疗

AN 与 BN 的治疗无特效的治疗方法。目前,主要靠精神行为治疗与饮食治疗,佐以药物治疗。

（一）精神行为治疗

（1）要以诚恳、耐心、严肃的态度对待患者,充分取得患者信任。

（2）调节好家庭关系,帮助建立与他人的良好关系。

（3）做好细微的心理工作,纠正患者对体重与进食的错误认识和顽固的偏见。

（二）饮食治疗

以良好的精神行为治疗为基础,进行合理的饮食治疗会迅速获得明显效果。护理及饮食比药物更重要。

1.AN

儿童按正常体重生长曲线,成人用体重指数作为治疗指标。治疗目标是每周体重增加 225~1 350 g。治疗开始时在维持体重所需要的基础上,每天加 2 134 J(510 cal)热量的食物。体重增长期每天每千克体重需要 293~418 J(70~100 cal)热量;体重维持期需要 167~251 J(40~60 cal)热量。另一种方法是在维持标准体重所需要的热量上加 10%~20%。

对严重营养不良及危及生命者可用鼻饲或静脉营养方法。给患者液体食物可使之多进热量。

2.BN

BN 患者饮食调配应注意多变换食物种类。应以碳水化合物为主,间断吃些蔬菜和水果以延长进食时间,以适当脂肪延后胃排空时间。BN 者应坐位进食,进热食,做进餐记录。

（三）药物治疗

治疗 AN 的药物主要针对患者对食物的焦虑,改善胃排空的功能及恢复下丘脑-垂体-性腺轴的功能。体重恢复后,抑郁症常可改善,故应观察一阶段后再决定是否用抗抑郁药物治疗。

1.抗精神抑郁药

（1）氯丙嗪:能阻断中枢多巴胺受体的抗精神病药,一般每次为 20~100 mg,每天 2~3 次。目前认为 AN 的心理异常可能是中枢神经系统多巴胺活性增强的结果,服后对饮食的焦虑减轻。

（2）丙米嗪:为三环抗抑郁药,每次为 25~35 mg,每天 3 次。抑郁症在 AN 患者中相当普遍。部分 AN 患者在恢复正常饮食后,仍有抑郁症,丙米嗪能防止 AN 正常饮食后仍处在抑郁状态。

（3）劳拉西泮:为短效的苯二氮䓬类,0.5~1 mg/次或奥沙西泮 15 mg 服用。此药有抗焦虑、增强食欲的作用。

2.促进胃肠运动药

（1）多巴胺受体阻滞剂,如甲氧氯普胺。

（2）胆碱能制剂，如氯贝胆碱。服用后促进胃排空，缓解餐后饱胀、胃部不适等症状。

3.锌制剂（硫酸锌）

锌缺乏症与 AN 的临床症状相似，以硫酸锌每天 45～90 mg，治疗经 8～16 个月，部分患者月经来潮。

4.促黄体素释放激素（LHRH）

泵输注，每 90 min 自动皮下注射 12.5 mg。经短期治疗后，食欲得到改善，体重增加，精神好转，月经来潮。

（张丽丽）

第八节　高泌乳素血症

高泌乳素血症是各种原因引起的垂体泌乳素细胞分泌过多，导致血循环中泌乳素（PRL）升高为主要特点，表现为非妊娠期或非哺乳期溢乳，月经紊乱或闭经。高泌乳素血症在生殖功能失调中占 9%～17%。

一、PRL 生理功能

泌乳素（PRL）是垂体前叶分泌的一种多肽激素，由于人泌乳素单体的糖基化及单体的聚合呈多样性，所以人泌乳素在体内以多种形式存在，包括小分子泌乳素、糖基化泌乳素、大分子泌乳素、大大分子泌乳素，其生物活性与免疫反应性由高至低以此类推。由于泌乳素在体内呈多样性，因此出现血泌乳素水平与临床表现不一致的现象。有些女性尽管体内血泌乳素水平升高，但却无溢乳、月经失调等症状；而部分女性尽管血泌乳素不升高，但出现溢乳、月经失调等症状。前者可能是大分子或大大分子泌乳素增加所致，后者可能是小分子泌乳素的分泌相对增加，而大分子或大大分子泌乳素分泌相对减少所致。

泌乳素的生理作用极为广泛复杂。在人类，主要是促进乳腺组织的发育和生长，启动和维持泌乳、使乳腺细胞合成蛋白增多。泌乳素能影响下丘脑-垂体-卵巢轴，正常水平的 PRL 对卵泡发育非常重要。然而，过高水平 PRL 血症不仅对下丘脑 GnRH 及垂体 FSH、LH 的脉冲式分泌有抑制作用，而且还可直接抑制卵泡发育，导致排卵障碍，影响卵巢合成雌激素及孕激素，临床上表现为月经稀发或闭经。另外，PRL 和自身免疫相关。人类 B、T 细胞，脾细胞和 NK 细胞均有 PRL 受体，PRL 与受体结合调节细胞功能。PRL 在渗透压调节上也有重要作用。

二、PRL 生理变化

（一）昼夜变化

PRL 的分泌有昼夜节律，睡眠后逐渐升高，直到睡眠结束，因此，早晨睡醒前 PRL 可达到一天 24 h 峰值，醒后迅速下降，上午 10 点至下午 2 点降至一天中谷值。

（二）年龄和性别的变化

由于母体雌激素的影响，刚出生 1 周的婴儿血清 PRL 水平高达 100 μg/L 左右，4 周之后逐渐下降，3～12 个月时 PRL 降至正常水平。青春期 PRL 水平轻度上升至成人水平，可能与雌激素分泌相关。成年女性的血 PRL 水平始终比同龄男性高。妇女绝经后的 18 个月内,体内的 PRL 水平逐渐下降 50%,但接受雌激素补充治疗的妇女下降较缓慢。在高 PRL 血症的妇女中,应用雌激素替代疗法不引起 PRL 水平的改变。

(三)月经周期中的变化

在月经周期中 PRL 水平有昼夜波动,但周期性变化不明显,卵泡期与黄体期相仿,没有明显排卵前高峰,正常 PRL 值<25 μg/L。

(四)妊娠期的变化

孕 8 周血中 PRL 值仍为 20 μg/L,随着孕周的增加,雌激素水平升高刺激垂体 PRL 细胞增殖和肥大,导致垂体增大及 PRL 分泌增多。在妊娠末期血清 PRL 水平可上升 10 倍,超过 200 μg/L。正常生理情况下,PRL 分泌细胞占腺垂体细胞的 15%~20%,妊娠末期可增加到 70%。

(五)产后泌乳过程中的变化

分娩后血 PRL 仍维持在较高水平,无哺乳女性产后 2 周增大的垂体恢复正常大小,血清 PRL 水平下降,产后 4 周血清 PRL 水平降至正常。哺乳者由于经常乳头吸吮刺激,触发垂体 PRL 快速释放,产后4~6周间哺乳妇女基础血清 PRL 水平持续升高。6~12 周基础 PRL 水平逐渐降至正常,随着每次哺乳发生的 PRL 升高,幅度逐渐减小。产后 3~6 个月基础和哺乳刺激情况下 PRL 水平的下降主要是由于添加辅食导致的哺乳减少。如果坚持哺乳,基础 PRL 水平会持续升高,并有产后闭经。

(六)应激导致 PRL 的变化

PRL 的分泌还与精神状态有关,激动或紧张时泌乳素明显增加。许多生理行为可影响体内泌乳素的水平。高蛋白饮食、性交、哺乳及应激等均可使泌乳素水平升高。情绪紧张、寒冷、运动时垂体释放的应激激素包括 PRL、促肾上腺皮质激素(ACTH)和生长激素(GH)。应激可以使得 PRL 水平升高数倍,通常持续时间不到 1 h。

三、病因

(一)下丘脑疾病

下丘脑分泌的催乳素抑制因子(PIF)对催乳素分泌有抑制作用,PIF 主要是多巴胺。颅咽管瘤压迫第三脑室底部,影响 PIF 输送,导致催乳素过度分泌。其他肿瘤如胶质细胞瘤、脑膜炎症、颅外伤引起垂体柄被切断、脑部放疗治疗破坏、下丘脑功能失调性假孕等影响 PIF 的分泌和传递都可引起泌乳素的增高。

(二)垂体疾病

垂体疾病是高催乳素血症最常见的原因。垂体泌乳细胞肿瘤最多见,空蝶鞍综合征、肢端肥大症、垂体腺细胞增生都可致催乳素水平的异常增高。按肿瘤直径大小分微腺瘤(肿瘤直径<1 cm)和大腺瘤(肿瘤直径≥1 cm)。

(三)其他内分泌、全身疾病

原发性和/或继发性甲状腺功能减退症,如假性甲状旁腺功能减退、桥本甲状腺炎、多囊卵巢综合征、肾上腺瘤、GH 腺瘤、ACTH 腺瘤等,以及异位 PRL 分泌增加如未分化支气管肺癌、胚胎癌、子宫内膜异位症、肾癌可能有 PRL 升高。肾功能不全、肝硬化影响到全身内分泌稳定时也会出现 PRL 升高。乳腺手术、乳腺假体手术后、长期乳头刺激、妇产科手术如人工流产、引产、死胎、子宫切除术、输卵管结扎术、卵巢切除术等 PRL 也可异常增高。

（四）药物影响

长期服用多巴胺受体拮抗剂如吩噻嗪类镇静药（氯丙嗪、奋乃静）、儿茶酚胺耗竭剂抗高血压药（利舍平、甲基多巴）、甾体激素类（口服避孕药、雌激素）、鸦片类药物（吗啡）、抗胃酸药[H_2-R 拮抗剂-西咪替丁（甲氰咪胍）、多潘立酮（吗丁啉）]，均可抑制多巴胺转换，促进 PRL 释放。药物引起的高 PRL 血症多数血清 PRL 水平在 100 $\mu g/L$ 以下，但也有报道长期服用一些药物使血清 PRL 水平升高达 500 $\mu g/L$，而引起大量泌乳、闭经。

（五）胸部疾病

如胸壁的外伤、手术、烧伤、带状疱疹等，也可能通过反射引起 PRL 升高。

（六）特发性高催乳激素血症

催乳素多为 60～100 $\mu g/L$，无明确原因。此类患者与妊娠、服药、垂体肿瘤或其他器质性病变无关，多因患者的下丘脑-垂体功能紊乱，从而导致 PRL 分泌增加。其中大多数 PRL 轻度升高，长期观察可恢复正常。血清 PRL 水平明显升高而无症状的特发性高 PRL 血症患者中，部分患者可能是巨分子 PRL 血症，这种巨分子 PRL 有免疫活性而无生物活性。临床上当无病因可循时，包括 MRI 或 CT 等各种检查后未能明确泌乳素异常增高原因的患者可诊断为特发性高泌乳素血症，但应注意对其长期随访，对部分伴月经紊乱而 PRL 高于 100 $\mu g/L$ 者，需警惕潜隐性垂体微腺瘤的可能，应密切随访，脑部 CT 检查发现许多此类疾病患者数年后常发展为垂体微腺瘤。

四、临床表现

（一）溢乳

患者在非妊娠和非哺乳期出现溢乳或挤出乳汁，或断奶数月仍有乳汁分泌，轻者挤压乳房才有乳液溢出，重者自觉内衣有乳渍。分泌的乳汁通常是乳白、微黄色或透明液体，非血性。仅出现溢乳的占 27.9%，同时出现闭经及溢乳者占 75.4%。这些患者血清 PRL 水平一般都显著升高。部分患者催乳素水平较高但无溢乳表现，可能与其分子结构有关。

（二）闭经或月经紊乱

高水平的泌乳素可影响下丘脑-垂体-卵巢轴的功能，导致黄体期缩短或无排卵性月经失调、月经稀发甚至闭经，后者与溢乳表现合称为闭经-溢乳综合征。

（三）不育或流产

卵巢功能异常、排卵障碍或黄体不健可导致不育或流产。

（四）头痛及视觉障碍

微腺瘤一般无明显症状；大腺瘤可压迫蝶鞍隔出现头痛、头胀等；当腺瘤向前侵犯或压迫视交叉或影响脑脊液回流时，也可出现头痛、呕吐和眼花，甚至视野缺损和动眼神经麻痹。肿瘤压迫下丘脑可以表现为肥胖、嗜睡、食欲异常等。

（五）性功能改变

部分患者因卵巢功能障碍，表现低雌激素状态，阴道壁变薄或萎缩，分泌物减少，性欲减低。

五、辅助检查

（一）血清学检查

血清 PRL 水平持续异常升高，＞1.14 nmol/L（25 $\mu g/L$），需除外由于应激引起的 PRL 升高。FSH 及 LH 水平通常偏低。必要时测定 TSH、FT_3、FT_4、肝、肾功能。

（二）影像学检查

当血清 PRL 水平高于 4.55 nmol/L（100 μg/L）时，应注意是否存在垂体腺瘤，CT 和 MRI 可明确下丘脑、垂体及蝶鞍情况，是有效的诊断方法。其中 MRI 对软组织的显影较 CT 清晰，因此对诊断空蝶鞍症最为有效，也可使视神经、海绵窦及颈动脉清楚显影。

（三）眼底、视野检查

垂体肿瘤增大可侵犯和/或压迫视交叉，引起视盘水肿；也可因肿瘤损伤视交叉不同部位而有不同类型视野缺损，因而眼底、视野检查有助于确定垂体腺瘤的部位和大小。

六、诊断

根据血清学检查 PRL 持续异常升高，同时出现溢乳、闭经及月经紊乱、不孕、头痛、眼花、视觉障碍及性功能改变等临床表现，可诊断为高泌乳素血症。诊断时应注意某些生理状态如妊娠、哺乳、夜间睡眠、长期刺激乳头、性交、过饱或饥饿、运动和精神应激等，PRL 会有轻度升高。因此，临床测定 PRL 时应避免生理性影响，在 10～11 时取血测定较为合理。PRL 水平显著高于正常者一次检查即可确定，当 PRL 测定结果在正常上限 3 倍以下时至少检测 2 次，以确定有无高 PRL 血症。诊断高泌乳激素血症后必须根据需要做必要的辅助检查，以进一步明确发病原因及病变程度，便于治疗。

七、治疗

应该遵循对因治疗原则。控制高 PRL 血症、恢复女性正常月经和排卵功能、减少乳汁分泌及改善其他症状（如头痛和视功能障碍等）。

（一）随访

对特发性高泌乳素血症、泌乳素轻微升高、月经规律、卵巢功能未受影响、无溢乳且未影响正常生活时，可不必治疗，应定期复查，观察临床表现和 PRL 的变化。

（二）药物治疗

垂体 PRL 大腺瘤及伴有闭经、泌乳、不孕不育、头痛、骨质疏松等表现的微腺瘤都需要治疗，首选多巴胺激动剂治疗。

1.溴隐亭

溴隐亭为麦角类衍生物，为非特异性多巴胺受体激动剂，可直接作用于垂体催乳素细胞，与多巴胺受体结合，抑制肿瘤细胞增殖，从而抑制 PRL 的合成分泌，是治疗高泌乳素血症最常用的药物。为了减少药物不良反应，溴隐亭治疗从小剂量开始渐次增加，即从睡前 1.25 mg 开始，递增到需要的治疗剂量。如果反应不大，可在几天内增加到治疗量。常用剂量为每天 2.5～10 mg，分 2～3 次服用，大多数病例每天为 5～7.5 mg 已显效。剂量的调整依据是血 PRL 水平。达到疗效后可分次减量到维持量，通常每天为 1.25～2.50 mg。溴隐亭治疗可以使 70％～90％的患者获得较好疗效，表现为血 PRL 降至正常、泌乳消失或减少、垂体腺瘤缩小、恢复规则月经和生育。若 PRL 大腺瘤在多巴胺激动剂治疗后血 PRL 正常而垂体大腺瘤不缩小，应重新审视诊断是否为非 PRL 腺瘤或混合性垂体腺瘤、是否需改用其他治疗（如手术治疗）。溴隐亭治疗高PRL 血症、垂体 PRL 腺瘤不论降低血 PRL 水平还是肿瘤体积缩小，都是可逆性的，只是使垂体PRL 腺瘤可逆性缩小，长期治疗后肿瘤出现纤维化，但停止治疗后垂体 PRL 腺瘤会恢复生长，导致高 PRL 血症再现,因此需长期用药维持治疗。

溴隐亭不良反应主要有恶心、呕吐、眩晕、疲劳和直立性低血压等,故治疗应从小剂量开始,逐渐增加至有效维持剂量,如患者仍无法耐受其胃肠道反应,可改为阴道给药,经期则经肛门用药。阴道、直肠黏膜吸收可达到口服用药同样的治疗效果。约 10% 的患者对溴隐亭不敏感、疗效不满意,对于药物疗效欠佳,不能耐受药物不良反应及拒绝接受药物治疗的患者可以更换其他药物或手术治疗。

新型溴隐亭长效注射剂克服了因口服造成的胃肠道功能紊乱,用法是 50～100 mg,每 28 d 一次,是治疗泌乳素大腺瘤安全有效的方法,可长期控制肿瘤的生长并使瘤体缩小,不良反应较少,用药方便。

2.卡麦角林和喹高利特

若溴隐亭不良反应无法耐受或无效时可改用具有高度选择性的多巴胺 D_2 受体激动剂卡麦角林和喹高利特,它们抑制 PRL 的作用更强大而不良反应相对减少,作用时间更长。对溴隐亭抵抗(每天 15 mg 溴隐亭效果不满意)或不耐受溴隐亭治疗的 PRL 腺瘤患者改用这些新型多巴胺激动剂仍有 50% 以上有效。喹高利特每天服用一次 75～300 μg;卡麦角林每周只需服用 1～2 次,常用剂量 0.5～2.0 mg,患者顺应性较溴隐亭更好。

3.维生素 B_6

作为辅酶在下丘脑中多巴向多巴胺转化时加强脱羟及氨基转移作用,与多巴胺受体激动剂起协同作用。临床用量可达 60～100 mg,每天 2～3 次。

(三)手术治疗

若溴隐亭等药物治疗效果欠佳者,有观点认为,由于多巴胺激动剂能使肿瘤纤维化形成粘连,可能增加手术的困难和风险,一般建议用药 3 个月内实施手术治疗。经蝶窦手术是最为常用的方法,开颅手术少用。手术适应证包括以下几点:①药物治疗无效或效果欠佳者;②药物治疗反应较大不能耐受者;③巨大垂体腺瘤伴有明显视力视野障碍,药物治疗一段时间后无明显改善者;④侵袭性垂体腺瘤伴有脑脊液鼻漏者;⑤拒绝长期服用药物治疗者;⑥复发的垂体腺瘤也可以手术治疗。

手术后,需要进行全面的垂体功能评估,存在垂体功能低下的患者需要给予相应的内分泌激素替代治疗。

(四)放射治疗

放射治疗分为传统放射治疗和立体定向放射外科治疗。传统放射治疗因照射野相对较大,易出现迟发性垂体功能低下等并发症,目前仅用于有广泛侵袭的肿瘤术后的治疗。立体定向放射外科治疗适用于边界清晰的中小型肿瘤。放射治疗主要适用于大的侵袭性肿瘤、术后残留或复发的肿瘤;药物治疗无效或不能坚持和耐受药物治疗不良反应的患者;有手术禁忌或拒绝手术的患者以及部分不愿长期服药的患者。放射治疗疗效评价应包括肿瘤局部控制以及异常增高的 PRL 下降的情况。通常肿瘤局部控制率较高,而 PRL 恢复至正常则较为缓慢。即使采用立体定向放射外科治疗后,2 年内也仅有 25%～29% 的患者 PRL 恢复正常,其余患者可能需要更长时间随访或需加用药物治疗。传统放射治疗后 2～10 年,有 12%～100% 的患者出现垂体功能低下;1%～2% 的患者可能出现视力障碍或放射性颞叶坏死。部分可能会影响瘤体周围的组织而影响垂体的其他功能,甚至诱发其他肿瘤、损伤周围神经等,因此放射治疗一般不单独使用。

（五）其他治疗

由于甲状腺功能减退、肾衰竭、手术、外伤、药物等因素引起的高泌乳素血症,则对因进行治疗。

八、高泌乳素血症患者的妊娠相关处理

（一）基本的原则

基本的原则是将胎儿对药物的暴露限制在尽可能少的时间内。

（二）妊娠期间垂体肿瘤生长特点

妊娠期间 95％微腺肿瘤患者、70％～80％的大腺瘤患者瘤体并不增大,虽然妊娠期泌乳素腺瘤增大情况少见,但仍应该加强监测,垂体腺瘤患者怀孕后未用药物治疗者,约有 5％的微腺瘤患者会发生视交叉压迫,而大腺瘤出现这种危险的可能性达 25％以上,因此于妊娠 20 周、28 周、38 周定期复查视野,若有异常,应该及时行 MRI 检查。

（三）垂体肿瘤妊娠后处理

在妊娠前有微腺瘤的患者应在明确妊娠后停用溴隐亭,因为肿瘤增大的风险较小。停药后应定期测定血 PRL 水平和视野检查。正常人怀孕后 PRL 水平可以升高 10 倍左右,患者血 PRL 水平显著超过治疗前的 PRL 水平时要密切监测血 PRL 及增加视野检查频度;对于有生育要求的大腺瘤妇女,需在溴隐亭治疗腺瘤缩小后再妊娠较为安全。目前认为溴隐亭对妊娠是安全的,但仍主张一旦妊娠,应考虑停药。所有患垂体 PRL 腺瘤的妊娠患者,在妊娠期需要每 2 个月评估一次。妊娠期间肿瘤再次增大者给予溴隐亭仍能抑制肿瘤生长,一旦发现视野缺损或海绵窦综合征,立即加用溴隐亭可望在 1 周内改善缓解,但整个孕期须持续用药直至分娩。对于药物不能控制者及视力、视野进行性恶化时,应该经蝶鞍手术治疗需要并根据产科原则选择分娩方式。高 PRL 血症、垂体 PRL 腺瘤妇女应用溴隐亭治疗,怀孕后自发流产、胎死宫内、胎儿畸形等发生率在 14％左右,与正常妇女妊娠情况相似。

（四）垂体肿瘤哺乳期处理

没有证据支持哺乳会刺激肿瘤生长。对于有哺乳意愿的妇女,除非妊娠诱导的肿瘤生长需要治疗,一般要到患者想结束哺乳时再使用 DA 激动剂。

临床特殊情况的思考和建议如下。

1.溴隐亭用药问题

在初始治疗时,血 PRL 水平正常、月经恢复后原剂量可维持不变 3～6 个月。微腺瘤患者即可开始减量;大腺瘤患者此时复查 MRI,确认 PRL 肿瘤已明显缩小(通常肿瘤越大,缩小越明显),PRL 正常后也可开始减量。减量应缓慢分次(2 个月左右一次)进行,通常每次 1.25 mg,用保持血 PRL 水平正常的最小剂量为维持量。每年至少 2 次血 PRL 随诊,以确认其正常。在维持治疗期间,一旦再次出现月经紊乱或 PRL 不能被控制,应查找原因,如药物的影响、怀孕等,必要时复查 MRI,决定是否调整用药剂量。对小剂量溴隐亭维持治疗 PRL 水平保持正常、肿瘤基本消失的病例 5 年后可试行停药,若停药后血 PRL 水平又升高者,仍需长期用药,只有少数病例在长期治疗后达到临床治愈。

2.视野异常治疗问题

治疗前有视野缺损的患者,治疗初期即复查视野,视野缺损严重的在初始治疗时可每周查2 次视野(已有视神经萎缩的相应区域的视野会永久性缺损)。药物治疗满意,通常在 2 周内可

改善视野;但是对药物反应的时间,存在个体差异,视力视野进行性恶化时应该经蝶鞍手术治疗。

3.手术治疗后随访问题

手术后3个月应行影像学检查,结合内分泌学变化,了解肿瘤切除程度。视情况每半年或一年再复查一次。手术成功的关键取决于手术者的经验和肿瘤的大小,微腺瘤的手术效果较大腺瘤好,60%~90%的微腺瘤患者术后PRL水平可达到正常,而大腺瘤患者达到正常的比例则较低。手术后仍有肿瘤残余的患者,手术后PRL水平正常的患者中,长期观察有20%患者会出现复发,需要进一步采用药物或放射治疗。

(张丽丽)

第九节　垂　体　瘤

一、概述

垂体瘤是一组来源于垂体和胚胎期颅咽管囊残余鳞状上皮细胞的肿瘤,约占全部颅内肿瘤的15%,多在尸检时被发现。其中大多数是来自腺垂体的垂体腺瘤,来自神经垂体的肿瘤极少见。根据肿瘤大小可将垂体瘤分为微腺瘤(直径<10 mm)和大腺瘤(直径≥10 mm)两类。绝大多数垂体瘤是良性肿瘤。

二、病因及发病机制

垂体瘤的病因和发病机制尚未完全阐明,多种因素参与肿瘤形成。垂体瘤的发病可能与下列因素有关。

(一)基因功能异常

基因功能异常包括癌基因的激活以及抑癌基因的失活。40%的生长激素(growth hormone,GH)分泌型肿瘤存在 $Gs\alpha$ 基因突变(R201C/H;Q277A),导致 cAMP 水平升高、PKA 活化,使 cAMP 反应原件结合蛋白(CREB)激活,从而促进生长激素细胞增殖。McCune-Albright 综合征是一种罕见的垂体激素过度分泌综合征,包括骨纤维发育不良、皮肤色素沉着、生长激素细胞增生、甲状腺功能亢进、皮质醇增多等。在该综合征患者的内分泌和非内分泌组织中可检测到 $Gs\alpha$ 基因突变。在侵袭性泌乳素瘤和远处转移的垂体癌中,发现 Ras 基因突变,推测 Ras 基因突变在恶性肿瘤的形成和生长中发挥重要作用。垂体瘤转化基因(pituitary tumour transforming gene,PTTG)在所有垂体瘤中高表达,尤其是泌乳素瘤。

(二)其他

垂体富含碱性成纤维细胞生长因子(bFGF),它可刺激垂体细胞有丝分裂。垂体腺瘤表达FGF-4,转染 FGF-4 能刺激肿瘤血管生成。外周靶腺功能不全、补充雌激素、辐射等因素也可能参与垂体肿瘤的发生。

三、病理生理

垂体瘤因其病理类型和激素分泌状态不同而呈现不同的病理生理变化和临床特征。GH分泌型肿瘤可分泌过量 GH,发生于青春期前,骨骺未融合者引起巨人症;发生于青春期,骨骺已融合者为肢端肥大症。泌乳素(prolactin,PRL)分泌型肿瘤可分泌过量 PRL,通过抑制促性腺激素释放激素(gonadotropin releasing hormone,GnRH)的分泌,减少黄体生成素(luteinizing hormone,LH)和卵泡刺激素(follicle stimulating hormone,FSH)的释放,造成患者性腺功能减退。促肾上腺皮质激素(adrenocorticotropic hormone,ACTH)分泌型肿瘤分泌过量 ACTH,造成肾上腺皮质激素过度分泌,从而导致皮质醇增多症。促甲状腺激素(thyroid stimulating hormone,TSH)分泌型肿瘤很少见,可引起甲状腺激素过量分泌,造成甲状腺功能亢进症。另外,垂体肿瘤局部浸润,可引起肿瘤的占位效应。无功能腺瘤或促性腺激素分泌型肿瘤,常以肿瘤的占位效应为首发表现。其他垂体腺瘤可能来源于泌乳素生长激素细胞、嗜酸性粒细胞、混合型生长激素和泌乳素细胞或其他多激素细胞等。鞍区病变的占位效应取决于肿物的大小、解剖位置和扩展方向。侵袭性肿瘤主要向组织较疏松、局部压力较低的区域生长,常侵犯鞍上及鞍旁区。肿瘤最终会侵犯骨质,造成相应的临床表现。

四、临床表现

垂体瘤的临床表现常与激素的异常分泌和垂体肿物局部扩张有关。若垂体癌发生颅外转移,可产生相应的临床表现,较为罕见。

(一)肿瘤的占位效应

1.头痛

蝶鞍内肿瘤的主要特征是头痛。鞍内肿瘤生长造成鞍内压力的微小变化即可使硬脑膜受牵拉而产生头痛。头痛的严重程度与腺瘤的大小及局部扩张情况无必然联系。鞍膈或硬脑膜轻度受累即可引起持续性头痛。多巴胺受体激动剂或生长抑素类似物在治疗较小的功能性垂体肿瘤时常可使头痛得到显著改善。突发的严重头痛伴恶心、呕吐及意识状态改变可能是由于垂体腺瘤出血梗死引起,急需手术治疗。

2.视神经结构受累

肿瘤向鞍上侵犯压迫视交叉,会导致视野缺损。患者可表现为双颞侧上方视野缺损或双颞侧偏盲,进而鼻侧视野受累,严重时可导致失明。另外,视神经受到侵犯或脑脊液回流障碍也会导致视力减退。长期视交叉受压会导致视盘苍白。

3.垂体柄受压

垂体柄受压可阻断下丘脑激素及多巴胺到达垂体,导致垂体功能减退症。生长激素缺乏和低促性腺激素型性腺功能减退症较常见。而泌乳素细胞失去多巴胺抑制,PRL 水平会轻度升高(一般<200 ng/mL)。多巴胺受体激动剂可以降低 PRL 水平,并使泌乳素瘤体积减小,但不能缩小非泌乳素分泌型肿瘤的体积,故应注意鉴别以免延误病情。对大腺瘤患者进行垂体减压术,其中约半数患者腺垂体功能减退症可得到改善。垂体肿瘤很少会直接引起中枢性尿崩症,后者如若发生,应怀疑有无颅咽管瘤或其他下丘脑病变存在。

4.其他

肿瘤向侧方侵袭累及海绵窦,可造成第Ⅲ、Ⅳ、Ⅵ对脑神经及第Ⅴ对脑神经的眼支及上颌支麻痹。患者可出现不同程度复视、上睑下垂、面部感觉减退等。垂体肿瘤侵犯鞍底可使蝶窦受累。若侵袭性肿瘤侵犯颚顶,可引起鼻咽部的梗阻、感染或脑脊液漏,但此种情况较少发生。罕见颞叶和额叶受累,患者可出现沟回癫痫、人格障碍或嗅觉缺失。侵袭性垂体肿瘤直接侵犯下丘脑可能导致重要的代谢异常,包括体温异常、食欲异常、睡眠障碍、中枢性尿崩症、口渴、性早熟或性腺功能减退等。

(二)激素的分泌异常

功能性垂体瘤可分泌不同的垂体激素,导致相应的临床表现。激素分泌型腺瘤的特点是激素呈自主分泌,失去正常的反馈调节。一般而言,垂体肿瘤越大,其分泌的激素越多。但激素分泌量与肿瘤大小并不总是一致。此外,无功能腺瘤可能因其压迫周围的垂体组织只表现为垂体功能减退的症状,而无激素过度分泌表现。

五、实验室及影像学检查

(一)实验室检查

实验室检查主要包括检测腺垂体激素的分泌情况。如前所述,若鞍区占位没有明显的激素过多分泌而又使垂体柄受压,则可能导致垂体功能减退,如生长激素缺乏、促性腺激素缺乏等,同时可能导致 PRL 水平升高。功能性垂体瘤一般都有激素高分泌的生化表现,应行相应的激素检查。当怀疑垂体腺瘤时,初步的激素检查应包括:①血清 PRL;②胰岛素样生长因子-1(IGF-1);③血皮质醇分泌昼夜节律/24 h 尿游离皮质醇/隔夜小剂量地塞米松抑制试验;④FSH、LH、睾酮;⑤甲状腺功能。

(二)影像学检查

1.磁共振(MRI)检查

MRI 对垂体的评估优于其他显像技术,目前已成为垂体肿瘤首选影像诊断方法。如怀疑垂体肿瘤或其他鞍旁肿物,应进行垂体 MRI 而非全脑 MRI,因为常规脑部 MRI 精确度不足以发现小的垂体肿瘤。垂体 MRI 可清晰地显示下丘脑轮廓、垂体柄、垂体、海绵窦、蝶窦及视交叉。正常垂体表面呈平坦或轻度凹陷,而在青春期和妊娠期会轻度凸出。垂体高度在成人约 8 mm,儿童约 6 mm,在青春期、妊娠和产后会暂时的生理性增大。妊娠时,垂体通常不超过 12 mm,垂体柄直径不超过 4 mm。垂体密度在 MRI 显像上轻度不均。在 T_1 加权显像上,由于包含神经分泌颗粒和磷脂的原因,神经垂体成像明亮,成为垂体后叶高信号区。而腺垂体信号强度与脑组织相似。在 MRI 上,骨质显像低信号,蝶窦所含气体显像无信号,鞍背脂肪可显像明亮。T_2 加权显像常被用于显示血液或囊液等。使用钆造影剂增强显像后,正常垂体信号显著增强。增强 MRI 主要用于发现垂体微腺瘤及了解海绵窦内部情况。

在 T_1 加权显像上,垂体瘤较周围正常组织信号低,而在 T_2 加权显像上信号加强。应注意垂体瘤大小、范围及周围组织结构受累情况。较大肿瘤中出现低信号区提示坏死或囊性变,出现高信号区提示出血。垂体微腺瘤常常较难被发现,若出现垂体不对称提示微腺瘤可能。

鞍区占位性病变通常在行头部 MRI 检查时偶然被发现,其中多数是垂体腺瘤。而 MRI 也可较好地分辨垂体腺瘤和其他颅内肿物,包括颅咽管瘤、脑膜瘤、囊肿和转移瘤等。

2.计算机断层扫描(CT)

CT 可用来显示骨质结构及骨质破坏情况。同时也可显示肿瘤(如颅咽管瘤、脑膜瘤等)的钙化。

(三)眼科检查

由于视交叉易受扩张的肿物压迫而产生相应症状,若患者鞍区占位性病变毗邻视交叉,则应进行视野评估、视觉检测等。

（四）病理检查

对经鼻蝶窦手术获取的肿瘤标本进行病理检查可明确肿瘤类型及临床诊断，为进一步治疗提供依据。

六、诊断及鉴别诊断

垂体瘤的诊断依赖典型的临床表现、影像学及实验室检查发现。由于垂体腺瘤的治疗和预后与其他非垂体肿物截然不同，故鉴别诊断尤为重要。鞍区占位病变多是垂体腺瘤，如若 MRI 发现鞍区占位病变，诊断应首先考虑垂体腺瘤。

（一）垂体增大

妊娠可致泌乳素细胞增殖，长期原发性甲状腺或性腺功能减退可分别致促甲状腺细胞及促性腺激素细胞增殖。异位 CHRH 或 CRH 分泌会导致生长激素细胞或促肾上腺皮质激素细胞增生。上述情况均可导致垂体增大。

（二）Rathke 囊肿

胚胎发育过程中 Rathke 囊闭锁障碍可导致 Rathke 囊肿的发生。其尸检检出率约占 20%。患者通常没有症状，部分患者依囊肿位置及大小不同可出现不同程度的头痛及视力障碍，女性患者可出现闭经。垂体功能减退及脑水肿较少见。MRI 可鉴别垂体腺瘤和 Rathke 囊肿。

（三）颅咽管瘤

颅咽管瘤为鞍旁肿瘤，常发生在垂体柄附近，可向鞍上池扩展，具有局部侵袭特性，但很少发生恶变。肿瘤起源于 Rathke 囊残迹的鳞状上皮，一般较大，呈囊性，常有钙化。颅咽管瘤约占全部颅内肿瘤的 3%，常在儿童或青春期被诊断。患者主要表现为颅内压增高，可出现头痛、喷射性呕吐、视盘水肿和脑积水等。患者还可出现视神经萎缩、视野缺损、腺垂体功能减退症、尿崩症等。其中尿崩症往往是颅咽管瘤最早出现的特征，这与垂体腺瘤不同，可资鉴别。另外，颅咽管瘤在 MRI 上与正常垂体组织之间有界限，多数患者 CT 显像可出现特征性絮状或凸起的钙化，亦可同垂体瘤相鉴别。

（四）淋巴细胞性垂体炎

本病多见于妊娠和产后女性，其病因不明，可能与自身免疫因素有关。该病的特征为垂体弥漫性淋巴细胞或浆细胞浸润，可造成暂时或永久性的垂体功能减退。偶尔可出现孤立性垂体激素缺乏，提示可能存在选择性特定类型垂体细胞自身免疫病变。患者还可出现头痛、视野缺损、高泌乳素血症等。MRI 显示垂体包块，常与垂体腺瘤难以区别。神经垂体高密度亮点消失支持淋巴细胞性垂体炎的诊断。红细胞沉降率（ESR）常常加快。糖皮质激素治疗有效。

（五）脊索瘤

脊索瘤是一种起源于胚胎脊索的肿瘤。它有局部侵袭性和转移性，进展迅速，常表现为斜坡骨质侵蚀，有时可有钙化。患者可出现头痛、视力障碍、垂体功能低下等。

（六）脑膜瘤

肿瘤通常界限清晰，体积较颅咽管瘤小。鞍上脑膜瘤可直接侵犯垂体，亦有报道称鞍旁脑膜瘤可合并功能性垂体腺瘤。部分患者可出现交叉综合征，表现为双眼视力下降，严重者甚至失明。另外，还可出现高泌乳素血症、头痛、视力障碍等。鞍区脑膜瘤与无功能垂体腺瘤往往较难鉴别。MRI 上 T_1 加权显像显示脑膜瘤为均一密度，比垂体组织密度低，增强扫描可显示明显强化。CT 可示硬脑膜钙化。

(七)神经胶质瘤

神经胶质瘤来源于视交叉或视束,常常波及视神经,导致失明。肿瘤主要发生于儿童,80%在 10 岁以下。成人发病者肿瘤的侵袭性更强,约 1/3 伴有神经纤维瘤病。肿瘤可产生局部占位效应,包括视力障碍、间脑综合征、中枢性尿崩症、脑积水等。鞍内起源者罕见,但可引起高泌乳素血症,应与泌乳素瘤相鉴别。

(八)鞍旁动脉瘤

患者可表现为眼痛、频发头痛、突发脑神经麻痹等。由于鞍旁动脉瘤破裂出血可导致严重后果,故术前诊断尤为重要,垂体瘤患者应仔细排查有无鞍旁动脉瘤。诊断有赖于 MRI 和血管造影。

(九)下丘脑错构瘤

下丘脑错构瘤为神经元和神经胶质细胞非新生物样过度生长,可来源于星形胶质细胞、少突胶质细胞或分化不一的神经元。肿瘤可分泌下丘脑激素,包括 GnRH、GHRH 和 CRH 等,引起儿童性早熟、痴笑样癫痫、精神性运动迟缓、生长异常或肢端肥大症等。MRI 对错构瘤诊断价值有限。

(十)垂体转移癌

垂体肿瘤有时来源于其他部位肿瘤转移,常见的原发肿瘤包括乳腺癌、肺癌、胃肠道肿瘤等。垂体转移瘤约半数来源于乳腺癌。由于影像学较难区别垂体转移癌和垂体瘤,确诊需要术后病理检查。

七、治疗

垂体瘤的治疗目标是缓解局部压迫、维持正常垂体激素水平、保护正常垂体细胞功能、防止腺瘤复发。目前垂体瘤的治疗方法包括手术、放疗和药物治疗。应根据肿物性质、大小、局部压迫等情况综合判断选择合适的治疗方案。

(一)手术治疗

除泌乳素瘤外,手术治疗通常是垂体瘤的首选治疗方式。手术治疗的目标是降低过度分泌的激素水平、去除肿物对周围组织结构的压迫、预防肿瘤进一步增大;同时,应尽可能保护残余垂体内分泌功能。

(二)放射治疗

单用放射治疗很少能使肿瘤完全缓解,因此很少作为垂体肿瘤的首选治疗方式,主要作为手术及药物治疗的辅助治疗。主要指征包括顽固性激素过度分泌、垂体肿瘤切除不全、有手术禁忌或术后肿瘤复发可能性大者。复发的库欣病较适合放疗,尤其是年轻患者。而泌乳素瘤一般药物治疗有效,很少使用放疗。放疗的起效时间一般较长,有时需数年,立体定位技术的使用已大大缩短这一时间。立体定向放射是利用外部电离辐射束和立体定位系统,用高能放射线损伤或摧毁靶区域从而达到治疗目的,主要包括伽马刀、直线加速器和高能质子束。其中,伽马刀立体定向放射治疗最为常用。放疗的短期并发症主要包括一过性恶心、乏力、头痛、脱发等。有 50%~70%的患者后期可发生腺垂体功能减退,垂体后叶功能受损少见。放疗后应终身随访并进行垂体前叶激素水平测定。

(三)药物治疗

根据垂体肿瘤类型选用不同的药物治疗。多巴胺受体激动剂作为泌乳素瘤的主要治疗方法,可使 PRL 水平迅速下降,并可缩小肿瘤体积。它还可用于肢端肥大症的治疗。常用多巴胺受体激动剂有溴隐亭、卡麦角林等。生长抑素类似物可抑制多种激素分泌,如 GH 和 TSH 等,目前已被用于治疗肢端肥大症和 TSH 分泌型肿瘤。另外,GH 受体拮抗剂(培维索孟)可阻断 GH 生物学作用,也可用于肢端肥大症的治疗。抑制类固醇生物合成的药物可用于库欣病的辅助治疗,如酮康唑、甲吡酮、米托坦等。米非司酮可拮抗皮质醇作用,也可用于皮质醇增多症的治疗。ACTH 瘤和无功能腺瘤一般对药物治疗无效,应选择手术和/或放疗。

八、预后

由于多数垂体瘤是良性肿瘤,生长缓慢。早期治疗可缩小肿瘤体积,缓解占位效应,并使激素水平得到恢复。患者常需终身随访及治疗。垂体瘤手术前视力受损严重者,术后恢复的可能性较小。无功能腺瘤的临床转归一般较好。垂体癌预后不佳。

(张丽丽)

第四章　甲状腺疾病

第一节　甲状腺炎

一、急性化脓性甲状腺炎

(一)定义

急性化脓性甲状腺炎(acute suppurative thyroiditis,AST)是甲状腺非特异性感染性疾病,是细菌或真菌经血液循环、淋巴道或邻近化脓病变蔓延侵犯甲状腺引起急性化脓性炎症,其中以邻近化脓性病灶蔓延最多见。

(二)病因

甲状腺本身因位置的特殊性及丰富的血供、组织内高浓度的碘等因素对感染有明显的抵抗力,但是一些情况下,也会发生感染。大部分病例来源于上呼吸道、口腔或颈部软组织化脓性感染的直接扩散,如急性咽炎、化脓性扁桃体炎等。少数病例继发于败血症或颈部开放性创伤。营养不良的婴儿、糖尿病患者、体质虚弱的老人或免疫缺陷患者为好发人群。

感染好发于甲状腺左叶,常见于结节性甲状腺肿,也可以发生在正常的腺体。引起急性甲状腺炎的常见细菌有链球菌、葡萄球菌、肺炎球菌、沙门菌、类杆菌、巴斯德菌、结核菌等。而免疫功能受损的患者,如恶性肿瘤、AIDS以及接受放疗的患者发生真菌感染的概率较大,常见菌种如粗球孢子菌、曲霉菌、白念珠菌、诺卡菌等。病原菌可经血液、淋巴管、邻近组织器官感染蔓延或医源性途径如穿刺操作进入甲状腺。

(三)病理

起病前已有结节性甲状腺肿者易产生脓肿,如甲状腺本来正常者,广泛化脓多见。脓液可浸润颈部深层组织,甚至进入纵隔,破入气管、食管。典型的急性甲状腺炎的组织学变化为甲状腺内大量中性粒细胞浸润、组织坏死;甲状腺滤泡破坏,血管扩张充血,有时可见细菌菌落。炎症后期恢复阶段有大量纤维组织增生。

(四)临床表现

一般急性起病,具有化脓性感染的共同特征。甲状腺肿大、疼痛,局部发热、触痛,常为一侧肿大,质地较硬。因甲状腺有包膜,即便有脓肿形成,局部波动感可不明显。有时伴耳、下颌或头枕部放射痛。早期颈前区皮肤红肿不明显,触痛显著。可有声嘶、呼吸不畅、吞咽困难,头后仰或吞咽时出现"喉痛"。通常无甲亢和甲减的症状和体征。可有畏寒、寒战、发热、心动过速等全身症状。

（五）实验室检查

1.一般检查

外周血提示白细胞计数升高、伴核左移，血培养可阳性，血沉增快。

2.甲状腺相关检查

甲状腺摄碘率、甲状腺功能正常；甲状腺核素扫描可见局部放射性低减区；细针穿刺细胞学检查可吸出脓液，镜检可见大量脓细胞、坏死细胞及组织碎片。

3.其他检查

B超显示甲状腺肿大，有大小不等的低回声、无回声区，或大面积液性暗区（图 4-1）；颈部X线片提示左侧软组织包块；食管钡餐有助于发现来源于梨状窝的瘘管（图 4-2）。CT扫描可评价邻近组织及感染向其他间隙蔓延的情况。

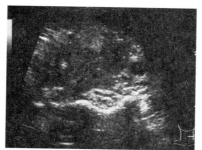

图 4-1　急性化脓性甲状腺炎

超声显示低回声区，提示甲状腺内存在一脓肿

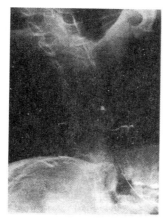

图 4-2　食管吞钡显示梨状隐窝瘘管（侧位）

（六）诊断与鉴别诊断

1.诊断

对急性起病，颈前区疼痛肿块患者应考虑急性甲状腺炎的可能性，结合临床表现、实验室检查进行诊断与鉴别诊断（图 4-3）。诊断依据：①全身败血症症状，白细胞及中性粒细胞总数增高。②原有颈部化脓性感染，之后出现甲状腺肿大、疼痛。③B超引导下行细针穿刺细胞学检查

及脓液培养可进一步明确诊断。

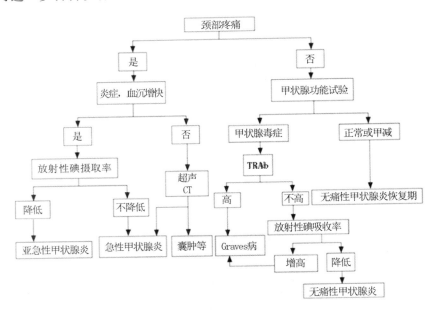

图 4-3 甲状腺炎诊断流程

2.鉴别诊断

(1)亚急性甲状腺炎。鉴别要点：①亚甲炎甲状腺疼痛较轻，血沉明显升高，白细胞正常或轻度升高，甲状腺功能早期可升高。②亚甲炎甲状腺摄碘率降低，急性甲状腺炎摄碘率正常。若诊断有困难，可结合甲状腺细针穿刺活检。

(2)甲状腺肿瘤：应注意与甲状腺腺瘤、囊肿、甲状腺癌急性出血等情况相鉴别。迅速增长的未分化甲状腺癌也可出现颈前区疼痛、触痛等症状，但一般患者年龄较大，甲状腺穿刺液细菌培养阴性，抗生素治疗无效，甲状腺活检可明确诊断。

(七)治疗

一般对症处理包括卧床休息、补液、退热等。甲状腺局部处理原则为早期冷敷，晚期热敷。根据药敏结果，予以有效的抗生素、抗真菌药物抗感染治疗。必要时行外科探查和切开引流，清除炎性坏死甲状腺组织防止感染进一步扩散。

(八)预后

绝大多数患者经合理有效的抗感染治疗，预后良好，无后遗症。少数患者形成慢性甲状腺脓肿。若未治疗或治疗不彻底，甲状腺脓肿向周围组织穿破可形成严重并发症，如纵隔脓肿或气管/食管瘘，严重者脓肿可压迫气管导致窒息。

二、亚急性甲状腺炎

(一)定义

亚急性甲状腺炎(subacute thyroiditis，简称亚甲炎)由 De Quervain 于 1940 年首先描述，又称de Quervain甲状腺炎、巨细胞性甲状腺炎、肉芽肿性甲状腺炎，是一种可自行恢复的甲状腺非细菌感染性疾病，多认为是病毒(包括流感病毒、柯萨奇病毒、腮腺炎病毒等)感染后引起的变态反应,以短暂疼痛的破坏性甲状腺组织损伤伴全身炎性反应为特征,是最常见的甲状腺疼痛性疾病。放射性痛和转移性痛为其特征,伴有甲状腺功能亢进症状、促甲状腺素水平降低、甲状腺摄碘率降低和红细胞沉降率升高等。

(二)流行病学

临床发病率约为 4.9/10 万,占甲状腺疾病的 0.5%～6.2%。男女发病比例为 1：(3～6),30～50 岁女性发病率最高。

(三)病因

亚甲炎的病因尚不明确,多由病毒感染或病毒感染后变态反应引发。研究表明,多种病毒如柯萨奇病毒、腮腺炎病毒、流感病毒、腺病毒感染与本病有关,患者血液中常可检出这些病毒的抗体。而甲状腺组织切片中很少找到病毒包涵体或培养出病毒,因此甲状腺本身的病变可能不是病毒直接侵袭所致。该病也可发生于非病毒感染(如 Q 热或疟疾等)之后。遗传因素可能参与发病,有与人白细胞抗原(HLA)B35 相关的报道。疾病活动期,患者血清中可检测到多种甲状腺自身抗体,可能继发于甲状腺滤泡破坏后的抗原释放。为非特异性表现,因此亚甲炎不是一种自身免疫性疾病。偶有报道用干扰素治疗丙型肝炎可引起亚甲炎。

(四)临床表现

(1)该病有季节发病趋势,不同地理区域有发病聚集倾向。起病形式及病情程度不一。

(2)常在病毒感染后 1～3 周发病,半数患者有近期上呼吸道感染病史。体温不同程度升高,起病 3～4 d 达高峰。可伴有肌肉疼痛、咽痛等,颈部淋巴结可肿大。

(3)甲状腺区特征性疼痛及肿大逐渐或突然发生,放射性痛及转移性疼痛为其特征性表现。转颈、吞咽动作可加重,常放射至同侧耳、咽喉、下颌、颏、枕、胸背部等处。疼痛为迁移性,初始可表现为一叶疼痛,继而扩展或转移至另一叶。亦有少数患者首先表现为孤立无痛性硬结节或声音嘶哑。甲状腺弥漫或不对称性轻、中度增大,伴或不伴结节,质地较硬,触痛明显,无震颤及血管杂音。病变局部无红、热等类似于急性化脓性甲状腺炎的表现。

(4)与甲状腺功能变化相关的临床表现。①初期(甲状腺毒症阶段):历时 3～8 周;50%～75% 的患者出现甲状腺毒症的临床表现,但容易被甲状腺疼痛或触痛所掩盖;无突眼及胫骨前黏液性水肿。偶有报道本病患者表现为低钾性麻痹,因而误诊为甲状腺功能亢进症,其同样为细胞外钾向细胞内转移所致。②中期(甲状腺功能减退阶段):约 25% 的患者在甲状腺激素合成功能尚未恢复之前进入此阶段,出现水肿、怕冷、便秘等症状,历时数月。③后期(甲状腺功能恢复阶段):多数患者短时间(数周至数月)恢复正常功能。在甲状腺毒症向甲减转变过程中,可能检测到 TSH 和 fT_4 同时降低的情况,因而可能误诊为中枢性甲减。

(五)辅助检查

1.血细胞沉降率(ESR)

病程早期显著增快,可达 100 mm/h 以上;＞50 mm/h 时是对本病的有力支持,但 ESR 不增快也不能除外本病。

2.甲状腺功能

血清中 TT_3、TT_4 增高,与甲状腺摄碘率降低呈双向分离是其特点,可与甲亢鉴别。随着甲状腺滤泡上皮细胞破坏加重,储存激素殆尽,可出现一过性甲减。当炎性反应消退,甲状腺滤泡上皮细胞恢复,甲状腺激素水平及甲状腺摄碘率逐渐恢复正常。

3.摄碘率及甲状腺核素显像

早期甲状腺对碘无摄取或摄取低下,24 h摄碘率小于5%。甲状腺显像受炎性反应严重程度影响,当炎性反应累及整个甲状腺时,表现为整个颈部放射性本底明显增高,甲状腺模糊、轮廓不清。当病变只累及甲状腺某一部位时,甲状腺显影可见局部呈放射性稀疏、缺损区。

4.甲状腺超声检查

灵敏度较高,但特异性较差。病初因甲状腺滤泡水肿、破坏,超声检查可见片状规则低回声区,病灶以中心部位最低,边界模糊不清,后方回声稍增强,所有回声减低部位均有明显压痛。在恢复期由于淋巴细胞和浆细胞的浸润及一定程度纤维化性增生,超声可见甲状腺内不均匀回声增强并伴有小片状低回声区或伴轻微血运增加的等回声区。彩色多普勒血流显像(CDFI)检查发现异常回声周边有较丰富的血流信号,而内部血流信号较少,甲状腺上动脉流速增高不明显。与之不同,肿瘤则表现为异常回声区内部血流信号丰富,边缘缺乏。

5.甲状腺针吸细胞学检查(FNAC)

以滤泡细胞破坏为特征,可见分叶细胞、单核细胞、多核巨细胞浸润,微脓肿形成和纤维化。病程晚期往往见不到典型表现,纤维化病变明显时也可出现"干抽"现象。FNAC不作为诊断本病的常规检查,当诊断困难或合并其他甲状腺疾病时可考虑应用。

6.其他

该病导致甲状腺滤泡细胞破坏及甲状腺球蛋白(TG)水解,致使血清 TG 水平明显增高,与甲状腺破坏程度一致,且恢复很慢。C-反应蛋白可增高。少数患者轻度贫血,血小板升高,早期白细胞可增高。甲状腺球蛋白抗体(TGAb)、甲状腺过氧化物酶抗体(TPOAb)阴性或水平很低。在疾病后期甚至恢复后,TGAb、TPOAb 可一过性升高,但并不导致持续自身免疫反应。CT 与 MRI 可发现甲状腺肿大、结节,增强后组织呈不均匀改变,但灵敏度较低,主要用于排除其他疾病,不作为常规检查项目。

(六)诊断

依据病史、症状、体征和实验室检查,一般诊断多无困难,但不典型病例常易误诊,国内报道误诊率为 12%～48%。

(1)甲状腺肿大、疼痛、质硬、触痛,常伴上呼吸道感染的症状和体征(发热、乏力、食欲缺乏、颈淋巴结肿大等)。

(2)血沉增快。

(3)甲状腺摄碘率受抑制。

(4)一过性甲状腺毒症。

(5)血清 TGAb 和/或 TPOAb 阴性或低滴度。

(6)FNAC 或活组织检查可见多核巨细胞或肉芽肿改变。

符合上述 4 项即可诊断亚甲炎。对于临床表现不典型者,应进行 FNAC 以明确诊断,尤其是病变局限于单个结节或者单个侧叶者。有淋巴瘤或未分化癌误诊为亚甲炎的病例报道。

(七)鉴别诊断

除急性化脓性甲状腺炎和结节性甲状腺肿出血以外,诊断该病时还需与以下疾病鉴别。

1.桥本甲状腺炎

少数病例可以有甲状腺疼痛、触痛,活动期 ESR 可轻度升高,并可出现短暂性甲状腺毒症和摄碘率降低,但该病无全身症状。既往患有甲状腺肿或自身免疫性甲状腺病、具有高滴度

TG-Ab和/或 TPO-Ab 有助于疼痛性桥本甲状腺炎的诊断。两病可合并存在,FNAC 可明确诊断。

2.甲状腺癌

快速生长可出现局部疼痛,但无全身中毒症状,甲状腺质硬、表面不光滑,活动度差,可出现区域淋巴结肿大,FNAC 可见肿瘤细胞。

(八)治疗

1.早期治疗

早期治疗以减轻炎性反应及缓解疼痛为目的。轻症可用阿司匹林(1~3 g/d,分次口服)、非甾体抗炎药(如吲哚美辛 75~150 mg/d,分次口服)等。

2.急性期

急性期首选肾上腺皮质激素类药物,初始剂量:泼尼松 30~40 mg/d,维持 1~2 周,根据症状、体征及血沉的变化缓慢减少剂量,总疗程为 6~8 周。过快减量、过早停药可使病情反复,根据红细胞沉降率调整激素用量,当红细胞沉降率下降或恢复正常时,泼尼松开始减量。

糖皮质激素使用注意事项如下。

(1)糖皮质激素虽适用于疼痛剧烈、体温持续显著升高、水杨酸或其他非甾体抗炎药物治疗无效者,可缓解疼痛(24~48 h),但是并不能在早期或晚期防止甲状腺功能异常。

(2)有报道以甲状腺摄碘率恢复正常作为糖皮质激素停药指征的观察组较以血沉降至正常作为停用指征的对照组复发率低。文献报道霍奇金淋巴瘤误诊为亚甲炎的患者应用激素后疼痛症状也可得到缓解,因此需警惕。

(3)部分患者对糖皮质激素治疗的反应不敏感,需考虑以下处理:①加用非甾体抗炎药;②反复发作者宜增加糖皮质激素原有剂量;③超声检查,必要时行 FNAC 和 CT 检查,除外其他甲状腺疾病如甲状腺癌或脓肿。

3.甲状腺毒症明显者

甲状腺毒症明显者,可以使用 β 受体阻滞剂。病程中当甲状腺滤泡组织遭受破坏后,释放大量甲状腺素,可出现一过性"甲状腺功能亢进期",可不处理或给予小剂量普萘洛尔,不用抗甲状腺功能亢进药物,症状缓解即停药,一般 2~3 周症状消失。甲状腺激素可应用于甲减症状明显、持续时间久者;由于 TSH 降低不利于甲状腺细胞恢复,故宜短期、小剂量使用,而大量应用甲状腺激素可能过度抑制 TSH,永久性甲减需长期替代治疗。

(九)预后

亚甲炎常在几周或几个月内自行缓解,整个病程为 6~12 个月。复发者罕见(2%~4%)。5%~10%的患者发生永久甲减,需终身替代治疗。文献报道超声检查所测低回声区体积并不能预测持续性甲减的发生。少数患者在本病之后又发生了 Graves 病。

三、慢性淋巴细胞性甲状腺炎

(一)定义与流行病学

慢性淋巴细胞性甲状腺炎(chronic lymphocytic thyroiditis,CLT)又称自身免疫性甲状腺炎,是一种以自身甲状腺组织为抗原的慢性炎症性自身免疫性疾病。它包括两种类型:一种为甲状腺肿型,即桥本甲状腺炎(Hashimoto thyroiditis,HT);另一种为甲状腺萎缩型,即萎缩性甲状腺炎(atrophic thyroiditis,AT)。临床上以 HT 常见。近年来 CLT 发病有增多趋势,在人群中的发病率可高达(22.5~40.7)/10万,西方国家CLT占甲状腺疾病的10%,我国所占比例为3%左右。各年龄段均可发病,但以30~50岁多见,90%发生于女性,且有家族多发倾向。

(二)病因与发病机制

病因目前尚不清楚,一般认为本病的发病是由多方面因素引起的。

1.遗传因素

CLT具有一定的遗传倾向,10%~15%的CLT患者有家族史,目前肯定的遗传易感基因包括人类白细胞抗原(HLA)和细胞毒性T淋巴细胞相关抗原-4(CTLA-4)。

2.自身免疫因素

本病是公认的器官特异性自身免疫性疾病,特征是存在甲状腺过氧化物酶抗体(TPOAb)和甲状腺球蛋白抗体(TGAb)。TPOAb通过抗体介导的细胞毒(ADCC)作用和补体介导的细胞毒作用影响甲状腺激素的合成。CLT患者中TGAb IgG亚群的分布以IgG1、IgG2、IgG4为主,高滴度IgG1、IgG2的存在提示由亚临床甲减发展至临床甲减的可能。TSH受体刺激阻断性抗体(TSBAb)占据TSH受体,亦是甲状腺萎缩和功能低下的原因。

3.环境因素

(1)高碘:长期摄入高碘可导致甲状腺球蛋白的碘化增加,致使其抗原性增加而诱发免疫反应。

(2)硒缺乏:硒在甲状腺抗氧化系统和免疫系统,以及甲状腺激素的合成、活化、代谢过程中发挥重要的作用,硒缺乏可降低谷胱甘肽过氧化物酶的活性,导致过氧化氢浓度升高而诱发炎症反应。

(3)感染:感染可诱导自身抗原表达。受感染的病毒或细菌又因含有同甲状腺抗原类似的氨基酸序列,可通过"分子模拟"激活特异性CD_4^+ T淋巴细胞。该细胞促使CD_8^+ T淋巴细胞以及B淋巴细胞浸润甲状腺,CD_8^+ T细胞可直接杀伤甲状腺细胞,B细胞则产生抗甲状腺抗体导致甲状腺细胞的破坏。

(4)其他:应用胺碘酮、IFN-α治疗、锂盐、吸烟等都与本病的发展有关。

4.凋亡

也有研究表明,CLT甲状腺细胞的破坏可能是浸润淋巴细胞局部释放的细胞因子所诱导的Fas死亡路径分子的不恰当表达和凋亡调控蛋白Bcl-2下调所致细胞凋亡的结果。

(三)病理

CLT腺体呈弥漫性肿大,色白或灰白,质地较硬韧,表面不平可稍呈结节状或可见一个至多个结节,切面均匀可呈分叶状。镜检可分为:①淋巴细胞型,滤泡上皮细胞多形性,有中至大量的淋巴细胞浸润。②嗜酸性粒细胞型,较多的胞质丰富而红染的嗜酸性粒细胞及大量淋巴细胞浸润。③纤维型,显著的纤维化和浆细胞浸润。

(四)临床表现

本病的临床表现多种多样,可以表现为甲状腺功能正常,也可表现为甲状腺功能减退、甲状腺功能亢进、颈痛和发热类似亚急性甲状腺炎症表现、有临床表现但甲状腺功能正常的假性甲状腺功能亢进或假性甲状腺功能减退、亚临床甲状腺功能减退、甲状腺弥漫性肿大、结节性肿大或只见甲状腺单个结节等多种类型。

1.病史及症状

多见于30~50岁女性,起病隐匿,发展缓慢,病程较长。主要表现为甲状腺肿大,多数为弥漫性,少数可为局限性,部分以颜面、四肢肿胀感起病。

2.体格检查

甲状腺呈弥漫性或局限性肿大,质较硬但不坚且伴有韧感,边界清楚,无触痛,表面光滑,部分甲状腺可呈结节状,颈部淋巴结不肿大,部分可有四肢黏液性水肿。

(1)典型病例的临床表现。①发展缓慢,病程较长,早期可无症状,当出现甲状腺肿时,病程一般已达2~4年。②常见症状为全身乏力,许多患者没有咽喉部不适感,10%~20%的患者有局部压迫感或甲状腺区的隐痛,偶尔有轻压痛。③甲状腺多为双侧对称性、弥漫性肿大,峡部及锥状叶常同时增大,也可单侧性肿大。甲状腺往往随病程发展而逐渐增大,但很少压迫颈部出现呼吸和吞咽困难。触诊时,甲状腺质地坚韧,表面可光滑或细砂粒状,也可呈大小不等的结节状,一般与周围组织无粘连,吞咽运动时可上下移动。④颈部淋巴结一般不肿大,少数病例也可伴颈部淋巴结肿大,但质软。

(2)不典型表现。值得注意的是,CLT的临床表现往往并不典型,或与其他甲状腺疾病或自身免疫性疾病合并存在,主要的不典型表现有以下几点。①桥本甲亢:即 Graves 病和 CLT 合并存在,也可相互转化,患者可有甲亢的临床表现,高滴度 TGAb 和 TPOAb,可有 TSH 受体抗体(TSAb)阳性,甲状腺的 ^{131}I 吸收率增高,并且不受 T_3 所抑制,病理学同时有 Graves 病和 CLT 特征性改变。②突眼型:以浸润性突眼为主,可伴有甲状腺肿。甲状腺功能正常,TGAb、TPOAb 阳性,部分患者可测到 TSAb 及致突眼免疫球蛋白。③类亚急性甲状腺炎型:临床表现类似亚急性甲状腺炎,起病急,甲状腺增大伴疼痛,^{131}I 吸收率测定正常,T_3、T_4 正常,TGAb、TPOAb 高滴度阳性。④青少年型:CLT 约占青少年甲状腺肿大的 40%。青少年型 CLT 的甲状腺功能正常,TGAb、TPOAb 滴度较低,临床诊断比较困难。有部分患者甲状腺肿大较缓慢,称青少年增生型。甲状腺组织内缺乏嗜酸性粒细胞,往往无全身及其他局部症状,出现甲减的患者可影响生长发育。⑤伴发甲状腺肿瘤型:CLT 多伴发甲状腺癌,甚至为甲状腺癌的前兆,常表现为孤立性结节、质硬,TGAb、TPOAb 滴度较高,结节可能部分为甲状腺瘤或甲状腺癌,周围部分为 CLT。故临床遇到下列情况时,应考虑合并肿瘤的可能,进行 FNAC 或切除活检:甲状腺痛明显,甲状腺素治疗无效;甲状腺素治疗后腺体不缩小反而增大;甲状腺肿大伴颈部淋巴结肿大且有压迫症状;腺体内有单个冷结节,不对称,质硬。⑥纤维化型(萎缩型):病程较长的患者,可出现甲状腺广泛或部分纤维化,表现为甲状腺萎缩、质地坚硬,TGAb 和 TPOAb 可因甲状腺破坏、纤维化而不高,甲状腺功能亦减退,组织切片显示与 CLT 相同。常误诊为原发性甲减或甲状腺癌,是导致成年人黏液性水肿的主要原因之一。⑦伴发其他自身免疫性疾病:表现为多发性自身免疫性疾病,如 CLT 伴白癜风、Addison 病、糖尿病、恶性贫血、斑秃(图 4-4)、特发性甲状旁腺功能低下、重症肌无力、系统性红斑狼疮等疾病,也有人称"自身免疫性多腺体衰竭综合征"或"多肉芽肿衰竭综合征"。如多发性内分泌腺瘤综合征 II 型(Addison 病,AITD,1 型糖尿病,性腺功能减退症)的表现之一。⑧桥本脑病:严重而罕见,临床表现可为血管炎型和弥漫性进展型。血管炎型,以脑卒中样发作反复出现为特征;弥漫性进展型,可出现意识障碍、精神错乱、嗜睡或昏迷。脑脊液检查异常,表现为蛋白含量升高,单核细胞增多。甲状腺抗体阳性,尤其是 TPOAb 滴度高。甲状腺激素水平一般正常或偏低。脑电图可出现异常。本病治疗以皮质激素效果好,甲状腺素也有较好的疗效。

(五)辅助检查

1.实验室检查

(1)早期甲状腺功能可正常,桥本甲亢者甲状腺功能轻度升高,随着病程进展,T_3、T_4 可下降,TSH 升高,TPOAb、TGAb 阳性,二者(放射免疫双抗体测定法)大于 50％有诊断意义,但自身抗体阴性不能否定 CLT 的诊断。

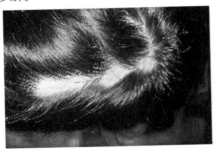

图 4-4　桥本甲状腺炎合并斑秃

(2)过氯酸钾排泌试验约 60％阳性。

(3)血清丙种球蛋白增高,清蛋白下降。

2.病理检查

FNAC 或病理切片,可见淋巴细胞和浆细胞,甲状腺滤泡上皮细胞可表现增生、缩小、萎缩、结构破坏及间质纤维组织增生等不同改变。有时 HE 切片难以区别良、恶性,需采用免疫组化法染色进行鉴别。FNAC 创伤小,不易造成穿刺道癌细胞脱落转移及容易被医师和患者接受的优点,是美国《甲状腺结节和分化型甲状腺癌诊治指南》中 A 级推荐方法,认为是最准确、最有效的方法,结果可分为良性、恶性、可疑恶性和不能诊断 4 种,对甲状腺疾病的敏感性达 86％,精确率 75％,但也存在一定的假阴性率,特别是对于甲状腺滤泡性疾病不能诊断。另外,细针穿刺细胞学检查必须具有以下三个条件:①样本的量足够;②由经验丰富的细胞学家读片;③穿刺到所指定的病变部位,否则常可误诊或漏诊。

3.影像学检查

(1)甲状腺超声:峡部增厚,弥漫性低回声内出现短线状强回声并形成分隔状或网格状改变,对本病诊断具有较高的特异性。

(2)甲状腺放射性核素显像:表现为显影密度不均,呈不规则的稀疏与浓集区,边界不清或为"冷"结节。

(3)甲状腺摄碘率:此病后期甲状腺摄^{131}I 率逐渐降低,出现明显甲减表现。

(4)CT 和 MRI 检查:除可了解甲状腺本身的情况外,还可明确其与周围组织的关系。CT 扫描表现为甲状腺两叶对称性弥漫性增大或一叶腺体增大更为明显,密度均匀,明显减低,接近软组织密度,无腺内更低密度结节影及钙化影,边界清楚,增强扫描呈均匀强化。

(六)诊断

目前对 CLT 的诊断标准尚未统一,应用最多的还是 1975 年 Fisher 提出的 5 项诊断指标:①甲状腺弥漫性肿大,质坚韧,表面不平或有结节。②TGAb、TPOAb 阳性。③血 TSH 升高(正常者<10 ng/dL)。④甲状腺扫描有不规则浓聚或稀疏。⑤过氯酸钾排泌试验阳性。5 项中具有 2 项可拟诊,具有 4 项者可确诊。这个标准在多数情况下是适用的,诊断正确率为 70％～90％。

一般在临床中只要具有典型 CLT 临床表现,血清 TGAb、TPOAb 阳性即可临床诊断为 CLT。但具有典型表现者较少,非典型病例常被误诊为甲状腺其他疾病,据统计手术治疗的 CLT 术前误诊率可高达 75％～100％,因此对临床表现不典型者,需要有高滴度的抗甲状腺抗体测定方能诊断。对这些患者如查血清 TGAb、TPOAb 为阳性,应给予必要的影像学检查协诊,并给予甲状腺素诊断性治疗,必要时应以 FNAC 或冷冻切片组织学检查确诊。

(七)鉴别诊断

该病需与以下疾病相鉴别。

1.Riedel 甲状腺炎

Riedel 甲状腺炎又称慢性纤维性甲状腺炎,可有不同程度的甲状腺肿大,甲状腺结构破坏被大量纤维组织取代。病变常超出甲状腺,侵袭周围组织,产生压迫症状,如吞咽、呼吸困难、声嘶、喉鸣等。压迫症状与甲状腺肿大程度不成正比。T_3、T_4、TSH、^{131}I 摄取率大多正常。当病变侵犯甲状腺两叶时,T_3、T_4、TSH、^{131}I 摄取率低于正常。主要确诊依赖于病检。

2.弥漫性毒性甲状腺肿(Graves 病)

桥本甲亢与 Graves 病临床均可见代谢亢进等表现,桥本甲亢的临床症状较轻微,不伴或较少出现突眼和胫前黏液性水肿。桥本甲亢患者可检出高效价的 TGAb 和 TPOAb,T_3、T_4 轻度升高;Graves 病亦可出现 TGAb 和 TPOAb,但滴度较低,T_3、T_4 明显升高。放射性核素显像桥本甲亢时甲状腺显影密度不均,呈不规则的浓集和稀疏;Graves 病时甲状腺呈均匀的放射性浓集区。甲状腺摄碘率桥本甲亢时正常或增高,但可被 T_3 抑制;而 Graves 病患者的摄碘率明显增高,且不能被 T_3 抑制。

3.甲状腺癌

CLT 中甲状腺癌的发生率为 5%～17%,比普通人群高 3 倍。二者均可有甲状腺结节样改变,但甲状腺癌结节质硬、固定,肿大的甲状腺或甲状腺结节在近期内显著增大,压迫喉返神经、声音嘶哑是甲状腺癌的晚期特征。甲状腺癌核素显像显示局部改变,而 CLT 核素显像的改变呈弥漫性。

4.甲状腺恶性淋巴瘤

病理学家观察到几乎所有恶性淋巴瘤患者的甲状腺组织都存在不同程度的 HT 表现。也有认为重度慢性淋巴细胞性甲状腺炎可向恶性淋巴瘤转变。多数甲状腺恶性淋巴瘤的肿块增大迅速,颈淋巴结肿大,很快出现压迫症状,甲状腺扫描为冷结节,两者鉴别并不困难。然而 HT 合并恶性淋巴瘤,尤其是无肿块的甲状腺恶性淋巴瘤的区别较难,需做病理学检测。

(八)治疗

从临床经验看,半数以上 CLT 患者不需要治疗,部分患者需应用甲状腺激素替代治疗,只有少数情况需要外科处理。

1.内科治疗

(1)限碘:限制碘摄入量在安全范围(尿碘 100～200 $\mu g/L$)有助于阻止甲状腺自身免疫破坏进展。

(2)随诊观察:①甲状腺功能正常者;②合并亚临床甲减(仅有 TSH 升高),TSH<10 mU/L。

(3)甲状腺激素替代治疗:①合并亚临床甲减,TSH>10 mU/L;②合并临床甲减[TSH 升高且 T_3 和/或 T_4 降低]者。甲状腺激素替代治疗通常予 L-T_4 50～100 $\mu g/d$,逐步增至 200～300 $\mu g/d$,直至腺体缩小,TSH 降至正常,然后逐步调整至维持量。

(4)合并甲亢者:一般不用抗甲状腺药物,为控制甲亢症状可用 β 受体阻滞剂(如普萘洛尔)治疗。个别甲亢症状不能控制者、可适当应用小剂量抗甲状腺药物,但时间不宜太长,并根据甲状腺功能监测情况及时调整剂量或停药,以免导致严重甲减。

(5)甲状腺迅速肿大、伴局部疼痛或压迫症状时,可给予糖皮质激素治疗(泼尼龙 30 mg/d,分 3 次口服,症状缓解后逐渐减量,代之以 $L\text{-}T_4$ 口服)。

(6)细胞因子调节、基因治疗、补硒治疗等方法也为本病治疗展示了新的途径,但还未广泛应用于临床。

2.外科治疗

长期以来对 CLT 是否需要外科治疗一直存在争议。一种观点认为,CLT 是自身免疫性疾病,呈慢性经过,发展趋势是永久性甲减,任何不恰当的手术治疗都将加速甲减的进程,手术并不能从根本上治疗 CLT,因此主张首选药物治疗。另一种观点则认为,切除部分甲状腺组织可降低免疫负荷,增加药物治疗效果,并取得病理诊断或早期发现并发癌,如果手术方式选择恰当,甲状腺功能减退发生率仅为 4.7%～9.7%,手术治疗安全可行。目前多数学者认为对 CLT 手术指征应适当放宽,特别是对年轻女性,但应合理选择手术方式,即遵循个体化治疗方案。

手术指征:①甲状腺肿大,压迫症状明显,如呼吸困难,给予甲状腺素治疗 2～3 个月无效(结节或甲状腺缩小不明显并有压迫症状);②增大的甲状腺影响美容;③甲状腺结节大于 2 cm,扫描为冷结节、质硬高度怀疑癌(结节迅速增大、单发实性结节、结节有钙化或针吸怀疑有癌细胞);④甲状腺疼痛明显,尤其是复发性疼痛,对症处理无效者;⑤并发甲亢反复发作,或并发重度甲亢者。

手术方式的选择应根据手术目的和冷冻切片检查结果确定,可遵循如下原则。

(1)单纯性 CLT,至少需完整保留一侧腺叶,或仅作峡部切除以缓解压迫症状。

(2)并发重度甲亢者,可做双侧甲状腺次全切除术。

(3)并发甲状腺腺瘤或结节性甲状腺肿者,需切除可见病灶,并尽量多保留甲状腺组织。

(4)CLT 并甲状腺癌的手术方式,既要考虑甲状腺癌的根治性原则,又要兼顾 CLT 的特殊性:①术前针吸细胞学检查或术中冷冻切片检查明确诊断并发甲状腺癌者,根据甲状腺癌的根治性原则选择手术方式。②术中冷冻切片排除并发甲状腺癌者,施行峡部和可疑结节切除术。③术中冷冻切片不能确诊或术中冷冻切片漏诊,术后石蜡切片确诊并发甲状腺癌者,根据甲状腺癌的根治性原则再手术。

(张丽丽)

第二节　甲状腺结节

一、概述

甲状腺结节是临床常见疾病。流行病学调查显示,在一般人群中采用触诊的方法,甲状腺结节的检出率为 3%～7%;采用高分辨率超声,其检出率可达 19%～67%。甲状腺结节在女性和老年人群中多见。虽然甲状腺结节的患病率很高,但仅有约 5% 的甲状腺结节为恶性,因此甲状腺结节处理的重点在于良性与恶性的鉴别。

二、病因及分类

多种甲状腺疾病都可以表现为甲状腺结节,包括局灶性甲状腺炎症、甲状腺腺瘤、甲状腺囊肿、结节性甲状腺肿、甲状腺癌、甲状旁腺腺瘤或囊肿、甲状舌管囊肿等。此外,先天性一叶甲状腺发育不良而另一叶甲状腺增生,以及甲状腺手术后及放射性碘治疗后残留甲状腺组织的增生亦可表现为甲状腺结节。

常见病因:①局灶性甲状腺炎。②多结节性甲状腺肿的显著部分。③甲状腺囊肿,甲状旁腺囊肿,甲状舌管囊肿。④一叶甲状腺发育不良。⑤术后残留甲状腺的增生或瘢痕形成。⑥放射性碘治疗后残留甲状腺组织的增生。⑦良性腺瘤:滤泡性、单纯型、胶样型(大滤泡型)、胎儿型(小滤泡型)、胚胎型(梁状型)、Hurther细胞(嗜酸细胞型);甲状旁腺腺瘤;其他少见类型如畸胎瘤、脂肪瘤、血管瘤等。⑧甲状腺恶性肿瘤:乳头状甲状腺癌、滤泡状甲状腺癌、甲状腺髓样癌、未分化甲状腺癌、转移癌、甲状腺肉瘤、甲状腺淋巴瘤。

三、诊断

甲状腺结节诊断的首要目的是确定结节为良性还是恶性,可以通过询问病史、物理检查、甲状腺细针穿刺细胞学检查及超声、扫描等确定诊断(图4-5)。

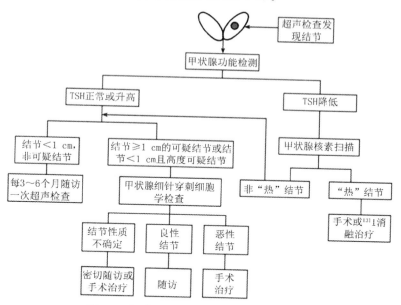

图4-5 甲状腺结节的临床评估和处理流程

(一)病史及体格检查

目前已知的影响结节良恶性的因素包括年龄、性别、放射线照射史、家族史等。儿童及青少年甲状腺结节中恶性的比率明显高于成人。年龄>60岁以上者恶性的比率增加,且未分化癌的比例明显增高。成年男性甲状腺结节的患病率较低,但恶性的比例高于女性。与甲状腺癌发生相关的、最重要的危险因素为放射线暴露,既往有头颈部放射照射史及核素辐射史者,甲状腺结节和甲状腺癌的发生率明显增高。患者的家族史对甲状腺结节的判定也有一定的帮助,有甲状腺肿家族史和地方性甲状腺肿地区居住史者甲状腺肿的发生率较高。有甲状腺癌家族史及近期出现的甲状腺结节增长较快,或伴有声音嘶哑、吞咽困难和呼吸道梗阻者提示可能为恶性。

大多数甲状腺结节患者没有临床症状,仅表现为无痛性颈部包块,合并甲状腺功能异常时,可出现相应的临床表现,部分患者由于结节侵犯周围组织出现声音嘶哑、压迫感、呼吸/吞咽困难等压迫症状。甲状腺的肿块有时较小,不易触及,容易漏诊。检查时要求患者充分暴露颈部,仔细触诊。正常的甲状腺轮廓视诊不易发现,若看到甲状腺的外形常提示甲状腺肿大。触诊检查时要注意甲状腺的大小、质地、有无肿块及肿块的数目、部位、边界、活动度、肿块有无压痛及颈部有无肿大的淋巴结等,提示恶性病变的体征包括结节较硬,与周围组织粘连固定,局部淋巴结肿大等。

(二)实验室检查

甲状腺结节患者均应行甲状腺功能检测。血清促甲状腺激素(thyroid stimulating hormone,TSH)水平降低提示可能为自主功能性或高功能性甲状腺结节,需行甲状腺核素扫描进一步判断结节是否具有自主摄取功能,功能性或高功能性甲状腺结节中恶性的比例极低。甲状腺自身抗体阳性提示存在桥本甲状腺炎,但不排除同时伴有恶性疾病,因乳头状甲状腺癌和甲状腺淋巴瘤可与桥本甲状腺炎并存。甲状腺球蛋白(thyroglobulin,Tg)是甲状腺产生的特异性蛋白,由甲状腺滤泡上皮细胞分泌,多种甲状腺疾病可引起血清 Tg 水平升高,包括分化型甲状腺癌、甲状腺肿、甲状腺组织炎症或损伤、甲状腺功能亢进症等,因此血清 Tg 测定对甲状腺结节的良性与恶性鉴别没有帮助,临床主要用于分化型甲状腺癌手术及清甲治疗后的随访监测。分化型甲状腺癌行甲状腺全切及 ^{131}I 清甲治疗后,体内 Tg 很低或测不到,在随访过程中如果血清 Tg 升高提示肿瘤复发。降钙素由甲状腺滤泡旁细胞(C 细胞)分泌,降钙素升高是甲状腺髓样癌的特异性标志,如疑及甲状腺髓样癌应行血清降钙素测定。

(三)超声检查

高分辨率超声检查是评估甲状腺结节的首选方法,可以探及直径 2 mm 以上结节,已在甲状腺结节的诊断过程中广泛使用。颈部超声可确定甲状腺结节的大小、数量、位置、囊实性、形状及包膜是否完整、有无钙化、血供及与周围组织的关系等情况,同时可评估颈部有无肿大淋巴结以及淋巴结的大小、形态和结构特点,是区分甲状腺囊性或实性病变的最好无创方法。此外,对甲状腺良恶性病变的鉴别也有一定价值。以下超声征象提示甲状腺癌的可能性大:①实性低回声结节;②结节内血供丰富;③结节形态和边缘不规则,"晕征"缺如;④微小钙化;⑤同时伴有颈部淋巴结超声影像异常,如淋巴结呈圆形、边界不规则、内部回声不均或有钙化、皮髓质分界不清、淋巴门消失等。在随访过程中超声检查还可以较客观地监测甲状腺结节大小的变化。较小而不能触及的结节可在超声引导下进行细针穿刺。甲状腺癌术后患者定期颈部超声检查可以帮助确定有无局部复发。

(四)甲状腺核素显像

适用于评估直径＞1 cm 的甲状腺结节,根据对放射性核素的摄取情况,甲状腺结节可以分为"热"结节、"温"结节、"冷"结节。除极少数的滤泡状甲状腺癌外,绝大多数可自主摄取放射性核素的"热"结节均为良性病变。放射性核素的摄取与周围组织相似或略高于周围组织的"温"结节通常也为良性。甲状腺恶性肿瘤通常表现为放射性核素摄取极低的"冷"结节,但冷结节中只有不足 20% 为恶性,80% 以上为良性,如甲状腺囊性病变、局灶性甲状腺炎等,都表现为"冷"结节。核素显像在甲状腺结节良恶性鉴别中的作用有限,一般临床考虑甲状腺结节为高功能者首选核素扫描,否则核素扫描不作为甲状腺结节的首选检查。

有些化学物质与癌组织的亲和力较高,经同位素标记后用于亲肿瘤甲状腺显像,如^{99m}锝-甲氧基异丁基异腈(^{99m}Tc-MIBI)、^{201}铊(^{201}Tl)、^{131}铯(^{131}Cs)等。虽然它们与恶性肿瘤的亲和力较高,扫描常呈阳性(即浓聚放射性物质),但并不是特异性的。有些代谢较活跃的组织(如自主功能性甲状腺腺瘤)或富含线粒体的组织(如桥本甲状腺炎的嗜酸性粒细胞)也可呈阳性。因此,对这些亲肿瘤现象的结果必须结合其他资料综合分析。

PET/CT 显像是目前较为先进的核医学诊断技术,^{18}F-FDG 是最重要的显像剂。PET 显像能够反映甲状腺结节摄取和代谢葡萄糖的状态,但并非所有的甲状腺恶性结节都在^{18}F-FDG PET 显像中表现为阳性,某些良性结节也会摄取^{18}F-FDG,因此单纯依靠^{18}F-FDG PET 显像也不能准确鉴别甲状腺结节的良、恶性。

(五)放射学诊断

CT 和 MRI 作为甲状腺结节的诊断手段之一,可以显示结节与周围解剖结构的关系,明确病变的范围及其对邻近器官和组织的侵犯情况,如对气管、食管等有无压迫和破坏,颈部淋巴结有无转移等,但它们在评估甲状腺结节的良、恶性方面并不优于超声。CT 和 MRI 对微小病变的显示不及超声,但对胸骨后病变的显示较好。

(六)甲状腺细针抽吸细胞学检查

甲状腺细针抽吸细胞学检查(fine needle aspiration biopsy,FNAB)是甲状腺结节诊断过程中的首选检查方法,该方法简便、安全、结果可靠,对甲状腺结节的诊断及治疗有重要价值,被视为术前诊断甲状腺结节的“金标准”,通常分为恶性、可疑恶性、不确定性及良性。甲状腺细针穿刺对甲状腺乳头状癌、甲状腺髓样癌和未分化甲状腺癌等具有可靠的诊断价值,由于甲状腺滤泡状癌和滤泡细胞腺瘤的区别为有无包膜和血管浸润,因此细胞学检查一般无法区分甲状腺滤泡状癌和滤泡状腺瘤。

凡直径>1 cm 的甲状腺结节,均可考虑 FNAB 检查。直径小于 1 cm 的甲状腺结节,如存在下述情况可考虑超声引导下细针穿刺:①超声提示结节有恶性征象;②伴颈部淋巴结超声影像异常;③童年期有颈部放射线照射史或辐射暴露史;④有甲状腺癌病史或家族史;⑤^{18}F-FDG PET 显像阳性。

甲状腺粗针穿刺也可以获得组织标本供常规病理检查所用。如细胞学不能确定诊断且结节较大者可行粗针穿刺病理检查,但不足之处是创伤较大。

(七)分子生物学检测

经 FNAB 仍不能确定良、恶性的甲状腺结节,对穿刺标本或外周血进行甲状腺癌的分子标志物检测,如 BRAF 突变、Ras 突变、RET/PTC 重排等,能够提高诊断准确率。BRAF 基因突变和 RET/PTC 重排对甲状腺乳头状癌的诊断具有较好的特异性。虽然 RAS 基因突变对甲状腺乳头状癌和甲状腺滤泡状癌并非特异,但其同样具有临床意义。如细胞学检查为“滤泡性病变”同时伴 RAS 突变阳性,提示为滤泡变异型乳头状甲状腺癌或甲状腺腺瘤。RET 基因突变与遗传性甲状腺髓样癌的发生有关。

四、治疗

甲状腺结节的临床评估和处理流程见图 4-5。这里主要讨论良性甲状腺结节的治疗原则,甲状腺癌的治疗见后文。一般来说,良性甲状腺结节可以通过以下方式处理。

（一）随访观察

多数良性甲状腺结节仅需定期随访，无须特殊治疗，如果无变化，可以长期随访观察。少数情况下可选择下述方法治疗。

（二）手术治疗

良性甲状腺结节一般不需手术治疗。手术治疗的适应证：①出现与结节明显相关的局部压迫症状。②合并甲状腺功能亢进，内科治疗无效。③结节位于胸骨后或纵隔内。④结节进行性生长，临床考虑有恶变倾向或合并甲状腺癌高危因素者。因外观或思想顾虑过重影响正常生活而强烈要求手术者，可作为手术的相对适应证。

（三）甲状腺激素抑制治疗

良性病变可直接行甲状腺激素抑制治疗，也可用于随访过程中结节增大者。TSH 抑制治疗的原理是，应用 $L\text{-}T_4$ 将血清 TSH 水平抑制到正常低限或低限以下，从而抑制和减弱 TSH 对甲状腺细胞的促生长作用，达到缩小甲状腺结节的目的。在抑制治疗过程中结节增大者停止治疗，直接手术或重新穿刺。抑制治疗 6 个月以上结节无变化者也停止治疗，仅随访观察。长期甲状腺激素抑制治疗可引发心脏不良反应（如心率增快、心房颤动、左心室增大、心肌收缩性增强、舒张功能受损等）和骨密度降低。男性和绝经前女性患者可在治疗起始阶段将 TSH 控制于 <0.1 mU/L，1 年后若结节缩小则甲状腺激素减量使用，将 TSH 控制在正常范围下限。绝经后女性治疗目标为将 TSH 控制于正常范围下限。在治疗前应权衡利弊，不建议常规使用 TSH 抑制疗法治疗良性甲状腺结节，老年、有心脏疾病及骨质疏松者使用甲状腺激素抑制治疗更应慎重。

（四）^{131}I 治疗

^{131}I 主要用于治疗有自主摄取功能并伴有甲状腺功能亢进症的良性甲状腺结节。妊娠期或哺乳期是 ^{131}I 治疗的绝对禁忌证。^{131}I 治疗后 2～3 个月，有自主功能的结节可逐渐缩小，甲状腺体积平均减少 40%；伴有甲状腺功能亢进症者在结节缩小的同时，甲状腺功能亢进症症状、体征可逐渐改善，甲状腺功能指标可逐渐恢复正常。如 ^{131}I 治疗 4～6 个月后甲状腺功能亢进症仍未缓解、结节无缩小，应结合患者的临床表现和相关实验室检查结果，考虑再次给予 ^{131}I 治疗或采取其他治疗方法。^{131}I 治疗后，约有 10% 的患者于 5 年内发生甲减，随时间延长甲减发生率逐渐增加。因此，建议治疗后每年至少检测一次甲状腺功能，如监测中发现甲减，要及时给予 $L\text{-}T_4$ 替代治疗。

（五）其他治疗

治疗良性甲状腺结节的其他方法还包括超声引导下经皮无水酒精注射、经皮激光消融术等。采用这些方法治疗前，必须先排除恶性结节的可能性。

（徐笃瑞）

第三节　甲状腺激素抵抗综合征

一、概念

甲状腺激素抵抗综合征又称甲状腺激素不应症或甲状腺激素不敏感症，它是由 Refetoff 于

1967 年首先报道。本病以家族性发病为多见,少数病例呈散发性。在本病中甲状腺激素本身的结构、转运和降解代谢及透过周围组织的能力均正常,循环中也无甲状腺激素的拮抗物存在。其病因可能是甲状腺激素作用位点异常,或甲状腺激素与受体结合后的某些作用环节有缺陷。甲状腺激素受体或受体后缺陷导致体内靶组织器官对甲状腺激素的反应性降低,从而产生一系列病理生理的变化。因此,本病属受体缺陷性疾病。迄今为止,国外已报道本症数百例。国内尚无正式报道。本病并非罕见,只是易与一些常见的甲状腺疾病相混淆,临床上常被误诊和漏诊。

二、临床表现和分型

本病以家族性发病者居多,散发性病例约占 1/3。发病年龄大都在儿童及青年,年龄最小者为新生儿。男女两性均可罹患。由于垂体和外周组织对甲状腺激素不反应的程度有很大差异,临床表现多种多样。典型表现包括甲状腺轻度肿大,身材矮小,智力发育落后,计算力差,骨骼发育延迟及点彩状骨骼,骨骼畸形,如翼状肩胛、脊柱畸形、鸽胸、鸟样面容、舟状颅及第四掌骨短等。尚有部分患者有先天性耳聋、少动、缄默、先天性鱼鳞癣、胱氨酸尿等。若发病年龄迟,则无听力障碍。若成年后起病,则无上述骨骼畸形。由于本病起病年龄不同,靶器官不反应程度各异,其临床表现有极大差别,个别患者表现不典型,以致无任何临床证据,只能依赖实验室生化检查才能做出诊断,此种情况被称化学性甲状腺激素抵抗综合征。目前有报道本病患者注意力不集中,多动症患病率增加。多数文献将该病分为 3 类,其中包括 5 种类型。

(一)全身性甲状腺激素抵抗综合征

垂体和周围组织皆受累,依病情又分为两型,即甲状腺功能正常型(简称代偿型)和甲状腺功能减退型(简称甲减型)。

1.代偿型

本型病情较轻,多数为家族性发病,少数为散发者。家系调查发现患者双亲非近亲结婚,属常染色体显性遗传;由于未观察到男性遗传给男性子代,故不能排除 X 伴性遗传的可能性。本型患者垂体和外周组织对甲状腺激素不敏感的程度较轻,甲状腺的功能被高浓度 T_3、T_4 代偿而维持正常的状态。本型的临床特征是血中甲状腺素浓度增高,而临床甲状腺功能表现正常,其智力正常,没有感觉神经性聋哑,无骨骺愈合延迟,有不同程度的甲状腺肿大和骨化中心的延迟。血清中 T_3、T_4、FT_3、FT_4 均增高,TS 基础值增高或正常。TSH 昼夜节律正常,对 TRH 反应正常或升高,但 TSH 分泌不受高浓度 T_3 或 T_4 所抑制。

2.甲减型

Refetoff 等于 1967 年首次描述的家族性患者属本型,本型属常染色体隐性遗传。临床特征是血中甲状腺激素浓度显著性增高而伴有甲减表现。此种甲减与克汀病及黏液性水肿有区别,即代谢方面的临床表现不突出,可有智力发育落后,尤其是对计算感到困难,尚有骨骼成熟的落后及点彩样骨骼,骨骼发育延迟。有时尚有一些无法解释的异常表现,如翼状肩胛、脊柱畸形、鸽胸、鸟样颜面、第四掌骨短及舟状颅等。此外,尚可有先天性聋哑、少动、缄默、眼球震颤。本型甲状腺肿大除基础代谢率正常外,其余的甲状腺功能实验均符合甲亢,其中包括血清蛋白结合碘、T_3、T_4、FT_3、FT_4 均显著升高,血清 TSH 可测到,TRH 兴奋试验后可使 TSH 分泌增加,外源性给予大量 T_3 后却不能抑制 TSH 的分泌,反而使 TSH 对 TRH 反应增强。

(二)选择性外周组织对甲状腺激素抵抗综合征

本病特征为仅外周组织受累,对甲状腺激素不敏感,而垂体不受累,对甲状腺激素反应正常。

临床表现可有甲状腺肿大,无神经性耳聋及骨骺愈合延迟,血甲状腺激素和 TSH 正常但伴临床甲状腺功能减退,给予较大剂量甲状腺激素治疗可使病情好转,此病常易误诊。

(三)选择性垂体对甲状腺激素抵抗综合征

本型特征为垂体受累,对甲状腺激素反应不敏感,而外周组织不受累,对甲状腺激素反应正常。临床表现为明显的甲亢伴血中 TSH 浓度增高,但无垂体 TSH 肿瘤的证据。根据 TSH 对 TRH 及 T_3、T_4 反应性不同分为以下两型。

1.自主型

本病患者临床表现和实验室生化检查均符合典型甲亢,但伴血清 TSH 升高,垂体分泌 TSH 对 TRH 无显著反应,给高浓度 T_3 或 T_4 轻微抑制 TSH 浓度,予地塞米松亦轻微降低 TSH 浓度,但无垂体肿瘤证据。临床表现为甲状腺肿大,甲功亢进表现,但无神经性耳聋、骨骺愈合延迟。

2.部分型

本型患者临床表现为实验室生化检查符合甲亢,且 TSH 升高,垂体分泌 TSH 对 TRH、T_3 有反应,但垂体对 TRH 兴奋反应部分地被 T_3、T_4 抑制。临床表现同自主型。

三、发病机制

甲状腺激素抵抗综合征的确切发病机制尚不十分清楚。Refetoff 最初提出以下三种可能的发病机制。①甲状腺激素与 TBG 结合过多,造成有效的甲状腺激素不足。②甲状腺激素分子结构异常。③甲状腺激素不能自由进入靶组织。早期的研究均不支持这些推断,所以推测其发病原因可能是受体方面的缺陷。

Oppenheimer 等首先证实了大鼠肝、肾细胞核中存在高亲和力、有限结合容量的 T_3 特异性受体,以后在多种动物和人的组织细胞中发现了核 T_3 受体。T_3 与核受体结合是产生效应的始动环节,受体被 T_3 占据的饱和度、受体的容量、受体的亲和力都与细胞效应密切相关。不同组织中甲状腺激素受体(TRS)的亲和常数 K_a 相近,而 TRS 数量差异很大,如人外周血淋巴细胞和皮肤成纤维细胞均是对甲状腺激素敏感的靶细胞,但它们的每个细胞的受体数量却不相同,分别为 100～300 个和 3 000～5 000 个。发育成熟的各种组织的 TRS 数量与该组织对甲状腺激素的反应性密切相关。本病的发病机制与 TRS 缺陷有关,其缺陷的表现形式有多种。研究证明该病患者外周血中淋巴细胞 TRS 对 T_3 的亲和力仅为正常人的1/10,伴有 TRS 数量增加、结合容量增高。皮肤成纤维细胞的 TRS 缺陷表现为受体之间存在负协同效应,受体对激素的亲和力与饱和度呈函数关系,即随受体结合激素的增加,K_a 值降低。由此推测本病患者可能存在两种TRS,其中异常的受体可抑制 T_3 核受体复合物与染色质 DNA 的合成。也有研究显示,患者淋巴细胞结合甲状腺素的 K_a 值正常,但结合容量相当低,提示家族性生化缺陷可能是 TRS 蛋白的轻度缺乏。还有一些研究发现,某些患者不存在淋巴细胞或成纤维细胞 TRS 的异常。但不能排除这些患者其他靶组织如垂体、肝、肾、心等存在 TRS 缺陷。另一种可能是缺陷不在受体水平,而在受体后水平。1986 年用分子生物学方法克隆出 TRS,此后有关 TRS 的研究进展十分迅速。

随着分子生物学技术的应用,对 TRS 基因结构的研究逐步深入,近年来对本病的研究十分活跃。目前对它的认识已进入基因水平,初步揭示了其发病机制的分子缺陷及突变本质。在甲状腺激素抵抗综合征中 GRTH 病例最多,临床和实验室资料较完整,故对其受体基因的分析研究也较深入。此型患者受体基因改变仅出现在 TRβ 上,尚未发现有 TRα 基因异常。

大多数 GRTH 患者的遗传方式为常染色体显性遗传,基因分析发现是由于 TRβ 基因发生点突变所致,碱基替换多出现于 TRβ 的 B 结合区的中部及羟基端上,即外显子 6、7、8 上,导致受体与 β 亲和力减低。患者多为杂合子,说明一条等位基因的点突变即可引起甲状腺激素抵抗。少数 GRTH 的患者遗传方式是常染色体隐性遗传,基因分析发现为 TRβ 基因的大片缺失,出现在受体 DNA 结合区 T3 结合区上,患者均为纯合子,而仅有一条 TRβ 等位基因缺失的杂合子家族成员不发病。这些结果说明,在 GRTH 患者发病机制中最为重要的是点突变受体的显性抑制作用,而不是正常功能受体的数量减少。临床上患者的表现之所以复杂多样,可能系因为基因突变或缺失的多变性,导致了受体对 T3 亲和力或/和对 DNA 结合力各不相同及受体表达和功能状态有年龄相关性或/和组织特异性的缘故。

对 PRTH 患者的研究也发现了 33～13 基因的突变,点突变出现在外显子 8 上,但是否这些突变就是 PRTtt 的病因尚未确立。一些学者认为 PRTH 系选择性 TRβ 缺陷所致,因为 TRβ 仅分布于垂体及某些神经组织中。由于 TRβ 与胰岛来源于一个基因 33313,这种异常可能是由于 mRNA 转录后过程异常所致。PRTH 发病的另一种可能的原因是非受体因素,即垂体中使 T4 脱碘生成 T3 的特异 II 型 5' 脱碘酶有缺陷。PerRTH 是由于 TRα1 异常或 TRα2 异体过度表达等多种原因所致。

甲状腺激素抵抗综合征起先被认为是各有特征性改变的,然而临床表现的多样性及 GRTH 与 PRTH 基因突变的相似,改变了这种观点。目前,认为本病可能是 TRα 基因表达的多方面失调所致。总之,尽管本病确切的病因尚未完全明了,但已肯定甲状腺激素抵抗综合征发生在受体分子水平上,是一种典型的受体病。

四、诊断和鉴别诊断

本病临床差异较大,表现复杂多样,因此诊断常较困难。对有甲状腺轻度肿大、甲状腺素水平增高、临床甲状腺功能正常或反之有甲减表现者均应疑及本病。如 T3、T4 浓度增高,而 TSH 浓度正常或升高者,说明 T3、T4 对 TSH 分泌的负反馈作用减弱或消失。该类患者须进行 TRH 兴奋试验,以提高本病诊断率。测定血清性激素结合球蛋白(SHBG)可作为靶器官对甲状腺激素敏感性的一项体外试验,因为本病 SHBG 是正常的,而甲亢患者的 SHBG 是升高的。若患者有明显家族发病倾向,甲状腺轻度肿大,T3、T4、FT3、FT4 增高伴 TSH 水平升高,智力低下,骨骺成熟延迟,点彩状骨骼及先天性聋哑,则属典型病例。STRH 须与下列疾病区别。

(一)普通甲亢

T3、T4、FT3 及 FT4 增高是甲亢最常见现象,但它对 TSH 的分泌呈明显负反馈作用,其 TSH 水平明显减低甚至测不到。而 SRTH 患者 TSH 水平多数明显升高。

(二)垂体性甲亢垂体性甲亢

由 TSH 瘤引起,其特征是 TSH 分泌过多伴甲亢的临床表现。TSH 瘤引起的 TSH 分泌是自主性的,TSH 分泌既不受 T3、T4 反馈性调节的抑制作用,亦不受 TRH 兴奋作用的调节。蝶鞍分层摄影、TRH 兴奋试验对两者有重要鉴别价值。

(三)遗传性或获得性甲状腺结合蛋白增多症

甲状腺结合蛋白有三种,即甲状腺结合球蛋白(TBG)、甲状腺结合前清蛋白(TBPA)和清蛋白(ALb),其中以 TBG 最重要,它可结合 70%～75% 的 T3 和 T4。遗传性 TBG 增高或雌激素水平增高均可引起高 T_3、T_4 现象,然而这些患者 FT_3、FT_4 浓度正常,因此不难鉴别。当然,甲状腺激素抵抗综合征最可靠的诊断方法是采用分子生物学技术,从分子水平上检查证实甲状腺激素受体及其基因结构的缺陷。

五、治疗

成人 SRTH 的代谢表现很少需要特殊处理,但由于对儿童的生长发育、智力的提高影响很大,因此应予以矫正。本病治疗是十分困难的,由于临床类型不同,表现又错综复杂,因此治疗方法不一致。对于高激素血症的本身无须治疗,但可能诱发 TSH 分泌细胞的功能亢进。抗甲状腺药物可阻断甲状腺激素的合成,使血中甲状腺激素水平下降,TSH 水平升高,但基于 SRTH 患者不是由于甲状腺素水平升高所引起,而是受体缺陷造成的,因此,甲状腺素水平升高具有代偿意义,如用抗甲状腺药物,可使甲减临床症状加重,垂体 TSH 分泌细胞增生,使甲状腺肿大程度加重,对青少年生长发育的损害是不可逆的,所以,多数学者不主张应用抗甲状腺药物。只有对部分靶器官不反应型者,可在严密观察下试用抗甲状腺药物。甲状腺激素的使用要根据患病的类型和病情而定,而且应视患者对甲状腺激素的反应加以调整。GRTH 患者一般不需治疗,只是在少数情况下可给予外源性 T_4 或 T_3,这对婴幼儿患者尤其有益,他们需要提高甲状腺激素浓度以保障智力和体力的发育,并能减弱 TSH 的分泌,从而使甲状腺肿大大减轻。天然的甲状腺激素常常无效,一般应用右旋 T_4,每天 2 次,每次 $2\sim3$ mg;应用 T_3 的一种代谢产物——三碘甲腺乙酸也有效。对 PRTH 的患者必须进行治疗,至少应控制类似甲亢的症状。应用抗甲状腺药物或 [131]I 治疗是合理的,但其弊利关系已如上述,因此,须持谨慎态度。糖皮质激素可选择性抑制 TSH 分泌,但长期应用易发生不良反应。给予普萘洛尔 $40\sim160$ mg/d,有助于阻断甲状腺素过多的外周效应,从而减轻临床症状。采用多巴胺协同剂溴隐亭 2.5 mg~7.5 mg/d,有时有效。生长抑制激素(SS)可选择性抑制 TSH 的分泌。三碘甲腺苷酸的结构与 T_3 相似,有对垂体 TSH 分泌的负反馈作用,且无高代谢的不良反应,亦可应用。对 PerRTH,应补充甲状腺激素以缓解甲减症状。

(刘亚平)

第四节 成人 Graves 病

Graves 病在欧洲多称为 Basedow 病或 Parry 病;在美洲、我国和其他地区常称为 Graves 病或弥漫性毒性甲状腺肿。目前认为,Graves 病是一种伴甲状腺激素分泌增多的自身免疫性甲状腺疾病,多见于成年女性,男女比例为 1:($4\sim6$)。典型病例除有甲状腺肿大和高代谢症群外,尚伴有不同程度的眼病;或有眼病而不伴甲状腺功能亢进症(5%),但存在甲状腺的免疫功能异常或其他实验室检查异常,称为甲状腺功能"正常"的眼病(euthyroid Graves ophthalmopthy,EGO)。少数患者(5%)可有皮肤病变(胫前黏液性水肿和指端粗厚等)或重症肌无力。

一、流行病学

目前医学界认为 Graves 病发病率高低与该区域碘含量密切关联。在美国,自身免疫性甲状腺病是最常见的自身免疫性疾病,其数量已超过如糖尿病、类风湿关节炎等常见疾病。在英国,流行病学资料显示,在>20岁的女性人群中Graves病发病率约为2%。国内5年随访累计发病率为(8.1~13.6)/1 000。与其他自身免疫疾病一样,男性发病率低于女性,Graves病是甲状腺功能亢进症的最常见病因,占全部甲状腺功能亢进症的80%~85%。

二、病因与发病机制

Graves病的发病机制和病因尚未完全阐明。目前,公认本病的发生与自身免疫有关,属于器官特异性自身免疫性疾病。它与自身免疫性甲状腺炎等同属于自身免疫性甲状腺病(autoimmune thyroid disease,AITD)。

(一)自身免疫

1.Graves病的主要抗原——TSH受体

TSH受体(TSHR)属G蛋白偶联受体,有7个跨膜结构域,通过cAMP和磷酸肌醇途径进行信号转导。人TSHR(hTSHR)是Graves病的主要自身抗原,如小鼠和仓鼠的动物模型研究结果显示,动物暴露于hTSHR抗原后发生甲状腺功能亢进症。TSHR(包括其mRNA及蛋白)在甲状腺外多种其他组织也有表达,包括成纤维细胞、脂肪细胞、肌细胞、淋巴细胞、破骨细胞、成骨细胞及垂体组织。尽管这些甲状腺外组织细胞TSHR的生理功能正在逐渐被揭示,但是,它们在自身免疫性甲状腺疾病中的作用仍不清楚。

2.TSH受体的自身抗体

Graves病患者的血清中存在针对甲状腺细胞TSH受体的特异性自身抗体,称为TSH受体抗体(TSH receptor antibody,TRAb)。最初,该抗体被称为长效甲状腺刺激物(long-acting thyroid stimulator,LATS),以后由于测定方法不同,分别被称为人甲状腺刺激物(human thyroid stimulator,HTS)、LATS保护物(LATS protector,LATSP)、TSH置换活性(thyroid displacement activity,TDA)、甲状腺刺激免疫球蛋白(thyroid stimulating immunoglobulin,TSI)、甲状腺刺激性抗体(thyroid stimulating antibody,TSAb)或TRAb等。现已明确TRAb是淋巴细胞分泌的一组多克隆抗体,与TSH的不同位点结合。

TRAb至少有两种类型。Graves病中,Adams和Purves发现,TRAb通过与TSHR结合并激活腺苷酸环化酶,诱导甲状腺生长,增加血管形成,促进甲状腺激素的合成和分泌。上述Graves病患者中TRAb指的是甲状腺刺激性抗体(TSHR stimulation antibody,TSAb)。TSAb是Graves病的致病性抗体,母体的TSAb也可通过胎盘,导致胎儿或新生儿发生甲状腺功能亢进症。另一类为TSHR受体刺激阻断性抗体(TSHR stimulation blocking antibody,TSBAb)。TSBAb与TSHR结合,占据了TSH的位置,使TSH无法与TSHR结合,所以产生了抑制效应,甲状腺细胞萎缩,甲状腺激素产生减少。TSAb和TSBAb可同时存在,TSBAb也可能在放射碘、抗甲状腺药物或外科手术治疗后的一些特定患者中占优势。TSBAb还可见于15%的自身免疫性甲状腺炎患者,尤其是不伴甲状腺肿的患者(萎缩型)。利用目前的方法在正常人群中检测不到TRAb。

3.Graves病中TSHR抗体频率

TRAb仅在自身免疫性甲状腺疾病患者中检出,提示该抗体是疾病特异性的。这与甲状腺球蛋白抗体(TGAb)和甲状腺过氧化物酶抗体(TPOAb)不同,因为,这两种抗体在人群中出现的频率较高。而且,TRAb是人自身抗体特有的,未在自然动物疾病中检出。若使用敏感方法,

90%～100%未经治疗的 Graves 病患者可检出 TSAb,治疗后 TSAb 水平降低。如果持续存在 TSAb,提示病情可能复发。Graves 病经治疗后若发生甲减,TSBAb 可能更为常见。

4.细胞免疫功能异常

存在基因缺陷的抑制性 T 细胞(Ts)的功能降低,辅助 T 细胞(Th)的不适当致敏,白介素-1 (IL-1)和 IL-2 等的参与是 B 淋巴细胞产生大量自身抗体的重要原因。甲状腺自身组织抗原主要有 TSH、TSHR、TG、TPO 及 Na/I 同向转运蛋白(NIS)等。

(二)遗传

Graves 病的发生及其转归受遗传因素影响巨大。

1.家族因素

部分 Graves 病有家族史,同卵双生子相继发生 Graves 病者达 30%～60%,异卵双生仅为 3%～9%。患者家族成员其他自身免疫性疾病如桥本病、1 型糖尿病或恶性贫血患病率明显增高。另外,有些家族成员存在针对内分泌组织、胃壁细胞和内因子的自身抗体。事实上,产生甲状腺自身抗体的倾向具有常染色体显性遗传特点,与编码 T 细胞第二信号分子的细胞毒性 T 细胞抗原 4(CTLA4)基因相关联。

2.主要组织相容性复合体

目前发现 Graves 病与主要组织相容性复合体(MHC)基因相关。白种人与组织相容性抗原 (HLA)-B8、HLA-DR3、DQA1 * 501 相关;非洲人种与 HLA-DQ3 相关;亚洲人种与 HLAB w46 相关。

3.非 HLA 抗原

有报道 TSHR 基因、干扰素-γ 基因、肿瘤坏死因子-β 基因、IL-1 受体拮抗剂基因、IL-4 基因、甲状腺激素受体-β 基因、T 细胞抗原受体基因、热休克蛋白 70 基因、补体 C_4 基因及维生素 D 受体基因等,与 Graves 病发病有一定的关联,但尚无一种遗传学指标能够较准确预测 Graves 病的发生。

4.性别

与男性相比,女性更易发生 Graves 病(1∶4～1∶6),且青春期后患病率趋于增加。女性多见但青春期前少见的事实提示雌激素可能是产生差异的原因。实际上,雄激素可抑制自身免疫性甲状腺炎。相反,雌激素可影响免疫系统,尤其是 B 淋巴细胞群,且常被认为是女性易感的原因。然而,Graves 病绝经后仍持续发生,并且可见于很多男性,并且男性发病时通常年龄较大,病情更重,常伴发眼病。这些现象提示,或许 X 染色体,而不是性激素是女性 Graves 病易感性增加的原因。女性有两个 X 染色体,具有两倍的基因量。遗传学首先证实 X 染色体一个位点与 Graves 病关联,但未被大样本研究证实。X 染色体失活(XCI)现象也参与了自身免疫性疾病的发生。在不同组织中,女性细胞可能会使不同的 X 染色体发生不同程度的失活。从而可能导致不同的免疫应答。XCI 在 Graves 病中的重要性已得到证实。因此,Graves 病常被看作多基因病或复合基因病。

(三)环境因素

1.感染

细菌或病毒可通过三种途径启动 AITD 发病。①分子模拟:感染因子和 TSH 受体间在抗原决定簇方面的相似分子结构,引起抗原对自身 TSH 受体的交叉反应。例如,耶森肠杆菌具有 TSH 受体样物质,能增加甲状腺功能亢进症发病的危险性。②感染因子直接作用于甲状腺和

T细胞,通过细胞因子,诱导Ⅱ类MHC,HLA-DR在甲状腺细胞表达,向T细胞提供自身抗原作为免疫反应对象。③感染因子产生超抗原分子,诱导T细胞对自身组织起反应。然而,目前还不清楚Graves病是否由特异性感染启动。假如感染是Graves病的病因,则在大部分患者中均应见到相同的感染物,且将该物质转移给易感者后也会致病。如以前报道耶森肠杆菌与Graves病相关,但还没有研究能满足必要标准来证实这一点。又如甲状腺自身感染(如亚急性甲状腺炎、先天性风疹)与甲状腺自身免疫现象相关,然而,在Graves病中感染物的致病作用尚未明确证实,尽管在实验动物中观察到某些病毒感染可诱发甲状腺疾病。

2.应激

Graves病常出现于严重的精神刺激或创伤后。与对照组比较,更多的Graves病患者在发病前12个月内有较强的应激事件发生。有研究数据表明,在二战时期纳粹战俘集中营逃离的难民中甲状腺毒症发病率显著增加,这种现象也可能在很大程度上与碘状态有关。一些资料显示,应激可通过非特异性机制诱导整体的免疫抑制状态,这可能是继发于皮质醇和促肾上腺皮质激素释放激素在免疫细胞水平的效应。随着应激诱导的急性免疫抑制的解除,可能产生一个免疫系统的过度代偿,然后导致AITD。反弹现象将可能导致比正常时更强烈的免疫活性,而且如果该个体具有遗传易感性,即可发病。

3.碘和药物

碘和含碘药物(如胺碘酮),以及含碘的造影剂可能促使易感个体Graves病的发生或复发。碘可能通过促使TRAb有效刺激更多甲状腺激素的合成,从而使缺碘人群发生甲状腺毒症。是否存在其他促使因素尚不清楚。碘还可能直接破坏甲状腺细胞并向免疫系统释放甲状腺抗原。

4.辐射

尚无证据表明射线照射本身是Graves病的一种危险因素,然而,有证据显示,放射碘治疗多结节甲状腺肿时可促使有些患者发生Graves病。也有研究表明,在射线照射过的人群中,甲状腺自身抗体更为普遍,而且自身免疫性甲状腺炎发生风险增加。另外,放射碘治疗甲状腺功能亢进症可引起突眼或使突眼加重。

(四)AITD的发生机制

AITD的发生机制还不完全清楚。目前认为AITD是由一次可引起机体发生免疫应答的损伤所触发(图4-6)。这种损伤可能是由病毒感染导致甲状腺的直接损伤,或另一外在影响包括创伤而导致T细胞激活。另外,免疫应答也可在体内的其他部位触发。后一种情况下,活化T细胞到达甲状腺将启动AITD的发生。上述模式可能是非特异性的,因为同样的T细胞可到达许多腺体,但仅甲状腺具有特殊的易感性。疾病的启动可能与旁路激活、分子模拟或隐匿抗原表达等机制介导有关,但这些不同的机制在Graves病中的重要性尚不确定。

1.旁路激活

越来越多的证据表明,局部分布的抗原特异性和非特异性T细胞旁路激活可启动自身免疫。在甲状腺炎的动物模型中,损伤刺激后甲状腺内存在的活化T细胞可通过分泌细胞因子而诱导局部甲状腺特异性和非甲状腺特异性T细胞活化。这一系列事件仅会在具有正常免疫功能的易感个体中发生。甲状腺内任何激活的T细胞均可引发旁路激活,而这些T细胞则可能是由各种与甲状腺本身不相关的感染或抗原所激活。许多证据显示,在疾病发生时,Graves病患者残留甲状腺腺体的T细胞通过上述机制被激活。

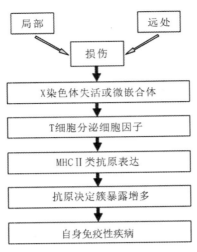

图 4-6 Graves 病可能的发病机制概述

MHC：主要组织相容性复合体

2.分子模拟

除了通过旁路效应在其他部位活化的 T 细胞直接释放细胞因子的作用外,甲状腺内的 T 细胞还可以通过另一非特异性途径被激活。不同抗原之间结构或构象的相似性(如系列或形状,或二者均有)可引起特异性交叉反应(或分子模拟)。细菌、病毒和人类蛋白之间的抗原相似性普遍存在。一项研究表明,4%的单克隆抗体可能会针对许多与组织抗原有交叉反应的病毒。另外,Ⅰ型呼吸道肠道病毒感染小鼠发生自身免疫性多发内分泌腺病,自身抗体直接破坏正常的胰腺、垂体、甲状腺和胃黏膜,提示病毒抗原和普遍存在的组织抗原之间存在分子模拟。据报道,Graves 病患者血清与耶尔森菌感染患者血清有交叉反应,说明小肠结肠炎耶尔森菌与 TSHR 之间存在分子模拟。

3.甲状腺细胞由于 HLAⅡ类抗原的异常表达而受累

正常甲状腺上皮细胞不表达 HLAⅡ类抗原,但 AITD 患者的甲状腺却显著表达。甲状腺的局部损伤,无论是创伤还是感染,都可能导致甲状腺内炎性浸润及干扰素 γ 或其他细胞因子的生成,从而诱导 HLAⅡ类抗原表达。HLAⅡ类抗原会将抗原递呈给免疫系统,其在甲状腺细胞的过度表达将导致甲状腺自身抗原表达的增强,在易感个体,可激活局部自身反应性甲状腺特异性 T 细胞。包括 1 型和 3 型呼肠病毒等可能也会诱导甲状腺细胞表达此类抗原,而不依赖于免疫细胞分泌细胞因子。

4.隐匿抗原

T 细胞耐受依赖于免疫系统对自身免疫抗原的充分识别,并启动持续性 T 细胞清除。但是,很多抗原分子在足够浓度下仍不能使对它们发生应答的 T 细胞被清除。提示,这些抗原包含有所谓的隐匿性表位。因此,免疫系统可能存在针对这些隐匿抗原表位的特异性 T 细胞。如果此类表位被暴露,或由于局部损伤而表达水平增加,就可能会诱导自身攻击性 T 细胞。正常时不会有 HLAⅡ类抗原表达的甲状腺上皮细胞在某种情形下发生表达,更会将这些正常时隐匿的甲状腺抗原递呈给可能存在于局部的自身反应性 T 细胞。

三、病理

(一)甲状腺

Graves病患者的甲状腺呈弥漫性肿大,甲状腺内血管增生,血运丰富,使甲状腺外观呈红色。基本的病理学改变为甲状腺实质的肥大和增生,特征为滤泡细胞增生肥大,细胞呈立方或柱状,滤泡细胞由于过度增生而形成乳头状折叠凸入滤泡腔内,高尔基复合体肥大,附近有许多囊泡,内质网发育良好,核糖体和线粒体增多。滤泡腔内胶质减少甚至消失。甲状腺内常有淋巴细胞浸润,或形成淋巴滤泡,或形成淋巴组织生发中心。

经抗甲状腺治疗后,甲状腺的形态结构可发生相应的变化。给碘以后,有胶质储存,有时这种胶质储存可引起甲状腺肿大和硬度增加。短期使用大剂量放射碘剂后,甲状腺可迅速缩小,滤泡腔中胶质含量增多,滤泡细胞变为立方状或扁平状,乳头状结构消失,血管减少。长时间应用硫脲类抗甲状腺药物后,可使甲状腺组织呈退行性改变,滤泡富含胶质,大部分滤泡细胞呈扁平或短立方形,少部分滤泡细胞仍肥大。

(二)皮肤

Graves病的皮肤特征为皮肤增厚。光镜下,病变皮肤可见黏蛋白样透明质酸沉积,伴多数带有颗粒的肥大细胞、吞噬细胞和成纤维细胞浸润;电镜下可见大量的微纤维伴糖蛋白沉积。

(三)其他

骨骼肌和心肌的肌纤维增粗,纹理模糊,脂肪增多,肌纤维透明变性、断裂及破坏;肌细胞内黏多糖及透明质酸也增加。久病者或重度甲状腺功能亢进症患者肝内可见脂肪浸润、局灶性或弥漫性坏死、萎缩、门静脉周围纤维化。甲状腺功能亢进症时,破骨细胞活性增强,骨吸收大于骨形成,引起骨质疏松。颈部、支气管及纵隔淋巴结和脾脏可增大。

四、临床表现

Graves病的临床症状和体征可分为与其他甲状腺毒症相似的甲亢表现和Graves病特有的表现。甲亢表现主要包括心悸、情绪紧张、易疲劳、易动、腹泻、多汗、怕热、食欲亢进等,体征主要有心动过速、甲状腺肿大、体重减轻、震颤、心房颤动、肌肉萎缩等。特有的表现有特异性眼眶病、眼病及少见的皮肤病变。眼病很少单独存在或与桥本病并存,但它常常与甲状腺功能亢进症同时发生,或者在甲亢发生前、后发生。

(一)高代谢症群

常见症状:①由于甲状腺激素分泌过多和交感神经兴奋性增高,促进物质代谢,加速氧化,使产热和散热明显增加,患者常有怕热、多汗、皮肤温暖湿润,面部皮肤红润,不少患者伴有低热,常在38 ℃左右。发生甲状腺功能亢进症危象时可出现高热,可达40 ℃以上。②甲状腺激素可促进肠道糖吸收,加速糖的氧化利用和肝糖原分解等,可引起糖耐量异常或使糖尿病加重。甲状腺激素除影响胰岛素的分泌与作用、糖的清除和利用以外,对胰岛素受体也有影响。③甲状腺激素促进脂肪的氧化与分解,胆固醇合成、转化及排泄均加速,因而常导致血总胆固醇水平降低。④蛋白质代谢加速,引起负氮平衡、体重下降、尿酸排出增多。⑤骨骼代谢和骨胶原更新加速,尿钙磷等排出增加。⑥肌肉体积减小约20%。

(二)甲状腺肿

甲状腺只有在病理情况(甲状腺疾病)和某些生理情况下(如青春期和妊娠期),才可在颈部触摸到。Graves 病患者的甲状腺一般呈不同程度弥漫性肿大,为正常的 2～3 倍,也可呈巨大型。质地变异较大,可分软、硬、韧。通常呈对称性肿大,无压痛,随吞咽上下移动。表面一般平滑,但有时可触到分叶。严重病例,可触到震颤,通常在上极,震颤总是伴随可听到的血管杂音。震颤和血管杂音是血流增加的结果,一般呈连续性,但有时只出现于收缩期。但少数 Graves 病甲状腺功能亢进患者甲状腺也可正常大小,而且有 20% 的老年患者无甲状腺肿。

(三)精神神经系统

患者神经过敏、兴奋、紧张易激动、多言多动、失眠、烦躁多虑、思想不集中、记忆力减退,重者可出现多疑、幻觉,甚至发生躁狂症,有类似精神病表现。但也有寡言、抑郁者,以老年多见。伸舌和手平举时,可见舌和手指细颤。腱反射活跃,时间缩短等。

(四)心血管系统

1.心动过速

心动过速是心血管系统最早最突出的表现,心动过速多为窦性,一般每分钟为 90～120 次,休息和睡眠时心率仍快,并与代谢增高程度明显相关。静息状态下窦性心动过速主要与 T_3 兴奋窦房节肌细胞 f-通道蛋白质的转录,细胞质 f-通道的电导性增加有关。

2.心律失常

以期前收缩,尤其是房性期前收缩常见,阵发性或持续性心房颤动或心房扑动、房室传导阻滞等也可发生。有些患者可仅表现为原因不明的阵发性或持续性心房颤动,在老年人多见。

3.心音改变

由于心肌收缩力增强,使心搏量增多,心音增强,尤其是在心尖部第一心音亢进,常有收缩期杂音,偶尔在心尖部可闻及舒张期杂音。

4.心脏扩大

病期较长的患者或老年患者,可有心脏扩大和充血性心力衰竭。如遇额外增加心脏负荷时如合并感染、β 受体阻滞剂使用不当,可影响心肌收缩力,诱发充血性心力衰竭。持久的心房颤动也可诱发充血性心力衰竭。出现心脏扩大和心脏杂音可能是由于长期高排出量使左室流出道扩张所致,心脏并无明显解剖学异常。

5.血压改变

甲状腺功能亢进症患者血压改变为收缩压增高、舒张压下降和脉压增大,循环时间缩短,心搏量和每分钟排出量均增加。有时可出现毛细血管搏动、水冲脉等周围血管征。发生原因为心脏收缩力加强,心排血量增加和外周血管扩张、阻力降低所致。

(五)消化系统

患者食欲亢进,但体重下降。少数老年患者可出现畏食,以致消瘦更加明显。有些患者可达到恶病质状态。也有少数患者呈顽固性恶心、呕吐,以致体重在短期内迅速下降。当甲状腺明显肿大,压迫食管时可出现吞咽梗死症状。由于肠蠕动增加,不少患者发生顽固性腹泻,大便次数增多,内含不消化食物。甲状腺激素对肝脏也有直接毒性作用,可致肝大,肝功能异常,转氨酶升高或黄疸,发生甲状腺功能亢进症性肝病。

(六)血液和造血系统

1.白细胞总数偏低

本病外周血中白细胞总数常可偏低,一般为 $(3.0～4.0)×10^9/L$。但淋巴细胞及单核细胞相对增加。可能是由于大量甲状腺激素抑制骨髓正常的造血功能或甲状腺功能亢进症患者体内产生了针对白细胞的抗体,导致白细胞的破坏增多,而致白细胞数减少;或者是在大量甲状腺激素作用下,白细胞分布异常。

2.血小板减少

部分患者可出现皮肤、黏膜紫癜。其原因可能是由于在甲状腺功能亢进症状态下,机体代谢旺盛,能量消耗过多,形成铁、维生素、叶酸等营养物质不足,进而影响巨核细胞生成而致血小板减少;也可因过多的甲状腺激素损伤干细胞,影响巨核细胞或血小板的生成而使血小板数减少;另一方面可能是由于血小板破坏过多,血小板寿命缩短,或免疫因素使血小板数减少。

(七)运动系统

主要表现为肌无力、肌萎缩,严重者发生甲状腺功能亢进症性肌病。

1.浸润性突眼伴眼肌麻痹

可有突眼及眼外肌无力,复视,双眼球可同时受累或一侧早于另一侧,在疾病发展过程中,眼外肌受累逐渐增多,最终整个眼球突出且固定,眼球转动困难。

2.急性甲状腺功能亢进症性肌病或急性延髓麻痹

起病急,严重肌无力,迅速发生软瘫,可发生急性呼吸肌麻痹而危及生命。

3.慢性甲状腺功能亢进症性肌病

患者有消瘦表现,肌肉不同程度萎缩,部分患者可进行性加重,多见于中年男性,女性少见,以手部大、小鱼际、肩肌、骨盆肌等较为明显,严重者将影响日常生活。

4.甲状腺功能亢进症性周期性瘫痪

有4%的患者可发生四肢或下肢麻痹。男性甲状腺功能亢进症患者多见,血钾降低,疲劳、精神紧张为诱发因素,多在夜间发作;发作频率不一致,长者1年,短者1d内数次发作;发作持续时间长者数天,短者数十分钟,为可逆性病变;甲状腺功能亢进症控制后肢体麻痹不再发作。

5.甲状腺功能亢进症伴重症肌无力

主要表现为受累肌肉易疲劳,活动后加重,休息后减轻或恢复,最常累及眼外肌、呼吸肌、颈肌、肩胛肌等。甲状腺功能亢进症控制后重症肌无力可减轻甚至缓解。此外,甲状腺功能亢进症时可伴骨密度降低。有学者调查一组864例甲状腺功能亢进症(Graves病和毒性结节性甲状腺肿)患者,骨折危险性由病前的1.2(0.7~2.0)上升到1.7(1.2~2.3),年龄在50岁以上者升高到2.2(1.5~3.3)。

五、特殊的临床表现和类型

(一)甲状腺危象

也称为甲状腺功能亢进症危象,是甲状腺毒症急性加重的一个综合征,可危及生命,发生原因可能与循环中甲状腺激素水平增高有关,多发生于较重甲状腺功能亢进症未予治疗或治疗不充分的患者。主要诱因为感染、应激(包括精神刺激、过度劳累、高温、饥饿、心力衰竭、脑血管意外、分娩及妊娠毒血症等)、不适当地停用碘剂及甲状腺手术前准备不充分等。早期为患者原有的症状加剧,伴中等发热、体重锐减、恶心、呕吐。典型临床表现有高热(常在39℃以上)、大汗、心动过速(140次/分钟以上)、烦躁、焦虑不安、谵妄、恶心、呕吐、腹泻,严重患者可有心力衰竭、休克及昏迷等。甲状腺功能亢进症危象的诊断主要靠临床表现综合判断。临床上高度怀疑本症及有危象前兆者应按甲状腺功能亢进症危象处理。甲状腺功能亢进症危象的死亡率为20%以上。死亡的原因多为高热虚脱,心力衰竭,肺水肿,严重水、电解质代谢紊乱等。

(二)甲状腺毒症性心脏病

甲状腺功能亢进症可引起心肌损害,导致心律失常、心脏扩大、心功能减退等表现。甲状腺功能亢进症引起的心脏病称甲状腺功能亢进症性心脏病(简称甲状腺功能亢进症心),甲状腺功能亢进症严重并发症之一,好发于男性及老年人。近年来,甲状腺功能亢进症心发病率有所增加,占甲状腺功能亢进症的 $10\%\sim22\%$。甲状腺功能亢进症心的心力衰竭分为两种类型。一类是心动过速和心排血量增加导致的心力衰竭。主要发生在年轻甲状腺功能亢进症患者,此类心力衰竭非心脏泵衰竭所致,而是由于心脏高排出量后失代偿引起,称为"高排出量型心力衰竭",常随甲状腺功能亢进症控制,心功能恢复。另一类是诱发和加重已有的或潜在的缺血性心脏病发生的心力衰竭,多发生在老年患者,此类心力衰竭是心脏泵衰竭。心房颤动也是影响心脏功能的因素之一。甲状腺功能亢进症患者发生心力衰竭时,$30\%\sim50\%$ 与心房颤动并存。甲状腺功能亢进症心诊断标准:①甲状腺功能亢进症伴心房颤动、频发期前收缩或心脏扩大。②高输出量顽固性心功能衰竭而无其他原因者。③甲状腺功能亢进症控制后上述情况好转或明显改善。对以下情况应该高度怀疑:原因不明的心房颤动、心房扑动且心室率不易控制;以右心衰竭为主或首发为右心衰竭者,但无心脏瓣膜病、肺心病、先天性心脏病病史及体征、心脏彩超依据,且对利尿剂效果欠佳;无原因可解释的窦性心动过速、心脏增大或心电图异常等。

六、实验室检查

(一)血清甲状腺激素测定

甲状腺功能检查结果除有实验误差外,还有由于地区、年龄、测定方法等的不同而产生的差异。各实验室应根据自己的正常参考值范围判断结果的临床意义。

1.血清总甲状腺素(TT_4)

T_4 全部由甲状腺产生,每天产生 $80\sim100\ \mu g$,是判定甲状腺功能最基本的筛选指标。血清中 99.96% 的 T_4 以与蛋白结合的形式存在,其中 $80\%\sim90\%$ 与甲状腺激素结合球蛋白(thyroxine binding globulin,TBG)结合。TT_4 测定的是这部分结合于蛋白的激素,所以血清 TBG 量和蛋白与激素结合力的变化都会影响测定的结果。妊娠、雌激素、急性病毒性肝炎、先天因素等可引起 TBG 升高,导致 TT_4 增高;雄激素、糖皮质激素、低蛋白血症、泼尼松、先天因素等可引起 TBG 降低,导致 TT_4 降低。如果排除以上因素,TT_4 稳定、重复性好,仍然是诊断甲状腺功能亢进症的主要指标。

2.血清总三碘甲状腺原氨酸(TT_3)

人体每天产生 $T_3 20\sim30\ \mu g$,20% 的 T_3 由甲状腺产生,80% 的 T_3 在外周组织由 T_4 转化而来。血清中 T_3 与蛋白结合达 99.5% 以上,所以本值同样受到 TBG 含量的影响。T_3 浓度的变化常与 T_4 的改变平行。正常情况下,血清 T_3 与 T_4 的比值小于 20。甲状腺功能亢进症时 TT_3 增高,T_3 与 T_4 的比值也增高。但在甲状腺功能亢进症初期与复发早期,T_3 上升往往很快,约 4 倍于正常,T_4 上升较慢,仅为正常的 2.5 倍。故 TT_3 为早期 Graves 病、治疗中疗效观察及停药后复发的敏感指标,亦是诊断 T_3 型甲状腺功能亢进症的特异指标。但应该注意老年人淡漠型甲状腺功能亢进症或久病者 TT_3 也可能不高。

3.血清游离甲状腺素(fT_4)、游离三碘甲状腺原氨酸(fT_3)

游离甲状腺素是实现该激素生物效应的主要部分。尽管 fT_4 仅占 T_4 的 0.025%,fT_3 仅占 T_3 的 0.35%,但它们与甲状腺激素的生物效应密切相关,而且,它们不受血中 TBG 变化的影响,直接反映甲状腺功能状态,所以是诊断临床甲状腺功能亢进症的首选指标。但因血中 fT_4、fT_3 含量甚微,测定方法学上许多问题尚待解决,测定的稳定性不如 TT_3、TT_4。

4.血清反 $T_3(rT_3)$

rT_3 是 T_4 在外周组织的降解产物,它没有生物活性,其血清浓度的变化与 T_4、T_3 含量维持一定比例,尤其是与 T_4 变化一致,可以作为了解甲状腺功能的指标。Graves 病初期与复发早期可仅有 rT_3 升高,而 TT_3 明显降低,为诊断低 T_3 综合征的重要指标。

(二)促甲状腺激素(TSH)测定

血清 TSH 浓度的变化是反映甲状腺功能最敏感的指标。血清 TSH 测定技术经历了放射免疫法(RIA)、免疫放射法(IRMA)后,目前已进入第三代和第四代测定方法,即敏感 TSH(sTSH)和超敏 TSH(uTSH)测定法(检测限达到 0.005 mU/L)。免疫化学发光法(ICMA)属于第四代 TSH 测定法,成人正常值为 $0.3\sim4.8$ mU/L。该方法简单,快速可靠,而且不需要担心放射污染。时间分辨免疫荧光法(TRIFA)克服了酶标记物不稳定,化学发光标记仅能一次发光及荧光标记受干扰因素多等缺点,非特异性信号降低到了可以忽略的程度,其分析检测限和功能检测限分别为 0.001 mU/L 和 0.016 mU/L。sTSH 成为筛选甲状腺功能亢进症的第一线指标,甲状腺功能亢进症时 TSH 通常小于 0.1 mU/L。sTSH 或 uTSH 使得诊断亚临床甲状腺功能亢进症成为可能,因为后者甲状腺激素水平正常,仅有 TSH 水平的降低。传统的应用 TRH 刺激试验诊断不典型甲状腺功能亢进症的方法已被 sTSH 或 uTSH 测定所取代。必须指出的是,不论 TSH 测定的灵敏度多高,都必须结合临床和其他甲状腺功能检查才能作出正确诊断、判断预后或做治疗决策。

(三)TSHR 抗体(TRAb)测定

TRAb 是鉴别甲状腺功能亢进症病因、诊断 Graves 病的指标之一。测定试剂已经商品化,放射受体法测定。反应体系中的 TSH 受体是放射碘标记的牛 TSH 受体,或可溶性猪 TSH 受体,或重组的人 TSH 受体。未经治疗的 Graves 病患者,血 TRAb 阳性检出率可高达 $80\%\sim100\%$,有早期诊断意义,对判断病情活动、是否复发亦有价值;还可作为治疗后停药的重要指标。最近研究表明,TRAb 的升高与突眼相关,而与眼外肌受累无关。

(四)TSHR 刺激抗体(TSAb)测定

TSAB 是诊断 Graves 病的重要指标之一。与 TRAb 相比,TSAb 反映了这种抗体不仅与 TSH 受体结合,而且这种抗体产生了对甲状腺细胞的刺激功能。测定原理:目前反应体系中,培养的靶细胞是转染了人类 TSH 受体的中国仓鼠卵巢细胞(CHO 细胞),测定细胞培养液中的 cAMP 水平。TSAb 与 CHO 细胞表明的 TSH 受体结合,通过腺苷酸环化酶-cAMP 途径产生生物学效应,即 cAMP 水平增加。$85\%\sim100\%$ 的新诊断 Graves 病患者 TSAb 阳性,TSAb 的活性一般为 $200\%\sim300\%$。

(五)TRH 兴奋试验

甲状腺功能亢进症时血 T_3、T_4 增高,反馈抑制 TSH,因此,TSH 不受 TRH 兴奋。如静脉注射 TRH 200 μg 后 TSH 有升高反应可排除 Graves 病。如果 TSH 不升高(无反应),则支持甲状腺功能亢进症的诊断。应该注意 TSH 无反应还可见于甲状腺功能"正常"的 Graves 眼病、垂体疾病伴 TSH 分泌不足等。本试验不良反应少,对冠心病及甲状腺功能亢进症性心脏病患者较 T_3 抑制试验更安全。

(六)^{131}I 摄取率

^{131}I 摄取率是诊断甲状腺功能亢进症的传统方法,目前已经被 sTSH 或 uTSH 测定技术取代。本方法诊断甲状腺功能亢进症的符合率达 90％,缺碘性甲状腺肿也可升高,但一般无高峰前移,必要时行 T_3 抑制试验鉴别。本法不能反映病情严重程度与治疗中的病情变化,但可用于鉴别不同病因的甲状腺功能亢进症,如 ^{131}I 摄取率降低可能系甲状腺炎伴甲状腺功能亢进症、碘甲状腺功能亢进症或外源性甲状腺激素引起的甲状腺功能亢进症。本法受多种食物和含碘药物的影响,如 ACTH、利血平、保泰松、对氨基水杨酸、甲苯磺丁脲等均可使之降低,长期使用女性避孕药物则使之升高,因此,测定前应停用上述药物 1～2 个月。^{131}I 摄取率还受许多疾病的影响,如肾病综合征时增高,应激状态、吸收不良综合征、腹泻时降低。妊娠及哺乳期禁用此项检查。^{131}I 摄取率正常值(盖革计数管测定)为 3 h 5％～25％,24 h 20％～45％,高峰在 24 h 出现。甲状腺功能亢进症时 ^{131}I 摄取率表现为总摄取量增加,摄取高峰前移。此外,^{131}I 摄取率用于计算 ^{131}I 治疗甲状腺功能亢进症时需要的活度。

(七)T_3 抑制试验

本法主要用于鉴别甲状腺肿伴 ^{131}I 摄取率增高系由甲状腺功能亢进症或非毒性甲状腺肿所致,亦可用于长期抗甲状腺功能亢进症药物治疗后,预测停药后复发可能性的参考。甲状腺功能正常的活动性眼病的患者 40％～80％ T_3 抑制试验阳性。大多数学者认为,对伴发眼病的 Graves 病诊断来说,T_3 抑制试验较 TRH 兴奋试验更可靠,但把二者结合起来可增加诊断准确性。先测定基础 ^{131}I 摄取率,然后口服 T_3 20 μg,每天 3 次,连续 6 d(或甲状腺片 60 mg,每天 3 次,连服 8 d),然后在测定 ^{131}I 摄取率。对比两次结果,正常人和单纯甲状腺肿患者 ^{131}I 摄取率下降 50％以上。甲状腺功能亢进症时不能被抑制,故 ^{131}I 摄取率下降<50％。伴有冠心病、甲状腺功能亢进症性心脏病或严重甲状腺功能亢进症者禁用本试验,以免诱发心律失常、心绞痛或甲状腺功能亢进症危象。

七、影像学检查

(一)超声检查

Graves 病时,甲状腺呈弥漫性、对称性、均匀性增大,可增大 2～3 倍,边缘多规则,内部回声多密集、增强光点,分布不均匀,部分有低回声小结节状改变。腺体肿大明显时,常有周围组织受压和血管移位。多普勒彩色血流显像显示,甲状腺体内丰富彩色血流呈弥漫性分布,为红蓝相间的簇状或分支状图像,似繁星闪烁的丰富血流,血流最大速度也增快,超过 70 cm/s,有甚者可达 200 cm/s。血流量为正常人的 8～10 倍。同时显示低阻力的动脉频谱和湍流频谱。甲状腺上下动脉管径明显增宽。弥漫性甲状腺肿大,有时难与其他结节性甲状腺肿相区别,因此必须结合临床资料检查,利用多普勒彩色血流显像观察,有特异性血流频谱就不难作出正确的诊断。彩色多普勒超声也可用于 Graves 病治疗后的评价。

(二)核素检查

甲状腺功能亢进症时,可见颈动、静脉提前到 6～8 s 显像(正常 8～12 s 颈动脉显像,12～14 s 颈静脉显像),甲状腺于 8 s 时显像,其放射性逐渐增加,明显高于颈动、静脉显像。该检查对诊断甲状腺自主高功能腺瘤也有意义,肿瘤区浓聚大量核素,肿瘤区外甲状腺组织和对侧甲状腺无核素吸收。

(三)CT 或 MRI 检查

CT 检查可见甲状腺弥漫性增大,边缘清楚,其内密度较均匀,但密度较正常甲状腺低。增强后甲状腺组织有轻度增强表现。甲状腺明显增大时,可压迫气管,引起气管形态改变,甚至狭窄。MRI T_1 和 T_2 加强图像上均为均匀性高信号。由于血运丰富、小血管扩张,在肿大的甲状腺实质内可显示多个血流空信号区。此外,眼部 CT 和 MRI 可以排除其他原因所致的突眼,评估眼外肌受累的情况。

八、诊断

Graves 病的诊断程序:①甲状腺毒症的诊断,测定血清 TSH 和甲状腺激素的水平。②确定甲状腺毒症是否来源于甲状腺功能亢进。③确定引起甲状腺功能亢进的原因,如 Graves 病、结节性毒性甲状腺肿、甲状腺自主高功能腺瘤等。

(一)功能诊断

典型病例经详细询问病史,依靠临床表现包括高代谢症状和体征,甲状腺肿,血清 TT_4、fT_4 增高,TSH 降低即可诊断。不典型病例,尤其是小儿、老年或伴有其他疾病的轻型甲状腺功能亢进症或亚临床甲状腺功能亢进症病例易被误诊或漏诊。

在临床上,遇有病程长的不明病因体重下降、低热、腹泻、手抖、心动过速、心房颤动、肌无力、月经紊乱、闭经等均应考虑甲状腺功能亢进症可能;对疗效不满意的糖尿病、结核病、心力衰竭、冠心病、肝病等,也要排除合并甲状腺功能亢进症的可能。不典型甲状腺功能亢进症的诊断有赖于甲状腺功能检查和其他必要的特殊检查。血 fT_3、fT_4(或 TT_3、TT_4)增高,sTSH 低于正常低限者符合甲状腺功能亢进症;仅 fT_4、TT_4 增高而 TT_3、fT_3 正常者,为 T_4 型甲状腺功能亢进症;仅 TT_3、fT_3 增高而 fT_4、TT_4 正常者,为 T_3 型甲状腺功能亢进症;fT_4、fT_3 正常而 sTSH 降低者,为亚临床甲状腺功能亢进症。

(二)病因诊断

诊断标准:①甲状腺功能亢进症诊断成立。②甲状腺弥漫性肿大(触诊和 B 超证实),少数患者可无甲状腺肿大。③眼球突出和其他浸润性眼征。④胫前黏液性水肿。⑤TRAb、TSAb、TPOAb 和 TGAb 阳性。在以上标准中,①②项为诊断的必要条件,③④⑤项为诊断的辅助条件。甲状腺有结节者须与自主性高功能性甲状腺结节、多结节性甲状腺肿伴甲状腺功能亢进、毒性腺瘤、甲状腺癌等相鉴别。多结节性甲状腺肿和毒性腺瘤患者一般无突眼,甲状腺功能亢进症症状较轻,甲状腺扫描为"热"结节,结节外甲状腺组织的摄碘功能受抑制。亚临床甲状腺炎伴甲状腺功能亢进症症状者,甲状腺摄 ^{131}I 率减少。

九、鉴别诊断

如果患者有 Graves 病的主要表现,即甲状腺毒症、甲状腺肿以及浸润性突眼,则不存在诊断问题。对于缺乏这些特征的甲状腺毒症患者,最佳诊断方法是甲状腺放射性核素(^{99m}Tc、^{123}I 或 ^{131}I)扫描,Graves 病特征性的弥漫性高摄取足以与结节性甲状腺病、破坏性甲状腺炎、异位甲状腺组织和人为甲状腺毒血症鉴别。继发于垂体 TSH 瘤的甲状腺功能亢进症也表现为弥漫性甲状腺肿,但未受抑的 TSH 及 CT 或 MRI 影像显示脑垂体肿瘤可明确诊断。

有些 Graves 病患者,以一个 Graves 病典型表现为主或仅出现一个该病的临床表现,这些临床表现可能与包括惊恐发作、狂躁症、嗜铬细胞瘤及恶性肿瘤引起的体重减轻等其他疾病表现相似。如果 TSH 和 T_3 水平正常,可以很容易地排除甲状腺毒症的诊断。弥漫性甲状腺肿患者如 TSH 正常,可以排除 Graves 病。

在临床上 Graves 病通常需与下列疾病鉴别。

(一)糖尿病

糖尿病的"三多一少"症状与甲状腺功能亢进症的多食易饥相似,特别是少数甲状腺功能亢进症患者糖耐量低,出现尿糖或血糖轻度增高。糖尿病患者亦可出现高代谢症状,但患者无心慌、怕热、烦躁等症状,甲状腺一般不肿大,甲状腺部位无血管杂音。实验室检查甲状腺功能基本正常可鉴别。

(二)神经症

由于神经症患者的自主神经功能紊乱,故临床表现为激动、失眠、心慌、气短、阵发性出汗。与甲状腺功能亢进症不同的是怕热多汗不是持久性的而是有时怕热、有时怕冷。神经症食欲变化与情绪变化有关,心率变化与甲状腺功能亢进症有明显区别,即白天心率加快,夜间睡眠时降至正常。如神经症患者同时患单纯甲状腺肿时,甲状腺无血管杂音、无突眼,实验室检查甲状腺功能正常,甲状腺摄[131]I 多在正常范围。

(三)心血管系统疾病

甲状腺功能亢进症对心血管系统的影响较显著,如心动过速、脉压增大。老年甲状腺功能亢进症患者有些症状不典型,常以心脏症状为主,如充血性心力衰竭或顽固性心房颤动,易被误诊为心脏疾病。但甲状腺功能亢进症引起的心力衰竭、心房颤动对地高辛治疗不敏感。有的患者易被误诊为高血压,尤其是老年甲状腺功能亢进症易与收缩期高血压混淆。临床上若对降压药物治疗反应欠佳者,要考虑是否有甲状腺功能亢进症存在。

(四)消化系统疾病

甲状腺功能亢进症可致肠蠕动加快,消化吸收不良,大便次数增多,临床上易被误诊为慢性肠炎。但甲状腺功能亢进症极少有腹痛、里急后重等肠炎症状,粪镜检无白细胞、红细胞。有的患者消化道症状明显,患者出现恶病质,对此在进一步排除消化道器质性病变的同时,应进行甲状腺功能亢进症的相关实验室检查。

十、治疗

(一)一般治疗

减少碘的摄入量是甲状腺功能亢进症的基础治疗之一。碘是甲状腺激素合成的原料,大量摄入碘会加重病情和延长病程,并增加复发的可能,因此应忌食含碘丰富的食物,并避免服用含碘药物和造影剂等。补充足够热量和营养,包括糖、蛋白质和 B 族维生素。在高代谢状态未能改善之前,患者可采用高蛋白、高热量饮食,亦应保证充足的饮水。平时不宜饮浓茶、咖啡等刺激性饮料。注意休息,必要时应用小剂量镇静催眠剂和 β 受体阻滞剂改善患者的焦虑症状。

(二)甲状腺功能亢进症的治疗

目前甲状腺功能亢进症的治疗仍以抗甲状腺药物(antithyroid drugs,ATD)、放射性碘(radioactive iodine,RAI)、手术治疗三种方法为主,尚缺乏针对甲状腺功能亢进症病因的有效治疗措施。

1.抗甲状腺药物治疗

ATD 自 20 世纪 40 年代引入临床应用,目前仍是治疗甲状腺功能亢进症的主要方法,也是国际上(除美国、加拿大之外)大部分国家主张的首选治疗方法。优点:疗效肯定;不破坏甲状腺滤泡结构,故不会造成永久性甲减;经济,方便,安全。缺点:疗程长,一般需 1.5～2 年,甚至长达数年;停药后复发率较高,服药 2 年后停药复发率约为 50%。③少数病例可发生严重粒细胞缺乏症或肝损害等。

ATD 包括硫脲类及咪唑类两类,其作用机制为通过抑制甲状腺过氧化物酶而抑制甲状腺激素的合成。代表药物分别为丙硫氧嘧啶(propylthiouracil,PTU)和甲巯咪唑(methimozole,MMI)。两者口服后从胃肠道吸收,在甲状腺中聚集。MMI 半衰期长,血浆半衰期为 4～6 h,剂量较小时可每天单次使用。PTU 半衰期短,仅为 1～2 h,需 6～8 h 给药一次。PTU 还可抑制外周组织中 T_4 向 T_3 的转化,所以发挥作用较前者迅速,在抢救甲状腺功能亢进症危象时可优先选择 PTU。总体而言,PTU 的临床实际疗效要弱于 MMI。PTU 与蛋白结合紧密,不易通过胎盘,且在乳汁中的含量较少,所以妊娠伴发甲状腺功能亢进症时优先选用。

(1)适应证:①轻、中度甲状腺功能亢进症。②甲状腺轻、中度肿大。③20 岁以下青少年优先考虑药物治疗。④孕妇、年老体弱者或由于其他严重疾病不适宜手术者。⑤术后复发,又不宜同位素治疗者。⑥术前准备及同位素治疗前后的辅助治疗。

(2)剂量和疗程:疗程可分为初治期、减量期和维持期,按病情轻重决定剂量。①初治期:1～3 月,首选 MMI,30 mg/d,分 3 次口服,每 4 周复查血清甲状腺激素水平一次。如有过敏等禁忌可选用 PTU,300 mg/d,分 3 次口服,至临床症状缓解或血 TH 恢复正常后开始逐渐减量。②减量期:每 1～3 月减药一次,每次减量 MMI 2.5～10 mg/d,PTU 25～100 mg/d,减至能够维持甲功正常的最低剂量时用此剂量维持治疗。③维持期:1～1.5 年。

治疗初期应监测血清 T_4 作为疗效的指标,因为 TSH 的变化滞后于甲状腺激素水平,因此不能用 TSH 作为治疗目标。但治疗中后期 TSH 是重要的监测指标。由于 ATD 对已合成的甲状腺激素无作用,故通常治疗 2 周后方显效。

(3)停药指征:目前尚缺乏可靠的停药指标,如果甲状腺不大或轻度肿大、TSAb 阴性者停药后复发可能性小。甲状腺明显肿大、ATD 维持剂量较大、TSAb 阳性者,应再延长治疗时间。近期我们的临床观察显示,MMI 最小剂量(2.5 mg,隔天 1 次)半年以上 TSH 正常可作为停药较可靠的指标,停药后治愈率达 70% 以上。

(4)不良反应:ATD 的不良反应一般多发生在治疗的前几周至前几个月内,也可见于任何时期。MMI 的不良反应显著低于 PTU,且与剂量相关,PTU 的不良反应与剂量无显著相关。最常见的不良反应有皮疹、荨麻疹和关节痛等,发生于 1%～5% 的服药患者,通常较轻,可用抗组胺药等对症处理,无须停药。如皮疹加重,发生剥脱性皮炎,应立即停药。

粒细胞减少症(粒细胞计数低于 $1.5×10^9$/L)较常见,发生率约为 10%。严重者可发生粒细胞缺乏症(粒细胞计数低于 $0.5×10^9$/L),是 ATD 治疗最严重的不良反应,主要表现为发热、咽痛、全身不适等,可引起死亡。粒细胞缺乏多发生在 ATD 治疗后最初的 90 d 内或再次用药的 1～2 个月间。此期间建议每周监测患者的全血细胞计数,并告知每位服用 ATD 的患者,当出现发热、咽痛或口腔溃疡等症状时及时检查血中白细胞水平。如果外周血白细胞<$3.0×10^9$/L 或中性粒细胞<$1.5×10^9$/L,应加用升白细胞药物如维生素 B_4、利血生等,必要时给予泼尼松口服。一旦发生粒细胞缺乏症应立即停药,并给予粒细胞集落刺激因子(G-CSF)在内的综合治疗,如果发现早、治疗及时,则多预后良好。

ATD 引起的肝功能损害并不少见,但一般程度较轻,轻度肝酶异常不需要停用 ATD,可自行恢复,也可加用保肝药物辅助治疗。PTU 可引起严重肝细胞坏死,甚至由此导致死亡。此并发症可发生在服药的任何阶段,多见于用药后的 3 个月内,与服药剂量无关。其临床表现缺乏特异性,实验室检查肝酶学指标明显升高并进行性恶化,肝脏活组织检查呈非特异性肝细胞坏死。MMI 引起的肝损害相对少见,但与服药剂量有关,主要表现为胆汁淤积性黄疸,血清胆红素升高为主要化验异常,肝酶常轻中度升高。MMI 引起的肝损害通常出现在用药后的 2 周左右,肝脏病理改变主要为淤疸,可伴有轻度的细胞损伤。大部分患者即使停用 MMI,黄疸在短期内仍会加深,停药 8～10 周后方可改善。甲状腺功能亢进症本身及伴发的心功能异常等均可影响到肝脏,故用药前检查患者的肝功能并动态监测有助于确定是否为药物的不良反应。

长期服用 ATD 的患者可能会出现抗中性粒细胞胞浆抗体(antineutrophil cytoplasmic antibodies,ANCA)相关血管炎,其中 88% 和 PTU 相关,MMI 也有个案报道。在服用 PTU 的患者中,22.6% 可出现 ANCA 阳性,6% 可出现血管炎的相关表现,轻者仅表现为发热、关节痛、皮疹,重者则出现脏器受累,如肾衰竭或呼吸衰竭等,有相关表现时可检测血 ANCA 水平。

2.其他药物治疗

(1)β受体阻滞药:β受体阻滞剂对交感神经兴奋症状有很好的疗效,可阻断 TH 对心脏的兴奋作用,对抗 TH 过量所引起的高代谢表现,迅速改善肾上腺素能效应的兴奋症状,如心悸和手抖等。普萘洛尔可抑制 5 脱碘酶,减少 T_4 转化为 T_3,从而短时间内减轻甲状腺功能亢进症的临床症状,本药主要在甲状腺功能亢进症初治时使用。心悸明显者可给予普萘洛尔 10～20 mg 每天 3 次,对于有支气管疾病者,应选用 β_1 受体阻滞药,如美托洛尔 25～50 mg,每天 2 次。甲状腺功能亢进症合并妊娠者慎用。甲状腺功能亢进症控制后即可停用。

(2)碘剂:如复方碘溶液(Lugol 液,卢格氏液),仅用于以下三种情况:甲状腺次全切除手术前的准备;甲状腺功能亢进症患者接受急症外科手术。甲状腺功能亢进症危象的抢救。因碘是合成甲状腺激素的原料,故不能用于甲状腺功能亢进症的常规治疗。

3.放射性碘治疗

[131]I 治疗机制是利用甲状腺具有高度摄取和浓聚碘能力及 [131]I 在衰变过程中释放短程 β 射线,使甲状滤泡上皮细胞破坏而减少甲状腺组织;放射性碘治疗后 2～4 周起效。若治疗后 6 个月甲状腺功能亢进症仍未有效控制者,可考虑第 2 次 [131]I 治疗。

(1)适应证:①成人 Graves 甲状腺功能亢进症伴甲状腺Ⅱ度以上肿大;②对 ATD 有严重变态反应或 ATD 治疗期间发生粒细胞缺乏症者;③经过 ATD 正规治疗反复停药后复发者;④合并严重心、肝、肾疾病不能手术者;⑤结节性甲状腺肿伴甲状腺功能亢进症;⑥自主高功能性甲状腺腺瘤。

(2)禁忌证:①妊娠或哺乳期妇女;②对年龄小于 25 岁的儿童和青少年,放射性 [131]I 治疗不是首选,但如经 ATD 正规治疗停药后复发,或 ATD 治疗期间发生粒细胞缺乏症,且不愿进行手术或有手术禁忌证者,可选 [131]I 治疗。

(3)并发症:[131]I 治疗后的主要并发症是甲状腺功能减退。第 1 年甲状腺功能低下发生率 10% 以上,且随时间延长发生率增加,5 年达 30%,10 年达 40%～70%。选择 [131]I 治疗要权衡甲状腺功能亢进症与甲减后果的利弊关系。育龄期妇女至少在治疗 6 个月以后才可怀孕。

4.手术治疗

(1)适应证:①甲状腺巨大,有压迫症状者;②胸骨后甲状腺肿伴甲状腺功能亢进症;③中、重度甲状腺功能亢进症,长期服药无效,或停药后复发,或不能坚持服药者;④结节性甲状腺肿伴甲状腺功能亢进症；⑤疑似合并甲状腺癌者。

（2）禁忌证：①伴严重 GO；②合并严重心、肝、肾疾病，不能耐受手术者；③妊娠前 3 个月和后 3 个月，如病情需要，妊娠中期可以手术。

（3）术前准备：应在术前用 ATD 和 β 受体阻滞剂进行充分治疗，使甲状腺功能恢复正常。在术前 2 周开始加用复方碘溶液治疗。

（4）并发症：有 1%～2% 的患者可发生甲状旁腺功能减退症、喉返神经损伤及永久性甲低等。

十一、预后

Graves 甲状腺功能亢进症药物治疗的缓解率差异较大，从 30% 至 70%，可能与患者的遗传易感性、年龄、病情严重程度、治疗方式及依从性相关。部分甲状腺功能亢进症患者终止药物治疗后甲状腺功能持续正常，有些则发展为慢性自身免疫性甲状腺炎甚至发生甲减。放射性[131]I 治疗或手术治疗的患者，随着时间的推移，甲减的发生率逐年升高。

（刘亚平）

第五节 成人甲状腺功能减退症

一、流行病学

甲减是常见的内分泌疾病，可以发生于各个年龄。非缺碘地区甲减患病率为 0.3%～1.0%，60 岁以上的可达 2%。甲减发病以女性多见（男女比例为 1:4～1:5），随着年龄的增长，发病率逐渐增加。临床甲减患病率男性为 0.1%，女性为 1.9%。英国一项大型流行病学调查发现，自发性甲减每年发病率女性为 3.5/（1 000 人·年），男性为 0.8/（1 000 人·年）。

二、病因与发病机制

甲减的病因比较复杂，以原发性多见，其次为垂体性，其他较少见。原发性甲减中又以慢性淋巴细胞性甲状腺炎最常见。

（一）原发性甲减

TT$_4$ 水平降低，在下丘脑-垂体-甲状腺轴的负反馈调节作用下，TSH 水平升高，这是原发性甲减的特点。

自身免疫性甲状腺炎致甲减，可分为甲状腺肿型甲状腺炎和萎缩型甲状腺炎。自身免疫性甲状腺炎血清甲状腺自身抗体阳性，主要包括甲状腺球蛋白抗体（TGAb）、甲状腺过氧化物酶抗体（TPOAb）。细胞因子 IL-2、TNF-α 治疗可导致一过性自身免疫性甲减，病因可能与 TPOAb 相关。

甲状腺手术、放射性[131]I 治疗和抗甲状腺功能亢进症药物是引起医源性甲减的主要原因。甲状腺大部切除术后甲减发生率，毒性/非毒性结节性甲状腺肿患者（15%）低于 Graves 病患者（术后 10 年后高达 40%）；同样，放射性[131]I 治疗后甲减发生率，毒性结节性甲状腺肿（6%～

109

13%)低于 Graves 病患者(治疗后 10 年后高达 70%)。因鼻咽癌、喉癌等头颈部肿瘤行外照射治疗引起的甲减发生率为 25%～50%,该比例与放射的时间、剂量、范围及随访年限等因素相关。抗甲状腺功能亢进症药物过量导致的甲减一般为可逆性,减量或停药后多可恢复。摄入富碘饮食(如海藻、海带)、含碘药物(如碘化钾、放射性显影剂)过多可引起甲减,原因为碘过多导致 Wolff-Chaikoff 效应"脱逸"不能。另外,锂盐抑制碘转运和甲状腺激素释放,长期锂盐治疗可导致 50% 的患者出现甲状腺肿,20% 的患者出现甲减。

亚急性甲状腺炎(简称亚甲炎)、无痛性甲状腺炎、产后甲状腺炎引起的甲减因多数为自限性病程,又称"一过性甲减"。一般认为,亚甲炎的发病与病毒或细菌感染有关,起病前 1～3 周常有病毒性感染的证据,颈前区疼痛或发热为首发症状,典型患者病程可经历甲状腺毒症期、甲减期和恢复期。无痛性甲状腺炎(亚急性淋巴细胞性甲状腺炎)以青中年女性患者较多,分为散发型和产后型两种,其临床表现和实验室检查特点与亚甲炎很相似,但甲状腺区无疼痛。该病的病因可能与自身免疫有关,但具体尚不明确。有研究者认为,它可能是介于亚甲炎与慢性淋巴细胞性甲状腺炎的中间形式。产后甲状腺炎是发生在产后的一种自身免疫性甲状腺炎(产后 1 年内发生率为 4%～6%),与妊娠期母体免疫功能紊乱相关,甲状腺可出现轻中度肿大,但无触痛,病程呈自限性,预后良好。

(二)中枢性甲减

中枢性甲减是由于下丘脑-垂体或其邻近部位病变引起的 TRH 或 TSH 产生和分泌减少所致的甲状腺功能减退,也包括 TSH 生物活性下降引起的甲状腺功能减退。其中由垂体疾病引起的 TSH 分泌减少称为继发性甲减,由下丘脑疾病引起的 TRH 分泌减少称为三发性甲减。本病较少见,可发生于任何年龄,发病率为 1:(80 000～120 000),无性别差异。

各种破坏下丘脑-垂体或门静脉系统正常结构和/或损害其功能的病变均可致中枢性甲减,故其病因繁多。以垂体受累为主的病变直接损伤 TSH 分泌细胞致 TSH 缺乏,以下丘脑受累为主的病变则因 TRH 缺乏而致 TSH 分泌障碍或生物活性下降引起中枢性甲减。但二者常同时受累,因而临床上常难区分病因在下丘脑抑或垂体。其主要发病机制如下。①TSH 分泌细胞破坏或萎缩:通常由垂体占位性病变引起,也可能由感染或炎症等导致。②TRH 分泌不足或缺陷:可能与下丘脑-垂体门静脉系统的血流中断有关。③先天性遗传因素:TSH 分泌细胞发育或其分泌的 TSH 生物活性的先天缺陷。④TSH 分泌功能缺陷:夜间分泌峰明显降低。

(三)"外周型"甲减

"外周型"甲减为下丘脑-垂体-甲状腺以外病因导致的甲减,较为少见。可能的机制为甲状腺激素受体 $TR\beta1$ 染色体突变,不能传递正常的信号,甲状腺激素抵抗,导致靶组织出现甲状腺激素缺乏的症状和体征,常仅在成年期出现。实验室检查的特征是血清 TSH、TT_3、TT_4 均不同程度升高。

三、病理

原发性甲减由于甲状腺激素减少,对垂体的反馈抑制减弱导致 TSH 细胞增生肥大。嗜碱性细胞变性,久之腺垂体增生肥大,甚至发生腺瘤,可同时伴有高泌乳素血症。垂体性甲减患者在致病因子作用下垂体萎缩,亦可发生肿瘤或肉芽肿等病变。

甲状腺萎缩性病变多见于慢性淋巴细胞性甲状腺炎,早期腺体有大量淋巴细胞、浆细胞等炎症性浸润,腺泡受损为纤维组织取代,滤泡萎缩,上皮细胞扁平,泡腔内充满胶质。地方性甲状腺肿患者由于缺碘,甲状腺肿大可伴大小不等结节;慢性淋巴细胞性甲状腺炎后期也可伴结节;药物性甲减患者甲状腺可呈代偿性弥漫性肿大。

四、临床表现

(一)原发性甲减

最早症状是出汗减少、不耐寒、动作缓慢、精神萎靡、疲乏、嗜睡、智力减退、体重增加、大便秘结等。

1.低代谢症群

疲乏、行动迟缓,嗜睡、记忆力明显减退,注意力不集中。因外周血液循环差和机体产热减少,患者异常怕冷、无汗,体温低于正常。

2.黏液性水肿面容

表情淡漠,面颊及眼睑虚肿,垂体性黏液性水肿有时颜面胖圆,犹如满月。面色苍白,贫血或带黄色或陈旧性象牙色,有时可有颜面皮肤发绀。由于交感神经张力下降对 Mller 肌的作用减弱,故眼睑常下垂形或眼裂狭窄。部分患者有轻度突眼,可能和眼眶内球后组织有黏液性水肿有关,但对视力无威胁。鼻、唇增厚,舌大而发声不清,言语缓慢,音调低沉,头发干燥、稀疏、脆弱,睫毛和眉毛脱落(尤以眉梢为甚),男性胡须生长缓慢。

3.皮肤

患者常因贫血致皮肤苍白。因甲状腺激素缺乏使皮下胡萝卜素变为维生素 A 及维生素 A 生成视黄醛的功能减弱,血浆胡萝卜素的含量升高,常使皮肤呈现特殊的姜黄色,且粗糙、少光泽、干而厚、冷,多鳞屑和角化,尤以手、臂、大腿为明显,可有角化过度的皮肤表现。有非凹陷性黏液性水肿,有时下肢可出现凹陷性水肿。皮下脂肪因水分的积聚而增厚,2/3 的患者可出现体重增加。指甲生长缓慢,厚脆,表面常有裂纹。腋毛和阴毛脱落。

4.精神神经系统

甲状腺激素是维持神经系统正常功能及神经元正常兴奋性最重要的激素之一,脑细胞的很多代谢过程需要 T_3 调节,如果 T_3 缺乏将导致脑功能下降,出现精神迟钝、嗜睡、理解力和记忆力减退。视力、听觉、触觉、嗅觉均迟钝,伴有耳鸣,头晕。有时可呈神经质,发生妄想、幻觉、抑郁或躁狂。严重者可有精神失常,呈木僵、痴呆、昏睡状,20%～25%的重病者可出现惊厥。久病未获治疗及刚接受治疗的患者易患精神病。一般认为,精神症状与脑细胞对氧和葡萄糖的代谢减低有关。偶有小脑综合征,有共济失调等表现。还可有手足麻木,痛觉异常。

5.肌肉与骨骼

主要表现为肌肉软弱无力。咬肌、胸锁乳突肌、股四头肌及手部肌肉可出现进行性肌萎缩,叩诊锤叩之有"肌丘"现象(肌肉局部肿胀)。肌肉收缩后迟缓延迟,深腱反射的收缩期多正常或延长,但迟缓期特征性延长,常超过 350 ms(正常 240～320 ms),其中跟腱反射的迟缓时间延长更明显,对本病有重要诊断价值。黏液性水肿患者可伴有关节病变,偶有关节腔积液。

6.心血管系统

脉搏缓慢,心动过缓,心音低弱,心排血量减低,常为正常的一半。由于组织耗氧量和心排血量的减低相平行,故心肌耗氧量减少,很少发生心绞痛。心力衰竭一旦发生,洋地黄疗效常不佳且易中毒,原因是药物在体内的半衰期延长,而且心肌纤维延长伴有黏液性水肿。全心扩大较常见,约30%的严重患者常伴有心包积液,心包积液中蛋白含量高,有胆固醇结晶,由于心包积液发生缓慢,一般不发生心脏压塞。中、老年妇女可有血压增高。久病者易并发动脉粥样硬化及冠心病,发生心绞痛和心律不齐。

7.消化系统

由于消化系统平滑肌张力减弱,胃肠蠕动缓慢,排空时间延长,可导致胃纳不振,畏食,腹胀,便秘,鼓肠,甚至发生巨结肠症及麻痹性肠梗阻。50%患者胃酸缺乏或无胃酸,血清抗胃壁细胞抗体阳性。肝功能中 AST、LDH 及 CPK 可增高。甲减患者消化系统吸收不良可导致叶酸、维生素 B_{12} 缺乏。

8.内分泌系统

肾上腺皮质功能一般比正常低,血、尿皮质醇降低,ACTH 分泌正常或降低,ACTH 兴奋反应延迟,但无肾上腺皮质功能减退的临床表现。原发性甲减伴特发性自身免疫性肾上腺皮质功能减退症和 1 型糖尿病称为多发性内分泌功能减退综合征(Schmidt 综合征)。长期患本病且病情严重者,垂体和肾上腺功能降低可能发生,在应激或快速甲状腺激素替代治疗时上述病情可加速产生。

9.呼吸系统

呼吸浅而弱,对缺氧和高碳酸血症引起的换气反应减弱,肺功能改变可能是甲减患者昏迷的主要原因之一。

10.血液系统

甲减患者中 2/3 可有轻、中度正常色素或低色素小红细胞型贫血,少数(约 14%)有恶性贫血(大红细胞型)。贫血原因:①甲状腺激素缺乏导致血红蛋白合成障碍。②肠道吸收铁障碍引起铁缺乏。③肠道吸收叶酸障碍引起叶酸缺乏。④恶性贫血是自身免疫性甲状腺炎伴发的器官特异性自身免疫性疾病。血沉可增快。Ⅷ和Ⅸ因子的缺乏导致机体凝血机制减弱,故易有出血倾向。

11.黏液性水肿昏迷

为黏液性水肿最严重的表现,多见于年老长期未获治疗者。大多在冬季寒冷时发病,受寒及感染是最常见的诱因,其他如创伤、手术及使用镇静剂等均可促发。临床表现为嗜睡,四肢松弛、反射消失,低体温(<35 ℃),呼吸徐缓,心动过缓,心音微弱,血压下降,甚至昏迷、休克,并可伴发心、肾衰竭而危及生命。

(二)中枢性甲减

原发性甲减的常见临床表现亦可出现,如易疲乏、怕冷、便秘、皮肤干燥和腱反射迟缓、颜面及眼睑皮肤水肿、毛发稀疏等,但总的来说,中枢性甲减的临床表现较轻,且常不伴有甲状腺肿大。另外,中枢性甲减尚有如下特点:①常有下丘脑-垂体病变本身所致症状如头痛、视力受损、向心性肥胖、溢乳等。②多合并下丘脑-垂体-肾上腺轴、下丘脑-垂体-性腺轴异常,表现出性欲减退、闭经、皮肤苍白、头晕或低血压等。③可出现下丘脑-神经垂体受损症状如多饮多尿。④原发性甲减中常见的体重增加、血脂增高者较少,而体重减轻、血脂正常者较多。⑤黏液性水肿、心包积液极少见。

五、辅助检查

(一)实验室检查

1.一般检查

(1)血红蛋白和红细胞:由于甲状腺激素不足,影响促红细胞生成素(EPO)的合成而骨髓造血功能减低,可致轻、中度正常细胞型正常色素性贫血;由于月经量多而致失血及铁缺乏可引起小细胞低色素性贫血;少数由于胃酸减少,缺乏内因子和维生素 B_{12} 或叶酸可致大细胞性贫血。

（2）生化指标:甲减患者血总胆固醇、TG 和 LDL-C 升高,β-脂蛋白增高,HDL-C 降低。同型半胱氨酸增高,血清 CK、LDH 增高。

（3）其他:基础代谢率降低,常为 30%～45%;血中胡萝卜素增高;尿 17-酮类固醇、17-羟皮质类固醇降低;糖耐量试验呈低平曲线,胰岛素释放反应延迟。

2.甲状腺激素测定

（1）血清 TT_4 和 TT_3: T_4 正常值为 5～12 $\mu g/dL$,甲减患者 TT_4 常小于 4 $\mu g/dL$。较重甲减患者的血清 TT_3 和 TT_4 均降低,而轻型甲减、中枢性甲减的 TT_3 不一定下降,故诊断轻型甲减、亚临床甲减和中枢性甲减时 TT_4 较 TT_3 敏感。

（2）血清 fT_4 和 fT_3: fT_4 正常值为 0.9～2.0 ng/dL,fT_3 正常值为 0.1～0.44 ng/dL。原发性甲减患者一般两者均下降,轻型甲减、甲减初期多以 fT_4 下降为主。中枢性甲减 fT_3 一般在正常水平,fT_4 对诊断中枢性甲减准确性最高,其他指标缺乏足够的敏感性或特异性。

（3）血清 TSH:原发性甲减 TSH 和甲状腺激素有着非常好的负相关关系,它比 fT_4 更能敏感地反映甲状腺的储备功能,血清 sTSH(敏感 TSH)和 uTSH(超敏 TSH)测定是诊断甲减的重要指标。中枢性甲减 TSH 约有 35% 的患者不能测得,41% 的患者正常,25% 的患者轻度增高。尽管 TSH 水平往往正常,有时甚至高于正常,但其生物活性减低,这一改变可能源于 TRH 缺乏所致的 TSH 结构异常。

（4）TGAb 和 TPOAb:在自身免疫性甲状腺炎中,两种抗体的滴度很高,阳性率几乎达100%。亚临床型甲减患者存在高滴度的 TGAb 和 TPOAb,预示为自身免疫性甲状腺病(AITD),进展为临床型甲减的可能性大;50%～90% 的 Graves 病患者也伴有滴度不等的 TGAb和 TPOAb。同样,持续高滴度的 TGAb 和 TPOAb 常预示日后发生自发性甲减的可能性大。

3.动态试验

（1）TRH 兴奋试验:原发性甲减时血清 T_4 降低,TSH 基础值升高,对 TRH 的刺激反应增强。继发性甲减者的反应不一致,如病变在垂体,多无反应(呈现一条低平曲线,增高小于 2 倍或者增加≤4.0 mU/L);若病变来源于下丘脑,则多呈延迟反应(出现在注射后 60～90 min,并持续高分泌状态至 120 min)。然而,二者的区别可能只是在理论上存在,实际上这两个部位往往同时受到影响,因此作为鉴别诊断价值不大。除了用于甲减病因的鉴别诊断,TRH 兴奋试验也可用于甲减或轻度临界性甲减患者的病情追踪观察。

（2）垂体分泌功能检测:中枢性甲减者极少不伴有性腺轴功能障碍,因此促黄体激素释放激素(LHRH)兴奋试验和血浆性激素水平测定可作为本病的辅助诊断指标,但对青春期前患儿意义不大。必要时宜进行生长激素、抗利尿激素和泌乳素的测定。

（3）过氯酸钾排泌试验:此试验适应于诊断酪氨酸碘化受阻的某些甲状腺疾病,阳性见于甲状腺过氧化物酶(TPO)缺陷所致甲减和 Pendred 综合征。

（二）心电图改变

心电图示低电压、窦性心动过缓、T 波低平或倒置,偶有 P-R 间期延长(A-V 传导阻滞)及 QRS 波时限增加。有时可出现房室分离节律、QT 间期延长等异常。

（三）影像学检查

头颅平片、CT、磁共振或脑室造影有助于鉴别垂体肿瘤、下丘脑或其他引起甲减症的颅内肿瘤。甲状腺核素扫描检查是发现和诊断异位甲状腺(舌骨后、胸骨后、纵隔内甲状腺、卵巢甲状腺等)的最佳方法;先天性一叶甲状腺缺如患者的对侧甲状腺因代偿而显像增强。

(四)脑电图检查

轻度甲减患者即可有中枢神经系统的功能改变。35%的患者有脑电图改变,以弥散性背景性电波活动为最常见。甲减患者的睡眠异常主要表现在慢波的减少,发生黏液性水肿性昏迷时可出现三相波,经替代治疗后可恢复正常。

六、诊断

(一)症状和体征

临床上结合下列典型症状和体征,应考虑甲减可能:①怕冷、低体温、动作迟缓、精神萎靡、顽固性便秘;②皮肤苍白或姜黄色,表情淡漠;③唇厚、发声不清、声音低哑;④头发干燥稀疏,眉毛、睫毛脱落。

(二)实验室检查

血清 TSH 升高,fT_4 升高,诊断甲状腺激素抵抗;TSH 升高,fT_4 正常,诊断亚临床甲减;TSH 升高,fT_4 减低,诊断原发性甲减。TSH 减低或正常或稍增高(小于正常上界的 2 倍),TT_4、fT_4 减低,考虑中枢性甲减可能,必要时行 TRH 兴奋试验进一步明确。按照甲减的一般诊断流程(图 4-7),多数甲减可以做出定位诊断。

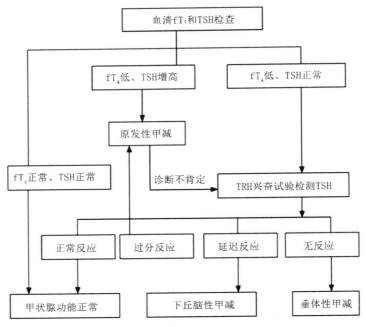

图 4-7　甲减的诊断流程

(三)病因诊断

在确诊甲减及明确定位的基础上,应尽可能地做出病因诊断。具体措施如下。①详细询问病史:如近期生育史,是否暴露于碘过多环境,有无自身免疫性甲状腺病家族史、服用抗甲状腺药物、甲状腺手术史或 [131]I 治疗史等,中枢性甲减要有下丘脑-垂体部位的肿瘤或其他病变史,以及出血、手术、放疗史(罕见的特发性者除外);②全面体格检查:如体温、皮肤黏膜色泽、毛发分布、甲状腺触诊、心肺听诊、神经反射等对甲减病因的判断非常重要;③结合辅助检查:如血清 TPOAb 阳性提示慢性自身免疫性甲状腺炎,有时下丘脑和垂体性甲减的鉴别十分困难,可以借助头颅 CT、MRI 或 SPECT 检查以及做 Pit-1 基因突变分析提供依据。异位甲状腺可以通过甲状腺核素扫描检查发现。

七、鉴别诊断

(一)原发性甲减与中枢性甲减鉴别

中枢性甲减与原发性甲减的区别见表 4-1。

表 4-1 中枢性甲减与原发性甲减的区别

	中枢性甲减	原发性甲减
临床表现		
垂体激素缺乏症状	联合垂体激素缺乏表现(闭经、不孕、低血糖、低钠血症、厌食、体重减轻、尿崩症等)	少见
甲状腺肿	少见	通常存在
TSH	低、正常、轻度升高(低于 2 倍)	通常高于 4.5 mU/L
抗甲状腺抗体	无	有
TRH 兴奋试验	异常	正常

(二)甲减与其他疾病鉴别

1.低 T_3 综合征

又称为甲状腺功能正常的病态综合征(euthyroid sick syndrome,ESS),指非甲状腺疾病原因引起的伴有低 T_3 的综合征。常见的病因有严重全身性疾病、创伤、心理应激等,反映了机体内分泌系统对疾病的适应性改变。主要表现在血清 TT_3、fT_3 水平降低,血清 rT_3 增高,血清 T_4、TSH 正常,病情危重时也可出现 T_4 水平降低。ESS 发生的机制:①$5'$ 脱碘酶活性抑制,在外周组织中 T_4 向 T_3 转换减少;②T_4 的内环脱碘酶被激活,T_4 转换为 rT_3 增加,故血清 T_3 降低,血清 rT_3 增高。

2.贫血

有 $25\%\sim30\%$ 的甲减患者表现贫血,结合甲减特有的症状、体征及实验室检查特点,与其他原因导致的贫血应不难鉴别。

3.浆膜腔积液

甲减发生浆膜腔积液的原因是淋巴回流缓慢、毛细血管通透性增加、淋巴细胞分泌高亲水性的黏蛋白和黏多糖,引起腹水、心包积液、胸腔积液和关节腔积液,应注意与其他原因引起的浆膜腔积液相鉴别。

4.特发性水肿

甲减患者的成纤维细胞分泌透明质酸和黏多糖,具有亲水性,阻塞淋巴管,引起黏液性水肿,多数表现为非凹陷性水肿。特发性水肿多数表现为凹陷性水肿,其确切的发病原因尚不十分清楚,可能为水盐代谢紊乱导致细胞外液在皮下间隙有异常增多。常见于育龄期女性,水肿多为轻中度,往往呈周期性、自限性特点。患者常有自主神经功能失调,可有程度不同的神经过敏、情绪不安、多汗、潮热等表现,常于精神创伤、环境变更后起病。

5.垂体瘤

原发性甲减病程较长者,TRH 分泌增加可以导致高泌乳素血症、溢乳,垂体 TSH 细胞增生肥大致蝶鞍增大,应注意与垂体泌乳素瘤相鉴别,可行垂体 MRI 进一步明确。

八、治疗

各种类型的甲减的治疗目标是恢复和维持正常的甲状腺功能。理论上,中枢性甲减特异性疗法(口服 TRH 或 TSH)是理想的,但由于其成本昂贵及使用范围小,目前已被弃用。

(一)甲状腺素替代治疗

1.甲状腺激素制剂

甲减的替代治疗所采用的甲状腺激素制剂目前有三种,干燥甲状腺片、左甲状腺素($L-T_4$)和三碘甲腺原氨酸(T_3)。干燥甲状腺片为动物甲状腺(主要是猪和牛)提取物,含有 T_3 和 T_4,制作方便,价格便宜,但效价不稳定,常因制剂批次不同导致患者体内 T_4 浓度波动。$L-T_4$ 是人工合成的甲状腺制剂,药物进入人体后,部分在外周转化为 T_3,该制剂效价稳定,静脉用制剂可用于黏液性水肿昏迷的抢救,目前临床应用最为广泛(干燥甲状腺片和 $L-T_4$ 的剂量转化可参考表 4-2)。三碘甲腺原氨酸也是人工合成的甲状腺激素制剂,效价稳定,但因对心血管系统影响较大,目前临床上很少应用。

表 4-2　干甲状腺粉片与 TH 纯制剂对等剂量表

干甲状腺粉片(mg)	$L-T_4$(μg)	$L-T_3$(μg)
15	25	12.5
30	50	25
60	100	50
90	150	75
120	200	100
180	300	150

2.$L-T_4$ 替代治疗的方法

治疗的目标是将患者血清 TSH 和甲状腺激素水平恢复至正常范围,同时防止过度替代导致的房颤、骨质疏松症、心绞痛等不良反应。具体原则如下。

(1)剂量个体化:治疗剂量应根据患者的病情、年龄、体重、合并用药等情况个体化制定。成年患者 $L-T_4$ 替代剂量为 $50\sim200$ $\mu g/d$,平均为 125 $\mu g/d$,按体重计算的剂量为 $1.6\sim1.8$ $\mu g/(kg \cdot d)$;老年患者则需要较小剂量,约为 1.0 $\mu g/(kg \cdot d)$;妊娠时为保障胎儿正常发育,剂量需要增加 $30\%\sim50\%$;甲状腺癌患者为防止复发,剂量较大,为 2.2 $\mu g/(kg \cdot d)$。$L-T_4$ 最好饭前服用,与其他药物的服用间隔应当 >4 h,因为一些药物和食物会影响 T_4 吸收和代谢。需要增加剂量的情况有以下几种。①合并用药:苯巴比妥、苯妥英、卡马西平、利福平、舍曲林。②合并用药:考来烯胺、硫糖铝、氢氧化铝凝胶、硫酸亚铁、碳酸钙、膳食纤维补充剂。③妊娠、雌激素治疗。④甲状腺手术或放射性[131]I 治疗。需要增加剂量的情况有高龄、合并严重缺血性心脏病。

(2)小剂量起始,逐渐加量:甲减替代治疗从起始剂量到达完全替代的时间取决于年龄、体重、病情、合并疾病等因素。小于 50 岁既往无心脏疾病者可尽快达到完全替代剂量;>50 岁患者服药前需常规评估心脏情况,一般从 $25\sim50\ \mu g/d$ 起始,每 $1\sim2$ 周增加 $25\ \mu g$,直到达标;缺血性心脏病患者起始剂量宜小,调整剂量宜慢,防止诱发和加重心脏病情。

(3)定期复查,及时调量:补充甲状腺素,重建下丘脑-垂体-甲状腺轴平衡的时间需要 $4\sim6$ 周,故治疗初期,每 $4\sim6$ 周复查一次激素水平作为调整剂量的依据。完全替代后,可 $6\sim12$ 个月复查一次,但出现病情变化应及时复查。

(4)不良反应:有些患者 $L\text{-}T_4$ 用量过大时可出现甲状腺功能亢进的表现,应及时减量。服用 $L\text{-}T_4$ 还可能诱发心脏疾病。一旦发现应立即停药,可用 β 受体阻滞剂、扩血管药等药治疗。停药一周后再考虑从小剂量开始服用。主要原因:①甲减患者心室功能受损,不能适应补充 $L\text{-}T_4$ 后组织耗氧量增加的需求。②甲减可引起脂类代谢紊乱,脂肪合成与分解均降低,体脂比例升高,导致动脉粥样硬化的风险增加。③甲状腺激素增加室上性心律失常的发生率。④甲减还与血凝状态改变、血小板黏着度以及纤维蛋白溶解活性相关。$L\text{-}T_4$ 过量可能导致的不良反应还包括骨质疏松症和肌肉功能受损。因为 $L\text{-}T_4$ 过量时,致骨骼肌为主的外周组织蛋白分解加速,尿酸含量增加,尿氮排泄增加,肌肉收缩无力;骨骼蛋白分解,血钙升高,发生骨质疏松。

(二)甲状腺功能减退并发症的治疗

合并高脂血症的患者,可予调脂治疗。合并心包积液的患者,应及时补充甲状腺素。当甲状腺功能恢复正常时,大部分患者的心包积液量会随之减少,若心包积液仍不能消退或出现心脏压塞,可行心包穿刺,必要时考虑心包切开手术。合并心力衰竭,应慎重使用洋地黄,因心脏对洋地黄耐受性差,且甲减时洋地黄分解代谢缓慢,易发生洋地黄中毒。

(三)黏液性水肿昏迷的抢救

黏液性水肿昏迷又称为甲状腺功能减退性昏迷或甲减危象,是长期未正规治疗的甲减患者晚期阶段,是内分泌系统常见的急危重症,预后差,死亡率高达 60%,一经诊断,应全力抢救。

(1)全身支持治疗低体温的处理。只能保温,不能加温,因为用热水袋、电热毯等办法加温会增加外周血管扩张,加重低血容量性休克;吸氧,维持呼吸道通畅,必要时气管切开、机械通气;严密监测液体出入量及电解质动态变化,警惕容量过多、低钠血症;糖皮质激素静脉滴注增加应激能力,常用剂量为氢化可的松 $200\sim300\ mg/d$ 持续静脉滴注,待病情稳定后逐渐减量。

(2)补充甲状腺激素。首选 T_3 静脉注射,每 $4\ h\ 10\ \mu g$,直至症状改善,清醒后改口服;或 $L\text{-}T_4$ 首次静脉注射 $300\ \mu g$,以后每天 $50\ \mu g$,至患者清醒后改口服;若无静脉制剂,可用 $L\text{-}T_4$ 口服片剂鼻饲,首次 $100\sim200\ \mu g$,以后每天 $50\ \mu g$,至患者清醒后改口服。

(3)控制感染,积极寻找诱因,积极治疗原发病。

(刘亚平)

第六节　儿童甲状腺功能亢进症

一、病因

儿童甲状腺功能亢进症的主要常见原因:①弥漫性毒性甲状腺肿(Graves 病);②自身免疫性新生儿甲状腺功能亢进症;③桥本甲状腺毒症;④甲状腺肿瘤所致甲状腺功能亢进症;⑤急性

或亚急性甲状腺炎；⑥外源性甲状腺激素替代；⑦碘致甲状腺功能亢进症；⑧TSH 增高型甲状腺功能亢进症；⑨甲状腺自主高功能腺瘤（Plummer 病）；⑩甲状腺激素抵抗。

二、流行病学

Graves 病在儿童时期患病率较低，占所有 GD 患者的 $1\%\sim5\%$。儿童 Graves 病多有甲状腺疾病（甲状腺肿、甲状腺功能亢进症、甲减、慢甲炎）家族史，女孩多于男孩，女男之比为 $(6\sim8):1$。调查显示，Graves 病的发生率处于上升趋势，儿童的发病率为每年 0.1/100 000，青春期为每年 3/100 000。

三、临床表现

(一)甲状腺毒症表现

1.高代谢综合征

由于甲状腺激素有促进生长的作用，患儿生长速度较同龄儿童快。同时甲状腺激素增多导致交感神经兴奋性增高和新陈代谢加速，患儿表现为疲乏无力、失眠多梦、多食善饥、体重下降。

2.精神神经系统

大多数患者有甲状腺功能亢进症的典型表现与症状。儿童甲状腺功能亢进症，特别是青春期起病者，在发病的早期表现与多动症类似，常见其他表现为行为异常、学习成绩下降、思想不集中。

3.消化系统

主要表现为稀便及排便次数增加等。

4.循环系统

儿童心脏代偿能力较强，尽管检查时发现心率快，每分钟 100 次以上，但患儿多半无心悸，气短等心血管症状，心房颤动和心力衰竭在儿童甲状腺功能亢进症极少见。其他体征包括脉压增大、瓣膜功能缺陷引起的心脏杂音、运动耐力明显下降等。

5.其他表现

有些患儿表现为性发育迟缓、月经不规则。儿童甲状腺功能亢进症伴发肌病很少见，临床上尚未遇见伴发周期性瘫痪的甲状腺功能亢进症儿童。另外，与成人甲状腺功能亢进症患者相比，儿童甲状腺功能亢进症还表现为骨密度降低，骨折风险较高，骨质疏松可伴有骨痛等。

(二)甲状腺肿

大多数患儿甲状腺轻度肿大，其肿大程度与病情轻重不平行，质地柔软，部分患儿家长对轻微的甲状腺肿大易忽略。甲状腺结节少见。

(三)眼征

与成人患者的 Stellwag、von Graefe、Joffroy 等眼征相比，儿童甲状腺功能亢进症并发弥漫性毒性甲状腺肿眼病的较少，多数为非浸润性眼病，很少有严重的眼病。

四、诊断与鉴别诊断

(一)诊断

生化检查确认甲状腺毒症、有典型的甲状腺毒症的临床表现、体检扪及弥漫性甲状腺肿大，尤其是有家族遗传史的儿童，可以确诊为 Graves 病。对于有些儿童患者缺少上述特征，最佳诊断方法是甲状腺放射性核素扫描,Graves病特征是甲状腺呈弥漫性高摄碘率。需要注意的是儿童及青少年^{131}I摄取率较成人高,且年龄越小越明显。

(二)鉴别诊断

儿童甲状腺功能亢进症主要与以下疾病相鉴别。

1.单纯性甲状腺肿鉴别

除甲状腺肿大外,并无上述症状和体征。虽然有时^{131}I摄取率增高,T_3抑制试验大多显示可抑制性。血清T_3、fT_3均正常。

2.自主性高功能性甲状腺结节

扫描时放射性聚集于结节处,经TSH刺激后重复扫描,可见结节放射性增高。

3.1型糖尿病

糖尿病患儿也可表现为多食易饥、体重下降等,甲状腺功能亢进症患儿需与糖尿病相鉴别。但是儿童期出现的糖尿病多为1型糖尿病,该疾病也多有糖尿病家族史,血糖、OGTT实验有助于鉴别诊断。

4.其他

结核病和风湿病常有低热、多汗、心动过速等。以腹泻为主要表现者常易被误诊为慢性结肠炎。有些儿童畏食、挑食,也会出现体重下降等表现,需鉴别。

五、治疗

目前对于儿童Graves病的治疗尚存争议。儿童Graves病的治疗包括抗甲状腺药物(ATD)、全部或次全甲状腺切除、^{131}I放射治疗。儿童甲状腺功能亢进症的治疗主要选用ATD,其优点:疗效好,不会导致永久性甲减,方便、经济、使用较安全。但其也有部分缺点:①疗程长,一般需1~2年,有时长达数年,许多患儿依从性较差;②停药后复发率较高;③药物存在一定的不良反应。

ATD治疗后有50%~66%可获得缓解,大多数患者初始都选择ATD治疗。然而,由于患儿服药依从性差,并且复发率较高,因此,甲状腺手术或者^{131}I放射治疗经常作为ATD难以控制疾病的替代治疗。与发病率更高的成人相比,目前尚无循证医学证据来确定哪种治疗方案对于儿童甲状腺功能亢进症患者利益更大。儿童甲状腺功能亢进症治疗的具体治疗方案需依据疾病临床表现、严重程度以及甲状腺结节的大小等来确定。

(一)抗甲状腺药物治疗

无论是儿童还是成人,ATD治疗是甲状腺功能亢进症的基础治疗。ATD治疗儿童甲状腺功能亢进症的缓解率最高为50%~60%,通常只有30%~40%,青春期前儿童患者与青春期患者比较,其缓解率更低,仅为15%。但因其使用方便,对学习影响较小,又可避免对患儿引起永久性、不可逆性的伤害,故成为儿童甲状腺功能亢进症的首选治疗方法。常用的ATD分为硫脲类和咪唑类两类。硫脲类包括丙硫氧嘧啶(propylthiouracil,PTU)和甲硫氧嘧啶;咪唑类包括甲巯咪唑(methimazole,MMI)和卡比马唑等。临床上普遍使用PTU和MMI。这些药物通过干扰TPO介导的甲状腺球蛋白碘酪氨酸的储存来抑制甲状腺激素的合成。PTU还能够阻止T_4向T_3转换。然而,MMI不能发挥此作用。

1.剂量与疗程

短期内MMI的疗效要比PTU更好。MMI比PTU有更好的依从性,因为MMI半衰期及药物持续作用时间长于 PTU。PTU 初始服用剂量是 $5\sim10$ mg/(kg·d),因其半衰期短,应分次给药,通常每 $6\sim8$ h 给药 1 次;而 MMI 服用剂量是 $0.5\sim1$ mg/(kg·d),$12\sim16$ h 给药 1 次,每天给药 $1\sim2$ 次。经 $2\sim4$ 周,甲状腺激素的分泌被有效地阻滞或者甲状腺激素的水平正常之后,开始逐渐以初始剂量的 $30\%\sim50\%$ 来减少服药剂量。甲状腺功能亢进症本身就会使自身免疫功能变差,自身免疫性又能够导致更多的 TRAb 产生,引起甲状腺功能亢进症的进一步恶化。一旦通过 ATD 治疗或者外科手术来阻滞这种反馈作用,患者就会逐渐恢复。

2.不良反应

服用 PTU 和 MMI 中 $5\%\sim25\%$ 的患者会出现不良反应,包括荨麻疹、关节痛、胃肠道反应等。粒细胞缺少的比例为 $0.2\%\sim0.5\%$,其他罕见的不良反应包括药物性肝损害及抗中性粒细胞抗体的产生,发生血管炎的概率很小。剂量依赖的不良反应及使用 MMI 剂量小于 10 mg/d 的患者发生严重不良反应的概率都很小。

3.复发

儿童甲状腺功能亢进症停药后复发率很高,所以儿童甲状腺功能亢进症患者 ATD 治疗时间应该比成人要长,一般为 $2\sim3$ 年,个别患者坚持 10 年以上,因此依从性对于甲状腺功能亢进症患儿来说是一个重要的问题。儿童甲状腺功能亢进症的治疗疗程较长,甲状腺功能亢进症维持治疗多久才能停药一直是个难题。对于儿童甲状腺功能亢进症,最好的观察指标是甲状腺大小。甲状腺大的,停药后极易复发。

(二) ^{131}I 治疗

1.疗效和不良反应

^{131}I 治疗甲状腺功能亢进症的适应证逐渐增宽,儿童甲状腺功能亢进症也不再属于核素治疗的禁忌证。^{131}I 治疗对于儿童甲状腺功能亢进症患者是有效的。^{131}I 的剂量通常根据超声获得的甲状腺组织大小以及 ^{131}I 摄取量计算而得,每克甲状腺组织推荐的 ^{131}I 治疗剂量为 150 μCi。Rivkees 等为了研究儿童甲状腺功能亢进症患者 ^{131}I 使用剂量与 ^{131}I 治疗后甲状腺功能之间的关系,选择三组不同剂量的 ^{131}I 对儿童甲状腺功能亢进症患者进行治疗,结果发现,为了确保甲状腺功能达到甲状腺切除或者甲减效果,大剂量 ^{131}I($220\sim275$ $\mu Ci/g$)治疗的长期治愈率比小剂量要好。但是目前就 ^{131}I 治疗后引起的甲减究竟是并发症还是治疗目标,国内外学者存在分歧。国外多数学者认为,^{131}I 治疗后引起甲减是不可避免的,他们认为甲减是 ^{131}I 治疗的目标,因而多数学者主张一次性固定大剂量 ^{131}I 治疗甲状腺功能亢进症,使其成为甲减后终生用甲状腺素替代治疗,这样可以尽快纠正甲状腺功能亢进症,减少复发,并减少经济费用。但我国国情不同,甲状腺功能亢进症患者难以承受甲减带来的终身服药的生理、心理等方面的压力和负担,因此一些学者认为,对治疗甲状腺功能亢进症的 ^{131}I 剂量的确定,既要提高治愈率,又要尽量减少甲减的发生率。如果甲状腺组织过大($>60\sim80$ g),^{131}I 治疗的缓解率低,建议选择手术治疗。放射碘治疗未见甲状腺癌及白血病的发生,且没有证据显示放射碘治疗对患者生殖能力及胎儿有影响。儿童甲状腺功能亢进症放射治疗的指征包括足疗程 ATD 治疗以后疾病复发、患者治疗的依从性差以及 ATD 毒性反应。禁忌证:妊娠及哺乳期妇女;相对禁忌证:幼儿患者,因为碘治疗可能引起肿瘤风险。

2.并发症

^{131}I 治疗甲状腺功能亢进症后的主要并发症是甲状腺功能减退症。核医学及内分泌学专家都一致认为,甲减是 ^{131}I 治疗甲状腺功能亢进症难以避免的结果,选择 ^{131}I 治疗与否主要取决于

对甲状腺功能亢进症与甲减后果的利弊关系。由于甲减发生率较高,在^{131}I治疗前,需要患者及其家属知情并签字同意。

(三)手术治疗

1.适应证

(1)甲状腺肿大明显,有压迫症状。

(2)中、重度甲状腺功能亢进症,甲状腺功能亢进症患儿不能够耐受 ATD 治疗,或药物依从性差。

(3)甲状腺功能亢进症性眼病。

2.手术注意事项

手术治疗可根治甲状腺功能亢进症,但也可造成永久性甲减,偶尔损伤喉返神经及甲状旁腺,会影响儿童的生长发育。儿童处在生长阶段,手术后甲减可能对儿童生长发育有影响,所以儿童甲状腺功能亢进症一般不主张手术治疗。近年来由于外科技术的提高,有经验的小儿外科医师对儿童甲状腺功能亢进症手术治疗可以取得满意的效果,手术也成为儿童甲状腺功能亢进症治疗的一种选择。甲状腺全切除手术较甲状腺次全切能够有效降低甲状腺功能亢进症的复发风险。由于 ATD 药物能使甲状腺肿大及动脉性充血,手术时极易发生出血,增加手术风险,因此,服用 ATD 药物后必须加用碘剂 2 周待甲状腺缩小变硬,血管数量减少后手术。手术治疗的主要并发症包括甲状旁腺功能减退、声带麻痹以及瘢痕形成,有经验的医师操作时很少发生并发症。对于手术治疗后复发甲状腺功能亢进症的患者,建议行^{131}I治疗,因为再次手术治疗并发症发生率相对增高。

(四)其他治疗

在治疗的最初 2 周加用 β 受体阻滞剂(哮喘及心力衰竭患者禁用)有助于减轻患者的临床症状。在治疗初始 2 周给予患者口服普萘洛尔 2 mg/(kg·d),每天 2 次,当检查甲状腺功能恢复正常时停药。

六、预防与预后

与成人相比,儿童甲状腺功能亢进症缓解率低,复发率高。国外的文献报道停药后 1 年内复发率高达 59%,2 年内复发率高达 68%。小年龄患者、青春期前发病的患者、初诊时病情严重的患者以及抗甲状腺药物治疗疗程短于 2 年的患者容易复发。由于儿童患者的依从性较差,因此儿童甲状腺功能亢进症治疗难度较大。需要更好的营养支持、休息,需要医师严格地督促,长期随诊;需要患儿及家长积极地配合,方能取得较好的治疗效果。

甲状腺功能亢进症儿童由于代谢旺盛,消耗增多,加之发育期营养需求也多,因此,儿童甲状腺功能亢进症的注意事项就是患者必须补充大量营养,保证甲状腺功能亢进症患儿的生长发育,饮食要以高热量、高蛋白、高维生素和富含钙、磷的食物为主,应多饮水,以保证充分补足丢失的水分。

(刘亚平)

第七节　儿童甲状腺功能减退症

甲状腺功能减退症是甲状腺合成分泌甲状腺激素缺乏所致。因为甲状腺激素对生长、发育、正常代谢和脑发育是必要的,因此儿童甲减如果治疗不及时则预后较差,特别是新生儿甲减。儿童甲减治疗延迟可导致永久性脑损伤和精神发育延缓。

儿童甲减可分为2类:①先天性甲减(CH),发生在妊娠或出生时。②获得性甲减(AH),通常在出生后6个月发病,是由于自身免疫性甲状腺破坏引起。与成人甲减不同的是儿童或青少年甲减需要尽早作出诊断并及时得到治疗。这对于小于3岁的儿童甲减是特别重要的。

动物试验证明,甲状腺激素对早期脑发育和后期的脑功能是非常重要的。甲状腺激素参与了疾病的神经生理过程,如神经生成、轴突和树突形成、神经迁移、鞘形成和突触发生等,并且不同脑结构部位对甲状腺激素需要的时间一样。在大脑内,对甲状腺激素的需要有一定的时间顺序,即从皮质下至皮质的顺序;在皮质内,从后部至前部的顺序,额叶最后需要甲状腺激素。最需要甲状腺激素的脑结构如下:下丘脑(对感知非常重要),小脑(对运动协调性非常重要),尾状核(对注意力非常重要),海马(对记忆力非常重要),皮质(对认知功能的多方面非常重要)。此外,甲状腺激素对耳蜗、视网膜发育也非常重要。在啮齿动物生命的早期,缺乏甲状腺激素可引起各种甲状腺激素依赖的脑结构的损伤,但是在发育的关键时期给予外源性甲状腺激素可逆转或降低脑损伤。

甲状腺激素的作用是通过对脑特异性基因调控来实现的,而这些基因调控着基本的脑发育过程。甲状腺激素特异性基因调节作用是通过甲状腺激素受体介导完成的。甲状腺激素受体分布呈区域性,需要甲状腺激素越多的脑结构其受体分布就越密集。因此,儿童期缺乏甲状腺激素引起特异性而非全脑功能障碍。

甲状腺激素在神经传递方面也起着非常重要的作用。在生命早期,甲状腺激素调控神经递质的产生;而在后期,调控儿茶酚胺的产生和反应。转基因甲减鼠显示,循环神经递质 γ-氨基丁酸(GABA)水平降低,在恐惧环境中探索行为减少,而退缩行为增加。甲状腺激素也调控酪氨酸羟化酶的产生,该酶是调控多巴胺和去甲肾上腺素产生的限速酶。另外,甲状腺激素还有如下作用:①通过星形(胶质)细胞激活神经元。②通过调控谷氨酸的释放来影响神经元突触间的递质传递。③上调钠依赖性神经递质转运体基因和其他神经递质功能相关的基因表达。④调控 GABA 释放和重吸收,以及 GABA 受体的功能。而且,甲状腺激素对神经递质功能的影响在发育阶段和成熟阶段的大脑是不同的。例如,甲状腺激素在生命早期有刺激 GABA 的功能,而在生命后期则有抑制作用。

一、流行病学、病因及发病机制

儿童先天性和获得性甲减的流行病学和危险因素因不同病因而不同。

(一)先天性甲状腺功能减退症

在碘充足区域,新生儿中 CH 散发率为1:(3 000~4 000)。在碘缺乏区 CH 发生率增高。与其他白人婴幼儿相比,西班牙人婴幼儿 CH 发生率增高;与白人相比,黑人 CH 发生率低。CH

常与 Down 综合征合并存在,大约 128 例 Down 综合征病例中有 1 例合并 CH。

CH 分为两大亚类。①原发性甲减:产生于甲状腺水平的缺陷。②中枢性甲减:由于下丘脑或垂体对甲状腺激素水平调节缺陷所致。在甲状腺水平,由于甲状腺发育不全(缺少、异位)或甲状腺发育不良或甲状腺激素合成和转运过程中由基因缺陷引发的甲状腺激素生成异常,均可引起 CH。就甲状腺发育不全而言,女孩发生率比男孩高 2 倍,并且大多为散发性。已发现几个基因与甲状腺发育不全有关,包括 PAX-8、TTF-1 和 TTF-2。就甲状腺激素生成异常而言,男女发病率相近,呈常染色体隐性遗传。

1.PAX8 突变

在永久性原发性先天性甲减(permanent primary congenital hypothyroidism,PPCH)患者中,PAX-8 突变杂合子型是最常见的。然而,迄今为止仅报道 10 例该种突变,呈散发性或家族性发病,常染色体显性遗传。在家系之间或在家系内,其表现型是不同的。最近有研究显示 PAX-8 突变可引发早发性遗传性甲减。为什么人 PAX-8 突变杂合子可引发表现型而鼠没有,目前还不清楚。

2.TTF-1 突变

在杂合子型染色体 14q13 缺失婴儿,采用荧光原位杂交技术首次报道了 TTF-1 缺失综合征。单独 TTF-1 功能不足可以引发三联症,即呼吸窘迫、原发性甲状腺衰竭和神经症状。在良性遗传性舞蹈病也发现 TTF-1 失活性突变。起初,很多病例为散发性,但现在已发现有呈常染色体显性遗传的综合征病例。该综合征的三联症在不同患者轻重不一,甚至有的患者由于 TTF-1 对肺表面活性物质产生的影响而表现为致死性新生儿呼吸窘迫综合征。在形态上,甲状腺是正常或发育不全,但是其位置和形态总是正常的。

3.TTF-2 突变

TTF-2 的种系突变引发的表现型不局限于甲状腺。在 3 对第一代表亲之间结婚所生后代中发现 TTF-2 纯合子突变,这些患者表现为复杂的综合征,如无甲状腺、腭裂、卷发、会厌分叉。然而,大多数中枢性甲减合并腭裂患者没有 TTF-2 突变。

另外,大约有 1/50 000 的儿童存在甲状腺激素抵抗,它是由于编码甲状腺素受体 β 亚单位的基因突变引起的,呈常染色体隐性遗传。不同个体和不同家族中,突变受体分布是不同的。甲状腺激素抵抗通常分为以下 3 类。①中枢性:突变受体分布于垂体。②外周性:突变受体仅分布于外周组织。③全身性:突变受体分布于中枢神经系统和外周组织。在临床上,患者可表现为甲减,正常甲状腺功能,或甲状腺功能亢进症。

有一小部分儿童,其 CH 表现为一过性的,可能因为母体抗体在宫内转运给胎儿,阻碍了胎儿甲状腺发育与功能形成;或在产前及围生期暴露于过多的碘造影剂或碘消毒剂。根据动物研究结果,推测某些环境化学物质的作用,儿童可能经历短暂的轻微甲减,如防燃剂或多溴化联二苯醚(PBDE)、水银、铅、二英及多氯化联二苯(PCB)。然而,还没有探讨这些化学物质对儿童甲状腺功能直接影响的研究。

(二)获得性甲状腺功能减退症

AH 在青少年中发生率为 1‰～2‰,AH 多发生在 10 岁以上,婴儿期很少发生,女性比男性多发。

AH 最常见的原因是桥本甲状腺炎,而桥本甲状腺炎是由体液和细胞免疫异常引发的自身免疫性疾病。虽然产生 AH 的特异性程序化的免疫介导的机制目前还不清楚,但其主要效应表现为对抗正常甲状腺细胞的免疫反应,从而导致炎症、破坏和甲状腺细胞死亡,甲状腺组织破坏达 75%。桥本甲状腺炎也常与其他自身免疫性疾病并存,如 1 型糖尿病、艾迪生病、类风湿关节炎和 Turner 综合征。

另外,一些调节精神病的药物可诱导 AH,也可改变甲状腺功能试验,产生甲减的假阳性结果。例如,大剂量碳酸锂、含碘药物胺碘酮和细胞因子[如干扰素-γ(IFN-γ)、白介素-6(IL-6)、粒细胞-单核细胞集落刺激因子(GM-CSF)]均干扰甲状腺激素合成和/或分泌,引发原发性甲减。这种情况通常发生在临床和生化上表现为甲状腺功能正常的患者,而他们的甲状腺通常具有某种疾病所引起的甲状腺储备功能降低,如自身免疫性甲状腺炎。对类似患者及接受固定剂量甲状腺素治疗的患者,抗癫痫剂(如苯巴比妥、苯妥英、卡马西平)和抗结核药物利福平能够刺激细胞色素 P450 活性,加速肝脏对甲状腺素的分解代谢。而其他药物如 PTU、β 受体阻滞剂、地塞米松及其他含碘制剂抑制 5′-脱碘酶、苯妥英和肝素、游离脂肪酸、水杨酸盐与 T_4 竞争结合甲状腺素结合蛋白,引起 T_4 值降低,甚至引起 fT_4 结果异常。因此,当其他药物诱导甲减或干扰实验室结果分析时,甲状腺功能试验没有明显的意义。

二、临床表现

特异性症状和体征的出现有赖于甲减发生的年龄、甲减的病程及严重性。当甲减发展到中至重度时或儿童生长速度降低时才易被发现。

(一)先天性甲状腺功能减退症

在美国和加拿大,几乎所有的婴幼儿 CH 均是通过新生儿筛查试验发现的,即通过测定 TSH 和/或 T_4 水平而诊断。通常地,通过对新生儿筛查,可在症状和体征变得明显之前就可作出诊断。在婴幼儿,出生后 CH 最常见的症状和体征是新生儿黄疸延长、极低温、大的前后囟门、脐疝气和脸水肿。一项澳大利亚研究显示,在 CH 婴幼儿中,黄疸延长占 62%,脐疝气占 54%,水肿占 41%,舌外突占 21%,触诊甲状腺肿者占 6%。另外,15% 的 CH 儿童并发先天畸形,尤其是心脏(7%)和泌尿系统(3%)畸形。

多数 CH 婴幼儿为足月生产。部分患儿超过妊娠期并且出生时体重>4 kg。随着年龄增长,如果没有得到治疗,可出现全身性黏液性水肿、胡萝卜素血症、毛发坚硬和/或过黑、巨舌症、肌肉无力;也可出现斜视和眼球震颤。另外,他们也表现为明显嗜睡,反应迟钝,食欲降低和严重的便秘等。

在少数情况下,一些 CH 婴幼儿在新生儿筛查中被漏诊。可能是由于标本运输问题、标签错误、实验室检测错误、资料输入错误引起。也有的新生儿转院或在家生产未进行筛查。也许对新生儿进行了筛查,但是,由于 CH 延迟出现,特别是进行 T_4 筛查时;因此,对部分可疑患儿有必要在其出生后 2~4 周进行第 2 次筛查试验,第 2 次筛查试验能够捕捉到延迟出现的 CH 患儿。

(二)获得性甲状腺功能减退症

在 AH,很多常见的临床特征生长停滞或迟缓,骨骼成熟滞后。虽然,身体形状和粗糙的面部特征比较明显,但是与呆小症相比,AH 儿童没有那么严重。AH 儿童表现为乳牙脱落延迟、牙发育缓慢。也表现为便秘、黏液性水肿、怕冷、皮肤干燥、肌肉无力。也有青春期发育迟缓。

由于 AH 起病隐匿,因此,当出现延迟生长数月后才能作出诊断。而且,因为 AH 儿童在学校行为一般正常,所以很少引起关注。然而,少数病例在婴幼儿期发病,因治疗不及时可表现为生长迟缓、粗糙的面部特征、皮肤干燥、毛发硬、哭声嘶哑、大舌、脐疝气、出牙延迟、囟门闭合延迟、嗜睡等。初学走路的孩子和学龄前儿童出现 AH 后智力和运动功能减退以及脾气暴躁,易激惹。由于大脑在 3 岁以前对甲状腺激素需要量大,因此这些儿童可能永久性受到损伤而表现为神经系统发育延迟。

三、诊断

(一)先天性甲状腺功能减退症

自从新生儿筛查程序提出后,新生儿和婴幼儿 CH 的管理已发生了明显的改观。筛查策略不断变迁,在诊断过程中新的技术包括分子遗传技术也越来越多。甲状腺激素替代治疗的目的已经集中在改善临床预后上。

1.筛查策略

新生儿 CH 的筛查 30 多年前就已经开始,现在 CH 筛查在很多发达国家已经作为常规。筛查 CH 通常采用干血斑样本。TSH 升高的阈值一般是 15～25 mU/L,常用的取样测定时间是出生后 48～72 h。然而,有些母亲在产后 24 h 已出院。因为受新生儿生理性 TSH 脉冲的影响,早期测定 TSH 将会升高新生儿 TSH 增高率,这种生理性 TSH 脉冲个体差异很大。因此,早期筛查 CH 将增加假阳性率。

有证据显示多达 5% 的 CH 被漏诊,大多数是由于样本处理、检验、资料分析错误造成。极少数新生儿血清 TSH 升高在出生后推迟数天或数周才出现,其原因还不清楚,推测可能是由于下丘脑-垂体-甲状腺轴功能没有成熟所致。通过新生儿筛查确诊的 CH 发生率为 1/3 500～1/4 000。其原因包括甲状腺发育不全(如不发育、发育不全、异位、单侧甲状腺)、甲状腺激素生物合成障碍、中枢性甲状腺功能减退、一过性甲减。最常见的原因为甲状腺发育不全(75%～80%)和甲状腺激素生物合成障碍(10%～15%)(表 4-3)。为了提高对延迟升高 TSH 的婴儿和中枢性甲状腺功能减退婴儿的诊断率,有人对 CH 筛查方案已进行了修改。在出生后 2～6 周重复筛查 TSH 可提高 CH 病例诊断率,重复筛查 T_3、T_4 及甲状腺结合球蛋白(TBG)可提高新生儿中枢性甲状腺功能减退诊断率。患儿通常有多种垂体激素缺乏,而单纯 TSH 缺乏(通常由 TSH beta 基因突变所致)者非常罕见。

表 4-3　新生儿筛查中常见的甲状腺疾病

甲状腺疾病	实例
甲状腺发育不全(75%～80%)	不发育、发育不全、异位、单侧甲状腺
甲状腺激素生物合成障碍(10%～15%)	钠-碘同向转运体、甲状腺过氧化物酶、甲状腺氧化酶、甲状腺球蛋白及脱卤素酶缺乏
中枢性甲状腺功能减退	下丘脑或垂体发育缺陷,单纯性 TSH 缺乏
一过性甲减,高促甲状腺素血症	碘污染、抗甲状腺药物,母体抗体,TSH 受体缺乏

美国学者推荐,同时测定 T_4 和 TSH 是"理想的筛查方案"。根据筛查策略不同,推荐不同的筛查方案。

2.诊断流程

对 CH 筛查阳性的新生儿应该即刻进行评估,避免耽误治疗。根据新生儿筛查结果确立诊断,其目的是对筛查为 CH 的患儿明确甲状腺功能减退的诊断,并查明 CH 的病因。筛查流程见图 4-8。为了肯定或排除 CH,有必要测定血清 TSH 和 T_4 或 fT_4。根据不同年龄、方法和相关参考标准对结果进行解释是非常重要的，因为，在生命的开始几周内 TSH 和 T_4 水平明显不同于以后的水平。当 TSH 水平明显高于年龄相关的参考范围，T_4 水平明显低于年龄相关的参考范围时就可以诊断甲状腺功能减退症。婴儿甲状腺功能减退者，90% 的患儿其 TSH>50 mU/L，75% 的患儿其 T_4 水平<84 nmol/L(6.5 μg/dL)。如果仅 TSH 水平升高，正确的定义是高促甲状腺素血症(hyperthyrotropinemia)，其他疾病也需要鉴别如下丘脑功能异常、特异性遗传综合征(如 Down 综合征、Williams-Beuren 综合征，或 TSH 受体功能丢失性突变)等。下丘脑-垂体性甲减更难于诊断。除非在筛查过程中同时测定 TSH、T_4(fT_4)或同时测定 TSH、T_4(fT_4)和 TBG，很多这种患儿被漏诊。为了查明 CH 的病因，需要进行影像学检查，从而对各种形式的甲状腺发育不全与甲状腺激素生物合成障碍(甲状腺发育正常或甲状腺肿大)进行鉴别。超声检查已被推荐为一线影像学检查。如果同时测定血清 TG 浓度，就可鉴别甲状腺发育不全与异位甲状腺而不需要进行扫描检查。如果是在新生儿正常甲状腺位置没有探测到甲状腺组织，而又能测到 T_4 和 TG，在异位一定存在有功能的甲状腺组织(表 4-4)。随着新的超声技术发展，在正常位置或异位可以直接探测小的残留甲状腺组织。也有研究显示 MRI 可以清楚显示甲状腺，但是MRI 没有常规推荐在临床使用，因为，对婴儿或新生儿需要麻醉。

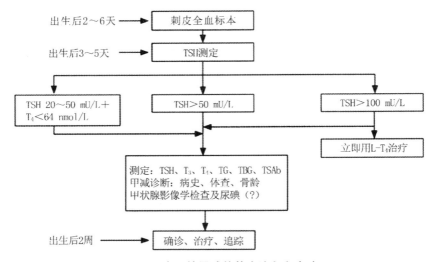

图 4-8　先天性甲减的筛查流程和方法

TG:甲状腺球蛋白;TBG:甲状腺素结合球蛋白;TSAb:甲状腺刺激性抗体;(?):可供选择

表 4-4　新生儿促甲状腺激素升高者的诊断方法

筛选试验	结果		
超声	无腺体	无腺体	异位腺体
血清 T_4	低/缺乏	低/缺乏	低
血清甲状腺球蛋白	低/缺乏	正常	正常/高
	↓	↓	↓
诊断	发育不全	异位	生物合成缺乏

(二)获得性甲状腺功能减退症

AH 的诊断程序包括甲状腺功能试验及 TPO 和 TGAb 测定，以确定是否为自身免疫性甲状腺炎。优选测定 fT_4,因为 T_4 受甲状腺结合蛋白水平的影响。也应该检查颈部情况了解甲状腺大小,检查线性生长及生长速度,甲减的症状和体征,了解甲状腺病家族史情况。另外,对于青春期延迟出现或担心中枢性甲减的患者,应该测定促性腺激素、清晨皮质醇、泌乳素水平。骨龄通常延迟,这也是 AH 发病的一种标记。脑磁共振检查可见鞍区扩大,可能由于促甲状腺细胞肥大所致。

四、治疗

甲减的治疗相对容易和经济,对婴幼儿和儿童选择用左甲状腺素(L-T_4)。虽然从婴幼儿期到成人总剂量增加 3~5 倍,但是到青春期时,每天每千克体重的 L-T_4 剂量明显减少。因不同个体对甲状腺素吸收和代谢不同,因此治疗必须个体化,并密切监测。因为一些食物(如豆制品、含纤维食品)可阻止肠道对 L-T_4 的吸收,因此这类食物被限制或密切监测。因为含铁或钙的药物也阻止 L-T_4 的吸收,因此这些药物与 L-T_4 应该不在同一时间给药。

如果 T_4 剂量恰当,定期规则的血液监测,T_4 治疗不会有什么并发症。并发症往往与不适当治疗有关,其中最重的并发症是在婴幼儿期的 L-T_4 延误治疗。只要密切监测甲状腺激素水平,在婴幼儿期由于数周大剂量的 L-T_4 引发的颅缝早闭一般情况下不会发生。

(一)先天性甲状腺功能减退症

美国儿科学会推荐 L-T_4 起始剂量为 10~15 $\mu g/(kg \cdot d)$,至少在餐前 30 min 口服。治疗目的是在 2 周内使 T_4 正常化,1 个月内使 TSH 水平正常化。婴幼儿甲状腺功能缺失者,往往 fT_4 水平非常低或无法测到而 TSH 水平明显升高,推荐 L-T_4 起始剂量为 13~15 $\mu g/(kg \cdot d)$。当婴幼儿 TSH 高于 20 mU/L 及 T_4 值正常者推荐 L-T_4 其起始剂量为 37.5 mg/d,如果婴幼儿为足月妊娠,出生时正常体重,该剂量是足够的。在 3 岁以前维持 TSH 在 0.5~2.0 mU/L 之间和/或 fT_4 在参考范围的上半部分是非常重要的。因为后遗症与患者的顺应性关联,所以推荐对顺应性较差的患儿要密切随访。

新生儿和儿童时期发病的中枢性甲减患者治疗策略与成人不同。正常婴儿和儿童游离甲状腺激素水平比较高。因此,建议对甲状腺功能低下的患儿给予较高剂量的 L-T_4,同时,为了保护神经系统的正常发育,至少应对新生儿病例从开始就给予完全替代剂量。推荐 3~4.5 kg 体重的新生儿病例,L-T_4 起始剂量为 10~15 $\mu g/kg$ 或 50 $\mu g/d$,6 个月内的婴儿每 4~6 周检测 1 次 fT_4/fT_3,6~24 个月的婴儿每 2~3 个月检测 1 次 fT_4/fT_3。此后,每 3~6 个月检测 1 次,并据此调整 L-T_4 剂量直至 fT_4/fT_3 达到儿童的正常范围[儿童生长发育需要替代剂量约 4 $\mu g/(kg \cdot d)$]。从婴儿期到儿童期应逐步减少 L-T_4 剂量。

需要把药片碾碎,悬浮于水或牛奶喝下。注意避免与豆制品、纤维、钙剂、铁剂同时口服。并根据婴幼儿临床反应及 fT_4 和 TSH 水平调整药物剂量。

如果漏服一天,则下一天的剂量应该加倍。通常情况下,开始剂量为 10~15 $\mu g/kg$,能使血清 T_4 和 TSH 分别在 3 d 和 2 周内正常化。一部分患儿对治疗反应较差,可能与正常下丘脑-垂体-甲状腺轴相比,其敏感性降低有关。母乳喂养可轻微补偿甲状腺功能的不足,因为母亲的乳汁中包含少量的甲状腺素。

对 CH 儿童患者推荐诊断后每 2~4 周评估一次,具体做法为从出生到 6 个月每个月评估一次,半岁至 3 岁每 3 个月或每季度评估一次,从 3 岁至生长停止每半年或每一年评估一次。TSH升高的儿童应该增加 L-T_4 剂量。随访期间,3 岁以前 fT_4 水平应该维持在正常上限水平。偶尔地,尽管 fT_4 水平正常,TSH 水平仍然测不到。如果是由临床甲状腺毒症引起,则应该减少 L-T_4 剂量,直至临床症状消失。在临床上,如果儿童表现为甲状腺功能正常,适当减少剂量,维持 fT_4 水平正常,并能检测到 TSH。

评估 CH 的永久性也非常重要。使用 ^{99m}Tc 或 ^{131}I 进行甲状腺显像及甲状腺超声检查,对评估永久性、散发性和家族性 CH 的病因是有帮助的。如果基线时 TSH 水平低于 50 mU/L,出生后没有增加,那么,3 岁时应该考虑进行停药试验。停药后,如果 TSH 水平增高,CH 应该为永久性的,需要终生进行 L-T_4 治疗。

(二)获得性甲状腺功能减退症

对 AH 患儿采用每天一次的 L-T_4 治疗。对 3～6 个月的婴幼儿推荐剂量为 8～10 $\mu g/kg$,6～12 个月的婴幼儿推荐剂量为 6～8 $\mu g/kg$,1～5 岁儿童推荐剂量为 6 $\mu g/kg$,6～10 岁儿童推荐剂量为 4 $\mu g/kg$,11～20 岁为 2～3 $\mu g/kg$。最佳维持剂量是使 TSH 水平在正常范围内,fT_4 或 T_4 水平在参考范围中线水平或上半部分。在临床上,通常起始剂量较小,逐渐向上增加剂量直至甲状腺功能正常。该方法对严重和长期的甲减儿童是比较好的。应该避免甲状腺激素过多,因为甲状腺激素过多可加速骨骼成熟,影响最终身高,也可引起甲状腺功能亢进症。重要的是,如果婴幼儿食用豆制品,或儿童服用铁剂、钙剂或高纤维饮食,则应该增加 L-T_4 剂量,因为这些物质可降低甲状腺激素的吸收。同样地,对患吸收不良的儿童应该增加甲状腺素剂量以维持甲状腺功能正常。

如果诊断延误,或在儿童后期或青春期早期治疗不得力,尽管治疗恰当,最终身高将低于预期值。延长的甲减状态也可引发血胆固醇水平增高,反应迟钝等。除了低于预期成人身高外,其他异常在恰当治疗后可消失。虽然大多数儿童在学校行为正常、表现满意,但是少数儿童在甲减状态下在校表现较差,脑功能缓慢,但是经过恰当治疗后多数可缓解。

少数患儿也有视力下降,视盘水肿和脑假瘤,在起始激素替代治疗后可出现严重头痛。暂时减少剂量应该是有帮助的。诊断性腰椎穿刺可改善症状。最基本的治疗是乙酰唑胺 25 mg/(kg·d),分 3 次口服,逐渐增加至 250 mg,每天 3 次。根据视力变化调整治疗方案。磁共振检查也可排除脑静脉窦血栓。对肥胖患者,减轻体重是一种重要的干预措施。

五、预后

对 CH 儿童而言,虽然他们在新生儿筛查就得到诊断,并及时进行了治疗,总体上可得到较好的结果,但其智商水平还是有轻度降低,神经认知和行为功能亦轻度缺陷。影响 CH 儿童缺陷的因素包括病情的严重性、到达甲状腺功能正常的时间及起始药物剂量等。一个目前大家不太重视的影响预后的因素是是否有恰当的维持剂量。另外,少数儿童因为多种原因而诊断延误。延迟的甲减状态可引发永久性脑损伤和心理学问题,因此对临床医师而言,重要的是注意漏诊的可能,有时医师需要根据临床表现作出诊断。

对 AH 而言,3 岁以后患 AH 的儿童经过 L-T_4 治疗,几乎不会出现行为和学习力问题;但少数儿童可有严重的学习和记忆力缺陷及行为和注意力问题,特别是在甲减状态延长的情况下。

六、预防

预防婴幼儿及儿童甲状腺疾病是非常难的。未来有可能采用基因治疗来预防家族性甲状腺发育不全。然而,只要早期诊断并早期治疗,没有必要进行基因治疗,除非患儿有受体或转运体缺陷。停止婴幼儿过多使用含碘药物或皮肤碘消毒剂可预防碘诱导的短暂性甲减。在碘缺乏的国家和地区,给妊娠妇女和哺乳期妇女补充碘,对预防胚胎和婴幼儿甲减是非常重要的。同样,在碘充足地区,对妊娠妇女和哺乳期妇女补充碘也是必要的。另外,其他微量元素缺乏与碘缺乏常合并存在。硒是维持单脱碘酶所必要的,因此应该检测硒的含量,尤其是碘水平偏低时,因为当硒及铁缺乏时,甲状腺对补充碘的反应是降低的。在环境水平上,因某些化学物质可干扰碘及甲状腺激素的代谢,因此尽量减少暴露于含有这些物质的环境中。儿科医师进行某些精神疾病治疗时,如采用锂盐治疗双相情感障碍时,应该监测 TSH 水平的变化,以预防医源性甲减的发生。

(刘亚平)

第八节　甲状腺腺瘤

甲状腺结节是临床常见征象,发生率为 4%~7%,中年妇女占 11.3%,甲状腺腺瘤占其中 70%~80%。因此,甲状腺腺瘤是常见的临床疾病。

一、病因

甲状腺腺瘤(甲瘤)是甲状腺组织的一种良性内分泌肿瘤,甲状腺局灶(小叶)区域增生,可以扩大并伴有进行性生长成为腺瘤。这种腺瘤,虽然开始依赖 TSH,但最终达到自主性生长。一个良性腺瘤伴有大小不同、组织学表现各异的滤泡细胞,分为滤泡状、乳头状囊性腺瘤及大滤泡状腺瘤。这些病变是腺瘤性甲状腺肿的多样性变化而不是各自特殊疾病。

二、诊断

甲瘤诊断的重要性在于如何从甲状腺结节中将甲瘤鉴别出来并排除甲癌。即使是有经验的医师,采取常规检查、触诊、[131]I 甲状腺扫描等,诊断不符合率可达 23.6%。单发、多发结节的判断,临床、手术、病理之间误差率也在 37.5%~50%。因此,提高甲瘤诊断符合率,正确判断单发、多发、囊性、实性,对治疗有重要意义。近 10 年来诊断技术的发展,已使甲瘤诊断,甲瘤、甲癌的鉴别诊断水平大有提高。B 超诊断甲状腺肿块囊性、实性结节正确率达 100%,单发、多发结节99.4%,可显示 0.5 cm 以上病变,对鉴别甲瘤、甲癌有帮助,诊断甲瘤符合率达 94.0%。甲瘤为瘤体形态规则、边界清楚、有完整包膜,内部为均质低回声,不完全囊性图像,图像囊、实相间提示甲癌可能性 27.5%,完全囊性均为良性病变,部分囊性甲瘤 82.35%,甲癌 11.75%。B 超在定性诊断方面不及针吸活检,故不能作为最终诊断,可作为筛选性检查。针吸活检(FNA)未见有针道癌转移的报道,并发症也极少,临床应用日趋广泛。FNA 诊断甲瘤、甲癌准确率为 90%,冰冻切片为 95%,两者无显著差异。FNA 假阳性率为 0%~3.3%,假阴性率为 1%~10%。造成假阴性原因有针头未穿刺到癌灶部位,以及单从细胞学角度不易鉴别甲瘤与甲癌。若固定专人抽吸、专人看片、若见到异型细胞以及滤泡样瘤细胞要反复穿刺检查,可提高 FNA 的诊断符合率。FNA 作为一种补充诊断技术,还需结合临床与其他检查综合判断。冰冻切片与针吸活检鉴别甲瘤、甲癌的可信性均在 90% 左右。FNA 有假阴性和假阳性结果,而 FS 无假阳性结果,假阴性率为 5%。FS 可作为 FNA 的一种补充。甲状腺扫描可了解甲状腺肿块的功能和形态,而不能定性诊断。甲状腺淋巴造影为侵入性检查,准确率为 70%,且有并发症,已很少应用。甲癌的红外热象图表现为高温结节。流式细胞分析技术,分析 DNA 含量,倍体情况有助于鉴别,但技术要求太高不易推广。总之,在众多的甲瘤诊断技术中,FNA 为一种快速、安全、有效的诊断技术,优于其他检查。

三、治疗

甲瘤治疗涉及诊断的可靠性和病因等问题。过去认为 TSH 的慢性刺激是导致甲瘤增长的主要原因,甲状腺素可阻断其刺激达到治疗目的。但治疗效果并非理想,因为并不能改变甲瘤的自然病程,表明 TSH 刺激并不是导致甲瘤增长的主要原因。在激素治疗中甲瘤增大要警惕甲癌可能,甲瘤与甲状腺炎性疾病难以鉴别时,可试用激素治疗 1~3 个月。甲状腺单纯性囊肿可应用囊肿针吸注射治疗,利用刺激性药物造成囊内无菌性炎症,破坏泌液细胞,达到闭塞、硬化囊肿目的。常用硬化药物有四环素、碘酊、链霉素加地塞米松等。由于非手术治疗效果不确切,部分甲瘤可以恶变为甲癌,而手术切除效果确切,并发症少,所以多数学者推荐手术切除。腺瘤摘除可避免作过多的甲状腺体切除便于基层开展,由于隐匿性甲癌发生率日渐增多可达 15.7%,加上诊断技术的误差,若仅行腺瘤摘除,手术后病检为甲癌时则需再次手术,也要增加手术并发症。另外,腺瘤摘除手术后有一定复发率,尤其是多发腺瘤。因此,持腺瘤摘除观点者已逐渐减少。目前从基层医院转来需再次手术的患者看,在基层医院作腺瘤摘除的人不在少数。现在多数学者推荐做腺叶切除术,这样可避免因手术不彻底而行再次手术,腺瘤复发率极低。即使手术后发现为甲癌,大多数情况下腺叶切除已充分包括了整个原发癌瘤,可视为根治性治疗。部分学者推荐同时切除甲状腺峡部腺体,如因多中心性癌灶对侧腺叶需要再次手术时,可不要解剖气管前区。折中观点认为,甲瘤伴囊性变或囊腺瘤,发生甲癌的可能性低,浅表囊腺瘤可行腺瘤摘除,而对实性甲瘤则行腺叶切除。不论怎样还是行保留后包膜的腺叶切除为宜。单侧多发甲瘤行腺叶切除,双侧多发甲瘤行甲状腺次全切除,多发甲瘤也有漏诊甲癌可能,应予注意。自主功能性甲瘤宜行腺叶切除,因为有恶变成癌的可能。巨大甲瘤并不多见。瘤体上达下颌角,下极可延伸至胸骨后,两侧叶超过胸锁乳突肌后缘。手术中出血多,操作困难,可能损伤周围重要结构。因此,手术中应注意:采用气管内插管麻醉,切口要足够大,避免损伤颈部大血管;胸骨后甲状腺的切除可先将上部切除,再将手指向外侧伸入胸骨后将腺体托出,直视下处理下极血管,切除全部腺体,可不必切开胸骨;缝合腺体背面包膜时不宜过深,以避免损伤喉返神经;对已存在气管软化、狭窄者,应做预防性气管切开或悬吊。巨大腺瘤切除后常规行气管切开,对手术后呼吸道管理颇有好处。妊娠期甲瘤少见,除非必要手术应推迟到分娩以后。

(刘亚平)

第九节　甲状腺癌

甲状腺癌是最常见的内分泌系统恶性肿瘤,内分泌恶性肿瘤中占 89%,占内分泌恶性肿瘤病死率的 59%,占全身恶性肿瘤的 0.2%(男性)~1%(女性),约占甲状腺原发性上皮性肿瘤的

1/3。国内的普查报道，其发生率为 11.44/10 万，其中男性为 5.98/10 万，女性为 14.56/10 万。甲状腺癌的发病率一般随年龄的增大而增加，女子的发病率约较男子多 3 倍，地区差别亦较明显，一般在地方性甲状腺肿的流行区，甲状腺癌的发病率较高，而在地方性甲状腺肿的非流行区则甲状腺癌的发病率相对较低。近年来统计资料显示，男性发病率有逐渐上升的趋势，可能与外源性放射线有关。甲状腺癌的发病率虽然不是很高，但由于其在临床上与结节性甲状腺肿、甲状腺腺瘤等常难以鉴别，在具体处理时常感到为难，同时，在诊断明确的甲状腺癌进行手术时，究竟应切除多少甲状腺组织，以及是否行颈淋巴结清扫及方式等方面尚存在诸多争议。

一、病因

与其他肿瘤一样，甲状腺癌的发生与发展过程至今尚未完全清楚。现代研究表明，肿瘤的发生与原癌基因序列的过度表达、突变或缺失有关。在甲状腺滤泡细胞中有多种原癌基因表达，对细胞生长及分化起重要作用。最近从人甲状腺乳头状癌细胞中分离出所谓 ptc 癌基因，被认为是核苷酸序列的突变，有研究发现，ptc 癌基因位于 Ⅱa 型多发性内分泌瘤（MEN-Ⅱa）基因染色体 11 的近侧长臂区，其机制尚不清，ptc 基因仅出现于少数甲状腺乳头状癌。H-ras、K-ras 及 N-ras 等癌基因的突变形式已被发现于多种甲状腺肿瘤。在髓样癌组织中发现高水平的 H-ras、c-myc 及 N-myc 等癌基因的表达，p53 多见于伴淋巴结或远处转移的甲状腺癌灶，但这些癌基因也可在其他癌肿或神经内分泌疾病中被检出。实际上甲状腺癌的发生和生长是复杂的生物过程，受不同的癌基因和多种生长因子的影响，同时还有其他多种致癌因素的作用。已知的可能致甲状腺癌的因素包括以下几种。

（一）缺碘

缺碘一直被认为与甲状腺的肿瘤发生有关，但这种观点在人类始终未被证实。一些流行病学调查资料提示，甲状腺癌不仅在地方性甲状腺肿地区较多发，即使是在沿海高碘地区，亦较常发。地方性甲状腺肿地区所发生的多为甲状腺滤泡或部分为间变癌，而高碘地区则多为乳头状癌；同时在地方性甲状腺肿流行区，食物中碘的增加降低了甲状腺滤泡癌的发病率，但乳头状癌的发病却呈上升趋势，其致癌因素有待研究。

（二）放射线的影响

放射线致癌的机制被认为是放射线诱导细胞突变，并促使其生长，在亚致死量下可杀灭部分细胞而致减少 TSH 分泌，反馈到脑垂体的促甲状腺细胞，增加 TSH 的产生，从而促进具有潜在恶性的细胞增殖、恶变。Winships 等（1961 年）收集的 562 例儿童甲状腺癌，其中 80％过去曾有射线照射史，其后许多类似的报道相继出现。放射线作为致甲状腺癌的因素之一，已经广为接受。放射线致癌与放射方式有关，放射线致癌皆产生于 X 线外照射之后；从放疗到发病的时间不一，有报道最短为 2 年，最长为 14 年，平均为 8.5 年。

（三）家族因素

在一些甲状腺癌患者中，可见到一个家庭中一个以上成员同患甲状腺乳头状癌者，Stoffer 等报道，甲状腺乳头状癌家族中 3.5％～6.2％同患甲状腺癌；而甲状腺髓样癌，有 5％～10％甚至 20％有明显家族史，是常染色体显性遗传，多为双侧肿瘤。

（四）甲状腺癌与其他甲状腺疾病的关系

这方面尚难肯定。近年关于其他甲状腺病合并甲状腺癌的报道很多，据统计甲状腺腺瘤有 4％～17％可以并发甲状腺癌；一些甲状腺增生性病变，如腺瘤样甲状腺肿和功能亢进性甲状腺肿,分别有约 5％及 2％合并甲状腺癌。另有报道,桥本甲状腺炎的甲状腺间质弥漫性局灶性淋巴细胞浸润超过 50％的患者易伴发甲状腺乳头状癌。但甲状腺癌与甲状腺疾病是否有因果关系尚需进一步研究。

二、病理和临床表现

甲状腺癌按细胞来源可分为滤泡源性甲状腺癌和 C 细胞源性甲状腺癌两类。前者来自滤泡上皮细胞,包括乳头状癌、滤泡状癌和未分化癌等类型;后者来自滤泡旁(C)细胞,称甲状腺髓样癌。乳头状癌和滤泡状癌又可归于"分化性癌",与未分化癌相区别。不同类型的甲状腺癌,其生物学行为包括恶性程度、发展速度、转移规律和最终预后等有较大差别,且病理变化和临床联系密切。

(一)乳头状癌

1.病理

乳头状癌为甲状腺癌中最常见类型,一般占总数的 75％。此外,作为隐性癌,在尸检中屡被发现,一般占尸检的 6％～13％,表明一定数量的病变,可较长时期保持隐性状态,而不发展为临床癌。乳头状癌根据癌瘤大小、浸润程度,分隐匿型、腺内型和腺外型三大类型。

小的隐匿型(直径≤1 cm),病变局限,质坚硬,呈显著浸润常伴有纤维化,状似"星状瘢痕",故又称为隐匿硬化型癌,常在其他良性甲状腺疾病手术时偶尔发现。

大的直径可超过 10 cm,质硬或囊性感,肿瘤呈实质性时,切面粗糙、颗粒状,灰白色,几乎无包膜,约半数以上可见钙化的砂粒体。镜下癌组织由乳头状结构组成,乳头一般皆细长,常见三级以上分支,有时亦可粗大,间质水肿。乳头的中心为纤维血管束,覆盖紧密排列的单层或复层立方或低柱状上皮细胞。细胞大小不均匀,核间变一般不甚明显。

乳头状癌最重要的亚型是乳头状微小癌、滤泡状癌及弥漫性硬化型癌。新近的 WHO 分型,将乳头状微小癌代替隐匿型癌。该型指肿瘤直径<1 cm。其预后好,很少发生远处转移。

对甲状腺乳头状癌的病理组织学诊断标准,近年已基本取得一致意见,即乳头状癌病理组织中,虽常伴有滤泡癌成分,有时甚至占较大比重,但只要查见浸润性生长且有磨砂玻璃样核的乳头状癌结构,不论其所占成分多少,均应诊断为乳头状癌。

2.临床表现

甲状腺乳头状癌,好发于 20～40 岁,儿童及青年人常见,女性发病率明显高于男性。70％儿童甲状腺癌及 50％以上成人甲状腺癌均属此型。肿瘤多为单发,亦有多发,不少病例与良性肿瘤难以区别,无症状,病程长,发展慢。肿瘤质硬,不规则,表面不光滑,边界欠清,活动度较差。呈腺内播散而成多发灶者可达 20％～80％。淋巴转移为其特点,颈淋巴结转移率为 50％～70％,而且往往较长时间局限于区域淋巴结系统。病程后期可发生血行转移。肺和其他远处转移少于 5％。有时颈淋巴结转移可作为首发症状。由于生长缓慢,早期常可无症状,若癌组织侵犯周围组织,则出现声音嘶哑、呼吸困难、吞咽不适等症状。

(二)滤泡状癌

1.病理

占全部甲状腺癌的 11.6％～15％,占高分化癌中第二位。大体形态上,当局部侵犯不明显时,多不易与甲状腺腺瘤区别。瘤体大小不一,圆形或椭圆形,分叶或结节状,切面呈肉样,褐红色,常被结缔组织分隔成大小不一的小叶。中心区常呈纤维化或钙化。较大的肿瘤常合并出血、坏死或静脉内癌栓。

镜下本型以滤泡状结构为其主要组织学特征,瘤细胞仅轻或中度间变,无乳头状形成,无淀粉样物。癌细胞形成滤泡状或腺管状,有时呈片状。最近,世界卫生组织病理分类将胞浆内充满嗜酸性红染颗粒的嗜酸性粒细胞瘤亦归入滤泡癌中。

滤泡状癌多见于中老年女性,病程长,生长慢,颈部淋巴转移较少。而较早出现血行转移,预后较乳头状癌差。

2.临床表现

此癌以 40～60 岁多见。与乳头癌相比,男性患病相对较多,男与女之比为 1:2,患病年龄以年龄较大者相对为多。一般病程较长,生长缓慢,少数近期生长较快,常缺乏明显的局部恶性表现,肿块直径一般为数厘米或更大,多为单发,少数可为多发或双侧,实性,硬韧,边界不清,较少发生淋巴结转移,血行转移相对较多,主要转移至肺,其次为骨。

(三)甲状腺髓样癌

在胚胎学上甲状腺滤泡旁细胞与甲状腺不是同源的。甲状腺髓样癌起源于甲状腺滤泡旁细胞,故又称滤泡旁细胞癌或 C 细胞癌,可分泌降钙素,产生淀粉样物质,也可分泌其他具有生物活性物质,如前列腺素、5-HT、促肾上腺皮质激素、组胺酶等。

甲状腺髓样癌分为散发型(80%～90%)、家族型(8%～14%)及多发性内分泌瘤(少于10%)三种。甲状腺髓样癌可以通过常染色体显性遗传发展为不同的类型。甲状腺髓样癌是甲状腺癌的一个重要类型,较少见,恶性度中等,存活率小于乳头状瘤,而远大于未分化癌。早期诊断、治疗可改善预后,甚至可以治愈。甲状腺髓样癌的发病率占甲状腺癌的 3%～10%,女性较多,中位年龄在 38 岁左右,其中散发型年龄在 50 岁;家族型年龄较轻,一般不超过 20 岁。

其发病机制、病理表现及临床表现均不同于一般甲状腺癌,独成一型。

1.病理

瘤体一般呈圆形或卵圆形,边界清楚,质硬或呈不规则形,伴周围甲状腺实质浸润,切面灰白色、浅色、淡红色,可伴有出血、坏死、纤维化及钙化,肿瘤直径为 3～4 cm,小至数毫米,大至10 cm。镜下癌细胞多排列成实体性肿瘤,偶见滤泡,不含胶样物质。癌细胞呈圆形或多边形,体积稍大,大小较一致,间质有多少不等的淀粉样物质,番红花及刚果红染色皆阳性。淀粉样物质为肿瘤细胞产生的降钙素沉积,间质还可有钙沉积,似砂粒体,还有少量浆细胞和淋巴细胞,常见侵犯包膜和气管。在家族性甲状腺髓样癌中,总是呈现双侧肿瘤且呈多中心,大小变化很大,肿瘤具有分布在甲状腺中上部的特点。在散发性甲状腺髓样癌中一般局限于一叶,双侧多中心分布者低于 5%。

2.临床表现

所有的散发型甲状腺髓样癌及多数家族型甲状腺髓样癌都有临床症状和体征。通常甲状腺髓样癌表现为颈部肿块,70%～80% 的散发型患者,因触及无痛性甲状腺结节而发现,近 10% 可侵及周围组织出现声嘶、呼吸困难和吞咽困难。临床上男女发病率大致相仿。家族型为一种常染色体显性遗传性疾病,属多发性内分泌肿瘤Ⅱ型(MEN-Ⅱ),它又分为Ⅱa 型和Ⅱb 型,占 10%～15%,发病多在 30 岁左右,往往累及两侧甲状腺。临床上大多数为散发型,发病在 40 岁以后,常累及一侧甲状腺。MTC 恶性程度介于分化型癌与未分化型癌之间,早期就发生淋巴结转移。临床上,MTC 常以甲状腺肿块和淋巴结肿大就诊,由于 MTC 产生的 5-HT 和前列腺素的影响,约 1/3 的患者可发生腹泻和面部潮红的类癌综合征。本病可合并肾上腺嗜铬细胞瘤,多发性唇黏膜神经瘤和甲状腺瘤等疾病。有 B 型多发性内分泌瘤（MEN-Ⅱ）和髓样癌家族史患者，不管触及甲状腺结节与否，应及时检测基础的五肽胃泌素激发反应时血清降钙素水平，以早期发现本病，明显升高时常强烈提示本病存在。此外，甲状腺结节患者伴 CEA 水平明显升高，也应考虑此病存在可能，甲状腺结节细针穿刺活检或淋巴结活检常可做出明确诊断。

（四）甲状腺未分化癌

未分化癌为甲状腺癌中恶性程度最高的一种，较少见，占全部甲状腺癌的 5%～14%，主要是指大细胞癌、小细胞癌和其他类型癌（鳞状细胞癌、巨细胞癌、腺样囊性癌、黏液腺癌及分化不良的乳头状癌、滤泡状癌等）。未分化癌以老年患者居多，中位年龄为 60 岁，女性中常见的是小细胞弥漫型，男性常是大细胞型。

1.病理

未分化癌生长迅速，往往早期侵犯周围组织。肉眼观癌肿无包膜，切面呈肉色、苍白，并有出血、坏死。镜下组织学检查未分化癌可分为大细胞型及小细胞型两种。前者主要由巨细胞组成，但有梭形细胞，巨细胞体积大，奇形怪状，核大、核分裂多；后者由圆形或椭圆形小细胞组成，体积小，胞质少、核深染、核分裂多见。有资料提示表明，有的未分化癌中尚可见残留的形似乳头状或滤泡状的结构，提示这些分化型的甲状腺癌可能转变为未分化癌，小细胞型分化癌与恶性淋巴瘤在组织学上易发生混淆，可通过免疫过氧化酶染色做出鉴别。

2.临床表现

该病发病前常有甲状腺肿或甲状腺结节多年，在巨细胞癌此种表现尤为明显。肿块可于短期内急骤增大，发展迅速，形成双侧弥漫性甲状腺巨大肿块，质硬、固定、边界不清，往往伴有疼痛、呼吸或吞咽困难，早期即可出现淋巴结转移及血行播散。细针吸取细胞学检查可做出诊断，但需不同位置穿刺，因癌灶坏死、出血及水肿会造成假阴性。

三、诊断

声嘶、吞咽困难、哮喘、呼吸困难和疼痛是常见的症状。甲状腺癌的诊断是一个困难而复杂的问题，临床上甲状腺癌多以甲状腺结节为主要表现，而甲状腺多种良性疾病亦表现为甲状腺结节，两者之间无绝对的分界线。对一个甲状腺结节患者，在诊断的同时始终存在着鉴别诊断的问题：首先，要确定它是非癌性的甲状腺结节、慢性甲状腺炎或良性腺瘤，还是甲状腺癌；其次，由于不同的甲状腺癌、同种甲状腺癌的不同分期其治疗方法及预后差异很大，诊断时还要决定它是哪种甲状腺癌及它的病期（包括局部生长情况、淋巴结转移范围和有无远处转移）。由于目前所具备的辅助检查绝大多为影像学范围，对甲状腺癌的诊断并无绝对的诊断价值，而细胞组织学检查虽有较高的诊断符合率，但患者要遭受一定的痛苦，且因病理取材、检验师的实践经验等影响，存在一定的假阴性。故而，常规的询问病史、体格检查更显出其重要性。通过详细地询问病史、仔细体检获得一个初步的诊断，再结合必要的辅助检查以取得进一步的佐证是诊断甲状腺癌的正确思路。

（一）诊断要点

1.临床表现

患者有甲状腺结节性肿大病史，如有下述几点临床表现者，应考虑甲状腺癌的可能：①肿块突然迅速增大变硬。②颈部因其他疾病而行放射治疗者，尤其是青少年。③甲状腺结节质地硬、不平、固定、边界不清、活动差。④有颈部淋巴结肿大或其他组织转移。⑤有声音嘶哑、呼吸困难、吞咽障碍。⑥长期水样腹泻、面色潮红、伴其他内分泌肿瘤。

2.辅助检查

进一步明确结节的性质可行下列检查。

(1)B超检查:应列为首选。B超探测来区别结节的囊性或实性。实性结节形态不规则、钙化、结节内血流信号丰富等则恶性可能更大。

(2)核素扫描:对实性结节,应常规行核素扫描检查,如果为冷结节,则有 $10\%\sim20\%$ 可能为癌肿。

(3)X线检查(包括 CT、MRI):主要用于甲状腺癌转移的发现、定位和诊断。在甲状腺内发现砂粒样钙化灶,则提示有恶性的可能。

(4)针吸细胞学检查:诊断正确率可高达 $60\%\sim85\%$ 以上,但最终确诊应由病理切片检查来决定。

(5)血清甲状腺球蛋白测定:采用放射免疫法测定血清中甲状腺球蛋白(Tg),在分化型腺癌其水平明显增高。

实际上,部分甲状腺结节虽经种种方法检查,仍无法确定其良恶性,需定期随访、反复检查,必要时可行手术探查,术中行快速冰冻病理学检查。

(二)甲状腺癌的临床分期

甲状腺癌的临床分期以往较杂,现统一采用国际抗癌学会关于甲状腺癌的 TNM 临床分类法,标准如下。

1.T——原发癌肿

T_0:甲状腺内无肿块触及。

T_1:甲状腺内有单个结节,腺体本身不变形,结节活动不受限制,同位素扫描甲腺内有缺损。

T_2:甲状腺内有多个结节,腺体本身变形,腺体活动不受限制。

T_3:甲状腺内肿块穿透甲状腺包膜,固定或侵及周围组织。

2.N——区域淋巴结

N_0:区域淋巴结未触及。

N_1:同侧颈淋巴结肿大,能活动。

N_{1a}:临床上认为肿大淋巴结不是转移。

N_{2b}:临床上认为肿大淋巴结是转移。

N_2:双侧或对侧淋巴结肿大,能活动。

N_{2a}:临床上认为肿大淋巴结不是转移。

N_{2b}:临床上认为肿大淋巴结是转移。

N_3:淋巴结肿大已固定不动。

3.M——远处转移

M_0:远处无转移。

M_1:远处有转移。

根据原发癌肿、淋巴结转移和远处转移情况,临床上常把甲状腺癌分为四期。

Ⅰ期:$T_{0\sim2}N_0M_0$(甲状腺内仅一个孤立结节)。

Ⅱ期:$T_{0\sim2}N_{0\sim2}M_0$(甲状腺内有肿块,颈淋巴结已肿大)。

Ⅲ期:$T_3N_3M_0$(甲状腺和颈淋巴结已经固定)。

Ⅳ期：$T_xN_xM_1$（甲状腺癌合并远处转移）。

四、治疗

甲状腺癌除未分化癌外，主要的治疗手段是外科手术。其他，如放射治疗、化疗、内分泌治疗和中医中药治疗等，仅是辅助性治疗措施。

（一）手术治疗

1.乳头状腺癌

手术切除是最佳方案。

手术是分化型甲状腺癌的基本治疗方法，术后辅助应用核素，甲状腺素及外照射等综合治疗。手术能根治性切除原发灶和转移灶，达到治愈目的。甲状腺乳头状腺癌为临床上最常见的高分化型腺癌，具有恶性程度低、颈淋巴结转移率高等特点，在根治性切除的原则下，应兼顾功能与美观。手术治疗包括三个方面。

（1）原发灶切除范围：目前尚存在争论，主要是行甲状腺全切除或腺叶加峡部切除。

主张全切除的主要理由：①对侧多中心或微小转移灶可达 20%～80%，全切除可消除潜在复发。②有利于术后放射性碘检测复发或转移灶并及时治疗。③全切除可避免 1%高分化癌转变为未分化癌。④全切除可增加甲状腺球蛋白检测复发或转移灶的敏感性。

持反对观点者认为，全切除会增加手术后并发症，喉返神经损伤及甲状腺功能减退发生率可高达 23%～29%，其次对侧微小转移灶，可长期处于隐匿状态，未必发展成临床肿瘤，一旦复发再切除也不影响预后。

目前多数学者认为，病灶限于腺叶内，对侧甲状腺检查无异常，行患侧腺叶、峡部加对侧次全切除，疗效与全切除术差不多，而术后并发症明显减少，是比较合理的术式。这种术式优点是可以避免因全甲状腺切除后所引起的永久性甲状腺功能减退的后遗症，又可减少或避免喉返神经及甲状旁腺损伤机会。如术中探查患侧腺叶已累及对侧或双侧腺叶均存在病灶，则改行甲状腺全切除术。Sarde 等报道，采用甲状腺近全切除术，喉返神经及甲状旁腺损伤发生率明显降低至4%和3.2%，或许是取代全切除术的一种较好的术式。

（2）颈淋巴结切除：乳头状腺癌颈淋巴结转移率可达 50%～70%。淋巴结转移是否影响预后曾有不同看法。甲状腺癌协作组大宗病例表明，淋巴结转移影响预后。颈淋巴结阳性的患者行颈淋巴结清扫术已达成共识。以往很多人主张包括原发灶在内的经典式颈淋巴结清扫术，曾作为根治性手术的一个重要组成部分，通过实践目前已被改良或功能性颈清扫术所取代。因这种手术同样能达到治疗目的，且能兼顾功能与美容，特别为年轻女子所乐于接受。但胸锁乳突肌、副神经和颈内静脉三者究竟能保留多少，则需视肿瘤大小、局部浸润和淋巴结转移等情况而定。颈淋巴结的清扫范围主要包括气管旁（气管食管沟及胸骨柄上区）及颈内静脉区淋巴结链。对乳头状腺癌无淋巴结转移的患者，预防性颈淋巴结清扫并不能改善预后，国内外多数学者均不主张采用。

近年来大宗回顾性研究资料提示，预防性颈淋巴结清扫组和对照组的预后无明显差异，甲状腺乳头状癌的淋巴结转移趋向局限在淋巴结内，即使以后发现淋巴结肿大时再手术，也不影响预后。

（3）对局部严重累及的乳头状癌的处理：有些乳头状癌局部浸润广泛，可累及气管、食管、喉返神经、双侧颈内静脉等。如患者全身情况允许，应争取行扩大手术。如双侧喉返神经受侵，可将入喉端找出与迷走神经中的喉返束直接吻合,效果良好。如气管侵累,要根据侵累范围,行全喉或部分气管切除修补。一侧颈内静脉受累,可予以切除;若双侧受累、确实无法保留,则一侧颈内静脉切除后行静脉移植,也可采用保留双侧颈外静脉代替颈内静脉回流。如果 CT 或 MRI 证实上纵隔有肿大淋巴结,也可将胸骨劈开至第二肋间平面,显露上纵隔再沿颈内静脉向下解剖,把部分胸腺和纵隔淋巴结一并切除,有时癌肿和气管固定,或累及食管肌层,只要未破坏气管壁和侵入食管腔内,可将癌肿从气管前筋膜下钝性剥离,并将食管肌层切除,仍可取得满意效果。

2.滤泡性腺癌

原发癌的治疗原则基本上同乳头状癌,颈淋巴结的处理与乳头状癌不同,因本型甚少发生淋巴结转移,所以除临床上已出现颈淋巴结转移时需行颈淋巴结清除术外,一般不做选择性颈清术。

3.髓样癌(MTC)

MTC 对放疗和化疗均不敏感,主要用外科治疗。彻底手术是一种行之有效的办法,不少患者可因此治愈。采取甲状腺全切除,加淋巴结清扫术,但散发性甲状腺髓样癌也可根据探查情况行患侧腺叶加峡部切除。由于髓样癌隐匿性淋巴结转移癌发生率较高,即使无淋巴结转移也应做根治性颈淋巴结清扫;至于采取传统性或功能性颈清扫术,需视病灶及淋巴结浸润和转移程度而定。术中同时探查甲状旁腺,肿大时应予切除。术前发现合并嗜铬细胞瘤者,应先行肾上腺切除,否则术中会继发高血压,影响手术顺利进行,术后应定期复查血清降钙素、癌胚抗原,并做胸部 X 线、CT、MRI 等检查以早期发现颈部、前纵隔淋巴结和其他脏器的复发或转移。

4.未分化癌

由于恶性程度高,就诊时多属晚期,已无手术指证,近年来也采用手术、化疗、放疗等联合治疗本病。目前在延长存活率上尚无明显改善。但对局部控制癌肿还是有效的,可以降低死于局部压迫或窒息的危险。

(二)外放射治疗

不同病理类型的甲状腺癌放射治疗的敏感度不同,其中尤以未分化癌最为敏感,而其他类型癌较差。未分化癌由于早期既有广泛浸润或转移,手术治疗很难达到良好的疗效,因而放射治疗为其主要的治疗方法。即使少数未分化癌患者做手术治疗,也仅可达到使肿瘤减量的目的,手术后仍可继续放射治疗,否则复发率较高。部分有气管阻塞的患者,只要条件允许,仍可行放射治疗。分化型腺癌首选手术根治而无须放疗。对无法完全切除的髓样癌,术后可行放疗,虽然本病放疗不甚敏感,但放射治疗后,肿瘤仍可缓慢退缩,使病情得到缓解,有的甚至完全消除。甲状腺癌发生骨转移并不多见,局部疼痛剧烈,尤其是在夜间。放射治疗可迅速缓解其症状,提高患者生活质量。

(三)放射性碘治疗

手术后应用放射性碘治疗可降低复发率,但不延长生命。应用放射性碘治疗甲状腺癌,其疗效完全视癌细胞摄取放射性碘的多少而定;而癌细胞摄取放射性碘的多少,多与其分化程度成正比。未分化癌已失去甲状腺细胞的构造和性质,摄取放射性碘量极少,因此疗效不良;对髓样癌,放射性碘也无效;分化程度高的乳头状腺癌和滤泡状腺癌,摄取放射性碘量较高,疗效较好;特别适用于手术后 45 岁以上的高危患者、多发性乳头状腺癌癌灶、包膜有明显侵犯的滤泡状腺癌以及已有远处转移者。

如果已有远处转移,对局部可以全部切除的腺体,不但应将患者的腺体全部切除,颈淋巴结亦应加以清除,同时还应切除健叶的全部腺体。这样才可用放射性碘来治疗远处转移。腺癌的远处转移,只能是在切除全部甲状腺后才能摄取放射性碘。但如果远处转移摄取放射性碘极微,则在切除全部甲状腺后,由于垂体前叶促甲状腺激素的分泌增多,反而促使远处转移的迅速发展。对这种试用放射性碘无效的病例,应早期给予足够量的甲状腺素片,远处转移可因此缩小,至少不再继续迅速发展。

(四)内分泌治疗

分化型甲状腺癌做次全、全切除者应该口服甲状腺素,以防甲状腺功能减退及抑制 TSH。乳头状和滤泡状癌均有 TSH 受体,TSH 通过其受体能影响分泌型甲状腺癌的功能及生长,一般剂量掌握在保持 TSH 低水平,但以不引起甲亢为宜。一般用甲状腺片每天 80~120 mg,也可选用左甲状腺素片每天100 μg,并定期检测血浆 T_3、T_4、TSH,以此调整用药剂量。甲状腺癌对激素的依赖现象早已被人们认识。某些分化性的甲状腺癌可受 TSH 的刺激而生长,故 TSH 可促使残留甲状腺增生、恶变,抑制 TSH 的产生,可减少甲状腺癌的复发率。任何甲状腺癌均应长期用抑制剂量的甲状腺素作维持治疗。对分化好的甲状腺癌尤为适用,其可达到预防复发的效果。即使是晚期分化型甲状腺癌,应用甲状腺素治疗,也可使病情有所缓解,甚至在治疗后病变消退。

(五)化学治疗

近年来化学治疗的疗效有显著提高。但至今尚缺少治疗甲状腺癌的有效药物,故而化疗的效果尚不够理想。目前临床上主要用化疗治疗复发者和病情迅速进展的病例。对分化差或未分化甲状腺癌,尚可选作术后的辅助治疗。曾用于甲状腺癌的单药有多柔比星(阿霉素)、放线菌素 D(更生霉素)、甲氨蝶呤等。单药治疗的效果较差,故现常采用联合化疗,以求提高疗效。

五、预后

甲状腺癌的生物学行为存在巨大差异,发展迅速的低分化癌,侵袭性强,可短期致人死亡,而发展缓慢的高分化癌患者往往可长期带瘤生存。高分化型甲状腺癌,特别是乳头状癌术后预后良好,弥漫性硬化型乳头状癌预后较差,有时呈侵袭性。因此不能认为甲状腺乳头状癌的临床过程总是缓和的,各种亚型的组织学特点不同,其生物学特性有显著差异。对甲状腺癌预后的判断,常采用年龄、组织学分级、侵犯程度(即肿瘤分期)和大小分类方法及其他预测肿瘤生物学行为的指标。①癌瘤对放射性碘摄取能力:乳头状、滤泡状或乳头滤泡混合型癌能摄取碘者比不能摄取的预后要好。②腺苷酸环化酶对 TSH 有强反应的癌其预后似较低反应者好。③癌瘤DNA 呈双倍体比异倍体预后要好。④癌瘤细胞膜表皮生长因子(EGF)受体结合 EGF 的量越高,预后越差。

(刘素华)

第五章 甲状旁腺疾病

第一节 甲状旁腺功能减退症

甲状旁腺功能减退症（hypoparathyroidism，简称甲旁减）是指 PTH 分泌减少或功能障碍的一种临床综合征，常见于特发性甲旁减、继发性甲旁减、低血镁性甲旁减和新生儿甲旁减；其他少见的甲旁减包括假性甲旁减、假-假性甲旁减、假性特发性甲旁减等。特发性甲旁减的患病率为 0.72（0.55～0.88）/10 万，假性甲旁减为 0.34（0.26～0.42）/10 万，而甲状腺手术后的继发性甲旁减发病率为 0%～29%。

一、病因与发病机制

从 PTH 合成、释放、与靶器官受体结合到最后发生生理效应的过程中，任何一个环节障碍都可以引起甲旁减。甲旁减的病因大致包括 PTH 生成减少、PTH 分泌受抑制和 PTH 作用障碍 3 类。

（一）甲状旁腺发育异常/毁损/自身免疫破坏/功能障碍导致 PTH 分泌不足

1.特发性甲旁减和自身免疫性甲旁减

特发性甲旁减（idiopathic hypoparathyroidism，IHP）的病因未明，可能主要与先天性发育异常和后天性甲状旁腺自身免疫性破坏有关。IHP 多呈散发性，以儿童常见，少见于成人，从症状发生至确诊常历时数年，于确诊时甲状旁腺功能已基本丧失。一般来说，甲状旁腺组织的免疫原性较低，较少产生自身抗体，但钙受体（CaR）蛋白可能是个例外，钙受体是引起甲状旁腺自身免疫反应的较强抗原。在某些特殊情况下，因自身免疫产生的钙受体抗体导致甲状旁腺被毁、PTH 作用障碍和低钙血症。

自身免疫性甲旁减主要见于 1 型自身免疫性多内分泌病，其自身免疫抗体主要是针对甲状旁腺细胞膜表面的钙受体；在一些患者中，抗体能激活钙受体，导致低钙血症。此外，在部分自身免疫性低尿钙性高钙血症患者中，抗体可抑制钙受体的活性。自身免疫性甲旁减发病后 5 年内，72% 存在抑制性抗 CaR 抗体，5 年后甲状旁腺被破坏，因缺乏自身抗原而使 CaR 抗体降至 14%，因此 CaR 抗体可能是自身免疫性甲旁减的标志物而非致病病因。

2.家族性甲旁减和遗传性甲旁减

遗传性甲旁减可伴有生长迟缓、智力低下与糖尿病等。不同患者的遗传基础是不同的，可为常染色体显性、常染色体隐性及 X 连锁等遗传,有的家系有 PTH 基因异常,有的家系则有其他异常(如甲状腺或卵巢功能减退)或伴有其他多种发育缺陷,或作为一种复杂的自身免疫综合征的一部分(22q11 微缺失)。遗传性甲旁减主要与甲状旁腺发育有关,但因为甲状旁腺发育又与细胞免疫,尤其是与胸腺的发育和功能相关,所以遗传性甲旁减常与细胞免疫功能缺损连锁。家族性甲旁减和遗传性甲旁减有多种临床类型。

(1)APECED:多发性内分泌缺陷-自身免疫-念珠菌病综合征或少年性家族性甲旁减-Addison 病-黏膜皮肤念珠菌病综合征包括多种临床类型,自身免疫性念珠菌感染-多内分泌腺病-外胚层营养不良症(autoimmune polyendocrinopathy-candidiasis-ectodesmal dystrophy,APECED)患者的血液循环中常可测到特异性抗甲状旁腺及抗肾上腺抗体,一般最早出现的症状是念珠菌病(幼年时),局部抗真菌治疗效果差。约 4 年后(平均年龄为 9 岁)出现甲旁减,再过 5 年左右(平均为 14 岁)出现 Addison 病;可伴有恶性贫血(抗胃壁细胞及抗内因子抗体阳性)、卵巢功能减退及自身免疫性甲状腺炎伴甲减。X 性连锁的免疫紊乱-多内分泌病-肠病(X-linked immune dysfunctionpolyendocrinopathy-enteropathy,IPEX)综合征为 FOXP3 突变所致,亦可伴有自身免疫性甲旁减。

(2)先天性甲状旁腺发育异常:一些 IHP 发生与甲状旁腺的先天性发育异常有关,特别是与微管蛋白(伴侣分子 E,tubulin chaperone E,TBCE)有密切联系,因而 TBCE 变异可能是 IHP 的重要病因。

(3)Di George 综合征:由于先天性腮囊发育障碍,患者胸腺和甲状旁腺缺如。也可伴有先天性心血管发育异常或其他畸形,大多数患者死于婴幼儿期。

(4)22q11.2 半合子缺失综合征:22q11.2 半合子缺失综合征(syndrome of hemizygous deletions of chromosome 22q11.2)包括颚-心-面(velocardiofacial)综合征、Di Geoge 综合征、22q11 微缺失(22q11 microdeletion)综合征和甲旁减-感觉神经性耳聋-肾脏畸形(hypoparathyroidism-sensorineual deafness-renal anomaly,HDR),临床上较常见,发病率约为 1/3 000。

3.继发性甲旁减

引起继发性甲旁减的病因很多,主要有颈前部手术损伤、甲状旁腺被毁、新生儿甲旁减和镁缺乏症。

(1)颈前术后甲旁减:最常见于甲状腺或颈前部手术后(甲状腺或甲状旁腺手术)。其中 2/3 患者为一过性甲旁减,1%～3.6%出现永久性甲旁减。因手术出血、水肿、血液供给不足或神经损伤所致者,其功能可逐渐恢复。若腺体逐渐纤维化,甲状旁腺功能可日渐低下。一般患者于术后 24～48 h 即出现症状,最长者于术后 23 年出现甲旁减。

原发性甲旁亢术后甲旁减属于一种特殊的继发性甲旁减。当原发性甲旁亢在术前有严重甲旁亢骨病时,术后近期由于血钙加速累积于骨骼中,使血清钙明显降低(骨饥饿综合征),其发生机制:①术前甲状旁腺受抑制;②术后骨骼矿化消耗较多血钙,其症状常较轻,为暂时性,并随骨矿化完成而恢复,故与甲旁亢术后甲旁减有所不同。甲旁亢患者切除腺瘤后,长期被高血钙抑制的甲状旁腺功能未能立刻恢复而有暂时性甲旁减,但很少持续 1 周以上。另一种情况是术后并发永久性低钙血症。甲状旁腺损伤也是引起暂时性 PTH 分泌减少的可能原因。

(2)甲状旁腺被毁:[131]I 治疗后,甲状旁腺被转移癌、淀粉样变、甲状旁腺瘤出血、结核病、结节病、血色病或含铁血黄素沉着症等病变破坏都可损害甲状旁腺,引起甲旁减。慢性感染可累及一个或多个甲状旁腺,但一般不引起永久性的甲旁减。[131]I 治疗肿瘤引起的甲旁减可为暂时性或永久性。广泛癌转移累及甲状旁腺者占 10%，但由此而引起甲旁减少症。如患者合并 VD 及钙缺乏，其病情更为严重。

持续性 PTH 分泌障碍可由铁过量（如地中海贫血患者输血时）、铜累积（Wilson 病）或自身免疫性甲状旁腺破坏引起。一些特发性甲旁减是 PTH 基因突变引起 PTH 的合成和分泌异常，PTH 基因或 PTH 受体基因及受体缺陷所致的甲旁减称为假性甲旁减或假-假性甲旁减，有时可表现为骨或软骨的发育异常。

（3）新生儿甲旁减：高钙血症孕妇的新生儿因甲状旁腺功能受抑制而有低钙血症。出生后可表现为暂时性或永久性甲旁减。早产儿的甲状旁腺需经约 1 周至数月才发育成熟，故可合并低钙血症。

（4）低镁血症：低镁血症（血镁≤0.5 mmol/L，正常为 0.62～1.0 mmol/L）常伴有低钙血症，多为暂时性 PTH 分泌障碍且可逆。这是由于镁缺乏时 PTH 的合成和释放障碍所致，补钙只能使血钙暂时升高，补充镁后血钙恢复正常。重度的低镁血症和低钙血症常同时发生，血 PTH 缺乏或下降，说明尽管存在低钙血症，但 PTH 的释放是减少的。

（二）假性甲旁减以 PTH 抵抗为特征

假性甲旁减的特点是严重 PTH 抵抗和独特的骨骼缺陷与发育异常。具有甲旁减症状和体征，典型患者还有独特的骨骼缺陷和发育缺陷，周围器官对 PTH 无反应（PTH 抵抗），致甲状旁腺增生和 PTH 分泌增多。假性甲旁减在不同的患者及其家属中激素受体复合物的异常反应不同。病因为 G 蛋白的 α 亚基基因（GNAS1）突变、PTH 受体突变、腺苷环化酶或 G 蛋白缺陷等。

1.Ⅰ型假性甲旁减

Ⅰ型假性甲旁减（pseudohypoparathyroidism，PHP）最常见，可进一步分为Ⅰa、Ⅰb 和Ⅰc 等3 个亚型，其特点是在给予外源性 PTH 后，尿 cAMP 无变化。Ⅰa 型中刺激性 G 蛋白亚基（Gs）活性下降，而Ⅰb 型中红细胞内 Gs 数量正常，Ⅰc 型 Gs 正常。Ⅰa 型和Ⅰc 型 PHP 患者还有掌骨、趾骨变短及 Albright 遗传性骨营养不良综合征的其他特点；除对 PTH 有抗性外，通常对其他激素也有抵抗。Ⅰb 型 PHP 患者的表现型正常，没有 AHO 综合征，除了对 PTH 有抗性，不对其他任何激素产生抗性。某些Ⅰb 型 PHP 患者皮肤成纤维细胞培养表明细胞对 PTH 引起的cAMP 增加的反应减弱，但对其他能刺激腺苷酸环化酶的药物如前列腺素和 forskolin 的反应不下降，说明有受体缺陷。可是，有一小部分患者的成纤维细胞在体外能正常地产生 cAMP。假-假性甲旁减患者的血钙和尿 cAMP 对外源性 PTH 的反应正常，但有遗传性骨营养不良综合征的典型体征特点，这些患者通常是Ⅰa 型 PHP 患者的一级亲属。有时，开始诊断为假-假性甲旁减的患者以后发生轻度低钙血症。

2.Ⅱ型 PHP 与假-假性甲旁减

Ⅱ型 PHP 和假-假性甲旁减（pseudopseudohypoparathyroidism，PPHP）患者有低钙血症和高磷酸盐血症，尿 cAMP 对 PTH 反应正常，这些患者对 PTH 无反应的原因推测是由于在cAMP 产生后的某一环节有缺陷（某些Ⅱ型 PHP 的患者中可能有隐匿性 VD 缺乏）。

以上的各种特点说明假-假性甲旁减是 PHP-Ⅰa 的变异型，其病情较轻，对 PTH 的反应性存在多种缺陷。有时可伴有异位骨化，但特发性甲旁减不发生异位成骨。在约半数患者的基底核中发现有无定形的钙和磷酸盐沉积。掌骨和趾骨的缺陷常伴有指（趾）骨异常，典型的表现为双侧第 4 和第 5 掌、趾骨异常变短，常有外生骨疣和桡骨弯曲、嗅觉和味觉减退及肤纹异常。

3.假性特发性甲旁减

患者分泌无生物活性的 PTH 是 PTH 功能障碍的原因之一。有作者观察到,某些患者有典型的甲旁减临床表现,如白内障、低血钙、高血磷、低 $1,25-(OH)_2D$,但血 PTH 升高,分泌的 PTH 无生物活性(假性特发性甲旁减,pseudoidiopathic hypoparathyroidism),但对外源性 PTH 的反应正常。

二、病理生理与临床表现

(一)低钙血症提高神经肌肉兴奋性

PTH 不足引起低钙血症的原因:①骨细胞及破骨细胞溶解吸收骨矿物质的功能减弱,不能从骨库补充血液循环中的钙量;②肾小管重吸收钙量减少;③高血磷抑制肾脏合成 $1,25-(OH)_2D$,造成肠钙吸收减少;④高血磷促进 $24,25-(OH)_2D$ 形成,后者促使 Ca^{2+} 沉积入骨基质中;⑤高浓度的 PO_4^{3-} 加重低血钙。尿钙排出减少是血钙水平低的结果,尿钙可减至 $10\sim20$ mg/d,但不如 VD 缺乏时明显。PTH 促进肾小管重吸收钙,因而甲旁减患者尿钙排出量与肾小球滤过量的比值高于正常人,这可以解释甲旁减病例用钙剂治疗后,尿钙虽高于正常,而血钙仍低于正常的现象。

神经肌肉的兴奋性与钙镁离子浓度成反比,即钙或镁离子浓度低时兴奋性增高;除绝对值外,与钙离子下降速度及无机磷上升速度成正比。钙离子除受总钙量影响外,尚受血浆 pH、白蛋白含量及阴离子的影响。血管平滑肌痉挛使组织的血液供应不足。PTH 生成和分泌不足造成低血钙、高血磷、尿钙和磷排量降低。破骨作用减弱,骨钙动员和释放减少。PTH 不足致 $1,25-(OH)_2D$ 生成减少,同时肾排磷减少,血磷增高,也使 $1,25-(OH)_2D$ 生成减少,肠钙吸收下降。肾小管对钙的重吸收减少,通过以上多条途径导致低钙血症和尿钙排量减少。PTH 不足,肾小管对磷的重吸收增加,故血磷升高,尿磷减少。低钙血症和碱中毒(由于 HCO_3^- 排量减少)达到一定程度时,神经肌肉兴奋性增加,出现手足搐搦。病程较长者常伴视盘水肿、颅内压增高、皮肤粗糙、指甲干裂、毛发稀少和心电图异常(如 QT 间期延长等)。

1.典型手足搐搦表现

手足搐搦可被很多微小刺激诱发,如寒冷、情绪激动、深呼吸等。如果患者使用质子泵抑制剂,可诱发严重的低血钙危象。发作前常有不适感,面、手感觉麻木、蚁行感及肌肉痛等先兆症状。发作时手足麻木,典型表现是手足肌肉呈强直性收缩,肌肉疼痛,拇指内收,其他手指并紧,指间关节伸直,掌指关节屈曲及腕关节屈曲(助产士手或呈握拳手)。严重者自手向上发展,同时引起肘关节屈曲,上臂内收,紧靠胸前,两下肢伸直,足内翻,面部上唇收缩,不能咧嘴,全身肌肉僵直、疼痛,恐惧感。成人神志始终清醒,小儿可有神志改变。严重者影响自主神经功能,引起平滑肌痉挛,喉、支气管痉挛(哮喘),肠痉挛引起腹痛、腹泻或胆绞痛。膀胱括约肌痉挛有尿急感。动脉痉挛可发生偏头痛或心绞痛,肢端动脉痉挛(雷诺现象)可发生于半侧肢体,而对侧无表现。

上述发作持续几分钟至几小时,也可连续几天。缓解时症状消失的顺序是最先出现的症状最后缓解。轻型或潜在型手足搐搦一般不自行发作,但在月经期、妊娠期或有并发症时可发作。低血钙症危象病例可出现肌肉痉挛、腕足痉挛、喉哮鸣以至惊厥,如处理不及时,可危及生命。

2.非典型手足搐搦表现

常见有:①仅表现为手足端麻木、有时口角抽动,手足肌肉发紧或腓肠肌痉挛;②不明原因的心悸;③顽固性肌无力;④癫痫样发作或癔症样发作;⑤头晕、头痛、睡眠浅、失眠、多梦、疲乏、记忆力减退等神经症症状群;⑥内脏肌肉功能异常常引起胆绞痛或腹泻;⑦喉头痉挛是最危险的情况,引致缺氧、窒息甚至死亡;⑧头疼,全身发紧,举步困难,张口困难、口吃或吐字不清;⑨智力可减退,小儿智力发育差。

(1)癫痫样发作:神经肌肉兴奋性增高引起发作性四肢抽搐或一侧肢体抽搐,发作前尖叫等酷似癫痫发作。但无癫痫大发作所表现的意识丧失、发绀或尿失禁等,抗癫痫药物治疗无效。发作形式可以是大发作、小发作或颞叶癫痫,有时癫痫样发作是儿童的唯一表现。

(2)锥体外系受损症状:因脑组织钙化而出现锥体外系症状,与颅内血管壁钙质沉积有关。如不自主运动、手足徐动、舞蹈症、扭转痉挛、震颤麻痹、小脑性共济失调、走路不稳。这些症状可被吩噻嗪类药物(氯丙嗪、奋乃静)诱发。巴比妥类药物可控制症状。颅内压高、视盘水肿等易误诊为脑瘤。低钙血症纠正后,视盘水肿可在几周或较长时期后消失。急性手足搐搦死亡的患者在尸检时发现脑水肿,可能与颅压升高有关。

(3)精神病样表现:低钙血症亦可引起精神异常,如易怒、激惹、抑郁症、幻想狂等,脑电图有异常,但无特异性,最常见者为高压慢波伴间常性速发波。血钙纠正后脑电图亦转为正常,儿童学习成绩欠佳。急性发病者低血钙可以不很明显,而精神症状可很突出。有些老年患者以抑郁为突出表现,甲旁减发生精神抑郁的原因未明,可长期误诊为抑郁症。

(4)其他神经精神表现。①癔症样发作:常于工作紧张后出现癔症样发作,表现为口角抽动、四肢抽动、舞蹈样不随意动作等。②神经症症状群:可有头晕、头痛、睡眠浅、失眠、多梦、疲乏、记忆力减退,喜静,对各种事物缺乏兴趣、性欲减退、忧郁、烦躁等神经症症状。③末梢神经肌肉症状:感觉减退或过敏,口周麻木,四肢酸胀、麻木、疼痛、肌痉挛等。④自主神经症状:肠道痉挛、肠蠕动加快、腹痛、腹胀、腹泻、便秘,吞咽困难,心律不齐。

3.手足搐搦诱发试验

手足搐搦在不发作时,给予下列刺激可以证明神经肌肉兴奋性增加,从而有助于隐性手足搐搦的诊断。叩击肌肉时可能引起肌肉的收缩。

(1)Chvostek 征:用叩诊锤或手指叩击面神经,位置在耳前 2~3 cm 处,相当于面神经分支处,或鼻唇沟与耳垂连线的中点(颧弓下方),可引起口轮匝肌、眼轮匝肌及鼻翼抽动为阳性反应。嘴角抽搐分为 1~4 度(＋~＋＋＋＋)。1 度(＋)代表仅可察觉的嘴角抽动,2 度(＋＋)是指明显的嘴角抽搐,3 度(＋＋＋)是指手足搐搦加上面肌轻微抽搐,4 度(＋＋＋＋)代表手足搐搦伴有面肌的明显抽搐。约 10% 的健康人有 1 度阳性反应。故仔细观察其反应强度,结合病史及血钙对诊断有重要意义。单纯只有口轮匝肌抽动的意义不大,可见于 25% 正常人,小儿更多见。

(2)Trousseau 征:捆缚充气袖带(与测量血压的方法相同),充气加压至收缩压以上。多数要求持续 2~3 min,亦有要求达 5 min 者。若诱发出手足搐搦,则为阳性反应。Trousseau 征阳性是由于充气袖带使压迫处缺血,局部神经的缺钙更明显而兴奋神经所致,而不是由于前臂缺血。作双袖带试验可证明此点,并对诊断有帮助。其方法是做充气袖带试验如前述,如获阳性反应随即用另一充气袖带置于第 1 个充气袖带之上的臂部,充气,并立即将第 1 充气袖带放气。手足搐搦消失,于数分钟后又发生。双袖带试验是用以测试神经症者的手足搐搦假阳性反应。Trousseau 征应为测血压后将压力维持在收缩压与舒张压之间 3 min,造成尺神经缺血,引起该手搐搦有诊断价值。Ⅰ级和Ⅱ级为加压阻断动脉血流后 3 min 左右发生搐搦,去压力带后自行缓解,但 4% 正常人可为阳性。Ⅲ级为加压 1 min 后发生搐搦;Ⅳ级者为加压不到 1 min 即发生搐搦。有时可以见到一侧手呈阳性反应,另一侧却为阴性反应,其原因未明。

（3）深呼吸试验：深呼吸 3～5 min，换气过度可以发生一过性呼吸性碱中毒，血 pH 升高，使血清钙离子进一步减少，诱发手足搐搦。

（二）低钙血症造成软组织钙化和白内障

软组织钙化关节周围钙盐沉积较为常见，软骨亦见钙化。钙化组织局部的刺激可表现为假痛风。异位钙质沉积在皮下血管壁、肌腱、四肢及关节周围的软组织中形成骨赘，引起关节僵直疼痛。脑基底核及小脑齿状核钙化出现较早，并可能成为癫痫的重要原因，也是本症的较特异性表现。与骨化性肌炎不同的是，甲旁减一般不发生肌肉内异位钙化。

慢性低血钙引起白内障占本病患者的 50%，如以裂隙灯检查，可发现早期白内障，常为双侧性。早期表现为晶状体前后层浑浊，晚期扩散成弥漫性浑浊而不能与老年性白内障区别，即使是治疗后低钙血症好转，白内障亦难以消失。眼底检查可能有视盘水肿甚至假脑瘤表现。

（三）低钙血症引起的其他异常

1.心血管表现

长期低钙血症可引起顽固性心力衰竭，对洋地黄有抗性。若发生低血压，用升压药物或用增加血容量等常用方法治疗无效，用钙剂治疗则可使血压恢复。有时患者仅有充血性心力衰竭，往往伴有 QT 间期延长、心室复极延缓和非特异性 T 波改变，严重者可发生心律失常和心力衰竭，经治疗后可完全恢复，但缺乏手足搐搦、手感觉麻木、蚁行感及肌肉痛等表现。有的患者以晕厥为主要表现，晕厥的原因可能与 QT 间期延长有关；血钙降低伴 QT 间期延长提示其病因为甲旁减而非遗传性 QT 间期延长综合征。长期低钙血症和高磷血症也是动脉钙化和钙化性小动脉病（CAP）的重要原因。

2.血液系统表现

甲旁减患者可发生大细胞性贫血，Schilling 试验异常。其原因是在低钙血症时维生素 B_{12} 与内因子结合欠佳，伴有组胺抵抗性胃酸缺乏。血清钙正常后上述情况可好转。常规测定血钙和血磷可排除甲旁减可能。

3.皮肤毛发表现

外胚层器官营养性损害常见，可能是由低血钙或血管痉挛局部供血不足引起。约 66% 的患者有皮肤改变（皮肤粗糙、毛发脱落、干燥、脱屑、色素沉着、湿疹、银屑病甚至剥脱性皮炎）。低血钙纠正后，皮肤病损渐愈。眉毛稀少，头发粗、干燥、易脱落，偶见斑秃或全秃。指甲薄脆易裂，有横沟。指甲及口角可并发白色念珠菌感染，严重者扩散到口腔及肠道。手术后甲旁减者不发生口腔黏膜白色念珠菌感染，一般仅见于特发性甲旁减，并伴有脱发，以局限性脱发（斑脱）最多见，但脱发的轻重不等，有时亦可伴有其他类型的脱发。此外，如原发性甲旁减的病因与自身免疫有关，患者可伴有其他自身免疫性疾病，如 SLE、类风湿关节炎、性腺功能减退症、甲状腺功能减退症、Addison 病、1 型糖尿病、22q11 缺失综合征、吸收不良综合征、斑块状脱发与白癜风、恶性贫血、慢性活动性肝炎、重症肌无力、血小板减少性紫癜、干燥综合征等。

4.消化系统与牙病表现

甲旁减可出现肠道痉挛、肠蠕动加快、腹痛、腹胀、腹泻与脂肪吸收欠佳、便秘等，易误诊为肠道炎症、肠道易激综合征或胃肠自主神经病变。如有低钙血症及其相应的临床表现，经补钙治疗即好转应考虑甲旁减可能。

牙齿的异常与发病年龄有关。起病的年龄越早，症状与体征越明显。牙齿异常在儿童患者中常见。幼儿期发病者出牙晚，牙釉质发育障碍，出现横沟。齿根形成缺陷、齿冠周围及冠面有带纹或洞穴等。低钙血症可引起釉质发育不全和恒牙不出。成人提早脱牙,有龋齿。检测牙齿异常的情况有助于估计起病时间。

三、辅助检查与诊断

在临床上,遇有下列情况时要想到甲旁减可能:①反复发作的手足搐动、肌张力障碍、感觉减退或过敏或锥体束外综合征;②皮肤粗糙、脱屑和色素沉着;③晶状体白内障;④软组织钙化,特别是头颅基底核钙化;⑤QT间期延长;⑥骨密度升高。

(一)PTH/钙/磷测定是诊断甲旁减的基础检查

1.血PTH

血清PTH浓度多数低于正常,也可以在正常范围。因低钙血症对甲状旁腺是一种强烈刺激,当血清总钙值≤1.88 mmol/L(7.5 mg/dL)时,血PTH应增加5~10倍,所以低钙血症时,如血PTH在正常范围,仍支持甲旁减的诊断。测定血PTH时,应同时检测血钙,两者一并分析。假性甲旁减患者血清PTH高于正常。有昼夜分泌节律性,PTH的分泌高峰在夜间;而血钙高峰在傍晚,谷值在夜间。因此,亚临床甲旁减的早期表现是白天的血钙正常,而夜间的血钙轻度减低。

2.血钙

血清钙<2 mmol/L。在钙磷平衡饮食下血钙<1~2 mmol/L。血清蛋白40 g/L作基数,每减少1 g,血钙测定值应加0.2 mmol/L。国外有学者按血钙水平将临床甲旁减分为5级:Ⅰ级的血钙正常,Ⅱ级患者存在间歇性低钙血症,Ⅲ、Ⅳ和Ⅴ级患者的血钙分别为≤2.13 mmol/L、1.88 mmol/L和1.63 mmol/L(即8.5 mg/dL,7.5 mg/dL和6.5 mg/dL)。有症状者的血总钙值一般≤1.88 mmol/L(7.5 mg/dL),血游离钙≤0.95 mmol/L(3.8 mg/dL)。

3.血磷

血清无机磷>1.61 mmol/L,但是,肾衰竭使血清无机磷升高,此时的血清无机磷不能反映甲状旁腺功能和PTH的分泌状况。

4.尿钙和尿磷

Sulkowitch试验是测尿钙的半定量方法,试剂成分为草酸2.5 g、草酸铵2.5 g、冰醋酸5 mL,蒸馏水加至150 mL。早晨空腹尿(最好用24 h尿)5 mL加试剂2 mL。无反应(一)者示血钙在7.5 mg%以下;白色微浑浊至浑浊(+~+++)示血钙正常;乳状并有大量沉淀者(++++)示血钙过高。此试验虽较粗糙,但对筛选病例仍有一定价值。24 h尿磷低于正常(正常3~42 mmol/d)有诊断意义。

5.自身免疫检查

根据需要,可测定相关的自身抗体;抗甲状旁腺抗体有助于自身免疫性甲旁减的诊断。

(二)动态试验和特殊检查诊断疑难病例

1.甲状旁腺功能动态试验

(1)PTH兴奋试验:注射外源性PTH后,测定尿cAMP和尿磷变化。尿磷及尿cAMP增加显著,可达10倍以上。注射PTH后,Ⅰ型假性甲旁减尿中cAMP不增高,提示肾对PTH作用不敏感。Ⅱ型尿cAMP增高,但尿磷却不见增加,提示患者肾脏中cAMP不能引起尿磷排泄增加,属于受体后缺陷。

(2)钙负荷试验:钙负荷(Howard)试验有助于甲旁减诊断,甲旁减者阳性,即血磷不升高,尿磷不减少。静脉滴注钙(15 mg/kg),历时 4 h,正常人 PTH 分泌受抑制,使尿磷排出减少,血磷上升,而甲旁减患者反应迟钝,尿磷无明显减少或反而上升。有心、肾疾病者不宜做此试验。

(3)Ellsworth-Howard 试验:肌内注射 PTH 200 U,每 6 h 1 次,历时 3 d 后,正常人尿磷增加 5 倍以上,尿 cAMP 增加;甲旁减患者尿磷增加,血钙、磷恢复正常,尿 cAMP 增加;假性甲旁减尿磷不增加,血钙、磷无变化;Ⅰ型甲旁减的尿 cAMP 亦不增加(Ⅱ型增加)。

(4)肾小管磷重吸收率和磷清除率:正常人的肾小管磷重吸收率 84%~96%,甲旁减>90%);磷清除率降至 1.7~7.3 mL/min 亦有助于本症的诊断。

2.特殊检查

(1)心电图:QT 间期延长,T 波低平,可伴传导阻滞。

(2)脑电图:主要呈阵发慢波,单一或多发棘波,或两者兼有,或暴发性慢波以及有尖波、癫痫样放电改变。脑电图改变常出现于明显低钙血症时,如血钙<1.63 mmol/L(6.5 mg/dL),随着 VD 和钙剂治疗,脑电图异常改变可见好转或恢复正常。

(3)X 线和骨密度:软组织钙化包括皮下、韧带、关节周围、脑基底核、小脑齿状核皆可见钙化斑,病情重者脑的额叶、顶叶等脑实质内也可见散在钙化。颅骨 X 线平片所见基底核钙化斑的位置,侧位片上位于蝶鞍上方 3~5 cm 处,正位片位于中线外 2~4 cm 处,呈不规则的密度增高斑。CT 检查比 X 线平片较易发现这些钙化斑。散发的特发性甲旁减患者的腰椎和髋部骨密度升高(与病期有关),前臂骨密度正常。

(4)^{99m}Tc-MIBI 扫描:原发性甲旁减所致低钙血症患者在扫描图上甲状旁腺不显影,而各种原因所致的继发性甲旁亢可见甲状旁腺增生肥大,对低钙血症的鉴别诊断很有帮助。

(三)根据临床表现和慢性低钙血症确立诊断

1.一般甲旁减的诊断

标准:①血钙低(<2 mmol/L,血清蛋白正常);②血磷高或正常,肾小管磷重吸收率增高(TRP>95%),磷清除率减退(<6 mL/min);③慢性手足搐搦史;④X 线照片无佝偻病或骨质软化症表现;⑤无肾病、慢性腹泻、脂性腹泻或原因明显的碱中毒等;⑥血 ALP 正常;⑦无甲状腺、甲状旁腺或颈部手术史,无颈部放射线照射或浸润的情况;⑧肾功能正常,24 h 尿钙降低,尿 cAMP 减少,对外源性 PTH 有明显增加反应(>1 μmol/h,10 倍以上),尿无机磷增加(>35 mg/24 h);⑨用大剂量 VD(或有生理作用的衍生物)和钙剂方可控制发作;⑩Ellsworth-Howard 试验阳性,对外源性 PTH 有良好反应,脑电图示异常慢波及棘波。

甲旁减的病因诊断要首先排除继发性甲旁减可能。若有甲状腺或甲状旁腺手术史,可诊断为手术后甲旁减;其他继发性甲旁减的病因主要有甲状腺区放射治疗、甲状旁腺转移癌、淀粉样变、甲状旁腺瘤出血、结核病、结节病、血色病或含铁血黄素沉着症等,应注意排除。若无原因可查,可诊断为特发性甲旁减;若发病为家族性,应进一步查找引起甲旁减的分子病因,如 GNAS1 或 Gsα 基因突变。

2.假性甲旁减的诊断

根据:①具有特发性甲旁减的临床表现、低钙血症、高或正常血磷;②血 PTH 不降低(正常或升高);③无特殊体态,且对外源性 PTH 反应良好;④肾功能大致正常;⑤血清镁>1.0 mg/dL。此外,尿 cAMP 低值以及升高的 PTH 在钙负荷时下降可有助于诊断,一般不伴有骨形成异常或自身免疫性疾病。假性甲旁减要做外源性 PTH 兴奋试验,并根据尿 cAMP 的变化进一步进行分型(Ⅰa、Ⅰb 和 Ⅰc)。对特殊病例和不典型病例应进一步作 PTH 组分测定、

PTH 动态试验、钙受体调定点试验及 PTH 基因、PTH 受体基因突变分析等明确其病因。

四、鉴别诊断

(一)根据血钙/血镁/血液酸碱度鉴别手足搐搦病因

根据血钙水平,手足搐搦可分为低钙血症性和正常血钙性手足搐搦两种。

1.低钙血症性手足搐搦

手足搐搦的病因(酸中毒、缺氧、脑损害等)很多。首先应确立手足搐搦的类型(如局部性或全身性手足搐搦),并需与癫痫的全身性惊厥状态(generalized convulsive status epilepticus)鉴别。低钙血症性手足搐搦主要有下列 3 种情况。①VD 缺乏引起的成人骨质软化症:血清无机磷降低或正常。X 线骨片有骨质软化特征表现。②肾性骨病:肾衰竭患者虽可有低血钙和高血磷,但伴有氮质血症和酸中毒。肾小管性酸中毒患者虽血清钙降低,但血清磷正常或降低,常伴低血钾、酸中毒、尿酸化能力减退。肾性骨病虽然血清总钙降低,但因酸血症能维持离子钙浓度接近正常,很少发生自发性手足搐搦。③其他原因引起的低钙血症:饮食含钙低、消化道钙吸收不良、妊娠或骨折愈合期的钙质需要量增多,偶可伴有手足搐搦。在临床上,药物(降钙素、二磷酸盐、天门冬酰胺、普卡霉素及苯妥英钠等)引起的低血钙易于鉴别。④甲状旁腺切除术后纤维性骨炎:严重纤维囊性骨炎时,因骨矿物质缺乏而在甲状旁腺切除后血钙降低。

2.正常血钙性手足搐搦

引起正常血钙性手足搐搦的原因主要有呼吸性碱中毒、代谢性碱中毒、低镁血症和神经精神性疾病,根据血钙、血镁、酸碱度等容易鉴别。大多数低镁血症是由于长期营养缺乏所致;在这种情况下,低钙血症主要是由于 PTH 急性缺乏所致,但血磷酸盐下降(甲旁减者升高),在慢性肾衰竭中尽管有继发性甲旁亢,仍常存在低钙血症和高磷酸盐血症。

(二)根据临床表现/PTH/25-(OH)D/血磷鉴别低钙血症病因

急性暂时性低钙血症多是急性重症疾病的一种并发症,而慢性低钙血症一般只见于几种有 PTH 缺乏或作用障碍性疾病。低钙血症的病因可分为甲状旁腺相关性低钙血症、维生素 D 相关性低钙血症和其他原因所致的低钙血症 3 类。对于低钙血症患者,应首先除外低白蛋白血症,并应常规测定血磷、碱性磷酸酶和尿素氮。如低钙血症伴低磷血症,血碱性磷酸酶增高而尿素氮正常,或营养不良者伴小肠吸收不良或肝脏病变时,应考虑维生素 D 缺乏性低钙血症可能。如果血 PTH 增高,尿钙减少,尿 cAMP 增加而 25-(OH)D 和 1,25-(OH)$_2$D 降低,有助于维生素 D 缺乏症的诊断;如果低钙血症伴高磷血症,碱性磷酸酶和尿素氮升高,应考虑为肾病所致的低钙血症。

1.甲状旁腺相关性低钙血症

测定血钙、血磷和肌酐可做出低钙血症的初步判断。低钙血症伴高磷血症且肾功能正常是甲旁减的表现。血 PTH 下降,无论有无低钙血症均可诊断为甲旁减。颈部手术提示为迟发性术后甲旁减。发育缺陷,尤其是在儿童和青少年期出现的发育缺陷,提示假性甲旁减的诊断,PTH 抵抗性甲旁减者血 PTH 增高。缺乏甲状旁腺、PTH 分泌障碍或 PTH 抵抗所致的低钙血症一般可通过血钙、血磷、尿钙、尿磷和 PTH 测定得到初步诊断,因 PTH 缺乏和高磷血症抑制肾脏 1α-羟化酶活性而使 1,25-(OH)$_2$D 减低。甲旁减和假性甲旁减是终身性疾病,PTH 抵抗者血 PTH 升高,但仍有血钙降低和血磷增高。

手术后甲旁减可发生于手术后近期,偶可于 30 年后首次发病。这与手术造成的局部损伤、血流障碍和甲状旁腺被毁的程度有关。无论是手术后甲旁减或特发性甲旁减,都可以在相当长的时期内呈亚临床型经过,仅在某些诱因(如月经、高热、劳累、寒冷和情绪改变等)下诱发手足搐搦。

遗传性甲旁减的发病较缓慢,继发性甲旁减没有发育缺陷。两者均可有基底核钙化和锥体束外综合征,这在遗传性甲旁减中更为常见而且出现较早。两者均可有视盘水肿和颅内压升高,指甲、毛发的慢性改变以及晶状体白内障。在遗传性甲旁减中,还有某些特殊的皮肤表现(如脱发和念珠菌病)。假性甲旁减是由于 PTH 作用障碍所致,但该病也具有甲旁减的某些临床特点,包括骨外钙化和锥体束外综合征,如手足搐动、肌张力障碍等。在某些情况下,继发性甲旁减并不是因甲状旁腺组织被切除,而是由于手术后颈部发生的纤维化影响了甲状旁腺的血液供应或其他一些仍未明了的原因所致。

2.维生素 D 相关性低钙血症

维生素 D 缺乏症、维生素 D 抵抗综合征和 $1,25-(OH)_2D$ 生成障碍或维生素 D 丢失过多引起低钙血症。低钙血症伴正常或降低的血磷时,应测定维生素 D。成人新近发生的低钙血症一般是由于营养缺乏、肾衰竭或肠道疾病所致。维生素 D 水平正常或升高而伴有佝偻病/骨质软化和各种神经肌肉综合征以及骨畸形提示维生素 D 抵抗性甲旁减。

3.其他原因所致的低钙血症

主要包括:①钙盐沉积于骨过多(成骨细胞性肿瘤、骨饥饿综合征);②钙螯合剂(Foscarnet、磷酸盐、EDTA、氟制剂)和抗惊厥药物;③新生儿低钙血症(早产儿,母亲患甲旁减、甲旁亢或糖尿病);④HIV 感染(抗 HIV 药物、维生素 D 缺乏、低镁血症、PTH 抵抗);⑤急性疾病(急性胰腺炎、中毒性休克等)。

(三)根据临床资料鉴别甲旁减的病因与类型

综合分析临床资料是鉴别甲旁减的病因与类型的基本方法,这些资料主要包括血钙、血磷、血镁、PTH、25-(OH)D、尿钙、尿磷和影像检查等,偶尔还需要结合动态试验与遗传学及基因突变分析才能做出鉴别。

1.自身免疫性多内分泌腺病综合征

其特点是同时或先后发生两种或两种以上的内分泌疾病。除了甲状腺可有功能亢进(Graves 病亦属自身免疫性疾病)外,其余多属功能减退。在 157 例 Ⅰ 型自身免疫性多内分泌病综合征患者中,白色念珠菌病者占 73%,甲旁减占 88%,慢性肾上腺皮质功能减退者占 59%,脱发占 20%,性腺功能早衰占 40%。在患者及部分家属中,可检出血清甲状旁腺抗体。受损内分泌腺的病理特点是淋巴细胞浸润及纤维化。有些报道的病例合并恶性贫血及腺垂体功能减退症。

甲旁减合并肾上腺皮质功能减退症常发生于儿童,尤多见于 1~6 岁。甲旁减往往比 Addison 病发生得早。88% 的患者在 10 岁前出现甲旁减,其后 2~4 年内 Addison 病随之发生,女性略多于男性。若先证者患甲旁减合并 Addison 病,则其兄弟姊妹发生甲旁减或 Addison 病的概率为 35%。若累及甲状旁腺,则甲旁减的临床表现、诊断方法与治疗与特发性甲旁减相同。有条件者可查血液抗甲状旁腺抗体。甲旁减合并 Addison 病或其他内分泌腺疾病时,其还应包括 Addison 病或其他内分泌腺疾病的诊断。

2.假性特发性甲旁减

假性特发性甲旁减综合征是指分泌的 PTH 生物活性降低,临床表现亦是低钙血症,与特发性甲旁减之临床表现相同。其实验室检查结果与特发性甲旁减相同,但用放射免疫法测量时 PTH 正常或升高。鉴别的重点是前者有特殊体型、甲状旁腺形态及功能正常或增高。在 X 线平片上假性甲旁减表现为骨骺早期愈合。掌(跖)骨及指(趾)骨发育短,严重者呈矩形,常以第1、4、5掌骨和第1、4跖骨最明显,两侧可对称或不对称。指(趾)骨也变短,以中节指骨增粗为主,末节指骨短于正常,可呈三角形。掌骨征阳性,表现为手部正位摄片时,在第4与第5掌骨头远侧顶端划一连线并向桡侧延伸,该延长线与第3掌骨相交(足部可有类似表现)。正常人该线超越第3掌骨头而不与其相交。该征最多见于该病患者,但亦可见于少数正常人及长骨粗短、骨皮质增厚、短指、桡骨弯曲、髋内(外)翻畸形、外生骨疣及 Turner 综合征患者,结合其他征象不难与该病鉴别。

3.假性家族性甲旁减

假性家族性甲旁减是一种罕见的家族性甲状旁腺疾病,X 伴性显性、常染色体显性或隐性遗传,伴多种类型的先天畸形及缺陷(包括躯体、感觉器官及内分泌腺缺陷)。周围靶器官受体或受体后缺陷,对 PTH 无反应。临床表现为甲旁减,患者具有甲旁减的低血钙、高血磷、手足搐搦及尿钙磷变化等特点,但甲状旁腺增生,PTH 分泌增多。可有智力减退并呈特殊的体态,如身材粗矮、肥胖、圆脸、颈粗短、指(趾)短小畸形,常见第 1、4、5 掌骨或跖骨缩短,以致握拳时在 1、4、5 掌骨头部形成凹陷(Albright 征)。假性甲旁减临床上还常有味觉、嗅觉障碍等,可合并甲状腺功能减退、肾上腺皮质功能减退、尿崩症、糖尿病、性腺发育障碍或不发育。

4.家族性 Fahr 综合征

亦称为对称性大脑钙化综合征,常伴血卟啉病、顽固性贫血、假性甲旁减(2 型),血清转铁蛋白显著升高、血清铁和铁结合力下降和铁沉着症,双侧对称性基底核钙化,小脑齿状核和脑沟处亦可见钙化、基底核钙化症、大脑钙质沉着症、家族性基底核钙化症、家族性特发性基底核钙化症、特发性家族脑血管亚铁钙沉着症、特发性家族性脑血管铁钙质沉着症、特发性非动脉硬化性脑血管钙化症、大脑钙质沉着伴晚发性脑病、特发性两侧对称性大脑基底核钙化症等。

本征常在脑 CT 等检查时发现双侧对称性基底核钙化,小脑齿状核和脑沟处亦可见钙化。一般不伴有症状。随着年龄增长到老年前期(45～60 岁)时,可表现不同程度的神经症状,如精神衰退、癫痫发作、小脑性共济失调、情绪迟钝、记忆减退、类精神病样症状、帕金森病、构音障碍等。Billard 等总结具有脑病表现的 14 例患者的临床表现,认为有 4 种临床类型:第 1 型呈常染色体隐性遗传,病理改变以神经脱髓鞘和钙化为特征,表现为脑病、小脑畸形(microcephaly)、矮小、视网膜病变和视交叉萎缩;本型发病较早,进展较快。第 2 型有先天性脑病或脑瘫表现,但无短肢畸形,亦无眼部和脑脊液异常;此型很可能不是遗传性疾病,估计与产前的病毒感染有关。第 3 型有脑病和小脑畸形,脑脊液中淋巴细胞持续增多。第 4 型的主要表现为基底神经节钙化,伴或不伴神经功能异常,本型呈常染色体显性遗传。MRI 和 CT 是诊断本综合征的最好方法。严重患者脑区见广泛性钙盐沉着甚至钙化,以基底部钙化为甚,但要排除甲旁减和中枢神经系统线粒体病可能,并行家族调查有助于明确 Fahr 病的诊断。不典型病例亦可用 PET 鉴别(^{18}F-脱氧葡萄糖标记),在 PET 上表现为示踪物摄取功能下降,并可对缺陷的脑组织进行功能定位和定量评价。

5.甲旁减-发育延迟-畸形综合征

甲旁减-发育延迟-畸形综合征(hypoparathyroidism-retardation-dysmorphism syndrome,HRD)多见于儿童,表现为甲旁减、感觉神经性耳聋、肾发育不良、基底核脑梗死等。HRD 还可出现反复发生的基底核脑梗死。染色体检查显示有 del(10)(p14-15.1)异常,提示与 HDR 综合征有关的基因定位于 10p14-15.1。

6.Di George 综合征

Di George 综合征又称腮发育异常症（branchial dysmorphogenesis），第Ⅲ-Ⅳ咽囊综合征（third-fourth pharyngeal pouch syndrome）或先天性胸腺发育不良，是人类最常见的微缺失综合征，Di George 综合征是其中一种重要的类型。有 5%～10% 的患者具有 Di George 综合征的临床表现，但不存在 22q11.2 缺失。Di George 综合征可出现 80 余种先天性缺陷。常见表现为无甲状旁腺及胸腺，有心脏异常、面容异常及其他畸形。由于缺乏胸腺，患者免疫缺陷，抵抗力很低，常有感染。尚可合并第 1 对腮弓发育缺陷造成的畸形，表现为两眼距离宽、眼角上斜、两耳低或不对称、短人中及小下颌。若合并第 5 对腮弓发育不良，则可发生主动脉右位或法洛四联症。出生后即有低钙血症，手足搐搦。可有先天性心脏病和其他畸形，因易感染，常易发热，甚至夭折。患者有低钙血症和高磷血症，碱性磷酸酶正常，PTH 减低，免疫功能低下。此外，患者还可出现行为异常和学习困难等。

7.Kearns-Sayre 综合征

极少见。国外于 1958 年首次报道，我国于 1988 年首次报道。该病以进行性眼外肌麻痹、色素性视网膜病和心脏传导阻滞为主要特征，还可出现中枢神经异常和特发性甲旁减等表现。神经系统病变进展缓慢，心脏异常的主要表现以传导系统受累且是早期死亡的主要原因。Kearns-Sayre 综合征属线粒体脑肌病，线粒体 DNA 发生缺失或点突变，不能编码线粒体在氧化过程中所必需的酶或载体，糖原和脂肪酸等原料不能进入线粒体，或不能被充分利用，故不能产生足够的 ATP 而导致能量代谢障碍。如肌肉活检见破碎红纤维，电镜下线粒体异常，线粒体呼吸链酶异常，DNA 分析发现 mtDNA 缺失或点突变则可确诊。早期易误诊为重症肌无力、眼肌型或眼咽型进行性肌营养不良症、眶后肿瘤或脑垂体瘤、周期性瘫痪。慢性进行性眼外肌瘫痪、眼底检查及心脏损害的出现有利于鉴别。目前无特效治疗，给予 ATP、辅酶 Q10、大量 B 族维生素，及早植入起搏器可延长生命，低钙血症的治疗与特发性甲旁减相同。基因治疗是今后的发展方向。

8.骨饥饿综合征

骨饥饿综合征是指骨钙丢失十分严重的患者在手术等治疗之后，由于血钙急剧向早已有钙严重缺乏（饥饿）状态的骨组织转入，以致血钙下降引起手足搐搦等。不仅血清钙、血清磷下降，尿中钙、磷也减少，尿中羟脯氨酸术后一过性减少，而后再度增多，血清 ALP 升高。典型病例见于骨型的原发性甲旁亢的甲状旁腺摘除术后，或甲状腺功能亢进症的甲状腺次全切除术后。通常情况下，术后低钙以第 2～3 天最为严重，但如果症状不明显，第 4～5 天后会自然缓解，如果术后血钙低于 1.9 mmol/L 且有搐搦发生，则应在术后第 1～2 天静脉补钙，对于持续时间长、补钙效果差的术后患者应考虑骨饥饿综合征的存在。

9.磷酸酶缺陷综合征

本征为一种异质性疾病，由于组织特异性碱性磷酸酶（TNSALP）活性不足所致。TNSALP 的编码基因位于 1p34-36.1，该征有两种遗传模式。先天型为常染色体隐性遗传，为致死性疾病。常染色体显性遗传者病情较轻，发病较迟。依据年龄、临床表现及 X 线所见，临床分 3 型。①新生儿型：可在出生前发生骨折、长骨弯曲畸形、串珠肋、囟门扩大、骨端肥大等，多在 1 年内夭折。②儿童型：常以生长发育落后就医，X 线表现似佝偻病。③成人型：青年或成年发病，表现最轻，少见。常因轻微外伤或关节病引起骨折而被发现，或常有肾结石、出牙困难及生长发育迟缓历史。生化特点是血清钙偏高，血磷正常，血清碱性磷酸酶低下。尿钙增多，尿中排出大量的磷酸氨己醇，羟脯氨酸减少。X 线典型表现为颅骨和椎骨骨化减弱或颅盖骨显著变薄。其他骨改变包括管状骨变短并且骨化不良或骨化不规则,干骺端类似佝偻病样改变。诊断时尚需与维生素 E 缺乏、甲减、镁缺乏等鉴别。本征目前无特效疗法。

10.IgM 缺乏症

常与 22q11 微缺失综合征并存,除有 22q11 微缺失综合征的一般表现外,患者常以反复发作的慢性中耳炎或发育延迟而就诊。

四、治疗

甲旁减的治疗目的是消除低血钙所造成的神经精神症状并防治软组织钙化与器官功能损害。甲旁减的治疗主要包括慢性低钙血症的治疗和急性低钙血症的处理两个方面。

(一)长期采用钙剂和维生素 D 治疗

1.钙剂

对于慢性低钙血症已使用维生素 D 或其衍生物者同时给以口服钙剂为宜,剂量较骨质疏松的基础治疗要高,但不主张超大剂量补充钙剂(一般指 ≥ 3.0 g/d 时),以免增加肾结石、异位钙化、血管钙化与心血管疾病的潜在风险。推荐长期口服钙剂,每天元素钙 1~1.5 g,分 3~4 次口服。葡萄糖酸钙、乳酸钙、氯化钙和碳酸钙中分别含元素钙 9.3%、13%、27% 和 40%。氯化钙对胃肠道刺激性大,宜加水稀释后服,碳酸钙在小肠内转换为可溶性钙后方可吸收,易导致便秘。钙剂应咬碎后服,分 3~4 次服则效果良好。少数病例单纯服钙剂(乳酸钙、葡萄糖酸钙等)即可纠正低钙血症,维持血清钙接近正常。如患者服用乳酸钙或葡萄糖酸钙疗效欠佳,可换用氯化钙,每次剂量不宜超过 1g,需要时可酌情增加次数。每天 3~4 次,饭后服。也可以氯化钙与乳酸钙联合服用。使用钙剂时应注意每种钙剂所含元素钙的含量。钙剂补充的量应该同时考虑维生素 D 的营养状态。一般应适当补充维生素 D,以提高钙的吸收率和可用性,减少钙的用量。

2.维生素 D 制剂

到目前为止,在维生素 D_2~维生素 D_7 的 6 种维生素 D 中,仅 D_2 和 D 具有生物活性。1981 年以来,1α-羟维生素 D 作为骨化三醇的前体广泛应用于低钙血症、慢性肾衰竭、甲旁减和骨质疏松的治疗。近年来,临床上将度骨化醇作为骨化三醇的前体广泛应用于继发性甲旁亢的治疗。

单用钙剂无效者可加用维生素 D。各种维生素 D 衍生物对钙磷代谢的效果强弱,取决于肠吸收功能、肾排泄功能和骨再吸收功能的总和。所以维生素 D 的治疗剂量难以准确计算,只能在治疗过程中逐渐调整剂量以达到治疗的目的。不同患者需要的剂量不同,一般每天需维生素 $D(1~5) \times 10^4$ U,有的病例需加大到 40×10^4 U 才有疗效,个别病例每天需 150×10^4 U。大剂量维生素 D 治疗应密切观察血清钙变化,及时调整剂量,勿使血清钙超过正常范围。维生素 D 治疗无效时可采用双氢速甾醇或 AT10 油溶剂,AT10 首剂每天 1~3 mg,2~3 d 内可见疗效,10 d 之内血清钙应上升至正常,以后必须减量,一般以每天 0.2~1 mg 维持疗效。长期服用,应定期复查血钙和尿钙,及时调整剂量。维生素 D 及其衍生物能促进肠钙吸收。

(1)普通维生素 D:主要有以下 4 种。①麦角骨化醇(VD$_2$)注射液:40×10^4 U/mL,按 USP 规定,每毫克相当于 4 万 USPU 或国际单位(IU)。重症甲旁减(包括手术后和特发性)者每天平均需要 8×10^4 U[$(5~10) \times 10^4$ U/d]的骨化醇。②胆骨化醇(VD,cholecalciferol)注射液:有 30×10^4 U/mL 和 60×10^4 U/mL 两种剂型。上述 VD$_2$ 与 D 均为油剂,供肌内注射用,两者作用相同。维生素 D$_2$ 或维生素 D$_3$ 经口服后贮存于脂肪组织和肝脏,缓慢释放发生作用,服药后 1~2 周或更久才有效,停药 1/2~4 个月方完全失效。日服 1 次,剂量 $(2~10) \times 10^4$ U/d 不等,个别患者需

20×10^4 U/d 或更大量。③双氢速固醇(DHT):每毫克含 12×10^4 U,有0.125 mg、0.2 mg、0.4 mg 等3种丸剂,0.125 mg 胶囊和 0.25 mg/mL 两种油剂。双氢速甾醇的作用较 VD$_2$ 或 D$_3$ 强,起效时间和作用消失时间都短,故更为有效和安全。一般从小量开始,如 0.3 mg/d(每天9滴),次服,开始每周监测血和尿钙,酌情调整药量,逐渐递增,当血清总钙值达 2.0 mmol/L(8 mg/dL),肢体麻木和抽搐等症状消失时,以此作为维持量。如因尿钙排量>8.75 mmol(350 mg/dL)/24h,可加服氢氯噻嗪(双氢克尿塞)和钾盐。与此同时双氢速甾醇(AT10)的剂量宜缓慢增加、暂停递增或适当减量,以防高钙血症的发生。④25-羟维生素 D[25-(OH)D]:有每粒 20 μg、每粒 50 μg 的胶囊及50 μg/mL 油剂。甲旁减患者常用量为 25~200 μg/d。

(2)活性VD:可作为甲旁减低钙血症的二线药物,主要用于对普通 VD 无效或效果很差的病例,主要担心是加重高磷血症。1α-羟化酶的作用有赖于 PTH,当 PTH 完全缺乏时,维生素 D 只能转变为25-(OH)D,而不能产生 1,25-(OH)$_2$D。若维生素 D 及其衍生物的疗效只依赖于25-(OH)D 的作用,则所需维生素 D 的剂量大。活性维生素 D 制剂包括骨化三醇和阿法骨化醇两种,即骨化三醇[calcitriol;1,25-二羟维生素 D;1,25-(OH)$_2$D],每粒胶囊含 0.25 μg。通常先用 0.25 μg/d,逐渐增加剂量并测血钙将剂量调整至合适的维持量(0.36~1.5 μg/d)。对肝功能损害者也有效。阿法骨化醇[1-羟 VD,1α-(OH)D]主要适用于肝功能正常的患者,摄入体内后,通过肝脏 25-羟化酶的作用,形成 1,25-(OH)$_2$D 后发挥作用。此药疗效快速,停药后作用消失也快。有研究者用此药治疗甲旁减患者 19 例,疗程为 14 周,平均每天剂量(2.7$\pm$0.7)μg,同时服元素钙 1 000 mg,血清游离钙和总钙值均在服药 1~2 周有明显上升,血清磷于治疗第 4 周明显下降。

(二)严重低钙血症者补充 PTH

凡长期应用 VD 治疗者均需定期追踪血钙、血磷和 PTH 的变化。长期用维生素 D 和钙剂者虽然血钙仍低,但仍可引起高钙血症和肾石症。为了避免肾功能恶化,亦可采用人工合成 PTH 治疗,如每天皮下注射人工合成 PTH,并同时停用或减少维生素 D 的用量。一般经过 1~2 个月的 PTH 治疗后,尿钙排出量会较维生素 D 治疗时减少,使血钙维持在基本正常范围内。

大剂量的 PTH 可迅速升高血钙,但因其使用不便、价格昂贵,目前仅用于急性低血钙危象的治疗。据报道,PTH 已成功地用于钙受体活化性突变所致的严重低钙血症。

(三)甲状旁腺和胸腺移植治疗 PTH 缺乏性甲旁减

1.甲状旁腺自体移植

甲状旁腺自体移植是预防和治疗甲旁减的重要方法,主要有 3 个目的:①甲状腺或甲状旁腺全切术中立即移植甲状旁腺;②甲状旁腺增生者全切甲状旁腺术防止发生术后甲旁减;③持续性或复发甲旁亢者可能需要多次性甲状旁腺探查,于术后行延迟性甲状旁腺移植。

(1)原发性甲旁亢:甲状旁腺单腺瘤或双腺瘤术后不必行甲状旁腺移植,但甲状旁腺增生者如果切除的组织低于 50 g 以下,则需要冷冻甲状旁腺,为日后移植之用。

(2)继发性甲旁亢:当患者合并显著高 PTH 血症、顽固性贫血或钙化性小动脉病时可行甲状旁腺全切、部分切除或全切加甲状旁腺自体移植。肾性疾病导致的继发性甲旁亢患者,可以采取甲状旁腺次全切、甲状旁腺全切加自体甲状旁腺移植及甲状旁腺全切不进行自体甲状旁腺移植 3 种手术方案来尽量减少手术后继发性甲旁减的发生。有学者对 20 名作了甲状旁腺全切但未进行自体移植的继发于肾性疾病的甲旁亢患者进行随访,结果发现 6 名患者术后血 PTH 低于正常,7 名正常,另有 7 名患者高于正常,因此认为不一定非要对继发于肾脏病的继发性甲旁亢患者同时施行自体移植甲状旁腺术来预防手术后继发性甲旁减的发生。甲状旁腺组织冷保存（不超过 22 个月）可提高自体移植的成功率。

（3）1 型/2 型多发性内分泌腺肿瘤综合征：甲状旁腺增生和病变多变容易造成术后复发（30％～45％），而过于积极的甲状旁腺切除有可能导致甲旁减，因而必须冷冻甲状旁腺组织，为日后移植做好准备。

（4）新生儿甲旁亢和家族性原发性甲旁亢：甲状旁腺次全切除术对遗传性原发性甲旁亢无效，必须行甲状旁腺全切并同时移植甲状旁腺。

2.甲状旁腺异体移植

甲状旁腺异体移植用于顽固性原发性甲旁减的治疗，但因排斥反应而不能长期存活。采用免疫抑制或微囊包裹等技术可望提高成功率。

3.胸腺移植

完全型 Di George 综合征及其相关综合征可考虑进行胸腺移植治疗，其目的是重建胸腺的免疫功能。据报道，胸腺移植重建的免疫功能稳定。

（四）综合抢救低血钙危象

1.静脉补充钙剂

当发生低钙血症手足搐搦、喉痉挛、哮喘、惊厥或癫痫大发作时，必须静脉补充钙剂。应缓慢静脉推注 10％葡萄糖酸钙或氯化钙 10～20 mL（注射前应用等量葡萄糖注射液稀释），必要时经 1～2 h 重复给药。可能时尽量改用口服 10％氯化钙溶液 10～15 mL，每 2～6 h1 次。搐搦严重或难以缓解者可采用持续静脉滴注 10％葡萄糖酸钙 100 mL（含元素钙 900 mg，稀释于生理盐水或葡萄糖液 500～1 000 mL 内，速度以每小时不超过元素钙 4 mg/kg 为宜），定期监测血清钙，使之维持在＞1.75 mmol/L（7 mg/dL）即可，避免发生高钙血症，以免出现致死性心律失常。例如，体重 60 kg 患者用 10％葡萄糖酸钙溶液100 mL 稀释于生理盐水 500～1 000 mL 中，5～12 h 内滴注。每 4 h 监测血清钙 1 次。

我国常用的注射用钙剂有氯化钙注射液（5％，10 mL，含元素钙 90 mg）和葡萄糖酸钙注射液（10％，10 mL，含元素钙 90 mg）。初次宜注入元素钙 180 mg。浓钙溶液对静脉有刺激，若逸出静脉外则可引起严重炎症，故宜用葡萄糖 50～100 mL 将钙注射液稀释，于 10～20 min 静脉内缓慢注入，但对服用强心苷药物的患者是危险的。若患者在 3 周内曾用洋地黄制剂则静脉注射钙更宜小心，应将血钙保持在正常低值水平，因为高钙血症使心脏对洋地黄更敏感，易发生心律失常甚至猝死。若低钙血症持续存在，或手足搐搦反复出现，则静脉注射钙剂可 6～8 h 重复 1 次，或用稀钙溶液静脉滴注。并在治疗过程中检查血钙，调整注射钙的剂量。

2.酌情补充镁盐

如果通过补钙使血离子钙已恢复正常，而临床症状（如手足搐搦）仍未停止，此时要想到低镁血症可能，并在心电图的监护下，由静脉或深部肌内注射硫酸镁数天；或口服枸橼酸镁及氯化镁混合物；轻度低镁血症患者可口服硫酸镁，每天 3 次，每次 5 g。

3.酌情补充 PTH

低钙血症反复发作或经上述治疗无效者，应采用人工合成 PTH 治疗，治疗期间需要并同时停用或减少 VD 的用量。

（刘素华）

第二节　原发性甲状旁腺功能亢进症

一、病因与病理生理

(一)病因

本病的病因主要有甲状旁腺腺瘤、增生或腺癌等。

1.腺瘤

腺瘤占所有原发性甲状旁腺功能亢进症的75%～80%,单个腺瘤及下方甲状旁腺多见,6%～10%可异位于胸腺、心包或食管后。腺瘤体积一般较小,重0.5～5.0 g,也可大至10～20 g。有完整的薄膜,主要是主细胞,在组织学上有时不易与增生区分。该病多单独存在,有家族史的患者可合并多发性内分泌腺肿瘤综合征(multiple endocrine neoplasia,MEN),如MEN-1(与垂体瘤、胰岛细胞瘤同时存在)、MEN-2(与嗜铬细胞瘤、甲状腺髓样癌同时存在)。

2.增生

有10%～20%的病例为甲状旁腺增生,多累及所有腺体,也可以某个腺体增大为主,无包膜,主要细胞成分也是主细胞。有时增生组织周围可形成假包膜,容易误认为多发性甲状旁腺腺瘤。

3.腺癌

腺癌较少见,约占2%以下,可分为功能性和非功能性。非功能性甲状旁腺腺癌血清钙和甲状旁腺激素(parathyroid hormone,PTH)正常。部分甲状腺旁腺癌发展较缓慢,早期手术可治愈,部分病例发展迅速,可转移至肺、肝、骨等。增生病变与腺瘤多难以鉴别,全面分析临床资料有助于鉴别诊断。

(二)病理生理

正常情况下骨骼、肠道和肾脏可分别通过骨吸收-骨形成、肠钙吸收-肠钙排出、尿钙排泄-尿钙重吸收等形式调节钙代谢,使细胞外液中的钙浓度维持在正常范围。PTH和维生素D对维持这三个动态平衡起着重要作用。本病患者甲状旁腺分泌PTH增多,PTH与骨和肾脏的细胞表面受体结合,促使骨钙溶解释放入血,肾小管重吸收钙增加,PTH还可增加肾脏合成活性更高的$1,25(OH)_2D_3$,后者促进肠道钙的吸收,最终导致血钙升高。当血钙上升超过正常水平时,从肾小球滤过的钙增多,致使尿钙排出增多。PTH可抑制磷在近端和远端小管的重吸收,尿磷排除增多,血磷水平随之降低。临床上表现为高血钙、高尿钙、低血磷和高尿磷。

PTH过多加速骨的吸收和破坏,使破骨细胞和成骨细胞的活性均增加,故血碱性磷酸酶水平增高。长期影响可形成纤维性囊性骨炎的病理改变,伴随的骨骼病变以骨吸收、骨溶解增加为主,也可呈现骨质疏松或同时伴有骨软化/佝偻病,后者的发生可能与钙和维生素D摄入不足有关。由于尿钙和尿磷排出增加,易致磷酸钙和草酸钙沉积而形成肾结石、肾钙化,易发生尿路感染、肾功能损害,缓慢发展可进展为尿毒症,此时尿磷排出减少致使血磷升高。血钙、血磷升高导致异位钙化,可引起关节疼痛等症状。高钙可刺激胃泌素的分泌,促使胃壁细胞分泌胃酸增加,进而形成高胃酸性多发性胃十二指肠溃疡;高钙还可激活胰腺外分泌导管内的胰蛋白酶原,引起自身消化,导致急性胰腺炎。

PTH 还可抑制肾小管重吸收碳酸氢盐,使尿呈碱性,促进肾结石的形成,并可引起高氯性酸中毒,后者可增加骨盐的溶解,加重骨吸收。

二、临床表现

本病的发病高峰在 60 岁左右,40 岁以后发病率显著升高,15 岁以下发病者罕见,女性多于男性。通常起病缓慢,临床表现差异较大,早期轻症可以无症状或仅有一些非特异性症状,随病变进展累及骨骼、泌尿系统、消化系统则会引起相应表现,严重者可发生高钙危象。有相当一部分患者血清钙和 PTH 升高,但可持续多年无症状。主要临床表现有以下几方面。

(一)高钙血症

高钙血症可影响多个系统:①神经肌肉系统可出现淡漠、性格改变、反应迟钝、记忆力减退、肌张力减低、易疲劳、四肢肌肉(尤其是近端肌肉)乏力等,症状的轻重与高钙血症的严重程度有关。当血清钙>3.0 mmol/L时,症状明显,易出现明显精神症状如幻觉、狂躁,甚至木僵或昏迷。②消化系统方面可表现为食欲减退、恶心、呕吐、腹胀、便秘、反酸等;高血钙刺激胃泌素分泌,胃酸分泌增多,可引起消化性溃疡;高血钙可激活胰蛋白酶,引起急、慢性胰腺炎。慢性胰腺炎可作为甲旁亢的一个重要诊断线索,胰腺炎发作时血钙多降低,如患者血钙正常或增高,应考虑是否有甲旁亢存在。

(二)骨骼病变

临床上主要表现为广泛的骨关节疼痛及压痛,早期出现骨痛多从下肢和腰部开始,逐渐发展至全身,后期主要表现为纤维囊性骨炎和"棕色瘤",严重者可有骨畸形和病理性骨折,如肩关节下垂、驼背、身高变矮、肋骨和骨盆塌陷伴"鸡胸"及骨盆三叶草畸形。

(三)泌尿系统症状

长期高血钙可影响肾小管的浓缩功能,尿钙和尿磷排出增多,出现多饮、多尿和夜尿增多等症状。泌尿系统结石是原发性甲状旁腺功能亢进症(PHPT)最常见的临床表现之一,可反复发生泌尿系统结石或肾实质钙化,表现为肾绞痛、血尿、肾砂石等,易合并尿路感染。尿路结石可诱发尿路感染或引起尿路梗阻,治疗不及时可发展成慢性肾盂肾炎,从而影响肾功能。肾钙质沉着症可导致肾功能逐渐减退,最后引起肾功能不全。

(四)其他

软组织钙化影响肌腱、软骨等处,可引起非特异性关节痛。手指关节主要累及近端指间关节。皮肤钙盐沉积可引起皮肤瘙痒。重症患者可出现贫血,可能是由于 PTH 介导的骨髓纤维化以及促红细胞生成素合成减少所致。

(五)高血钙危象

严重高钙血症可引起高血钙危象,发作时常因急性心力衰竭或肾衰竭而猝死,主要见于恶性肿瘤所致的高钙血症患者,以老年患者多见,诱因有肾功能不全、少尿、感染、服用维生素 D 等。常伴有明显脱水,威胁生命。当血钙≥3.75 mmol/L(15 mg/mL)时需按高血钙危象处理。

"棕色瘤"是指甲旁亢时由于 PTH 分泌过多,刺激破骨细胞活性增加,引起广泛骨吸收及增生所形成的骨骼肿瘤样病变,还包括纤维组织、编织样的新生骨和支持血管,可合并有出血或囊性变。因其组织中的多核巨细胞胞浆中含有红细胞和含铁血黄素,大体病理上呈棕褐色或棕色,因此称为"棕色瘤",实质是含有含铁血黄素沉积的溶骨性囊肿。在其形成过程中,因为破骨细胞对骨小梁过度吸收,导致成骨细胞无法修复骨小梁,造成骨吸收的边缘不断扩大,改变了骨骼的正常形态。病变可达到骨膜下,引起骨痛。但因其不含骨基质,在 X 线片中呈低密度影。

三、实验室检查和辅助检查

(一)生化指标

血清钙多次超过 2.75 mmol/L(正常范围为 2.2～2.7 mmol/L)或血清游离钙超过 1.28 mmol/L(正常范围为 1.18 mmol/L±0.05 mmol/L),应高度怀疑本病。血清游离钙水平测定更为敏感和准确。在高钙血症的同时伴有血清磷降低是 PHPT 的特点之一,肾功能不全时血清磷可正常或增高。血清碱性磷酸酶常升高,在骨骼病变显著的患者尤为明显,骨骼病变越严重,血清碱性磷酸酶水平越高。血氯常升高,血 HCO_3^- 常降低,可出现代谢性酸中毒。绝大多数 PHPT 患者的血氯/血磷>33,而其他原因引起的高钙血症这一比值通常<30。

(二)血清 PTH

测定血清 PTH 水平可直接了解甲状旁腺功能,目前多采用测定全分子 PTH(1～84)的免疫放射法或免疫化学发光法。正常范围 1～10 pmol/L,平均值为 3.42 pmol/L。本病患者多在 10 pmol/L 以上,血 PTH 升高的程度与血钙浓度、肿瘤大小相平行。

(三)尿液

本病患者尿钙排出增加,儿童患者 24 h 尿钙>0.15 mmol/kg。当血清钙低于 2.87 mmol/L 时,尿钙增加可不明显。尿磷常增高,但受饮食因素影响较大,诊断意义不如尿钙。

(四)骨转换指标

它包括血清Ⅰ型胶原羧基末端肽、抗酒石酸酸性磷酸酶、尿Ⅰ型胶原氨基末端肽、吡啶啉、脱氧吡啶啉和羟脯氨酸排泄量等。由于 PTH 促进骨的吸收,骨转换增加,上述骨转换指标水平可增高。

(五)X 线检查

表现为普遍性骨量减少、骨质疏松,常为全身性,以胸腰椎、扁骨、掌骨和肋骨最常见;特征性的骨膜下骨吸收,以指骨桡侧最为常见;纤维囊性骨炎在骨的局部形成大小不等的透亮区;颅骨可表现为磨玻璃样或"砂粒样"改变,内外板界限消失。

(六)骨密度测定

本病桡骨远端 1/3 部位的骨密度降低较腰椎和髋部更为明显,部分患者可仅有骨密度的减低。常用的骨密度测量方法有单光子吸收法、双能 X 线吸收法、定量计算机断层扫描测量法等。

四、诊断与鉴别诊断

(一)诊断

本病的诊断分定性诊断和定位诊断两个步骤。

1.定性诊断

凡具有骨骼病变、泌尿系统结石、高血钙的临床表现,单独存在或两三个征象合并存在时,血钙、PTH 及碱性磷酸酶水平升高,血磷水平降低,尿钙和尿磷排出增多,X 线片提示骨吸收增加等均支持甲状旁腺功能亢进的诊断。

2.定位诊断

定性诊断明确后,可通过超声、放射性核素扫描、颈部和纵隔 CT 扫描等有关定位检查了解病变甲状旁腺的部位。①颈部超声检查:诊断符合率约 70%,如第一次手术失败,相当一部分患者病变的甲状旁腺仍在颈部,重复 B 超检查是非常必要的。②放射性核素检查:^{99m} 锝-甲氧基异丁基异腈(^{99m}Tc-MIBI)扫描显像符合率在 90% 以上,也能检出在纵隔的病变。有报道 ^{125} 碘(^{125}I)和硒(^{75}Se)蛋氨酸计算机减影技术可发现 82% 的病变。锝(^{99m}Tc)和铊(^{201}Tl)双重同位素减影扫描与手术符合率达 92%,可检出直径 1 cm 以上的病变。③颈部和纵隔 CT 扫描:对颈部病变甲状旁腺的定位意义不大,对于前上纵隔瘤的诊断符合率约为 67%,可检出直径 1 cm 以上的病变。

(二)鉴别诊断

本病应与其他引起高钙血症的疾病鉴别。①多发性骨髓瘤:可有局部和全身骨痛、骨质破坏、高钙血症,有特异性的免疫球蛋白增高、血沉增快、血尿轻链增高、尿本周蛋白阳性,骨髓象可找到瘤细胞,血碱性磷酸酶正常或轻度升高,血 PTH 水平正常或降低。②恶性肿瘤引起的高钙血症:可见于肺、肝、甲状腺、肾、肾上腺、前列腺、乳腺和卵巢肿瘤,临床上有原发肿瘤的特征性表现,血 PTH 水平正常或降低;但有时肿瘤部位较隐匿,在肿瘤尚未出现症状时即可出现高钙血症,因此,原因不明的高血钙须除外肿瘤的可能性。③维生素 D 过量:有明确用药史,皮质醇抑制试验有助于鉴别。

此外,还应与原发性骨质疏松症、佝偻病、肾性骨营养不良等代谢性骨病相鉴别。

五、治疗

对于血钙水平明显升高或曾有危及生命的高钙血症病史、有症状或并发症的患者应手术治疗。若高钙血症极轻微,或年老、体弱不能耐受手术者,可试用药物治疗。

(一)手术治疗

甲状旁腺腺瘤患者经 ECT 等影像学检查定位后予手术切除腺瘤;甲状旁腺增生患者在手术中应探查所有的甲状旁腺,切除三个腺体,第四个切除 50%,也有学者主张切除 4 个腺体＋甲状旁腺自体移植。手术过程应注意是否存在异位甲状旁腺,大多位于纵隔内,有时包埋在甲状腺中。成功手术可有效地缓解症状,降低血钙及 PTH 水平。

术后可出现低钙血症,表现为口周和肢体麻木、手足搐搦等,血钙最低值出现在手术后 4～20 d,只需补充钙剂和维生素 D 制剂。在纤维囊性骨炎患者,由于"骨饥饿"或剩留的甲状旁腺血流供应发生障碍,术后可出现严重低钙血症,如血清钙持续在 2 mmol/L 以下,可静脉缓慢推注 10% 葡萄糖酸钙 10～20 mL,必要时一天内重复 2～3 次,或配制于 5% 葡萄糖溶液中静脉滴注,滴注速度取决于低钙症状的程度和患者对治疗的反应。如 2～3 d 内仍不能控制症状,可加用维生素 D 制剂,可用骨化三醇 0.25～0.5 μg/d,该药起效快,停药后作用消失也快。如同时伴有低镁血症,应加以纠正,低镁可阻碍 PTH 分泌,可予 10% 硫酸镁 10 mL 或 20% 硫酸镁 5 mL 肌内注射,每天 3 次,或静脉滴注 3～5 g/d,但需复查血清镁。

(二)高血钙危象的处理

高血钙危象可伴有明显脱水,威胁生命,应紧急处理。①静脉滴注大量生理盐水可缓慢症状,根据脱水情况每天补充 4～6 L。②二磷酸盐:如帕米膦酸钠 60 mg 静脉滴注一次,或 30 mg 每天滴注 1 次,连用 2 d;也可用唑来磷酸钠 4 mg 静脉滴注一次,在 15～30 min 内滴完。③呋塞米 40～60 mg 静脉注射,促使尿钙排除,但同时可使镁和钾流失,应适当补充,避免使用噻嗪类利尿剂。④降钙素可抑制骨吸收,2～8 U/(kg•d)皮下注射或肌内注射。⑤血液透析或腹膜透析,效果显著。⑥糖皮质激素(氢化可的松或地塞米松)静脉滴注或静脉注射。当血清钙降至3.25 mmol/L以下,则相对较安全。

(三)无症状患者

对于血钙水平升高程度较轻的无症状患者需要进行随访,至少半年一次,随访过程中应监测症状或体征、血压、血钙水平、血肌酐水平及肌酐清除率等。有如下情况者则需手术治疗:①有骨吸收的 X 线表现或骨密度降低;②活动性尿路结石或肾功能减退;③血清钙水平≥3 mmol/L;④PTH 较正常增高 2 倍以上;⑤有严重的精神异常、溃疡病、胰腺炎等。

六、预后

手术切除病变的甲状旁腺后,高钙血症及高 PTH 血症即被纠正,不再形成新的泌尿系统结石。骨吸收指标的水平在手术后迅速下降,而骨形成指标的下降较为缓慢。术后 1～2 周骨痛开始减轻,6～12 个月明显改善。术前活动受限者多于术后 1～2 年可以正常活动并恢复工作。骨密度在术后显著增加,术后第 1 年内增加最为明显。

(刘素华)

第三节 继发性甲状旁腺功能亢进症

继发性甲状旁腺功能亢进症(secondary hyperparathyroidism,SHPT)简称继发性甲旁亢,是指在慢性肾病、肾小管酸中毒、肠吸收不良综合征、Fanconi 综合征、维生素 D 缺乏或抵抗,以及妊娠、哺乳等情况下,甲状旁腺长期受刺激而分泌过多 PTH 的一组慢性临床综合征。

一、病因与发病机制

(一)慢性肾病

肾脏排磷减少,导致磷酸盐潴留,高磷酸盐血症引起血钙降低;同时由于肾 1α-羟化酶缺乏造成肠钙吸收不足,导致血钙降低;在血液透析过程中补钙不足,同样造成低钙血症,刺激甲状旁腺,导致继发性甲旁亢。

(二)肾小管酸中毒

尿中排出大量磷酸盐,致骨质中羟磷灰石含量不足,骨钙丢失,导致血钙降低,刺激甲状旁腺分泌 PTH,导致继发性甲旁亢。

(三)肠吸收不良综合征

肠吸收不良综合征可引起维生素 D、钙、镁等全面的吸收障碍,因血钙、血镁降低而继发甲旁亢。

(四)Fanconi 综合征

患者肾脏重吸收糖、氨基酸障碍,高尿钙,少数重症患者可引起低血钙及继发性甲旁亢;此外,伴胱氨酸储积症的 Lignac-Fanconi 综合征,由于胱氨酸储积于多个脏器,尤其是肾脏,易引起肾衰竭而导致继发性甲旁亢。

（五）维生素 D 缺乏或抵抗

维生素 D 缺乏或其羟化活性产物的形成发生障碍（后者如肝脏病或使用抗痉挛药时）、假性维生素 D 缺乏症（又称遗传性 1α-羟化酶缺陷症或遗传性维生素 D 依赖性佝偻病）、肾性骨营养不良等，均可因肠钙吸收障碍导致低钙血症而引起继发性甲旁亢。

（六）妊娠、哺乳

妊娠、哺乳期妇女摄入钙不足，可导致低钙血症，刺激甲状旁腺，导致继发性甲旁亢。

二、临床表现

（一）原发病表现

各种原发疾病相应的表现。

（二）继发性甲旁亢的主要临床表现

1.骨骼症状

骨骼疼痛，呈自发性或在加压后促发，骨痛多见于脊柱、髋、膝等负重关节，且在活动时加重，疼痛呈发作性或持续性，还可伴病理性骨折和骨畸形。此与 PTH 促进骨溶解、破骨细胞增多、骨破坏增加、骨皮质变薄、全身骨骼普遍脱钙有关。骨折多见于肋骨、脊柱等部位，骨折为自发性或轻微外力引起；关节畸形可见脊柱侧凸、胸廓变形，儿童可出现骨生长延迟、骨骺脱离和股骨变形；PTH 是甲旁亢骨病的重要决定因素，其升高程度与甲旁亢骨病严重程度相一致。

2.神经毒性和神经肌肉症状

PTH 的神经毒性作用，可引起精神失常、脑电图紊乱和周围神经病变，也可出现近端肌力减退和肌萎缩。

3.与 PTH 过高、血钙过高或转移性钙化有关的其他症状

不同程度的皮肤瘙痒与皮肤内钙沉着，PTH 过高可引起软组织、血管钙化，导致缺血性坏死，出现皮肤缺血性溃疡和肌肉坏死，多发生于指趾尖端。异位钙化发生的部位有角膜、关节、血管等。有的患者可表现为关节疼痛、假性痛风综合征，偶见缺血性肌痛。

三、实验室检查和辅助检查

（一）实验室检查

血液检查可见血钙浓度降低，血磷升高，血清碱性磷酸酶的异常改变可反映甲旁亢的严重程度，血 $1,25-(OH)_2D_3$ 下降程度与肾衰程度平行，血 PTH 升高。

（二）其他辅助检查

1.影像学检查

X 线与核素骨扫描对肾性骨病的诊断和分型有帮助，甲状旁腺的影像学检查不但能发现肿大的甲状旁腺，确定 4 个甲状旁腺的部位，还可发现异位的甲状旁腺。此项检查可以帮助确定 SHPT 的诊断，并可用以评定非手术治疗的效果。

2.其他常规检查

肌电图、脑电图、心电图等，必要时肾活检排除其他肾脏疾病。

四、诊断与鉴别诊断

(一)原发性甲旁亢

原发性甲旁亢多由甲状旁腺增生、腺瘤或腺癌引起,血钙升高或正常,血磷降低,血 ALP 明显升高,尿钙、尿磷升高,血钙/磷＞33,主要骨病变为骨膜下骨皮质吸收伴纤维囊性骨炎和骨折。

(二)继发性甲旁亢

继发性甲旁亢常继发于慢性肾病、维生素 D 缺乏或抵抗。血钙正常或降低,慢性肾功能不全时血磷升高,维生素 D 缺乏时下降。尿钙正常或降低,血钙/磷＜33。主要骨病变为骨膜下骨吸收,长骨近骨骺端呈毛刷状和骨软化。原发疾病得到有效治疗后,患者甲旁亢症状可明显缓解。

(三)三发性甲旁亢

甲状旁腺长期受到刺激形成自主性高功能腺瘤,可自主分泌 PTH,称三发性甲旁亢。常见于长期慢性肾衰竭、维生素 D 缺乏或抵抗患者,血钙正常或升高,尿钙正常或升高,血钙/磷＞33,主要骨病变为骨膜下骨皮质吸收伴纤维囊性骨炎和骨折。去除甲旁亢刺激因素后,甲旁亢症状仍持续加重。

五、治疗

原发疾病的治疗包括抗感染、避免肾毒性药物的使用、积极维持内环境稳定,必要时行血液透析或肾移植手术。

(一)钙剂

每天补充元素钙 1.0～1.2 g/d,监测血钙、血磷,防止软组织钙化。

(二)维生素 D

补充维生素 D,促进钙在肠道的吸收,小剂量维生素 D 还可促进骨形成,抑制血管钙化。血清25-(OH)D＜30 ng/mL 时,可补充普通维生素 D(1～30)×10^4 U/d(需 7～14 d 才能在体内活化);活性维生素 D 可部分逆转骨病变,但长期使用存在高钙血症、异位钙化的风险,故应监测血钙,常用剂量为1,25-(OH)$_2$D$_3$0.5～1.0 μg/d。

(三)控制血磷

1.饮食

正常成年人磷的摄入量为 800～1 000 mg/d,慢性肾衰竭患者应控制在600～700 mg/d以下。

2.磷结合剂

(1)含铝磷结合剂:氢氧化铝、硫糖铝。

(2)含钙磷结合剂:碳酸钙、醋酸钙。

(3)盐酸聚烯丙基胺等。应维持血磷在 1.4～2.0 mmol/L。

3.维生素 D 受体激活剂

维生素 D 受体激活剂可抑制炎症反应、血管钙化和血栓形成,还可调节肾素-血管紧张素-醛固酮系统(renin-angiotensin-aldosterone system,RAAS)。血清 PTH 显著升高超过 300 pg/mL时,应加用维生素 D 受体激活剂。

4.钙受体激动剂

增加钙受体对钙的敏感性,剂量依赖性抑制 PTH 分泌,可同时降低血钙和血 PTH,而升高血钙的作用不明显,还可明显减少甲状旁腺细胞数量,抑制甲状旁腺组织增生,降低血清 PTH 水平,常用于甲状旁腺癌伴高钙血症和慢性肾病并继发性甲旁亢的治疗。

5.调整透析液钙浓度

补钙前应将血磷控制到低于 5.5 mg/dL,当血钙＞10.5 mg/dL 应减少透析次数或暂停透析。

6.手术切除适应证

(1)经影像学检查证实甲状旁腺显著增大且血清 PTH＞800 pg/mL。

(2)慢性肾病并继发性甲旁亢症状明显或有并发症。

(3)血清 PTH 正常但伴高钙血症。

(4)三发性甲旁亢。

(5)肾移植后持续性高钙血症。

六、预后

继发性甲状旁腺功能亢进症的预后决定于原发病因的性质、病情经过、治疗情况和恢复状况等。

(刘素华)

第六章　肾上腺疾病

第一节　原发性醛固酮增多症

一、概述

醛固酮增多症分为原发性和继发性两大类。原发性醛固酮增多症（以下简称原醛症）指肾上腺皮质自主性分泌过多醛固酮，病因多数为单侧肾上腺腺瘤，较少为双侧肾上腺皮质增生。继发性醛固酮增多症的病因在于肾上腺皮质以外的因素，如血容量减少或肾脏缺血等原因引起肾素-血管紧张素系统活动增强，导致继发性醛固酮分泌增多。

二、病因与发病机制

（一）醛固酮瘤

醛固酮瘤也叫 Conn 综合征，占原醛症的 35%，以单侧肾上腺腺瘤最多见，双侧或多发性腺瘤较少，本病患者可为一侧腺瘤伴对侧增生。腺瘤直径多为 1~2 cm，有完整包膜，切面呈金黄色，腺瘤同侧和对侧肾上腺组织可以正常、增生或伴结节形成，亦可发生萎缩。醛固酮瘤的成因不明，患者血浆醛固酮浓度与血浆 ACTH 的昼夜节律平行，而对血浆肾素的变化无明显反应。在产生醛固酮腺瘤中，有一种特殊类型，称为肾素反应性腺瘤，此种腺瘤在立位动态试验中的反应不同于一般醛固酮腺瘤，而与特发性增生型原醛症相同，即站立位所引起的血浆肾素变化使血醛固酮明显升高。

（二）特发性醛固酮增多症（特醛症）

近年来国内、外文献报道的特醛症有增多趋势，约占本病 60%。特醛症患者肾上腺病变为双侧球状带细胞增生，有时可伴有结节。低血钾较轻，血浆肾素活性不如醛固酮瘤患者那么低，立位时稍见升高。肾上腺全切除不能治愈特醛症的高血压，而醛固酮瘤切除后血压可很快降至正常。特醛症病因不明，发病机制可能是由某种肾上腺外的可兴奋醛固酮分泌的因子所引起；另一种看法认为，特醛症是患者对血管紧张素Ⅱ敏感性增高的结果。有一种特殊类型，称为原发性增生，其病理变化为双侧性肾上腺结节样增生，在病理生理上却不同于伴肾上腺增生的特醛症而类似腺瘤，对兴奋肾素-血管紧张素系统的试验及抑制性试验均无反应。

（三）糖皮质激素可抑制性醛固酮增多症

糖皮质激素可抑制性醛固酮增多症是一种特殊类型的原醛症，较罕见，约占 1%。有显著的家族发病倾向,可能为常染色体显形遗传,肾上腺呈大、小结节性增生,血浆醛固酮浓度与血浆 ACTH 的昼夜节律平行,用生理替代性的糖皮质激素数周后可使醛固酮分泌量、血压、血钾恢复正常。从分子生物学研究方面有学者认为,其与醛固酮合成酶基因的异位表达有关,导致产生一种 11β-羟化酶-醛固酮合成酶嵌合体。正常时醛固酮合成酶在肾上腺小球状带表达,11β-羟化酶在束状带表达,后者受 ACTH 兴奋性调控。上述嵌合型基因的形成导致醛固酮合成酶在束状带异位表达,并受 ACTH 的调控。

(四)醛固酮癌

肾上腺癌引起原醛症者少见。肿瘤在组织学上与腺瘤的区别是在整个肿瘤内有特征性的厚壁血管。癌组织除分泌大量醛固酮外,往往还分泌其他激素,造成混合性征群。患者血醛固酮可异常增高,而且对立卧位、ACTH 兴奋均无反应。癌的体积甚大,直径常超过 6 cm。

(五)异位醛固酮分泌腺瘤或癌

很罕见,可发生在肾、肾上腺的其余部分或卵巢。

三、临床表现与并发症

(一)高血压

高血压为最常出现的症状,一般不呈恶性演进,少数可表现为恶性进展,随着病情进展,血压渐高,大多数在 22.7/16.0 kPa(170/100 mmHg)左右,高时可达 28.0 /17.3 kPa(210/130 mmHg)。

(二)钾耗损

大量醛固酮作用于肾远曲小管,使钠重吸收和钾排泄增加,钾从尿中丢失,尿钾增高,血清钾下降。低血钾可引起以下临床表现:①肌无力及周期性瘫痪,血钾越低,肌肉受累越重;②心律失常,可为期前收缩或阵发性心动过速,严重时可出现心室颤动;③尿多、夜尿多、烦渴,由于长期严重缺钾,肾小管空泡变性使肾浓缩功能障碍造成。

(三)碱中毒

细胞内大量钾离子丢失后,钠、氢离子从细胞内排出的能力下降,导致细胞内钠、氢离子增加,细胞内 pH 下降;细胞外液氢离子减少,pH 升高,出现代谢性碱血症。细胞外液碱中毒时,游离钙减少,可出现肢体麻木及手足搐搦。

(四)其他

儿童患者有生长发育障碍,与长期缺钾等代谢紊乱有关。缺钾时胰岛素释放减少、作用减弱,可出现糖耐量减低。糖皮质激素可抑制性醛固酮增多症患者多数有家族史,常在青少年时发病,有明显的遗传倾向,儿童期发病则影响其生长发育。

四、诊断与鉴别诊断

原醛症患者醛固酮分泌过多可造成肾小管对钠离子的重吸收和钾离子排出的增加,引起水钠潴留及低血钾。血尿醛固酮测定值增高是本病的特征性表现和诊断的关键指标,但多种因素会影响其测定值,因此血肾素、血管紧张素Ⅱ测定、螺内酯试验、低钠试验、高钠试验等可用于辅助诊断。

(一)诊断

1.血(尿)钠、钾、血气分析

(1)大多数患者出现低血钾、高尿钾、高血钠,血钾多为 2～3 mmol/L,严重者更低,可低至

1.5 mmol/L 以下,低血钾多呈持续性,血钾<3.5 mmol/L,尿钾>25 mmol/L,血钾<3 mmol/L,尿钾>20 mmol/L,提示尿路失钾;血钠一般在正常高限或略高于正常。

(2)碱血症:血 pH 和二氧化碳结合力为正常或高于正常。持续性或间歇性低钾血症,血钠在正常范围上界或稍高,血 pH 轻度升高,尿 pH 中性或偏碱。尿钾增多,经常超过 25 mmol/24 h(胃肠道丢失钾所致低钾血症者,尿钾均低于15 mmol/24 h),肾脏浓缩功能减退,夜尿多>750 mL。唾液 Na^+/K^+ 比率<1,如<0.4,则有醛固酮增多症的诊断意义(健康人唾液 Na^+/K^+ 比率>1)。

2.血浆肾素、血管紧张素Ⅱ测定

(1)测定方法:放射免疫法、高效液相-荧光检测法、酶联免疫吸附法。

(2)标本:血浆。首先在清晨静卧 4 h 后采血,测定基础值。继而患者立位 4 h,并肌内注射呋塞米 20 mg,测血肾素活性和血管紧张素Ⅱ水平。肘静脉取血5 mL,拔出针头后注入酶抑制剂抗凝管中(采血管应有盖或塞),将管口封好后上下颠倒数次,混匀后即刻放入冰水浴中或 4 ℃冰箱中 1~2 h,取出后4 ℃离心,分离血浆。

(3)参考值和参考范围。①肾素活性。普通饮食:卧位肾素活性为 0.05~0.79 μg/(L·h);立位肾素活性为 1.95~3.99 μg/(L·h);低钠饮食:卧位肾素活性为 0.70~5.96 μg/(L·h);立位肾素活性为1.13~8.10 μg/(L·h)。②血管紧张素Ⅱ。普食:卧位时血管紧张素Ⅱ参考值为15~97 pg/mL;立位时血管紧张素Ⅱ参考值为 19~115 pg/mL;低钠:卧位时血管紧张素Ⅱ参考值为 36~104 pg/mL;立位时血管紧张素Ⅱ参考值为 45~240 pg/mL。

(4)临床诊断价值与评价:①醛固酮/肾素活性是目前最可靠的原醛症筛查实验室指标。目前,大多数学者提出用血浆醛固酮与肾素活性的比值来鉴别原醛症或原发性高血压,如 PAC(ng/dL)/PRA[ng/(mL·h)]>25,高度提示原醛症的可能;而 PAC/PRA>35,则可确诊原醛症。如果同时满足 PAC/PRA>30 且 PAC>20 ng/dL,其诊断原醛症的灵敏性为90%,特异性为91%。但是腺瘤患者醛固酮分泌也具有波动性,因此计算 PAC/PRA 比值时,最好采用立位2 h测定值,其诊断符合率较卧位值高。②患者清晨静卧 4 h 后测定 PRA 和血管紧张素Ⅱ水平均明显低于正常范围。立位 4 h 后测血 PRA 和血管紧张素Ⅱ水平,两者均无显著升高。健康人两者均显著升高。③原醛症患者血浆醛固酮水平增高而 PRA、血管肾张素Ⅱ均降低,在低钠饮食、利尿剂及站立体位等因素刺激下,PRA 也可无明显升高。④药物影响:β 受体阻滞剂、血管扩张剂、利尿剂及甾体激素、甘草、甲基多巴、可乐定、利血平等药物均影响体内肾素水平,一般要在停药 2 周后测定 PRA。若用利血平等代谢缓慢的药物,则应在停药3 周后测定 PRA。不宜停药的患者可改服胍乙啶等降压药。⑤肾素分泌呈周期性变化,高钠饮食时 PRA 分泌减少,低钠饮食时 PRA 分泌增多;同一体位时早晨分泌量最多,中午至下午分泌量最少;肾素的分泌随年龄增加而减少;成年女性卵泡期最少,黄体期最多,并随年龄增加分泌量减少。

3.血、24 h 尿醛固酮测定

(1)测定方法:放射免疫法。

(2)标本:血清、血浆;24 h 尿液,留取 24 h 尿液,内加浓盐酸 10 mL 防腐。

(3)参考范围:①血液醛固酮参考值如下。卧位:男(218.8±94.2)pmol/L,女(254.8±110.8)pmol/L;立位:男(537.4±177.3)pmol/L,女(631.6±246.5)pmol/L。②24 h 尿液醛固酮参考范围如下。正常钠饮食:6~25 μg/24 h;低钠饮食:17~44 μg/24 h;高钠饮食:0~6 μg/24 h。

(4)临床诊断价值与评价。①血浆中醛固酮含量存在昼夜节律性分泌,一般晨起之前血浆中醛固酮水平最高。原醛症表现为血浆醛固酮明显增高,增生型原醛症患者立位时醛固酮明显增加。说明增生型患者醛固酮对肾素血管紧张素反应增强,而醛固酮瘤者立位时增加不明显,甚至下降。原醛症患者血、尿醛固酮均明显增高,可为参考值的 2～4 倍。②部分原醛症与原发性高血压患者的血浆醛固酮浓度有重叠,因此,仅用 PAC 作为筛选试验具有局限性。③继发性醛固酮增多症如肾性高血压、Bartter 综合征、充血性心力衰竭、肾病综合征、肝硬化腹水和肾素瘤等均可引起继发性醛固酮增多,与原醛症鉴别有赖于血浆肾素活性和血管紧张素水平的测定。④24 h尿醛固酮:醛固酮降解后的主要产物为四氢醛固酮,均从尿中排出,其水平分别与卧位、立位血醛固酮,以及卧位、立位醛固酮/肾素活性比值有较好的相关性。

4.18-羟皮质酮

(1)检测方法:放射免疫分析、高效液相色谱。

(2)标本:血清(浆)或 24 h 尿液。

(3)18-羟皮质酮参考范围如下。①血浆:115～550 ng/L;②尿液:1.5～6.5 μg/24 h。

(4)临床诊断价值与评价:18-羟皮质酮为盐皮质激素,其分泌功能受 ACTH 和肾素-血管紧张素系统双重调节,生物效应主要为潴钠排钾。该结果对鉴别原醛症病理类型有重要价值。腺瘤型原醛症患者血浆 18-羟皮质酮较增生型原醛高;上午立位 4 h,腺瘤型患者血浆 18-羟皮质酮明显下降,而增生型患者明显上升。原醛症患者的血浆 18-羟皮质酮水平升高,醛固酮腺瘤患者可见浓度>1 000 ng/L;特发性醛固酮增多症患者仅为550～1 100 ng/L。

5.18-羟皮质醇

(1)测定方法:放射免疫分析、高效液相色谱。

(2)标本:血清或血浆。

(3)18-羟皮质醇参考范围如下。成人普通饮食:36～168 ng/L;钠钾平衡饮食(上午 8 时):36～105 ng/L。

(4)临床诊断价值与评价:普遍认为,18-羟皮质醇来源于肾上腺。研究发现,体外 18-羟皮质醇与糖皮质激素和盐皮质激素受体的亲和力约为 0.1%,18-羟皮质醇本身无生理活性。国外关于原醛症的研究发现,血浆 18-羟皮质醇水平在糖皮质激素可抑制性醛固酮增多症患者中可升高至正常值的 20～40 倍,腺瘤患者升高 2～10 倍;尿液的含量在 GSH 患者可升高 5～10 倍,腺瘤可升高 1.5～4 倍;而特发性醛固酮增多症的水平与正常值相重叠。原醛症三种亚型的 18-羟皮质醇水平无明显重叠,因此 18-羟皮质醇的测定有助于原醛症亚型之间的鉴别诊断,在原醛症的诊断和鉴别诊断中具有比较重要的意义。手术前后 18-羟皮质醇的变化也为原醛症腺瘤患者的手术治疗效果提供了一个较好的随访指标。另外,作为一种简便、快速的方法,18-羟皮质醇的测定有望成为在高血压人群中大规模筛选原醛症腺瘤和 GSH 患者的指标,以期早期诊断和治疗这类疾病。

6.18-氧皮质醇

(1)测定方法:放射免疫法。

(2)标本:血浆。

(3)18-氧皮质醇参考范围如下。普食:36～168 ng/L;成人(上午 8 时)钠钾平衡饮食:36～105 ng/L。

(4)临床诊断价值与评价:皮质激素可抑制性醛固酮增多症,一种常染色体显性病,糖皮质激素可抑制醛固酮分泌,18-氧皮质醇明显增多。

(二)鉴别诊断

原醛症主要需和以下一些可引起高血压和低血钾的疾病相鉴别。

1.原发性高血压因某种原因发生低血钾

原发性高血压因某种原因发生低血钾常见的病因是为降血压应用排钾利尿剂,引起尿钾丧失而未补钾或补钾量不足。需停药 1 个月并补钾,随后再观察药物影响是否清除。

2.伴高血压、低血钾的继发性醛固酮增多症

(1)因肾血管、肾实质性病变引起的肾性高血压,急进型恶性高血压致肾脏缺血而引起伴有高血压的继发性醛固酮增多症,其大部分患者也可有低血钾。一般来说,此种患者高血压病程进展较快,眼底改变较明显,肾动脉狭窄时腹部可闻到血管杂音,恶性高血压者常有心、脑、肾并发症,测定血浆醛固酮及肾素水平均增高。

(2)分泌肾素的肿瘤,因肾脏存在分泌肾素的肿瘤而致高肾素性醛固酮增多症,多见于青年人,高血压、低血钾甚为严重,血浆肾素活性极高。测定血浆醛固酮水平及肾素活性、行肾脏影像学检查等可确诊。

3.非醛固酮所致盐皮质激素过多综合征

患者呈高血压、低血钾性碱中毒,肾素-血管紧张素系统受抑制,但血、尿醛固酮不高,反而降低。

4.利德尔综合征

利德尔综合征为一种常染色体显性遗传性家族性疾病,表现为肾脏潴钠过多综合征,是因肾小管离子转运异常所致。临床表现为高血压、低血钾、碱中毒、尿钾排泄增多,但醛固酮分泌正常或稍低于正常,口服醛固酮拮抗剂螺内酯不能纠正低钾血症,仅有肾小管钠离子转运抑制剂氨苯蝶啶才可使尿排钠增加,排钾减少,血压恢复正常。故可用上述两种药物的治疗效果来进行鉴别。

五、治疗

(一)饮食治疗

低盐饮食。

(二)手术治疗

肾上腺肿瘤患者应做病侧肾上腺切除术,术前应给予短期低钠饮食和螺内酯治疗,以纠正高血压和低血钾的临床症状,增加手术的安全性和有助于术后肾素-血管紧张素-醛固酮轴的功能恢复。

(三)药物治疗

1.螺内酯

螺内酯为醛固酮的拮抗剂,并有轻度的类固醇合成酶抑制作用,由于特发性醛固酮增多症。开始剂量:250 mg/(m^2·d),分 3～4 次口服,血压和电解质正常后减至维持量。主要不良反应为高血钾、低血钠、消化道症状和男性乳房发育、女性月经紊乱等。少数有皮疹,嗜睡及运动失调。

2.卡托普利

卡托普利为血管紧张素转化酶抑制剂,主要用于治疗特发性醛固酮增多症。一般剂量:开始量每天 1 mg/kg,最大量每天 6 mg/kg,分 3 次服用。

3.氨苯蝶啶

氨苯蝶啶为钠转运抑制剂,可抑制远曲小管对钠的回吸收,阻抑小管排钾,引起钠利尿,尿钾排出减少。常用剂量:2～4 mg/(kg·d),分2次服。主要不良反应是高血钾,偶见眩晕,变态反应,长期服用偶可导致肾结石。

4.硝苯地平

硝苯地平为钙通道阻滞剂,可阻断血管紧张素Ⅱ促进细胞外钙离子进入细胞内的作用,故可减少醛固酮的合成。一般剂量为0.1～0.2 mg/kg,每天3次。

5.地塞米松

地塞米松主要用于地塞米松可抑制性醛固酮增多症。剂量:每次50 μg/kg,每天3次,最大量不超过2 mg/d,服药10～15 d即可见效,减量维持,需长期服用。多数患者需同时补充盐和小量降压药。

(张琨琨)

第二节　继发性醛固酮增多症

继发性醛固酮增多症(继醛症)是由于肾上腺外的原因引起肾素-血管紧张素系统兴奋,肾素分泌增加,导致醛固酮继发性的分泌增多,并引起相应的临床症状,如高血压、低血钾和水肿等。

一、病因

(一)有效循环血量下降所致肾素活性增多的继醛症

(1)各种失盐性肾病:如多种肾小球肾炎、肾小管性酸中毒等。

(2)肾病综合征。

(3)肾动脉狭窄性高血压和恶性高血压。

(4)肝硬化合并腹水以及其他肝脏疾病。

(5)充血性心力衰竭。

(6)特发性水肿。

(二)肾素原发性分泌增多所致继醛症

(1)肾小球旁细胞增生(Bartter综合征)Gitelman综合征。

(2)肾素瘤(球旁细胞瘤)。

(3)血管周围细胞瘤。

(4)肾母细胞瘤。

二、病理生理特点

(一)肾病综合征、失盐性肾脏疾病

由于缺钠和低蛋白血症,有效循环血量减少,球旁细胞压力下降,使肾素-血管紧张素系统激活,导致肾上腺皮质球状带分泌醛固酮增加。

(二)肾动脉狭窄

肾动脉狭窄时,入球小动脉压力下降,刺激球旁细胞分泌肾素。

(三)醛固酮

85%在肝脏代谢分解,当患有肝硬化时,对醛固酮的清除能力下降,血浆醛固酮半衰期延长,由30分钟延长至90分钟。同时由于腹水的存在,刺激球旁细胞肾素分泌增多,两者均可导致患者醛固酮水平明显增高。

(四)特发性水肿

特发性水肿是由于不明原因的水盐代谢紊乱所致,水肿所产生的有效循环血量下降刺激肾素分泌增多,导致醛固酮水平增高。

(五)心力衰竭

心力衰竭可以使醛固酮的清除能力下降,且有效循环血量不足,均可兴奋肾素-血管紧张素系统,使醛固酮的分泌增加。

(六)Batter 综合征(BS)

BS是常染色体显性遗传疾病,是Batter于1969年首次报道的一组综合征,主要表现为高血浆肾素活性、高血浆醛固酮水平、低血钾、低血压或正常血压、水肿、碱中毒等。病理显示患者的肾小球旁细胞明显增多,主要是肾近曲小管或髓襻升支对氯离子的吸收发生障碍,并伴有镁、钙的吸收障碍,使钠、钾离子重吸收被抑制,引起体液和钾离子丢失,导致肾素分泌增加和继发性醛固酮增多;前列腺素产生过盛;血管壁对血管紧张素Ⅱ反应缺陷;肾源性失钠、失钾;血管活性激素失调。

目前临床上将BS分为3型。

1.经典型

幼年或儿童期发病,有多尿、烦渴、乏力、遗尿(夜尿增多),有呕吐、脱水,肌无力,肌肉痉挛,手足搐搦,生长发育障碍。不治疗者可出现身材矮小。尿钙正常或增高,肾脏无钙质沉着。

2.新生儿型

多发病于新生儿,也可在出生前被诊断。胎儿羊水过多,胎儿生长受限,大多婴儿为早产。出生后几周可有发热、脱水,严重时可危及生命。部分患儿伴有面部畸形,生长发育障碍,肌无力,癫痫,低血压、多饮、多尿。儿童早期被诊断前通常有严重的电解质紊乱和相应的症状。常因高尿钙,早期即有肾脏钙质沉着。

3.变异型

变异型即Gitelman综合征(GS)。发病年龄较晚,多在青春期后或成年起病,症状轻。有肌无力,肌肉麻木,心悸,手足搐搦。生长发育不受影响。部分患者无症状,可有多饮、多尿症状,但不明显。部分患者有软骨钙质沉积,表现为受累关节肿胀疼痛。GS是BS的一个亚型,但目前也有人认为GS是一个独立的疾病。

(七)Gitelman 综合征(GS)

1966年Gitelman等报道了3例不同于BS的生化特点的一种疾病,除了有低血钾性代谢性碱中毒等外,还伴有低血镁、低尿钙、高尿镁。血总钙和游离钙正常。尿钙肌酐比(尿钙/尿肌酐)≤0.12,而BS患者尿钙肌酐比>0.12。GS患者100%有低血镁,尿镁增多,绝大多数PGE_2为正常。

（八）肾素瘤

肿瘤起源于肾小球旁细胞,也称血管周细胞瘤。肿瘤分泌大量肾素,可引起高血压和低血钾。本病的特点:①患者年龄轻,但高血压严重。②有醛固酮增多症的表现,有低血钾。③肾素活性明显增加,尤其是肿瘤一侧肾静脉血中。④血管造影可显示肿瘤。

（九）药源性醛固酮增多症

甘草内含有甘草次酸,具有潴钠排钾作用。服用大量甘草者,可并发高血压,低血钾,血浆肾素低,醛固酮的分泌受抑制。

三、临床表现

继发性醛固酮症由多种疾病引起,各有其本身疾病的临床表现,下述为本症相关的表现。

（一）水肿

原有疾病无水肿,出现继醛症时一般不引起水肿,因为有钠代谢"脱逸"现象。原有疾病有水肿(如肝硬化),发生继醛症可使水肿和钠潴留加重,因为这些患者钠代谢不出现"脱逸"现象。

（二）高血压

因各种原因引起肾缺血,导致肾素-血管紧张素-醛固酮增加,高血压发生。分泌肾素的肿瘤患者,血压高为主要的临床表现。而肾小球旁细胞增生的患者,血压不高为其特征。其他继醛症患者血压变化不恒定。

（三）低血钾

继醛症的患者往往都有低血钾。

四、实验室检查与特殊检查

(1)血清钾为 1.0～3.0 mmol/L,血浆肾素活性多数明显增高,在 27.4～45.0 ng/(dL·h)〔正常值为1.02～1.75 ng/(dL·h)〕;血浆醛固酮明显增高。

(2)24 h 尿醛固酮增高。

(3)肾上腺动脉造影,目的是了解有否肿瘤压迫情况。

(4)B 超探查对肾上腺增生或肿瘤有价值。

(5)肾上腺 CT 扫描,磁共振检查是目前较先进的方法,以了解肿瘤的部位及大小。

(6)肾穿刺,了解细胞形态,能确定诊断。

五、治疗

（一）手术治疗

手术切除肾素分泌瘤后,可使血浆高肾素活性、高醛固酮症、高血压和低血钾性碱中毒所致的临床症状恢复正常。

（二）药物治疗

1.维持电解质的稳定

低钾的患者补充钾盐是简单易行的方法,口服或静脉输注或肛内注入。手足搐搦或肌肉痉挛者可给予补钙、补镁。

2.抗醛固酮药物

螺内酯剂量根据病情调整,一般每天用量为 60～200 mg。螺内酯可以拮抗醛固酮作用,在远曲小管和集合管竞争抑制醛固酮受体,增加水和 Na^+、Cl^- 的排泄,从而减少 K^+、H^+ 的排出。

3.血管紧张素转换酶抑制药

ACEI 应用较广,它可有效抑制肾素-血管紧张素-醛固酮系统,阻断 AT I 向 AT II 转化,有效抑制血管收缩,减少醛固酮分泌,帮助预防 K^+ 丢失。同时还可降低蛋白尿、降高血压等作用。

4.非甾体抗炎药

吲哚美辛应用较广,它可抑制 PG 的排泄,并有效抑制 PG 刺激的肾素增高,保持血压对血管紧张素的反应性。另外,还有改善患儿生长发育的作用。GS 患者因 PGE_2 为正常,故吲哚美辛 GS 无效。

六、预后

BS 和 GS 两者均不可治愈,多数患者预后较好,可正常生活,但需长期服药。

(张琨琨)

第三节　醛固酮减少症及盐皮质激素抵抗

不同原因引起选择性醛固酮分泌缺乏时,引起单一的醛固酮减少症,分为原发性和继发性。临床表现为水、盐代谢紊乱和血流动力学异常为特征的一组综合征。

一、原发性单一醛固酮减少症

(一)先天性酶缺乏

在肾上腺皮质球状带醛固酮生物合成的最后一步,需 2 个重要的酶的参与:I 型皮质酮甲基氧化酶(CMO-I,也称 18-羟化酶)和 II 型皮质酮甲基氧化酶(CMO-II,也称醛固酮合成酶)。前者使皮质酮在 18 位上羟化成 18-羟皮质酮,再由后者使 18-羟皮质酮在 18 位上氧化,最后合成醛固酮。分子水平的研究发现,在一些 CMO-I 和 CMO-II 缺乏病例中出现了编码细胞色素 P450 酶(为醛固酮生物合成最后步骤的催化酶)的基因突变,而使酶的活性被破坏,导致醛固酮减少。

CMO-I 型缺乏症少见,主要表现为球状带产生皮质酮过多,而 18-羟皮质酮不相应增加,基本上没有醛固酮生成;CMO-II 型缺乏症是一种常染色体隐性遗传病,也很少见,几乎都为伊朗犹太人,它与 CMO-I 的区别在于 18-羟皮质酮较高。

CMO-I 及 CMO-II 缺乏的临床表现轻重与诊断时年龄有关,患儿随年龄增加病情转轻,CMO-II 缺乏多在出生 1 周及 3 个月时表现明显。临床上出现严重脱水、呕吐及不能生长,并有低钠、高钾血症及代谢性酸中毒,血浆肾素活性明显增高。

治疗上,婴儿和幼儿期要用盐皮质激素(氟氢可的松)治疗,年长的儿童、少年及大多数成人虽有类固醇激素的改变,却无临床症状,可不用药物治疗。有的未治患者在生长发育中也可自动正常化。

(二)肾上腺球状带功能衰竭

自身免疫性疾病破坏肾上腺球状带时可出现选择性醛固酮缺失。危重患者如败血症、心源性休克等患者由于持续应激使 ATCH 持续升高,而抑制了 11β- 和 18β-羟化酶的活性,加之缺氧及多种细胞因子的作用,抑制了 ACTH 和肾素-血管紧张素 II 对醛固酮分泌的刺激作用,也使肾上腺球状带分泌醛固酮减少。

对于自身免疫性疾病引起的原发性醛固酮减少症,除病因治疗外主要采用潴钠激素,使尿钠排出减少,尿钾排出增多。①氟氢可的松,0.05～0.15 mg/d,口服。②去氧皮质酮(DOCA)5～7.5 mg,肌内注射或静脉滴注。③甘草流浸膏口服。④对脱水、失钠者,需经口或静脉补充钠盐。

对于危重的躯体疾病所致的醛固酮减少,因临床一般无严重并发症,仅进行对症治疗,不必应用盐皮质激素。但要注意慎用干扰肾素-血管紧张素-醛固酮系统的药物如 β 受体阻滞剂、前列腺素合成酶抑制药、钙通道阻滞剂、抗多巴胺能药及肝素等。

二、继发性单一醛固酮减少症

(一)低肾素性醛固酮减少综合征(SHH)

SHH 又称远端肾小管酸中毒(RTA)IV 型,并不少见。常于中老年发病,男性多于女性。约 50% 的患者合并糖尿病,80% 的患者合并慢性肾衰竭。本症的突出表现是高钾血症,70% 的患者有高氯性代谢性酸中毒,50% 轻到中度低钠血症,大多数患者肾素活性及醛固酮水平降低。

轻症患者一般不需治疗,仅采用一些预防性措施及进行疾病教育,避免抑制肾素、醛固酮的因素;高钾血症主要为对症治疗,限制富含钾的食物如干果、肉、咖啡及代盐酱油等,避免输注库存血及钾盐,糖尿病患者控制好血糖,必要时应用胰岛素治疗,预防和治疗糖尿病自主神经病变。

对 SHH 同时合并有钠潴留的患者,利尿药是主要疗法,有高血压、轻度肾损害及充血性心力衰竭的老年人,利尿药比盐皮质激素替代疗法要好。此时应酌情选用排钾强的利尿药如氢氯噻嗪和氯噻酮。

给予氟氢可的松 0.2 mg/d,2 周,可使 SHH 患者血钾正常,但有钠潴留和高血压的危险。严重的 SHH 可能需要醋酸氟氢可的松 0.1～1.0 mg/d(相当于 200～2 000 $\mu g/d$ 醛固酮)。

(二)肾上腺切除后固酮减少症

醛固酮腺瘤手术切除后可因慢性血容量扩张而致醛固酮减少症。术后可发生几天或几周的严重高钾血症、低血压及轻度代谢性酸中毒。待对侧肾上腺球状带从长期受刺激状态恢复正常分泌功能需 4～6 个月,有的长达 18～24 个月,肾素-血管紧张素系统从抑制状态恢复过来也需要一段时间。在醛固酮分泌恢复正常之前,除有肾脏病变外,一般无须特殊治疗,患者可以多摄入盐并补充适量的水。少部分伴有肾脏疾病的患者(约 1%)被抑制的肾素-血管紧张素系统不再恢复,需终生使用盐皮质激素治疗。

(三)药物引起的醛固酮减少症

环孢素、肝素及钙通道阻滞药可特异性地抑制球状带产生醛固酮;糖胺聚糖多硫酸盐如肝素可影响醛固酮的生物合成,长期应用时产生醛固酮减少症及严重高血钾;β 受体阻滞剂和前列腺素合成酶抑制药通过抑制肾素释放和活性而引起醛固酮减少;血管紧张素转换酶抑制药通过阻止血管紧张素 II 的合成而引起醛固酮减少,螺内酯、氨苯蝶啶及阿米洛尔通过拮抗醛固酮的作用而引起高钾血症;氨鲁米特、美替拉酮等大量应用时损伤肾上腺皮质而致醛固酮减少症;多巴胺能促效药如溴隐亭也可引起醛固酮分泌减少。临床出现高血钾、低血钠及代谢性酸中毒等醛固酮减少症。要注意有无上述药物的使用,若因为药物引起者,要予停用相关药物。

三、盐皮质激素抵抗

由于盐皮质激素受体或受体后缺陷,而对盐皮质素缺乏反应或对盐皮质激素的作用产生抵抗所致疾病叫盐皮质激素抵抗性疾病,也叫假性醛固酮减少症(PHA),有两种类型。

(一)Ⅰ型假性醛固酮减少症

Ⅰ型假性醛固酮减少症又称经典型 PHA,是由于高亲和位点与醛固酮结合减少或消失所致的一种受体缺陷病。罕见,是一种常染色体隐性遗传病。主要表现为婴儿期严重失盐,伴高血钾、生长发育迟缓,初诊时 80% 有酸中毒。因有多种靶器官对醛固酮无反应,也可出现汗液、唾液、结肠失盐。血及尿醛固酮升高,肾素活性升高,但二者之比正常,血浆脱氧皮质酮和皮质酮正常。患儿的死因多为严重的失盐和难治性高血钾。若婴儿能存活 1 年以上则预后良好。

治疗:在婴儿患者初期要警惕失盐危象和高血钾。当出现呕吐、脱水、低血钠、高血钾时,应立即大量补充钠盐[10~40 mmol/(kg·d)]和血容量。若血钾升高危及心脏,则立即采取紧急措施降血钾。该症对大剂量的盐皮质激素无效。患病的头几年需用碳酸氢钠及聚磺苯乙烯,同时加用吲哚美辛 50 mg/d 以减少所需钠盐。

饮食中补充氯化钠可缓解症状,使生长正常或改善。患者后来赶上生长,但很少达到平均身高及体重。多数患者随着生长,患儿的失钠保钾程度会减轻,可以不补盐而不发生低钠血症、高钾血症或酸中毒。在服用经 12~33 个月可停止补钠,但注意饮食中应有一定的钠摄入量,此时的醛固酮仍高。

(二)Ⅱ型假性醛固酮减少症

Ⅱ型假性醛固酮减少症又称 Gordon 综合征。其原发性缺陷是肾小管重吸收氯异常增加。常见于青少年,常有家族史。临床上出现高血钾、高氯性代谢性酸中毒、高血压、低肾素血症、低醛固酮。对外源性盐皮质激素的抗利钠、抗利氯反应减弱。

治疗:应限制饮食中钠的摄入。用氢氯噻嗪或呋塞米利尿治疗可以纠正高钾血症,改善酸中毒病降低血压。可能因这些利尿药增加氯排泄、减少氯再吸收及降低血容量,纠正高血钾,并使酸中毒因产胺量恢复正常而改善。有人认为可以用乙酰唑胺来纠正患者的肾脏排钾缺陷。也有人认为应用抗利尿激素来治疗,可以通过减少肾小管重吸收氯而增加尿钾排泄。

(张琨琨)

第四节　皮质醇增多症

一、概述

皮质醇增多症是由于肾上腺皮质分泌过量的糖皮质激素(主要是皮质醇)所致,主要临床表现为满月脸、多血质、向心性肥胖、皮肤紫纹、痤疮、高血压和骨质疏松等。病因有多种,因垂体分泌促肾上腺皮质激素(ACTH)过多所致者称为垂体性皮质醇增多症。

二、病因与发病机制

（一）垂体性皮质醇增多症

垂体性皮质醇增多症即库欣病，因垂体分泌过量的 ACTH 引起。库欣病患者约占皮质醇增多症患者总数的 70%。70%～80% 的患者存在垂体 ACTH 微腺瘤（直径＜10 mm），大部分病例发病位置在垂体，切除微腺瘤可治愈；其余为下丘脑功能失调，切除微腺瘤后仍可复发。ACTH 微腺瘤并非完全自主性，此组肿瘤分泌皮质醇可被大剂量地塞米松抑制。约有 10% 的患者存在 ACTH 大腺瘤，可有蝶鞍破坏，并可侵犯邻近组织，极少数为恶性肿瘤，伴远处转移。少数患者垂体无腺瘤，而呈 ACTH 细胞增生，增生的原因尚不清楚，有些可能为下丘脑功能紊乱，CRH 分泌过多所致。此型患者肾上腺增生为双侧性，极少数为单侧性。

（二）异位 ACTH 综合征

垂体以外的肿瘤组织分泌过量有生物活性的 ACTH，使肾上腺皮质增生并分泌过量皮质醇，由此引起的皮质醇增多症为异位 ACTH 综合征。异位 ACTH 综合征占皮质醇增多症患者总数的 10%～20%。随着人们对本病认识的提高，本病的发生率会更高。异位分泌 ACTH 的肿瘤可分为缓慢发展型和迅速进展型两种。迅速进展型肿瘤瘤体大，恶性程度高，发展快，肿瘤较易发现。但常常因病程太短，典型的皮质醇增多症临床表现尚未显现患者已死亡。缓慢发展型肿瘤瘤体小，恶性程度低，发展慢，这类患者有足够的时间显现出典型的皮质醇增多症临床表现，临床上难以和垂体性皮质醇增多症鉴别。最常见的是肺癌（约占 50%），其次为胸腺癌和胰腺癌（各约占 10%）。

（三）原发性肾上腺皮质肿瘤

原发性肾上腺皮质肿瘤可为腺瘤（约占 20%）或腺癌（约占 5%）。这些肿瘤的生长和分泌功能为自主性，不受垂体 ACTH 的控制，此组肿瘤分泌皮质醇一般不被大剂量地塞米松抑制。肿瘤分泌大量皮质醇，反馈抑制垂体 ACTH 的释放，患者血中 ACTH 降低，肿瘤外同侧及对侧肾上腺皮质萎缩。引起皮质醇增多症的腺瘤一般较引起原发性醛固酮增多症者为大，直径多为2～5 cm。引起皮质醇增多症的皮质腺癌一般体积较大，晚期可转移至淋巴结、肝、肺等处。切面常具坏死、出血，往往也有核异型和核分裂，但是不能只根据细胞的形态来决定肿瘤是否为恶性，而必须看肿瘤细胞是否浸润或穿过包膜，或侵入淋巴结、血管中。

（四）肾上腺皮质结节样增生

根据发病机制及病理变化特点可分为以下几种。①不依赖 ACTH 性双侧肾上腺皮质小结节样增生：此病又称原发性色素性结节性肾上腺病或皮质增生不良症。此病少见，患者多为儿童或青年，一部分为家族性。肾上腺皮质总重量不大，有多个小结节。皮质醇分泌过量，超大剂量地塞米松不能将其抑制；血 ACTH 低或测不到。目前认为此病是一种肾上腺的自身免疫性疾病。②不依赖 ACTH 性双侧肾上腺皮质大结节样增生：又称腺瘤样增生。表现为双侧性，体积可大于腺瘤，多个结节融合在一起。原因不明，多数学者认为是由于 ACTH 的过量分泌导致肾上腺皮质在增生的基础上形成结节。这些结节往往具有很强的自主性，血 ACTH 低或测不到，皮质醇的分泌一般不被大剂量地塞米松抑制。

三、临床表现与并发症

典型的病例比较容易诊断。患者有特殊的外貌，望诊即可明确诊断。有些病例需经过比较详细的实验室检查才能确诊。有些患者可在疾病早期以严重的生殖系统功能障碍为主,如女性出现闭经,男性出现勃起功能障碍。大多数患者因肥胖、乏力就诊。少数患者以高血压及糖尿病起病。以下分述各系统的表现。

(一)特征性外貌

患者大多呈特征性外观:满月面,向心性肥胖,腹部膨出,而四肢显得相对细小,锁骨上及颈背部有脂肪堆集,形成所谓水牛背。本病患者呈向心性肥胖者约占 60%,其余患者虽有不同程度肥胖,但不呈典型向心性,少数患者体形正常。大多数患者面部红润光泽,皮脂溢出现象明显,呈多血质外观。多血质外观的主要原因是由于蛋白质分解过度,皮肤变薄,血色易于显露。蛋白质分解过度使毛细血管壁抵抗力减低,皮肤容易发生瘀点及瘀斑。紫纹也为本病特征性表现之一,发生部位多见于下侧腹部、臀部、大腿部。紫纹的形状为中央宽、两端细,呈紫红或淡红色,常为对称性分布。

(二)心血管系统

约 75% 的皮质醇增多症患者有高血压。高血压的严重程度不一,50% 以上的患者舒张压超过 16.0 kPa(100 mmHg)。一般在疾病早期,血压只轻微升高。病程长者,高血压的发生率增加,且严重程度也成比例增加。长期高血压可导致心、肾、视网膜的病理变化,心脏可肥大或扩大,但心力衰竭并不多见。经适当治疗,病愈之后,血压下降或恢复正常。

(三)精神症状

约有 2/3 的患者有精神症状。轻者表现为情绪不稳定、烦躁易怒、焦虑、抑郁、注意力不集中及记忆力减退,欣快感较常见,偶尔出现躁狂。患者大多有失眠或早醒。严重者可出现精神变态,包括严重忧郁、幻觉、幻想、妄想狂,甚至企图自杀。

(四)性腺功能障碍

女性多数有月经紊乱或闭经,且多伴有不孕。男性患者睾丸小而软,男性特征减少,性欲减退,勃起功能障碍及前列腺缩小。如肾上腺皮质雄性激素分泌增多,可导致痤疮、女子多毛,严重者表现为女性男性化。

(五)糖代谢紊乱

糖代谢紊乱为本病重要表现之一,约 70% 的病例有不同程度的糖代谢紊乱。其中一部分患者空腹血糖即高于正常,其余患者糖耐量试验显示糖耐量减退。糖皮质激素过多所致糖尿病的特点是,即使血糖很高,发生酮症者甚少,患者对胰岛素不敏感,微血管病变极罕见。皮质醇增多症被控制后,糖耐量可恢复正常。

(六)电解质紊乱

大量的皮质醇有潴钠排钾作用,从而引起高血压、水肿、多尿、低血钾。但明显的低血钾性碱中毒主要见于肾上腺皮质癌和异位 ACTH 综合征,可能与其分泌大量具有盐皮质激素作用的去氧皮质酮有关。

(七)骨质疏松

由于皮质醇促进蛋白分解,骨基质减少,钙沉着受影响,导致骨质疏松。骨质疏松以胸椎、腰椎及骨盆最为明显,患者常诉腰痛及全身疼痛。骨质疏松严重者,可出现脊椎压缩性骨折。

(八)对感染抵抗力减弱

皮肤真菌感染多见。化脓性细菌感染不易局限化,感染后炎症反应往往不显著,发热不高,易于漏诊。

(九)皮肤色素沉着

多见于异位 ACTH 综合征患者,因肿瘤产生大量的 ACTH、人 β-促脂解素、ACTH 前身物氨基端肽,其内均包含有促黑色素细胞活性的肽段,使皮肤色素明显加深。

四、诊断与鉴别诊断

(一)临床诊断

皮质醇增多症的诊断一般分两步:①确定是否为皮质醇增多症,必须有高皮质醇血症的实验室依据;②进一步检查明确皮质醇增多症的病因。患者若有满月面、向心性肥胖、水牛背、皮肤紫纹、多血质、皮肤薄等典型临床表现,则可为皮质醇增多症的诊断提供重要线索。有典型临床表现者约占 80%,其余的可只有其中的几项。有些患者表现不典型,须和其他疾病如单纯性肥胖、高血压、糖尿病、多囊性卵巢综合征等相鉴别。有典型临床表现者,亦应除外因长期应用糖皮质激素或饮用乙醇饮料引起的类皮质醇增多症。

影像检查对皮质醇增多症的病因鉴别及肿瘤定位是必不可少的。首先应确定肾上腺是否有肿瘤。目前,肾上腺 CT 薄层扫描及 B 超检查已为首选。肾上腺放射性核素[131]I-胆固醇扫描对区别双侧肾上腺增生还是单侧肾上腺肿瘤有较大价值。若影像学检查提示肾上腺双侧增生,则应检查是否有垂体瘤或垂体以外的异位 ACTH 分泌瘤的可能。垂体 ACTH 瘤中 80%~90% 为微腺瘤,目前分辨率最好的蝶鞍 CT 的微腺瘤发现率为 60%,蝶鞍 MRI 检查优于 CT。放射介入技术的引入对皮质醇增多症的病因和定位诊断更为精确。选择性双侧岩下窦取血测定 ACTH、肾上腺静脉取血测定皮质醇和醛固酮,以及分段取血测定 ACTH 技术能更加明确垂体 ACTH 瘤、异位 ACTH 瘤或肾上腺肿瘤的诊断。

(二)检验诊断

各型皮质醇增多症均有糖皮质激素分泌异常、皮质醇分泌增多,失去昼夜分泌节律,且不能被小剂量地塞米松抑制。24 h 尿游离皮质醇和尿 17-羟皮质类固醇排泄升高。血尿常规和生化测定可为本病的诊断提供线索,但确诊依赖皮质醇与 ACTH 的实验室结果与动态试验。

1.血液常规

皮质醇增多症患者的红细胞和血红蛋白增多,中性粒细胞增高,嗜酸性粒细胞、淋巴细胞减少。

2.血糖、电解质

皮质醇增多症患者的血清钾偏低,血糖偏高,葡萄糖耐量试验减退。

3.血、唾液皮质醇的测定及其昼夜节律变化

(1)测定方法:放射免疫分析、化学发光免疫分析。

(2)标本:血清、血浆、唾液。血清标本在室温下放置不宜超过 8 h;如血清标本 8 h 内不能进行检测,则应置 2 ℃~8 ℃保存,2 ℃~8 ℃冷藏不宜超过 48 h。超过 48 h 不能检测的标本应置 −20 ℃以下保存。避免反复冻融。

(3)参考范围:①血皮质醇在上午 8 时的参考值为 140~690 nmol/L,下午 4 时为 80~330 nmol/L。②唾液皮质醇为 8.39~8.99 nmol/L;午夜超过 7.5 nmol/L(0.27 μg/dL),清晨超过 26.7 nmol/L(1.0 μg/dL)即可诊断;但各实验室应建立自己的正常值范围。

(4)临床诊断价值和评价:①皮质醇增多症患者血浆皮质醇水平增高。②血皮质醇浓度的变化有节律,一般上午最高,下午逐渐下降,夜间及清晨最低。皮质醇增多症时血中皮质醇虽基本维持正常的昼夜节律形式,但波动甚大,而基础水平高于正常。③因唾液中只存在游离状态的皮质醇,并与血中游离皮质醇浓度平行,且不受唾液流率的影响,故唾液皮质醇水平的昼夜节律改变和午夜皮质醇低谷消失是皮质醇增多症患者较稳定的生化改变。④血浆皮质醇水平实际上反映体内 ACTH 的水平。因此除近期服用氢化可的松或可的松外,影响血 ACTH 水平的因素如昼夜节律、应激状态、生活事件及激素类用药均可导致血浆皮质醇水平的异常波动。而血浆皮质醇的半衰期为 80 min,长于 ACTH,因此血浆皮质醇对外来刺激反应稍滞后于 ACTH。这可影响血浆皮质醇和 ACTH 同步测定的意义。⑤由于雌激素可诱导肝脏皮质醇结合蛋白合成增加,因此孕妇和口服避孕药者日间皮质醇水平往往可达 50 μg/dL,但皮质醇和皮质类固醇结合球蛋白解离速度很快,故应以入睡前 1 h 皮质醇测定值为准。⑥甲状腺素可调节皮质醇的代谢速度,但不影响下丘脑-腺垂体-肾上腺轴的反馈,因此甲亢和甲减时均不影响血浆皮质醇的水平。⑦体重对皮质醇无很大影响,但严重营养不良可影响皮质醇的代谢,使血皮质醇水平升高。年龄与血浆皮质醇水平无关,但出生 9 个月到 1 年的婴儿体内尚未建立昼夜节律,且刚出生几天内血皮质醇水平低于皮质酮,故此时血浆皮质醇水平偏低。

4.24 h 尿游离皮质醇

(1)检测方法:同血皮质醇。

(2)标本:24 h 尿液。塑料容器中预先加入 33% 乙酸或盐酸 20 mL,置冰块上,准确留取 24 h 尿,记录尿量,混合后用有盖试管取约 10 mL 置冰盒内送检。

(3)参考范围:88.3~257.9 nmol/24 h。

(4)临床诊断价值和评价:①体内的游离型和结合型皮质激素及它们的代谢产物 90% 以上从尿中排泄,未被蛋白结合的部分(包括葡萄糖醛酸苷、硫酸酯和游离皮质醇)都从尿排出。尿游离皮质醇测定对诊断高皮质醇血症的患者灵敏度高,且患者与健康人的数值几乎没有重叠,仅 1%~2% 可能有重叠,尿游离皮质醇排出与血皮质醇呈正比。增多见于皮质醇增多症、甲状腺功能亢进、部分单纯性肥胖者及先天性肾上腺增多症。减少则见于肾上腺皮质功能减退、垂体前叶功能减退、甲状腺功能减退、全身消耗性疾病、恶病质和肝硬化等,结果<27.6 nmol/24 h 可排除皮质醇增多症,但低值不能诊断皮质功能低下,因留取标本、肾脏疾病等因素可导致错误结果,应做兴奋试验。②24 h 尿游离皮质醇在诊断皮质醇症方面,其特异性及准确性远较 17-羟类固醇及 17-酮类固醇为优。24 h 尿游离皮质醇测定可以避免血皮质醇的瞬时变化,也可以避免血中皮质类固醇结合球蛋白浓度的影响,对皮质醇增多症的诊断有较大的价值,诊断符合率达 90%~100%。值得注意的是,非皮质醇增多症中也有 7%~8% 患者的 24 h 尿游离皮质醇升高,且利尿剂和进高盐饮食,也可使尿游离皮质醇增高。

5.血浆 ACTH

(1)测定方法:放射免疫分析、化学发光免疫分析。

(2)标本:血清、血浆。血浆标本应用塑料管分装,不应用玻璃试管,血清标本在室温下保存不应超过 8 h,2 ℃~8 ℃冷藏不应超过 48 h,可在 -20 ℃ 以下长期保存,避免反复冻融。血浆 ACTH 的半衰期仅为 8 min 左右,在室温下不稳定,可被血细胞和血小板的酶降解,并可黏附于玻璃和塑料表面致使所测值偏低。

(3)参考范围:0~18.9 pmol/L。

(4)临床诊断价值和评价:皮质醇增多症可引起血中 ACTH 升高。患者处于如发热、疼痛、外伤等急性应激状态时,ACTH 分泌均会升高。而严重抑郁症,尤其是老年患者体内的 ACTH

水平也高于健康人。

6.尿 17-羟皮质类固醇(17-OHCS)

(1)方法：液相色谱法。

(2)标本：24 h 尿，以醋酸或盐酸 10 mL 防腐，记录尿量。

(3)参考范围：8 岁以下<4.1 μmol/24 h 尿(1.5 mg/24 h 尿)；8～12 岁<12.4 μmol/24 h 尿(4.5 mg/24 h 尿)；12～18 岁为 6.4～29.7 μmol/24 h 尿(2.3～10.9 mg/24 h 尿)；成年男性为8.3～33.2 μmol/24 h 尿(3.1～12 mg/24 h 尿)；成年女性为 6.9～27.6 μmol/24 h 尿(2.5～10 mg/24 h 尿)。

(4)临床诊断价值和评价。

17-OHCS 增多见于：①库欣病、皮质醇增多症、异位 ACTH 肿瘤；②肾上腺性征异常综合征、11-β 羟化酶缺乏症；③甲状腺功能亢进症、肥胖症、手术、各种应激。

17-OHCS 减少见于：①肾上腺皮质功能减退(原发或继发)、艾迪生病、血浆 ACTH 升高，ACTH 刺激试验无反应或反应减低；②垂体功能减退症，如 ACTH 单独缺乏症、希恩综合征；③先天性肾上腺皮质增生症如 21-羟化酶缺陷症、17-羟化酶缺陷症；④医源性皮质功能减退症，如长期使用类固醇皮质激素、肾上腺皮质失用性萎缩；⑤其他原因，如甲状腺功能减退症、肝硬化、肾功能不全等。

(三)鉴别诊断

1.单纯性肥胖

肥胖可伴有原发性高血压、糖耐量减低、月经稀少或闭经，皮肤也可能出现皮纹、痤疮、多毛，24 h 尿 17-OHCS 和 17-KS 排出量比正常升高，与皮质醇增多症表现相似。但单纯性肥胖脂肪分布不是向心性，而是分布对称均匀，无皮肤菲薄及多血质改变，皮纹大多为白色，有时可为淡红色，但一般较细。血浆皮质醇、24 h 尿游离皮质醇、24 h 尿检查均在正常范围；小剂量地塞米松抑制试验大多能被抑制；X 线检查蝶鞍无扩大，亦无骨质疏松；B 超检查双侧肾上腺无异常发现。

2.2 型糖尿病性肥胖

2 型糖尿病可有肥胖、高血压，检查有糖耐量降低、24 h 尿 17-OHCS 偏高，需与之鉴别。但与皮质醇增多症有下列不同：血浆皮质醇正常，正常昼夜节律存在；24 h 尿游离皮质醇正常；其肥胖亦非向心性。

3.颅骨内板增生症

多见于女性，临床表现有肥胖、多毛症、高血压及神经精神症状，需与之鉴别。但与皮质醇增多症不同在于：其肥胖以躯干及四肢显著；无皮质醇分泌过多引起的代谢紊乱表现；颅骨 X 线片显示额骨及其他颅骨内板增生，而无蝶鞍扩大改变；无骨质疏松改变。

五、治疗

皮质醇增多症治疗的目标：①将每天皮质醇分泌量降至正常范围；②切除任何有害健康的肿瘤；③不产生永久性内分泌缺陷；④避免长期激素替代。

皮质醇增多症是由脑垂体 ACTH 分泌过多造成的，直接处理垂体似乎更合理，以使皮质醇增多症患者的临床征象、ACTH 和皮质醇的水平恢复到正常。实际上，除肾上腺皮质腺瘤手术切除有良好的效果外，还没有一种疗法是完美无缺的。当前的主要治疗手段包括手术、放疗及药物治疗。

（一）垂体性皮质醇增多症

垂体切除术主要用于那些具有较大垂体瘤的皮质醇增多症患者。如果保留垂体，可能会侵犯视神经或由于压迫周围组织造成神经学上的损伤。全垂体切除的不利之处为常规通过前额途径，是一个大手术，而且随着垂体的切除会导致垂体其他功能的低下。早在 1970 年经蝶垂体瘤摘除术开展前已广泛开展，该手术如果由有经验的外科医师施行，治愈率提高，并发症非常小，而且很少复发。

垂体手术前应先行垂体 CT 检查，做好垂体肿瘤的定位诊断。部分垂体较大腺瘤以及可由 CT、MRI 定位的微腺瘤均可通过经鼻经蝶鞍垂体微腺瘤摘除。有人报道 CT 扫描未能找到垂体微腺瘤者，经鼻经蝶手术探查时，90％患者仍能发现微腺瘤。术前测定岩窦下静脉血和周围静脉血 ACTH 比值，以及进一步测定双侧岩下窦静脉血 ACTH 的差别，则能帮助确定是否存在垂体微腺瘤及定位垂体腺瘤。患者术后可能出现激素撤退症状，需补充生理剂量的肾上腺糖皮质激素直到下丘脑-垂体-肾上腺（HPA）轴恢复正常；对于症状严重者，可短期静脉内使用超生理剂量的肾上腺糖皮质激素治疗。建议在术后第 1 周内停用肾上腺糖皮质激素或改用小剂量地塞米松，测定上午的血清皮质醇浓度以评估手术效果。如停用激素，必须密切观察患者是否出现肾上腺皮质功能不全症状。

垂体放射治疗一直是作为皮质醇增多症行肾上腺切除术后，对垂体肿瘤的一种补充治疗。对怀疑垂体肿瘤手术切除不彻底或晚期垂体肿瘤合并心肾功能不全、糖尿病、年老体弱者，也可考虑放射治疗。垂体放射治疗的类型有两种：一种是外照射，通常采用高能直线加速器治疗，也可应用 ^{60}Co 行大剂量垂体照射，此法虽然有一定的疗效，但远期并发症多，如放射性脑病、脑软化等；另一种是内照射，将 ^{198}Au 或 ^{90}Y 植入垂体内行内照射，有效率为 65％，一般对垂体功能无明显不良影响。总之，垂体放疗照射定位不精确，照射剂量无法准确控制，容易损伤垂体周围组织，疗程长，疗效出现慢，并发症多，常不被患者所接受。近年来，国内、外兴起的立体定向放射外科治疗技术为垂体腺瘤的治疗开辟了新途径。立体定向放射外科是利用立体定向的方法，选择性地确定正常及病变组织的颅内靶点，使用大剂量管束电离射线，精确地集中照射靶点而产生局灶性组织破坏，达到治疗疾病的目的。

对皮质醇增多症，在有条件的地区应首选针对垂体 ACTH 瘤进行治疗，可采用经鼻、经蝶手术或立体定向放射治疗。对垂体手术疗效不满意者或影像学无垂体瘤表现的患者，可针对 ACTH 的靶器官肾上腺进行手术治疗，通常采取一侧肾上腺全切、另一侧大部切除＋垂体放射治疗。这样一方面去除皮质醇的来源，使库欣病得到缓解；另一方面保留的部分肾上腺仍具有分泌功能，可免除长期替代治疗。垂体肿瘤的积极治疗或放疗又可以预防术后 Nelson 综合征的发生。常将两侧肾上腺手术分两期进行，先行病变明显的一侧肾上腺全切除，再观察随访。此法既明确了诊断，又可经腰部切口手术，手术风险小。若术后内分泌症状基本缓解，可继续随访；若临床症状和实验室检查指标显示皮质醇增多仍很明显，则应择期对另一侧肾上腺再行大部切除（80％）。有学者主张，在双侧肾上腺全切除后再行部分肾上腺组织自体移植术。但因难以做到带血管蒂移植，往往以组织块种植为主，所以成活率不高。随着临床移植技术的提高，近年来肾上腺组织自体种植的成活率已有所提高。有报道显示，种植成活的肾上腺组织也能有效地分泌部分皮质激素，至少能减少糖皮质激素的替代治疗量。

（二）肾上腺病变的处理

1.肾上腺肿瘤

肾上腺肿瘤包括肾上腺皮质腺瘤和腺癌。

腺瘤的治疗方法简单,只要诊断明确,可行腺瘤切除。术前定位明确者经腰部第 10 或 11 肋间切口,术前定位不明确者可经腹切口行双侧肾上腺探查。腺瘤大多有包膜,容易分离,可完整摘除。如边界不清,可行同侧肾上腺切除术。目前,大多数肾上腺腺瘤可行经腹或经后腹腔途径的腹腔镜手术。腹腔镜手术具有创伤小、恢复快等优点,已逐步替代开放性手术成为肾上腺手术的金标准。腺瘤多数为单侧性,而对侧肾上腺往往是萎缩的,所以术后恢复期激素的调整非常重要。由于术中解决应激状态及术后的替代治疗常使用大剂量糖皮质激素,使下丘脑及垂体进一步遭受抑制,所以术后在了解肾上腺皮质功能的条件下逐渐减少激素用量。单侧肾上腺切除者术中给予氢化可的松 100 mg 静脉滴注,术后维持 1～2 d。若对侧肾上腺萎缩者,则在补充皮质激素的同时应用 ACTH。一侧全切、另一侧部分切除者,应用氢化可的松从 300 mg/d 逐步减量,1 周后改为口服泼尼松,25 mg/d,逐步减量到 12.5 mg/d,视情况维持 2～3 周。在停止替代治疗前应全面了解肾上腺皮质功能,如化验尿 17-OHCS、17-KS 及血尿皮质醇等。如 1 年以上肾上腺功能仍不能恢复者,恐怕需要终身替代治疗。双侧肾上腺全切除者需终身服用皮质激素。

肾上腺皮质腺癌也以手术治疗为主,越早越好,早期尚未转移者疗效为佳。对肿瘤局限于肾上腺区域者,行单侧肾上腺根治性切除术;若肿瘤已发生远处转移,原发肿瘤组织和转移处均应尽力切除,这样可提高药物治疗和局部放疗的效果。对肿瘤小、边界清晰者,可经腰背切口。肿瘤较大、界限不清或有浸润者,可取胸腹联合切口或单侧肋缘下弧形切口,将肿瘤、肾上腺、同侧淋巴结一并切除。对侵犯肾脏、下腔静脉壁或腔静脉有瘤栓者,应做同侧肾切除、腔静脉壁的部分切除和腔静脉瘤栓取出术。肾上腺皮质癌发展快,淋巴转移早,发现时约 2/3 的患者已有周围组织的浸润,患者术后 5 年存活率仅 25%,预后差。

2.原发性肾上腺皮质增生

这类患者往往血 ACTH 降低,而影像学检查又无法发现肾上腺区域明显的占位性病变。学者认为,对这类患者应首先行病变严重(即体积较大侧)一侧肾上腺全切除术。如症状缓解满意,则可继续随访观察;如症状仍较严重,可再行另一侧肾上腺大部切除术。此类患者术后预后比较好,常不需终身激素替代措施。

（三）异位 ACTH 综合征

对于异位 ACTH 综合征,首选的治疗方法是切除原发肿瘤,切断异位 ACTH 分泌的来源。但往往明确诊断时,肿瘤已无法切除。此时,一方面可行肿瘤的化疗、放疗,另一方面可应用药物治疗减轻皮质醇增多症的症状。在以下情况,也可选用双侧肾上腺全切或一侧全切、另一侧次全切以缓解症状:①异位 ACTH 综合征诊断明确,但未找到原发肿瘤;②异位 ACTH 肿瘤已广泛转移,无法切除,而高皮质醇血症症状严重;③异位 ACTH 肿瘤已经找到,但无法切除,患者情况尚能接受肾上腺手术。

（四）药物治疗

药物治疗是皮质醇增多症治疗的一个重要方面,但只是一种辅助治疗,适用于衰弱或新近心肌梗死不能手术者,以及垂体、异位 ACTH 肿瘤或肾上腺肿瘤未能成功切除者。影响肾上腺分泌的有酮康唑、氨鲁米特、美替拉酮和米妥坦;影响 ACTH 分泌的有赛庚啶和溴隐亭。无论是作用于垂体或肾上腺,均需长期服药,且有一定的不良反应,不能达到完全治愈的效果。

1.皮质醇合成抑制剂

(1)酮康唑:是咪唑类似物,对碳链酶及 17-羟化酶均有抑制作用。用法:每次 0.3 g,每天 3 次口服。皮质醇水平降至正常后适当减量。不良反应:肾上腺皮质功能不足、肝功能异常和肝脏毒性反应。

(2)氨鲁米特:是格鲁米特的衍生物,主要作用是阻断胆固醇向孕烯醇酮的转变,同时也阻断甲状腺素的合成。用法:每次 0.25 g,每天 3 次口服。用药 1~2 周后,皮质醇增多症的临床表现可获得不同程度的缓解。不良反应:头痛、头晕、皮疹及胃不适等。

(3)美替拉酮:甲吡酮,为 11β-羟化酶的抑制剂。价格昂贵,国内很少应用。用法:每天 1~2 g,分 4 次口服。

2.ACTH 抑制剂

(1)赛庚啶:为 5-羟色胺受体拮抗剂。垂体性皮质醇增多症患者 ACTH 分泌增加可能与 5-羟色胺的紊乱有关。Krieger 等首先提出用赛庚啶治疗皮质醇增多症,每天服用 24 mg,3~6 个月后可见血浆 ACTH 及皮质醇下降,临床症状缓解,但不是全部患者都有效。文献曾报道 40 例,取得满意缓解的达 60%。在体外已证实,该药对肿瘤或分泌 ACTH 的异位肿瘤有直接效应。用法:每次 8 mg,每天 3 次口服,连续 6 个月以上。不良反应:嗜睡、口干、恶心、眩晕等,大剂量时可出现精神错乱和共济失调。

(2)甲磺酸溴隐亭:为多巴胺受体激动剂,大剂量能抑制 CRF、ACTH 分泌。一项研究中,口服 2.5 mg 溴隐亭之后,13 例患者中有 6 例血浆 ACTH 和皮质醇明显下降。1 例异位 ACTH 分泌的支气管类癌患者,ACTH 亦被抑制。用法:5~10 mg,每天分 3~4 次口服。不良反应:口干、恶心、呕吐、便秘、头晕、直立性低血压、失眠、小血管痉挛等。

(张琨琨)

第五节　嗜铬细胞瘤

一、概述

嗜铬细胞瘤是来源于肾上腺髓质和肾上腺外嗜铬组织的肿瘤,是内分泌性高血压的重要原因。肿瘤细胞分泌肾上腺素和/或去甲肾上腺素,有的肿瘤分泌多巴胺,这些激素在血液循环中的浓度很高,可引起高血压及其他症状和体征。近年来,由于对本病的认识提高和诊断技术的进步,发现的病例数量也逐渐增多。嗜铬细胞瘤大多为良性,若能早期确诊,良性嗜铬细胞瘤患者经过手术治疗均可痊愈。若未被确诊,可能在分娩及外科手术时发生严重的儿茶酚胺过多的症状,甚至导致死亡。另外,长期未被确诊者可发生双目失明、卒中、心力衰竭及肾衰竭等。

二、病因与发病机制

嗜铬细胞瘤位于肾上腺者占 80%~85%,其中 70%~80% 为单侧,5%~10% 为双侧。15%~20% 病例位于肾上腺外,包括腹主动脉旁、膀胱内、直肠后、胸内、颈部、颅内等。儿童嗜铬细胞瘤多呈双侧性,并有较多位于肾上腺外。肿瘤大小不一,其直径可为 $1\sim25$ cm 不等,但大多数直径为 $3\sim5$ cm,形状多为圆形或椭圆形。肿瘤较大时,瘤体内常有局灶性或大片状出血、坏死、囊性变和钙化。约有 10% 的肾上腺内肿瘤及 30% 的肾上腺外肿瘤为恶性。恶性诊断标准为包膜浸润,血管内瘤栓的形成或有远处转移。有报道,在嗜铬细胞瘤中,原癌基因 *RET* 突变致病者达 7.8%。

嗜铬系统产生的重要生物活性物质统称儿茶酚胺,包括多巴胺、去甲肾上腺素和肾上腺素。肾上腺髓质分泌的肾上腺素多于去甲肾上腺素和多巴胺;而肾上腺髓质患嗜铬细胞瘤时则大多分泌去甲肾上腺素,次之为肾上腺素和多巴胺。交感神经节后纤维只分泌去甲肾上腺素和多巴胺。这是因为将去甲肾上腺素转变为肾上腺素的苯乙醇胺 N-甲基转移酶需要高浓度的泼尼松才能激活,只有肾上腺髓质及主动脉旁嗜铬体才具备此条件。

嗜铬细胞瘤除产生肾上腺素和去甲肾上腺素外,还可分泌一种水溶性蛋白-嗜铬粒蛋白和其他多种肽类激素,包括 ACTH、促肾上腺皮质激素释放激素、生长激素释放激素、降钙素基因相关肽、心钠素、舒血管肠肽、神经肽 Y 物质、生长抑素、肾上腺髓质素等。这些肽类激素可能引起嗜铬细胞瘤中一些不典型症状,如面部潮红、便秘、腹泻、低血压或休克等。

三、临床表现

嗜铬细胞瘤患者的临床表现主要是由于大量儿茶酚胺作用于肾上腺素能受体所致,以心血管症状为主,兼有其他系统的表现。虽然嗜铬细胞瘤患者平素多有临床症状,但症状轻重不一。有的患者可以一直没有症状,直到死亡后尸检才发现有嗜铬细胞瘤。

(一)心血管系统表现

高血压是嗜铬细胞瘤患者最常见的临床症状,高血压的发作是阵发性、持续性或在持续性高血压的基础上阵发性加重。$50\%\sim60\%$ 的患者为持续性高血压,其中又有半数患者呈阵发性加重;$40\%\sim50\%$ 的患者为阵发性高血压。阵发性高血压是嗜铬细胞瘤患者的特征性表现。发作时血压骤升,收缩压可达 $26.7\sim40.0$ kPa($200\sim300$ mmHg),舒张压可达 $20.0\sim24.0$ kPa($150\sim180$ mmHg)。高血压发作时伴有头痛、心悸、多汗“三联症”,头痛常常较剧烈,呈炸裂样,主要因血压高所致;心悸常伴有胸闷、憋气、胸部压榨感或濒死感;有的患者平时怕热及出汗多,发作时则大汗淋漓,面色苍白,四肢发凉。

发作持续的时间短则几分钟,长者可达数天,发作次数渐频,可由数月发作一次逐渐缩短为每天发作数次,可于情绪激动、体位变换、扪压肿瘤、活动、排大小便或灌肠时发作,抽烟、饮酒及长期饥饿也可以诱发发作。高血压发作时,患者可出现眼底出血、渗出、视盘水肿以致失明;严重时可发生卒中或严重心、肾并发症,甚至危及生命。

大多数未治疗的持续性高血压及儿茶酚胺水平增高的嗜铬细胞瘤患者常出现明显的直立性低血压,其原因可能与循环血容量减少、肾上腺能受体出现降调节、自主神经功能受损致反射性外周血管收缩障碍等有关。本病可发生血压升高和降低反复交替发作,血压大幅度波动,时而急剧增高,时而骤然下降,甚至出现低血压休克。

大量儿茶酚胺可引起儿茶酚胺性心肌病,伴心律失常,如期前收缩、阵发性心动过速以致心室颤动。部分患者可发生心肌退行性变、坏死、炎性改变。

(二)其他临床表现

患者基础代谢率增高、多汗,也可出现糖耐减退或糖尿病;因肿瘤分泌血管活性肠肽、血清素可致腹泻、低血钾;因分泌甲状旁腺激素样物质可致高钙血症;因分泌红细胞生成素使红细胞增多。另外,本病患者胆石症发生率较高,与儿茶酚胺使胆囊收缩减弱、Oddi 括约肌张力增强引起胆汁潴留有关。患者还可伴发甲状腺髓样癌,或多发性内分泌腺瘤病。

四、诊断

(一)一般诊断

由于嗜铬细胞瘤患者的临床表现多种多样而使诊断有一定困难,临床上遇以下情况应考虑嗜铬细胞瘤的可能。

(1)阵发性高血压或持续性高血压阵发性加剧者,伴有头痛、心悸、多汗、面色苍白及胸腹部疼痛、紧张、焦虑、濒死感等症状及高代谢状态。

(2)常用降压药物疗效不佳,尤其是在应用 β 受体阻滞剂后血压反常性升高者。

(3)患急进性或恶性高血压的儿童、青少年。

(4)在运动、排便、挤压腹部、麻醉、插管和分娩过程中出现阵发性高血压者。

(5)有嗜铬细胞瘤、多发性内分泌腺瘤的家族史;有甲状腺髓样癌、神经纤维瘤、黏膜神经瘤或其他内分泌肿瘤的高血压患者。

定性诊断应在全面分析上述临床资料的基础上,结合血、尿儿茶酚胺及其代谢产物的测定,并进行必要的药理试验,则不难排除或确定嗜铬细胞瘤的诊断。但排除诊断需要灵敏度高的检查手段,而确定诊断则需要特异性强的检查、试验。定性后还须进行适当的影像学检查如 B 超、CT、MRI 和 ^{131}I 间碘苄胍等技术对肿瘤做定位诊断。

(二)检验诊断

嗜铬细胞瘤能自主分泌儿茶酚胺,包括肾上腺素、去甲肾上腺素。肾嗜铬细胞瘤患者的所有病理生理基础均与肿瘤的这一分泌功能有直接的关系。嗜铬细胞瘤的实验室检查包括血或尿中儿茶酚胺类物质及其代谢产物的测定,以及功能试验。

1.血、尿肾上腺素和去甲肾上腺素测定

(1)测定方法:HPLC法、毛细管电泳法。

(2)标本:血浆或 24 h 尿。收集血液于冷冻并加有抗氧化剂和肝素的试管内,置冰浴中转送,尽快低温离心分离血浆进行测定;24 h 尿标本应以浓盐酸防腐,及时送检。

(3)参考范围:血浆肾上腺素为 0.164～0.546 pmol/L(30～100 pg/mL),去甲肾上腺素为 0.177～2.36 pmol/L(30～400 pg/mL);尿去甲肾上腺素为 89～472 pmol/24 h(15～80 μg/24 h),尿肾上腺素为 0～109 pmol/24 h(0～20 μg/24 h)。

(4)临床诊断价值与评价。

血和尿中的肾上腺素和去甲肾上腺素,特别是肾上腺素是肾上腺髓质功能的标志物。由于肾上腺髓质主要释放肾上腺素和去甲肾上腺素,其中肾上腺素约为去甲肾上腺素的 4 倍,仅分泌微量多巴胺。血液及尿中的肾上腺素几乎全部来自肾上腺髓质分泌,去甲肾上腺素、多巴胺则还可来自其他组织中的嗜铬细胞和未被摄取的少量神经递质。血浆和尿中儿茶酚胺显著升高可有助于嗜铬细胞瘤诊断。如果肾上腺素升高幅度超过去甲肾上腺素,则支持肾上腺髓质嗜铬细胞瘤的诊断。若继发性高血压患者血压波动较大,有典型高血压发作状态,怀疑为嗜铬细胞瘤,可测血、尿儿茶酚胺予以鉴别诊断。但应与心绞痛、不稳定性原发性高血压、绝经期综合征,甲状腺功能亢进症及伴有阵发性高血压的脑瘤、急性血紫质病、铅中毒等相鉴别。

血儿茶酚胺在非发作期也不一定能为诊断提供依据,而 24 h 尿儿茶酚胺已出现明显异常。但尿儿茶酚胺特异性较低,仅作筛选之用,建议配合血儿茶酚胺一并检测。

多数降压药都可能影响儿茶酚胺类激素释放,故在采血前 3～7 d 应停用降压药。儿茶酚胺增高的假阳性是由于外源性儿茶酚胺及有关药物如甲基多巴、左旋多巴、柳定心安、拟交感神经药、吗啡等,这些药物可使儿茶酚胺排泄增多长达 2 周以上。受交感神经肾上腺系统刺激,低血糖、精神紧张、伴随颅内压增高的中枢神经系统疾病及可乐定撤停综合征等情况下,内源性儿茶酚胺亦可增加尿中儿茶酚胺的排泄,也可导致假阳性。

血浆和尿儿茶酚胺类激素测定除受所用方法影响外,检测前因素的影响更突出。肾上腺素和去甲肾上腺素都是主要的应激激素,任何应激状态包括对穿刺取血的恐惧、体位改变都可导致其大量释放,如由卧位突然变为立位,血中肾上腺素和去甲肾上腺素会立即升高 2～3 倍。离体标本中的肾上腺素和去甲肾上腺素都极易被氧化破坏,采血后若不立即分离红细胞,室温下 5 min 内肾上腺素和去甲肾上腺素浓度将迅速下降。因此,推荐在清晨未起床前空腹插入留置式取血导管后,至少让患者保持安静平卧半小时以上。

2.尿甲氧-4-羟杏仁酸测定

(1)测定方法:比色法、毛细管电泳法、高效液相电化学法。

(2)标本:24 h 尿。

(3)参考值。直接香草醛比色法:儿童 0～10 d<5 μmol/24 h,10 d～24 个月<10 μmol/24 h,24 个月～18 岁<25 μmol/24 h;成人为 10～35 μmol/24 h。重氮化对硝基苯胺显色法:成人为 17.7～65.6 μmol/24 h。

(4)临床诊断价值与评价。①体内儿茶酚胺除小部分不经代谢由尿排出外,大部分经降解代谢后排出。儿茶酚胺的降解代谢途径,约 1/3 可先经单胺氧化酶的作用变为 3,4-二羟苦杏酸;2/3 最后转变为3-甲氧-4 羟苦杏仁酸,又称香草基杏仁酸,由尿排出。②尿香草扁桃酸排泄量增多主要见于嗜铬细胞瘤。高血压患者如果血压波动较大,有典型高血压发作状态,怀疑嗜铬细胞瘤者,除可测血、尿儿茶酚胺浓度外,检测发作期 24 h 尿香草扁桃酸量(最好连续测定 3 d)可提高阳性率、有助于临床诊断。在非发作期,尿香草扁桃酸排泄量可正常或微偏高。香草扁桃酸作为儿茶酚胺激素的最终代谢产物,由于存在一定的假阴性和假阳性率,故并不作为筛查嗜铬细胞瘤的常用指标。

(三)鉴别诊断

1.原发性高血压

本症患者表现为持续性高血压时与原发性高血压难于鉴别。不同之处在于本症除高血压外常伴有代谢率持续增高表现,如体质下降、出汗较多、颤抖、无力甚至体温升高,有时血糖升高,尿糖出现等,对有上述症状者进一步实验室检查可确诊。

2.血管性高血压

血管性高血压如肾动脉狭窄、先天性主动脉狭窄、多发性大动脉炎等。体检时可分别发现剑突下,上、中腹部等处血管杂音;上肢血压比下肢血压明显增高;无脉症等体征。血管造影可明确诊断。

3.肾性高血压

肾性高血压可由急、慢性肾脏疾病所致,可从病史的采集,肾功能等项检查来加以鉴别。

4.内分泌性高血压

多种内分泌疾病均伴有高血压,如皮质醇增多症;原发性醛固酮增多症;原发肾素分泌过多症(肾素瘤);先天性肾上腺皮质增生症中 17α-羟化酶缺乏,11α-羟化酶缺乏;甲状腺功能亢进症等。

5.中枢神经系统疾病引起的高血压

有颅内高压症,如脑炎、脑内肿瘤等,可伴有神经系统症状,如嗜睡、意识障碍、惊厥和肢体活动障碍等,手术切除肿瘤为本病的根治措施,术前应用药物控制维持血压稳定在正常或接近正常的水平至少2周。降压药物包括选择性/非选择性的 α/β 受体阻滞剂,钙通道阻滞剂,抑制儿茶酚胺合成的药物,血管紧张素受体阻滞剂等。首选酚苄明可以预防术中儿茶酚胺的突然释放导致的高血压危象。酚苄明从小剂量开始应用,逐渐应用至有效剂量。有些患者单独应用酚苄明不能使血压正常,可能需要与其他降压药物联合应用。酚苄明应用后,血压正常2周后手术治疗,避免术中并发症的发生。术中严密监测血压变化,给予必要处理。

五、治疗

(一)药物治疗

嗜铬细胞瘤的诊断一旦成立,患者应立即接受 α 受体阻滞剂治疗,以防出现高血压危象。酚苄明是长效的非选择性 α 受体阻滞剂,是长期治疗和术前准备的首选。起始剂量为 10 mg 每 12 h 1 次,然后每数天增加 10 mg,大部分患者需 40~80 mg/d 才能控制血压,少数患者需要 200 mg/d 或更大剂量。术前应用酚苄明一般应在 2 周以上,且宜用至手术前 1 天为止。

哌唑嗪、特拉唑嗪和多沙唑嗪都是选择性 α 受体阻滞剂,可用于嗜铬细胞瘤的术前准备。乌拉地尔也是一种 α 受体阻滞剂,且对心率无明显影响,也可用于术前准备。

酚妥拉明是短效的非选择性 α 受体阻滞剂,用于高血压危象发作及术中控制血压,不适用于术前准备。当患者突然出现高血压危象时,应立即静脉推注酚妥拉明 2~5 mg,继之缓慢静脉滴注酚妥拉明以控制血压,必要时可加用硝普钠静脉滴注。高血压危象一经控制,即应改为口服 α 受体阻滞剂直到手术前。

患者应用 α 受体阻滞剂后如心率加快,可酌情给予 β 受体阻滞剂;同时应注意补充血容量,以使原来缩减的血容量恢复正常。

(二)手术治疗

嗜铬细胞瘤的手术方式有经腹肿瘤切除术和腹腔镜下肿瘤切除术两种。一般认为镜下手术的效果优于经腹手术,主要优点是疼痛轻、创伤小、失血少、住院时间短、恢复良好。手术后 1 周内,患者血压仍可偏高,其原因可能是手术后应激状态,或是患者体内仍有大量的儿茶酚胺储存。应在手术后 1 个月左右测定血浆和尿儿茶酚胺及代谢产物水平,以判断治疗效果。少部分患者术后仍有高血压,可能因合并原发性高血压或血管损伤所致。嗜铬细胞瘤有可能为多发性或复发性,因此术后应定期随访观察。

(三)其他治疗

恶性嗜铬细胞瘤较为少见,早期手术切除恶性病灶是治疗的有效方法。对于嗜铬细胞瘤早期、局部无浸润或转移表现,虽然有恶性可能,但腹腔镜手术仍是可选的治疗方式,但术中一旦发现有邻近组织浸润或转移表现,应立即转为开放式手术,以尽可能清除病灶。恶性嗜铬细胞瘤一般对放疗和化疗不敏感,可用抗肾上腺素药作对症治疗。也可用酪氨酸羟化酶抑制剂 α 甲基间酪氨酸阻碍儿茶酚胺的生物合成。[131]I-MIBG可用于手术后消除残余肿瘤组织和预防转移,治疗后血压可下降,儿茶酚胺的排出量减少,但其治疗效果往往是暂时的。

该患者手术指征一旦成立,应积极给予术前准备,尽快在排除禁忌后进行手术治疗。患者应立即接受α受体阻滞剂治疗,作为长效的非选择性α受体阻滞剂,酚苄明可作为术前准备的首选,一般需应用2周以上直至手术。术前应密切关注患者血压及其他生命体征变化,一旦出现高血压危象,则应立即静脉推注酚妥拉明2～5 mg,继之缓慢静脉滴注酚妥拉明以控制血压,必要时可加用硝普钠静脉滴注。高血压危象一经控制,再改为口服α受体阻滞剂直到术前1天为止。因应用α受体阻滞剂可出现交感反馈性心率加快,可酌情给予β受体阻滞剂;同时注意补充血容量,以使原来缩减的血容量恢复正常。手术可选择经腹或腹腔镜下肿瘤切除术两种,一般认为镜下手术效果优于经腹手术,但术中若发现有临近浸润或转移表现,则须立即转为开放式手术清除病灶。若术后1周内患者血压仍偏高,可能是应激状态或是残存儿茶酚胺的作用,可酌情采用药物控制血压。若术后1个月左右仍有高血压,则需考虑是否有肿瘤残余,也可能是因合并原发性高血压或血管损伤所致。应在术后第6周测定患者血、尿儿茶酚胺及代谢产物水平,以判断疗效。恶性嗜铬细胞瘤一般对放疗和化疗不敏感,可用抗肾上腺素药等作对症治疗。[131]I-MIBG可用于术后消除残余肿瘤组织和预防转移,可有效降压,但其治疗效果往往是暂时的,可选择性作为辅助治疗手段。嗜铬细胞瘤有可能为多发性或复发性,因此术后应对其定期随访观察。

(张琨琨)

第七章　胃肠胰腺疾病

第一节　胰岛素瘤

胰岛素瘤又称胰岛 β 细胞瘤,是由于大量胰岛素分泌而引起的、以发作性低血糖为特征的临床症候群。

一、诊断要点

(一)临床表现

1.症状

多缓慢发病,表现为空腹或餐后 4～5 h 发作的低血糖症状。低血糖发作时神经低血糖表现比交感神经刺激症状明显。

(1)反复晕厥同时伴有交感神经兴奋症状,如面色苍白、大汗、心慌、烦躁、软瘫、饥饿、口渴等,症状多发生在夜间、清晨餐前或延迟进食、体力劳动后。

(2)在饥饿或空腹状态下出现精神、神经的异常,如癫痫样发作、暂时性意识障碍、精神错乱、幻听幻视、行为异常,易误诊为"癔病"或"精神分裂症"。

(3)反复发作的一过性头晕、头痛、瘫痪、呕吐、抽搐、昏迷,可误认为颅内占位病变。

(4)部分患者因为进食可以缓解症状和预防发作而频繁进食以致胖。

(5)较长时间不明原因昏迷。

(6)患者如长期得不到治疗,由于反复低血糖发作对大脑的损害而致痴呆。

2.体征

一般无阳性体征,多食者可较肥胖。

(二)实验室检查

(1)空腹或发作时血糖<2.8 mmol/L(50 mg/dL),血胰岛素或 C 肽水平相对高于正常。

(2)饥饿试验:禁食 24 h 后或禁食终止前 2 h 增加运动,可激发低血糖,少数需要延迟到 48～72 h 才发作。发作时血糖<2.8 mmol/L(50 mg/dL),而胰岛素水平不下降,计算胰岛素/血糖比值升高(>0.3)。

(3)刺激试验:包括 D860 与胰升糖素试验、C 肽抑制试验。①甲苯磺丁脲(D860)试验,可采取口服,试验前 3 d 糖类摄入量不少于 300 g/d,前 24 h 停用一切降糖药,前 1 天晚餐后禁食,试验晨空腹抽血测血糖,及碳酸氢钠各,服药后口服 D860 及碳酸氢钠各 4.0 g,服药后 0.5、1、2、3 h 抽血测血糖及胰岛素。患者在 0.5～1 h 血糖下降到空腹的 40% 以下,至 2～3 h 仍不能恢复,常诱发低血糖。也可采用静脉法,用 D860 钠盐 1 g 溶于 20 mL 注射用水,患者开放静脉于 2 min 内注入,每 5 min 取血测血糖及胰岛素共 3 次,若胰岛素 ≥ 195 μU/mL,则支持诊断。②胰升糖素刺激试验,于空腹或进食后 6～8 h 采血测血糖,然后用胰升糖素 1 mg 静脉注射后每 5 min 测胰岛素,如 ＞ 135 μU/mL 则支持诊断。上述激发试验由于刺激胰岛素大量分泌而诱发低血糖,因此应严格掌握适应证。③C 肽抑制试验,静脉注射胰岛素[0.1 U/(kg·h)]后引起低血糖,从而抑制 C 肽释放。抑制率为 ≥ 50% 为正常,若不受抑制,则提示有自主分泌的胰岛素瘤。

(4)定位检查:对于大的腺瘤可采用超声和 CT 进行肿瘤定位,但大部分肿瘤瘤体较小(多数直径在 5.5～10 mm),可采用选择性动脉造影来进行术前定位。

二、诊断思维程序

确诊后须与其他原因引起的低血糖症进行鉴别。

(一)功能性低血糖反应

多见于易于激动、紧张、焦虑等自主神经功能紊乱的人。诊断依据:①有餐后低血糖症状,自觉症状明显,但无昏迷和癫痫,半小时左右可自行恢复。②延长口服糖耐量试验,空腹和餐后第 1 h 血糖正常,但第 2～3 h 降低,以后可自行恢复。③饥饿试验能耐受,无低血糖发作。④胰岛素水平及胰岛素/血糖比值正常。⑤对低糖、高蛋白质饮食有效。⑥无糖尿病、胃肠手术等器质性疾病史。

(二)严重肝脏疾病所致低血糖症

可见于严重肝炎、晚期肝癌、肝硬化、严重脂肪肝等。

(三)晚期低血糖症

为糖尿病早期表现之一。此病空腹血糖可正常,口服糖耐量试验血糖第 1 h 高于 10 mmol/L(180 mg/dL),第 3～4 h 下降低于 2.8 mmol/L(50 mg/dL),多有肥胖和糖尿病史。

(四)药物引起的低血糖

如胰岛素和口服降糖药、磺胺类药、对氨水杨酸、四环素等均可引起低血糖。

三、治疗

(一)手术治疗

手术治疗是治疗方法之一。

(二)药物治疗

对于不能手术者可试用,但长期应用可引起钠潴留、心悸、血压升高、面部毛发增多、食欲减退等。

1.二氮嗪

二氮嗪抑制胰岛素的分泌和释放,剂量为 50～300 mg/d,分 3 次口服。

2.链脲佐菌素、氟尿嘧啶及深部 X 线照射

链脲佐菌素、氟尿嘧啶及深部 X 线照射等治疗破坏胰岛 β 细胞。

四、预后

对确诊为胰岛素瘤或高度疑为本病者,应及早手术,摘除肿瘤,可获治愈。

(张丽丽)

第二节 胰高血糖素瘤

胰高血糖素瘤是一种罕见的胰腺内分泌肿瘤,由于胰岛 α 细胞的肿瘤自主分泌过量的胰高血糖素入血引起胰高血糖素瘤综合征,出现皮肤坏死游走性红斑(necrolytic migratory erythema,NME)、非胰岛素依赖型糖尿病、糖耐量减低、正细胞正色素性贫血、体重下降、口角炎、舌炎、血管栓塞、血沉增快、低氨基酸血症和肝脏脂肪变性等临床表现。1942 年,Becker 首次报道本病;1974 年,Mallinson 等分析了本病 9 例的临床特点,提出了"胰高血糖素瘤综合征(glucagonoma syndrome)"的命名。

胰高血糖素瘤的发病年龄为 20～73 岁,以 50～60 岁发病最多,尚未见 19 岁以下的病例报道;确诊时的平均年龄为 40 岁,其中多数病史较长。女性多见,男女之比约为 19∶28。目前已报道 300 多例,有近 20 例的存活期超过了 25 年。

一、临床表现与诊断

促进胰高血糖素分泌的三个主要因素:①低血糖症;②抑制 β 细胞分泌胰岛素的因素;③交感神经兴奋。

胰高血糖素瘤发生在胰尾者约占一半以上,胰体次之(占 1/4),胰头最少(<1/5)。肿瘤直径可达5 cm。光镜下,肿瘤细胞体积较大,呈多角形或柱形,大小不一,核分裂少见。瘤细胞呈巢状或网状结构排列,有时呈菊形团状或腺泡状,细胞间有纤维组织,瘤组织的血管丰富。偶尔肿瘤来源于血管内。电镜下,瘤细胞含有致密的圆形分泌颗粒,但有的细胞也含有其他分泌颗粒。用间接荧光法可证实瘤细胞内含有胰高血糖素,肿瘤内或肿瘤周围可见胰多肽(PP)细胞。

(一)过多胰高血糖素引起代谢性上皮坏死-肝皮综合征

胰高血糖素瘤细胞膜上含有生长抑素受体,奥曲肽可降低胰高血糖素的分泌量;胰岛素可抑制胰高血糖素分泌,而在低糖或缺糖环境下胰岛素分泌减少,对 α 细胞的抑制减弱和/或神经性兴奋引起胰高血糖素分泌增强。

正常人血浆胰高血糖素的基础水平为 50～100 pg/mL。胰高血糖素瘤患者的血浆基础水平明显升高,常在 1 000 pg/mL 以上。升高的胰高血糖素以活性组分为主,引起血糖、血胰岛素升高和血氨基酸降低。由于代谢紊乱引起的皮肤坏死又称为代谢性上皮坏死-肝皮综合征(metabolic epidermal necrosis-hepatocutaneous syndrome,MENHCS)。动物(狗或猫)试验发现,除胰高血糖素瘤外,肝脏疾病也可引起 MENHCS,故后者可能仅仅是一种病理生理过程而非具体的皮肤疾病。饮食治疗,如优质蛋白质可促进这种皮肤损害的恢复;补充锌和必需氨基酸也有一定的治疗作用;糖皮质激素的使用应慎重,一旦并发糖尿病,可使预后不良。长期应用胰高血糖素可引起医源性坏死溶解性移行性红斑。

（二）坏死性游走性红斑是胰高血糖素瘤的较特征表现

坏死性游走性红斑（necrolytic migratory erythema，NME）具有特异性，发生率为 64%～90%。皮肤病变常发生在胰高血糖素瘤诊断前数年，最长报道为 18 年。识别反复出现、经久不愈的坏死性游走性红斑有助于胰高血糖素瘤的早期发现。皮肤损害开始表现为高出皮面的局域性红斑，也可为脱屑性红色丘疹及斑疹，常为环形或弓形，其后表面苍白形成水疱，水疱破溃、结痂后遗留色素沉着。皮损可成批反复出现，每次皮疹自出现到愈合 1～2 周。当大批皮疹出现时，可伴有舌体肥大、舌炎和口角炎。

皮肤病变可见于身体各部位，以下腹、臀部、腹股沟、大腿、会阴和下肢等皮肤皱褶、多摩擦处较多见，偶见于面部，易并发细菌感染；微小创伤累及足部或耳轮即可诱发，且不易愈合；皮疹处病理检查示基底层上的棘层松解是其典型特征，患者常因皮肤损害而就诊于皮肤科。其他皮肤病变有间断性脓疱病、天疱疮、银屑病、念珠菌病和糙皮病。皮肤病变可能与高胰高血糖素血症促进分解代谢和糖异生，造成低氨基酸血症，使皮肤营养不良有关，有报道补充氨基酸后皮疹好转。还有一种假说认为，高胰高血糖素血症直接引起皮肤角质细胞中花生四烯酸代谢产物的增加，导致皮损。另有研究表明，仅降低血浆胰高血糖素水平，而并不纠正低氨基酸血症仍然可使皮肤病变缓解，提示高胰高血糖素血症与皮损关系更大。

（三）过多胰高血糖素导致贫血/体重减轻/舌炎/血管栓塞

患者常有正细胞正色素性贫血，偶有红细胞系统增生不良，血清维生素 B_{12} 及叶酸多正常，口服及胃肠外给铁难以改善贫血。贫血的可能原因：①胰高血糖素的促分解作用造成氨基酸缺乏和营养不良；②恶性肿瘤晚期的慢性消耗；③胰高血糖素可能抑制红细胞生成。

体重减轻见于绝大多数患者，发生率为 56%～90%，在皮损好转时可改善。舌炎见于 1/3 的病例。体重减轻与胰高血糖素促进分解代谢，造成营养不良有关。另外，与恶性肿瘤的慢性消耗有一定的关系；约半数患者有腹泻，也是体重减轻的原因之一。腹泻可能与肿瘤还分泌其他多肽（如 VIP）有关。

静脉血栓的发生率为 12%～35%，深部静脉血栓可引起肺梗死、脑梗死和肾梗死，凝血机制未见异常，其他内分泌肿瘤很少发生这种并发症，其发生机制不清。死于胰高血糖素瘤的患者 50% 是由栓塞所致。肺梗死常致猝死，临床上应慎重对待。少数患者出现精神抑郁、共济失调、痴呆、视神经萎缩、眼球震颤、视觉障碍和反射异常等，可能与大剂量胰高血糖素作用于中枢神经系统有关。其他少见的症状还有腹痛、肾性糖尿和低胆固醇血症等。

（四）根据特殊临床表现和高胰高血糖素血症确立胰高血糖素瘤诊断

临床上出现下列情况应疑及胰高血糖素瘤，需做进一步的诊断检查：①典型的起疱松解坏死性皮炎特征；②无家族史的老年起病的糖尿病；③临床皮炎、口唇炎和舌炎经用氨基酸治疗后症状有所缓解者；④无原因可查的血管栓塞，特别是肺栓塞者。高度怀疑本病时应进行进一步检查，明确诊断。

确诊有赖于血胰高血糖素测定及发现肿瘤。如患者的空腹血浆胰高血糖素明显升高（>300 pg/mL），而且发现了胰腺肿瘤，一般可以确定其临床诊断，但必须附有肿瘤病理检查的证据。光镜病理检查难以区分胰高血糖素瘤和其他胰腺的内分泌肿瘤，免疫组化分析、特殊染色、电镜观察以及肿瘤组织中胰高血糖素定量是有效的定性胰高血糖素瘤的病理检查方法，但仍需结合临床综合判断。大多数患者在确诊前都有皮肤病变，故皮肤活检相当重要。应在病变活动边缘内侧取材，反复多处检查有助于提高检出率。

1.一般检查

多数患者呈正细胞正色素性贫血,伴糖耐量异常或血糖明显升高。血氨基酸谱分析示氨基酸浓度普遍降低。多数神经内分泌肿瘤可合成和分泌多种肽类及胺类活性物质,引起临床症状,但亦有约 1/3 的肿瘤无内分泌代谢失常的临床表现(无功能性神经内分泌肿瘤),这些肿瘤往往表达铬粒素 A(CgA)、PP、血清神经元特异性烯醇化酶(NSE)及糖蛋白激素亚基等标志物,其中以 CgA 的灵敏度和特异性较高,如无神经内分泌表现,可作血浆 CgA 测定协助诊断(阳性率50%~100%)。

2.血胰高血糖素测定

血浆胰高血糖素增高,一般空腹为 800~3 000 pg/mL。因血循环中胰高血糖素各组分的生理意义尚不甚清楚,故临床上与血浆胰高血糖素增高有关的临床症状及代谢异常并不一定与激素的浓度相平行。如血浆胰高血糖素显著升高,而临床无胰高血糖素瘤依据,还要想到干扰胰高血糖素测定结果的因素的可能,如急性胰腺炎,慢性肝、肾衰竭(一般<500 pg/mL,但门腔分流术后可>1 000 pg/mL)。另外,如胰高血糖素瘤为 MEN-1 型的一种表现,可出现其他相应激素的增高。

正常人空腹血浆胰高血糖素为 50~150 pg/mL,本病时升高,但程度不等(315~96 000 pg/mL)。应用凝胶过滤技术可将血浆胰高血糖素分为 4 种:①巨胰高血糖素,分子量 $16×10^3$D,约占血浆总免疫反应性胰高血糖素的 29%;②分子量 $9×10^3$D 的胰高血糖素原,约占 16%;③分子量为 $3.5×10^3$D 的胰高血糖素,约占 37%;④分子量为 $7×10^3$D 的胰高血糖素二聚体,约占 17%。胰高血糖素瘤患者的血浆中 $9×10^3$D 和 $3.5×10^3$D 的两种胰高血糖素均升高。切除肿瘤后,外周血中 $9×10^3$D 的胰高血糖素原很快消失,说明胰高血糖素瘤分泌的主要是胰高血糖素原。

3.动态试验

当临床表现支持而血胰高血糖素不升高时,可借助下列试验明确诊断。

(1)促胰液素激发试验:促胰液素对正常人和糖尿病患者的胰高血糖素分泌无兴奋作用或有抑制作用。胰高血糖素瘤患者在静脉注射胰泌素 2 U/kg 后,血浆胰高血糖素迅速上升到正常高限的 2 倍以上,1 h 后恢复正常。血浆中增加的主要为分子量 $3.5×10^3$D 的胰高血糖素。

(2)精氨酸激发试验:在 30 min 内静脉输注精氨酸 30 g,胰高血糖素瘤患者血浆胰高血糖素明显上升,常较注射前升高 30%以上。其中主要是分子量为 $3.5×10^3$D 的胰高血糖素,分子量为$9×10^3$~$12×10^3$D 的胰高血糖素也增加。但此反应也见于胰岛 α 细胞增生的患者,因此特异性较差。

(3)生长抑素敏感试验:静脉输注生长抑素可使正常人和胰高血糖素瘤患者外周血胰高血糖素和胰岛素水平降低。正常人血糖改变不明显,但胰高血糖素瘤患者血糖升高,这是因为此种患者尽管外周血胰高血糖素降低,但其体内总量仍增多。

(4)外源性胰高血糖素敏感试验:静脉注射 0.5 mg 胰高血糖素后,正常人血浆胰岛素迅速上升,继而血浆葡萄糖增高。胰高血糖素瘤患者由于体内长期内源性胰高血糖素升高,对外源性胰高血糖素不敏感,血浆葡萄糖的上升不明显。如本试验的结果呈迟钝反应,强烈提示胰高血糖素瘤,但如呈敏感反应,仍不能完全排除本病。

(5)OGTT:可正常或异常,其诊断意义不大。

4.影像检查

肝、胰 B 超和 CT 检查可发现原发病灶和肝内转移灶。选择性腹主动脉造影术在胰岛病变的确定方面较前检查更为精确,可显示 60％ 的病例的病变。应用经皮肤穿刺导管技术在胰腺各静脉分支采血样来测定胰高血糖素的含量,明显提高了诊断率,亦可在下腔静脉和腹主动脉导管取样,3 个部位的血样对胰高血糖素瘤术前定位诊断有极大帮助。Schillaci 等比较了生长抑素受体显像的 SPECT 扫描对胃肠胰神经内分泌肿瘤的诊断效率,认为 SPECT 在定位诊断方面优于平面显像、CT 和 MRI。

因为胰高血糖素瘤几乎全部为恶性,所以定位诊断的根本目的是发现已有的转移灶。可按下列顺序进行:B 超、CT、MRI、腹腔动脉造影、经皮肝穿刺插管选择性门静脉造影或分段取血测胰高血糖素来协助诊断,其中腹腔动脉造影效果最佳,其阳性率达 90％,往往对 B 超和 CT 等未能诊断者仍可明确定位,但因操作技术难度大且有创伤性,难于常规应用于临床。胰腺的 CT 检查是首选,其次才是 B 超检查,后者因受肠道气体的干扰,准确性不如 CT。约 75％ 在诊断时已有转移,故确诊后,还应根据临床情况选择必要的检查,如 X 线胸片、放射性核素骨扫描以及胃镜和肠镜等寻找转移灶。

胰高血糖素瘤细胞可表达丰富的 β-cellulin(BTC)。BTC 为上皮生长因子(EGF)家族中的新成员,可与 EGF 受体的酪氨酸激酶和 EGF 受体(erbB1 和 erbB4)结合,但是否可用于胰腺神经内分泌肿瘤的定位诊断仍有待进一步研究。

(五)胰高血糖素瘤与引起坏死性游走性红斑或高胰高血糖素血症的其他疾病鉴别

1.家族性高胰高血糖素血症

家族性高胰高血糖素血症罕见,一般血胰高血糖素＜500 pg/mL,其免疫活性胰高血糖素的大分子成分为多,且无胰高血糖素瘤的临床表现,可资鉴别。高胰高血糖素血症也可见于下列其他情况,如蛋白餐后、饥饿、停用胰岛素、酸中毒、高营养治疗、心肌梗死伴心源性休克、尿毒症、感染、败血症、剧烈运动、急性外伤、灼伤、糖尿病、肝硬化、Cushing 综合征、肢端肥大症、嗜铬细胞瘤和急性胰腺炎应用糖皮质激素后等。在这些情况下,血浆胰高血糖素大多为轻度升高(＜500 pg/mL),而明显升高仅见于胰高血糖素瘤。

2.松解坏死性皮炎

主要应与肠源性皮炎、癞皮病、长期全静脉营养后叶酸缺乏症、银屑病性皮炎和念珠菌皮肤感染等鉴别。此外,落叶性天疱疮、Hailey-Hailey 病、角层下脓疱病、中毒性表皮坏死松解症、脓疱性银屑病、类天疱疮、慢性胰腺炎、乳糜腹泻、肝硬化、门腔分流术后和假性胰高血糖素瘤等也可发生类似的皮疹。上述疾病的组织学特点为表皮上部海绵形成、坏死及裂隙形成,但不发生棘层松解,血胰高血糖素测定可资鉴别。

除胰高血糖素瘤外,NME 还见于肠道疾病、吸收不良综合征、肝硬化、恶性肿瘤、胰腺炎、肝炎、炎性肠瘤、海洛因成瘾和牙周脓肿等,需与上述情况鉴别。此外,囊性胰高血糖素瘤细胞可有 11 号染色体的杂合子丢失(LOH),应与胰腺囊肿鉴别。

二、治疗

包括手术切除、化疗、肿瘤栓塞、生长抑素、营养支持和局部皮疹的治疗等。

(一)手术根治

由于胚胎发生的原因,胰高血糖素瘤多位于胰体尾部,且胰内病变多为单发,手术方式多为胰体尾切除或单纯肿瘤摘除术。绝大多数患者切除肿瘤后,症状于 2 周内可全部消失。即使是胰外转移的患者,除尽量切除转移灶外,也应做原发病灶的切除或部分切除,对降低血中胰高血糖素水平、提高血氨基酸浓度和改善症状均有效。术后血糖迅速恢复正常,但糖耐量恢复正常需2～3个月。手术切除胰高血糖素瘤后,可用 ^{111} In-奥曲肽显像进行病情追踪,其突出意义是可了解肿瘤(如果未完全切除或已有转移灶)的生长抑素受体表达情况,随时调整治疗方案。对有肝转移并肝脏受到严重破坏的胰高血糖素瘤可考虑肝移植治疗。

(二)非手术治疗

1.化疗

常用的药物有链佐星、达卡巴嗪、氟尿嘧啶、丝裂霉素及阿霉素等。其中,达卡巴嗪(DTIC)为首选,被认为是一种最有效的药物,不但可杀伤瘤细胞,使瘤体缩小,而且药物毒性小,每天剂量为 $250 \ mg/m^2$,5 d 为 1 个疗程,每 4 周重复应用。腹腔动脉及肝动脉给药对胰内肿瘤及转移灶具有不同程度的控制作用。联合使用可提高疗效,并可减少药物剂量。化疗过程中,必须注意营养支持治疗。其中特别重要的是静脉输注平衡氨基酸溶液。由于输氨基酸后增加了胰高血糖素的底物,成糖和成酮作用增加,故有导致血糖及血酮升高的趋势。治疗中应注意患者的肝肾功能,监测血糖和血酮的变化。

2.生长抑素治疗

生长抑素类似物对胰高血糖素瘤有一定的抑制作用,但停药后有反跳现象。常用奥曲肽(长效生长抑素)0.05 mg 皮下注射,3 次/天,必要时可增至 0.5 mg,4 次/天。一般皮肤病变在 48 h 内明显改善,1 周内完全消失,停药后皮疹在 36 h 内再现。生长抑素类似物对肿瘤体积及生长无抑制作用。长期应用的不良反应为胃肠道反应和胆道结石。

3.放疗和肝动脉栓塞治疗

神经内分泌肿瘤细胞常呈生长抑素受体的过度表达。体外实验发现,培养的胃类癌、中肠类癌和胰高血糖素瘤细胞在加入核素标记的 ^{111} In-DTPAD-Phe-奥曲肽后,后者与生长抑素受体结合,再被内吞进入细胞质或核内,因此有较强的放疗作用,但效果与生长抑素受体密度有关。肝动脉栓塞适用于肝转移化疗无效或与化疗联合应用。Casadei 等报道,用奥曲肽及肝动脉化学栓塞治疗的效果较满意。

4.皮肤病变的局部处理

上述各项治疗均可改善皮疹。但一般仍需对皮肤病变进行局部处理。口服抗生素及肾上腺皮质激素可使皮损部分或完全缓解。口服双碘喹啉可减轻皮疹,但停药后易复发。推荐剂量为 1 800 mg/d,硫酸锌糊剂对渗出性皮肤病损有缓解作用。如皮损对一般治疗无反应,应测定血锌水平(尤其是在伴有肝脏病变时),缺锌时的补锌治疗可收到良好效果。如用奥曲肽治疗,NME无明显改善(抵抗现象),或补充锌盐后仍无明确效果,可用必需脂肪酸和必需氨基酸静脉滴注治疗,有时可收到较好疗效。

(张丽丽)

第三节　胃泌素瘤

胃泌素瘤(gastrinoma)是一种具有分泌胃泌素功能的肿瘤,常位于胰和十二指肠。其临床表现主要是由于高胃泌素血症所致的胃液、胃酸分泌过多而引起的多发、难治、非典型部位的消化性溃疡和/或腹泻等综合征群。该病在 1955 年由 Zollinger 和 Ellison 首先描述 2 例具有严重消化性溃疡、高胃酸分泌,伴有胰岛非 β 细胞肿瘤为特点的临床综合征,故曾命名为 Zollinger-Ellison 综合征。随着对胃泌素瘤的认识不断深入,进一步将其分为两种类型:①单发型,较多见,倾向于恶性腺癌;②Ⅰ型多发性内分泌瘤综合征(multiple endocrine neoplasia type 1,MEN-1)组成中的胃泌素瘤,常染色体显性遗传,多为良性腺瘤,占胃泌素瘤的 20% 左右。

一、病理

过去认为胃泌素瘤大多数发生在胰腺,近来发现胰外的胃泌素瘤日益增多,主要位于十二指肠,和位于胰内的胃泌素瘤同样多,其次可位于肝、肾、脾门、肠系膜、胃、淋巴结及卵巢等部位,有位于心、胆总管、空肠、网膜的少见报告。80%～90% 的胃泌素瘤位于"胃泌素瘤三角区"内,其上方为胆囊管和胆总管交点,中间为胰腺的颈、体连接部,下方为十二指肠的第 2、3 部接合点。

胃泌素瘤有完整或不完整的包膜,切面呈均质灰白色,大的肿瘤可显示出血、坏死及囊性变。肿瘤由排列成索、巢、带状或弥漫成片的腺泡组织组成,与其他内分泌肿瘤相似,如行免疫组织化学染色可见胃泌素颗粒和嗜铬素 A(chromogranin A)阳性。当肿瘤直径＞3 cm 时应高度怀疑为恶性。

胃泌素瘤释放大量胃泌素,产生高胃泌素血症和高胃酸分泌。由于胃泌素有滋养胃黏膜细胞作用,使胃黏膜细胞增生肥厚,形成巨大胃黏膜皱襞,壁细胞总数可比正常增加 3～6 倍。有 MEN-1 的患者可有甲状旁腺、垂体和胰岛细胞腺瘤或增生,也可发生肾上腺皮质肿瘤、类癌瘤、脂肪瘤等。

二、临床表现

胃泌素瘤的确切发病率不太清楚,据国外估计年发病率为 1/100 万左右。发病年龄以 35～65 岁多见,男女比例为 3:2。胃泌素瘤虽多数为恶性,但因瘤体小,发展缓慢,所以肿瘤本身很少引起明显的症状,直至疾病的晚期才出现恶性肿瘤浸润或转移的症状。其临床表现主要与大量胃酸分泌有关。

(一)腹痛

常是由于消化性溃疡所致,是最常见的症状,发生率为 80% 以上。疼痛较严重,呈持续进行性。消化性溃疡常为多发性,以在不典型部位(球后十二指肠降段和水平段,或空肠近端)为特点,对常规的抑酸药物、根治幽门螺杆菌及手术疗效欠佳,且易发生出血、穿孔及幽门梗阻等并发症。此外疼痛也可以是由于胃酸反流入食管引起胃灼热的症状,约占 20%。

(二)腹泻

腹泻是本病的第二个常见症状,占 60%～70%。有 10%～20% 的患者腹泻可先于消化性溃疡。腹泻量大呈水样或脂肪泻,严重者可产生水、电解质和酸碱平衡紊乱。

(三)MEN-1

MEN-1 是常染色体显性遗传性疾病,常有家族史,最常见的症状是由甲状旁腺增生或肿瘤引起的,90% 以上的患者表现为高钙血症和肾结石,80% 的患者伴胰腺内分泌肿瘤,60% 的患者伴垂体肿瘤,部分伴泌乳素瘤,可表现为溢乳和性功能减退等症状。近几年来其基因已被鉴定和克隆,发现第 11 对染色体 q13 有变异。

三、诊断

(一)临床诊断

本病临床上少见,容易被忽视,有下列临床表现者应高度怀疑本病:①难治、多发、非典型部位及胃大部切除术后迅速复发的消化性溃疡,且不伴有幽门螺杆菌感染;②消化性溃疡伴有不明原因的腹泻;③胃镜显示异常粗大的胃黏膜皱襞;④消化性溃疡伴有内分泌疾病家族史;⑤消化性溃疡多次发生出血、穿孔或幽门梗阻和食管狭窄等并发症;⑥消化性溃疡伴有高钙血症、肾结石或其他内分泌疾病的临床表现。

(二)定性诊断

1.胃液分析

有一定价值。夜间 12 h 胃液总量＞1 000 mL(正常＜100 mL),空腹胃液 pH＜2.5,基础酸分泌量(BAO)绝大多数患者＞15 mmol/h,胃大部切除术或迷走神经切断术后常＞5 mmol/h。本病患者胃内的壁细胞几乎全部处于最大刺激状态,对五肽胃泌素刺激反应较弱,故 BAO/MAO＞60％。

2.血清胃泌素测定(放射免疫法)

正常人或十二指肠溃疡的患者空腹血清胃泌素浓度一般为 50～150 pg/mL。胃泌素瘤的患者中 99％～100％空腹血清胃泌素水平是升高的,当空腹血清胃泌素浓度＞1 000 pg/mL,伴有相应的临床症状和胃酸高分泌,可确定胃泌素瘤的诊断。

3.激发试验

适用于临床怀疑本病而空腹血清胃泌素水平为临界值或轻度升高者(150～1 000 pg/mL),激发试验的方法有三种。

(1)促胰泌素刺激试验:是激发试验中最可靠、最有价值的一种。常用促胰泌素 2 U/kg 静脉注射,于注射前 5 min 及注射后 2 min、5 min、10 min 分别采血样本测定血清胃泌素浓度,本病患者血清胃泌素值可增加 200 pg/mL 以上,称促胰泌素刺激试验阳性。

(2)钙输注试验:用于临床高度怀疑本病,而促胰泌素刺激试验可疑者,常使用葡萄糖酸钙每小时5 mg/kg静脉滴注 3 h,于注射前及注射后每 30 min 分别采血样本测定血清胃泌素值。本病患者常在滴注后第 3 h 达高峰,常大量增加＞400 pg/mL。十二指肠溃疡仅少量增加。高钙血症患者禁做此试验。

(3)标准试餐试验:常以一片面包(或等量馒头),200 mL 牛奶,一只煮熟鸡蛋,50 g 乳酪(含20 g 脂肪、30 g 蛋白质、25 g 碳水化合物)餐前 15 min 及餐后每隔 15 min 采血样本,共 90 min,分别测定血清胃泌素浓度。本病患者仅少量增加,而胃窦 G 细胞功能亢进的患者,血清胃泌素水平可增加 2 倍以上,十二指肠溃疡的患者呈中度增加。

(4)MEN-1 的胃泌素瘤患者常伴血钙、甲状旁腺素、泌乳素、卵泡刺激素升高。

(三)定位试验

1.超声、CT、MRI 核素扫描

超声、CT、MRI 核素扫描均属无创伤性检查,应首先采用,有助于胃泌素瘤的定位和瘤体大小的诊断,但阳性率较低,尤其是对肿瘤直径较小者不易发现。

2.内镜和超声内镜检查

内镜可发现位于上消化道内的溃疡和黏膜皱襞的变化。超声内镜用于检测胰腺,与生长抑素受体核素成像联用,能检出 93% 的胃泌素瘤,敏感性 75%～85%,特异性 95%(对胰腺),最小可检出 2～3 mm 的病损,但对十二指肠胃泌素瘤的检出率仅为 50%。

3.选择性血管造影术

选择性腹腔和肝动脉造影,有助于胃泌素瘤的定位,尤其是对判断肿瘤有无肝内转移是最好的检查手段,但对瘤体直径较小者敏感性不高。

4.经皮经肝门静脉插管采血样本测定血清胃泌素的浓度检查

价值有限,但当所有影像检查阴性时可以试行。

5.手术探查

因为胃泌素瘤大多数为恶性,故有人主张只要患者无手术禁忌证和多处肝转移,应行外科剖腹探查,有条件的医疗单位可行术中超声。

四、治疗

对本病的根本治疗是手术切除产生胃泌素的肿瘤,对不能发现肿瘤及肿瘤不能完全切除者可用药物治疗,如肿瘤发生浸润和转移可用化疗药物。

(一)手术治疗

手术治疗是最佳治疗。胃泌素瘤如为单个、且无转移者,手术切除肿瘤,胃酸分泌和血清胃泌素可迅速恢复正常,临床症状消失,疾病可获治愈。由于术中发现原发灶＞3 cm 的胃泌素瘤 60% 已有肝转移,小于 3 cm 的胃泌素瘤只有 10% 有肝转移,美国国立卫生院(NIH)建议对小于 2.5 cm 的胃泌素瘤手术切除以防转移。对于不能发现原发病灶或已有转移灶无法切除的胃泌素瘤不主张行全胃切除或胃大部切除术。

(二)药物治疗

1.H_2 受体拮抗剂

H_2 受体拮抗剂能有效降低胃酸分泌,促使溃疡愈合,消除消化性溃疡和腹泻等症状。

2.质子泵抑制剂

质子泵抑制剂是治疗胃泌素瘤的首选药物。其强力抑酸效果能有效控制胃酸高分泌引起的症状,没有减效或失效现象。

3.生长抑素

生长抑素能减少抑酸剂的用量,抑制胃泌素的分泌,短期内肿瘤不增大。

4.α-干扰素

短期内肿瘤不增大,但并无减小。

5.化疗药物

对于肿瘤不能切除,且已发生浸润和转移者,可用链佐星、阿霉素和氟尿嘧啶等,可改善症状,但只有短期效果,没有延长生存期的作用。不良反应有恶心、呕吐、骨髓抑制和肾衰竭。

五、预后

一旦胃泌素瘤完全切除,则疾病得到治愈。胃泌素瘤的恶性程度较低,生长缓慢,尽管肿瘤较大或伴有肝或别处转移,患者仍能正常生活多年。据报道,胃泌素瘤的 5 年生存率为 62%～75%,10 年生存率为 47%～53%,伴肝转移者 5 年生存率为 20%,10 年生存率为 10%。死亡的主要原因为恶性肿瘤的肝转移。

（张丽丽）

第四节 血管活性肠肽瘤

血管活性肠肽瘤(VIPoma)是一种相当少见的内分泌肿瘤,60%～70%为恶性,其中50%已有肝转移,30%～40%是腺瘤或增生病变;另有约10%为神经节瘤和呈神经细胞瘤,主要来源于交感神经组织,多见于儿童。肿瘤组织分泌大量的血管活性肠肽(Vasoactive Intestinal Peptide,VIP),引起一系列临床综合征。临床上罕见,国外报道年发病率为 0.2/100 万～0.5/100 万,占胰腺内分泌肿瘤的 5%。

二、临床表现

(1)WDHH 综合征:肿瘤组织释放大量的 VIP,引起顽固性水样泻,大量钾离子丢失而出现低血钾;胃酸过少或无胃酸,故又称为水样泻、低血钾、胃酸减少综合征(watery diarrhea,hypokalemia,hypo-chlorhydria,WDHH)。

(2)大量水样泻,无脓血及黏液,每天大便量>1 L,亦有报道每天腹泻达 14 L 之多。

(3)低血钾是本病的另一特征,表现为乏力、腹胀、周期性麻痹、假性肠梗阻、胆囊扩张等。

(4)低胃酸或无胃酸;大部分患者表现为低胃酸,而无胃酸者少见。低胃酸与 VIP 抑制胃酸分泌有关。

三、诊断

(1)胃酸 pH 的测定:正常胃酸 pH 为 1～2,而 VIP 瘤患者的胃酸 pH 可达 4～5。

(2)血浆消化道激素水平的检测:正常人血浆 VIP 值在 0～190 ng/L,当患者 VIP 值>200 ng/L 有诊断意义。

(3)免疫组化染色:肿瘤组织 VIP 免疫组化染色阳性时高度提示 VIP 的诊断。

(4)血清钾的测定表现低血钾。

(5)影像学检查:US、CT、MRI、EUS、选择性血管造影(VIP 瘤为富血供)、术中超声等辅助检查。

四、治疗

(1)手术切除是治疗 VIPoma 的最有效的方法。

(2)一旦确诊即应手术,力求根治;如不能根治,也应做姑息性切除。

(3)多处肝转移灶不能逐个切除时,可用术中射频破坏残存的肿瘤;或者行肝动脉栓塞也有一定的疗效。

(4)生长抑素能抑制胰腺内分泌肿瘤的激素释放,以缓解临床症状,特别是对 VIPoma 有明显疗效。

(5)围术期加强水电解质紊乱、营养失调等的监测和调整。

(张丽丽)

第八章　生殖内分泌疾病

第一节　男性青春期发育延迟

　　青春期是幼稚状态的儿童向性成熟的成年人过渡阶段。世界卫生组织将青春发育期的年龄范围界定为10~20岁。城市儿童青春期比农村儿童要早,多数城市男孩在8~11岁出现睾丸增大。临床上一般将9~20岁称为青春发育期。

　　青春期延迟是青少年青春期发育过程中的一种异常现象,它是指青少年的青春期特征出现的时间比同龄青少年明显延迟(超过2.5年)。青春期延迟的特定年龄标准目前尚无一致意见,但一般认为,如果男孩在14岁时睾丸还不发育或在16岁时还出现骨骼生长突增、女孩到了13岁时乳房还未发育或到15岁还出现骨骼生长突增,则可考虑为青春期延迟。造成青春期延迟的原因很复杂,大致可分为两大类:先天遗传方面的因素;后天营养、疾病等方面的因素。

一、病因

(一)体质性青春发育延迟

　　这类患者在出生至学龄前期的身高和体重均在正常范围之内,但是自学龄期起,其生长发育开始变得比同龄人缓慢,青春期以前的身高一直在平均身高的最低标准附近徘徊,身材较同龄人矮小,性发育也显著迟缓。他们的青春期一般出现较晚,多数到十六七岁以后(男孩最晚可到20岁、女孩最晚可到18岁)才开始出现青春发育特征。但一旦进入青春期,则生长速度加快,其最终身高及生殖器官的发育大都能达到正常人的水平。体质性青春期延迟患者大都有家族史,追溯其父母的生长发育史,往往亦有青春发育相对延迟的情况。遗传决定生长发育的可能性,环境决定生长发育的现实性。对这类体质性青春延迟患者,一般只需要定期测量其生长速度,观察其生长的总趋势,无须特殊治疗。

(二)慢性疾病或营养不良导致功能性青春发育延迟

　　一些慢性疾病,如青紫型先天性心脏病、肝硬化、尿毒症、镰状红细胞性贫血、糖尿病、慢性腹泻、神经性厌食、严重的营养不良、营养代谢障碍等,均可对全身代谢及功能产生不良影响,导致下丘脑-垂体-性腺轴功能低下,出现青春期发育延迟。

　　近年来发现,慢性炎症性肠疾病(inflammatory bowel disease,IBD)严重阻碍机体的生长发育,导致青春期延迟。表现为患儿成年后身材矮小、性成熟障碍,生存质量明显降低。IBD是一组病因不明的慢性炎症性肠疾病,包含了两个独立的疾病:溃疡性结肠炎和克罗恩病。IBD 对生长发育的干扰作用十分明显,患儿由于厌食、腹痛、腹泻并发消瘦及营养不良是造成青春期延迟的主要原因。

(三)低促性腺激素型性腺功能减退症

低促性腺激素型性腺功能减退症有两种情况:①伴有脑组织结构异常的低促性腺激素型性腺功能减退症,如无脑畸形患儿无下丘脑分泌功能,即使脑垂体发育正常,由于无促性腺激素释放激素,造成青春期发育延迟;先天性脑垂体不发育及后天性垂体功能损伤,部分脑胼胝体发育不良导致的下丘脑功能障碍,枕部脑膨出伴运动失调的小脑畸形等脑中线发育异常,均因促性腺激素分泌不足而引起青春期发育延迟。②无脑组织异常的先天性促性腺激素释放激素缺乏,此类原因是引起青春期发育延迟的最常见原因,具体病因不清,多为各种综合征,如 Kallmann 综合征、Prader-Wille 综合征、Lawrence-Moon-BiedL 综合征等。

(四)高促性腺激素型性腺功能减退症

这类患者的下丘脑、垂体分泌功能均正常,只是由于睾丸或卵巢的发育不全而致雄激素或雌激素分泌减少,通过负反馈途径而致使促性腺激素分泌过多。常见原因如 Klinefelter 综合征、睾丸退化综合征、青春期前化疗或放疗导致睾丸 Sertoli 细胞或 Leydig 细胞损伤。此类患者由于睾丸分泌雄激素不足,导致男性第二性征不发育。

(五)先天性甲状腺素缺乏

甲状腺素分泌不足会直接影响大脑和骨骼的发育,这类青春期发育延迟的患者除身体矮小、性腺发育不全外,还伴有智力低下等异常。另外,有一些生长激素缺乏性侏儒症患者,常伴有垂体甲状腺轴异常,称为"中枢性的甲状腺功能减退",此类患者智力发育正常。

(六)颅脑的炎症或创伤

颅底脑膜的炎症、脑炎,以及分娩时的严重窒息缺氧、产伤、脑外伤等,均可导致下丘脑-垂体内分泌功能降低,而出现生长发育迟缓、男性第二性征发育阻滞。

二、诊断

根据青少年青春发育的规律,如果男孩达到 14 周岁,仍无青春发育征象者,应对其进行相关检查和生长发育的评估,以明确青春发育延迟的可能原因,并据此制定下一步治疗方案。体质性青春发育延迟、全身性疾病所致功能性青春发育延迟、低促性腺激素型性腺功能减退症和高促性腺激素型性腺功能减退症,是青春发育延迟常见的四种主要原因。其中,低促性腺激素型性腺功能减退症与体质性青春发育延迟的临床表现和性激素检测结果十分相似。因此,要对二者做出明确的鉴别诊断,但往往存在诸多困难。可是,临床上对这两种情况的处理方法却截然不同。前者需要用雄激素或促性腺激素进行终身替代治疗;后者即使不经任何治疗将来也会有自主发育。因此,对青春发育延迟的患者应根据每一个体的具体情况,决定是否需要进行药物治疗干预或仅仅只是随访观察。低促性腺激素型性腺功能减退症患者,既可用雄激素制剂治疗以促进男性第二性征的发育,也可用促性腺激素或促性腺激素释放激素来进行治疗,促进其自身睾丸的发育并合成和分泌雄激素,以及生成精子;高促性腺激素型性腺功能减退症患者,一般来说没有生育能力,用促性腺激素或促性腺激素释放激素治疗无效,只能用雄激素终生替代治疗。因此,正确的诊断是制定合理治疗方案的前提。

(一)体格检查

要仔细测量身高、体重、上部量、下部量和臂距,并计算身高与臂距和上部量与下部量的比值。身体的生长速度最好通过 1 年的观察加以确定。同时需测量睾丸、阴茎的大小。此外,视野、眼底、嗅觉、乳房发育情况、心、肺、胃肠道都应进行检查。

(二)激素水平的测定

激素水平的测定包括促黄体生成素(LH)、促卵泡刺激素(FSH)的基础水平和对促性腺激素释放激素(GnRH)兴奋的分泌反应,以及性激素睾酮(T)、雌激素(E_2)和泌乳素(PRL)的水平。必要时可测定促甲状腺激素(TSH)和 T_3 及 T_4。GnRH 兴奋试验如果 LH 峰在 7.5 U/L 以上,预示青春期会在 1 年内启动。

(三)染色体检查

所有患者均应进行染色体检查,以发现染色体的先天性异常。

(四)其他检查

X 线检查测定骨龄,若为生长迟缓,则骨龄和生长速度一致;骨龄落后于实际年龄、父母或家庭成员有青春期发育迟缓史,体格检查各方面正常,可拟诊为特发性青春期延迟。MRI 检查可发现颅内占位性病变。青春期延迟的男孩,其骨龄、骨密度明显低于同龄儿。

三、治疗

(一)体质性青春发育延迟的治疗

如果体质性青春发育延迟的诊断已经明确,可以对患者进行随访观察,无须药物治疗。若患者骨龄已达到 12 岁(相当于男性青春发育启动时的骨骼年龄)左右,实际生物年龄为 14 周岁左右时,可每 3~6 个月随访一次,观察第二性征发育的演进过程。随访时需采血测定血 LH、FSH、T 和/或 E_2 水平,摄 X 线骨龄像评估骨龄大小,并用 Tanner 分期法甚至用照相法详细记录患者第二性征发育情况,尤其是要注意睾丸体积大小的变化。若出现睾丸体积逐渐长大,并且血睾酮水平稳步升高,则可继续随访观察。大多数患者在半年到 1 年内多会出现明显的青春发育。如果男孩血清 T>0.7 nmol/L,也提示患者在随后的半年左右会出现明显的青春发育。但是,在临床实际工作中,体质性青春发育延迟往往只是在排除了器质性疾病后所下的一个推测性的诊断。也就是说,除非在以后的随访过程中已经看到患者自主出现了明确的青春发育,否则,要确诊患者为体质性青春发育延迟并判定患者将在随后几年内就一定会自发地出现青春发育,确实还存在很大的不确定性。如果患者青春发育的时间明显晚于同龄人,骨龄明显落后于实际年龄,家长及其患者对生长发育有担心并因此影响到患者的社会、心理健康,在这种情况下,如果能够排除系统性疾病和其他内分泌疾病,起始时可以用小剂量雄激素替代治疗,促进患者身高增加和第二性征发育。大量的临床观察证实,小剂量雄激素治疗,一般不会明显促进骨龄的增加,也不会影响将来成年后的终身高。同时,从小剂量雄激素过渡到大剂量雄激素治疗的方案,还可避免起始大剂量雄激素治疗因对雄激素过度敏感所导致的阴茎痛性勃起。小剂量雄激素治疗方案是指口服十一酸睾酮胶囊,每次 40 mg,每天1~2 次餐时或餐后服用的治疗方案。由于十一酸睾酮胶囊口服后以乳糜微粒的形式通过肠道淋巴管吸收,因此,食物中含有一定量的油脂成分可帮助提高其生物利用度和疗效。在用雄激素替代治疗的过程中,应密切观察睾丸体积变化。一旦发现睾丸体积大于 4 mL,应停止雄激素替代治疗,进一步观察患者自发青春发育程度和性激素水平变化。如果停药后,患者睾酮水平稳步升高并停留在成人水平,则体质性青春发育延迟的诊断明确。如果雄激素替代治疗 1 年以上,患者睾丸体积仍无明显增大,提示低促性腺型性腺功能低减诊断可能性极大,患者需要终身进行雄激素或促性腺激素替代治疗。应尽量模仿男性正常青春发育雄激素分泌的生理模式,雄激素的剂量也应逐渐增加,直到经 2～3 年血清睾酮浓度达到成年男性水平。目前,已有多项国内外的研究结果表明,体质性青春发育延迟的患者,给予小剂量雄激素替代治疗,有助于促进第二性征发育和青春期的启动。小剂量雄激素替代治疗,不会对患者自身的下丘脑-垂体-睾丸轴产生明显抑制作用。与未接受小剂量雄激素替代治疗的患者相比,两组之间在最终身高、骨密度、体脂含量等人体学指标方面无明显差异。也就是说,随访观察和小剂量雄激素替代治疗,都是治疗体质性青春发育延迟的合理方案。

(二)慢性疾病或营养不良导致功能性青春发育延迟的治疗

治疗重点在于明确和去除原发病因,改善患者的营养状态,增加患者的体重。一般情况下,病因去除或营养状态改善后,青春发育会自发出现,并表现出追赶生长现象,身高的增长速度出现一过性加快,回归到同龄男孩的正常生长曲线范围之内。甲状腺功能低下的患者,在甲状腺激素水平纠正到正常以后,生长速度明显加快,最终身高和青春发育均与同龄人相近似。

(三)低促性腺激素型性腺功能减退症的治疗

特发性低促性腺型性腺功能减退症患者,可先予小剂量雄激素治疗,以促进男性第二性征发育,经 2～3 年过渡到充足的成年剂量,以维持男性的性功能。在长期随诊中需要观察睾丸体积的变化,一旦发现睾丸体积明显增大,应及时停止睾酮替代治疗,重新评价患者的下丘脑-垂体-睾丸轴的功能。根据北京协和医院内分泌科的经验,成年男性患者可用国产十一酸睾酮注射剂,每次 250 mg 肌内注射,先每月注射一次,然后根据血睾酮水平,调整用药时间为每间隔 25～45 d 注射一次。如此可将血睾酮水平始终维持在正常低限值以上,又不至于超过睾酮水平正常高限值。对于身材明显矮小的患者,应考虑到同时存在着生长激素、甲状腺激素和肾上腺皮质激素缺乏的可能性。在明确诊断后,首先予以肾上腺皮质激素和甲状腺激素替代治疗,然后予以生长激素治疗,最后才考虑雄激素替代治疗,以达到解决患者成年终身高问题的目的。近年来,有学者采用小剂量性激素联合生长激素治疗的方案,希望通过性激素和生长激素的协同作用,获得更高的最终身高,但最后的结果并无显著性差异。成年已婚的低促性腺激素型性腺功能减退症患者,若有生育子女的要求或十分在意自身睾丸体积的大小,可以接受人绒毛膜促性腺激素(HCG)/人绝经期促性腺激素(HMG)或 HCG/FSH 联合治疗,以促进其自身睾丸组织的生长发育,使其在恢复合成和分泌雄激素功能的同时,启动精子的发生和成熟,因而达到解决患者想生育自己后代的愿望。一般来说,先前是否经历过雄激素治疗,不影响随后的促性腺激素或促性腺激素释放激素治疗的疗效。对大多数的低促性腺激素型性腺功能减退症患者来说,从药物经济学的角度出发,可采用先用雄激素治疗以解决患者的第二性征的发育和获得性生活能力,再来用促性腺激素或促性腺激素释放激素治疗解决患者生育问题的方案较为经济适用。促性腺激素治疗可以成功地达到解决第二性征发育的目的,但是,要想达到有充足数量的精子生成并恢复通过自然性交的方式达到自然生育的目标则较为困难。若为部分性低促性腺激素型性腺功能减退症患者,在开始促性腺激素治疗之前的睾丸体积接近或大于 4 mL,或经促性腺激素治疗后睾丸体积迅速增大到 8 mL 以上的患者,则通过自然性交方式获得生育的可能性较大。对于通过促性腺激素治疗后,虽有一定量的精子生成,但通过自然性交途径始终无法使女方怀孕的患者,可考虑采取尝试辅助生殖技术(ART)的手段解决生育问题。

（四）高促性腺激素型性腺功能减退症的治疗

高促性腺激素型性腺功能减退症的根本病变在于睾丸组织本身。因为睾丸功能衰竭，导致垂体分泌的 FSH 和 LH 水平显著升高，因此，诊断起来并不困难。临床上常见疾病有 Klinefelter 综合征、腮腺炎感染后的睾丸炎及自身免疫性睾丸炎等。此类患者只能用雄激素终身替代治疗，其原则和具体方案与低促性腺激素型性腺功能减退症患者雄激素治疗方案相同。因为此类患者睾丸功能已经衰竭，因此一般没有生育的可能性。偶有少数患者因睾丸组织功能损害较轻，可保留生育能力。与低促性腺激素型性腺功能减退症不同，对高促性腺激素型性腺功能减退症给予 FSH 和 HCG 治疗不能促进第二性征的发育，更无助于生育能力的恢复。

（覃仕海）

第二节 男性不育症

婚后夫妇性生活正常，均未采取避孕措施 1 年以上未能怀孕者，称为不育症。不育症的病因复杂，男性因素造成的约占 1/2。

一、病因

（一）生精功能障碍

常见于下丘脑及垂体功能异常、隐睾、精索静脉曲张、染色体异常、睾丸发育不全、睾丸炎、睾丸萎缩等使精子生成障碍。抑制生精药物及放射性物质、酒精、金属元素等也可影响精子的产生和成熟。

（二）精液异常

精液不液化、精子数量下降、精子活力降低及畸形率增加可影响生育。

（三）输精管道梗阻

附睾、输精管及射精管道发生阻塞，精子无法通过造成不育。如输精管缺如或闭锁，结核、淋病、支原体、衣原体引起生殖道炎症等造成阻塞。

（四）附属性腺功能异常

前列腺炎、睾丸附睾炎及精囊功能异常，均可引起不育。

（五）免疫因素

男性体内产生抗精子抗体，将男性生殖道内的精子杀灭，或抗精子抗体与精子膜表面结合干扰精子运动方向，影响精子穿透卵子的能力，造成不能受精，属免疫性不育。由于睾丸损伤、感染、局部温度变化及遗传等因素也可产生抗精子抗体，而影响生育。

（六）性功能障碍与射精障碍

如勃起功能障碍、早泄、阳痿、不射精、逆行性射精、尿道下裂精液不能射入阴道内等。

二、诊断

仔细询问病史，了解与不育有关的因素，如勃起功能、早泄及不射精或逆行性射精、精液液化情况等，分析不育在男方而不在女方或双方都存在不育因素。检查包括全身及第二性征相关的腋毛、阴毛、乳房的检查。着重生殖器官的检查,有无隐睾及睾丸和阴茎发育不良情况。有无精索静脉曲张、尿道下裂、附睾及输精管异常。直肠指诊检查前列腺和精囊是否正常。

精液检查是男性不育的主要诊断方法。采集精液前 5 d 内应无排精。精子数减少、无精子症、精子活动力降低及死精子症、畸形精子过多、精液不液化均可导致男性不育。尿液白细胞增多提示尿路感染或前列腺炎。排精后尿液检查有大量精子为逆行性射精。其他还应进行内分泌功能测定、睾丸活检、前列腺液检测、输精管造影、细胞遗传学及免疫学检查。

三、治疗

(一)药物治疗

适用于生精功能异常、精液黏稠度高或精液不液化及阳痿。可采用氯米芬、他莫昔芬、绒毛膜促性腺激素、丙酸睾酮等。皮质类固醇药物降低抗精子抗体滴度,使精液中的精子凝集滴度降低,精子活动度增加。黏液溶解栓剂如糜蛋白酶栓剂性交前塞入阴道,能较好地溶解黏度过高的精液,使之液化。核苷酸、精氨酸、单磷酸环腺苷等可增加精子细胞代谢的能量,提高精子的活力。生殖道有炎症者应用抗生素治疗。

(二)手术治疗

根据病因不同采用不同手术方法。隐睾者 2 岁前行松解固定术。尿道下裂行下裂矫正术。精索静脉曲张行精索内静脉高位结扎术、栓塞术或硬化术。输精管吻合术或输精管附睾吻合术。近年来有施行同种睾丸移植术,但未获得生育能力。

(三)辅助生殖技术

辅助生殖技术包括丈夫精液人工授精和宫内人工授精(IUI)、卵子胞质内精子注射(ICSI)、体外受精和胚胎移植(IVF-ET),以及附睾、睾丸精子抽吸及人工精子库技术等。适用于少精症、弱精症、无精症的不育。

(覃仕海)

第三节　多囊卵巢综合征

多囊卵巢综合征(PCOS)是青春期少女和育龄期妇女最常见的妇科内分泌疾病之一。据估计,其在育龄期妇女中的发生率为 5% ～10%。1935 年 Stein 和 Leventhal 首次描述了多囊卵巢综合征,因此它又被称为 Stein-Leventhal 综合征。PCOS 在临床上主要表现为功能性高雄激素血症和不排卵,近年来发现继发于胰岛素抵抗的高胰岛素血症也是它的特征性表现之一。

1970 年以来,已对 PCOS 做了大量的研究工作,可是其发病机制迄今仍不清楚。20 世纪 70 年代发现许多 PCOS 患者的血清 LH/FSH 比值偏高,因此,当时认为促性腺激素分泌紊乱是 PCOS 发病的主要原因。从 20 世纪 80 至 90 年代迄今对 PCOS 发病机制的研究主要集中在雄激素分泌过多和胰岛素抵抗方面。目前认为 PCOS 的发病机制非常复杂,H-P-O 轴紊乱、胰岛素抵抗、肾上腺皮质功能异常,一些生长因子和遗传因素都牵涉其中。

PCOS 不但影响生殖健康,而且还引起糖尿病、高血压、子宫内膜癌等远期并发症,对健康的危害很大。但是由于 PCOS 的发病机制尚不清楚,因此现在的治疗往往都达不到根治的目的。

一、病理生理机制

关于 PCOS 发病的病理生理机制,人们做了许多研究,提出了一些假说,如促性腺激素分泌失调、性激素分泌失调、胰岛素抵抗和遗传因素等。近年又发现,脂肪细胞分泌的一些激素也可能与 PCOS 的发生有关。

(一)促性腺激素分泌失调和性激素分泌失调

卵巢合成雄激素受促性腺激素调节,LH 刺激卵泡膜细胞分泌雄激素。20 世纪 70 年代发现 PCOS 患者体内的 LH 水平异常升高,FSH 水平相对偏低,当时认为 PCOS 患者体内过多的雄激素是促性腺激素分泌紊乱的结果。

PCOS 患者体内过多的雄激素在周围组织的芳香化酶作用下转化成雌酮。与排卵正常的妇女相比,PCOS 患者体内的雌酮/雌二醇比值偏高。雌激素对促性腺激素的分泌有反馈调节作用,过去认为雌酮/雌二醇的比值不同,反馈作用也有差异。当雌酮/雌二醇比值偏高时可引起 LH 分泌增加,从而加重 PCOS 的促性腺激素分泌紊乱。

过去认为在 PCOS 患者体内,促性腺激素分泌失调和性激素分泌失调相互影响形成恶性循环是 PCOS 发病的关键,因此当时把 LH/FSH 比值作为 PCOS 的诊断标准之一。目前认为,促性腺激素分泌失调和性激素分泌失调很可能只是 PCOS 的临床表现,因此新的 PCOS 诊断标准没有考虑 LH/FSH 比值。

(二)胰岛素抵抗

胰岛素抵抗指机体对胰岛素不敏感,在正常人群中的发生率为 $10\% \sim 25\%$,在 PCOS 妇女中的发生率为 50% 以上。在胰岛素抵抗时,机体为代偿糖代谢紊乱会分泌大量的胰岛素,从而导致高胰岛素血症。PCOS 患者往往同时存在高胰岛素血症和高雄激素血症,目前认为高胰岛素血症与高雄激素血症之间存在因果关系。

1.在 PCOS 中高胰岛素血症引起高雄激素血症

由于人们观察到有胰岛素抵抗和高胰岛素血症的妇女常常有男性化表现,因此考虑胰岛素可能影响雄激素代谢。Tayior 第一次提出有胰岛素抵抗的 PCOS 者体内过多的睾酮是高胰岛素血症直接作用于卵巢的结果。以后又有许多临床观察结果支持这一假说,部分或全部切除卵巢或用长效 GnRH-a 抑制卵巢雄激素合成后,胰岛素抵抗依然存在,高胰岛素血症没有得到改善。黑棘皮病患者在青春期就存在胰岛素抵抗和高胰岛素血症,可是在若干年后才能观察到血雄激素水平升高。因此,如果说高胰岛素血症与高雄激素血症之间存在因果关系,很可能是高胰岛素血症引起高雄激素血症。

近年来许多试验证实胰岛素对血雄激素水平具有一定的调节作用。这些试验一般采用高胰岛素——正常血糖钳夹技术或口服葡萄糖方法,使胰岛素水平在短期内迅速提高,结果发现,无论是胰岛素水平正常的妇女还是高胰岛素血症患者的血雄激素水平,都有不同程度的升高。有研究者发现,高胰岛素血症患者体内的雄激素水平明显高于胰岛素水平正常的妇女,尽管她们体内的 LH 水平及 LH/FSH 差别无统计学意义,这提示胰岛素能刺激卵巢合成更多的睾酮,胰岛素水平升高可能会引起高雄激素血症。为研究慢性高胰岛素血症对雄激素合成的影响,一些试验用二甲双胍改善胰岛素抵抗降低胰岛素水平,结果发现睾酮水平也相应降低。口服二甲双胍并不影响血 LH 的脉冲频率和振幅、LH/FSH 值、LH 对 LHRH 的反应和体内性类固醇激素合成。这些研究的结果从反面进一步证实,胰岛素能增加卵巢雄激素的合成。

2.高胰岛素血症引起高雄激素血症的机制

胰岛素增强细胞色素 P450C17α 的活性,从而刺激卵巢雄激素的合成。细胞色素 P450C17α 是一种双功能酶,同时有 17α-羟化酶和 C17,20 裂解酶活性,是性类固醇激素合成的关键酶。在许多 PCOS 者的卵巢内,细胞色素 P450C17α 的活性显著增强。二甲双胍能抑制肝糖原的合成,提高周围组织对胰岛素的敏感性,从而减少胰岛素的分泌,降低胰岛素水平。伴有高胰岛素血症的 PCOS 者口服二甲双胍 4～8 周后,血胰岛素水平降低,细胞色素 P450C17α 的活性也显著降低,睾酮的合成也受到抑制。用控制饮食的方法改善肥胖型 PCOS 者的胰岛素抵抗做类似实验得到同样的结果。这表明 PCOS 者卵巢中细胞色素 P450C17α 活性增强可能是高胰岛素直接刺激的结果。

高胰岛素增强胰岛素样生长因子-1(IGF-1)的生物活性。IGF-1 是一种能促进合成代谢的多肽,其结构类似于胰岛素。IGF-1 的作用是由 IGF-1 受体介导的,该受体在结构和功能上类似于胰岛素受体,与胰岛素也有一定的亲和力。另外体内还存在胰岛素和 IGF-1 的杂交受体,其两条链中一条来自胰岛素受体,另一条来自 IGF-1 受体,同胰岛素和 IGF-1 均有较高的亲和力。体内大多数 IGF-1 与 IGF 结合球蛋白(IGFBP)结合,只有少部分是游离的,具有生物活性。体内共有 6 种 IGFBP,其中 IGFBP-1 是由肝脏合成的,在调节 IGF-1 活性方面最重要。

IGF-1 能直接刺激卵泡膜细胞合成雄激素,也能协同 LH 的促雄激素合成作用。许多研究证明,胰岛素能通过影响 IGF-1 系统促进卵巢雄激素的生物合成,这可能是高胰岛素诱发高雄激素的机制之一。体内升高的胰岛素则竞争性地结合于 IGF-1 受体或杂交受体,发挥类似 IGF-1 的生物学效应,从而促进卵巢雄激素的合成。

更多的研究表明,胰岛素主要通过影响 IGFBP-1 的合成来促进卵巢雄激素的合成,胰岛素能抑制肝脏 IGFBP-1 的合成,提高卵巢组织 IGF-1 的生物活性,促进雄激素的合成。PCOS 者血胰岛素水平升高时,血 IGFBP-1 浓度明显降低。PCOS 者胰岛素抵抗得到改善,胰岛素水平降低后,血 IGFBP-1 会相应升高。

LH 主要作用于已分化的卵泡膜细胞,促进其合成雄激素。LH 是促进雄激素合成的最重要的因子,它能增强细胞色素 P450C17α 的活性,促进雄激素的生物合成。体外实验发现胰岛素能协同 LH 促进卵巢雄激素的合成,这可能是高胰岛素血症引起高雄激素血症的又一机制。另外有学者认为,胰岛素可能在垂体水平调节 LH 的分泌,从而增强卵巢雄激素的合成。

近年来的研究还表明,高胰岛素对雄激素代谢的调控不仅与直接参与卵巢雄激素的合成有关,而且可能与影响性激素结合球蛋白(SHBG)合成有关。SHBG 是由肝脏合成的,与睾酮有很高的亲和力,而与其他性类固醇激素的亲和力则较低。体内大多数睾酮都与 SHBG 结合,只有小部分是游离的。被组织直接利用的只是游离的睾酮,而不是与 SHBG 结合的部分。因此,SHBG 能调节雄激素的生物利用度。

胰岛素能抑制肝细胞 SHBG 的生物合成,SHBG 降低能增加游离睾酮浓度,诱发高雄激素血症。青春期性成熟过程中常伴有胰岛素抵抗和高胰岛素血症,此时女孩体内 SHBG 水平偏低。生育年龄妇女中也发现血胰岛素水平与 SHBG 水平呈负相关,高胰岛素血症患者的血 SHBG 水平显著低于胰岛素正常的正常妇女。当高胰岛素血症患者的胰岛素抵抗改善后,胰岛素水平下降,SHBG 水平也明显升高。在离体培养的肝细胞中发现,胰岛素能直接抑制 SHBG 的生物合成。

高胰岛素血症引起高雄激素血症的机制非常复杂,一些脂肪细胞分泌的激素或因子也可能参与其中,如瘦素、脂联素和抵抗素等。

(三)肾上腺皮质与PCOS

肾上腺皮质是雄激素的又一重要来源,由于95%以上的硫酸脱氢表雄酮(DHEAS)来自肾上腺皮质,因此临床上把DHEAS水平作为衡量肾上腺皮质雄激素分泌的指标。研究发现,一半以上的PCOS患者伴有DHEAS的分泌增加,这提示肾上腺皮质可能在PCOS的发病机制中发挥一定的作用。

有学者认为,肾上腺皮质功能早现与PCOS的发生有关。作为第二性征的阴毛和腋毛是肾上腺皮质分泌的雄激素作用的结果,正常女孩在8岁以后,肾上腺皮质分泌的雄激素开始增加,临床上主要表现为血脱氢表雄酮和硫酸脱氢表雄酮水平升高及阴毛出现,这被称为肾上腺皮质功能初现。另外,青春期阴毛的出现称为阴毛初现。8岁以前发生肾上腺皮质功能启动称为肾上腺皮质功能早现,许多研究发现肾上腺功能早现在PCOS的发病机制中可能扮演一定的角色。

(四)遗传因素

PCOS具有家族集聚性。与普通人群相比,多囊卵巢(PCO)患者的姐妹更容易发生月经紊乱、高雄激素血症和多囊卵巢;PCOS患者的姐妹发生PCOS的概率是普通人群的4倍左右;早秃是男性雄激素过多的临床表现,PCOS患者的一级男性亲属有较高的早秃发病风险。目前许多学者认为遗传因素在PCOS的发病机制中起重要作用,但是PCOS的高度异质性却提示PCOS的遗传模式可能非常复杂。

目前,国内外学者对PCOS的相关基因做了大量研究,其中包括类固醇激素代谢相关基因、糖代谢和能量平衡基因、与下丘脑和垂体激素活动有关的基因等。目前对调节类固醇激素合成和代谢的酶的基因研究较多。文献表明PCOS患者的CYP11A、CYP17、CYP11B2、SHBG、雄激素受体、GnRH、LH、ISNR、IGF和瘦素的基因都可以发生表达水平或单核苷酸多态性变化。虽然已对PCOS的遗传学做了很多研究,可是迄今仍未发现能导致PCOS的特异基因。目前发现的与PCOS有关的基因,只是对PCOS临床表现的严重程度有所修饰,而对PCOS的发生没有决定作用。疾病基因连锁分析和关联分析均不能证明这些基因与PCOS存在特异的遗传学关系。

随着遗传学的发展,人们发现人类疾病有半数原因与基因遗传有关,另一半则取决于基因组外遗传变化,这种基因组外遗传变化不改变遗传信息,但可导致细胞遗传性质发生变化,这就是表观遗传学。表观遗传调控可以影响基因转录活性而不涉及DNA序列改变,其分子基础是DNA甲基化以及染色质的化学修饰和物理重塑。大量的临床和基础研究结果表明环境因素在疾病发生、发展中有巨大的影响,而表观遗传调控在遗传因素和环境因素的互动关系中起着桥梁的作用。

PCOS除了有高雄激素血症、排卵障碍和多囊卵巢以外,还常伴有胰岛素、血糖和血脂的变化,因此近年来人们认为PCOS也是一种代谢性疾病。饮食结构、生活方式可以影响PCOS的发生,控制饮食、增加锻炼、降低体重等措施能明显改善PCOS的症状,这提示PCOS的发生、发展与环境因素有密切关系。由于一直没找到导致PCOS的特异基因,因此有学者推测,PCOS的发生可能是PCOS易感基因与环境因素共同作用的结果。也就是说,在环境因素的影响下,人体启动了表观遗传调控,PCOS易感患者的相关基因表达发生了变化,从而导致了PCOS的发生。虽然目前关于其他代谢性疾病与表观遗传学关系的研究已经有了大量的报道,可是关于

PCOS与表观遗传学变化关系的研究国内外却鲜有报道。

二、临床表现

PCOS临床表现呈高度异质性,有月经稀发或闭经、多毛、痤疮、肥胖、黑棘皮病、多囊卵巢、不孕、LH/FSH升高、血睾酮水平升高、血清性激素结合球蛋白(SHBG)降低和空腹胰岛素水平升高等。

(一)症状

1.月经失调

月经失调是由排卵障碍引起的,多表现为月经稀发或闭经,少数可表现为月经频发或月经规则。

2.不孕

PCOS是排卵障碍性不孕的主要病因,许多患者正是由于不孕才来就诊的。有统计表明,约有75%的PCOS患者有不孕。

(二)体征

1.肥胖

一半以上的PCOS患者有肥胖表现。体质指数[BMI,体重(kg)/身高(m)^2]是常用的衡量肥胖的指标。肥胖的标准为BMI≥25。

腰臀围比(WHR)＝腰围/臀围,WHR的大小与腹部脂肪的量呈正相关。根据WHR可以把肥胖分为两类:WHR≥0.85时称为男性肥胖、腹部型肥胖、上身肥胖或中心型肥胖;WHR<0.85时称为女性肥胖、臀部肥胖、下身肥胖或外周型肥胖。PCOS多与男性肥胖有关。

2.多毛、雄激素性脱发和痤疮

多毛、雄激素性脱发和痤疮是由高雄激素血症引起的。多毛是指性毛过多,妇女的性毛主要分布于上唇、下唇、腋下、胸中线、腹中线和外阴,雄激素水平过高时这些部位的毫毛就会变成恒毛,临床上表现为多毛(图8-1)。四肢和躯干的毛发生长受雄激素的影响较少,它们主要与体质和遗传有关,这些部位的毛发增多不一定与高雄激素血症有关。约2/3的PCOS患者有多毛。

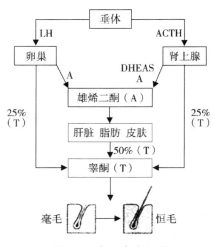

图8-1 多毛发生机制

临床上多用 Ferriman-Gallway 半定量评分法（即 FG 评分）来评判多毛的严重程度（图 8-2）。Ferriman 和 Gallway 把对雄激素敏感的毛发分为 9 个区，根据性毛生长情况，分别评 0～4 分。对每个区进行评分，最后把 9 个区的评分相加作为总评分。如果总评分＞7 分，则诊断为多毛。

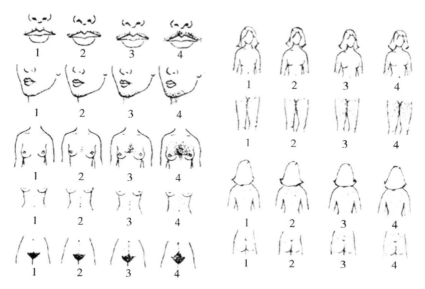

图 8-2 Ferriman-Gallway 评分

雄激素性脱发为进行性头发密度减少，男女均可发生，但女性症状较轻。临床上表现为头顶部毛发变得稀疏，其病理特点是生长期毛囊与休止期毛囊比例下降，毛囊逐渐缩小，毛囊密度减少。

痤疮主要分布于面部，部分患者的背部和胸部也可有较多的痤疮。痤疮是高雄激素血症的一个重要体征，不少患者因面部痤疮过多而就诊。

3.黑棘皮病

继发于胰岛素抵抗的高胰岛素血症患者常有黑棘皮病。黑棘皮病是一种较常见的皮肤病变，受累部位皮肤增厚成乳头瘤样斑块，外观像天鹅绒；病变皮肤常伴有色素沉着，呈灰褐色至黑色，故称为黑棘皮病。黑棘皮病多发生于皮肤皱褶处，如腋、颈部和项部、腹股沟、肛门生殖器等部位，且呈对称性分布。黑棘皮病评分标准如下。

0：无黑棘皮病。

1＋：颈部和腋窝有细小的疣状斑块，伴有或不伴有受累皮肤色素沉着。

2＋：颈部和腋窝有粗糙的疣状斑块，伴有或不伴有受累皮肤色素沉着。

3＋：颈部、腋窝及躯干有粗糙的疣状斑块，伴有或不伴有受累皮肤色素沉着。

4.妇科检查

可发现阴毛呈男性分布，有时阴毛可延伸至肛周和腹股沟外侧；阴道、子宫、卵巢和输卵管无异常。

（三）辅助检查

1.内分泌检查

测定血清促卵泡激素（FSH）、黄体生成素（LH）、泌乳素（PRL）、睾酮、硫酸脱氢表雄酮

(DHEAS)、性激素结合球蛋白(SHBG)、雌二醇、雌酮和空腹胰岛素。有月经者在月经周期的第3～5 d抽血检测,闭经者随时抽血检测。

PCOS患者的FSH在正常卵泡早期水平范围,为3～10 IU/L。LH水平较正常妇女高,约60%患者的LH/FSH>2.5。多数患者的PRL水平在正常范围(<25 ng/mL),少部分患者的PRL水平可轻度升高(<40 ng/mL)。

妇女体内的睾酮水平往往升高,如伴有肾上腺皮质分泌雄激素过多时,DHEAS水平也可升高。一般来说,大多数PCOS患者体内的睾酮水平偏高(>0.55 ng/mL),一半患者体内的DHEAS水平偏高。妇女体内的大多数睾酮是与SHBG结合的,只有少部分是游离的。当SHBG水平降低时,游离睾酮会增加,此时即使总睾酮在正常范围,也可有多毛和痤疮等表现。PCOS患者的SHBG水平往往较低。

PCOS患者的雌二醇水平往往低于雌酮水平,这是过多的雄激素在周围组织中转化成雌酮的缘故。

有胰岛素抵抗的患者空腹胰岛素水平升高,>20 mIU/L。

2.超声检查

已常规用于PCOS的诊断和随访,PCOS患者在做超声检查时常发现卵巢体积增大,皮质增厚,皮质内有多个直径为2～10 mm的小卵泡。

3.基础体温(BBT)

由于患者存在排卵障碍,因此BBT呈单相反应。

4.腹腔镜检查

腹腔镜下见卵巢体积增大,皮质增厚,皮质内有多个小卵泡。

(四)PCOS临床表现的异质性

不同的PCOS患者,临床表现不完全相同。前面介绍的各种表现可以有多种组合,这些不同的组合均可以诊断为PCOS(图8-3)。

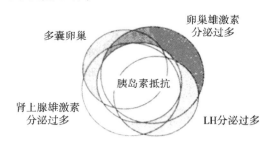

图8-3　PCOS临床表现的异质性过多

三、诊断标准

PCOS是一个综合征,因此严格来说没有一个诊断标准能完全满足临床诊断要求。目前,临床上最为广泛接受的诊断标准是2003年鹿特丹诊断标准。该标准是从1990年NIH诊断标准发展而来的,其依据的基础是10多年来的临床研究结果。鹿特丹诊断标准不可能是PCOS的最终诊断标准。随着对PCOS认识的深入,将来可能会在鹿特丹诊断标准的基础上修订出一个更好的诊断标准。由于国内缺乏大样本、多中心的PCOS临床流行病学资料,因此国内学者无法基于自己的资料建立一个适合中国人的诊断标准。目前国内多采用鹿特丹诊断标准(表8-1)。

表 8-1　PCOS 2003 年鹿特丹诊断标准

修正的 2003 年标准(3 项中符合 2 项)
1.排卵稀发或无排卵
2.高雄激素血症的临床和/或生化证据
3.多囊卵巢
以及排除其他病因(先天性肾上腺皮质增生、分泌雄激素的肿瘤和皮质醇增多症)

(一)排卵障碍的诊断

多数患者有月经稀发或继发性闭经,故排卵障碍不难诊断。如患者月经正常,则需要测定基础体温或做卵泡监测来了解有无排卵。

(二)高雄激素血症的诊断标准

高雄激素血症的诊断标准见表 8-2。女性体内雄激素有 3 个来源:卵巢、肾上腺皮质和周围组织转化。人体内的雄激素有雄烯二酮、睾酮、双氢睾酮、DHEA 和 DHEAS 等,任何一种雄激素水平的异常升高都可引起高雄激素血症的临床表现。目前临床上能常规测定的雄激素是睾酮,由于游离睾酮测定的技术要求高,因此国内包括上海市各医院只测定总睾酮。多数 PCOS 有总睾酮的升高,但总睾酮不升高并不意味着可除外高雄激素血症。

表 8-2　高雄激素血症的诊断标准

1.有高雄激素血症的生化证据:血睾酮升高或 DHEAS 升高或血 SHBG 下降
2.有高雄激素血症的临床证据:多毛或痤疮
只要满足上述两项中的一项即可诊断为高雄激素血症

多毛是指性毛异常增多,单纯的临床诊断不需要做 FG 评分。上唇、颏、胸部中线、乳头周围、下腹中线等部位出现毛发即可诊断,阴毛增多也可诊断。脱发也是高雄激素血症的临床表现,但临床上较少见。

痤疮出现也是高雄激素血症存在的标志,单纯的临床诊断不需要做 Rosenfield 评分。反复出现的痤疮是诊断高雄激素血症的有力证据。

(三)多囊卵巢的诊断

多囊卵巢的诊断标准见表 8-3。由于卵巢体积也是多囊卵巢的诊断标准之一,因此在做超声检查时应同时测定卵巢的 3 个径线。该诊断标准不适用于正在口服避孕药的妇女,因为使用口服避孕药能改变正常妇女和 PCOS 妇女的卵巢形态。如果存在优势卵泡(>10 mm)或黄体的证据,需在下个周期再做超声检查和测定基础体温。

表 8-3　多囊卵巢的诊断标准

1.一侧或两侧卵巢至少有 12 个直径为 2~9 mm 的卵泡
2.卵巢体积增大(≥10 mL),用简化的公式 0.5×长(cm)×宽(cm)×厚度(cm)来计算卵巢的体积
只要一侧卵巢满足上述两项中的一项即可诊断为多囊卵巢

(四)排除相关疾病

排除先天性肾上腺皮质增生、皮质醇增多症和分泌雄激素的肿瘤等临床表现相似的疾病,对诊断 PCOS 非常重要。当血睾酮水平≥1.5 ng/mL 时应除外分泌雄激素的肿瘤,患者有向心性肥胖、满月脸等体征时应除外皮质醇增多症。当环丙孕酮/炔雌醇对降低雄激素的疗效不明显时,应考虑排除21-羟化酶缺陷引起的不典型肾上腺皮质增生症。

高雄激素血症患者常规除外甲状腺功能失调的意义有限,因为其在高雄激素血症患者中的发生率并不比正常生育年龄妇女中的发病率高。在评估高雄激素血症患者时应常规测定泌乳素,目的是排除高泌乳素血症。需要注意的是许多高雄激素血症患者的泌乳素水平可处于正常范围的上限或稍微超过正常范围。严重的胰岛素抵抗综合征(如高雄激素血症-胰岛素抵抗-黑棘皮综合征或 Hairan 综合征)不难诊断,因为这些患者往往有典型的黑棘皮病。

(五)胰岛素抵抗

胰岛素抵抗在 PCOS 妇女中,无论是肥胖的还是不肥胖的,都很常见(高达 50%)。但基于以下理由鹿特丹标准并未把胰岛素抵抗列为 PCOS 的诊断标准。

(1)PCOS 妇女中所报道的胰岛素抵抗的发生率,因所使用试验的敏感性和特异性的不同以及 PCOS 的异质性而不同。

(2)缺乏标准的全球性的胰岛素分析。

(3)目前尚没有在普通人群中探查胰岛素抵抗的临床试验。公认的评估胰岛素抵抗的最佳方法是正常血糖钳夹试验,但该方法操作复杂,患者依从性差,因此只适于小样本的科学研究,不适于临床应用。

国内、外许多学者都通过计算 OGTT 试验的胰岛素水平曲线下面积与血糖水平曲线下面积比值,来评估胰岛素抵抗状况,可是该方法无法给出判断胰岛素抵抗的参考值,因此不能用于胰岛素抵抗的诊断。目前,临床上常用的诊断胰岛素抵抗的指标有胰岛素敏感指数(ISI)和 HOMA-IR,这两个指数都是根据空腹胰岛素水平和葡萄糖水平计算出来的。它们的优点是计算简便,患者依从性高;缺点是不能反映胰岛素水平的正常生理变化和 β 细胞的功能变化。目前使用的 ISI 和 HOMA-IR 的参考值不是来自大规模的多中心研究,因此其可靠程度令人质疑。

(4)目前缺少资料证明,胰岛素抵抗的指标可预测对治疗的反应,因此这些指标在诊断 PCOS 及筛选治疗方面的作用尚不明确。2003 年鹿特丹共识关于代谢紊乱筛选的总结如下。 ①对诊断 PCOS 来说没有一项胰岛素抵抗试验是必需的,它们也不需要选择治疗。②应该对肥胖型 PCOS 妇女做代谢综合征的筛选,包括用口服糖耐量试验筛选葡萄糖不耐受。③对不肥胖的 PCOS 妇女有必要做进一步的研究以确定这些试验的使用,尽管在胰岛素抵抗额外危险因素如糖尿病家族史存在时需要对这些试验加以考虑。

(六)鉴别诊断

1.多囊卵巢

虽然患者的卵巢皮质内见多个小卵泡,呈多囊改变,但患者的月经周期规则、有排卵,内分泌激素测定无异常发现。

2.皮质醇增多症

由于肾上腺皮质增生,肾上腺皮质分泌大量的皮质醇和雄激素。临床上表现为月经失调、向心性肥胖、紫纹和多毛等症状。内分泌激素测定:LH 在正常范围、皮质醇水平升高,小剂量的地塞米松试验无抑制作用。

3.迟发性 21-羟化酶缺陷症

临床表现与 PCOS 非常相似,诊断的依据是 17-羟孕酮的升高和有昼夜规律的 ACTH-皮质醇分泌。

4.卵巢雄激素肿瘤

患者体内的雄激素水平更高，睾酮多数>3 ng/mL，男性化体征也更显著。超声检查可协助诊断。

5.高泌乳素血症

患者虽有月经稀发或闭经，可是常伴有溢乳。内分泌激素测定除发现泌乳素水平升高外，余无特殊。

四、治疗

由于PCOS的具体发病机制尚不清楚，因此现在的治疗都达不到治愈的目的。PCOS治疗的目的是解决患者的需求，减少远期并发症。

(一)一般治疗

对于肥胖的PCOS患者来说，控制体重是最重要的治疗手段之一。控制体重的关键是减少饮食和适当增加体育锻炼。一般来说不主张使用药物控制体重，除非患者极度肥胖。

1.控制饮食

节食是治疗肥胖最常见的方法，优点是短时间内就可使体重下降。如果每天膳食能量缺乏5 021 kJ(1 200 kcal)，10~20周后患者的体重就可以下降15%。节食的缺点是不容易坚持，为了达到长期控制体重的目的，现在不主张过度节食。刚开始减肥时，每天膳食能量缺乏2 092 kJ(500 kcal)，坚持6~12个月体重可以下降5~10 kg。每天膳食缺乏418 kJ(100 kcal)时，可以保持体重不增加。

在节食的同时，还应注意食物结构。建议患者总的能量摄入不低于5 021 kJ/d，其中15%~30%的能量来自脂肪，15%的能量来自蛋白质，55%~60%来自糖类。患者应不吃零食，少吃或不吃油炸食品和含油脂高的食品，多吃蔬菜和水果。喝牛奶时，应选择脱脂牛奶或脂肪含量少的牛奶。另外，每天的膳食还应保证提供足够的维生素和微量元素。

2.增加体力活动

体力活动可以消耗能量，因此对控制体重有帮助。为降低体重，患者每天应坚持中等强度的体育锻炼60 min。如果做不到上述要求，那么适当增加体力活动也是有意义的。步行或骑自行车1 min，可以消耗能量251~836 kJ(60~200 kcal)。

每天坚持体育锻炼对很多人来说不现实。但是，每天适当增加体力活动还是可行的。为此建议患者尽量避免长时间的久坐少动，每天坚持有目的的步行30~60 min(有条件的可以做中等强度的体育锻炼)，这对控制体重很有帮助。

体重减少5%~10%后，患者有可能恢复自发排卵。体重减轻对改善胰岛素抵抗和高雄激素血症也有益，临床上表现为空腹胰岛素、睾酮水平降低，SHBG水平升高，黑棘皮病、多毛和痤疮症状得到改善。另外，控制体重对减少远期并发症，如糖尿病、心血管疾病、子宫内膜癌等也有帮助。

(二)治疗高雄激素血症

高雄激素血症是PCOS的主要临床表现。当患者有高雄激素血症，但无生育要求时，采用抗高雄激素血症疗法。有生育要求的患者，也应在雄激素水平恢复正常或下降后，再治疗不孕症。

1.螺内酯

螺内酯又名安体舒通。该药原本用作利尿剂,后来发现它有抗雄激素的作用,所以又被用于治疗高雄激素血症。治疗方案:螺内酯 20 mg,每天 3 次,口服,最大剂量每天可用至 200 mg,连续使用3~6个月。在治疗的早期患者可能有多尿表现,数天以后尿量会恢复正常。肾功能正常者一般不会发生水和电解质的代谢紊乱。如果患者有肾功能损害,应禁用或慎用该药。在使用螺内酯时,往往会出现少量、不规则出血。由于螺内酯没有调节月经的作用,因此如果患者仍然有月经稀发或闭经,须定期补充孕激素,以免发生子宫内膜增生症或子宫内膜癌。

2.复方口服避孕药

PCOS 的雄激素主要来自卵巢,卵巢分泌雄激素的细胞主要是卵泡膜细胞。LH 能刺激卵泡膜细胞分泌雄激素,当 LH 水平降低时,卵泡膜细胞分泌的雄激素减少。复方口服避孕药能负反馈地抑制垂体分泌 LH,减少卵巢雄激素的分泌,因此可用于治疗多毛和痤疮。另外,复方口服避孕药还有调整月经周期的作用。

(1)复方甲地孕酮片:又称避孕片 2 号,每片含甲地孕酮 1 mg、炔雌醇 35 μg。治疗方案为从月经周期的第 3~5 d 开始每天服用 1 片,连服 21 d 后等待月经来潮。

(2)复方去氧孕烯片:为短效复方口服避孕药,每片复方去氧孕烯片含去氧孕烯 150 μg、炔雌醇 30 μg。治疗方案为从月经周期的第 3~5 d 开始每天服用 1 片,连服 21 d 后等待月经来潮。

(3)环丙孕酮/炔雌醇:为短效复方口服避孕药,每片环丙孕酮/炔雌醇含环丙孕酮 2 mg、炔雌醇 35 μg。由于环丙孕酮具有很强的抗雄激素活性,因此环丙孕酮/炔雌醇除了能通过抑制 LH 的分泌来治疗高雄激素血症外,还能通过环丙孕酮直接对抗雄激素来治疗高雄激素血症。总的来讲,环丙孕酮/炔雌醇的疗效优于复方甲地孕酮片和复方去氧孕烯片。治疗方案为从月经周期的第 3~5 d 开始每天服用1片,连服 21 d 后等待月经来潮。

3.地塞米松

为人工合成的长效糖皮质激素制剂,它对下丘脑-垂体-肾上腺皮质轴有负反馈抑制作用,对肾上腺皮质雄激素的分泌有抑制作用。如果患者体内的 DHEAS 水平升高,提示肾上腺皮质来源的雄激素增多,可给予地塞米松治疗。一般情况下较少使用地塞米松,往往在氯米芬疗效欠佳且 DHEAS 升高时才使用地塞米松。方法:地塞米松 0.5~0.75 mg/d。一旦确诊怀孕,应立即停用地塞米松。为了避免肾上腺皮质功能受到抑制,地塞米松治疗时间一般不超过 3 个月。

4.非那雄胺

非那雄胺是 20 世纪 90 年代研制开发的新一类 II 型 5α-还原酶抑制剂,其结构与睾酮相似,临床上主要用于治疗前列腺疾病,近年也开始用于治疗女性高雄激素血症。非那雄胺每片 5 mg,治疗前列腺增生时的剂量是 5 mg/d,女性用药的剂量需要摸索。

5.氟他胺

氟他胺为非类固醇类雄激素受体拮抗剂。临床证据表明,其抗高雄激素血症的疗效不亚于螺内酯。用法:氟他胺每次 250 mg,每天 1~3 次。抗雄激素治疗1~2个月后痤疮体征就会得到改善,经6~12个月多毛体征得到改善。在治疗高雄激素血症时,一般至少治疗 6 个月才停药。在高雄激素血症改善后,改用孕激素疗法。患者往往在停止抗高雄激素血症治疗一段时间后又复发,复发后可以再选用抗高雄激素疗法。有学者认为没有必要在高雄激素血症缓解后仍长期使用抗高雄激素疗法。

(三)治疗高胰岛素血症

1.控制体重

对肥胖患者来说,治疗高胰岛素血症首选控制体重。控制体重的关键是减少饮食和适当增加体育锻炼。

2.二甲双胍

二甲双胍能抑制肝糖原的合成,提高周围组织对胰岛素的敏感性,从而减少胰岛素的分泌。降低血胰岛素水平,是目前用于改善胰岛素抵抗最常见的药物。由于 PCOS 中胰岛素抵抗的发生率较高,因此从 20 世纪 90 年代以来二甲双胍越来越普遍地用于治疗 PCOS。治疗方案:二甲双胍250~500 mg,每天3 次,口服。部分患者服用后有恶心、呕吐、腹胀或腹泻不适,继续服药1~2 周后症状会减轻或消失,少部分患者会因无法耐受该药而终止治疗。

许多研究均报道二甲双胍能通过改善胰岛素抵抗来降低雄激素水平,促进排卵。因此,许多学者在联合使用二甲双胍和氯米芬治疗耐氯米芬的 PCOS 患者时取得了很好的疗效。可是,在对1966—2002 年发表的有关文献分析后却发现,根据当时的资料无法确定二甲双胍治疗PCOS不孕症的疗效。二甲双胍也可用于无生育要求的育龄期 PCOS 患者,研究报道胰岛素抵抗和高雄激素血症可因此得到改善。无胰岛素抵抗的育龄期 PCOS 患者可否使用二甲双胍,尚有待进一步的研究。

青春期 PCOS 患者可否使用二甲双胍治疗,目前还存在很大的争议。理论上讲,二甲双胍能改善胰岛素抵抗,减少糖尿病和心血管疾病的发生率。可是糖尿病和心血管疾病多发生在40 岁以后,青春期PCOS患者使用二甲双胍治疗 20 年(或以上)是否安全,根据目前的文献无法回答该问题。间断或短期使用二甲双胍与不使用二甲双胍有何区别,目前也不清楚。

3.罗格列酮

该药为噻唑烷二酮类药物,其主要功能是改善胰岛素抵抗,因此被称为胰岛素增敏剂。用法:罗格列酮 2~8 mg/d。其疗效优于二甲双胍。罗格列酮可能有肝毒性作用,因此在使用期间应严密随访肝功能。目前,在治疗胰岛素抵抗时往往首选二甲双胍,如果二甲双胍疗效欠佳,则加用罗格列酮。对重度胰岛素抵抗,开始时就可以联合使用二甲双胍和罗格列酮。

改善胰岛素抵抗时首选饮食控制和体育锻炼,当饮食控制和体育锻炼效果不佳时才加用二甲双胍和罗格列酮。在药物治疗时应继续坚持饮食控制和体育锻炼,一旦确诊患者怀孕应停用二甲双胍或罗格列酮。

一般来说,一旦选用二甲双胍治疗,至少使用 6 个月。一般是在使用二甲双胍 6 个月后对患者进行评价。如果胰岛素抵抗得到改善,则停用二甲双胍。在停药随访期间,如果再次出现明显的胰岛素抵抗,则再选用二甲双胍治疗。

(四)建立规律的月经周期

如果多毛和痤疮不严重,且又无生育要求,可采用补充激素的方式让患者定期来月经,这样可以避免将来发生子宫内膜增生或子宫内膜癌。

1.孕激素疗法

每月使用孕激素 5~7 d,停药后 1~7 d 可有月经来潮。例如,甲羟孕酮 8~12 mg,每天1 次,连续服用 5~7 d。甲地孕酮 6~10 mg,每天 1 次,连续服用 5~7 d。该方案适用于体内有一定雌激素水平的患者(如子宫内膜厚度≥7 mm),停药后 1 周左右会有月经来潮。如果撤药性出血较多,可适当延长孕激素的使用天数。

孕激素疗法的优点是使用方便,患者容易接受。如果没有特殊情况,该方案可以长期使用。在采用孕激素治疗时,如果患者出现明显的高雄激素血症的临床表现,需要改用降雄激素治疗。如果患者有生育要求,可改用促排卵治疗。

2.雌、孕激素序贯治疗

每月使用雌激素 20~22 d,在使用雌激素的最后 5~7 d 加用孕激素。例如,戊酸雌二醇 1~2 mg,每天 1 次,连续服用 21 d;从使用戊酸雌二醇的第 15 d 开始加用甲羟孕酮 10 mg,每天 1 次,连续服用7 d。停药后 1~7 d 有月经来潮。使用经 3~6 个周期可停药,观察患者下一周期有无月经自发来潮。如果有月经自发来潮,可继续观察下去;如果无月经自发来潮,则继续使用激素治疗。

由于许多 PCOS 患者体内的雌激素水平并不低,所以大多数情况下不需要采用此方案。如果患者体内雌激素水平偏低,单用孕激素治疗,患者的月经量偏少或无"月经",可以选择该方案。

3.雌、孕激素联合治疗

每月同时使用雌激素和孕激素 20~22 d。例如,戊酸雌二醇 1~2 mg,每天 1 次,连续服用 21 d;在使用戊酸雌二醇的同时服用甲羟孕酮 4 mg。停药后 1~7 d 就有月经来潮。长期使用雌、孕激素联合治疗,患者的月经会逐步减少。如果停药后无月经来潮,应首先排除妊娠可能;如果没有怀孕,则说明子宫内膜生长受到抑制,此时可改用雌、孕激素序贯治疗。雌、孕激素连续治疗 3~6 个周期后可停药,观察下一周期有无月经自发来潮,如果有月经自发来潮则继续观察下去;如无月经自发来潮,可继续使用激素治疗。

复方口服避孕药属于雌、孕激素联合治疗。由于复方口服避孕药使用方便,治疗高雄激素血症和多囊卵巢综合征的疗效好,因此临床上在考虑雌、孕激素联合治疗时往往选择复方口服避孕药。

(五)促卵泡发育和诱发排卵

仅适用于有生育要求者。无生育要求者一般不采用此治疗方法。为提高受孕的成功率,在促排卵之前往往先治疗高雄激素血症和胰岛素抵抗,使血睾酮、LH 和胰岛素水平恢复至正常范围,增大的卵巢恢复正常,卵泡数减少。

1.氯米芬

氯米芬为雌激素受体拮抗剂,它能竞争性地结合下丘脑、垂体上的雌激素受体,解除雌激素对下丘脑-垂体-卵巢轴的抑制,促进卵泡的发育。氯米芬为 PCOS 患者促卵泡发育的首选药。氯米芬治疗 PCOS 时,排卵成功率可高达 80%,但受孕率却只有 40%。目前认为受孕率低下与氯米芬拮抗雌激素对子宫内膜和宫颈的作用有关。

从月经周期的第 2~5 d 开始服用氯米芬,开始剂量为 50 mg,每天 1 次,连续服用 5 d。停药 5 d 开始进行卵泡监测。宫颈黏液评分,可了解氯米芬是否抑制宫颈黏液的分泌。超声检查,可了解卵泡发育情况和子宫内膜厚度。

一般停用氯米芬 5~10 d 内会出现直径>10 mm 的卵泡。如果停药 10 d 还没有出现直径>10 mm 的卵泡,则视为氯米芬无效。卵泡直径>10 mm 时,应每 2~3 d 做一次卵泡监测。当成熟卵泡直径>16 mm 时,肌内注射 HCG 5 000~10 000 IU 诱发排卵,一般在注射 HCG 36 min 后发生排卵。

如果低剂量的氯米芬无效,下个周期可以增加剂量。氯米芬的最大剂量可以用到 200 mg/d。不过,许多医师认为没必要使用大剂量的氯米芬(>100 mg/d),有研究表明使用大剂量的氯米芬并不增加诱发排卵的成功率。当氯米芬治疗无效时,应改用 HMG＋HCG。与 HMG 治疗相比,氯米芬治疗的受孕率较低,不易引起严重的卵巢过度刺激综合征(OHSS)。

如果氯米芬抑制宫颈黏液分泌,就表现为卵泡发育与宫颈黏液不同步。此时可加用戊酸雌二醇1～2 mg/d,以改善宫颈黏液。部分患者的宫颈黏液因此得到改善,但是也有许多患者无效。如果无效,则采用人工授精。肌内注射 HCG 前停用戊酸雌二醇。

如果氯米芬抑制子宫内膜的生长,就表现为卵泡发育与子宫内膜的厚度不一致。此时也可加用戊酸雌二醇 2 mg/d,以刺激内膜生长。但是该治疗方法往往无效。临床上如果出现氯米芬抑制内膜生长的情况,往往改用其他药物治疗,如 HMG 等。对诊断为氯米芬抵抗的患者来说,加用地塞米松或二甲双胍可能有效。许多报道发现地塞米松或二甲双胍,尤其是二甲双胍,能提高氯米芬治疗的成功率。

氯米芬的不良反应有多胎和卵巢过度刺激。一般来说,氯米芬很少引起严重的卵巢过度刺激综合征,所以还是很安全的。

2.他莫昔芬

他莫昔芬与氯米芬一样也是雌激素受体拮抗剂,其作用机制与氯米芬相似,也是通过解除雌激素对下丘脑-垂体-卵巢轴的抑制,促进卵泡的发育。临床上较少使用他莫昔芬。从月经周期的第2～5天开始服用他莫昔芬 20～40 mg,每天 1 次,连续服用 5 d。用药过程中需监测卵泡的发育。当成熟卵泡的直径达到18～20 mm时,肌内注射 HCG 5 000～10 000 IU,36 min 后发生排卵。

他莫昔芬也可以抑制宫颈黏液的分泌和子宫内膜的生长。如果出现这些情况,可以参考氯米芬的处理方法。

3.来曲唑

来曲唑是第三代非类固醇芳香化酶抑制剂,临床上主要用于治疗乳腺癌,近年来也开始用于诱发排卵的治疗。来曲唑能抑制雌激素的合成,减轻雌激素对下丘脑-垂体-卵巢轴的抑制作用,这是来曲唑诱发排卵的机制。用法:从月经周期的第2～4 d 开始服用来曲唑 2.5～7.5 mg,每天 1 次,连续服用 5 d。用药过程中需监测卵泡的发育。当成熟卵泡的直径达到 18～20 mm 时,肌内注射 HCG 5 000～10 000 IU,36 min 后发生排卵。

有研究表明来曲唑诱发排卵的成功率优于氯米芬,另外来曲唑没有对抗宫颈和子宫内膜的缺点。由于来曲唑半衰期短,因此有学者推测它可能对胎儿无不利影响。来曲唑用于诱发排卵的时间还很短,远期不良反应还有待于进一步的观察。

由于来曲唑治疗的资料还很少,因此临床上应慎用。

4.人绝经期促性腺激素(HMG)

该药是从绝经妇女的尿液中提取的,每支含 FSH 和 LH 各 75 U,适用于氯米芬治疗无效的患者。

从月经周期的第2～5 d 开始每天肌内注射 HMG,起步剂量是 1 支/天,治疗期间必须监测卵泡发育的情况。一般在使用3～5 d 后做第一次超声监测,如果卵泡直径＞10 mm,应缩短卵泡监测间隔时间。当B超提示优势卵泡直径达 16～20 mm 时,停用 HMG,肌内注射 HCG 5 000～10 000 IU,48 min 后复查B超了解是否排卵。

如果卵泡持续 1 周不增大,则增加剂量至 2 支/天。如果治疗 2 周还没有优势卵泡出现,应考虑该周期治疗失败。

HMG 治疗的并发症有卵巢过度刺激综合征(OHSS)和多胎妊娠。严重的 OHSS 可危及患者的生命,因此在使用 HMG 时应严密监测卵泡的发育,一旦发现有 OHSS 的征象,应立即采取适当的措施。当超声检查发现一侧卵巢有 3 个以上直径>14 mm 的优势卵泡或卵巢直径>5 cm 时容易发生严重的 OHSS,此时应建议患者放弃使用 HCG。在采用雌激素测定监测卵泡发育时,雌二醇浓度>2 000 pg/mL 提示有发生 OHSS 的可能。

HMG+FSH 治疗可能对减少 OHSS 的发生有帮助。由于患者不同,具体用法也不相同。临床上应根据卵泡监测的结果调整剂量。

在使用 HMG 治疗前,如果发现卵巢体积大、卵泡数多,可以先用环丙孕酮/炔雌醇或 GnRH-a治疗,待卵巢体积缩小后,再给予促排卵治疗。

使用药物怀孕的患者常有黄体功能不全,因此一旦确诊怀孕,立即给予黄体酮或 HCG 肌内注射。用法:黄体酮 20~40 mg/d 或 HCG 1 000~2 000 IU/d。有卵巢过度刺激的患者,不宜采用 HCG 保胎。

5.体外受精-胚胎移植术(IVF-ET)

当患者经上述治疗仍达不到怀孕目的时,可以选择 IVF-ET。

6.未成熟卵泡体外培养

近年来未成熟卵泡体外培养也开始用于治疗 PCOS 引起的不孕,该方法的优点是可以避免 OHSS。

(六)手术治疗

由于手术疗效有限,因此近年来不主张手术治疗。手术治疗仅限于迫切要求生育且要求手术治疗的患者。在手术治疗后的 3~6 个月,由于卵泡液的丢失,卵巢局部雄激素水平有所降低,所以患者可能有自发排卵。手术 6 个月后,卵巢局部雄激素水平又恢复至手术前水平,卵泡发育及排卵存在障碍,此时患者很难自然怀孕。

1.腹腔镜下行皮质内卵泡穿刺及多点活检

术中注意避免过多使用电凝,否则会灼伤周围组织,从而影响卵巢的功能,引起卵巢功能早衰。

2.经腹卵巢楔形切除术

该法是最早用于多囊卵巢的手术方法。由于术后输卵管、卵巢周围的粘连率高,近年来已被腹腔镜手术所替代。本手术楔形切除的卵巢组织不应大于原卵巢组织的 1/3,以免引起卵巢功能早衰。

(覃仕海)

第四节　黄体功能不全

1949 年,Georgeanna Jones 首次提出了黄体功能不全(1uteal phase deficiency,LPD)的概念。LPD 是指由于黄体分泌黄体酮不足或黄体酮对子宫内膜的作用不足导致子宫内膜不能在正确的时间达到正确的状态。由于胚胎种植高度依赖于内膜状态,LPD 会影响妇女受孕及成功妊娠。黄体功能不全的发生率在不孕人群中为 5%~10%,在早期复发性流产的人群中为 10%~25%。而对 LPD 的女性给予孕酮治疗可以提高她们的生育力。

研究显示,黄体期和早孕期黄体的血流发生变化。高阻血流指数出现在晚卵泡期,黄体期阻力下降,黄体中期血流为低阻,说明此时黄体血运充足。当黄体退化时,血流阻力指数再次升高,血运减少。血流阻力指数与黄体酮的分泌水平呈线性相关。当黄体功能不全时,黄体酮产生减少,血流阻力指数明显升高,血运降低。因此认为充足的孕酮产生和充足的黄体血供相关。黄体酮的产生是否增加血供,或血供增加是否增加黄体酮的产生与分布,目前还不得而知。至妊娠7～8周,血流阻力指数持续保持在黄体中期的低水平,当黄体开始退化时阻力增加。这一时期也是黄体-胎盘的转换期。因此从黄体期至妊娠8～10周是决定临床干预的关键时期。

一、黄体功能不全的原因

(1)卵泡生长障碍:垂体分泌 FSH、LH 异常或卵泡对促性腺激素不敏感,卵泡生长障碍,颗粒细胞分泌雌激素水平低,不能诱导正常 LH 峰出现,最终导致形成的黄体功能异常。

(2)颗粒细胞黄素化不充分,孕酮产生量不足或黄体过早衰竭。

(3)子宫内膜对正常水平黄体酮反应欠佳。

黄体功能不全是排卵障碍的一种表现。常见于高龄女性、高泌乳素血症和 PCOS 的患者,及出现黄素化不破裂卵泡综合征的周期。

卵泡在发育过程中的异常会影响黄体孕酮的产生。早期研究发现,抑制卵泡生长将导致孕酮水平的下降和 LPD 的发生,诱导多个卵泡发育,则引起黄体期超生理量的孕酮水平产生。此外,卵泡期促性腺激素分泌的微小变化也会影响后期的黄体功能。如卵泡早期 LH 脉冲频率的增加,早卵泡期血清 LH 和 FSH 水平的增加等。

在黄体期 LH 发挥着促黄体的作用,孕酮的分泌也是呈脉冲的形式。LH 脉冲过后紧接着出现孕酮的脉冲分泌,两者成对偶联并在数量上呈正相关。Soules 等对 LPD 女性和正常女性进行比较,观察了两组女性 LH 和 P 的分泌模式后发现:①在早卵泡期 LPD 组 LH 脉冲频率明显高于正常组。两组平均血清 LH 水平、LH 脉冲幅度、早/晚卵泡期平均血清 FSH 水平未显示差异,正常组在早-晚卵泡期交接处出现 LH 脉冲频率的显著增加,这一现象在 LPD 组没有出现。②LPD 组黄体期 LH 脉冲频率较卵泡期明显下降,同样的情况也见于正常组。LPD 组与正常组比较,LH 脉冲频率、脉冲幅度和平均血清 LH 水平没有差异。两组平均孕酮水平和 LH 脉冲频率没有显示相关性。孕酮的分泌呈脉冲式。在 24 min 连续采样的过程中,LPD 组出现 4～12 个血清孕酮脉冲,正常组出现 5～12 个血清孕酮脉冲,两组平均脉冲频率相似。LPD 组平均孕酮脉冲幅度和 24 min 平均血清孕酮水平明显降低。下丘脑促性腺激素激素异常也会发生LPD,如过度运动与节食。

二、LPD 的诊断

黄体功能不全的诊断标准一直存有争议,到目前为止没有找到一个准确的可以应用于临床的诊断方法。传统的诊断方法包括以下几种。

(1)基础体温曲线显示高温相过短,对于诊断 LPD 不敏感,多个连续的 BBT 显示黄体期短于 12 d 才具有临床价值。

(2)黄体中期血清孕酮水平<10 ng/mL。由于孕酮的分泌模式也呈脉冲式,变异范围大,因此多数学者认为即使是随机的多次的孕酮水平测定也不能作为 LPD 的诊断标准。

(3)子宫内膜活检,病理学家将子宫内膜根据特定月经周期天数的典型表现进行分期。如果子宫内膜形态与取样时的实际月经周期天数一致,则认为结果正常,子宫内膜为同相;如果偏差≥2 d,则子宫内膜为异相。至少需要连续 2 个月经周期的内膜活检均显示分期延迟,才可考虑LPD 的诊断。通过子宫内膜活检进行 Noyes 分期来诊断 LPD 已经有 50 多年的历史,曾被认为是 LPD 诊断的"金标准"。不同的文献报道对正常生育女性进行内膜活检,内膜成熟延迟的发生率为 5%～50%,如此大的差异使应用内膜分期作为临床诊断治疗的依据遭到质疑。Murray 等认为内膜组织学分期对于诊断 LPD 并不准确,也不能指导临床处理。南美国国立卫生研究院/美国国立儿童健康和人类发展研究所赞助的一项研究结果认为,子宫内膜分期与女性的生殖状态无关。未来的工作将要继续寻找可以用于临床的标记物。

三、孕激素治疗

(一)孕酮的作用

孕酮在妊娠的建立和维持过程中必不可少,同时发挥内分泌效应和免疫效应。

1.孕酮的内分泌效应

(1)使经雌激素刺激后的子宫内膜转换为分泌期,并具有容受性:孕酮可以通过孕酮受体(PR)诱导子宫内膜间质细胞的增生和分化。孕酮受体又受雌激素的调节。PR-A 和 PR-B 是细胞内受体,在 2 个不同的启动子控制下来源于同一个基因的转录产物。其不同点在于 PR-B 的N 末端包含一段含 165 个氨基酸的肽链。在不同的发育阶段和不同的激素状态下,PR-A 和PR-B 的表达存在差异。孕激素如何控制子宫内膜蜕膜化的机制目前还不清楚。在孕激素的作用下,腺体弯曲,具有分泌功能,间质血管化增加,子宫内膜从形态上到功能上为种植做好了准备。内膜容受性受损常见于子宫内膜异位症、PCOS、不明原因不孕和输卵管积液。

子宫内膜具有容受能力出现在蜕膜化的前几天,种植的窗口期开放于 LH 峰和排卵后 6～10 d。在这段时间内种植发生的妊娠较此后的种植流产率降低。种植发生于排卵后 9 d 之内的早期胚胎丢失率相似,而发生在第 11 d 及之后的流产率分别上升 52% 和 82%。在妊娠维持至6 周的女性中,84% 的种植发生在排卵后的第 8～10 d。种植窗口期的开放与黄体分泌的高峰期、内膜 pinopode(胞饮突)和整合素 $\alpha v\beta_3$ 的最大表达同时出现。pinopode 是内膜表面小的指状突起,可以吞噬内膜的液体,增加内膜面积并贴近包裹囊胚。整合素属于细胞黏附分子,是糖蛋白异二聚体,包括 2 个侧链(分别为 α 和 β 亚单位)。它们在细胞表面担任胞外基质受体,介导细胞-细胞,细胞-基质间的黏附。整合素 $\alpha v\beta_3$ 表达于内膜腺腔表面的顶端与骨桥蛋白结合的位点。骨桥蛋白的分泌与整合素 $\alpha v\beta_3$ 的表达同步。骨桥蛋白还被发现与胚胎表面的黏附分子结合,成为胚胎与母体上皮间重要的桥接分子。有学者认为,孕酮在子宫内膜的作用通过 2 个途径:①直接途径(内分泌途径),刺激上皮细胞骨桥分子的基因表达。②间接途径(旁分泌途径),刺激间质细胞生长因子的产生,诱导上皮细胞整合素 $\alpha v\beta_3$ 的基因表达。子宫内膜容受性的降低将导致胚胎种植率的下降。

(2)降低子宫肌的敏感性:Csapo 认为子宫肌肉收缩由两种内源性激素(前列腺素和孕激素)控制,两者作用相反,前列腺素增加子宫肌的敏感性,而孕激素与钙离子结合,提高子宫肌兴奋阈值,使之敏感性降低。不适当的子宫收缩会引起异位妊娠、流产、经血逆流所致的痛经和子宫内膜异位症。Fanchin 等在 B 超下观察了胚胎移植时子宫收缩对妊娠结局的影响,发现胚胎移植过程中高频率的子宫收缩对妊娠结局产生负面影响,可能使胚胎被排出宫腔外。研究还发现,子宫收缩的频率与孕酮水平负相关。

（3）孕激素还可以通过增加蜕膜氮氧化物的合成促进局部血管扩张,增加局部血流和供氧。

2.孕激素的免疫效应

孕激素的免疫效应表现为:诱导淋巴细胞产生孕激素诱导的封闭因子（progesterone induced blocking factor,PIBF）;激发 Th₂ 主导的细胞保护性免疫应答;抑制 NK 细胞的活性。

胎儿对于母体而言是半同种异抗原,需逃避母体的免疫识别和排斥才能得以生存。各种免疫因素通过有机协调形成网络,达到母胎间免疫关系的平衡:受精后不久,受精卵的信号传递至母体的免疫系统,诱导母体细胞因子的产生向 Th₂ 偏移。因此,Th₁、Th₂ 细胞因子的平衡对维持妊娠至关重要。当妊娠发生时,母体内免疫球蛋白合成增加,细胞介导的免疫反应减弱,母体的免疫反应向体液免疫倾斜。研究发现,Th₁ 细胞因子介导的细胞免疫对妊娠不利,Th₁ 细胞因子的显著升高有可能预示着妊娠的失败。Th₂ 细胞因子在母-胎关系中起保护作用。

越来越多的证据显示,孕酮在妊娠早期免疫环境的建立方面的作用不容忽视。孕激素可以诱导 Th₂ 型细胞因子的产生,当孕酮出现在蜕膜微环境中时,T 细胞向 Th₂ 型细胞因子偏移。

另外,孕酮可以诱导 PIBF 的产生,PIBF 可使 NK 细胞活性降低,并有利于 Th₂ 细胞因子的产生。孕酮上调 HLA-G 基因的表达,可以有效地保持 NK 的活性在较低的水平。最后,孕酮通过调节 Hoxa-10 基因,刺激的子宫间质细胞的增殖,并控制 NK 细胞的增殖。

（二）孕激素的分类

孕激素分为天然孕激素和人工合成孕激素。天然孕激素指体内合成的天然黄体酮,可以来自黄体、胎盘和肾上腺皮质等。接近于天然黄体酮的人工合成孕激素包括孕烷衍生物（17-羟孕酮,C-21）和 19 去甲孕酮衍生物（C-20）。常被用于避孕药中的孕激素成分为 19-去甲睾酮衍生物,根据碳原子的不同又分为雌烷类（C-18）和甾烷类（C-17）。有些化合物属于前体药物,在肝内代谢为有活性的成分而发挥作用。孕激素的分类如表 8-4 所示。

表 8-4　孕激素的分类

孕激素	代表药物
黄体酮	天然黄体酮
反式黄体酮	地屈孕酮
黄体酮衍生物	美屈孕酮
17α-羟孕酮衍生物（孕烷）	醋酸甲羟孕酮、醋酸甲地孕酮、醋酸氯地孕酮、醋酸环丙孕酮
17α-去羟孕酮衍生物（非孕烷）	己酸孕诺酮、醋酸诺美孕酮
19-去甲孕酮衍生物（非孕烷）	地美孕酮、普美孕酮、曲美孕酮
19-去甲睾酮衍生物（雌烷）	炔诺酮、醋酸炔诺酮、利奈孕酮
19-去甲睾酮衍生物（甾烷）	甲基炔诺酮、左炔诺孕酮、去氧孕烯、孕二烯酮、炔诺肟酯、地诺孕素
螺内酯衍生物	屈螺酮

（三）孕激素的药代动力学

孕激素在体内的生物活性和作用时间取决于药物的吸收、在胃肠道内的代谢和肝的首过效应、在体内脂肪和其他组织中的分布和储存、与血清蛋白的结合、失活等。不同的给药途径,口服或肠道外（阴道、肌肉、经皮）,由于代谢途径不同,孕激素表现的效应也不同。口服给药,即使经过微粒化工艺,其在体内的吸收和生物活性也因人而异,差异很大。经口服给药后,人工合成的孕激素被迅速吸收,2～5 min 内达到最高血药浓度,较天然黄体酮具有更长的半衰期,在血中的浓度也更稳定。大多数合成孕激素经肝吸收,从尿液排出。

(四)孕激素的生物活性

孕激素的生物活性取决于其与孕激素受体结合的能力。所有的孕激素都具有孕激素样作用,如可以使在雌激素作用下的子宫内膜发生转换,内膜的转化剂量见表8-5。最终的孕激素样活性还取决于给药途径和给药时间。孕激素在胞内的生物效应由胞内甾体激素受体介导。不同的孕激素与孕激素受体的结合能力不同,因而表现出的激素活性也不同一样。这也与孕激素是否与胞内其他甾体激素受体结合有关。几种常见孕激素生物活性的比较见表8-6,几种常见孕激素与甾体激素受体及血浆蛋白结合情况见表8-7。

表 8-5　几种常见孕激素抑制排卵及内膜转换的剂量

	抑制排卵(mg/d,PO)	内膜转化(mg/cycle)	内膜转化(mg/d)
天然黄体酮(微粒化)	300	4200	200～300
地屈孕酮	＞30	140	10～20
醋酸环丙孕酮	1	20	1
甲羟孕酮	10	80	5～10
屈螺酮	0.2	5	/
炔诺酮	0.5	100～150	/
去氧孕烯	0.06	2	0.15

表 8-6　几种常见孕激素生物活性的比较

	孕激素作用	抗 Gn作用	抗 E 作用	雌激素作用	雄激素作用	抗雄作用	糖皮质激素作用	抗盐皮质激素作用
天然黄体酮	＋	＋	＋	－	－	±	＋	＋
地屈孕酮	＋	－	＋	－	－	±	－	±
醋酸环丙孕酮	＋	＋	＋	－	－	＋＋	＋	－
甲羟孕酮	＋	＋	＋	－	±	－	＋	－
屈螺酮	＋	＋	＋	－	－	＋	－	＋
炔诺酮	＋	＋	＋	＋	＋	－	－	－

表 8-7　几种常见孕激素与甾体激素受体及血浆蛋白结合情况

	PR	AR	ER	GR	MR	SHBG	CBG
天然黄体酮	50	0	0	10	100	0	36
地屈孕酮	75	0	—	—	—	—	—
醋酸环丙孕酮	90	6	0	6	8	0	0
甲羟孕酮	115	5	0	29	160	0	0
屈螺酮	35	65	0	6	230	0	0
炔诺酮	75	15	0	0	0	16	0

注:PR,孕激素受体(普美孕酮＝100%);AR,雄激素受体(美曲勃龙＝100%);ER,雌激素受体(1713-雌二醇＝100%);GR,糖皮质激素受体(地塞米松＝100%);MR,盐皮质激素受体(醛固酮＝100%);SHGB,性激素结合球蛋白(双氢睾酮＝100%);CBG,皮质激素结合球蛋白(皮质醇＝100%)。

四、黄体支持

黄体形成,分泌孕激素和雌激素。如果发生受精或种植,滋养细胞分泌 HCG(human chorionic gonadotrophin),继续维持黄体及其分泌功能。胎盘甾体激素的合成(黄体-胎盘转化)发生于妊娠 5 周(自末次月经计算)。黄体支持(luteal phase support,LPS)是指给予外源性药物支持胚胎的种植过程。为了能够提高妊娠的成功率,人们在不断地摸索不同的制剂、剂量、给药途径和给药时间,以期找到一个最为优化的黄体支持方案。但目前还没有一个全球公认的指南。

(一)黄体支持的原因

早在 1949 年,人们就开始认识到月经提前与黄体功能不全有关,并用外源性黄体酮给予纠正。从原理上讲,对所有黄体功能不全的病例进行黄体支持治疗都是必要的。IVF 的刺激周期存在黄体功能不全,因而导致种植率下降,黄体支持的应用可以大大改善 IVF 的结局。

IVF 刺激周期黄体功能不全的病生理基础:①超生理量的雌激素抑制 LH 水平和黄 3β-HSD 的活性,引起黄体过早退化。②多卵泡发育导致超生理量雌激素和孕激素分泌,引起内膜提前发育。③GnRH 激动剂和拮抗剂的使用抑制垂体功能,阻断 LH 的脉冲释放,导致黄体溶解。Csapo 等的早期研究发现,在妊娠 7 周之前切除卵巢将会引起流产,但如果给予外源性孕激素的补充,妊娠可以继续维持。Zhao 等的研究显示 IVF 刺激周期进行黄体支持会改变种植窗期子宫内膜中细胞外基质蛋白和黏附分子的基因表达。

(二)黄体支持的给药途径

包括口服、肌内注射、阴道给药和直肠给药。

(三)目前常用的黄体酮制剂

包括口服用药、阴道用药、直肠用药和肌内注射用药。黄体酮经口服给药首先经过肝代谢,导致药物降解。肠道外给药克服了口服给药的缺陷。

1.口服黄体酮

(1)微粒化黄体酮:口服微粒化孕酮用于 IVF 的黄体支持结果不令人满意。Devroey 和 Bourgain 报道,POF 的患者使用口服微粒化黄体酮与肌内注射黄体酮和阴道使用微粒化黄体酮相比不能使内膜发生分泌期转化。这说明口服途径使激素活性将低。一项前瞻性随机研究将口服微粒化黄体酮 200 mg 每天 3 次与肌内注射黄体酮 50 mg/d 相比,两组血清孕酮水平相似,但口服组的种植率下降。

(2)地屈孕酮是反式孕酮,是天然黄体酮的立体异构体。反式孕酮的甲基团从 C10 的 β 位换至 α 位,氢原子从 C9 的 α 位换至 β 位,另外,C6、C7 之间呈双键连接,因此分子结构是弯曲的。由于地屈孕酮的反式结构,它表现为高选择性,更特异地与孕激素受体结合。口服地屈孕酮代谢产物:C20 发生变化产生20-羟基-衍生物;C21 甲基团的羟基化;C16α 的羟基化。代谢产物 70% 经尿排出。所有代谢产物的结构均保持 4,6-二烯-3-酮的构型,保持了反式的甾体结构而不会产生 17α-羟基化。由于它的高选择性,孕激素以外的效应非常小或不存在。地屈孕酮具有很好的口服生物活性,在子宫内膜发挥抗雌激素的作用,能够使内膜发生分泌期转化。20 世纪 80 年代,地屈孕酮开始被用于 IVF 刺激周期的黄体支持。Chakravarty 进行的一项前瞻、随机研究,对比了口服地屈孕酮与阴道用微粒化黄体酮用于 IVF 黄体支持的有效性、安全性和患者的耐受性,认为两组妊娠率相同。Ganesh 等进行一项随机前瞻性临床研究对 1 373 例接受 IVF 的患者进行观察,分别采用地屈孕酮 10 mg,每天 2 次;阴道用黄体酮凝胶 90 mg,每天 1 次;阴道用微粒化黄体酮 200 mg,每天 3 次进行黄体支持,三组在临床妊娠率和流产率方面没有差异。但还需要更大样本的 RCT 研究。

2.阴道用黄体酮

最近的研究显示,刺激周期的黄体支持阴道用黄体酮与肌内注射黄体酮同样有效。又由于阴道给药途径具有良好的患者满意度,已经被许多应用者作为一线的选择用药。阴道给药后,由于子宫的首过效应而不经肝代谢,子宫局部孕酮的浓度远远高于周闱血清浓度。在欧洲市场上有 2 种阴道用黄体酮制剂,微粒化黄体酮 Utrogestanw 为 100 mg 的胶囊,使用剂量为 200 mg,每天 3 次。Crinone 8% 是一种可控的缓释的阴道凝胶,使用剂量为 90 mg,每天 1 次。Cicinelli 等对 14 例准备行子宫切除术的绝经后妇女进行用药观察,一组患者应用 Crinone 8%,另一组患者应用肌内注射黄体酮 50 mg;两组给药时间均为术前一天 8:00、20:00 和手术当天 6:00,于术前一天 8:00 及术中抽取静脉血。子宫切除术后对前壁和后壁的子宫内膜进行检测。发现肌内注射黄体酮获得的平均血清孕酮水平是阴道给药者的 6 倍,阴道给药者平均子宫内膜中孕酮的浓度是肌内注射者的 2.4 倍。Crinone 8% 使用后 5.4 min 血清中孕酮浓度达到最高为 15.97 ng/mL,由于持续释放的特点,24 min 使用一次即可以达到稳定水平。100 mg Utrogestanw 使用 2~3 min 后血清中孕酮最高水平达到 9.82 ng/mL,之后迅速下降,因此建议一天 3 次用药。

一项前瞻性随机研究显示,Crinone 8% 90 mg 阴道给药的临床结局与肌内注射黄体酮相似,并显示良好的耐受性。但在非妊娠周期阴道出血的比例增高。Yanushpoisky 等的前瞻性随机研究结果显示同样支持上述结论。

阴道给药的不良反应包括局部刺激,阴道分泌物增多等。

3.肌内注射黄体酮

肌内给药途径是黄体支持最经典的途径。早在 1985 年,Leeton 首次应用 50 mg 黄体酮肌内注射用于 IVF 刺激周期的黄体支持。有报道,应用黄体酮进行黄体支持的剂量,每天 25~100 mg,其临床结局没有差异。

肌内注射常见的不良反应包括注射部位疼痛、皮疹、神经损伤、感染和脓肿形成,还有急性嗜酸性细胞性肺炎的个案报道。

Daya 和 Gunby 在 Cochrane 系统综述中认为在继续妊娠率和活婴出生率方面,肌内注射优于阴道给药。

2002 年的一项 Meta 分析纳入了 5 项前瞻性随机对照研究,将肌内注射黄体酮与阴道给药进行比较。包括周期 891 个,肌内注射黄体酮显示了更高的临床妊娠率和分娩率,尽管如此,有学者仍认为,由于肌内注射的给药途径伴随多种不良反应,不推荐作为 IVF 刺激周期黄体支持的首选,而阴道给药途径将成为一种新的选择。

4.直肠用黄体酮

Chakmakijan 和 Zachariah 将微粒化黄体酮分别经口服、阴道、直肠单次给药,观察对象为月经周期正常的女性,用药时间为卵泡期。结果显示,给药后的最初 8 min 内,直肠给药组血清孕酮水平是其余 2 组的 2 倍。但这种给药途径用于 IVF 周期的黄体支持还缺乏前瞻性对照研究。

(四)不同黄体支持方案的评估

1.黄体支持用于 GnRHa 长方案

1994 年,Soliman 等对黄体支持的研究发表了首篇 Meta 分析,包括 IVF 领域 18 个随机研究,结果显示,P 和 HCG 均可以提高妊娠率,而且 HCG 似乎可以获得更好地妊娠率。

Nosarka 等的分析结果同样认为,黄体期支持可以明显提高妊娠率。在应用 GnRHa 的 IVF 周期中,肌内注射 P、阴道微粒化黄体酮和 HCG 均可使妊娠率显著提高。

2.黄体支持用于 GnRH 拮抗剂方案

关于 GnRH 拮抗剂周期使用或不使用黄体支持缺乏随机对照研究文献。Beckers 等发现 GnRH 拮抗剂周期中如果不使用黄体支持,妊娠率会明显下降。

3.P 与 HCG 比较

Ludwig 前瞻性随机研究对比了 HCG、HCG＋P 阴道给药、单独应用 P 阴道给药用于黄体支持的有效性,发现这三组在继续妊娠率方面没有显示差异。另一项前瞻性随机研究显示,对于既往黄体中—晚期雌激素水平低的患者加用 HCG 后,可以显著提高妊娠率。Araujo 等对比了 HCG 2 000 U 4 次给药和每天给予黄体酮 50 mg 用于黄体支持的效果,认为妊娠率相似,但是 HCG 组 OHSS 的发生率高。因此建议,当 E_2 水平高于 2 700 pg/mL,获卵数多于 10 个时,不使用 HCG 进行黄体支持。Meta 分析也显示 P 和 HCG 用于黄体支持可得到相似的妊娠率,但是 P 组 OHSS 的风险低。

4.雌激素用于黄体支持

201 例患者接受拮抗剂方案,以每天 200 U rFSH 的固定剂量行卵巢刺激。将患者分为两组进行黄体支持,600 mg 微粒化黄体酮阴道给药及 600 mg 微粒化黄体酮阴道给药＋戊酸雌二醇 4 mg 口服。单用黄体酮组继续妊娠率为 26%,加用雌激素组为 29.7%,两组无差异。因此提示在拮抗剂方案中加用雌激素并不能提高妊娠率。

Fatemi 等使用同样方案,发现两组在 HCG 注射 7 d 内内分泌的指标没有变化。

另一项研究包括了 166 例首次进行 IVF 治疗的患者,黄体支持从 ET 日开始,随机分为 2 组:实验组,肌内注射黄体酮＋雌二醇 2 mg,每天 2 次阴道给药;对照组,单独使用肌内注射黄体酮。两组在种植率和临床妊娠率方面没有差异。这项大样本的随机研究也提示。黄体支持加用雌激素对 IVF 结局并没有帮助。

一项系统综述和 Meta 分析纳入了符合标准的 4 项随机对照研究,也没有显示加用雌激素进行黄体支持的优势。

5.GnRHa 用于黄体支持

Pirard 等将 IVF 周期使用 GnRH 拮抗剂的患者随机分为 2 组:HCG 10 000 U 诱导排卵,LPS 采用阴道微粒化黄体酮,600 mg/d;GnRHa 200 mg 喷鼻诱导排卵,LPS 使用不同剂量的 GnRHa 喷鼻给药。结果发现布舍瑞林 100 mg 每天 3 次与阴道用黄体酮 600 mg 获得同样的妊娠率。Tesarik 等进行的另一项研究,接受 GnRH 激动剂和拮抗剂的患者,LPS 常规使用阴道上微粒化黄体酮 400 mg/d＋E_2 4 mg/d,在 ICSI 第 6 天使用 GnRHa 0.1 mg 或安慰剂,结果显示 GnRHa 组的妊娠率提高。但还需要更大样本的 RCT 研究。

6.自然周期 IVF 的黄体支持

目前还没有证据显示自然周期 IVF 时 LPS 是否必要。但有文献比较胚胎移植后给予 HCG 会提高妊娠率。

7.人工授精周期的黄体支持

Maher 发现,在促排卵的人工授精周期使用 8% 黄体酮凝胶阴道给药进行黄体支持可以提高妊娠率。

8.黄体支持的开始时间

Mochtar 等随机观察了 LPS 开始时间对妊娠结局的影响,130 例开始于 HCG 日,128 例开始于取卵日,127 例开始于移植日,继续妊娠率分别为 20.8%、22.7%和 23.6%。认为在这 3 个不同时间开始 LPS 对妊娠结局没有影响。当将黄体支持的开始时间推迟到取卵后 6 d,将会导致妊娠率的明显下降。因为,HCG 的覆盖时间最多为 8 d,所以推荐黄体支持的开始时间不要晚于移植日(取卵后 3 d)。

9.停止黄体支持的时间

从理论上讲,黄体酮的使用填补了外源性 HCG 的清除和内源性 HCG 产生这一空缺时将会获益。一旦内源性 HCG 增加,黄体将会分泌充足的黄体酮。然而很多 IVF 中心会持续给予黄体酮至妊娠 12 周或更长的时间。来自全球 21 个中心的问卷调查,16 个中心使用阴道用微粒化黄体酮,1 个中心使用口服微粒化黄体酮,3 个中心使用肌内注射黄体酮 50 mg/d,1 个中心使用HCG。所有中心 LPS 开始于取卵日或 ET 日。LPS 停止时间:8 个中心于 HCG 测定日,4 个中心于 HCG(+)后 2 周,5 个中心于 HCG(+)后2~4 周,3 个中心分别于妊娠 9、10、11 周,1 个中心于妊娠 12 周。在一项回顾性研究中,Schmidt 等对比了使用 LPS 2 周或 5 周的患者,继续妊娠率和分娩率没有显著性差异。同样,来自丹麦的前瞻性随机研究,观察了 303 例接受IVF/ICSI 后妊娠的女性,均使用 GnRHa 长方案降调节,黄体支持采用阴道用黄体酮200 mg,每天 3 次,从 ET 日至 HCG(+)共 14 d。研究组自 HCG(+)日停用黄体酮,对照组继续使用黄体酮 3 周。结果显示,妊娠 7 周前、后流产率分别为试验组 4.6%和 10.0%,对照组3.3%和8.5%。分娩率研究组 78.7%,对照组82.4%,两组差异不显著。这项随机研究首次显示了早孕期延长给予黄体酮的时间对流产率、分娩率没有影响,黄体酮在 HCG(+)日停止是安全的。

一项 RCT 研究采用肌注射黄体 50 mg/d 进行 LPS,给药自取卵日开始,一组(n=53)给药 11 d,另一组(n=48)给药 6 周,两组的临床妊娠率、继续妊娠率和活婴出生率均没有显著差异。

Proctor 认为,早孕期内源性 HCG 的产生可以弥补 IVF 降调过程中内源性 LH 的缺乏,外源性黄体支持应用至妊娠 7 周并不能提高活产率。

(覃仕海)

第五节　卵巢功能早衰

妇女在 40 岁以前因某种原因发生的伴有卵泡耗竭、卵巢生殖寿命终止的高促性腺激素性闭经,称为卵巢功能早衰(POF)。临床表现为闭经(4 个月以上)、不育、促性腺激素(Gn)水平升高及低雌激素为特征的一种疾病。

POF 发病率在 40 岁前约占成年女性的 1%,30 岁前约占 0.1%。在继发性闭经的妇女中有4%~18%患有 POF;原发性闭经的妇女中有 10%~28%伴有 POF。

一、病因和发病机制

引起卵巢功能早衰的病因主要有遗传、代谢、放射、手术、免疫、感染等因素。

（一）遗传学因素

约 10% 的 POF 患者有家族史，姐妹数人或祖孙三代可共同发病，既可表现为原发性闭经，也可表现为继发性闭经。家谱分析表明。POF 和早绝经有较高的家族遗传倾向。家系基因分析对评估生育危险很有意义，家族性的 POF 较散发性的 POF 发病晚、生育时间长，早期预测有助于增加生育机会。

性染色体和常染色体上的基因突变均可引起卵巢功能早衰。如 X 染色体缺失或畸变可以造成先天性卵巢发育不全（Turner 综合征），多数表现为原发性高 Gn 性闭经，第二性征未发育，卵巢为条索状性腺。个别卵巢内有少数卵泡，由于卵巢储备功能差，卵泡很快被耗竭，导致继发性闭经。

（二）免疫功能异常

免疫因素是 POF 常见病因之一。

1.自身免疫性疾病与 POF

9%～40% 的 POF 患者同时患有其他内分泌腺体和系统的自身免疫性疾病，以桥本甲状腺炎最常见。自身免疫性疾病可以引起卵巢损伤或产生卵巢组织的自身抗体，从而造成卵巢功能早衰。常见的有桥本甲状腺炎、甲状旁腺功能低下、系统性红斑狼疮、类风湿性关节炎、重症肌无力、艾迪生病、突发性血小板减少性紫癜、糖尿病等。POF 患者常合并 2 种或以上的自身免疫性疾病。

2.自身抗体与 POF

抗卵巢抗体、抗透明带抗体、抗 FSH 抗体、抗 LH 抗体等与 POF 有关。卵巢自身抗体和抗原结合，引起过度的抗原抗体反应，导致卵巢细胞的病理性损伤，使卵泡过度闭锁，从而影响卵巢生殖内分泌功能，最终发生 POF 及不孕。

3.细胞免疫与 POF

T 淋巴细胞亚群比例失调和 B 细胞功能增强是导致自身免疫性卵巢功能衰退的免疫学基础。$CD8^+$ T 细胞增加是自身免疫性卵巢炎在外周血的反映。POF 患者出现的闭经、衰老和体内存在的免疫异常不仅与细胞的相对数量有关，还与其调节功能有关，即与淋巴细胞亚群失衡有关。POF 患者的免疫调节、免疫应答均处于衰老状态，外周血 $CD8^+$ T 细胞明显升高，$CD4^+/CD8^+$ T 细胞的值明显下降，CD16 细胞数增高及总体溶血活性（CH50）增高，成熟卵泡中有浆细胞、T 细胞、B 细胞和 NK 细胞浸润。

（三）物理化学因素

化疗、放疗、手术、环境内毒物等因素可导致 POF。如放射治疗或化学治疗导致正常卵巢组织受损，或卵巢手术导致正常卵巢组织减少时，会引起 POF。免疫抑制剂如环磷酰胺和雷公藤等抑制卵巢功能，可导致卵巢功能提早衰竭。人工流产也是 POF 发生的独立危险因素之一。反复多次人工流产，生殖内分泌系统会受到反复多次的影响，从而使女性卵巢功能逐渐减退，发生 POF。

（四）病毒感染

如 5% 的女性腮腺炎者因卵巢受累而致 POF。乙型肝炎、水痘病毒和巨细胞病毒可引起卵巢炎，给卵巢造成破坏，从而导致 POF。严重的感染如盆腔结核、淋菌性和化脓性盆腔炎等疾病引起卵巢损害，也会导致卵巢衰竭的发生。

(五)体内缺少某些酶

如 17α-羟化酶缺失,导致 E 合成障碍,使卵泡发育受阻,主要表现为原发性闭经,但偶尔也呈现继发性闭经。半乳糖 1-磷酸尿苷转移酶缺乏,卵巢中卵子数很少,大多呈原发性闭经,少数来潮后又闭经。

(六)卵巢抵抗综合征(ROS)

ROS 又称卵巢不敏感综合征,表现为高促性腺激素低性腺激素性闭经,常见于原发性闭经。卵巢或卵泡缺乏 LH 或 FSH 受体,对 Gn 敏感性下降,因此对以上两种激素不反应。其病理特点为卵巢饱满,卵巢内有许多始基卵泡,少见窦状卵泡,无成熟卵泡,卵巢内呈局灶性或弥漫性透明变性,对高水平的 Gn 缺乏反应。ROS 较少见,占高 Gn 型闭经的 $11\%\sim20\%$。

也有学者经免疫学检查证明 ROS 患者的血清中并不存在抗 Gn 抗体和抗 Gn 受体的抗体,卵巢内卵泡组织正常。推测该综合征可能为卵巢 Gn 受体或受体后缺陷。经雌激素治疗后自发排卵或对外源性 Gn 恢复敏感性的现象,提示雌激素对该综合征 Gn 受体的激活或增加受体数有作用。

POF 与 ROS 的临床表现及激素测定结果相似,超声可协助鉴别。超声无法明确诊断时,腹腔镜检查可明确鉴别。若发现卵巢萎缩,卵巢内无卵泡,为 POF;若发现卵巢无萎缩,卵巢内有多个卵泡,则为 ROS。

(七)其他因素

吸烟、饮酒、失眠、染发是 POF 发生的危险因素。吸烟的女性比不吸烟的女性更易发生 POF。烟草燃烧过程中释放出来的多环芳香族烃(PAHs)能激活芳香族烃受体(Ahr),而由 Ahr 驱动的 Bax 转录是环境毒素导致卵巢功能衰竭的重要途径。染发剂中含有的抗氧化剂代谢后的化学物质 4-乙烯环己烯(VCH)能引起卵巢功能衰竭。精神因素也是 POF 的高危因素。心情抑郁、精神创伤、精神脆弱、精神过敏、性格内向、经常争吵发怒、离婚及寡居的女性,长期在不良情绪困扰和刺激下,中枢神经系统与下丘脑-垂体-卵巢轴功能失调,导致 FSH、LH 异常分泌,排卵功能障碍,闭经,严重者发生 POF。

二、临床表现

(一)月经失调及闭经

继发性闭经是 POF 的主要临床表现。40 岁以前出现月经稀发,经期缩短,经量减少渐至闭经,或月经规律正常者突然闭经。多数 POF 患者卵巢功能衰退发生的过程是突然的且不可逆的。

(二)不孕或不育

表现为原发或继发性不孕不育,以继发性不孕不育多见。部分患者因 1 次或数次自然或人工流产后闭经就诊而发现 POF。

(三)绝经期综合征

雌激素缺乏的表现,如潮热、出汗、情绪改变、感觉异常、失眠、记忆力减退、老年性阴道炎、生殖器官萎缩、性交困难等。

(四)伴发自身免疫性疾病的临床表现

如桥本甲状腺炎、重症肌无力、系统性红斑狼疮等相应症状和体征。

三、辅助检查

(一)性激素测定

FSH$\geq$40 U/L,LH 升高,E$_2$<73.4 pmol/L。

基础 FSH/LH 是预测卵巢功能的敏感指标。有月经者基础性激素检查应在月经第 2~3 d 进行,最晚不超过第 5 天。闭经者任意时间检查。基础 FSH>12 U/L 或 FSH/LH 值>2,提示卵巢储备功能下降,排卵反应不佳。基础 FSH 连续两个周期>20 U/L,提示卵巢功能早衰隐匿期,1 年后可能闭经。一次测定 FSH 水平升高不能说明卵巢功能完全衰竭,需要间隔 2 个月重复测定,FSH 持续升高才能确诊 POF。

基础 E$_2$ 也是预测卵巢功能的重要指标。女性在 40 岁以前,当基础 E$_2$ 水平<73.4 pmol/L 时,提示可能卵巢早衰。

(二)超声检查

多数 POF 患者子宫卵巢萎缩,小于生育期妇女;卵巢无卵泡或虽有卵泡,但数目很少,单侧卵巢窦卵泡<3 个,直径多<10 mm,连续测定卵泡无发育,子宫内膜呈单线状。染色体核型正常的 POF 患者 30% 以上可有卵泡存在。

(三)BBT

呈单相,宫颈黏液评分提示 E 水平低下。

(四)骨密度测定

POF 患者因 E 缺乏,骨丢失率增加,可有低骨量和骨质疏松症表现,骨密度较同龄妇女低 1 个标准差,髋部骨折危险性增加 2.6 倍。有条件时做骨密度检测。

(五)抗体检测

超过 20% 的患者在 POF 前就已经存在免疫性疾病,其中最常见的是甲状腺炎,其次为肾上腺功能低下(Addison 病)、甲状旁腺功能低下和 1 型糖尿病。检测抗体的临床意义目前尚不能肯定。如对 POF 合并有自身免疫性疾病,可选择性地测定血沉、免疫球蛋白、类风湿因子、抗卵巢抗体、抗透明带抗体、抗 FSH 抗体、抗 LH 抗体、抗甲状腺微粒体抗体(AMA)、T 淋巴细胞亚群和 B 细胞。

(六)染色体核型检查

对 POF 患者常规做染色体检查。在原发性闭经的 POF 患者中,约 50% 存在着染色体核型异常,但大多数继发性闭经染色体核型正常。年轻的继发性闭经的 POF 患者中仅有 13% 染色体核型异常,最常见的是 X 染色体缺失。有家族性 POF 史的患者中,14% 存在着 FMR1 基因的突变,称为脆性 X 染色体综合征。

四、诊断标准

40 岁以前出现 4 个月以上的闭经,并有 2 次或 2 次以上血清 FSH>40 U/L(两次检查间隔 1 个月以上),LH 升高,E2 水平<73.4 pmol/L,伴有子宫卵巢萎缩,卵巢内缺乏窦卵泡。

五、POF 治疗

POF 患者在确诊后仍有 5%~10% 的机会妊娠,但目前任何治疗措施均不能使这个妊娠率增加。POF 患者卵巢内无残存卵泡,促排卵无效。治疗的主要目的是改善低雌激素症状,提高生活质量,预防远期并发症,防止子宫萎缩。激素治疗方法与围绝经期和绝经后的激素治疗方法类似,但其治疗时间较长,往往持续治疗至 40~50 岁,同时补充钙剂 1 000~1 500 mg/d。

对卵巢不敏感综合征使用恰当的卵巢刺激可诱导排卵后妊娠,部分患者也可自发缓解并成功妊娠。

(一)无卵泡型 POF 治疗

雌激素、孕激素的周期性补充可促进生殖器和第二性征的发育,防止由于 POF 导致的性腺萎缩及体态和心态的过早衰老,恢复月经,缓解因雌激素(E)减少引起的血管舒缩症状、性器官萎缩、骨质疏松和血脂代谢紊乱引起的心血管疾病。

1.雌激素、孕激素序贯疗法

适用于希望来月经者。

(1)月经第 5 天开始服戊酸雌二醇(商品名补佳乐、E_2V),1~2 mg/d,连服 21 d,服补佳乐第 12 d 起服甲羟孕酮 8~10 mg/d,连续服用 10 d。

(2)克龄蒙:月经第 5 天开始口服,每天 1 片,连服 21 d。

2.雌激素、孕激素联合治疗

绝经超过 1 年的女性所出现雌激素缺乏症状的激素替代治疗,适用于不希望来月经者。

(1)雌激素、孕激素联合疗法:每天口服戊酸雌二醇 1~2 mg,同时每天口服甲羟孕酮 4 mg 或地屈孕酮 10 mg,连续服用不停药。

(2)雌二醇屈螺酮片(商品名安今益):每天 1 片,连续服用不停药。

安今益每片含 17β-雌二醇 1 mg,屈螺酮 2 mg,每盒 28 片。

(3)雌二醇地屈孕酮片(商品名芬吗通):月经前 14 d,每天口服 1 片白色片(内含雌二醇 1 mg);后14 d,每天口服 1 片灰色片(内含雌二醇 1 mg 和地屈孕酮 10 mg)。每 28 d 为 1 个疗程,1 个疗程结束后,应于第 29 d 起继续开始下 1 个疗程。

(二)有卵泡型(POF)治疗

对 POF 早期且有生育要求者,使用雌激素、孕激素序贯疗法或短效避孕药,可以通过雌激素对内源性 Gn 的负反馈抑制作用,解除高 Gn 对 Gn 受体的降调节作用,从而恢复卵泡对 Gn 的敏感性。促进恢复衰退卵巢内残留卵泡的功能,使卵泡发育成熟,维持子宫肌的发育,使肌细胞增生肥大,肌层变厚,血运增加,预防子宫萎缩。使子宫内膜增厚并产生周期性变化,诱导子宫内膜雌激素、孕激素受体的产生,有利于胚胎着床。治疗后使 FSH 降到正常水平或接近正常水平后(<15 U),给予促排卵治疗＋HMG/FSH＋HCG 或 GnRH-a 降调节超排卵,少数患者可以妊娠。

1.短效避孕药

妈富隆、达英-35 或优思明,月经第 1 天开始口服,每天 1 片,连服 21 d,停药后第 8 天开始服用下一周期避孕药。连续服药 2~3 周期检测基础 FSH、LH 和 E_2,FSH 降至 15 U 以下时,可以试用促排卵。

2.雌激素、孕激素序贯疗法

月经第 5 天开始口服克龄蒙,或月经第 5 天开始服补佳乐 2~6 mg/d,连服 21 d,服补佳乐第 12 d 起服甲羟孕酮 8~10 mg/d,连续服用 10 d。服药 2~3 周期检测基础 FSH、LH 和 E_2,FSH 降至 15 U 以下时,补佳乐减量至每天 1~2 mg,同时 B 超监测卵泡、宫颈黏液评分,排卵期同房。FSH 降至 10 U 以下时试用促排卵。

3.促排卵方法

月经第 3～5 d 开始使用 HMG/FSH,每天 75～150 U 肌内注射,卵泡直径≥18 mm,肌内注射 HCG 5 000～10 000 U,排卵多发生于注射 HCG 后 36～48 min。嘱患者注射 HCG 后第 2～3 d 同房。排卵后补充黄体。

4.GnRH-a 长方案

将过高的 Gn 抑制后再用促排卵治疗。如使 FSH/LH 值降至<2.5,当 FSH 降至 5～10 U/L 时,使用 FSH/HMG 促排卵。

(1)方法:注射长效 GnRH-a 制剂(达必佳、达菲林等)1.3～3.75 mg,注射 28 d 后查性激素和阴道B超检查。检查 FSH<10 U、FSH/LH<2.5,双侧卵巢有数个窦卵泡后,开始注射 FSH/HMG,起始剂量为 225～300 U/d,注射 4～5 d 后阴道 B 超监测卵泡发育,根据监测结果调整剂量。当出现直径>10 mm 的卵泡时,FSH/HMG 减量为 150 U/d;卵泡直径>14 mm,减量为 75 U/d。当最大卵泡直径≥18 mm,肌内注射 HCG 10 000 U,34～36 min 排卵,注射后第 2～3 d 同房。排卵后补充黄体。

(2)机制:持续给予外源性 GnRH 可导致垂体分泌 Gn 减少,最后甚至完全抑制其分泌,即对垂体的降调节作用。在 Gn 分泌中止一段时间后,即过多的 Gn 分泌对卵巢的 Gn 受体抑制作用缓解后,使用FSH/HMG疗法,快速升高的 FSH 水平可刺激卵泡发育成熟而排卵。如果应用该方法后 E 水平不升高,卵泡不发育,不宜继续进行促排卵治疗。

(三)治疗 POF 合并自身免疫性疾病

对染色体核型正常的自身免疫性 POF 患者,使用雌激素、孕激素序贯疗法,月经恢复后第 1 天口服泼尼松 5～25 mg/d,每天 1～2 次,同时使用雌激素、孕激素序贯疗法或避孕药。抗心磷脂抗体阳性者,口服阿司匹林 100～400 mg/d。对合并有其他自身免疫性疾病的 POF,应积极注意治疗原发疾病。治疗期间复查性激素,FSH<10 U、FSH/LH<2.5 时,可以采用 FSH/HMG 促排卵治疗。

(四)赠卵 IVF-ET

对希望生育的 POF 患者,COH 治疗无效者,可用赠送卵子行 IVF-ET。

(五)保存卵巢功能的方法

保存卵巢功能包括冷冻胚胎、冷冻卵母细胞及冷冻卵巢皮质 3 种方法。对于家族中有 POF 史、现有 POF 可能的患者,为解决将来的生育问题,可先将卵子做冷冻保存以备日后使用。

(六)中药治疗或中西医结合治疗

常用滋肾降火、补肾活血配合激素替代疗法(HRT)使卵巢逐渐恢复功能。

(覃仕海)

第六节　卵巢过度刺激综合征

卵巢过度刺激综合征(ovarian hyperstimulation syndrome,OHSS)是一种以促排卵为目的而进行卵巢刺激时,特别在体外受精(IVF)辅助生育技术中,所发生的医源性疾病,是辅助生殖技术最常见且最具潜在危险的并发症,严重时可危及生命,偶有死亡病例报道。

OHSS 为自限性疾病,多发生于超促排卵周期中的黄体期与早妊娠期,发病与 HCG 的应用密不可分。按发病时间分为早发型与晚发型两种;早发型多发生于 HCG 应用后的 9 d 内,其病情严重程度与卵泡数目、E_2 水平有关。若无妊娠,10 d 后缓解;若已妊娠,则病情加重。晚发型多发生于 HCG 应用后 10～17 d,与妊娠尤其是多胎妊娠有关。

一、流行病学

大多数 OHSS 病例的发生与应用促性腺激素进行卵巢刺激有关,尤其是发生在体外受精助孕技术应用促性腺激素进行卵巢刺激后;也有病例在应用克罗米芬后被观察到;非常个别的病例报道发生在未行卵巢刺激而自然受孕的早孕期,称为自发性 OHSS。

(一)OHSS 的高危因素

OHSS 的高危因素包括原发性高危因素和继发性高因素。

1.原发性高危因素

(1)年龄<35 岁。

(2)身体瘦弱。

(3)PCOS 患者或 B 超下卵巢表现为"项链"征的患者。

(4)既往有 OHSS 病史。

2.继发性高危因素

(1)血 E_2>3 000 pg/mL。

(2)取卵日卵泡数>20 个。

(3)应用 HCG 诱导排卵与黄体支持。

(4)妊娠。

(二)发病率

OHSS 发病率的不同依赖于患者因素、监测方法与治疗措施。轻度 20%～33%;中度3%～6%;重度 0.1%～2%。轻度病例的发生在用促性腺激素进行控制性卵巢刺激的 IVF 中将近 30%或更多,但由于症状与体征的温和往往不被认识。通常 IVF 中少于 5%的患者将可能发展为中度症状,1%患者将发展为重度症状。妊娠患者的发病率是非妊娠患者的 4 倍。

二、病理生理学

OHSS 是在促排卵后卵泡过度反应的结果,但发生在黄体期 LH 峰后或外源性 HCG 应用后。其严重性与持续时间因为应用外源性 HCG 进行黄体支持以及内源性 HCG 水平的升高而加重与延长。其病理生理机制于 1983 年由 Haning 等首次提出,现已认为促排卵后卵巢内生成一种或几种由黄体颗粒细胞分泌的血管活性因子,其释放入血,可以引起血管通透性升高、液体渗出,导致第三腔隙液体积聚,从而形成胸腔积液、腹水,继而导致血液浓缩与血容量减少,甚至血栓形成(图 8-4)。

可能参与 OHSS 病理生理的因子目前研究认为有肾素-血管紧张素系统(RAS)中的活性肾素与血管紧张素Ⅱ、血管内皮生长因子(VEGF)、其他细胞因子家族与内皮素等。这些因子较多文献报道参与了卵泡与黄体生成的正常生理过程。促排卵后过多卵泡被刺激生长,HCG 应用后形成的黄体使这些血管活性因子生成量增加,它们直接或间接进入血液循环甚至腹腔,引起广泛的血管内皮通透性增加从而形成胸腔积液与腹水,偶有严重者发生心包积液、全身水肿。胸腔、腹腔穿刺后这些物质的减少有助于毛细血管通透性的降低,临床上可改善病情。

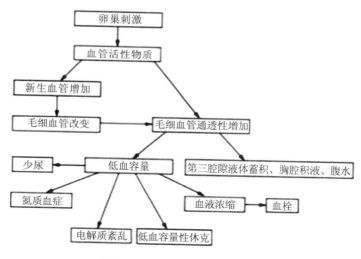

图 8-4 OHSS 的病生理改变

文献报道与我们工作均表明,血管紧张素Ⅱ在 OHSS 患者的血清、卵泡液中含量比促排卵未发生 OHSS 者显著升高,并且随着病情好转明显降低;免疫组化显示排卵前卵泡的颗粒细胞与黄体细胞内均存在血管紧张素Ⅱ与其两型受体 AT1、AT2;动物实验中应用 ACEI 阻断血管紧张素Ⅱ生成,降低了 OHSS 的发生率。因此我们的研究提示,卵巢内 RAS 以自分泌的形式引起或参与了 OHSS 的发病。

与 OHSS 发生的相关因子还包括 VEGF。过多的 VEGF 引起的血管过度新生导致血管通透性增加。颗粒细胞生成的 VEGF 可被 HCG 升调节,血与腹水中非结合性 VEGF 的水平随OHSS 的发展而升高,因此有学者认为非结合性 VEGF 的水平与 OHSS 的严重性相关。VEGF的作用是通过 VEGFR-2 完成的,动物实验中应用 VEGFR-2 的特异抗体(SU5416)可以阻断VEGFR-2 的细胞内磷酸化而致血管通透性降低,从而抑制 OHSS 的发展。

家族自发性 OHSS 可能是由于 FSH 受体的变异,导致其对 HCG 的过度敏感所致;因此本病多在同一患者重复发生,或同一家族中多人发病。发病与妊娠相关,其中最多一例患者六次妊娠均发病。与医源性 OHSS 不同,其发病时间多在妊娠 8～14 周,亦即内源性 HCG 升高之后,作用于变异的 FSH 受体,引发卵巢内窦卵泡生长发育,之后 HCG 又作用于 LH 受体,而致卵泡黄素化,启动 OHSS 的病理生理过程。

三、对母儿的影响

(一)OHSS 与妊娠

1.OHSS 对妊娠率的影响

OHSS 的发生与妊娠密切相关,妊娠是晚发型 OHSS 的发病因素之一,因此在 OHSS 人群妊娠率往往高于非 OHSS 人群。有资料显示 OHSS 患者妊娠率约 82.8%,明显高于非 OHSS人群 32.5%,符合 OHSS 的发患者群的倾向性。但是对于早发型 OHSS 对移植后是否影响胚胎着床一直存在争议。有学者认为 OHSS 患者中过高的 E_2 水平及 P/E_2 比例的改变,尤其是后者对内膜的容受性产生影响,从而降低妊娠率;过高的细胞因子如 IL-6 也将降低妊娠率;OHSS 患者的卵子与胚胎质量较非 OHSS 患者差,从而影响妊娠率;但也有研究发现相反结论:OHSS 妊娠患者与未妊娠患者相比 E_2 水平反而略高;OHSS 患者虽高质量卵子比例低于非 OHSS 患者,但因其获卵数多,最终高质量胚胎数与非 OHSS 患者无差异。而笔者所在的中心观察到早发型 OHSS 患者移植后的妊娠率为 60.5%,较非 OHSS 人群 32.5% 的妊娠率高,支持后者观点。

2.妊娠对 OHSS 的影响

有研究发现妊娠与晚发型 OHSS 密切相关,并影响了 OHSS 病程的长短;妊娠与病情轻重虽无显著性相关,但病情重者与多次腹腔穿刺患者均为妊娠患者,进一步说明了妊娠影响了 OHSS 病情的发展与转归。

(二)中重度 OHSS 对孕期流产的影响

中重度 OHSS 是否会增加妊娠流产率,文献报道较少。多数研究认为过高的 E_2 水平,血管活性因子包括肾素-血管紧张素、细胞因子、前列腺素水平改变,以及 OHSS 病程中的血流动力学变化、血液浓缩、低氧血症、肝肾功能异常等,都将增加早期妊娠流产率。有学者对同期 OHSS 与非 OHSS 患者进行了对比分析,两组总体流产率(早期流产+晚期流产)相近,分别为 16.9% 与 18.7%,与 Mathur 的结果相同。我们同时观察到妊娠丢失与患者的继发妊娠所致病情加重、病程延长有一定的相关性,但并未改变总体流产率。这一点可能与我们在发病早期就积极进行扩容治疗有关,扩容后改变了原先的血液浓缩状态,甚至降低了妊娠期的血液浓缩状态,减轻了因高凝状态、低氧血症等对妊娠的不良影响,因此中度、病程短的患者妊娠丢失率降低,而病情越重、病程越长,引起的血液改变、肝功能升高等持续时间延长,相应地增加了妊娠丢失。

(三)中重度 OHSS 对远期妊娠的影响

有文献报道 OHSS 患者因血液浓缩,血栓素与肾素-血管紧张素水平升高,孕期并发症如子痫前期与妊娠期糖尿病的发生率升高;但 Wiser 的研究显示 OHSS 患者中子痫前期与妊娠期糖尿病的发病率与对照组无差异。也有研究发现妊娠期并发症包括 PIH、GDM 与前置胎盘的发病率略高于对照组,但无统计学差异,支持后者观点;且与对照组相比正常分娩比例、出生缺陷率相同;早产与低体重儿比例略高于对照组,但无统计学差异,这点可能与 OHSS 组双胎率略高有关;发病早晚、病情轻重、病程长短也均未影响早产率与低体重儿比例,而双胎与早产、双胎与低体重儿均显著性相关,此结果与常规妊娠结局相同。因此我们认为 OHSS 的发生并未影响远期的妊娠发展,未增加妊娠期并发症,对妊娠的分娩结局(包括早产率与低体重儿率)也未产生不良影响。

四、临床表现

(一)胃肠道症状

轻度患者可有恶心,呕吐,腹泻,因卵巢增大与腹水增多腹胀逐渐加重。

(二)腹水

腹胀加重,腹部膨隆,难以平卧;腹壁紧绷即称为张力性腹水,有腹痛感;膈肌被压迫上抬可出现呼吸困难。

(三)胸腔积液

多数单独发生,30% 患者合并有腹水;胸腔积液可单侧或双侧发生;表现为咳嗽,胸腔积液加重致肺组织萎缩出现呼吸困难。

（四）呼吸系统症状

胸腔积液与大量腹水可致胸闷，憋气，呼吸困难；发生肺栓塞或成人呼吸窘迫综合征（ARDS）时出现呼吸困难，并有低氧血症。

（五）外阴水肿

张力性腹水致腹部压力增大，特别是久坐或久立后，压迫下腔血管使其回流受阻，甚至引起整个大阴唇水肿。

（六）肝功能异常

液体渗出可致肝水肿，约 25％ 的患者出现肝酶升高，GOT↑，GPT↑，ALP 往往处于正常值上限，肝功能升高水平与 OHSS 病情轻重相关，并随病情的好转恢复正常。

（七）肾功能异常

血容量减少或因大量腹水致腹腔压力增大，导致肾灌注减少，出现少尿、低钠血症、高钾血症与酸中毒，严重时出现 BUN↑，Cr↑，也随病情好转恢复正常。

（八）电解质紊乱

液体渗出同时入量不足，出现少尿甚至无尿；另外可能出现低钠、高钾血症或酸中毒表现。

（九）低血容量性休克

液体渗出至第三腔隙，血容量减少可发生低血容量性休克。

（十）血栓

发病率在重度 OHSS 患者中约占 10％，多发生于下肢、脑、心脏与肺，出现相应部位症状，发病时间甚至出现在 OHSS 好转后的数周。血栓形成是 OHSS 没有得到及时正确的治疗而发生的极严重后果，危及患者生命，甚至可留下永久性后遗症，必须予以积极防治。

OHSS 具有自限性，如未妊娠它将在月经来潮时随着黄体溶解自然恢复。表现为腹水的进行性减少与尿量的迅速增多。如果妊娠，在排卵后的第 2 周，由于升高的内源性 HCG，症状与体征将进一步持续或加重，如果胚胎停育，OHSS 症状也可自行缓解。临床处理经常需要持续 2～4 周，一般是在孕 6 周后逐渐改善。

五、诊断

依据促排卵史、症状与体征，结合 B 超下腹水深度与卵巢大小的测量，检测血细胞比容（HCT）、WBC、电解质、肝功能、肾功能等，以诊断 OHSS 及其分度，并确定病情严重程度。

六、临床分级

1989 年 Golan 等根据临床症状、体征、B 超及实验室检查，将其分为轻、中、重三度及 5 个级别（表 8-8）。

Navot 等于 1992 年又将重度 OHSS 分为严重与危重 2 组，其依据更为重视实验室检查（表 8-9）。

2010 年 Peter Humaidan 等根据 OHSS 各项客观与主观指标将其分为轻、中、重三度，这一分度临床应用似更简便、明晰（表 8-10）。

表 8-8　OHSS 的 Golan 分级

	轻	中	重
Ⅰ	仅有腹胀及不适		
Ⅱ	Ⅰ＋恶心、呕吐,腹泻卵巢增大 5～12 cm		
Ⅲ		Ⅱ＋B 超下有腹水	
Ⅳ			Ⅲ＋临床诊断胸腔积液/腹水,呼吸困难
Ⅴ			Ⅳ＋低血容量改变,血液浓缩,血液黏度增加,凝血异常,肾血流减少,少尿、肾功能异常,低血容量休克

表 8-9　OHSS 的 Navot 分级

重度症状	严重	危重
卵巢增大	≥12 cm	≥12 cm
腹水、呼吸困难	大量腹水伴或不伴呼吸困难	大量腹水致腹部胀痛伴或不伴呼吸困难
血液浓缩	HCT>45%,WBC>15 000/mm³	HCT>55% WBC>25 000/mm³
少尿	少尿	少尿
血肌酐	0～1.5 mg/dL	≥1.6 mg/dL
肌酐清除率	≥50 mL/min	<50 mL/min
低蛋白血症	重度	重度
	肝功能异常	肾衰竭
	全身水肿	血栓
		AIDS

表 8-10　OHSS 的 Peter Humaidan 分级

	轻	中	重
客观指标			
直肠窝积液	√	√	√
子宫周围积液(盆腔)		√	√
肠间隙积液			√
HCT>45%		√ᵃ	√
WBC>15 000/mm³		±ᵃ	√
低尿量<600 mL/d		±ᵃ	√
Cr>1.5 mg/dL		±ᵃ	±
肝功能升高		±ᵃ	±
凝血异常			±ᶜ

续表

	轻	中	重
胸腔积液			$\pm^c$
主观指标			
腹胀	$\checkmark$	$\checkmark$	$\checkmark$
盆腔不适	$\checkmark$	$\checkmark$	$\checkmark$
呼吸困难	$\pm^b$	$\pm^b$	$\checkmark$
急性疼痛	$\pm^b$	$\pm^b$	$\pm^b$
恶心、呕吐	$\pm$	$\pm$	$\pm$
卵巢增大	$\checkmark$	$\checkmark$	$\checkmark$
妊娠	$\pm$	$\pm$	$\checkmark$

注：±可有可无；a≥2 次,住院；b≥1 次,住院；c≥1 次,加强监护。

七、治疗

(一)治疗原则

OHSS 为医源性自限性疾病,OHSS 的病情发展与体内 HCG 水平相关,未妊娠患者随着月经来潮病情好转;妊娠患者早孕期病情加重。

1.轻度 OHSS

被认为在超促排卵中几乎不可避免,患者无过多不适,可不予处理,但需避免剧烈活动以防止卵巢扭转,也应警惕长期卧床休息而致血栓。

2.中度 OHSS

可在门诊观察,记 24 h 尿量,称体重,测腹围。鼓励患者进食,多饮水,尿量应不少于 1 000 mL/d,2 000 mL/d 以上最佳,必要时可于门诊静脉滴注扩容。

3.重度 OHSS

早期与中度 OHSS 相同,可在门诊观察与治疗,适时监测血常规、电解质与肝功能、肾功能,静脉滴注扩容液体,必要时行腹腔穿刺;病情加重后应住院治疗。

(1)住院指征:①严重的腹痛与腹膜刺激征。②严重的恶心呕吐,以致影响每天食水摄入。③严重少尿(<30 mL/h)甚至无尿。④张力性腹水。⑤呼吸困难或急促。⑥低血压、头晕眼花或晕厥;⑦电解质紊乱(低钠,血钠<135 mmol/L;高钾,血钾>5.5 mmol/L)。⑧血液浓缩(HCT>45%,WBC>15×10⁹/L)。⑨肝功能异常。

(2)病情监护:每天监测 24 h 出入量、腹围、体重,监测生命体征,检查腹部或肺部体征;每天或隔天检测血细胞比容(HCT)、WBC、尿渗透压;每 3 d 或 1 周监测电解质、肝功能、肾功能,B 超监测卵巢大小及胸腔积液和腹水变化,必要时监测 D-Dimer 或血气分析,以了解治疗效果,病情危重时随时复查。

(二)治疗方法

1.扩容

OHSS 因液体外渗第三腔隙致血液浓缩,扩容是最主要的治疗。扩容液体包括晶体液与胶体液。晶体液可选用 5%葡萄糖、10%葡萄糖、5%葡萄糖盐或乳酸林格液,但避免使用盐林格液;一般晶体液用量为 500~1 500 mL。只用晶体液不能维持体液平衡,因此需加用胶体液,如清蛋白、贺斯、低分子右旋糖酐、冰冻血浆等胶体液扩容。

(1)清蛋白:为低分子量蛋白质,由肝产生,75%的胶体渗透压由其维持,50 g 的清蛋白可以使大约 800 mL 液体 15 min 内回流至血循环中;同时可以结合并运送大分子物质如一些激素、脂肪酸、药物等,以减少血中血管活性物质的生物浓度。OHSS 患者因液体外渗,血中清蛋白浓度降低,因此最初选用清蛋白作为扩容药物,可用 10~20 g/d 静脉滴注,如病情加重,最大剂量可用至 50 g/d。但因清蛋白为血液制品,有传播病毒等风险,现在临床应用已严格控制,因此仅用于低蛋白血症的患者。

(2)羟乙基淀粉:平均分子量为 200 000,半衰期>12 h,可有效降低血液黏度、血细胞比容,减少红细胞聚集;因其为糖原结构,在肝内分解,因此不影响肝肾功能,并可显著改善肌酐清除率;因无抗原性,是血浆代用品中变态反应率最低的一种。静脉滴注剂量为 500~1 000 mL/d,应缓慢静脉滴注以避免肺部充血。因其价格低于清蛋白,且为非血液制品,现已作为中重度 OHSS 时首选扩容药物。

(3)低分子右旋糖酐:可以增加肾灌注量、尿量,降低血液黏滞度,改善微循环,防止血栓形成;但低分子右旋糖酐有降低血小板黏附的作用,有出血倾向者禁用,个别患者存在变态反应,且有临床死亡病例报道;因此临床使用应慎重,一般应用剂量为 500 mL/d。

2.保肝治疗

肝功能升高者需用保肝药物治疗,轻度升高者可用葡醛内酯 400~600 mg/d、维生素 C 2~3 g/d静脉滴注;肝功能升高,ALT>100 U/L 时,可加用古拉定 0.6~1.2 g/d 静脉滴注。经治疗后肝功一般不会进一步恶化,并随 OHSS 症状的好转而恢复。

3.胸腔、腹腔穿刺

适应证:①中等量以上胸腔积液伴明显呼吸困难。②重度腹水伴呼吸困难。③纠正血液浓缩后仍少尿(<30 mL/h)。④张力性腹水。但是在有腹腔内出血或血流动力学不稳定的情况下禁忌腹腔穿刺;腹腔穿刺放水可采用经腹与经阴道两种途径。一般多采用经腹途径。穿刺应在扩容后进行,要在 B 超定位下施行,避免损伤增大的卵巢。穿刺不仅可以减少腹腔压力,增加肾血流灌注,从而增加尿量。同时减少了与发病相关的血管活性因子而缩短病程,腹水慢放至不能留出为止,有研究表明最多曾放至约 6 000 mL;穿刺后症状明显缓解,且不增加流产率。有学者认为,穿刺后临床治疗效果好于扩容效果,故建议适应证适宜时尽早穿刺。

4.多巴胺

肾衰竭或扩容并腹腔穿刺后仍少尿的患者可应用低剂量多巴胺静脉滴注,用法为 20 mg+5%葡萄糖250 mL静脉滴注,速度为 0.18 mg/(kg·h),(不影响血压和心率),同时监测中心静脉压、肺动脉楔压,但应注意的是大剂量多巴胺静脉滴注作用于 α 受体,有收缩外周血管作用;而低剂量多巴胺作用于 $β_1$ 受体与 DA 受体,具有扩血管作用,特别是直接扩张肾血管,增加肾血流,同时抑制醛固酮释放,减少肾小管上皮细胞对水钠的重吸收,从而起到排钠利尿的作用。

也有文献报道口服多卡巴胺 750 mg/8 h,临床症状与腹水逐渐好转。也有人曾于腹腔穿刺时于腹腔内应用多巴胺,同样起到增加尿量作用。

5.利尿剂

已达到血液稀释仍少尿(HCT<38%)的患者可静脉应用呋塞米 20 mg。血液浓缩、低血容量、低钠血症时禁用。过早、过多应用利尿剂,将加重血液浓缩与低血容量而致血栓,视为禁忌。

6.肝素

个人或家族血栓史或确诊血栓者可静脉应用肝素 5 000 U/12 h,另外也有学者认为 48 h 扩容后仍不能纠正血液高凝状态,也应该静脉滴注肝素。如妊娠则肝素用至早孕末,或依赖于 OHSS 病程及高危因素的存在与否。为了防止血栓栓塞综合征,对于各种原因需制动的患者,可以应用低剂量阿司匹林,但是腹腔穿刺时有出血风险。

7.卵巢囊肿抽吸

B 超下抽吸卵巢囊肿可以减少卵巢内血管活性物质的生成,但有引起囊肿破裂、出血可能,因此原则上不建议囊肿抽吸。促排卵后多个卵泡未破裂但妊娠的患者,如病情危重,卵巢 >12 cm,放腹水后病情无改善时,可行 B 超指引下卵巢囊肿抽吸,术后应严密观察有无腹腔内出血征象。

8.终止妊娠

合并严重并发症,如血栓、ARDS、肾衰竭或多脏器衰竭,在持续扩容并反复多次放腹水后仍不能缓解症状时,也可考虑终止妊娠。终止妊娠是 OHSS 不得已而行的有效治疗方法,随着 HCG 的下降,OHSS 症状迅速好转。终止妊娠的方法首选人工流产术,同时应监测中心静脉压、肺动脉楔压、尿量、血肌酐,以及肌酐清除率、血气分析。

八、预防

(一)个体化刺激方案

首先确认 OHSS 高危人群。对于瘦小、年轻、有 PCO 卵巢表现的患者,以及既往发生过 OHSS 的高危人群,在刺激方案上应慎重。对于 PCO 患者多采用 r-FSH 75~150 U 起始,同时可用去氧孕烯炔雌醇片(妈富隆)等避孕药物抑制卵巢反应性。促排卵后一定要 B 超监测卵泡生长,并应根据个体对药物的敏感性不同及时调整药物剂量。需注意长方案、短方案与拮抗剂方案都可能发生 OHSS,即使氯米芬促排卵也有可能。

(二)HCG 的应用

因 OHSS 与 HCG 密切相关,故 HCG 的应用与否、应用剂量及使用时间与 OHSS 的发生密切相关。

1.不用 HCG 促卵子成熟

在高危人群中不用 HCG,可抑制排卵与卵泡黄素化,避免 OHSS 的发生;但是未应用 GnRH 激动剂降调节的患者,停用 HCG 并不能避免自发性 LH 峰的出现,不能完全防止 OHSS 的发生。

2.减少 HCG 量

HCG 剂量减至 5 000 U 甚至 3 000 U,与 10 000 U 相同,均可达到促卵泡成熟效果,并可减少 OHSS 的发病率并减轻病情,但不能完全避免 OHSS 的发生。

3.GnRH-a 替代 HCG 促排卵

对未用 GnRH 激动剂降调节患者,或应用 GnRH 拮抗剂的患者,可用短效 GnRH-a 代替 HCG 激发内源性 LH 峰,促卵泡成熟。因其作用持续时间明显短于 HCG,从而减少 OHSS 的发生。但 GnRH-a 有溶黄体作用,未避免临床妊娠率下降,应相应补充雌、孕激素,同时监测血中 E_2 与 P 水平,及时调整雌孕激素剂量,维持 $E_2 > 200$ pg/mL,P>20 ng/mL,文献报道临床妊娠率较 HCG 组无显著性降低。也有文献报道在使用 GnRH-a 同时加用小剂量 HCG 1 000~

2 000 U,使得临床妊娠率可不受影响。GnRH-a 可用 Triptorelin(商品名达菲林)0.2～0.4 mg,或 Buserelin 200 mg×3 次。

4.Coasting

对于 OHSS 高危人群,当有 30％卵泡直径超过 15 mm,血 E_2＞3 000 pg/mL,总卵泡数＞20 个时,停止促性腺激素的使用,而继用 GnRH-a,此后每天测定血中 E_2 浓度,当 E_2 再次降到 3 000 pg/mL 以下时,再应用 HCG,可明显降低 OHSS 的发生率。其理论是根据 FSH 阈值学说,停用促性腺激素后,部分小卵泡因为"饥饿"而闭锁,但大卵泡生长不受影响,从而使得活性卵泡数量减少,以及生成血管活性因子的颗粒细胞数量减少,因而 OHSS 发生率降低。Coasting 的时间如过长则会影响卵母细胞质量、受精率、胚胎质量及妊娠率,因此一般不超过 3 d。

(三)GnRH 拮抗剂方案

对易发生 OHSS 高危人群,促排卵可采用 GnRH 拮抗剂方案,因为此方案可用短效 GnRH-a代替 HCG 促卵泡成熟,以降低 OHSS 发生。

(四)黄体支持

HCG 的应用增加了 OHSS 的发病率,因而对于高危人群不用 HCG 支持黄体,仅用孕激素支持黄体,可降低 OHSS 发病率。

(五)静脉应用清蛋白

对于高危患者在取卵时静脉应用有渗透活性的胶体物质可以降低 OHSS 的危险与严重程度。对于雌激素峰值达到 3 000 pg/mL 的患者,或大量中小卵泡的患者,推荐在取卵时或取卵后即刻静脉应用清蛋白(25 g)。基于 meta 分析,估计每 18 个清蛋白治疗的患者,有 1 例患者将避免 OHSS。然而对高危患者预防性应用清蛋白仍存在争议,就像关于它的花费与安全性问题存在争议一样。

(六)静脉应用贺斯

取卵后应用贺斯 500～1 000 mL 替代清蛋白静脉滴注,同样可以减少 OHSS 的发生。在我们的随机对照研究中,取卵后静脉滴注贺斯 1 000 mL×3 d,与静脉滴注清蛋白 20 g×3 d,同样起到了减少 OHSS 发病的作用。因其为非生物制品,可避免应用清蛋白所致的感染问题。

(七)选择性一侧卵泡提前抽吸术(ETFA)

应用 HCG 后 10～12 h 行选择性一侧卵泡提前抽吸,可降低 OHSS 发生率,但因结果的不确定性并不过多推荐使用。

(八)多巴胺激动剂

文献报道 VEGF 是参与 OHSS 病理生理机制的重要血管活性因子,内皮细胞上的 VEGFR-2 是其引起血管通透性增加的作用受体;经研究证实,多巴胺激动剂可以减少 VEGFR-2 酪氨酸位点的磷酸化,而磷酸化对于 VEGFR-2 的下游信号传导至关重要;因此,多巴胺激动剂通过抑制了 VEGF 的生物学活性而起到减少 OHSS 发病的作用。因此,文献报道高危患者自 HCG 应用日开始使用多巴胺激动剂卡麦角林0.5 mg/d×8 d,OHSS 的发病率、腹水与血液浓缩显著性降低,而着床率与妊娠率并未受影响。

(九)二甲双胍

对于有胰岛素抵抗的 PCOS 患者,口服二甲双胍 1 500 mg/d,可以降低胰岛素与雄激素水平,相应地降低了 OHSS 发病率。

（十）腹腔镜 PCOS 患者卵巢打孔

对于 OHSS 高危的 PCOS 患者可以采用腹腔镜进行双侧卵巢打孔的方法，术后血中雄激素与 LH 水平下降，从而在超促排卵后 OHSS 的发病率得以下降，且妊娠率增加，流产率降低，打孔时应注意控制打孔操作的时间与电功率，避免过度损伤卵巢组织。

（十一）单囊胚移植

对于已有中度 OHSS 的患者可以观察到取卵后 5～6 d，如症状未加重，可行单囊胚移植，以避免多胎妊娠对 OHSS 发病的影响。

（十二）未成熟卵体外成熟培养（IVM）

该技术最早于 1991 年由 Cha 等提出并报道了妊娠个案。其将卵巢中不成熟卵母细胞取出，使之脱离高雄激素环境于体外培养，成熟后应用 ICSI 技术使之受精，从而避免了超排卵所致 OHSS 的发生。

（十三）冷冻胚胎

OHSS 高危者可冷冻胚胎，从而避免因妊娠产生的内源性 HCG 的作用，避免了晚发型 OHSS 的发生。虽然不可以完全避免早发型 OHSS 的发生，但因其避免了妊娠致病情的进一步加重，从而缩短了病程。

（任筱雅）

第七节　围绝经期综合征

围绝经期综合征习惯称为更年期综合征，是绝经相关的最常见疾病，其表现是多种多样的，涉及人体多个系统、器官，每个个体皆有差异。多发生于 45～55 岁。手术绝经的妇女，在切除双侧卵巢后 1～2 周即可出现围绝经期综合征的症状。严重者可影响情绪、工作、睡眠而降低生活质量。

一、病理生理机制及影响因素

目前对围绝经期综合征的发病机制尚不十分清楚，多数学者认为与卵巢功能减退引起的内分泌紊乱有关，同时也与社会、心理因素有关。

（一）内分泌因素

卵巢功能衰退，性激素水平降低，H-P-O 轴功能失调，导致自主神经中枢功能失调，早期出现血管舒缩症状。潮热是血管舒缩功能不稳定的表现。已知雌激素突然减少、促性腺激素分泌过多是导致潮热的主要原因。有人认为，血管舒缩症状的严重程度与雌激素水平高低无明显相关性，而可能与雌激素波动的幅度有关。

内啡肽及 5-羟色胺水平的变化可能与神经内分泌功能失调及情绪变化密切相关，内啡肽的下降亦可能与潮热有关。一般来说，潮热发生频率夜间比白天高，症状夜间比白天严重。潮热的病理生理过程包括下丘脑体温调节中枢功能失衡、外周及皮下血管舒张、脉搏加快、多汗及以后的中心体温下降。出汗多在胸部以上，潮红在颈部、面部，为一过性。11%～67% 的潮热发生在绝经前，症状可持续到绝经后，甚至绝经后 5～10 年仍有潮热出现。

（二）社会、文化因素

近年来有研究表明，女性的个体特征、健康状况、精神类型、职业、文化水平、经济环境均与围绝经期综合征的发病及症状严重程度有关。性格开朗、外向且经常参加体力劳动者较少发生围绝经期综合征或症状较轻。

二、临床表现

（一）月经变化

月经紊乱，无排卵周期增加。

（二）血管舒缩症状

潮热、多汗。潮热是血管舒缩症状最突出的表现，可分轻、中和重度三级。轻度有短暂潮热，不出汗，不影响活动；中度有潮热感觉、出汗，不影响活动；重度潮热感觉非常明显，伴出汗，活动受影响。

（三）心血管系统症状

心悸、眩晕、胸闷、轻度高血压和假性心绞痛。

（四）精神、神经症状

易激动、烦躁、失眠、焦虑、惊恐、抑郁、多疑等。

三、诊断

(1)激素测定：FSH>40 IU/L，E_2<20 pg/mL。

(2)B超、心电图等检查：排除其他器质性病变。

四、鉴别诊断

(1)与引起阴道流血的器质性病变鉴别：子宫内膜癌、子宫内膜息肉、子宫内膜增生症等。

(2)与内科疾病鉴别：甲状腺功能亢进、原发性高血压、冠心病、心绞痛。

(3)与精神疾病鉴别：精神分裂症。

五、一般治疗

根据症状及其严重程度的不同，选择一般的对症治疗或激素治疗。

一般治疗适合症状轻微或不宜采取激素治疗的患者。①进行体育、文娱活动。②选择镇静药物。对于部分睡眠障碍患者，可给予地西泮 2.5～5 mg 睡前口服。

六、激素治疗

激素治疗(HT)是目前公认的最为有效的治疗围绝经期综合征的方法。特别是血管舒缩症状，疗效好的治疗一周就可有效地降低 Kupperman 评分。几乎所有的观察性研究与随机对照研究(包括 WHI 研究)皆证实其有效。因此，对要求缓解绝经相关症状的妇女来说，在无禁忌证的情况下首选激素治疗。通过 Kupperman 评分或简单询问患者潮热等症状的变化即可对其疗效进行评估。

对于治疗时间的长短，目前尚无统一的建议，一般认为使用 4 年以内激素治疗是安全的。但有部分妇女在停药后又可能出现绝经相关症状，此时需要重新评估患者的全身状况及利弊后，才能决定是否给予进一步的治疗。

（一）目前对绝经期应用激素治疗的共识

中华医学会妇产科学分会绝经学组根据激素治疗的利弊、中国医疗实际情况及绝经相关问题等因素，提出了一些关于国内激素治疗的原则性建议，供临床医师参考，具体如下。

（1）应用激素治疗是针对绝经相关健康问题的必要医疗措施。

（2）绝经及相关症状，是应用激素治疗的首要适应证。

（3）应用激素治疗是预防绝经后骨质疏松症的有效方法。

（4）目前不推荐激素治疗用于心血管疾病的一级预防，更不应该用于冠心病的二级预防。

（5）对于有完整子宫的妇女，在应用雌激素时，应同时加用适量的孕激素以保护子宫内膜。对于已经切除子宫的妇女，则不必加用孕激素。

（6）应用激素治疗时，应在综合考虑治疗目的和危险的前提下，采用最低有效剂量。

（7）在出现与绝经相关症状时，即可开始应用激素治疗。根据个体情况选择激素治疗方案。

（8）没有必要限制激素治疗的使用期限。应用激素治疗应至少于每年进行一次个体化危险/受益评估，根据评估情况决定疗程的长短，并决定是否继续或长期应用。

（9）出现绝经相关症状并存在其他疾病时，在排除禁忌证后，可于控制并发疾病的同时应用激素治疗。

（10）目前尚无足够证据表明植物雌激素可以作为雌激素治疗的替代物。

（11）性激素疗法需要遵循循证医学的方法，不断完善、修订治疗方案。

（二）激素治疗的临床应用指南

激素治疗临床应用指南所选用证据的分级标准见表8-11。

表8-11　激素治疗选用证据分级标准

证据等级	证据水平	干预
A	1a	随机对照试验的系统评价
	1b	单个随机对照试验
B	2a	队列研究的系统评价
	2b	单个列队研究
	3a	病例-对照研究的系统评价
	3b	单个病例-对照研究
C	4	病例总结
D	5	无明确重要评价或者缺乏基础生理学或规范研究的专家意见

1.适应证

（1）绝经相关症状（A级推荐）：血管舒缩障碍，如潮热、多汗、睡眠障碍、疲倦、情绪不振、易激动、烦躁、轻度抑郁。

（2）泌尿生殖道萎缩相关问题（A级推荐）：阴道干涩、疼痛、排尿困难、反复性阴道炎、性交后的膀胱炎、夜间尿频及尿急。

（3）有骨质疏松症的危险因素（含低骨量）及绝经后骨质疏松症（A级推荐）：循证医学的大量资料证明，性激素治疗能有效降低各年龄组有骨质疏松症危险因素妇女发生脊椎、髋骨等部位骨折的危险，也能降低无低骨量妇女发生骨质疏松性骨折的危险。激素治疗仍是预防绝经后骨质疏松症的合理选择。缺乏雌激素的较年轻的妇女和/或有绝经症状的妇女应该首选激素治疗。

骨质疏松性骨折危险因素:①年龄长;②雌激素缺乏(正在接受激素治疗的妇女不在此范围);③体重低、早绝经(45 岁以前)或切除双侧卵巢;④骨密度低、绝经前长期闭经(1 年以上);⑤骨折史;⑥长期低钙摄入;⑦骨质疏松症家族史;⑧酗酒;⑨矫正后仍有视力缺陷;⑩痴呆;⑪吸烟;⑫营养不良;⑬体育运动不足;⑭摔倒史。

2.激素治疗开始应用的时机

在卵巢功能开始减退并出现相关症状后即可应用。

3.禁忌证

(1)已知或怀疑妊娠。

(2)原因不明的阴道流血或子宫内膜增生。

(3)已知或怀疑患有与性激素相关的恶性肿瘤。

(4)患有活动性静脉或动脉血栓栓塞性疾病(最近 6 个月内)。

(5)严重的肝、肾疾病。

(6)系统性红斑狼疮、耳硬化症、血卟啉症。

(7)脑膜瘤(禁用孕激素)。

4.慎用情况

(1)子宫肌瘤、子宫内膜异位症。

(2)尚未控制的糖尿病及严重的高血压。

(3)有血栓形成倾向。

(4)胆囊疾病、癫痫、偏头痛、哮喘、高泌乳素血症。

(5)乳腺良性疾病。

(6)有乳腺癌家族史。

5.应用流程

(1)应用激素治疗前的评估。①评估目的:是否有应用激素治疗的适应证;是否有应用激素治疗的禁忌证;是否存在慎用情况。②评估项目:病史;体格检查;常规妇科检查,其余项目可根据需要选择,其中应特别注意对乳腺和子宫内膜的评估。

(2)权衡利弊。应用激素治疗的必要性,应根据:①年龄。②卵巢功能衰退情况(绝经过渡期、绝经早期或绝经晚期)。③使用激素治疗前的评估结果进行综合评价。

根据结果判断是否可以应用激素治疗:①有适应证、无禁忌证时建议使用激素治疗。②无适应证或存在禁忌证时不使用激素治疗。③有适应证同时合并其他疾病时,在排除禁忌证后,可于控制其他疾病的同时使用激素治疗。④症状的发生可能与绝经有关,也可能与绝经无关,难以即刻辨明,并且无禁忌证时,可行短期试验性应用。同时告知患者激素治疗的利弊,使其在知情同意后作出选择。

(3)个体化用药方案。①考虑因素:是否有子宫;年龄;卵巢功能衰退情况(绝经过渡期、绝经早期或绝经晚期);危险因素。②根据每个妇女的不同情况制订个体化用药方案。在序贯方案中,根据孕激素应用的种类、应用时间应达到 10～14 d。

(4)应用激素治疗过程中的监测及注意事项。①监测目的:判断使用目的是否达到;有无不良反应个体危险/受益比是否发生改变;评价是否需要继续使用激素治疗或调整方案。②根据妇女具体情况确定监测的指标和频度。有研究认为,乳房钼靶摄片中的组织密度可作为激素治疗对乳房影响的一个参考指标。③注意事项,为预防血栓形成,因疾病或手术需要长期卧床者酌情停用。

(三)目前国内用于激素治疗的方案

1.性激素种类

主要是天然的雌激素,可辅以孕激素。

2.应用模式

(1)单用雌激素:适合子宫已经切除的患者,多采取连续用药方式。常用药物有 17β-雌二醇 0.5～1 mg/d、戊酸雌二醇 0.5～1 mg/d、妊马雌酮 0.3～0.625 mg/d 和尼尔雌醇 2 mg/2 周。

(2)雌、孕激素联合使用:针对有子宫的妇女,目的是保护子宫内膜。根据雌、孕激素的剂量和疗程不同,分为周期序贯、连续序贯、周期联合和连续联合 4 种疗法。

1)周期序贯法:每周期使用雌激素 21～28 d,后半周期加用孕激素 10～14 d(图 8-5),停药后有撤退性阴道流血,适合尚有自然月经来潮或虽有闭经但体内雌激素水平仍达卵泡中期水平的妇女。临床上常用的复合制剂有妊马雌酮/甲羟孕酮、环丙孕酮/戊酸雌二醇(克龄蒙)和地屈孕酮/微粒化雌二醇,妊马雌酮/甲羟孕酮的配伍为妊马雌酮 0.625 mg/d,共 28 d;甲羟孕酮 5 mg/d,共 14 d。环丙孕酮/戊酸雌二醇 的配伍为戊酸雌二醇 2 mg/d,共 21 d;环丙孕酮 1 mg/d,共 10 d。地屈孕酮/微粒化雌二醇的配伍为微粒化雌二醇 1 mg/d,共 28 d;地屈孕酮 10 mg/d,共 14 d。根据患者的具体情况,可适当降低雌激素剂量,如戊酸雌二醇 0.5 mg/d、妊马雌酮 0.3 mg/d 等。在使用尼尔雌醇时,一般每 3 个月加用一次孕激素,如甲羟孕酮 10 mg/d,共 14 d。若体内尚有一定水平的雌激素,可提前加用孕激素;若超声检测子宫内膜厚度≥8 mm,则加用孕激素。

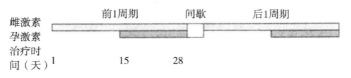

图 8-5　周期序贯法图解

2)连续序贯法:连续使用雌激素,每周期加用孕激素 10～12 d,多数患者有撤退性出血(图 8-6)。

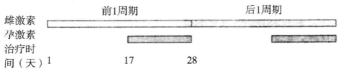

图 8-6　连续序贯法图解

3)周期联合法:联合使用雌、孕激素 21～28 d,停药 5～7 d,部分患者仍有规律性的撤退性出血(图 8-7)。常用的复合制剂有妊马雌酮/甲羟孕酮,其配伍为妊马雌酮 0.625 mg/d,共 28 d;甲羟孕酮 2.5 mg/d;共 28 d。在使用联合疗法时,也应选择最低有效剂量的雌激素,如戊酸雌二醇 0.5 mg/d、妊马雌酮 0.3 mg/d 等。在使用低剂量雌激素时,可适当降低孕激素的剂量。

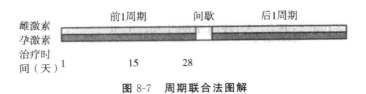

图 8-7　周期联合法图解

4)连续联合法:联合使用雌、孕激素,连续治疗而不间断(图 8-8)。雌、孕激素两者剂量均可适当减少,阴道流血率低,适合已经绝经的妇女。

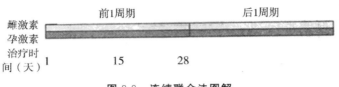

图 8-8　连续联合法图解

合用雄激素可以改善患者的性欲、情绪及认知。可选用甲睾酮或十一酸睾酮(安雄)。但由于雄激素对血脂有不利影响,长期使用可能引起肝功能损害和水钠潴留,一般仅作短期、小剂量使用。

单用孕激素可使部分潮热症状得到缓解。

替勃龙由于其代谢物具有雌、孕、雄 3 种激素的活性,故使用更为方便,适于已绝经的妇女。少数患者在早期可能有极少量的阴道流血。从某种意义上讲,替勃龙也属于联合疗法,因此从性价比上来说它不适于无子宫的患者。在使用替勃龙时也应遵循最低有效剂量原则,替勃龙剂量为每片 2.5 mg,开始时每天口服 2.5 mg,待症状缓解后可逐步减少剂量,最低剂量半片/天或每周 2 片。

3.用药途径

包括口服途径和非肠道途径,非肠道途径包括经皮制剂和局部使用的雌激素。上述介绍的均为口服途径,以下介绍一些非肠道途径药物及其用法。

(1)经皮制剂:优点是避免了肝脏首过效应,没有胃肠道刺激作用,目前可供选择的药物有雌二醇贴膜和雌二醇凝胶,商品名为欧适可的雌二醇贴膜每片含 5 mg 或 10 mg 17β-雌二醇,每天可分别向体内释放 25 μg 或 50 μg 的 17-β 雌二醇,每周贴 2 片。商品名为得美素的雌二醇贴膜每片含 2 mg 或 4 mg 雌二醇,每天可分别向体内释放 25 μg 或 50 μg 的 17-β 雌二醇,每周贴 2 片。商品名为爱斯妥凝胶的雌二醇凝胶为 17-β 雌二醇透皮吸收制剂,每只含 17-β 雌二醇 18 mg,每天在皮肤上涂抹。经皮制剂可以用于周期序贯、连续序贯、周期联合和连续联合 4 种中的任何一种,在序贯治疗时一般每周期使用 28 d 的经皮制剂,在周期的末 10~14 d 加孕激素,如甲羟孕酮 6 mg/d,共 10~14 d。联合疗法时每天加用孕激素,如甲羟孕酮 2~4 mg/d。

(2)局部用药:常用的局部使用的雌激素有妊马雌酮软膏和雌三醇(欧维婷)膏剂,适用于泌尿生殖道症状严重者。妊马雌酮软膏每支 14 g,每克软膏含 0.625 mg 妊马雌酮,每次使用 0.5~2 g 软膏,治疗老年性阴道炎和外阴炎。雌三醇膏剂每支含 15 g 软膏,每克含 1 mg 雌三醇,每天 1 次,每次将 0.5 g 软膏放入阴道内。对以泌尿生殖道症状为主诉者,推荐应用经阴道给药途径。

4.激素治疗期间发生不规则阴道出血的处理

如果服药期间有不规则的阴道流血,应首选诊断性刮宫。如病理检查发现不同部位的子宫内膜中的间质和腺体发育不同步,则提示可能是孕激素相对不足引起治疗期间的子宫出血,加大孕激素剂量可避免治疗期间的不规则出血。子宫内膜息肉是治疗期间不规则出血的又一个重要原因,子宫内膜息肉一旦确诊,立即行宫腔镜或诊刮术摘除。无不典型增生的子宫内膜增生也能引起不规则出血,孕激素补充治疗能逆转内膜,使之正常。据研究报道,序贯治疗一般不引起子宫内膜癌,治疗期间发现的子宫内膜癌一般在治疗前即已存在。一旦癌组织表面有感染坏死或癌组织浸润到间质,就有不规则阴道流血的表现。子宫内膜癌一经确诊,应立即手术治疗。

雌、孕激素联合治疗的前 6 个月内,许多患者有点滴出血或突破性出血,若子宫内膜厚度≤5 mm,一般不主张行诊断性刮宫,因为 6 个月后多数患者(60%～95%)会出现闭经。增加孕激素的剂量能提高闭经的比例,如果点滴出血持续 1 年以上或闭经一段时间后又出现子宫出血,则需行诊断性刮宫以明确诊断。最常见的病理表现为萎缩的子宫内膜,加大孕激素的剂量无助于控制出血,一般建议患者改用雌、孕激素序贯治疗,也有研究表明 3 d 雌激素加 3 d 雌、孕激素的连续治疗能止血。子宫内膜息肉、子宫黏膜下肌瘤和子宫内膜癌也引起子宫出血,一旦确诊即行手术治疗。

七、高压氧治疗

(一)治疗机制

从临床上可以看到围绝经期综合征经高压氧治疗,可以改善症状,有的月经不规律者重新出现规律的月经。但高压氧治疗本病的机制尚不十分确切。有学者同意以下观点。

(1)减慢卵巢退化和雌性激素衰退的速度,给机体一个适应时期。

(2)调节下丘脑-垂体-卵巢的内分泌活动。

(3)对大脑皮质的高级神经活动功能的调节。

(4)高压氧治疗可作为暗示治疗的一种手段。

(二)治疗方法和注意事项

(1)治疗压力可采用 2～2.5 ATA、每次吸氧 60 min、每天 1 次、连续 2 个疗程或临床症状改善即停止。症状反复再进行治疗。

(2)注意宣传疗效,增加患者信心和暗示效果。

八、心理治疗

对以精神、神经症状为主诉的患者在给予有关镇静、抗焦虑、抗抑郁药物治疗,以及性激素辅助治疗的同时,更为重要的是积极开展心理咨询与行为治疗。

(任筱雅)

第八节 高雄激素血症

雄激素是女性生殖生理过程中一种非常重要的激素,为卵巢、尤其是卵泡合成雌激素的前体,是不可缺少的激素。但当雄激素过多时,则引起痤疮、多毛、月经过少,甚至闭经而影响生殖功能,此外尚与肥胖、糖代谢和脂代谢有关。

一、正常女性雄激素

(一)雄激素的来源

女性体内雄激素的合成主要在卵巢和肾上腺,除了此两种内分泌腺体外,尚有部分在外周组织中合成,称腺外合成。

1.卵巢

卵巢中的卵泡、黄体和间质均能合成雄激素,由其中的泡膜细胞、泡膜黄体细胞和泡膜间质细胞合成。

卵巢主要合成睾酮,0.1 mg/d 和雄烯二酮($\triangle^4$-A)1~2 mg/d。尚有脱氢表雄酮(DHEA)<1 mg/d,主要由泡膜间质细胞合成。绝经后卵巢静脉中雄激素高于动脉中的含量,也提示由卵巢间质所分泌。

卵巢中的雄激素合成主要受 LH 调节,LH 与泡膜细胞上的受体结合,激活酶活性,合成雄激素,至于雌激素、GnRH、儿茶酚胺等神经递质,细胞激酶和一些细胞生长因子的局部调节作用,有待阐明。

2.肾上腺

雄激素的合成在束状带和网状带,主要合成硫酸脱氢表雄酮(DHEA-S)6~24 mg/d 和脱氢表雄酮<1 mg/d。DHEA-S 主要由 DHEA 磺酰化而来,由硫酸孕烯醇酮而来者甚少,雄烯二酮合成量为1 mg/d。生理情况下肾上腺仅分泌少量睾酮。

肾上腺中雄激素的合成受 ACTH 的调节,至于某些细胞激酶和生长因子的局部作用,有待阐明。

3.腺外合成

指在卵巢和肾上腺以外的组织或细胞中合成雄激素,主要为雄激素之间的转化或雌激素与雄激素之间的转化,故又称腺外转化。转化的部位有肝、肺、肌肉、脂肪、毛囊和皮脂腺等处,以脂肪和肌肉为主要转化部位,雌酮和脱氢表雄酮转化为雄烯二酮;雄烯二酮和脱氢表雄酮转化为睾酮,睾酮和雄烯二酮在皮肤中经 5-α 还原酶转化为双氢睾酮(表 8-12)。

表 8-12　女性雄激素的来源

雄激素	内分泌腺(%)		腺外转化(%)				
	卵巢	肾上腺	睾酮	雄烯二酮	硫酸脱氧表雄酮	脱氧表雄酮	雄烯二醇
睾酮	25	25	—	50	—	极少量	—
雄烯二酮	50	50	—	—	—	极少量	—
脱氢表雄酮	20	50	—	—	30	—	—
硫酸脱氢表雄酮	—	90	—	—	—	10	—
双氢睾酮	—	—	15	60	—		25

(二)雄激素水平和代谢

女性体内的雄激素有 3 个来源,曾认为月经周期中有相应的雄激素分泌模式,但大多认为在月经周期中无大的变化,血中水平虽有变化,但相对稳定(表 8-13)。

表 8-13　月经周期中血浆雄激素水平

雄激素	均值	范围
睾酮(nmol/L)	1.215(0.35 ng/mL)	0.520～1.907(0.15～0.55 ng/mL)
雄烯二酮(nmol/L)	4.886(1.4 ng/mL)	2.443～12.215(0.7～3.5 ng/mL)
脱氢表雄酮(nmoL/L)	14.57(4.2 ng/mL)	9.37～27.07(2.7～7.8 ng/mL)
硫酸脱氢表雄酮(μmol/L)	4.320(1.6 μg/mL)	2.160～9.180(0.8～3.4 μg/mL)

　　女性睾酮的合成总量为 0.35 mg/d,其中直接由卵巢分泌的为 0.1 mg/d;由腺外合成,来自雄烯二酮的为 0.2 mg/d,来自脱氢表雄酮的为 0.05 mg/d。因卵巢分泌的雄烯二酮与肾上腺所分泌的量相仿,故可说睾酮的 2/3 来自卵巢,因此将睾酮作为卵巢雄激素的标记。硫酸脱氢表雄酮 95% 由肾上腺合成,因此将其作为肾上腺雄激素的标记。

　　睾酮中仅少量代谢为睾酮葡糖苷酸,主要代谢成雄烯二酮,再以雄酮与葡糖苷酸结合,再经尿排出,而 DHEA、DHEA-S 和 $\triangle^4$-A 均代谢为雄酮,最终代谢物均由尿液排出。因代谢物为 17-酮类固醇(17-KS),故尿中 17-KS 的量主要代表 DHEA-S 的量,反映肾上腺素来源的雄激素的情况。双氢睾酮经 β-酮类固醇脱氢酶还原成 3α-雄烷二醇,再与葡糖苷酸根结合成雄烷二醇葡糖苷酸(3α-diol-G),由尿中排出。故尿中 3α-diol-G 的量能很准确地反映在外周转化成双氢睾酮的情况。因此,将 3α-diol-G 作为腺外合成雄激素的标记。

(三)雄激素的生物活性

　　女性体内的雄烯二酮和 DHEA 均为作用较弱的雄激素,雄烯二酮的作用仅为睾酮的 10%～20%,DHEA 的作用为睾酮的 5%。以睾酮和双氢睾酮最具生物活性,双氢睾酮的生物活性为睾酮的 2～3 倍。循环中的睾酮,约 85% 与性激素结合球蛋白(SHBG)相结合,10%～15% 与清蛋白结合,仅 1%～2% 的睾酮呈游离状态,称游离睾酮。结合状态的睾酮不具生物活性,仅有游离状态的睾酮具有生物活性。SHBG 在肝脏中合成,雄激素和肥胖时可降低 SHBG 的浓度,雌激素和地塞米松能升高 SHBG 浓度,故上述因素和肝脏功能状况直接影响 SHBG 的浓度。SHBG 浓度的高低影响游离睾酮的浓度,从而影响其发挥雄激素的生物效应。为此有研究报道认为,“游离雄激素指数”-T(nmol/L)/SHBG(nmol/L)比体内的睾酮值更能反映雄激素活性。但雄激素必须与细胞的雄激素受体结合后方能作用于靶细胞发挥其生物效应,故雄激素受体也是影响雄激素生物效应的一个重要因素。

二、临床表现

(一)多毛

　　多毛是指女性体表和面部生长出的性毛过多。女性多毛大多由雄激素过多引起,性毛的毛囊皮脂腺单元对雄激素敏感,尤其是双氢睾酮,故高雄激素血症引起的多毛主要表现为性毛过多,英文称为hirsutism。另一种多毛表现为全身柔毛增加,尤其是在四肢部位,英文称 hypertrichosis,可见于肾上腺皮质醇增多症。性毛过多时可伴有脂溢和痤疮。

(二)月经失调

　　雄激素过高常干扰卵泡的生长成熟,而无排卵,虽可出现多种月经异常,但以月经稀发、月经过少和闭经最常见。

(三)肥胖

肥胖是指身体的脂肪过量。超重是指体重超过理想的标准。肥胖时必然体重增加,但超重者不一定是肥胖,因此应区别肥胖和超重。理论上测定躯体的密度是测定脂肪量的最准确方法,但临床不适用。现西方国家大多用体质指数(BMI)计算图法作测定,其结果与密度测定法接近。

脂肪组织主要由脂肪细胞组成,平均含脂肪 80%,水 18% 和蛋白质 2%。每一脂肪细胞的含脂量约 0.6 μg,肥胖时含脂量可增加 1 倍。正常人全身脂肪细胞总数为 $(26.8\pm1.8)\times10^9$,肥胖时可增加 2～3 倍。婴儿期和围青春期肥胖常为脂肪细胞增生和脂肪细胞肥大并存,而成人肥胖主要是脂肪细胞肥大,当重度肥胖,且病程较久时可伴有脂肪细胞增生。

现知肥胖者因脂肪分布的部位不同,其对代谢的影响不同,危害不一,腰围与臀围比例(WHR)能区别男性型肥胖或女性型肥胖。

(四)男性化

当雄激素水平升高,睾酮水平 ≥6.94 nmol/L(200 ng/dL)时则出现男性化。失去女性体态,肌肉增加,尤其是两肩部肌肉增加似男性,两颞部头发脱落呈颞部秃顶。声调低沉,喉结突出似男性,阴蒂呈不同程度的增大,有时性欲增加。

(五)黑棘皮病

黑棘皮病为皮肤呈褐黑色、稍凸出的苔样变,扪诊觉柔软。项、颈、腋、乳房下、腹股沟皱褶处、两大腿内侧近外阴处均为好发部位。有时黑棘皮表面出现皮垂。

黑棘皮病是明显胰岛素对抗和重度高雄激素血症的外在表现,但也可能是恶性病变的表现。最常见的恶性病变是腺癌,以胃癌最常见。有学者认为高雄激素女性中 5% 有黑棘皮病,胰岛素对抗的年轻女性中黑棘皮病不到 30%。

三、体格检查

(一)多毛

目前无统一的多毛诊断标准,大多应用 Ferriman 等提出的半定量法。此法将人体划分为 11 个区域,每一区内按毛发的量给予评分(0～4 分)(表 8-14)。观察了 430 名无内分泌疾病的妇女,发现前臂和小腿部位的毛发与其他部位毛发的意义不同,前者主要是保护作用,而其他部位与激素有关,对激素较敏感,评分的结果显示:>10 分占 1.2%,>7 分占 4.3%,>5 分占 9.9%。目前世界卫生组织(WHO)《不育夫妇标准检查与诊断手册》也采用此评分。

表 8-14 Ferriman 和 Gallway 的毛发分度标准

分区	部位	分度	标准
1	唇	1	外缘少许毛发
		2	外缘少量胡子
		3	胡子自外缘向内达一半
		4	胡子自外缘向内达中线
2	颏	1	少许稀疏毛发
		2	稀疏毛发伴少量浓密毛发
		3,4	完全覆盖,淡或浓毛发
3	胸	1	乳晕周围毛发

续表

分区	部位	分度	标准
		2	乳晕周围毛发,伴中线毛发
		3	毛发融合,覆盖 3/4 面积
		4	完全覆盖
4	上背	1	少许稀疏毛发
		2	增多,仍稀疏
		3,4	完全覆盖,淡或浓
5	下背	1	骶部一簇毛发
		2	稍向两侧伸展
		3	覆盖 3/4 面积
		4	完全覆盖
6	上腹	1	中线少许毛发
		2	毛发增加,仍分布在中线
		3,4	覆盖一半或全部
7	下腹	1	中线少许毛发
		2	中线毛发呈条状
		3	中线毛发呈带状
		4	呈倒 V 型
8	上臂	1	稀疏毛发不超过 1/4 面积
		2	超过 1/4 面积,未完全覆盖
		3,4	完全覆盖,淡或浓
9	下臂	1,2,3,4	完全覆盖背侧,淡的分 2 度,浓的分 2 度
10	大腿	1,2,3,4	与上臂同
11	小腿	1,2,3,4	与上臂同

注:0 度为没有恒毛。

Bardin 等提出面部毛发的评分系统,将面部分为上唇、颊和鬓 3 个区域。每个区按毛发量用＋做记录,满布毛发为＋＋＋＋。

Birabaum 等的面部毛发分布:＋表示颏部有稀疏须毛;＋＋表示颏部有一簇须毛;＋＋＋表示颏部和前颈部均有须毛;＋＋＋＋表示颏部、颈部和颊部均有男性须毛。

(二)痤疮

一般临床对痤疮不做详细评分记录。Ross 等提出面部痤疮的评估标准。轻度为丘疹样痤疮数≤20 个,无囊性结节样痤疮;中度为丘疹样痤疮>20 个,且有囊性结节样痤疮;重度为面部出现大量囊性结节样痤疮。

Rosenfield 继而提出痤疮的临床评分标准(表 8-15)。以皮损的性质和数目作为评分标准,面部和躯干部位应分别作评分。Cook 和 Allen 等推荐摄像法做痤疮的分类。

(三)阴蒂增大

阴蒂增大需与包皮过厚做鉴别。临床上常以测量阴蒂根部横径>1 cm 为标准。Tagatz 等提出阴蒂指数的概念,可作为雄激素影响的生物鉴定。阴蒂头部最大纵径和最大横径的积为阴蒂指数。在分析的 249 例正常女性中,95%的阴蒂指数<35 mm,认为>35 mm 者为阴蒂增大。

表 8-15　痤疮的临床评分

评分	类型	临床表现
0	无	无
1	轻微	痤疮≥2mm,面部或躯干<10 个
2	轻	痤疮 10~20 个
3	中	痤疮>20 个或脓疱<20 个
4	重	脓疱≥20 个
5	囊性	炎性病损≥5 mm

(四)肥胖

国际上常用的测定方法为身体质量指数或称体质指数,体质指数=体质(kg)/身长^2(m^2)。评价标准是<10 为消耗性疾病,10~13 为营养失调,13~15 为消瘦,15~19 为正常,19~22 为良好,>24 为超重;女性>27 为肥胖,男性>25 为肥胖;30 相当于超重 30%。

标准体重的计算在婴儿期、幼儿期和成人期各不相同,成人期身长 165 cm 以上者体重(kg)=身长(cm)-100。身长 165 cm 以下者:男性体重(kg)=身长(cm)-105;女性体重(kg)=身长(cm)-100。体重超过标准体重的 10% 为超重,超过标准体重的 20% 为肥胖。

近年发现脂肪分布的部位不同,对代谢影响不同。根据脂肪的分布情况将肥胖分为男性型和女性型,现用腰围和臀围的比例(WHR)作鉴别。腰围是在平卧位时测量脐孔水平的腹部周径,臀围是测量平卧时的最大周径,两者的比例即 WHR>0.85 为男性型肥胖,WHR≤0.75 为女性型肥胖。

四、常见高雄激素血症

妇产科常见的高雄激素血症主要为卵巢和肾上腺病变,也见于靶器官局部雄激素异常所致的多毛,外源性的雄激素或具雄激素作用的药物引起的较少见,但常为医源性。引起高雄激素血症的常见原因如下:①卵巢,多囊卵巢综合征,间质泡膜细胞增生症,分泌雄激素肿瘤。②肾上腺,21-羟化酶缺陷症(典型),21-羟化酶缺陷症(迟发型),皮质醇增多症,肾上腺肿瘤。③特发性多毛。④药物,雄激素,具雄激素作用的孕激素,丹那唑、苯妥英钠等。

(一)多囊卵巢综合征

为卵巢病变中最常见的高雄激素血症,事实上本病的确切发病原因未明,是丘脑、垂体调节功能失常,抑或是卵巢局部多肽激素(如抑制素等)对垂体的反馈异常所致,有待阐明。本病 LH 分泌频率增加,幅度轻度增加,血清 LH 增加。LH:FSH=2:1 或 3:1,导致卵泡闭锁增加,无优势卵泡,更无排卵,而卵巢间质细胞增生。增生的间质细胞分泌雄激素增加。雄激素在外周组织中转化为雌酮,雌酮反馈于中枢,致 LH 分泌增加。LH 又影响卵泡发育,使间质合成雄激素增加,成一恶性循环。曾发现卵泡液中睾酮比正常卵巢中高30~200 倍,卵泡细胞产生的雄激素比正常泡膜细胞中高 2~6 倍,卵巢间质中产生的睾酮比正常增加 50~250 倍,肾上腺分泌的 DHEA 和 DHEA-S 也轻度增加,现认为本病是雄激素来源于卵巢和肾上腺,但以卵巢为主。睾酮轻度升高或在正常范围的高限,仅部分病例 DHEA-S 轻度升高。有报道认为睾酮水平在

2.429～4.164 nmol/L 之间,雄烯二酮在 10.47～17.45 nmol/L,约半数患者硫酸脱氢表雄酮升高。故有否多毛和多毛的程度各例可不同,有报道认为与局部睾酮和 5α-雄烷-3α、17β-二醇葡糖苷酸的程度有关。部分多囊卵巢综合征伴有胰岛素对抗,若有肥胖则易出现葡萄糖耐量试验异常和黑棘皮病。

(二)卵巢间质泡膜细胞增生症

首次报道于 1943 年,称"卵泡膜增生",指出间质中有黄素化泡膜细胞,但与邻近的卵泡无关。此后发现常伴有男性化。Fox(1987 年)提出现用名,近年已公认。

本病较少见,临床表现与多囊卵巢综合征类似,两者易混淆。但本病随年龄的增加,卵巢分泌的睾酮量也逐渐增加。当 40 岁时高雄激素血症的表现明显,如多毛、颞部脱发、音调低沉、乳房缩小、阴蒂增大等等,且与日俱增,血中雄烯二酮和睾酮均明显升高,甚至睾酮可高达 6.94 nmol/L(200 ng/dL),而 DHEA-S 正常。卵巢常呈双侧性增大,最大直径可达 7 cm,白膜增厚,但白膜下无多个囊状卵泡。卵巢间质中有许多黄素化泡膜细胞巢,此为本病的组织学特征和雄激素的主要来源。本病时可伴有糖尿病、肥胖和黑棘皮征等。

(三)分泌雄激素的卵巢肿瘤

分泌雄激素的肿瘤很少见,曾有报道占住院患者的 1:30 000,占妇科手术标本的 1:312。具内分泌功能的卵巢肿瘤病理学分类如下。

1.性索间质瘤

颗粒细胞瘤、泡膜细胞瘤、硬化性间质瘤、支持-间质细胞瘤(支持细胞瘤、睾丸间质细胞瘤、支持细胞-睾丸间质细胞瘤、两性母细胞瘤、性索瘤伴环状小管、未分类)。

2.类固醇细胞瘤

间质黄素瘤、睾丸间质细胞瘤(门细胞瘤、睾丸间质细胞瘤)、肾上腺皮质型肿瘤、类固醇细胞瘤。

3.其他

非功能性肿瘤、妊娠期男性化肿瘤、门细胞增生过长、卵巢水肿。

颗粒细胞瘤占卵巢肿瘤的 1%～2%,5% 在青春期前,95% 在成年后,绝经后多见,主要分泌雌激素,少数病例分泌雄激素。泡膜细胞瘤很少见,主要分泌雌激素,少数分泌雄激素,一般 5～10 cm 大小,多为单侧性,很少为恶性。硬化性间质瘤仅少数具分泌雌激素或雄激素的功能,为良性肿瘤。支持-间质细胞瘤含有支持细胞、睾丸间质细胞和成纤维细胞,又称男性母细胞瘤、支持细胞-睾丸间质细胞瘤和卵巢睾丸母细胞瘤。支持细胞瘤常无分泌功能或分泌雌激素,仅个别分泌雄激素。支持细胞-睾丸间质细胞瘤为未绝经妇女最常见的男性化肿瘤。该肿瘤中 40%～75% 分泌雄激素,血睾酮升高,其他雄激素正常。类固醇细胞瘤主要由黄素细胞、睾丸间质细胞和肾上腺皮质细胞组成。间质黄素瘤主要分泌雌激素,仅少数分泌雄激素,可见卵泡细胞增生。单纯 Leydig 细胞又分为门细胞瘤和睾丸间质细胞瘤两种,必须见到肿瘤中有 Reinke 结晶体方可诊断。两者的血睾酮均明显升高,可达 10.41 nmol/L(300 ng/dL)。肾上腺皮质型肿瘤罕见,分泌雌激素和雄激素。一些上皮性肿瘤,被认为是非功能性的肿瘤,却分泌雄激素。例如,浆液性囊腺瘤、卵巢纤维上皮瘤、黏液性囊腺瘤、转移性印戒细胞型黏液腺癌、良性囊性畸胎瘤、无性细胞瘤和性母细胞瘤等肿瘤,偶尔会分泌雄激素。曾发现在肿瘤组织附近的间质黄素化或增生,此可能为性激素的来源。

(四)21-羟化酶缺陷

典型者常在新生儿或婴儿期发病,因该酶缺陷,肾上腺合成的睾酮过多而出现男性化,迟发型因青春期 17,20 裂解酶活性增加,17-羟孕烯醇酮和 17-羟孕酮增加,但 21-羟化酶缺陷,致使睾酮增加。迟发型常需与多囊卵巢综合征鉴别,该综合征时清晨 17-羟孕酮的基值升高,具诊断价值。若有疑问时可作 ACTH 试验,在注射 ACTH 250 μg 后,1 min 17-羟孕酮＞30.3 nmol/L(10 ng/mL)具鉴别诊断价值。

(五)肾上腺皮质功能亢进症

肾上腺皮质功能亢进症又称皮质醇增多症或 Cushing 综合征。因肾上腺皮质功能旺盛,合成的皮质醇和雄激素过多,常见的临床表现为肥胖、痤疮、多毛和月经失调。多毛并非为主要表现,且除性毛增多外,常常有全身柔毛增加,此是肾上腺分泌的高雄激素的缘故。

本病 60% 是垂体 ACTH 分泌过多所致,25% 是肾上腺本身的疾病引起,其他是异位 ACTH 分泌或 CRH 分泌过多所致。若 24 min 尿皮质醇＜110 μg,且过夜地塞米松抑制试验的皮质醇＜139.5 nmol/L(5 μg/dL),则本病可基本除外。

(六)肾上腺分泌雄激素肿瘤

肾上腺肿瘤仅分泌雄激素的少见。若无论有无其他临床表现,血睾酮＞5.21 nmol/L 为分泌雄激素肿瘤的特征。肾上腺来源的肿瘤在分泌睾酮的同时亦分泌 DHEA-S。

(七)特发性多毛

以多毛,但月经正常且循环中睾酮和 DHEA-S 正常为特征,常呈家族性,分布于地中海沿岸,又称家族性或体质性多毛;因肾上腺和卵巢中合成的雄激素均未增加,故称为特发性多毛。近年发现本病患者中 80% 的 3α-diol-G 增加。此提示多毛系 5α-还原酶活性增加所致,而且 5α-还原酶活性与多毛程度和血清中 3α-diol-G 的水平呈正相关。目前认为本病为外周组织中雄激素代谢异常,主要在毛囊皮脂腺部位。

五、鉴别诊断

妇科常见的高雄激素血症的临床表现相似,有程度上的不同,较难鉴别,但可从其不同的发病机制、生殖激素的变化进行鉴别诊断(表 8-16)。多囊卵巢综合征时睾酮轻度升高或在正常范围高限,但 LH 升高且 LH:FSH≥2。泡膜细胞增生症有时难与多囊卵巢综合征区别,但 LH 正常,睾酮升高较明显,必要时作卵巢活检。21-羟化酶缺陷时睾酮升高明显,个别患者可＞6.94 nmol/L(200 ng/dL),需与分泌雄激素肿瘤鉴别。迟发型者睾酮轻度升高,但 17-OHP 升高为特征,必要时可作 ACTH 兴奋试验。分泌雄激素的卵巢肿瘤以睾酮明显升高为特征,常达 6.94～10.41 nmol/L(200～300 ng/dL)。但非肿瘤性疾病亦有时可达如此水平。若同时伴有 DHEA-S 升高,往往＞21.60 μmol/L(8 μg/mL),则提示肿瘤可能来自肾上腺。超声,必要时 CT 或 MRI 检查有助诊断。肾上腺皮质增生症以睾酮和肾上腺皮质激素升高为特征,可作抑制试验以资鉴别。特发性多毛症的特点为除多毛外,无其他异常表现,且雄激素在正常范围,唯有双氢睾酮的代谢产物 3α-diol-G 升高。

六、治疗

(一)口服避孕片

以雌激素为主的雌、孕激素复合片较理想,炔雌醇的量在每片 35～50 μg 较合适,再加无雄激素作用的合成孕激素。其作用为抑制 LH 分泌,减少血浆中睾酮、雄烯二酮和 DHEA-S 的分泌,且增加性激素结合球蛋白的水平。这就既减少了循环中雄激素的水平,又降低了血中具生物活性的睾酮的水平。一般进行周期疗法。

表 8-16　常见妇科高雄激素血症的激素变化

激素	多囊卵巢综合征	卵泡膜细胞增生病	21-羟化酶缺陷	皮质醇*增生症	肿瘤(卵巢,肾上腺)	特发性多毛
LH	升高	正常	正常	正常	正常	正常
T	2.429~4.164 nmol/L	75.205 nmol/L	升高	升高	>6.94 nmol/L	正常
DHEA-S	1/2 患者升高	正常	常正常	稍升高	正常,>18.90 μmol/L	正常
17-OHP	正常	正常	升高	正常	正常	正常
F	正常	正常	正常	升高	正常	正常
3α-diol-G	正常	正常	正常	正常	正常	正常

注:*,在卵泡期 08:00 时取血。

(二)孕激素类

如甲羟孕酮和甲地孕酮的效果尚佳,有弱的抗雄激素作用和轻度抑制促性腺素分泌的作用,可降低睾酮和 17-酮类固醇的水平。以甲羟孕酮最常用,一般用 20～40 mg/d,口服。国外也用肌内注射,每 2 周 100 mg 或每 6 周注射 150 mg。无论是口服注射,还是均连用 3 个月,需注意液体潴留,有体重增加、肝功能损害、血栓形成和情绪抑郁等不良反应。

(三)GnRH-α

长期应用后使垂体细胞的 GnRH 受体去敏感,导致促性腺素减少,从而减少卵巢中性激素的合成。一般用 6 个月为 1 个疗程,因丘脑-垂体-性腺轴被抑制,可有更年期的变化,如潮热、情绪变化、阴道干燥、骨质吸收,甚至骨质疏松,一般停药后均能恢复。开始用药时因雌激素降低可出现不规则出血。在月经周期的第 1～5 d 开始应用,有经鼻吸入、皮下和肌内注射等途径。buserelin 和 nafarelin 喷鼻,每次剂量分别为 100 μg 和 200 μg,每天 3 次。goserelin,每月注射一次,每次 3.75 mg。为了减少低雌激素导致的不良反应,可用雌、孕激素联合法作周期治疗。国外常用结合雌激素 0.625 mg 或雌二醇 1 mg 与甲羟孕酮 2.5 mg 联合应用。

(四)地塞米松

地塞米松的作用为抑制 ACTH,因此最适用于肾上腺来源的高雄激素血症。常用地塞米松 0.25～0.5 mg/d,以每晚口服对丘脑-垂体-肾上腺轴的抑制最明显。若用泼尼松片,则需 5～7.5 mg/d,必须注意用药后早晨的皮质醇水平不应<55.8 nmol/L(2.0 μg/dL),否则应减少治疗剂量。有学者强调 DHEA-S 中度升高时用地塞米松不一定有效。当 21-羟化酶缺陷时,则需用较大剂量进行治疗。

(五)螺内酯

本药往年是拮抗醛固酮的利尿剂,近年发现具有抑制卵巢和肾上腺合成雄激素的作用,在毛囊竞争雄激素受体和抑制 5α-还原酶的活性,本药主要通过竞争受体起抗雄激素的作用,因抑制雄激素合成的作用个体变化颇大,血中睾酮、雄烯二酮和双氢睾酮均下降,但皮质醇、DHEA 和 DHEA-S 无变化。应用剂量为 50～200 mg/d,国外大多认为 200 mg/d 效果最佳,可使毛发变细。在应用一段时间后可用维持量 25～100 mg/d,可连续用 6 个月至 1 年。在用药 2～6 个月可见疗效。在用药的开始数周应监测肝功能和电解质，以免发生高钾和低血压。用药期常会发生不规则出血，若螺内酯与口服避孕片联合应用，则既可使月经周期正常，又可加强疗效和避孕。有学者用 2%～5% 螺内酯霜可有效地治疗痤疮，不被吸收入全身，无不良反应。

(六)醋酸环丙氯地孕酮

本药为合成的 17-羟孕酮的衍生物。具较强的抗雄激素作用，与雄激素竞争受体而抑制睾酮和双氢睾酮的作用。因其本身属孕激素，故抑制促性腺素的分泌，从而减少睾酮和雄烯二酮，还增加睾酮的清除率。最常见的不良反应是疲劳、水肿、体重增加、乳房痛和性欲减退。本药贮藏在脂肪组织中缓慢释放，因而具有强的长效孕激素作用，在临床应用时做倒序贯法，即月经周期的第 5～14 d，每天服 100 mg(50～200 mg)，在第 5～25 d，每天服炔雌醇 30 μg 或 50 μg，做周期疗法，停药后月经来潮。近年国外将本药作为避孕药，称 diane；可将本药 2 mg 与炔雌醇 50 μg 联合应用，月经周期第 5～25 d 口服；亦有将本药 2 mg 与炔雌醇 35 μg 联合应用，称 dianette，一般认为效果良好。有报道在治疗迟发性 21-羟化酶缺陷时，其效果优于氢化可的松。

(七)酮康唑

酮康唑具有抑制细胞色素 P450 酶系——17,20 裂解酶和 17α-羟化酶以及 11β-羟化酶的作用，可明显减少肾上腺和性腺中类固醇激素的合成。不良反应有肝损害、脱发、疲劳、头痛、皮肤干燥、腹痛和呕吐。常用剂量为 400 mg/d，亦可高达 1 200 mg/d。

（任筱雅）

第九章 糖 尿 病

第一节 糖尿病的病因与发病机制

一、T1DM 病因与发病机制

目前认为，T1DM 的病因与发病机制与遗传因素、环境因素及自身免疫因素均有关。遗传在 T1DM 的发病中有一定作用。对 T1DM 同卵双生子长期追踪的结果表明，发生糖尿病的一致率可达 50%；然而从父母到子女的垂直传递率却很低，如双亲中 1 人患 T1DM，其子女患病的风险率仅为 2%～5%。

遗传学研究显示，T1DM 是多基因和多因素共同作用的结果。现已发现，与 T1DM 发病相关的基因位点至少有 17 个，分别定位于不同的染色体。目前认为，人组织相容性抗原（HLA）基因（即 T1DM1 基因，定位于染色体 6p21）是主效基因，其余皆为次效基因。有 90%～95% 的 T1DM 患者携带 HLA-DR3、HLA-DR4 或 HLA-DR3/HLA-DR4 抗原，但 HLA-DR3 和 HLA-DR4 抗原携带人群只有 0.5% 发生 T1DM。这提示 HLA-DR3 和 HLA-DR4 是 T1DM 发生的遗传背景，而 HLA-DQ 位点则为 T1DM 易感的主要决定因子。

（一）遗传因素分为主效基因和次效基因

家系调查发现 T1DM 患者中的单卵双生子糖尿病发生的一致率为 30%～50%。同卵双生子随时间延长，其 β 细胞自身免疫反应的一致性约为 2/3。同卵双生子如果 T1DM 是在 15 岁以后发病，则与非同卵双生子的一致率相似；如果是在 10 岁以前发病，则前者的一致率比后者高。一般而言，T1DM 在儿童期发病时的年龄越小，则遗传因素在发病中所起的主导作用越大。

HLA 易感基因在 T1DM 发病中的作用不足 50%；家系研究也显示，单卵双生子 T1DM 的一致率为 30%～50%，而在 T2DM 一致率为 100%；T1DM 亲属发生 T1DM 的机会显著高于一般人群，但垂直传递率不高，提示 T1DM 发病中有遗传因素的参与。T1DM 的遗传为多基因性，至今已有 20 多个位点定位在染色体，其中研究得较为深入的易感位点主要是组织相容性复合体（MHC），在人类为 HLA，位于 6p，其等位基因为共显性，T1DM 的遗传主要通过 HLA。HLA 的 A、B 和 C 抗原为Ⅰ类抗原，而 HLA 的 D 抗原为Ⅱ类抗原，HLA-TNF-α、TNF-β、补体 C_2、补体 C_4 及 21-羟化酶为Ⅲ类抗原。HLA3 类抗原的基因都与 T1DM 的发病有关，其中 HLA-Ⅱ类抗原基因（包括 DR、DQ 和 DP 等位基因点）与 T1DM 发生的关系更为密切。T1DM 中 40% 的遗传易患性由 HLA 部位的主要基因决定。

(二)遗传易患性由 HLA 基因控制

双生儿研究显示同卵双生子发病的一致率为 50%。家族研究发现 T1DM 兄妹积累发病率 20 倍于无家族史人群。一般认为 T1DM 的遗传易患性系第 6 对染色体上的 HLA 基因所控制，T1DM 单体型已确定的共有 39 种，与这些单体型相关的绝对危险性是 25～210，其中单体型 A1、C1、B56、DR4 和 DQ8 具有非常高的绝对危险性。在芬兰，DR4 和 DQ8 的基因频率高于世界其他人群，这可能是芬兰糖尿病发病率高的原因之一。据估算，遗传因素可解释芬兰 T1DM 75%的危险性，其他可能的环境因素为母乳喂养时间短、早期加用牛奶、亚硝酸盐和咖啡的大量摄入等，也可能是遗传易感个体 T1DM 的触发因素。引起 T1DM 发病的个体变异因素还有应激(包括精神应激和社会应激)事件，可能通过升高相关激素的水平，导致对内源性胰岛素需求量的增加，在 β 细胞已经部分破坏的个体中加速其糖尿病的发生。

通过基因组筛选，已发现数个 T1DM 的易感基因。根据易感基因的强弱和效应主次，将 T1DM1 基因(或称 IDDM1，即 HLA 基因，定位于 6p21)定为 T1DM 的主效基因。T1DM1 基因主要为 HLA-IIDQ 和 DR 的编码基因，其中 DQA1 * 0301-B1 * 0302(DQ8)和 DQA1 * 0501-B1 * 0201 (DQ2)与 T1DM 的易患性相关，DQA2 * 0102-B1 * 0602(DQ6)与 T1DM 的保护性相关。同样，DR3 和 DR4 也与易患性相关，DR2 与保护性相关。近年来，我国不同地区对 HLADQ 基因型与 T1DM 的关系进行了研究。有学者报道 DQA2 * 0501、DQA1 * 301、DQB2 * 201 和 DRB1 * 0301 为中国北方人 T1DM 的易患性基因，DQA1 * 0103 和 DQB1 * 0601 为 T1DM 保护性基因；也有学者报道湖南地区汉族 T1DM 的易患性与 DQB1 * 0201 和 0303 基因频率增加有关，保护性与 DQB1 * 0301 减少有关。国际人类基因组研究的开展为多基因常见病全基因组连锁作图创造了条件，T1DM 的多基因遗传系统已初步揭示，至少包括 IDDM1/HLA、IDDM2/胰岛素 5'VNTR 以及新基因 IDDM3～IDDM13 和 IDDM15。此外，有可能连锁但尚未给予正式命名的标志位点有 GCK3、DIS1644-AGT 和 DXS1068 等。

T1DM 易感基因非 HLA 定位研究虽无一致性结论，但进展很快。与 T1DM 相关的基因位点除在 HLA 上外，还与胰岛素、CTLA4(Thr17Ala)、细胞黏附分子 1(ICAM1，Lys469Glu)、γ-干扰素(IFNγ，CA repeat 和 intron 1)、免疫球蛋白重链可变区 2-5B(IGHV25 和 Allele3.4)、白细胞介素受体 1 型(IL1R1 和 PstLRLFP)、白细胞介素 12B(3'UTR allele 1)、白细胞介素-6(IL-6 和-174C/G)、NEUROD1(neurogenic differentiation 1 和 Ala45Thr)、L-选择素(SELL 和 T688C)、维生素 D 受体(VDR，Bsml 和 Apal RELPs)和 WFS1(wolframin，Arg456His)等基因位点有关。通过对 HLA 和非 HLA 易感基因的筛选有望更早地确定 T1DM 的高危对象。

糖代谢相关的调节因子单基因突变也是 T1DM 的重要原因，这类糖尿病包括了许多遗传综合征(如 Wolcott-Rallison 综合征)和非遗传性糖尿病，如 KCNJ11 突变、ABCC8 突变、胰岛素基因突变、葡萄糖激酶(glucokinase gene，GCK)突变、PDX1 突变、PTF1A 突变、GLIS3 突变和 FOXP3 突变等。

(三)体液免疫和细胞免疫参与病理过程

T1DM 是一种由 T 细胞介导的，以免疫性胰岛炎和选择性胰岛 β 细胞损伤为特征的自身免疫性疾病。T 细胞的中枢或周围耐受紊乱可能与自身免疫型糖尿病有关，胰岛素可能作为自身抗原触发自身免疫反应。对 HLA 基因在 T1DM 发病中的作用提出了两个假说。第一个假说与三元体复合物有关，假设 T1DM 的危险性由 HLA II 类抗原与抗原肽结合决定，即在 T 细胞和抗原呈递细胞(以及靶细胞)形成了一个以 T 细胞受体(TCR)、抗原肽和 HLA 为主要成分的抗原,即 TCR-抗原-HLA 三分子复合结构。在构成三元体的三类分子之间,即抗原-TCR、抗原-MHC以及 MHC-TCR 之间都出现了相互作用的结合部位、成分或活性中心。

三元体启动特异性免疫识别,最终激活 T 细胞,自身组织通过自身耐受使自身抗原所在靶组织免遭攻击和排斥,其中 T 细胞参与耐受的机制主要有 3 种:①克隆清除;②克隆失活或静止;③主动抑制。第 2 个假说认为 HLA 具有与 T1DM 相同的背景,HLA 与某种疾病有关联,但并不意味着携带某一抗原就一定患某病,HLA 抗原一般不致病,而仅仅是一种遗传标志,HLA可能与某一有关基因相关联。环境因素在具有遗传易患性的人群中可能促进或抑制其自身免疫反应的作用。环境因素中的病毒感染、特殊化学物质以及可能的牛奶蛋白、生活方式及精神应激等与 T1DM 发病的关系较密切。与 T1DM 发病有关的病毒有风疹病毒、巨细胞病毒、柯萨奇 B_4病毒、腮腺炎病毒、腺病毒以及脑炎心肌炎病毒等,这些病毒多属于微小型病毒。

在环境和免疫因素中,病毒感染最为重要。很多病毒(柯萨奇病毒、腮腺炎病毒、脑炎心肌炎病毒、反转录病毒、风疹病毒、巨细胞病毒和 EB 病毒等)都可引起 T1DM。病毒可直接破坏胰岛β细胞或激发细胞介导的自身免疫反应,从而攻击胰岛 β 细胞。进入体内的病毒立即被巨噬细胞吞饮,病毒蛋白残体和 HLA Ⅰ 类抗原均在巨噬细胞表面表达,故巨噬细胞就成为抗原呈递细胞。这种表达是致敏淋巴细胞识别的标记,T 细胞被激活。

1.病毒感染致自身免疫

目前仍不清楚。有学者研究发现胰岛自身抗原中的 CPH 与柯萨奇病毒的外壳蛋白及HLA-DQ3.2 分子 B 链结构相似,因而提出 T1DM 发病的分子模拟理论。该理论认为:当病毒与宿主蛋白质的抗原决定簇类似但又不完全相同时,不仅能激发交叉免疫反应,还能改变免疫耐受性,甚至导致自身免疫性疾病。后又有研究发现,柯萨奇病毒的 B2-C 蛋白与 GAD 的部分片段氨基酸序列相似,因此认为某些病毒感染后所致 T1DM 可能通过上述分子模拟理论机制诱导自身免疫反应。但如使 NOD 小鼠感染淋巴性脑脉络炎病毒(LCMV)后则可消除自身免疫反应,理论上可用来预防 T1DM,保护胰岛 β 细胞。

2.胰岛 β 细胞自身免疫损伤

激活的 T 细胞可能通过下列几个途径造成胰岛 β 细胞的自身免疫性损伤:①激活的 T 细胞增殖和分化,成为胰岛 β 细胞的细胞毒,破坏 β 细胞。②激活的 T 细胞使 Th 淋巴细胞分泌针对相应抗原的各种抗体。③激活的 T 细胞释放多种免疫因子,在 β 细胞自身免疫损伤中起重要作用。如白细胞介素-1(IL-1)能抑制 β 细胞分泌胰岛素;IL-1β 可使一氧化氮(NO)和氧自由基的生成增加并损伤 β 细胞;肿瘤坏死因子(TNF)和 γ 干扰素两者的共同作用又诱导 β 细胞表面的HLA Ⅱ 类抗原表达。同时,具有 Ⅱ 类抗原的巨噬细胞也成为 β 细胞自身组分的抗原呈递细胞,引起胰岛 β 细胞自身免疫性炎症的进一步恶化。经上述各种细胞因子和免疫因子的协同作用,胰岛 β 细胞被大量破坏,引发和加重糖尿病。

3.自身免疫导致 T1DM

根据现有的研究结果,可认为 T1DM 是自身免疫性内分泌病,是一种发生于胰岛 β 细胞的器官特异性自身免疫性疾病,体液免疫和细胞免疫都参与其病理过程。其主要依据如下:①T1DM 与 HLA Ⅱ 类抗原(D 区)相关联,Ⅱ 类抗原与自身免疫疾病有关。②T1DM 可同时伴发其他免疫紊乱性内分泌疾病,如慢性淋巴细胞性甲状腺炎、Graves 病、特发性肾上腺皮质功能不全及其他免疫性疾病,如恶性贫血、重症肌无力和白癜风等。③T1DM 家族成员中也患有自身免疫性疾病,如类风湿关节炎和系统性红斑狼疮等。④人类和动物 T1DM 早期胰岛有淋巴细胞浸润(免疫性胰岛炎),与其他自身免疫性疾病的淋巴细胞浸润相似。⑤在临床糖尿病发病前后的血清中存在自身免疫性抗体,如在 Vacor 中毒存活伴发糖尿病的患者、致糖尿病病毒感染后的患者以及由链佐星所制备的糖尿病大鼠体内均发现这些抗体。T1DM 可有下列胰岛细胞自身抗原:谷氨酸脱羧酶(GAD)、胰岛素、胰岛素受体、牛清蛋白、葡萄糖转运体、热休克蛋白 65×10^3D 和 52×10^3D 自身抗原,胰岛细胞抗原 12×10^3、512×10^3、150×10^3D 自身抗原,38×10^3D 自身抗原以及羧基肽酶 H 等。这些自身抗原可产生相应的自身抗体,如胰岛素抗体(IAA)、谷氨酸脱羧酶抗体(GAD 抗体)、胰岛细胞抗体(ICA)、酪氨酸磷酸酶蛋白抗体(ICA512 和 IA-2)等。⑥免疫学指标如 GAD 抗体、ICA 抗体及 IAA 抗体等对 T1DM 的发病有预测价值,特别是多种胰岛自身抗体的联合检测可增加对 T1DM 的预测价值。⑦免疫抑制剂能防止 T1DM 的发生。但是,世界各地均有大量报道,在 T1DM 中,有少数患者无体液免疫紊乱的依据(根据美国 DM 协会的分类标准,这些患者称为 1b 型糖尿病)。经反复检查未能测出抗胰岛细胞抗体、抗胰岛素抗体和抗 GAD 抗体。抗甲状腺过氧化物酶(TPO)抗体、抗甲状腺球蛋白抗体、抗 21-羟化酶抗体及抗胃壁细胞抗体等也均为阴性,其发病病因有待进一步研究。

胰岛 β 细胞自饮是机体清除凋亡的细胞核其细胞残片的一种重要功能。胰岛素抵抗或出现其他病理情况时,β 细胞的自饮活性增强,过度的胰岛 β 细胞自饮有可能导致糖尿病。

(四)病毒、化学物质、食物蛋白激发自身免疫性胰岛损伤

1.病毒感染

已发现腮腺炎病毒、柯萨奇 B_4 病毒、风疹病毒、巨细胞病毒、脑炎心肌炎病毒及肝炎病毒等与 T1DM 的发病有关。其发病机制可能是:①病毒直接破坏胰岛 β 细胞,并在病毒损伤胰岛 β 细胞后激发自身免疫反应,后者进一步损伤 β 细胞。②病毒作用于免疫系统,诱发自身免疫反应。在这些发病机制中,可能都有遗传因素参与,使胰岛 β 细胞或免疫系统易受病毒侵袭,或使免疫系统对病毒感染产生异常答反应。病毒感染诱发自身免疫反应的机制可能与病毒抗原和宿主抗原决定簇的结构存在相同或相似序列有关。

2.致糖尿病物质

对胰岛 β 细胞有毒物质或药物(如 Vacor、四氧嘧啶、链佐星和喷他脒等)作用于胰岛 β 细胞,导致 β 细胞破坏。如 β 细胞表面是 T1DM 的 HLA-DQ 易感基因,β 细胞即作为抗原呈递细胞而诱发自身免疫反应,导致选择性胰岛 β 细胞损伤,并引发糖尿病。

3.饮食蛋白质

有报道认为,牛奶喂养的婴儿发生 T1DM 的风险高,可能是牛奶与胰岛 β 细胞表面的某些抗原相似所致。"分子模拟机制"认为,当抗原决定簇相似而又不完全相同时,能诱发交叉免疫反应,破坏免疫耐受性,激发自身免疫反应,甚至产生自身免疫性病变。牛奶蛋白只对携带 HLA DQ/DR 易感基因的个体敏感,引发的自身免疫反应使胰岛 β 细胞受损,进而导致 T1DM。

Porch 和 Johnson 等报道缺乏母乳喂养和食入过多牛奶与 T1DM 的发病率增高有关。Karjalainen 等发现新发 T1DM(142 例)儿童血清中抗 BSA 抗体增高。具有免疫原性的 BSA 抗体,只对具有 HLA-DR 或 DQ 特异性抗原易感基因的患者敏感,引发胰岛 β 细胞抗原抗体反应,致 β 细胞受损而引发 T1DM。Savilahti 等报道,芬兰 706 例新发 T1DM 患者中,105 例 7 岁以下的患儿和 456 例 3～14 岁非 T1DM 同胞血清中有抗牛奶蛋白 IgA、IgG 抗体以及抗 β-乳球蛋白(β-Ig)抗体。<3 岁的患儿,血清中 IgA、IgG、β-Ig 和 IgG 增高;>3 岁的患儿,血清 IgA、β-Ig 和

IgG 增高;患儿同胞中血清 IgA 增高,有 14 例为 T1DM,故认为牛奶蛋白可激发 T1DM 患者的免疫反应而致病。牛清蛋白为牛奶的主要成分,其表位152~168 氨基酸与 HLA II 类分子抗原的 B 链(DR 和 DQ)的同源性高,它与胰岛 β 细胞表达的热休克蛋白间也有高度同源性。牛清蛋白表位 ABBOS 抗原与热休克蛋白 $69 \times 10^3 D$ 间相互作用,符合分子模拟理论。但迄今为止,牛奶蛋白作为 T1DM 的始发因素仍存在争论。

(五)自身免疫性 β 细胞凋亡引起 T1DM

细胞凋亡在正常组织细胞死亡和一系列疾病中均起作用。在体外分离的大鼠 β 细胞和人类胰岛细胞肿瘤来源的 β 细胞株都有细胞凋亡的形态学改变。杀鼠药制备的糖尿病模型可检测到 β 细胞的凋亡。T1DM 动物模型 NOD 小鼠的 β 细胞凋亡研究发现,在雌性 NOD 小鼠(3 周龄)即可检测到凋亡的 β 细胞,是最早的和唯一的细胞死亡方式,先于胰岛的淋巴细胞浸润,这表明 β 细胞凋亡在自发或诱发的 T1DM 发病中起着一定的作用,且可以用来解释临床显性糖尿病前有很长的糖尿病前期阶段。一般认为,细胞凋亡不产生免疫反应,但新近的资料提示 β 细胞凋亡与 T1DM 在免疫方面有一定关系。①凋亡细胞表面存在自身反应性抗原。②可活化树突细胞,引发组织特异性细胞毒 T 细胞的产生。③诱导自身抗体的生成。这说明,在特定条件下,生理性细胞凋亡也可诱发免疫反应。

糖尿病母亲分娩的婴儿发生糖尿病的概率为正常婴儿的 2~3 倍,可能与体内的花生四烯酸、肌醇(内消旋型)和前列腺素代谢失常等有关。这些代谢紊乱使进入胎儿体内的葡萄糖增多,产生氧自由基,导致胎儿胰岛发育障碍。烟熏食品中含亚硝酸胺可能与 T1DM 的发生有关。应激可促使对抗胰岛素的激素,如生长激素、泌乳素、胰高血糖素和儿茶酚胺等,均可间接影响免疫调节功能和炎症反应,从而影响自身免疫性疾病的发生。因此目前认为,T1DM 是一种以抗原呈递细胞和 T 细胞为介导的自身免疫性疾病,其特征如下。①T1DM 的发病依赖于 T 细胞(CD4+ 和 CD8+)所表达的抗 β 细胞抗原反应。②CD8+ T 细胞是启动自身免疫反应所必需的,而激活的 CD4+ T 细胞是引起 T1DM 所必需的。③前炎性细胞因子是 β 细胞凋亡的中介因子。

胰岛 β 细胞破坏可分为两期。①启动期:环境因素在 IL-1、TNF-α 和 IFNγ 等免疫因子的介导下,启动胰岛 β 细胞损伤。②持续(扩展)期:若胰岛 β 细胞表面存在 T1DM 的抵抗基因,β 细胞就不易成为抗原呈递细胞;相反,若存在易感基因,β 细胞就很可能成为抗原呈递细胞,并将 β 细胞损伤后释放的抗原直接(或经巨噬细胞摄取和处理后)呈递给激活了的 T 细胞。活化的 T 细胞大量增殖,分化成细胞毒性细胞并释放多种细胞因子;其中 IL-2 可刺激 B 淋巴细胞产生特异性抗体,IFNγ 则激活自然杀伤细胞。在细胞介导的免疫应答进程中,胰岛 β 细胞作为自身抗原,导致选择性 β 细胞损伤,并形成恶性循环;当80%~90%的 β 细胞被破坏时,出现临床 T1DM。

二、T2DM 的病因与发病机制

目前认为,T2DM 是一种遗传和环境因素共同作用而形成的多基因遗传性复杂疾病,其特征为胰岛素抵抗、胰岛素分泌不足和肝糖输出增多。调节代谢和胰岛素抵抗的新途径有 FGF21、脂联素和 PPARr 系统。FGF19、FGF21 和 FGF23 是体内矿物质和其他物质代谢调节的关键因子。α-klotho-1(α-K1)、FGF23、1,25-$(OH)_2$D 和 PTH 形成矿物质调节网络,而 FGF19 和胆酸调节体内酸碱和胆固醇代谢。在脂肪组织中,FGF21 具有 klotho 依赖和非 klotho 依赖的两条途径,调节能量代谢。

大多数 T2DM 为多个基因和多种环境因素共同参与并相互作用的多基因多环境因素复杂病,一般有以下特点:①参与发病的基因多,但各参与基因的作用程度不同;起主要作用者为主效基因,作用较小者为次要基因,即各个基因对糖代谢的影响程度与效果不同,各基因间可呈正性或负性交互作用。②不同患者致病易感基因的种类不同,非糖尿病者也可有致病易感基因,但负荷量较少。③各易感基因分别作用于糖代谢的不同环节。这些特点赋予 T2DM 的异质性,给遗传学病因研究带来极大障碍。

(一)T2DM 具有多基因遗传背景

胰岛素抵抗和胰岛 β 细胞功能缺陷(胰岛素分泌不足)是 T2DM 的基本特征,研究导致两方面缺陷的候选基因功能和致病原理,是探讨 T2DM 发病机制的重要途径。2007 年以来,糖尿病的全基因组关联分析研究结果不仅肯定了 PPARγ、KCNJ11 和 TCF7L2 基因与 T2DM 的相关性,还发现了多个新的与 T2DM 相关的基因。到目前为止,随着多个 GWAS 研究结果的陆续发表和对多个 GWAS 研究数据的综合分析,人们已经发现了近 40 个新的 T2DM 基因和数个和 T2DM 相关性状如体重、血糖及 HbA_{1c} 相关的基因,并发现 TCF7L2 基因的致病作用最大,但迄今尚未发现主效基因。T2DM 有明显的遗传易患性,并受到多种环境因素的影响,其发生的核心问题是胰岛素,胰岛素的主要功能是促进脂肪分解、抑制肝糖输出以及增加肌肉组织对葡萄糖的摄取。当患者出现糖尿病的时候,一方面有 β 细胞功能紊乱,另一方面患者还可能存在不同程度的胰岛素抵抗,两者不同程度地影响胰岛素的功能。两方面的缺陷在不同的个体表现轻重不一。因而,T2DM 个体之间存在明显的异质性。

遗传因素在 T2DM 的病因中较 1 型糖尿病明显。同卵双生子患 T2DM 一致率为 90%,双亲中 1 人患 T2DM,其子女患病的风险率为 5%～10%;父母皆患病的子女中,5% 有糖尿病,12% 有 IGT。表现在:①家系调查发现 T2DM 38% 的兄妹和 1/3 的后代有糖尿病或糖耐量异常。据报道,我国 25 岁以上糖尿病患者群中糖尿病家族史阳性率为 14%,正常人群是 7.4%;糖尿病患者人群中父亲和母亲糖尿病家族史阳性率无差异;有糖尿病家族史的糖尿病者发病年龄早,约有 2/3 均在 54 岁以前发病。起病早的 T2DM 患者家族史较多见,40 岁前起病的 T2DM 患者的双亲及同胞的患病率明显高于 40 岁或以后起病者。有学者对 T2DM 和家系胰岛素分泌功能的研究发现 T2DM 家系中,各成员均存在高胰岛素血症,一级亲属胰岛 β 细胞初期分泌功能代偿性增强,以维持正常的糖耐量。②双生子患病一致率研究发现,T2DM 双生子中 58% 有糖尿病,追踪10 年其余大部分人也发生糖尿病。同卵双生子的中,T2DM 的发病率可达 70%～80%。③糖尿病患病率有明显的种族和地域差异,从患病率几近 0 的巴布亚新几内亚到患病率最高的美国亚利桑那州的 Pima 印第安人及西南太平洋密克罗尼西亚群岛的 Nauru 人。35 岁以上的 Pima 印第安人中 50% 以上患 T2DM。生活方式现代化使这两种人 T2DM 的患病率急剧增加。在年龄 >60 岁的 Caucasians 白人中,T2DM 的患病率大约为 10%。在年龄 >60 岁的纯种 Nauru 人中,T2DM 的患病率大约为 83%,在混血儿中则大约为 17%。

参与发病的遗传因素不止 1 个,可能多达数十个,已经发现许多与 T2DM 相关的候选基因。每个基因参与发病的作用大小不一,大多数基因的作用很小,甚至是微效的,称之为次效基因;但有 1 个或几个基因的作用呈明显的主效效应,为主效基因。每个基因只赋予个体对 T2DM 某种程度的易患性。

遗传因素参与 T2DM 发病的机制:①"节俭基因型"假说提出,人类进化过程中所选择的"节俭基因型",有利于食物充足时促进脂肪堆积和能量储存,以供经常发生的天灾饥荒时食物短缺时耗用。人类中具有在进食后能较多地将食物能量以脂肪形式储存起来的个体,就较易耐受长期饥饿而生存下来。通过自然选择,这种有"节俭基因型"的个体在人类进化中,有利于在逆境中生存而被保留下来。但是到了食品供应充足的现代社会,有"节俭基因型"个体就易出现肥胖、胰岛素抵抗和糖尿病,也就是说,在体力活动减少和热量供应充足的情况下,节俭基因成了肥胖和T2DM的易感基因。②"共同土壤"假设认为这些疾病有各自不同的遗传和环境因素参与发病,但还可能有共同的遗传及环境因素基础。③糖尿病并发症,尤其是糖尿病性肾病和糖尿病性视网膜病的发生也存在有别于糖尿病的遗传因素的参与。糖尿病性肾病和视网膜病变代表糖尿病微血管病变,存在明显的家族聚集倾向,家族内双生子、同胞及亲属患者之间上述并发症发生的一致率高。

(二)肥胖、不合理膳食、体力活动不足、儿童低体重、GLP-1 不足诱发 T2DM

流行病学研究表明,肥胖、高热量饮食、体力活动不足和增龄是 T2DM 的主要环境因素,有高血压、血脂谱紊乱、IGT 或 IFG 者的 T2DM 患病风险增加。在这些环境因素中,肥胖居于中心地位。

1.肥胖

在 T2DM 中,肥胖被认为是重要的环境因素。具有 T2DM 遗传易患性的个体中,肥胖有使 T2DM 呈现的作用。而且,肥胖的 T2DM 体重减轻后,糖尿病的临床症状可减轻甚至糖耐量也可恢复正常,这是不争的事实。流行病学研究显示,肥胖和体力活动不足是 T2DM 的重要危险因素;肥胖和超重是发展中国家糖尿病患病率急剧攀升的主要原因;肥胖患者存在高胰岛素血症和胰岛素抵抗,胰岛素调节外周组织对葡萄糖的利用率明显降低,周围组织对葡萄糖的氧化和利用障碍,胰岛素对肝糖生成的抑制作用降低,非酯化脂肪酸(FFA)升高;高水平的 FFA 可刺激 β 细胞分泌胰岛素增多而产生高胰岛素血症,并损害胰岛 β 细胞功能;FFA 可明显抑制 β 细胞对葡萄糖刺激的胰岛素分泌;FFA 升高可能使胰岛 β 细胞中脂酰辅酶 A 升高,后者为三酰甘油(TG)合成的原料,胰岛 β 细胞中脂质的增加可能影响其分泌胰岛素的功能。肥胖患者存在明显的高胰岛素血症,高胰岛素血症降低胰岛素与受体的亲和力。亲和力降低,胰岛素的作用受阻,引发胰岛素抵抗,需要 β 细胞分泌和释放更多的胰岛素,又引发高胰岛素血症。如此呈糖代谢紊乱与 β 细胞功能不足的恶性循环,最终导致 β 细胞功能严重缺陷,引发 T2DM。

(1)中心型肥胖:在肥胖中,中心型肥胖是促发 T2DM 的一个重要因素。中心型肥胖即腹型肥胖,腹内脂肪与全身脂肪的比值升高,临床用腰、髋比值(WHR)估计。内脏脂肪蓄积引发胰岛素介导的葡萄糖清除率明显降低,促进胰岛素抵抗,导致脂代谢紊乱和高血压。体重除受遗传因素(如 ob 基因和 PPARγ 基因等)的控制外,还受环境因素的影响。Hales 等用节俭基因型假说来解释这种现象。该假说认为,长期生活在食物匮乏条件下的人群高度表达有利于生存的节俭基因,将体内的剩余营养物质以脂肪形式贮存下来,供饥荒时使用。当这些人群进入体力活动少和热量供给充足过剩的现代社会后,节约基因不能及时适应生活方式的快速改变,转变成肥胖和 T2DM 的易感基因。当摄入高热量、饮食结构不合理(高脂肪、高蛋白和低碳水化合物)和体力活动不足时,易导致肥胖,肥胖再降低胰岛素敏感性,促进糖尿病的发生。食物摄入过量和缺少运动是导致肥胖的主要环境因素,特别是在有"节俭基因型"的个体。幼年时期生活在贫困地区的人们,在较富裕的生活环境中特别易发生肥胖和 IGT。2010 年 ADA 会议上我国研究者报道,中国在 20 世纪 50 年代晚期至 60 年代早期经历了分布广且严重的饥荒,造成数百万人死亡。1959-1961 年是饥荒最严重,死亡率最高的时期。调查出生前和儿童时期经历的饥荒与成人后高血糖和 T2DM 风险之间的关联。结果发现:胎儿时期经历严重饥荒增加成人后的高血糖风险,后期营养过剩的环境令这一关联恶化。

(2)棕色组织:患 T2DM 的日本人和中国人 30％有肥胖,北美人 60％～70％存在肥胖,Pima 印第安人和南太平洋的 Nauru 和 Samoa 人几乎全部伴有肥胖。流行病学调查显示,肥胖者的外周组织胰岛素受体数目减少、葡萄糖氧化利用或非氧化利用障碍、胰岛素对肝糖输出的抑制作用降低和游离脂肪酸代谢增高均可影响葡萄糖的利用,需分泌更多的胰岛素代偿缺陷。虽然肥胖者均存在胰岛素抵抗,但内脏型肥胖较外周肥胖、脂肪细胞体积增大较数目增多更易发生胰岛素抵抗。在遗传背景的影响下,长期而严重的胰岛素抵抗最终导致 β 细胞功能衰竭。

肥胖具有强烈的遗传背景,食欲、食量和摄食选择均受遗传因素的影响。当机体摄食或受寒冷刺激时,棕色脂肪分解产热,向体外散发热量。肥胖者的棕色脂肪细胞功能低下,进餐后的摄食诱导产热占总能量消耗的 9％,而体瘦者占 15％。体脂含量、体脂分布和脂肪细胞功能也主要由遗传因素决定,现已确定了数种肥胖相关基因及其相关蛋白。$β_3$ 受体($β_3$AR)活性下降对内脏型肥胖的形成有重要作用,内脏脂肪中 $β_3$AR 的活性较皮下脂肪高,儿茶酚胺与 $β_3$AR 结合后启动蛋白激酶磷酸化,促进脂肪分解并发挥产热作用。$β_3$AR 活性降低时,通过减少棕色脂肪的产热作用而使白色脂肪分解减慢,造成脂肪蓄积与肥胖。

目前已经鉴定了数十种脂肪细胞因子,至少其中的部分因子与肥胖和 T2DM 相关:①脂肪细胞分化和增殖至少受转录因子 CAAT/增强子结合蛋白(CAAT/enhancer binding protein, C/EBP)和过氧化物酶增殖体活化受体-γ(peroxisome proliferator-activated Receptor-γ,PPAR-γ)的调节,PPAR-γ 基因突变可导致严重肥胖。②脂肪细胞合成和分泌瘦素(leptin),其与下丘脑受体结合后抑制神经肽 Y(neuropeptide Y,NPY)基因转录,使下丘脑弓状核神经元合成的 NPY 减少,抑制食欲,减少热量摄入,提高机体代谢率,减少脂肪堆积,故瘦素缺乏或抵抗是肥胖的另一个原因。③食欲素 orexin 有食欲调节作用,而 orexin A 是拮抗瘦素的主要因子。④内脏脂肪素可结合并激活胰岛素受体,模拟胰岛素作用,降低血糖,并促进脂肪细胞分化、合成及积聚。⑤内脏脂肪素、抵抗素与肥胖及胰岛素抵抗的关系有待进一步研究。

(3)脂毒性:脂毒性在 T2DM 及其并发症的发病中有重要作用。血脂紊乱时,血浆游离脂肪酸(free fatty acid,FFA)长期升高导致脂肪酸和 TG 在非脂肪组织(胰岛 β 细胞、骨骼肌、心脏和肝脏等)沉积。脂肪酸特别容易发生氧化损伤,形成高反应性的脂质过氧化物(活性氧,reactive oxygen species,ROS),导致胰岛素抵抗、T2DM 及其慢性并发症。

ROS 具细胞毒性,可导致蛋白质和 DNA 的自由基损伤,其后果:①促进胰岛 β 细胞凋亡。②抑制骨骼肌胰岛素信号传导和 GLUT4 的生成与转位。③激活丝氨酸激酶抑制蛋白激酶 β(IKK-β)/NF-κB 旁路,介导胰岛素抵抗。④引起心脏功能障碍和脂肪肝。

过多脂肪异位储积于肝脏、肌肉、脾脏、胰腺和其他内脏器官,在脂肪细胞因子和内分泌激素的作用下,脂解增加,血 TG 升高,肝游离脂肪酸释放增多,最终引起胰岛素抵抗和 T2DM。内脏脂肪蓄积引发胰岛素介导的葡萄糖清除率降低,促进胰岛素抵抗,导致脂代谢紊乱、高血压、糖耐量减低或糖尿病。

2.不合理饮食

高脂肪膳食与肥胖、血糖水平和糖尿病的患病率密切相关,富含纤维和植物蛋白的膳食有预防糖尿病的作用,食糖并不增加糖尿病的患病率。脂肪摄入过多是 T2DM 的重要环境因素之一。食物中不同类型的脂肪酸对胰岛素抵抗产生不同的影响。脂肪酸是构成人体脂肪和类脂

（磷脂、糖脂和类固醇等）的基本物质,根据碳氢链中双键的有无,将脂肪酸分为不含键的饱和脂肪酸(SFA)和含有双键的不饱和脂肪酸;不饱和脂肪酸又可根据其所含双键的多少分为仅含1个双键的单不饱和脂肪酸(MuFA)和含1个以上双键的多不饱和脂肪酸(PuFA);PuFA又可根据最靠近碳原子双键的位置进一步分为 ω-3 和 ω-6 等系列脂肪酸。所谓 ω-3 系列 PuFA 就是指从脂肪酸碳链甲基端算起,第1个双键出现在第3位碳原子上的 PuFA。食物中脂肪主要指各种植物油和动物脂肪。食物中 SFA 主要存在于动物脂肪、肉及乳脂中,植物油中含量极少。MuFA 主要为油酸,在橄榄油中含量最多(84%)。 ω-6 系列 PuFA(简称 ω-6 脂肪酸)富含于植物油中。主要成分为亚油酸和由此转化而来的花生四烯酸(AA)。 ω-3 系列 PuFA(简称 ω-3 脂肪酸)主要成分为亚麻酸、EPA 和 DHA。亚麻酸主要存在于亚麻油中(高达50%),因其独特的气味难为食用者接受,因此,它不是人类亚麻酸摄入的主要来源,其他植物油如豆油和玉米油等含程度不同的亚麻酸。除亚麻酸在体内能转化少量 EPA 和 DHH 外,EPA 和 DHH 主要来源于深海鱼类(鱼油和鱼内脏中)。多因素分析发现空腹胰岛素水平与脂肪和 SFA 摄入量呈正相关,与 MuFA 和 PuFA 摄入无关。提示饮食中合理减少脂肪和 SFA 摄入将有助于预防糖尿病。美国 ADA 推荐:饮食中脂肪酸摄入标准是脂肪供能在总热能中应低于30%,其中 SFA<10%,PuFA<10%,MuFA<10%～15%。

食用水溶性纤维可在小肠表面形成一种高黏性液体,包被糖类,从而对肠道的消化酶形成屏障,延缓胃排空,从而延缓糖的吸收。食用水溶性纤维可被肠道菌群水解,在肠道中形成乙酸盐和丙酸盐。这些短链脂肪酸可吸收入门静脉,并在肝脏刺激糖酵解,抑制糖异生,促进骨骼肌葡萄糖转运蛋白4(GLUT4)表达。此外,水溶性纤维尚可减少胃肠激素的分泌,而胃肠激素刺激胰岛分泌胰岛素,因此,高纤维饮食可改善胰岛素抵抗和降低血糖。高果糖摄取可以增加血浆 C肽浓度,每天用66%的果糖喂养大鼠2周,其骨骼肌和肝脏中的胰岛素受体数和胰岛素受体mRNA 比标准食物喂养大鼠明显降低,而血压和血浆 TG 明显增加。食物中锌和铬的缺乏,可使糖耐量减低,T2DM 的发病率增加。酗酒也可引发糖尿病。

3.体力活动不足

流行病学调查发现,强体力劳动者发生 T2DM 者远低于轻体力劳动或脑力劳动者。运动可改善胰岛素敏感性。用葡萄糖钳夹技术研究表明,即使运动不伴体重下降,血浆胰岛素水平和胰岛素释放面积也降低,葡萄糖清除率增加。运动可使胰岛素与其受体的结合增加,从而改善胰岛素抵抗和胰岛素作用的敏感性,而且适当的运动还有利于减轻体重,改善脂质代谢。

4.低体重儿

"成年疾病的胎儿(早期)来源假说"认为,环境因素或营养因素作用于生命体早期,编制出疾病状况(如高血压、胰岛素抵抗、肥胖和代谢综合征等)。流行病学和实验动物证实,宫内生长迟缓(intrauterine growth retardation,IUGR)的低体重儿与成年 T2DM 胰岛 β 细胞功能受损和胰岛素抵抗相关。

5.肠促胰岛素分泌缺陷

肠促胰岛素是一类肠源性激素,包括胰高血糖素样肽 1(GLP-1)和葡萄糖依赖性促胰岛素多肽(GIP)等。由胃肠道 L 细胞生成的 GLP-1 和由 K 细胞生成的 GIP 都具有葡萄糖浓度依赖性胰岛素分泌的刺激作用(肠促胰岛素效应)。其作用途径是 1 型味觉受体(taste type 1 receptor,T1R),其配体是甜蛋白 brazzein。GLP-1 的降糖效应至少来自以下 4 个方面:①促进胰岛素分泌,增加胰岛素合成,减少 β 细胞凋亡并促进其增殖,增加 β 细胞数量。②减少 α 细胞的胰高血糖素分泌。③作用于脂肪、肌肉和肝脏,增加葡萄糖摄取,减少肝糖原输出,协同胰岛素降低血糖。④作用于中枢的食欲控制系统,增加饱感,延缓胃排空,减少摄食,间接降低血糖。GLP-1 作用于血糖去路和来源多个靶点的降血糖效应是独特的。但是,T2DM 患者口服与静脉葡萄糖刺激下的胰岛素分泌差值显著降低,即肠促胰岛素效应明显减弱,其主要原因是肠促胰岛素分泌减少和作用缺陷。

(三)胰岛素抵抗存在于多个环节

胰岛素抵抗(insulin resistance,IR)在 T2DM 发展中处于核心地位(图 9-1)。IR 和 β 细胞分泌缺陷是 T2DM 发病机制的两个主要环节。IR 是 T2DM 的特征之一,在出现临床高血糖前就已经存在。IR 的概念是机体对一定量(一定浓度)胰岛素的生物效应减低,主要指机体胰岛素介导的葡萄糖摄取和代谢能力减低,包括胰岛素的敏感性下降和反应性下降。胰岛素在调节机体葡萄糖稳态中起关键作用,其主要的效应器官是肝脏、骨骼肌及脂肪组织。胰岛素主要的生理效应包括其介导葡萄糖的摄取及处置(糖的氧化及贮存)、促进蛋白质合成、促进脂肪合成、抑制糖异生、抑制脂肪分解及酮体生成等。IR 可发生于组织器官水平(骨骼肌、脂肪、肝脏和血管内皮),也发生于亚细胞及分子水平(胰岛素受体前、受体和受体后)。

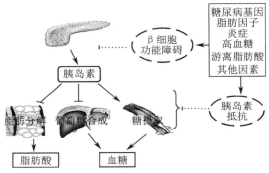

图 9-1　胰岛素抵抗在 T2DM 发生中的地位

1.胰岛素受体前抵抗

引起胰岛素受体前抵抗的原因有胰岛素分子结构异常、胰岛素抗体、胰岛素降解加速和拮抗激素增多等。胰岛素基因突变可产生结构异常的胰岛素,使胰岛素的生物活性下降或丧失,如 Chicago 胰岛素(PheB$_{25}$Leu)、Los Angeles 胰岛素(PheB$_{24}$Ser)、Wakayma 胰岛素、Providence 胰岛素以及 Tokyo 胰岛素原(Arg65His)。内源性或外源性胰岛素抗体形成,可干扰胰岛素与受体的正常结合。后者常见于注射纯度低的动物胰岛素时,抗体形成的高峰时期是注射胰岛素后 3～4 个月。胰岛素抗体是否影响胰岛素发挥其正常功能与抗体的胰岛素识别位点密切相关。在胰岛素抗体中,只有当抗体的胰岛素识别位点与胰岛素的受体结合区域相重叠时,才会有阻断胰岛素的作用;在携带胰岛素抗体的糖尿病患者中,胰岛素抗体的胰岛素识别位点对最终是否发生胰岛素抵抗起重要作用。胰岛素受体前抵抗还可由于胰岛素降解加速引起。一些药物如糖皮质激素、生长激素(GH)、苯妥英钠、IFN-γ、IFN-α 等及其他应激激素分泌过多(如感染、创伤、手术、酮症酸中毒、Cushing 综合征和肢端肥大症等),均可导致受体前抵抗。

2.胰岛素受体缺陷

胰岛素受体缺陷包括胰岛素受体功能与结构的异常。其功能异常包括胰岛素受体数目减少以及亲和力下降导致与胰岛素结合减少;其结构异常多为胰岛素受体基因(IRG)突变,致使受体功能完全丧失或部分丧失。1988 年以来,已发现 50 余个突变位点,按其对受体功能影响的不同可分为以下 5 类。

(1)Ⅰ类抵抗:IRG 的外显子 2、内含子 4 和外显子 5 拼接点的无义突变所导致的胰岛素受体合成障碍。临床上见于婴儿妖精症,为严重的 IR,婴儿罕见存活至 1 岁以上。

(2)Ⅱ类抵抗:受体蛋白翻译后加工和分子折叠障碍,其结果使受体不能从细胞的粗面内质网及高尔基体转位至细胞膜,故而膜受体数目减少,其突变点主要在 α 亚基 N 端以 Gly 为中心的重复序列处。

(3)Ⅲ类抵抗:为受体亲和力下降,胰岛素与其受体的结合降低。突变点有 3 处,均在膜外区域(Asn15Lys、Arg735Ser 及 Ser323Leu)。

(4)Ⅳ类抵抗:受体 β 亚基酪氨酸激酶活性降低,导致 β 亚基自身磷酸化作用障碍,因而穿膜信号传导障碍,已发现突变基因位点 10 余个。

(5)Ⅴ类抵抗:基因突变导致受体降解加速。突变位点在 α 亚基 Lys460Gln 及 Asn462Ser 处。但是,以上所述的胰岛素受体缺陷所致的糖尿病均属于特殊类型,通常的 T2DM 与胰岛素受体缺陷无明显关系。

将小鼠不同组织的胰岛素受体敲除发现,敲除肝胰岛素受体小鼠表现出严重的胰岛素抵抗、肝功能受损和糖耐受异常;在肌肉组织敲除胰岛素受体,小鼠表现为中等度的肥胖,没有胰岛素抵抗和糖耐量受损;在脂肪组织敲除胰岛素受体,则表现为消瘦和寿命延长,没有糖耐量受损;在神经细胞敲除胰岛素受体,小鼠表现为多食、不育和肥胖,没有糖耐量受损;在胰岛 β 细胞敲除胰岛素受体,表现为胰岛素分泌缺陷,有糖耐量受损。这主要与胰岛素在不同组织器官的作用存在差别有关。

3.胰岛素受体后缺陷

系指胰岛素与受体结合后信号向细胞内传递所引起的一系列代谢过程,即所谓胰岛素受体的"下游事件",包括信号传递和放大、蛋白质-蛋白质交联反应、磷酸化与脱磷酸化以及酶促级联反应等多种效应的异常。

(1)葡萄糖转运蛋白异常:肌肉和脂肪细胞对胰岛素刺激的葡萄糖摄取主要通过对胰岛素敏感的 GLUT4 来进行。在基础状态下,细胞表面 GLUT4 很少,在胰岛素刺激下,胰岛素受体酪氨酸磷酸化信号的内传使胰岛素受体底物-1(IRS-1)磷酸化,从而活化磷脂酰肌醇-3-激酶(PI_3-K)激酶,触发富含 GLUT4 的小泡以胞吐形式由内核体(endosome)经由高尔基复合体向细胞表面转位,因而细胞表面 GLUT4 增多,组织对葡萄糖摄取增加。当 GLUT4 基因突变时,GLUT4 合成及转位均受阻。在 T2DM、肥胖症或高血压中,均发现有 GLUT4 募集及转位障碍,从而使肌细胞的葡萄糖摄取明显减少。GLUT2 合成异常可造成肝摄取葡萄糖减少,肝胰岛素抵抗和 β 细胞对葡萄糖感受性降低,胰岛素分泌减少。

(2)细胞内葡萄糖磷酸化障碍:研究证明,非肥胖 T2DM 患者肌细胞内的葡萄糖 6-磷酸(G-6-P)浓度明显降低,葡萄糖磷酸化的速率降低约 85%,同时伴 GLUT4 转位的缺陷,即使 GLUT4 正常后,糖磷酸化异常仍未能恢复。导致葡萄糖磷酸化障碍的原因是己糖激酶 Ⅱ(HKⅡ)活性降低。而此酶活性降低又受糖原合成酶及丙酮酸脱氢酶活性降低的影响。

(3)线粒体氧化磷酸化(OXPHOS)障碍:OXPHOS 障碍可致能量产生障碍和胰岛素刺激的糖原合成减少。

(4)IRS-基因变异:正常情况下,胰岛素与受体结合后信号向细胞内传导,首先由 IRS-1 介导,IRS-1 起着承前启后的作用。细胞内许多含 SH_2 的蛋白质与 IRS-1 分子上磷酸化的酪氨酸残基结合,如 PI_3-K 的 85×10^3 D 亚基与其结合后,可激活此酶的催化亚基(110×10^3 D)。这样经过许多酶促反应而使蛋白磷酸酶-1 磷酸化(活化),其结果是与糖原代谢相关的两个关键酶(糖原合酶与磷酸化酶激酶)脱磷酸化。前者脱磷酸化使酶活化而刺激糖原合成;后者脱磷酸化则使其失活,从而抑制糖原分解,其净效应为糖原合成增多,血糖维持正常。若 IRS-I 基因(定位于 2q36-37)突变,可使 IRS-1 酪氨酸磷酸化减弱,而丝氨酸磷酸化增强,则可产生 IR。业已发现 IRS-1 基因有 4 种突变与 T2DM 关联,它们分别是 Ala513Pro、Gly819Arg、Gly972Arg 及 Arg1221Gys。目前已了解几种 IRS 丝氨酸激酶与胰岛素受体后信号传递有关,如丝裂原蛋白激酶(MAPK)、c-Jun-N 末端激酶(JNK)、非经典蛋白激酶 C(PKC)和 PI_3-K 等。细胞因子信号抑制物(suppressor of cytokine signalling,SOCS)竞争性抑制 IRS-1 酪氨酸磷酸化和减少 IRS 与调节亚单位 p85 的结合导致胰岛素抵抗。新近的研究发现 SOCS3 也通过泛素(ubiquitin)介导的降解途径,加速 IRS-1/2 的降解。另外,在 T2DM 患者还发现了几种 IRS-1 基因多态性较一般人群常见。研究得较多的是 Gly972 精氨酸多态性,1 项丹麦的研究观察到这种多态性频率在正常人为 5.8%,而在 T2DM 患者为 10.7%。

4.内质网应激

内质网应激在糖尿病的病因中,内质网应激起了重要作用,尤其是在 β 细胞凋亡和胰岛素抵抗中,内质网应激可能是最关键的环节。在 β 细胞中,蛋白的非折叠反应成分(components of the unfolded protein response,UPR)在生理条件下起着有利的调节作用,而在慢性应激时起着 β 细胞功能紊乱和凋亡的激发作用。β 细胞的生理功能是在高血糖时,能敏感地分泌胰岛素;但在慢性高血糖和高脂肪酸的长期刺激下,β 细胞变得十分脆弱,特别容易受损,使其成为细胞衰竭的重要因素。因此,在病理情况下,UPR 转变成激发 β 细胞功能紊乱和凋亡前期的内质网应激反应物。内质网应激还是联系肥胖和胰岛素抵抗的病理因子。实验发现,摄入高脂饮食的肥胖动物在肝脏出现内质网应激,并通过 JNK 途径抑制胰岛素的信号传递。此外,内质网应激可引起以细胞因子(IL-1β 和 IFN-γ 等)为介导的 β 细胞凋亡;而 NO 耗竭内质网中的储备钙,抑制内质网的钙摄取等又进一步加重内质网应激反应。

5.脂肪因子

目前研究发现,与 IR 有关的细胞因子有 FFA、TNF-α、IL-6、瘦素、脂联素、抵抗素、内脏脂肪素、IL-1、IL-1Rα、IL-8、IL-10、IL-18、单核细胞趋化因子(MCP-1)、单核细胞迁移抑制因子(MIF)、TGF-β、C-反应蛋白(CRP)和肿瘤坏死因子受体(TNFR)等。其中备受关注的是 TNF-α、瘦素、脂联素、抵抗素以及新近发现的内脏脂肪素(内脏脂肪素)。

(1)FFA:T2DM 常存在脂代谢紊乱,FFA 增多。FFA 增多可引起 IR,其机制可能与 FFA 抑制外周血葡萄糖的利用和促进糖异生有关。FFA 除对葡萄糖氧化途径有抑制作用外,对葡萄糖的非氧化途径即肌糖原合成也同样有抑制作用。FFA 对葡萄糖的抑制作用呈时间依赖性和浓度依赖性,FFA 诱导的葡萄糖氧化抑制发生较早,在脂肪输注 $1\sim2$ h 后即可看到;而对非氧化途径的抑制则要 4 h 以后才能出现。FFA 在抑制外周葡萄糖利用的同时,还可刺激肝脏糖异生。高 FFA 状态下,脂肪酸氧化代谢增强,糖异生底物充足,糖异生反应活跃。过多的脂肪酸还通过影响 PKC 诱导的 IRS-1 磷酸化而干扰胰岛素的信号传导。

(2)TNF-α:在肥胖者血中,TNF-α 升高。TNF-α 诱发和加重 IR 的机制包括直接作用和间接作用。其直接作用是:①TNF-α 直接作用于培养中细胞的胰岛素信号传导系统,使 GLUT4

的表达减少。②TNF-α增强 IRS-1 和 IRS-2 的丝氨酸磷酸化,这些底物的丝氨酸磷酸化可引发胰岛素受体酪氨酸自身磷酸化的减少及受体酪氨酸激酶活力的降低。观察到 TNF-α 抑制红细胞膜胰岛素受体的自身磷酸化。③TNF-α 显著降低 IRS 蛋白与胰岛素受体相接的能力以及与下游转导途径(如 PI₃-K 和葡萄糖转运)的相互作用。其间接作用有:TNF-α 刺激脂肪细胞分泌瘦素,后者可引起 IR。TNF-α 刺激脂肪分解,提高 FFA 水平,后者是引起 IR 的重要代谢因素。TNFα 下调过氧化物酶增殖体(PPARγ)基因的表达,抑制 PPARγ 的合成和功能。在 IR 状态下,TNF-α 可抑制脂联素的启动子活性,降低脂联素的表达。

(3)瘦素:在肥胖患者,血浆瘦素升高,并与 FPG 和体脂百分率密切相关,被认为是肥胖和 IR 的一个标志。瘦素的代谢效应与胰岛素的作用相拮抗,瘦素促进脂肪分解,抑制脂肪合成,刺激糖原异生。它调节糖和脂代谢的作用,独立于其抑制食欲和降低体重的作用。相当于肥胖者血瘦素水平的瘦素浓度可使 IRS-1 酪氨酸磷酸化减弱,并使 Grb2 与 IRS-1 的结合能力降低,影响胰岛素的信号传导。

(4)抵抗素:也是脂肪组织分泌的,其基因特异表达于白色脂肪组织。在遗传性和饮食诱导的肥胖小鼠,血清抵抗素显著升高,它也是联系肥胖、IR 和糖尿病的重要信号分子,而且下调抵抗素的表达是噻唑烷二酮类药物(TZD)发挥抗糖尿病效应的重要机制。但抵抗素在 IR 和 T2DM 发病中的确切地位还有待进一步阐明。

(5)脂联素:在动物模型和人体中,均已证实低脂联素血症与 IR 存在相关性。在脂肪萎缩的 IR 模型鼠中,联合应用生理浓度的脂联素和瘦素可完全逆转 IR,单用两者之一仅部分改善 IR。研究表明在肥胖和脂肪萎缩鼠模型中,脂联素降低均参与了 IR 的发生和发展。提示补充脂联素可能为 IR 和 T2DM 的治疗提供全新的手段。TZD 可拮抗 TNF-α 对脂联素启动子的抑制效应,增加脂联素的表达,改善 IR。

(6)内脏脂肪素:是新近发现的脂肪细胞因子,又称为前 B 细胞集落促进因子(PBEF),相对分子质量为52 ×10³D,在骨髓、肝脏和骨骼肌均有表达,在脂肪细胞系 3T3-L1 的分化过程中,PBEF 的基因表达和蛋白合成均增加。人血浆 PBEF 水平与腹部脂肪体积呈正相关。在 T2DM KKAy 小鼠和高脂饮食的 c57BL/6J 小鼠也发现血浆 PBEF 水平与内脏脂肪 PBEF 的 mRNA 水平呈正相关。这些结果提示内脏脂肪分泌大量的 PBEF,因此研究者又将其命名为内脏脂肪素。整体实验证实内脏脂肪素有类似于胰岛素的降血糖作用。内脏脂肪素还可激活胰岛素受体及其下游信号分子的磷酸化,但其作用方式不同于胰岛素。内脏脂肪素与胰岛素两者间存在差异。研究发现小鼠血浆内脏脂肪素显著低于胰岛素水平,空腹时血浆内脏脂肪素只有血浆胰岛素水平的 10%,在饱腹时为 3%左右。此外其血浆水平的变化受饥饿或进食的影响较小,但前炎症因子 TNF-α 和 IL-6 都诱导内脏脂肪素的基因表达。内脏脂肪素与 IR 的关系尚不清楚。

6.其他因素

引起 IR 的其他原因还有很多。Lautt 假设在肝中存在一种外周胰岛素敏感性的调节系统。餐后高血糖兴奋副交感神经,后者促使肝脏中的胰岛素致敏物质(hepatic insulin-sensitizing substance,HISS)释放。HISS 激活骨骼肌对葡萄糖的摄取。在 T2DM、肝脏疾病和肥胖等疾病时,存在由于 HISS 调节障碍所致的 IR。研究发现性激素结合蛋白(SHBG)可能也与 IR 有关。近年来的研究认为肾素血管紧张素(RAA)系统也与 IR 有关。血管紧张素-Ⅱ(AT-2)是 RAA 的重要效应分子,可能通过影响胰岛素信号通路、抑制脂肪形成、降低组织血流、促进氧化应激和激活交感神经系统等促进 IR 的发生。临床研究已显示,阻断 RAA 能改善胰岛素的敏感性,降低新发糖尿病的发生率,为 RAA 阻断剂在 T2DM 和代谢综合征等疾病中的应用提供了依据。

(四)多种因素引起 β 细胞受损

1.遗传因素

T2DM 的直系亲属和双生子糖尿病患者的另一位无糖尿病同胞也存在胰岛素分泌功能降低。因此,认为胰岛素分泌功能的降低可能与遗传有关。凡是参与葡萄糖识别、胰岛素加工或分泌的特异性蛋白基因突变均会导致 β 细胞功能紊乱。目前已发现少数这类信号蛋白的基因突变,包括葡萄糖激酶、线粒体 DNA、胰岛素及参与胰岛素加工的酶等。还有一些可能与 β 细胞功能缺陷有关的基因如 GLUT2、β 细胞表面的钾离子通道蛋白和胰淀粉样蛋白(胰淀素)。

早期营养不良影响胰腺发育而导致胰岛细胞数目减少。胎儿、新生儿及婴儿期低体重是早期营养不良的反映,其后果是影响胰腺发育而导致胰岛细胞数目减少,在长期胰岛素抵抗重压下易发生 β 细胞功能衰竭。

2.高糖-高脂-胰淀粉样多肽毒性

高糖、高脂和胰淀粉样多肽毒性是胰岛 β 细胞功能受损的重要因素。①高血糖损伤胰岛:在胰岛 β 细胞,糖的氧化代谢将产生氧自由基,在正常情况下,这些物质能被过氧化氢酶和超氧化物歧化酶代谢。在高血糖状态下,β 细胞产生大量的氧自由基使 β 细胞的线粒体受损。②脂毒性损伤胰岛:脂毒性主要可能通过下列机制影响胰岛功能。FFA 浓度增加使胰岛素分泌增加,但在 24 h 后则抑制胰岛素的分泌;脂肪酸能增加 UCP-2 的表达,其结果是导致 ATP 形成减少,降低胰岛素的分泌;脂肪酸和 TG 诱导神经酰胺合成而导致胰岛 β 细胞的凋亡。③胰淀粉样多肽(IAPP):近 90% 的胰岛内有淀粉样变,β 细胞减少,胰岛淀粉样变性是 T2DM 的特征性病理改变。IAPP 致 β 细胞受损的机制可能是淀粉样纤维在 β 细胞和毛细血管间沉积,嵌入细胞膜,损害了细胞膜对葡萄糖的感知和胰岛素的分泌。

β 细胞的数量是决定胰岛素分泌量的关键因素。研究显示,长期慢性高血糖下调胰岛 β 细胞上葡萄糖激酶的表达,使葡萄糖激酶与线粒体的相互作用减少,诱导 β 细胞凋亡。不过,β 细胞数量减少80%~90%时,才足以导致胰岛素缺乏和糖尿病。因此,在 T2DM 中,除 β 细胞数目减少外,还存在其他因素损害了胰岛素的分泌。

3.GLP-1 缺乏

GLP-1 由小肠合成和分泌,在维持胰岛 β 细胞的葡萄糖敏感性等方面起着重要作用,它通过与 β 细胞上特异性受体结合,调控细胞内 cAMP 及钙离子水平,最终起到了强化葡萄糖诱导的胰岛素分泌作用。T2DM 患者葡萄糖负荷后 GLP-1 的释放曲线低于正常人。

(五)胰岛受损的特征

1.胰岛素分泌不足

T2DM 患者存在空腹和葡萄糖负荷后胰岛素分泌量的不足:①T2DM 患者存在高 FPG,对 β 细胞造成持续性刺激,导致基础胰岛素分泌增加。FPG 和空腹胰岛素间的关系呈倒"U"形或马蹄形曲线。当 FPG 从 4.4 mmol/L 增至 7.8 mmol/L 时,空腹胰岛素水平逐步增加,达到对照组的 2~2.5 倍,这是 β 细胞对葡萄糖稳态被破坏后作出的适应性(代偿性)反应。当 FPG 超过 7.8 mmol/L 时,β 细胞不再能维持高胰岛素分泌率,而致空腹胰岛素逐渐降低。②在正常人,FPG 4.4 mmol/L 时,葡萄糖负荷 2 h 后平均胰岛素浓度为 50 mU/L,进展至 IGT(FPG 6.7 mmol/L)时,葡萄糖负荷 2 h 后胰岛素分泌较上述正常人增加约 2 倍。只要 β 细胞能保持这种高分泌率,则可维持糖耐量正常或仅轻度异常。当FPG＞6.7 mmol/L 时,葡萄糖负荷后 β 细胞不再能维持其高分泌率,胰岛素分泌进行性减少,血糖进一步升高。当 FPG 达 8.3～8.9 mmol/L 时,葡萄糖负荷后胰岛素的分泌量与正常非糖尿病个体相似,但这种胰岛素分泌量相对于高血糖而言,胰岛素分泌是明显不足的。若 FPG 进一步升高(＞8.3 mmol/L),胰岛素分泌反应逐渐降低。当 FPG＞11.1 mmol/L 时,血浆胰岛素对糖负荷的反应明显迟钝。

2.1 相胰岛素分泌缺陷

正常人胰岛素第 1 相分泌峰值在静脉注射葡萄糖后 2～4 min 出现,6～10 min 消失。第 1 相胰岛素分泌在抑制基础状态下肝糖输出有重要意义。在 T2DM 早期,第 1 相胰岛素分泌延迟或消失。在 IGT 和血糖正常的 T2DM 一级亲属中也可观察到胰岛素第 1 相分泌缺陷,故认为这种缺陷可能不是继发于高血糖的毒性,而是原发性损害。早期胰岛素分泌有重要生理意义,可抑制肝葡萄糖输出,抑制脂肪分解,限制 FFA 进入肝脏,减轻负荷后高血糖的程度,使血糖曲线下降,并减轻负荷后期的高胰岛素血症。正常人 OGTT 或吃馒头餐时,血浆胰岛素分别约于30 或 60 min 达峰值,此为负荷后早期胰岛素分泌。T2DM 患者 OGTT 30 min 时,血浆胰岛素明显低于正常人,相对于其有显著增高的血糖而言,早期胰岛素分泌严重不足。评估早期胰岛素分泌的一种实用方法为 OGTT 中 30 min 胰岛素与基线值差别及葡萄糖与基线值差别两者的比值。早期胰岛素分泌障碍的后果为糖负荷后显著高血糖,刺激胰岛素分泌,使胰岛素往往于 2 h 达峰值。同时可使餐后血非酯化脂肪酸得不到有效控制,并出现餐后高 TG 血症。

3.胰岛素分泌脉冲紊乱

正常人在空腹时,胰岛素的脉冲分泌周期约为 13 min。胰岛素脉冲分泌有助于防止靶组织中胰岛素受体水平的下调,维持胰岛素的敏感性。反之,持续的高胰岛素血症将导致胰岛素受体水平下调,引发 IR。在 T2DM 中,胰岛素分泌正常的 13 min 间隔脉冲消失,出现高频率(5～10 min)脉冲,为 T2DM 的早期标志。在 T2DM 一级亲属中可观察到正常的胰岛素分泌脉冲消失,提示胰岛素分泌脉冲异常可能是原发性损害。

4.胰岛素原分泌增多

胰岛素原的生物活性只有胰岛素的 15%。胰岛素原在高尔基复合体激素原转换酶 2(PC$_2$)、激素原转换酶 3(PC$_3$)和 CPH 的作用下转变为胰岛素,同时产生 C 肽和去二肽胰岛素原。高血糖刺激胰岛素原和 PC$_3$ 的合成,而 PC$_2$ 和 CPH 不受血糖的影响。在 T2DM 中,胰岛素原与胰岛素的比值增加,不利于血糖的控制。

T2DM 发病涉及胰岛素作用和胰岛素分泌两个方面的缺陷,两者与遗传因素和环境因素均有关,环境因素通过遗传因素起作用。糖尿病遗传易感个体的早期即存在胰岛素抵抗,在漫长的生活过程中,由于不利环境因素的影响或疾病本身的演进,胰岛素抵抗逐渐加重。为弥补胰岛素作用的日益减退及防止血糖升高,β 细胞的胰岛素呈代偿性分泌增多(高胰岛素血症)。在此过程中,β 细胞增生和凋亡均增加,但后者更甚。当 β 细胞分泌能力不足以代偿胰岛素抵抗时,即出现糖代谢紊乱;首先是餐后血糖升高(IGT 期)。当胰岛素抵抗进一步加重,β 细胞因长期代偿过度而衰竭时,血糖进一步升高,终致糖尿病。高血糖又可抑制葡萄糖介导的 β 细胞胰岛素分泌反应,增强胰岛素抵抗(葡萄糖毒性,glucose toxicity),并形成胰岛素分泌与作用缺陷间的恶性循环。

三、糖尿病微血管病变的发病机制

长期高血糖是微血管病变发生的中心环节,其发病机制涉及以下几个方面。

(一)高血糖和糖化终末产物引起低度炎症和血管病变

糖尿病时,机体蛋白可发生糖基化。葡萄糖分子的羧基与蛋白质的氨基结合生成醛亚胺,醛亚胺再发生结构重排,形成稳定的酮胺化合物,后者的分子逐渐增大和堆积,相互交联形成复杂的终末糖化产物(advanced glycosylation end products,AGEs)。AGEs 在微血管病变的早期即显著升高。各种蛋白质非酶促糖基化及其终产物的积聚导致血浆和组织蛋白结构和功能受损;AGEs 通过与 AGEs 受体(RAGE)结合后发挥作用。RAGE 广泛存在于肾细胞、视网膜毛细血管周细胞和内皮细胞上,是 AGEs 的信号传导受体;被激活的受体通过 NF-kB 使前炎性细胞因子表达增加,同时 RAGE 也可作为内皮细胞黏附受体而使白细胞聚集,直接产生炎症反应,增加内皮细胞的通透性。单核细胞一旦被激活,即产生一系列炎症介质,进一步吸引并激活其他细胞,引起血管壁病变。氧化应激造成 AGEs 堆积,后者与 RAGE 作用产生细胞内氧化应激炎性介质,进一步扩增氧化应激效应。因此,AGE/RAGE 在心血管疾病的发生和发展中起了不良代谢记忆效应。

(二)多元醇代谢旁路和己糖胺途径导致微血管病变

神经、视网膜、晶状体和肾脏等组织的葡萄糖可不依赖胰岛素进入细胞内,经醛糖还原酶作用生成山梨醇,进一步转变为果糖。糖尿病时该旁路活跃,山梨醇和果糖堆积使细胞内渗透压升高(渗透学说);山梨醇和果糖抑制细胞对肌醇的摄取,使细胞内肌醇耗竭(肌醇耗竭学说)。己糖胺途径是葡萄糖代谢的主要途径之一。血糖升高时,该途径的活性增强,作为蛋白糖基化底物的尿苷-二磷酸-N-乙酰葡萄糖胺增多。后者又促进己糖胺途径的限速酶(葡萄糖胺-6-磷酸果糖-咪基转移酶)表达,并进一步激活己糖胺途径。该代谢过程导致内皮细胞一氧化氮合酶丝氨酸残基发生氧位糖基化,阻止其磷酸化可激活该酶。己糖胺途径激活还促进 NF-κB 的 p65 亚单位氧位糖基化,增加多种前炎症因子表达,促进 PAI-1 和 TGF-α 等的转录。

高血糖时,二酰甘油合成增加,在钙离子和磷脂的协同作用下,激活蛋白激酶 C(PKC)。活化型 PKC 可磷酸化蛋白底物的 ger 和 Thr,调节蛋白质的功能,从而产生一系列生物学效应。激活的 PKC 促进多种细胞因子(如血管内皮生长因子和血小板衍生生长因子)表达,促进新生血管形成,并使诱导型 NO 增多,损伤内皮细胞,抑制一氧化氮合酶,NO 的舒血管功能受损。抑制 Na/K-ATP 酶活性,引起内皮细胞功能紊乱。PAI-1 活性增加和浓度升高是形成高凝状态的重要原因,而血栓烷素 A_2(thromboxane A_2,TXA_2)、内皮素-1 及血管紧张素-2 增加可引起血管收缩。

(三)血流动力学改变导致缺血缺氧和微血管病变

葡萄糖毒性作用使组织缺氧,血管阻力减低,血流增加,后者使毛细血管床流体静力压升高,大分子物质容易渗入血管壁及肾系膜细胞内,继而刺激系膜细胞增生,基膜合成加速,毛细血管通透性增加。上述机制均可导致组织缺血缺氧,共同参与微血管病变的发生与发展,但在糖尿病视网膜病和糖尿病肾病发病中的权重有所不同。糖尿病神经病的部分发生机制与此类似。

(四)神经病变的发病机制与视网膜病变和肾脏病变有所不同

目前认为,糖尿病神经病的发病与高血糖、醛糖还原酶-多元醇-肌醇途径开放、蛋白糖基化异常、氧化应激、脂代谢异常和低血糖发作等因素相关。早期表现为神经纤维脱髓鞘、轴突变性及 Schwann 细胞增生,轴突变性和髓鞘纤维消失,在髓鞘纤维变性的同时有再生神经丛。随着病变的进展,再生神经丛密度降低,提示为一种不恰当修复,此种现象尤其在 T2DM 中常见。有时,糖尿病神经病的临床资料和电生理检查提示为慢性炎症性脱髓鞘性多神经病变(chronic inflammatory demyelinating polyneuropathy，CIDP），其主要改变是炎性浸润、脱髓鞘和轴突丧失，与特发性 CIDP 很难鉴别。自主神经受累时，主要表现为内脏自主神经及交感神经节细胞变性。微血管病变主要表现为内皮细胞增生肥大、血管壁增厚、管腔变窄、透明变性、毛细血管数目减少和小血管闭塞。

醛糖还原酶活性增强致多元醇旁路代谢旺盛，细胞内山梨醇和果糖浓度增高及肌醇浓度降低是发生糖尿病性神经病的重要机制；神经营养小血管动脉病变致局部供血不足可能是单一神经病变的主要病因。这些代谢紊乱可累及神经系统的任何部分，一般以周围多神经病变最常见。

四、糖尿病大血管并发症的发病机制

与非糖尿病患者相比，糖尿病患者的动脉粥样硬化性疾病患病率高、发病年龄轻、病情进展快和多脏器同时受累多。糖尿病患者的脑血管病患病率为非糖尿病患者的 2～4 倍，糖尿病足坏疽为 15 倍，心肌梗死的患病率高 10 倍。除了传统的致动脉粥样硬化因素外，IGT 或糖尿病患者常先后或同时存在肥胖、高血压和脂质代谢异常等心血管危险因素。

(一)大血管并发症危险因素群

1988 年，由 Reaven 首先提出以"X 综合征"概念；因胰岛素抵抗是共有的病理生理基础，后又称为"胰岛素抵抗综合征"。鉴于本综合征与多种代谢相关性疾病有密切关系，现称为"代谢综合征"。其主要理论基础是遗传背景和不利环境因素（营养过度、缺乏体力活动和腹型肥胖等）使机体发生胰岛素抵抗及代偿性高胰岛素血症，并发高血压、脂代谢紊乱、糖代谢紊乱、高纤维蛋白原血症及清蛋白尿症等，共同构成大血管并发症的危险因素。肥胖是发生胰岛素抵抗的关键因素。胰岛素抵抗和高胰岛素血症可能通过以下途径直接或间接促进动脉粥样硬化的发生。

1.胰岛素和胰岛素原

通过自身的生长刺激作用和刺激其他生长因子（如 IGF-1），直接诱导动脉平滑肌细胞、动脉壁内膜和中层增生，血管平滑肌细胞和成纤维细胞中的脂质合成增加；一些资料显示，胰岛素原和裂解的胰岛素原与冠心病相关。胰岛素增加肾远曲小管钠和水的重吸收，增加循环血容量；兴奋交感神经，儿茶酚胺增加心排血量，外周血管收缩；使细胞内游离钙增加，引起小动脉平滑肌对血管加压物质的反应性增高，血压升高。

2.胰岛素抵抗和高胰岛素血症

可引起脂代谢紊乱，其特征是高血浆总胆固醇、TG、低密度脂蛋白-胆固醇升高，这些脂质能加速动脉粥样硬化的进程。胰岛素抵抗常伴有高血糖，后者引起血管壁胶原蛋白及血浆载脂蛋白的非酶促性糖基化，使血管壁更易"捕捉"脂质，并阻抑脂代谢的受体途径，加速动脉粥样硬化。

3.血浆纤溶酶原激活物抑制物-1

其浓度与血浆胰岛素浓度相关，提示胰岛素对 PAI-1 合成有直接作用。PAI-1 增加引起纤溶系统紊乱和血纤维蛋白原升高，有利于血栓形成。

4.蛋白质非酶促糖基化

导致血管内皮细胞损伤，使通透性增加，进而导致血管壁脂质积聚。肾小球血管也因同样变化而通透性增加，出现清蛋白尿。微量清蛋白尿既是动脉粥样硬化的危险因素，又是全身血管内皮细胞损伤的标志物。

(二)内皮细胞损伤和低度炎症启动并参与大血管病变

内皮细胞是糖尿病血管病变的关键靶组织。内皮细胞裱褙所有的血管内壁，与糖尿病有害

代谢物持续接触,并承受着血流速度和压力的慢性应激。内皮细胞能产生多种化学物质,通过复杂的机制调节血管张力和管壁通透性,产生细胞外基质蛋白,参与血管的形成和重塑。血管内皮细胞是胰岛素作用的靶组织,大量研究证明,肥胖、胰岛素抵抗及 T2DM 伴有与血糖无关的内皮细胞功能异常,参与糖尿病大血管和微血管并发症的发生与发展,这一病理生理过程在临床糖尿病前期就已经相当明显了。

现有的证据显示,炎症和免疫反应在胰岛素抵抗与动脉粥样硬化的发病中起着关键作用,动脉粥样硬化是一种免疫介导的炎症性病变的概念已被广为接受。动脉粥样硬化病变形成的最早期事件是动脉内膜对炎性细胞的募集,血循环中的炎症因子(如 C-RP、IL-1、IL-6 和血纤维蛋白原等)水平与心血管病危险性呈正相关;单核细胞和巨噬细胞是先天性免疫系统的原型细胞,存在于动脉粥样硬化病变的各个阶段。病变中的活化巨噬细胞和 T 细胞针对局部抗原起免疫反应,最重要的候选抗原是修饰的脂蛋白、热休克蛋白、细菌和病毒抗原;T 细胞也与自身抗原起作用,使有炎症改变特征的病变再掺入自身免疫反应,其机制复杂,许多环节和因素尚不清楚。

动脉粥样硬化起源于血管内皮细胞损害,其病变特点是低度的慢性自身炎症。这种低度炎症与经典的自身免疫性疾病有本质差别,因为前者没有 T 细胞功能紊乱。

(鞠媛媛)

第二节　糖尿病的病理与病理生理

一、糖尿病的病理

正常胰岛的结构和各种胰岛细胞的相对数量随年龄而变化。新生儿期,PP 细胞较少(1%),β 细胞约占 45%,α 细胞占 23%,δ 细胞占 32%。而在成年人,β 细胞约占 66%,α 细胞占 20%,δ 细胞明显下降,仅占 10% 左右,而 PP 细胞约占 2%。因此,随着年龄的增大,β 细胞的相对含量增加而 δ 细胞数下降。

正常成年人胰岛的绝大部分激素分泌细胞局限于胰岛细胞群内,但在新生儿,有 20% 左右的胰岛激素分泌细胞散布于胰腺外分泌组织中,这些胰岛外的内分泌细胞主要位于胰腺导管及其附近。所有的 β 细胞之间均形成直接的膜联系,而 α 细胞、δ 细胞与 β 细胞间是相对松散的,分别与 β 细胞的一部分膜结构相接。人胰岛主要含有 α、β 和 δ 等 3 种激素分泌细胞。β 细胞位于胰岛中央,α 细胞组成胰岛的边周部分,为 1~3 个细胞直径厚度。α 细胞的外缘和 β 细胞之间常含有 δ 细胞,这种由 α、β 和 δ 细胞组成的结构称为胰岛亚单位。但有时也存在 α、β 和 δ 细胞的毗邻排列或组合结构。β 细胞的胰岛素分泌具有全或无特性。整合性调节是一种特殊的闭环式负反馈调节,由于调节系统受到刺激量和刺激时间两种变量的影响,所以调节的精度高而迅速。

糖尿病可累及全身很多脏器和组织,但其病变性质和程度很不一致,不同类型的糖尿病和不同个体的病理改变差异较大。有些病变是糖尿病时较特异的,如视网膜微小动脉瘤等。但有些病变却不是特异性的,如动脉粥样硬化,但有糖尿病者其发生率更高,病变发展更快。

(一)T1DM 胰腺病变以胰岛炎和 β 细胞缺乏为特征

早期 T1DM 患者的胰岛有淋巴细胞和单核细胞浸润,以后由于胰腺外分泌组织萎缩和胰岛素的大量减少致使胰腺重量减轻。胰岛组织减少。β 细胞缺乏,胰岛几乎全部由 α 及 δ 细胞组成,而且这些细胞失去正常的分布特点。胰岛炎为 T1DM 的显著病理改变之一,胰岛内可见多数淋巴细胞浸润。主要累及那些仍有较多 β 细胞的胰岛,这种免疫性胰岛炎也见于多发性自身免疫性内分泌综合征的患者。

在新诊断的 T1DM 的尸检中发现,胰岛病变有两种类型。一部分胰岛变小和萎缩,胰岛轮廓如带状且不规则,免疫染色见不到 β 细胞;另一类胰岛增生和肥大,直径可超过 400 μm,可能系代偿所致,其中的 β 细胞多,部分有脱颗粒现象,核呈囊泡状,胞质中的 RNA 含量增加。此两类病变中,胰岛的数目和比例随着病情的发展而变化,发展为临床糖尿病时,胰岛中 β 细胞数减少。在慢性 T1DM 的尸检中发现,胰岛的结构紊乱,界限不清,胰岛萎缩,细胞数减少,β 细胞缺乏,但可用免疫组化方法鉴定出较多的 α 细胞、PP 细胞和 δ 细胞。部分胰岛内可有 δ 细胞增生。但事实上,胰腺的 δ 细胞总数并无增加而是减少的,PP 细胞也相对增多,但 δ 和 α 细胞的容量密度比无明显变化,β 细胞的数目显著减少。

(二)移植胰岛具有迟发型变态反应的病理特征

有关胰腺-胰岛移植后的胰腺病理研究得不多,文献报告较少,且以动物试验结果为主。全胰腺移植与部分胰腺移植的成活率很低,移植组织或早或晚因异体排斥反应而不能存活。将胚胎猪胰岛细胞团移植至无胸腺小鼠的肾包膜囊内,被移植的细胞可以存活,但移植体的血管生成有障碍,表面缺乏小动脉,移植后 3 周移植细胞团内可见新生毛细血管。移植后 52 周的血管供应良好,小静脉主要位于移植体的外周。这表明,在无免疫排斥反应情况下,移植的胰岛细胞团可通过周围的微血管增生建立较好的微循环系统。胰岛细胞团可作为 1 个功能单位在宿主体内存活,重建血循环。如果宿主的免疫功能正常,移植物在 3～6 d 后发生剧烈排斥反应,巨噬细胞明显浸润,T 细胞较少(主要位于移植物周围)。同时,T 细胞和巨噬细胞也浸润附近的宿主组织(肾脏),肾小管上皮细胞表达大量 MHC Ⅱ 型抗原,血液中出现异体排斥反应性抗体,但移植物内无这种抗体沉着。IgG 型异体反应性抗体主要存在于移植体的外周部位,因此,异体移植排斥反应的特点是显著的巨噬细胞(具有独特型表现)浸润,非特异性旁观性杀伤细胞和免疫反应的 T 细胞依赖性是胰岛异体排斥反应的特点。这种免疫反应具有迟发型变态反应的特点。

胰岛移植的成功率低的主要原因是移植的胰岛细胞特别易于发生凋亡。有学者尝试用胚胎猪的胰岛移植来治疗糖尿病患者。移入肾包膜囊后 3 周,活检的移植细胞具有分泌胰岛素、胰高血糖素、生长抑素和铬粒素等功能,说明被移植的猪胰岛 α 细胞、β 细胞和 δ 细胞均可存活。显然,同种胰岛移植成功的可能性更大。目前主要是要解决移植细胞的凋亡问题和排斥反应问题。

(三)T2DM 以 β 细胞功能衰竭和胰淀粉样多肽沉着为特征

胰腺重量正常或轻度下降,富含 PP 细胞的小叶可出现明显增生和肥大。T2DM 以 β 细胞团功能衰竭和胰淀粉样多肽(IAPP)引起的胰岛淀粉样变为特征。多数 T2DM 患者的胰岛形态正常,部分胰岛有纤维化。T2DM 的早期常见病变是胰岛透明变性(50%),变性灶中的淀粉样物被纤维条索分隔并固定,淀粉样物主要沉着于毛细血管和 β 细胞的间隙中。

IAPP 是由胰岛 β 细胞产生,并与胰岛素协同分泌的一种激素。IAPP 是形成淀粉样沉积的主要物质,T2DM 中 IAPP 聚合成的淀粉样纤维对 β 细胞有毒性作用,可导致 β 细胞凋亡。研究证实 β 细胞凋亡频率与胰岛淀粉样变的程度或血糖浓度无关,而与胰岛中淀粉样物增加的速度有关。

在起病初期,胰岛细胞形态仍正常,后期胰岛 β 细胞数减少并胰岛内 IAPP 沉着,α 细胞轻微增加，α细胞/β细胞的比值是正常人的2倍。免疫组织化学和电镜检查显示淀粉样物质沉积于β细胞分泌颗粒内，即 IAPP。T2DM 的胰腺病理改变具有多形性特征。约有 1/3 的病例在光镜下无明显病理改变，另 2/3 病例的病理改变可归纳为以下几点。①胰腺玻璃样变：最常见，主要位于胰岛，年龄越大，玻璃样变越明显。用甲紫反应证明，形态上的玻璃样变即为淀粉样物质沉着。电镜下，这些变性物质相互交织成纤维样物。已证实这些物质主要为 IAPP 多聚体。IAPP不溶于水，对β细胞有破坏性。②胰腺纤维化：其程度亦随增龄而增多，主要位于胰腺腺泡间或小叶周围，以前者为多见，伴有局限性纤维结缔组织增生，有时将各胰岛小叶分隔成小叶。③β细胞空泡变性：这是β细胞分泌颗粒排空或溶解的后果，空泡变性的原因可能与β细胞内糖原沉积有关。④脂肪变性：脂肪分布呈灶性，伴胰岛萎缩和腺泡间纤维化。脂肪变性明显时，可将胰小岛和胰实质的其他结构分隔开。⑤其他病变：胰岛数目一般不减少，萎缩的胰岛亦极少见到。相反，在肥胖的 T2DM 患者中，胰岛的容量普遍增大；β细胞数目、β细胞与α及δ细胞的比例亦无明显改变。

(四)糖尿病性肾病和视网膜病是微血管病变的典型代表

糖尿病可累及全身很多脏器和组织，但其病变性质和程度很不一致，不同类型的糖尿病和不同个体的病理改变差异较大，有些病变是糖尿病时较特异的，如视网膜微小动脉瘤等。但有些病变却不是特异性的，如动脉粥样硬化，但有糖尿病者其发生率更高，病变发展更快。T1DM 和T2DM 的系统病理基本相同。糖尿病性血管病变分为微血管病变和大血管病变两种，其中微血管病变是糖尿病的特异性病变。

1.糖尿病性肾病

结节性肾小球硬化、弥漫性肾小球硬化和渗出性病变是糖尿病性肾病的基本而显著特点，其中结节性肾小球硬化是糖尿病肾病具特征性的病变。肉眼观可见，受累肾脏的早期，体积常增大，表面光滑；终末期可呈颗粒状的肾萎缩表现。组织学改变最初受累部位在系膜，基本病变是基底膜样物质增多，并累及系膜细胞，同时有毛细血管基底膜增厚。

一般将肾小球的改变分为3种病理类型。①结节性肾小球硬化是糖尿病肾病患者最具特征性的病变，又称毛细血管间肾小球硬化或 Kimmelstiel-Wilson 结节(K-W 结节)。②弥漫性肾小球硬化又称弥漫性毛细血管间肾小球硬化，较结节性硬化更常见，常与结节性硬化同时存在。③渗出性病变，糖尿病肾病患者中，肾小球的渗出性病变特别多见，但特异性较差。糖尿病肾病除累及肾小球外，尚可影响肾间质，表现为间质纤维化，近端肾小管细胞普遍肿胀，上皮细胞空泡变性，基膜增厚。电镜下可见基底膜，特别是致密层增厚，系膜区增宽，系膜基质增多。免疫组化可发现清蛋白、IgG、IgA、IgM 和补体 C_3 等在基底膜和小管区有不同程度的沉积。

2.糖尿病视网膜病

糖尿病视网膜病的特异性病变是视网膜毛细血管微小动脉瘤。视网膜微小动脉瘤是毛细血管扩张，常呈圆形，其中充满血流或层状的玻璃样物质。直径为 $50\sim60~\mu m$。主要位于视网膜黄斑周围，用 PAS 染色能将这种微小动脉瘤显示清楚。镜下可见视网膜毛细血管壁增厚，呈玻璃样变，内皮细胞可增生或有血栓形成。视网膜微小动脉瘤主要见于糖尿病，在其他疾病时仅属偶见。糖尿病时，此种病变与糖尿病性肾小球硬化常同时存在。增殖性视网膜病变亦是糖尿病时常见的眼底病，典型病变是一种富有血管的纤维结缔组织膜样物，由视网膜长入玻璃体，常起源于视神经乳头或其附近的视网膜，它可能是一种机化了的血栓。

其他的眼部病变有糖原沉积引起的虹膜色素上皮空泡状变，视网膜静脉扩张和硬化，视网膜中的静脉由于血栓形成或因内膜增厚而堵塞以及视网膜出血渗出等。糖尿病患者还易发生白内障,而且糖尿病患者在接受肾/胰移植后,白内障的发病率急剧增加(40%)。白内障(以核心型和后囊下型为主)与糖尿病病程、年龄、胰岛素用量减少、血液透析和免疫抑制剂应用(糖皮质激素、环孢素 A 或硫唑嘌呤)等有关。糖尿病性微血管病变主要有 3 种发病机制假说:①慢性高血糖导致血管细胞(主要为内皮细胞)的糖过度利用,缺乏胰岛素受体的组织的慢性微血管病变可能以这一机制为主。②由于山梨醇代谢旁路的开放和代谢活性的增强,导致氧化型辅酶 I(NAD$^+$)/还原型辅酶 II(NADPH)比值下降,后者再引起微血管病变。③在磷酸丙糖和丙酮酸生成过程中,由于葡萄糖和吡啶核苷酸的利用增加而引起血管的病理变化。神经微血管受累时,表现为神经纤维间毛细血管数目减少,内皮细胞增生和肥大;血管壁增厚,管腔变窄,透明变性。严重者可发生小血管闭塞。IgA 相关性血管炎少见,临床上主要见于过敏性紫癜,但也可见于 T1DM 和自身免疫性甲状腺疾病。在糖尿病患者中往往与微血管病变并存,可能与微血管病变和免疫功能紊乱均有关。

(五)神经病变的基本病变是轴突变性伴节段性/弥漫性脱髓鞘

糖尿病性神经病的病理改变较广泛,主要累及周围神经和自主神经系统,也可累及脑和脊髓。周围神经受累时,光镜下可见神经鞘膜下水肿或神经囊泡减少,有髓纤维数量减少。电镜下可见轴囊内微管扩张,形成空泡。髓鞘变性,结构不明显。病情较重者,可见髓鞘破坏和溶解。在神经纤维变性的同时,可见有髓和无髓纤维再生,Schwann 细胞增生。自主神经受累时,表现为内脏自主神经及交感神经节细胞变性。有髓病变以后索损害为主,主要为变性改变。病程较长的糖尿病患者,心脏神经病变可导致心功能的一系列改变。心房的神经末梢为无髓鞘型,神经轴突病变可高达 32%,轴突内的线粒体致密或水肿,轴突出现层状体为糖尿病所特有的改变。神经鞘膜病变明显。轴浆溶解,轴突与轴突之间分离或出现空泡变性。

糖尿病性神经病也是糖代谢紊乱的后果,神经病变的严重程度与患者的长期高血糖水平相关。高血糖本身可诱导神经细胞和 Schwann 细胞凋亡,线粒体出现"气球"样变化,线粒体嵴断裂,这些病理改变与氧化应激诱发的神经病变相似,并与 caspase-3 的激活有关。大量的研究结果显示,至少糖尿病感觉神经病变与高血糖和 caspase 途径介导的细胞凋亡有关,氧化应激在病变过程中起着关键作用,出现脑结构和功能改变。

(六)大血管病变的本质是动脉粥样硬化与动脉中层钙化

糖尿病性动脉粥样硬化与一般动脉硬化既有共同特点又有其特殊性。

(1)糖尿病所致的动脉硬化发生早,进展快。

(2)T2DM 患者常发生动脉中层钙化(medial arterial calcification,MAC)。MAC 与糖尿病性神经病变有密切关系。MAC 虽不发生血管闭塞,但因血管弹性下降而影响循环功能,导致血管病变,并可能是远端动脉闭塞性病变的病因之一。

(3)糖尿病患者的脂代谢紊乱和 IR 较非糖尿病患者明显,骨骼肌、肝脏和胰岛 β 细胞中 TG 积蓄,抑制线粒体腺苷核苷酸转位体活性,二磷酸腺苷(ADP)减少,并进一步导致氧自由基生成增多和氧化应激性病变。

(4)由于高血糖本身及其继发的因素作用,活性氧簇(reactive oxygen species,ROS)和氧自由基作用加速动脉粥样病变过程。

(5)糖尿病易于并发各种感染,有些患者可能存在慢性全身性感染性疾病,感染是导致动脉硬化和加速动脉硬化发展的重要因素,有时在动脉硬化斑块中还可找到微生物。一些学者主张用抗生素性治疗感染相关性冠状动脉疾病。

（6）IR既是T2DM的突出病理生理改变，也是导致动脉硬化的主要原因之一。糖尿病脑部病变以脑动脉硬化发生率高且较早，严重者可发生脑软化。

（7）糖尿病性动脉粥样硬化与动脉钙化与脂肪细胞因子的作用异常相关。研究发现，动脉中层钙化不是血管钙盐沉着的后果，而是一种类矿化过程，与脂联素缺乏密切相关，补充脂联素可防止动脉钙化，逆转血管钙化。此外，网膜素-1（omentin-1）也可通过降低RANKL/OPG比值而抑制血管钙化；网膜素-1是联系骨质疏松和动脉钙化的共同因子。

（七）糖尿病并发心脏病变、皮肤病变、肝损害

1.糖尿病性心脏病

糖尿病性心脏病的病理改变主要表现在心肌、心脏微血管和大血管等部位。心肌病理改变主要为心肌细胞内大量糖原、脂滴和糖蛋白沉积，严重者可有局灶性坏死，心肌间质有灶性纤维化。心肌微血管内皮细胞增生，PAS染色阳性的糖蛋白类物质和玻璃样物质沉积在血管壁内，血管壁增厚。心肌细胞超微结构可见肌原纤维收缩蛋白明显减少，肌浆网横管系统扩张，心肌有收缩带形成、线粒体肿胀、盘黏合膜处的细胞间隙增宽等改变。

冠状动脉的变化与一般冠心病相似，管壁的纤维蛋白溶解功能异常，如蛋白-纤维蛋白溶解系统活性变化，管腔狭窄明显，大的动脉硬化斑块脆，易于脱落，或因管腔内的微栓子栓塞而导致急性心肌梗死。而且，手术后或经药物治疗后很易发生再度狭窄或再栓塞。动脉硬化病变处及心肌的微血管可见非感染性炎症性改变甚至感染性炎症病变。硬化斑块内新生血管丰富，可有出血灶，外表往往附有纤维状帽，外形不规则，有陈旧性出血。穿破病灶部位的新生血管多。根据硬化斑块的性质可分为软性斑块、硬性斑块、血栓性斑块和钙化性斑块等。病变组织的免疫组化检查可发现tenascin和TGFβ表达增多，平滑肌细胞正常或减少，巨噬细胞和TUNEL阳性细胞增多。

糖尿病性心肌病独立于冠心病及高血压，是一种特殊的原发性病变过程，最后发展为充血性心力衰竭。现已证明，在糖尿病和心力衰竭之间存在密切的病因联系，高血糖形成的糖化终末产物和高脂血症引起的脂毒性导致心肌损害。

2.糖尿病皮肤病

糖尿病性皮肤病变并不少见，可出现皮肤大疱，水疱位置表浅，位于表皮内或表皮下，无棘层松解现象。由于皮肤小血管与代谢异常，引起表皮基层液化，表皮细胞坏死。胫前皮肤可出现色素斑，急性损害时，见表皮及真皮乳头层水肿，细胞渗出及轻度淋巴细胞浸润。陈旧性损害时，无水肿，真皮上的毛细血管管壁增厚，偶有红细胞外渗。糖尿病性渐进性脂肪坏死可导致皮下脂肪萎缩或弹性组织变性。表现为真皮内有栅栏状肉芽肿、胶原纤维消失或稀疏，周围有炎性细胞浸润，主要是淋巴细胞、组织细胞、成纤维细胞、上皮样细胞及异型巨细胞。真皮中血管壁增厚，内膜增生，管腔部分或全部闭塞。糖尿病患者较易发生坏死性筋膜炎，由于本病早期的皮肤正常，故易导致严重后果（厌氧菌感染和坏疽等）。糖尿病酮症酸中毒时，偶并发多发性周围神经病变-脏器肿大-内分泌障碍-M蛋白血症-皮肤病变（polyneuropathy-organomegaly-endocrinopathy-monoclonal gammopathy-skin changes，POEMS）综合征，而糖尿病性肾病（多见于肾移植后）患者可并发穿透性皮肤损害。

3.糖尿病肝损害

糖尿病患者在糖尿病控制不佳时及儿童糖尿病患者中，肝大较为常见。组织学改变以肝脂

肪变性(非酒精性脂肪肝)为主。脂肪变性多为中性脂肪沉着,但其程度与血中脂质水平不相平行,糖尿病控制后,脂肪变性可消退,控制不良者可发展为肝硬化或肝衰竭。组织学表现可为局灶性和非特异性改变,包括肝细胞的萎缩、退行性病变及坏死,有时亦有单核细胞浸润。患者的肝周围细胞质内含有较丰富的糖原,但在小叶中央的细胞中糖原减少或缺如,常见细胞核内有糖原沉着的空泡。这种核空泡多见于胞质糖原最少的细胞,其形成原因不明,且与血糖水平不平行。酮症酸中毒时,胞质内糖原减少,核内亦无糖原沉着,脂肪滴增加。有时肝实质细胞内有铁质沉着,库普弗细胞内可见脂肪滴。

二、糖尿病的病理生理

胰岛 β 细胞胰岛素分泌能力和/或胰岛素生物作用缺陷致胰岛素绝对或相对不足,引起一系列代谢紊乱。

(一)各类糖尿病的基本临床表现相似

典型病例有如下病理生理变化。

1.各系统病理生理变化

(1)一般情况:典型患者有体力减退、精神萎靡、乏力、易疲劳、易感冒和工作能力下降等症状,并发感染时可有低热、食欲缺乏及体重迅速下降。体重下降是糖尿病代谢紊乱的结果,初期主要与失水及糖原和 TG 消耗有关;接着是由于蛋白质分解、氨基酸进入糖异生或酮体生成途径而被大量消耗所致,肌肉萎缩,体重进一步下降。

(2)心血管系统:可有非特异性心悸、气促、脉率不齐、心动过缓、心动过速和心前区不适等。在代谢紊乱过程中,由于体液丢失和血容量降低可导致直立性低血压,进一步发展可出现休克及昏迷(酮症酸中毒或高渗性高血糖状态)。酸中毒严重时,血管张力下降,缩血管活性物质虽大量分泌,但仍出现严重的循环衰竭。

(3)消化系统:无并发症者多表现为食欲亢进和易饥,进食量增多而体重下降。病情较重者多诉食欲缺乏、食欲缺乏、恶心、呕吐或腹胀,伴胃肠神经病变者更为明显。

(4)泌尿生殖系统:早期因多尿导致多饮;夜尿增多,尿液为等渗或高渗性。并发感染时,出现脓尿和脓血尿,且伴尿急和尿痛;男性老年患者可因合并前列腺肥大而出现尿频、尿急与排尿中断症状。糖尿病引起的生殖异常:①月经异常。②生育期缩短(月经初潮延迟或卵巢早衰)。③高雄激素血症和多囊卵巢综合征。④卵巢自身免疫性损伤(卵巢早衰)。⑤性功能紊乱。糖尿病女性可有月经过少、闭经及性欲减退,少数 T1DM 可合并特发性卵巢早衰,两者可能均存在自身免疫性病因。男性患者以阳痿和性欲减退最常见。

(5)精神神经系统:由于口渴中枢和食欲中枢被刺激,患者烦渴、多饮、善饥和贪食;多数伴有忧虑、急躁、情绪不稳或抑郁;有的患者心理压力重,对生活和工作失去信心;另一些患者失眠、多梦和易惊醒。

2.能量代谢紊乱与慢性高血糖

(1)碳水化合物代谢:其特点是慢性高血糖。由于葡萄糖磷酸化减少,进而导致糖酵解、磷酸戊糖旁路代谢及三羧酸循环减弱,糖原合成减少,分解增多。以上代谢紊乱使肝、肌肉和脂肪组织摄取利用葡萄糖的能力降低,空腹及餐后肝糖输出增加;又因葡萄糖异生底物增多及磷酸烯醇型丙酮酸激酶活性增强,肝糖异生增加,因而出现空腹及餐后高血糖。胰岛素缺乏使丙酮酸脱氢酶活性降低,葡萄糖有氧氧化减弱,能量供给不足。

慢性高血糖的另一个特点是血糖在高于正常水平上的剧烈波动。现有的研究就发现,波动性高血糖(尤其是餐后高血糖)较一般的高血糖更容易引起血管内皮损害和血管病变。

(2)脂肪代谢:其特点是血脂谱异常。由于胰岛素不足,脂肪组织摄取葡萄糖及清除血浆TG 的能力下降,脂肪合成代谢减弱,脂蛋白脂酶活性低下,血浆游离脂肪酸和 TG 浓度增高。胰岛素极度缺乏时,激素敏感性脂酶活性增强,储存脂肪的动员和分解加速,血游离脂肪酸浓度进一步增高。肝细胞摄取脂肪酸后,因再酯化通路受抑制,脂肪酸与辅酶 A 结合生成脂肪酰辅酶 A,经 β-氧化生成乙酰辅酶 A。因草酰乙酸生成不足,乙酰辅酶 A 进入三羧酸循环受阻而大量缩合成乙酰乙酸,进而转化为丙酮和 γ-羟丁酸。丙酮、乙酰乙酸和 γ-羟丁酸三者统称为酮体。当酮体生成超过组织利用限度和排泄能力时,大量酮体堆积形成酮症,进一步发展可导致酮症酸中毒。

血脂谱异常与胰岛素抵抗密切相关。脂肪组织胰岛素抵抗可使胰岛素介导的抗脂解效应和葡萄糖摄取降低,FFA 和甘油释放增加。腹部内脏脂肪血液流入门静脉,使肝脏暴露在高 FFA 浓度环境中,导致肝葡萄糖异生作用旺盛,胰岛素抵抗和肝合成 VLDL 增加。高密度脂蛋白是胰岛 β 细胞的保护因素,可对抗脂毒性引起的 β 细胞凋亡和胰岛炎症,而高密度脂蛋白降低因失去这些保护作用而引起 β 细胞的功能紊乱与数目减少。高血糖通过抑制 ATP-结合盒转运体 A1(ATP-binding cassette transporter A1,ABCA1)的表达而阻碍高密度脂蛋白的合成,出现低密度脂蛋白血症。

(3)蛋白质代谢:其特点是负氮平衡/抵抗力降低/生长发育障碍。肌肉组织摄取氨基酸合成蛋白质的能力降低,导致乏力、消瘦、组织修复和抵抗力降低,儿童生长发育障碍。同时,胰高血糖素分泌增加,且不为高血糖所抑制。胰高血糖素促进肝糖原分解、糖异生、脂肪分解和酮体生成,对上述代谢紊乱起恶化作用。经胰岛素治疗血糖良好控制后,血浆胰高血糖素可降至正常或接近正常水平。T2DM 与 T1DM 有相同的代谢紊乱,但前者的胰岛素分泌属于相对减少,其程度一般较轻。有些患者的基础胰岛素分泌正常,空腹时肝糖输出不增加,故空腹血糖正常或轻度升高,但在进餐后出现高血糖。另一些患者进餐后胰岛素分泌持续增加,分泌高峰延迟,餐后 3~5 h 的血浆胰岛素呈现不适当升高,引起反应性低血糖,并可成为患者的首发症状。

(二)糖尿病并发急性代谢紊乱与慢性并发症

在急性应激或其他诱因的作用下,糖尿病患者可发生酮症、酮症酸中毒、高渗性高血糖状态或乳酸性酸中毒等急性并发症。病期较长的患者常并发多种慢性并发症,如糖尿病性肾病、糖尿病性视网膜病、糖尿病性神经病、糖尿病性心脑血管病、糖尿病性足病,以及骨关节病等。

(鞠媛媛)

第三节　糖尿病的分型与分期

一、糖尿病分型

随着对糖尿病的病因与临床研究的逐渐深入,糖尿病的分类和分型名目繁多。目前被广为采用的是 1997 年美国糖尿病协会(ADA)提出的糖尿病分型建议,这是一个反映病因和/或发病机制的糖尿病分类及分型方法。

(一)糖尿病分为四类

根据 ADA 的分型建议,糖尿病可分为 1 型糖尿病(type 1 diabetes mellitus,T1DM)、2 型糖尿病(type 2 diabetes mellitus,T2DM)、特殊类型糖尿病和妊娠糖尿病(gestational diabetes mellitus,GDM),从定义上讲,妊娠糖尿病不包括糖尿病合并妊娠。GDM 是指妊娠期间发生的血糖受损或糖尿病,但不包括妊娠合并糖尿病者。

(二)T1DM 分为两类三个亚型

自身免疫性 T1DM 是指存在自身免疫发病机制的 T1DM,按起病急缓分为急发型和缓发型,后者又称为成人晚发性自身免疫性糖尿病(latent autoimmune diabetes in adults,LADA)。特发性 T1DM 是指无自身免疫机制参与的证据,且各种胰岛 β 细胞自身抗体始终阴性的 T1DM,是某些人种(如美国黑人及南亚印度人)的特殊糖尿病类型。其临床特点:明显家族史,发病早,初发时可有酮症,需用小量胰岛素治疗;病程中胰岛 β 细胞功能不一定呈进行性衰减,因而部分患者起病数月或数年后可不需胰岛素治疗。

(三)特殊类型糖尿病病因与发病机制各不相同

1.胰岛 β 细胞功能基因突变所致的糖尿病

胰岛 β 细胞功能基因突变所致的糖尿病是指因单基因突变致胰岛 β 细胞功能缺陷而引起的糖尿病,不伴或仅伴有轻度的胰岛素作用障碍。

(1)青少年发病的成年型糖尿病:现已基本阐明了青少年发病的成年型糖尿病(maturity-onset diabetes of the young,MODY)的病因,并鉴定出 MODY 的 6 种突变基因。①肝细胞核因子(hepatocyte nuclear factor,HNF)4a 基因突变(染色体 20q)所致者称为 MODY1。②葡萄糖激酶(glucokinase,GCK)基因突变(染色体 7p)所致者称为 MODY2。③HNF-la 基因突变(染色体 12q)所致者称为 MODY3。④胰岛素增强子因子 1(insulin promoter factor 1,IPF-1)基因突变(染色体 13q)所致者称为 MODY4。⑤HNF-1a 基因突变(染色体 17cen-q)所致者称为 MODY5。⑥NeuroDl 基因突变(染色体 2q)所致者称为 MODY6。

MODY 的一般临床特点:①家系中糖尿病的传递符合孟德尔常染色体显性单基因遗传规律,有 3 代或 3 代以上的家系遗传史。②起病的年龄较早,至少有一位患病成员的起病年龄<25 岁。③确诊糖尿病后至少 2 年内不需要用外源性胰岛素控制血糖。

(2)线粒体母系遗传性糖尿病:线粒体基因突变糖尿病的病因已基本阐明。线粒体的多种基因突变可导致糖尿病,突变使赖氨酸或亮氨酸掺入线粒体蛋白受阻,最多见的是线粒体亮氨酸转运核糖核酸(UUR)基因(核苷酸顺序 3243A-G)突变。其临床特点:①家系中女性患者的子女可能患病,而男性患者的子女均不患病,这是因为线粒体位于细胞质,受精卵的线粒体来自母亲,而精子不含线粒体,故呈母系遗传。②起病的年龄较早。③无酮症倾向,无肥胖(个别消瘦),起病初期常不需要胰岛素治疗,因胰岛β细胞功能日渐衰减,故最终需要胰岛素治疗。④常伴有不同程度的听力障碍。⑤容易损害能量需求大的组织,导致神经、肌肉、视网膜和造血系统的功能障碍,并常伴有高乳酸血症。

2.胰岛素受体突变所致的糖尿病

胰岛素受体基因异常导致胰岛素作用障碍。胰岛素受体合成、运转、结合、穿膜、胞吞、再循环及受体后信号传导功能受损均可导致胰岛素抵抗。

(1)A 型胰岛素抵抗:又称为卵巢性高雄激素血症-胰岛素抵抗性黑棘皮病(ovarian hyperandrogeni-sm insulin resistant acanthosis nigricans,HAIR-AN),多见于消瘦的青少年女性。HAIR-AN的典型临床表现:①显著的高胰岛素血症。②糖尿病一般不严重,但胰岛素抵抗明显。③常伴黑棘皮病及肢端肥大症样表现。④女性患者有卵巢性高雄激素血症,表现为多毛、闭经、不育、多囊卵巢和不同程度的女性男性化等。

(2)矮妖精貌综合征:是一种罕见的遗传病,呈常染色体隐性遗传。其临床特点:①显著的高胰岛素血症,可高达正常水平的数十倍以上。②糖耐量正常或出现空腹低血糖。③常伴有多种躯体畸形(如面貌怪异、低位耳、眼球突出、鞍鼻、阔嘴和厚唇等)、代谢异常(如黑棘皮病、宫内发育停滞和脂肪营养不良等)或女性男性化(新生女婴多毛、阴蒂肥大和多囊卵巢等)。

(3)Rabson-Mendenhall综合征:多为胰岛素受体基因突变纯合子或复合杂合子,发病环节在胰岛素受体表达异常和/或受体后信号传导系统。患者除胰岛素抵抗表现外,还有牙齿畸形、指甲增厚、腹膨隆、早老面容、阴蒂肥大和松果体肿瘤等。常于青春期前死于酮症酸中毒。

(4)脂肪萎缩性糖尿病:本病呈常染色体隐性遗传。其临床特点:①有明显家族史,多为女性发病。②严重胰岛素抵抗伴皮下、腹腔和肾周脂肪萎缩,一般不伴酮症酸中毒。③肝大、脾大、肝硬化或肝衰竭。④皮肤黄色瘤和高 TG 血症。⑤女孩常有多毛和阴蒂肥大等男性化表现。

3.囊性纤维化相关性糖尿病(cystic fibrosis-related diabetes,CFRD)

囊性纤维化相关性糖尿病是囊性纤维化疾病最常见的合并症,约有 20% 的青少年和 40%~50% 的成人囊性纤维化患者可发生 CFRD。在囊性纤维化的患者中,如果发生 CFRD,则其营养状态恶化,肺部感染更加严重,因呼吸衰竭而致的死亡增加。囊性纤维化的女性患者更加容易发生 CFRD,而且死亡率也增加,目前尚不清楚其确切的原因。CFRD 的原发性缺陷是部分内分泌胰腺因纤维化病变的破坏而导致胰岛素分泌减少。此外,残余的胰岛 β 细胞功能和感染及炎症所致的胰岛素抵抗也具有重要的作用。研究资料显示,早期发现和积极的胰岛素治疗可减少 CFRD 患者的死亡率。2009 年由 ADA、囊性纤维化疾病基金会及 Lawson Wilkins 儿童内分泌学会共同举办了 CFRD 研讨会,2010 年发表了 CFRD 临床管理共识。

4.Wolcott-Rallison 综合征(Wolcott-Rallison syndrome,WRS)

Wolcott-Rallison 综合征是一种少见的常染色体隐性遗传病,病因为编码真核细胞翻译启动子 2α 激酶 3(eukaryotic translation initiation factor 2α kinase 3,EIF2AK3;亦称 pKR 样内质网激酶,PKR-like endoplasmic reticulum kinase,PERK)基因突变。PERK 属于一种内质网跨膜蛋白,其功能与非折叠蛋白反应翻译调节有关。患者于新生儿/儿童期发作的非自身免疫性糖尿病伴骨骼发育不良与生长障碍为特征,需要胰岛素才能控制高血糖症。虽然仅有约 60 例病案报道,但在新生儿糖尿病中,WRS 是最常见(尤其是父母近亲结婚)者。糖尿病一般在 6 月龄前发作,继而出现骨骼发育不良。其他表现包括肝衰竭、肾功能障碍、胰腺外分泌功能不全、智力低下、甲减、粒细胞减少症与反复感染等。

5.其他特异型糖尿病

病因和临床类型很多,根据有无免疫介导性,可分为两类,即不伴免疫介导的特异型糖尿病和伴有免疫介导的特异型糖尿病。

(1)不伴免疫介导的特异型糖尿病。常见:①胰腺外分泌疾病和内分泌疾病所引起的糖尿病(继发性糖尿病)。②很多药物可引起胰岛素分泌功能受损,促使具胰岛素抵抗的个体发病,但具体发病机制不明。③某些毒物(如 Vacor 和静脉应用喷他脒)可破坏 β 细胞,导致继发性永久糖尿病。④许多遗传综合征伴有糖尿病(如血色病、Werner 综合征、脂肪营养不良综合征和 Dupuytren 病等),绝大多数的发病机制未明。⑤由于胰岛素基因突变(变异胰岛素,常染色体显性遗传)所致的糖尿病罕见,患者无肥胖,对外源胰岛素敏感。⑥ATP 依赖性 K 通道 Kir6.2 或 SUR1 亚基突变引起新生儿糖尿病。

(2)伴免疫介导的特异型糖尿病。主要包括:①γ-干扰素相关性免疫介导,应用 γ-干扰素者可产生胰岛细胞抗体,有些可导致严重胰岛素缺乏;在遗传易感个体中,某些病毒感染可致胰岛 β 细胞破坏而发生糖尿病,可能参与了免疫介导性 T1DM 的发生。②胰岛素受体抗体介导,胰岛素受体抗体病(B 型胰岛素抵抗综合征)的临床特点是多为女性发病,发病年龄 40～60 岁,严重高胰岛素血症、胰岛素抵抗和空腹低血糖症,可伴有其他自身免疫性疾病。③谷氨酸脱羧酶抗体介导,僵人综合征(stiffman syndrome,SMS)为累及脊索的自身免疫性疾病,因中枢神经系统的谷氨酸脱羧酶抗体致 γ 氨基丁酸能神经传导障碍而发病;其临床特点是无家族史、成年起病、在惊恐、声音刺激或运动后呈现一过性躯干、颈肩肌肉僵硬伴痛性痉挛,腹壁呈板样僵硬,但无感觉障碍或锥体束征,约 1/3 的患者伴有糖尿病。④罕见型免疫介导性糖尿病的免疫调节异常。

二、糖尿病临床分期

(一)糖尿病分为正常血糖期和高血糖期两个主要阶段

糖尿病的分期可帮助理解糖尿病的发展过程,并争取使患者在早期特别是临床糖尿病发生之前获得有效干预治疗,尽量逆转病情或阻止病情的进一步发展。T2DM 发生和发展过程中各种病理生理异常的演变见图 9-2。T2DM 应尽量控制在不需要用胰岛素治疗阶段,因为良好的治疗既可阻止病情发展,又可有力防止慢性并发症的发生。

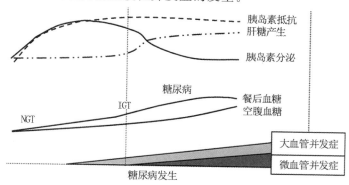

图 9-2　2 型糖尿病的演变

(二)T1DM 分为急性代谢紊乱期/蜜月期/糖尿病强化期/永久糖尿病期

根据其临床进展特点,T1DM 可大致分为以下 4 期。

1.急性代谢紊乱期

从出现症状至临床诊断多在 3 个月以内,此时期有各种症状,称为急性代谢紊乱期。其中:20% 左右为酮症酸中毒;20%～40% 为酮症,无酸中毒;其余仅为高血糖和高尿糖。但全部的 T1DM 患者都需要用注射胰岛素治疗。

2.蜜月期

治疗经 2 周至 3 个月,2/3 患者的症状可逐渐消失,血糖下降,尿糖减少,胰岛功能暂时性恢复,血清胰岛素及血 C 肽水平上升,胰岛素需要量减少,少数甚至可以不需要用胰岛素,从而进入缓解期,亦称"蜜月期"或"蜜月缓解期"。男孩出现糖尿病症状缓解较女孩多见。3 岁以下及青春期的女孩缓解期不明显,缓解时间自数周至 1 年不等,差别甚大,一般为 3~6 个月。

3.糖尿病强化期

常由于感染、饮食不当及青春期发育而使病情加重,表现为胰岛素用量突然或逐渐增多,血胰岛素及 C 肽水平又再次减低。此时胰岛已趋衰竭,胰岛 β 细胞耗尽无几,有时伴纤维化,此期称为"糖尿病强化期"。

4.永久糖尿病期

胰岛 β 细胞大部分被破坏,需完全依靠外源性胰岛素维持生命。胰岛素用量逐渐增大至稳定量,逐渐进入"永久糖尿病期",时间多在发病后 5 年左右。青春期由于性激素的作用,对胰岛素拮抗,病情易有波动,胰岛素用量再次增大。青春期后病情又逐渐稳定,但遇感染和应激状态时,病情又会恶化。

(三)糖尿病自然病程可被逆转或延缓

T2DM 多发生于 40 岁以上人群,常见于老年人,近年有发病年轻化倾向。T2DM 的首发症状多种多样,除多尿、多饮和体重减轻外,视力减退(糖尿病视网膜病所致)、皮肤瘙痒、女性外阴瘙痒以及高渗性高血糖状态均可为其首发症状。

大多数患者肥胖或超重,起病较缓慢,高血糖症状较轻;不少患者可长期无代谢紊乱症状,有些则在体检或出现并发症时才被确诊。空腹血浆胰岛素水平正常、较低或偏高,β 细胞储备功能常无明显低下,故在无应激情况下无酮症倾向,治疗可不依赖于外源性胰岛素。但在长期的病程中,T2DM 患者胰岛 β 细胞功能逐渐减退,以致对口服降糖药失效;为改善血糖控制,也需要胰岛素治疗,但对外源胰岛素不甚敏感。急性应激(如重症感染、心肌梗死、脑卒中、创伤、麻醉和手术等)可诱发高渗性高血糖状态或糖尿病酮症酸中毒。长期病程中可出现各种慢性并发症,在糖尿病大血管病变中,尤其要关注心、脑血管病变。

T1DM 亦存在类似情况,积极有效的早期干预可逆转或延缓自然病程。

(鞠媛媛)

第四节　糖尿病的实验室检查与特殊检查

一、实验室检查

(一)尿糖试条半定量尿糖

在多数情况下,24 h 尿糖总量与糖代谢紊乱的程度有较高的一致性,故可作为判定血糖控制的参考指标,尿糖阳性是诊断糖尿病的重要线索,但不能作为诊断依据,尿糖阴性也不能排除糖尿病的可能。正常人肾糖阈为血糖 180 mg/dL。患糖尿病和其他肾脏疾病时,肾糖阈大多升高,血糖虽已升高,尿糖仍可阴性;相反,妊娠或患有肾性糖尿时,肾糖阈降低,血糖正常时尿糖亦呈阳性或强阳性。

(二)HbA_{1c} 诊断糖尿病并反映平均血糖水平

HbA_1 为血红蛋白两条 β 链 N 端的缬氨酸与葡萄糖化合的不可逆性反应物,其浓度与平均血糖呈正相关。HbA_1 以 HbA_{1c} 组分为主,红细胞在血循环中的平均寿命约为 120 d,HbA_{1c} 在总血红蛋白中所占的比例能反映取血前8~12周的平均血糖水平,与点值血糖相互补充,作为血糖控制的监测指标,一些国家已经将HbA$_{1c}$列为判断糖尿病控制的标准,采用亲和色谱或高效液相色谱法测定的HbA$_{1c}$正常值为4%~6.5%。但是,2010年《中国2型糖尿病防治指南》考虑到我国目前的测定技术仍存在较多障碍,主要是糖基化血红蛋白浓度的定量表述问题,暂未将HbA$_{1c}$列入糖尿病诊断标准。另外,建议HbA$_{1c}$测定结果用更精确的定量单位(如mmol/mol)表述。

ADA提出的糖尿病诊断标准(2010年):①HbA$_{1c}$≥6.5%,但检测需要用美国糖化血红蛋白标准化计划(National Glycohemoglobin Standardization Program,NGSP)认证的统一方法,并根据DCCT标准标化;或②FPG≥7.0 mmol/L(空腹定义为至少8 h没有热量摄入);或③OGTT负荷后2 h血糖≥11.1 mmol/L(需采用WHO定义的方法,相当于75 g无水葡萄糖);或④典型高血糖症状或高血糖危象者的随机血糖≥11.1 mmol/L。

人血浆蛋白(主要是清蛋白)与葡萄糖化合,产生果糖胺(fructosamine,FA)。清蛋白在血中的浓度相对稳定,半衰期为19 d,测定FA可反映近2~3周的平均血糖水平。当清蛋白为50 g/L时,FA正常值为1.5~2.4 mmol/L。FA测定一般不作为糖尿病的诊断依据。

(三)血糖未达到诊断标准者行葡萄糖耐量试验

目前,多用葡萄糖氧化酶或己糖激酶法测定血糖。静脉全血、血浆和血清葡萄糖测定在医疗机构进行,患者可用小型血糖仪自测毛细血管全血葡萄糖。1次血糖测定(空腹血糖、餐后2 h血糖或随机血糖)仅代表瞬间血糖水平(点值血糖);1 d内多次血糖测定(3餐前后及睡前,每周2 d,如怀疑有夜间低血糖,应加测凌晨时段的血糖)可更准确反映血糖控制情况。静脉血浆或血清血糖比静脉全血血糖约高1.1 mmol/L(20 mg/dL),空腹时的毛细血管全血血糖与静脉全血血糖相同,而餐后与静脉血浆或血清血糖相同。

1.口服葡萄糖耐量试验

血糖高于正常范围但又未达到糖尿病诊断标准者,需进行口服葡萄糖耐量试验(oral glucose tolerance test,OGTT)。OGTT应在不限制饮食(其中碳水化合物摄入量不少于150 g/d)和正常体力活动经2~3 d的清晨(上午)进行,应避免使用影响糖代谢的药物,试验前禁食至少8~14 h,其间可以饮水。取空腹血标本后,受试者饮用含有75 g葡萄糖粉(或含1个水分子的葡萄糖82.5 g)的液体250~300 mL,5 min内饮完;儿童按每千克体重1.75 g葡萄糖服用,总量不超过75 g。在服糖后2 h采取血标本测血浆葡萄糖。

2.静脉葡萄糖耐量试验

静脉葡萄糖耐量试验(intravenous glucose tolerance test,IVGTT)只适用于胃切除术后、胃空肠吻合术后、吸收不良综合征者和有胃肠功能紊乱者。葡萄糖的负荷量为0.5 g/kg标准体重,配成50%溶液,在2~4 min内静脉注射完毕。注射前采血,然后从开始注射算起,每30 min取血1次,共2~3 h;或从开始注射到注射完毕之间的任何时间作为起点,每5~10 min从静脉或毛细血管取血,共50~60 min。将10~15 min到50~60 min的血糖对数值绘于半对数表上,以横坐标为时间,计算从某血糖数值下降到其半数值的时间($/t_{1/2}$)。该方法以K值代表每分钟血糖下降的百分数作为糖尿病的诊断标准。K值=(0.693/$t_{1/2}$×100%)/分钟。正常人K=1.2。50岁以下者若K值<0.9则可诊断为糖尿病,若在0.9~1.1则为IGT。K值受血胰岛素水平、肝糖输出率和外周组织糖利用率的影响,故少数正常人的K值也可降低。正常人的血糖高峰出现于注射完毕时,一般为11.1~13.88 mmol/L(200~250 mg/dL),120 min内降至正常范围。2 h

血糖仍＞7.8 mmol/L 为异常。

(四)自身抗体检测协助 T1DM 分型与疗效监测

谷氨酸脱羧酶是抑制性神经递质 γ-氨基丁酸的合酶,属于 T1DM 的自身抗原,但 GAD 抗体(GADAb)除主要见于 T1DM 外,亦见于正常人、糖尿病亲属、T2DM、妊娠糖尿病、Graves 病、甲状腺功能减退症和类风湿关节炎等患者。在 T1DM,GADAb 可于发病前 10 年测出,且在此期间呈高滴度持续存在;在诊断后的 10～20 年仍可测出抗体,仅滴度有所下降,因而作为成人隐匿性自身免疫糖尿病的预测和诊断指标。胰岛细胞抗体(ICA)可作为 T1DM 的早期预报指标,如果 T2DM 者出现高滴度的 GADAb 和 ICA 阳性反应,均是提示其进展为胰岛素依赖的高危信号。IA-2 抗体和 IA-2β 抗体是胰岛细胞的自身抗原,可用于预测 T1DM,协助糖尿病分型。

二、特殊检查

(一)肾活检诊断早期糖尿病肾病

光镜下,可见具特征性的 K-W 结节样病变;电镜下,系膜细胞增殖,毛细血管基底膜增厚。但由于肾活检是一种创伤性检查,不易被患者所接受。肾小球滤过率和肾脏体积测量对糖尿病肾病(DN)的早期诊断也有一定的价值。早期肾体积增大,GFR 升高,后期 GFR 下降。DN 患者的肾脏体积与慢性肾小球肾炎者不一样,无明显缩小。同位素测定肾血浆流量和 GFR,可以反映早期的肾小球高滤过状态。肌酐清除率、血肌酐和血尿素氮浓度测定可反映肾功能,但血尿素氮和血肌酐不是肾功能检测的敏感指标。

(二)眼科检查确定糖尿病视网膜病

荧光血管造影结合眼底彩色照相可以提高对 DR 的认识和诊断率,帮助确定视网膜病变的严重程度及早期新生血管和无灌注区,了解黄斑中心血管区的面积大小,推测视力预后。激光扫描检眼镜检查无须扩瞳,一般不会遗漏活动性新生血管形成和所有需要治疗的病变。在 2010 版的 ADA 临床实践指南中,推荐将眼底照相术作为糖尿病眼病的筛查手段;诊断 T2DM 后应该尽快进行眼底检查,由眼科医师完成首次的散瞳眼底检查和综合性眼科检查。推荐每年进行眼科检查 1 次,或至少 2 年进行 1 次。高质量的眼底照相术可发现更多的临床糖尿病视网膜病患者,眼科专科医师负责眼底照相结果的分析。2010 版的 ADA 临床实践指南推荐将眼底照相作为糖尿病患者眼底的筛查工具,但是它不能代替综合性的眼科检查。在诊断 T2DM 的初期应该进行眼底照相,以后由眼科医师决定接受眼底照相的频率。

视网膜血流动力学进行检测可发现在临床视网膜病变出现前的视网膜血流动力学异常,主要表现为视网膜动脉系统灌注降低和静脉淤滞。视网膜震荡电位(OPs)有助于了解 DR 患者临床前期和早期病变的功能学状态,帮助临床前期和早期的诊断。多焦视网膜电图(multifocal electroretinogram,MERG)能客观、准确、定位和定量后部视网膜视功能,对于 DR 的早期诊断具有极其重要的价值。视网膜电生理图检查可发现早期 DR 的变化,对追踪病情、观察疗效和评价预后有一定的意义。

(三)糖尿病神经病评价应尽可能定量

尼龙丝检查是评价神经病变最简单的方法,能早期发现神经病变。神经肌电图检查为非侵入性检查方法,有早期诊断价值,其中感觉神经传导速度(SCV)较运动神经传导速度(MCV)减慢出现更早,且更为敏感。诱发电位(EP)检查可能更有助于发现早期糖尿病神经病。神经定量感觉检查（QST）主要是针对细神经纤维功能。神经活检可帮助明确诊断、评估疗效及帮助判断病变的原因。

（徐笃瑞）

第五节 糖尿病的临床表现

一、一般临床表现

T1DM 和 T2DM 的临床表现并无本质区别；典型的多尿、多饮、多食和消瘦症状主要见于T1DM，而 T2DM 多以肥胖和慢性并发症的表现为突出或全无临床症状。

（一）T1DM 不同阶段的临床表现有明显区别

1.临床前期

多数患者在临床糖尿病出现前，有一胰岛 β 细胞功能逐渐减退的过程，出现临床症状时 β 细胞功能已显著低下，糖负荷后血浆胰岛素及 C 肽浓度也无明显升高，临床亦无"三多一少"（多尿、多饮、多食和消瘦）症状。但此期仅偶尔被发现。

2.发病初期

大多在 25 岁前起病，少数可在 25 岁后的任何年龄发病。胰岛 β 细胞破坏的程度和速度相差甚大，一般来说，幼儿和儿童较重和较快，成人较轻和较慢，由此决定了临床表现的年龄差异。糖尿病患者由于胰岛素不足，葡萄糖不能有效地被组织氧化利用，出现高血糖。临床上表现为"三多一少"，即多尿、多饮、多食和消瘦的典型症状。儿童和青少年常以糖尿病酮症酸中毒为首发表现；青春期阶段的患者开始呈中度高血糖，在感染等应激下迅速转变为严重高血糖和/或酮症酸中毒；另一些患者（主要是成年人）的 β 细胞功能可多年保持在足以防止酮症酸中毒水平，但其中大多数最终需要外源性胰岛素维持生存，且对胰岛素敏感。

部分患者在患病初期，经胰岛素治疗后 β 细胞功能可有不同程度改善，胰岛素用量减少甚至可停止胰岛素治疗。此种现象称为"蜜月"缓解，其发生机制尚未肯定，可能与葡萄糖毒性有关。蜜月期通常不超过 1 年，随后的胰岛素需要量又逐渐增加，酮症倾向始终存在。如外源性胰岛素使用恰当，血糖能维持在较理想的范围内；使用不合理者的血糖波动大，且容易发生低血糖症；如因某种原因停用胰岛素或合并急性应激，很容易诱发酮症酸中毒。

3. 糖尿病中后期

随着病程的延长，糖尿病患者可出现各系统、器官和组织受累的表现。病程 10 年以上者常出现各种慢性并发症，其后果严重。糖尿病慢性并发症包括糖尿病性微血管病变（主要为肾病和视网膜病）、糖尿病性大血管病变（主要为冠心病、脑血管病和周围血管病）和糖尿病神经病。其中糖尿病微血管病变是糖尿病患者的特异性损害，与高血糖密切相关，可以看作是糖尿病特有的临床表现。强化胰岛素治疗可降低和延缓 T1DM（可能也包括 T2DM 和其他类型的糖尿病）微血管并发症和神经病变的发生与发展。

1999 年，WHO 将糖尿病的自然病程分为 3 个临床阶段，即正常糖耐量（normal glucose tolerance，NGT）、血糖稳定机制损害（impaired glucose homeostasis，IGH）及糖尿病阶段，其中的

IGH 包括 IFG 和 IGT。上述临床阶段反映任何类型糖尿病都要经过不需要胰岛素、需用胰岛素控制代谢紊乱和必须用胰岛素维持生存的渐进性过程，T1DM 的 NGT 期和 IGT/IFG 期可能并不很短，但很少获得诊断。

(二)T2DM 以多种方式起病

T2DM 多发生于 40 岁以上人群，常见于老年人，近年有发病年轻化倾向。T2DM 的首发症状多种多样，除多尿、多饮和体重减轻外，视力减退(糖尿病视网膜病所致)、皮肤瘙痒、女性外阴瘙痒以及高渗性高血糖状态均可为其首发症状。大多数患者肥胖或超重，起病较缓慢，高血糖症状较轻；不少患者可长期无代谢紊乱症状，有些则在体检或出现并发症时才被确诊。空腹血浆胰岛素水平正常、较低或偏高，β 细胞储备功能常无明显低下，故在无应激情况下无酮症倾向，治疗可不依赖于外源性胰岛素。但在长期的病程中，T2DM 患者胰岛 β 细胞功能逐渐减退，以至对口服降糖药失效；为改善血糖控制，也需要胰岛素治疗，但对外源胰岛素不甚敏感。急性应激(如重症感染、心肌梗死、脑卒中、创伤、麻醉和手术等)可诱发高渗性高血糖状态或糖尿病酮症酸中毒。长期病程中可出现各种慢性并发症，在糖尿病大血管病变中，尤其要关注心、脑血管病变。

1.T1DM 样发病作为首发表现

患者体力减退、精神萎靡、乏力、易疲劳、易感冒和工作能力下降，食欲缺乏及体重迅速下降。

2.肥胖和代谢综合征作为首发表现

表现为中心性肥胖(腹型肥胖)、脂代谢紊乱和高血压等。这些代谢异常紧密联系，恶性循环，互为因果，一定时期出现糖耐量低减或糖尿病。

3.急性并发症作为首发表现

当出现严重的急性应激时，患者并发呼吸系统、泌尿系统或胆道系统感染，并同时出现酮症酸中毒，表现为酸中毒大呼吸，呼出的气体可有烂苹果味。糖尿病患者易并发肺结核，重者可有咳痰和咯血等表现。急性感染的病程往往很长或经久不愈。

4.慢性并发症作为首发表现

其临床表现很不一致，有些患者有心悸、气促、脉率不齐、心动过缓、心动过速和心前区不适等。并发心脏自主神经病变时，可有心率过快或过缓及心律失常。伴心肌病变者常出现顽固性充血性心力衰竭、心脏扩大或心源性猝死。并发冠心病者，尽管病情严重，不出现典型心绞痛或发生无痛性心肌梗死。部分患者的病情较重者多诉食欲缺乏、恶心和呕吐，或出现顽固性腹泻及吸收不良性营养不良。另一些患者出现脓尿和脓血尿，且伴尿急和尿痛；尿淋漓不尽；有时亦出现夜间遗尿和非自主性排尿。尿中蛋白增多。部分女性患者并发卵巢早衰；男性患者以阳痿和性欲减退为最常见。

糖尿病前期包括单纯空腹血糖受损(IFG，空腹血糖 6.1～7.0 mmol/L，糖负荷后 2 h 血糖＜7.8 mmol/L)、单纯糖耐量损害(IGT，空腹血糖＜6.1 mmol/L，糖负荷后 2 h 血糖 7.8～11.1 mmol/L)和复合型糖调节受损(IFG＋IGT，空腹血糖 6.1～7.0 mmol/L，糖负荷后 2 h 血糖 7.8～11.1 mmol/L)等 3 种情况。这 3 种情况存在不同的病理生理基础和临床特点，其进展为糖尿病的危险性不完全相同，其中以 IGT 的发生率最高，而 IFG＋IGT 的患者进展为 T2DM 的风险最大。

(三)华人 T2DM 餐后高血糖和胰岛素缺乏更明显

研究表明，与西方人群比较，华人糖尿病有以下特点。

1.单纯餐后高血糖比例较高

华人的饮食结构以碳水化合物为主。与英美人群相比,我国纯热能的精制糖摄入较低,淀粉摄入较高,中国城市居民碳水化合物供能占 47％,而西方人群均在 25％以下,所以单纯餐后高血糖比例高于西方人群。进入临床期,餐后血糖升高的比例高于其他人种(老年患者更为明显)。引起餐后高血糖的另一个可能原因是肌肉含量,华人的肌肉含量较低,餐后摄取葡萄糖的能力相对较少。

2.老年患者较多

华人糖尿病以老年患者多。IGT 的患病率随增龄明显增加,老年人伴更多的相关疾病——心、脑血管等大血管病变是老年糖尿病患者的主要死亡原因,冠心病和心肌梗死在老年糖尿病患者中的发生率高,对低血糖的耐受性更差。

3.胰岛素缺乏更严重

在胰岛素缺乏和胰岛素抵抗的两个病因中,患者的胰岛素缺乏较其他人种更常见,而胰岛素抵抗的比例与程度均较低。

4.糖尿病肾脏损害更明显

糖尿病患者多合并肾脏损害。1997 年,潘长玉教授等人观察 966 例 T2DM 患者,微量清蛋白尿的患病率为 21.05％;2001 年上海中山医院对 1059 例 T2DM 患者尿蛋白进行检测,发现微量清蛋白尿的患病率为 12.84％。2006 年西班牙 RICARHD(高血压和 T2DM 患者心血管风险)研究是 1 项多中心的横断面调查,目的是评估高血压和 T2DM 患者心脏和肾脏损害的患病率。研究对象为年龄 55 岁以上,高血压和 T2DM 确诊 6 个月以上的 2 339 名门诊患者,结果显示 GFR 小于 60 mL/(min·1.73 m²)的患者达45.1％,58.7％有尿清蛋白排泄率(UAE)≥30 mg/24 h。2005 年贾伟平等对上海曹杨社区糖尿病及糖尿病前期患者慢性肾脏并发症患病现状进行调查,共筛查 406 例。结果显示 GFR 小于每分钟60 mL/1.73 m²的糖尿病患者达 38.2％,25.4％的尿清蛋白排泄率(UAE)≥30 mg/24 h。

二、糖尿病慢性并发症和合并症的表现

认识糖尿病慢性并发症要具备以下几个观点。①未经治疗或治疗不当者常在发病 10 年后出现程度不等的微血管和大血管慢性并发症;已发现的糖尿病慢性并发症只是冰山一角,其他慢性并发症可能已经或正在形成,因而一种慢性并发症的出现往往预示其他并发症的存在。②除糖尿病本身外,慢性并发症的发生、发展和严重程度还受许多遗传和环境因素的影响,因此人种间和个体间的表型差异较大。③绝大多数慢性并发症是不可逆转的,临床防治只能延缓其进展,不能被根除。

(一)微血管病变的基本特征是微循环障碍/微血管瘤/基底膜增厚

1.糖尿病性视网膜病

糖尿病性视网膜病是最常见的微血管并发症和成年人后天性失明的主要原因。其发生发展与糖尿病病程直接相关,T1DM 病史超过 15 年者,视网膜病变(DPR)的患病率为 98％,T2DM 病史超过 15 年者,视网膜病变达 78％。2002 年 4 月,国际眼科会议和美国眼科学会联合会议提出了 DPR 国际临床分类法,该分类依据散瞳下检眼镜观察到的指标来确定 DPR 的分类,需要识别和记录的内容包括微动脉瘤、视网膜内出血、硬性渗出、棉绒斑、视网膜微血管异常(intraretinal microvascular abnormalities,IRMA)、静脉串珠、新生血管(视盘上或视网膜新生血

管）、玻璃体积血、视网膜前出血和纤维增生。除糖尿病视网膜血管病变外，另一种特殊病变是神经细胞凋亡，其早期变化是细胞的形态与功能异常，伴有黄斑变性、水肿和视神经损害。按照该分类法，DPR 共分为 5 个级别。

（1）1 期：无明显视网膜病变，视网膜完全正常。

（2）2 期：轻度非增殖性 DPR，仅有微动脉瘤。

（3）3 期：属中度非增殖性 DPR，病变介于 2 期和 4 期之间。

（4）4 期：为重度非增殖性 DPR，并存在以下的任意 1 项异常：①4 个象限都有 20 个以上的视网膜内出血灶。②2 个以上象限有确定的静脉串珠。③1 个以上的象限发生 IRMA。④无增殖性视网膜病变体征。

（5）5 期：增殖性 DPR，存在 1 种或更多种病变（新生血管、玻璃体积血和视网膜前出血等）。

此外，糖尿病还可引起青光眼、白内障、屈光改变和虹膜睫状体炎等。

2.糖尿病肾病

糖尿病肾病又称为肾小球硬化症。病程为 10 年以上的 1 型糖尿病患者累积有 30%～40% 发生糖尿病肾病，是首位死亡原因；约 20% 的 T2DM 患者发生糖尿病肾病，在死因中列在心、脑血管动脉粥样硬化之后。根据对 T1DM 自然病程的观察，糖尿病肾病的演进过程可分为 5 期。

（1）Ⅰ期：肾脏增大和高滤过状态，肾小球滤过率（GFR）增加 30%～40%，经控制高血糖后，GFR 可降至正常。此期的肾脏结构正常。

（2）Ⅱ期：高滤过状态仍存在，运动后出现微量清蛋白尿。此期出现肾小球毛细血管基底膜增厚，但病变仍属可逆性。

（3）Ⅲ期：持续性微量清蛋白尿（尿清蛋白/肌酐 30～300 mg/g，或尿清蛋白排泄率 20～200 μg/min，或尿清蛋白排泄量 30～300 mg/24 h），常规尿化验蛋白阴性。GFR 仍正常，血压升高未达高血压水平，无肾病症状和体征（早期糖尿病肾病）。

（4）Ⅳ期：常规尿化验蛋白阳性，24 h 尿蛋白排泄率>0.5 g，或尿清蛋白排泄率超过微量清蛋白尿上限，可伴有水肿和高血压，部分呈肾病综合征表现；GFR 开始降低，肾功能减退（临床糖尿病肾病）。

（5）Ⅴ期：终末期糖尿病肾病，出现尿毒症临床表现。后期糖尿病肾病患者绝大多数伴有糖尿病视网膜病。如经详细检查并未发现后一并发症，须排除其他肾病的可能。

（二）神经损害表现为多发性和单一神经病变或自主神经病变

1.多发性神经病变

常见症状为肢端感觉异常（麻木、针刺感、灼热及感觉减退等），呈手套或短袜状分布，有时痛觉过敏；随后出现肢体隐痛、刺痛或烧灼样痛，夜间或寒冷季节加重。在临床症状出现前，电生理检查已可发现感觉和运动神经传导速度减慢。早期呈腱反射亢进，后期消失；震动感、触觉和温度觉减弱。感觉减退易受创伤或灼伤致皮肤溃疡，因神经营养不良和血液供应不足，溃疡较难愈合，若继发感染，可引起骨髓炎和败血症。神经根病变较少见，可致胸、背、腹和大腿等部位疼痛和感觉障碍，需与脊柱及椎间盘疾病相鉴别。老年患者偶见多发性神经根病变所致的肌萎缩。

少数表现为感觉异常伴严重烧灼样痛，皮肤对痛觉过敏，甚至不能耐受床单覆盖，可累及躯干和四肢，以下肢常见。足部长期受压或创伤可致骨质吸收破坏和关节变形（营养不良性关节病，Charcot 关节）。

2.单一神经病变

主要累及脑神经(Ⅲ动眼神经、Ⅳ滑车神经和Ⅵ展神经),以Ⅲ和Ⅵ脑神经较多见,第Ⅲ脑神经瘫痪表现为同侧上眼睑下垂和眼球运动障碍,第Ⅵ脑神经瘫痪表现为同侧眼球内斜视;也可累及股神经、腓神经、尺神经或正中神经。单一神经病变常急性起病,呈自限性,多可痊愈。

3.自主神经病变

较常见,且出现较早,影响胃肠、心血管、泌尿系统和性器官功能。表现有瞳孔对光反射迟钝,排汗异常(无汗、少汗或多汗等),或胃排空延迟(胃轻瘫)、腹泻和便秘等,或持续性心动过速(≥90 次/分钟)和直立性低血压[立、卧位收缩压相差超过 4.0 kPa(30 mmHg)],或排尿无力、膀胱麻痹和尿失禁,或尿潴留和阴茎勃起功能障碍。

心脏自主神经病变可有心率过快或过缓和心律失常,心自主神经功能检查有异常发现。伴糖尿病心肌病变者常出现顽固性充血性心力衰竭、心脏扩大或心源性猝死。并发冠心病的患者无痛性心肌梗死发生率高,行冠状动脉扩张或放置支架手术后,易发生再狭窄或再梗死。

(三)大血管并发症以动脉粥样硬化和动脉中层钙化为特征

外周动脉粥样硬化常以下肢动脉为主,表现为下肢疼痛、感觉异常和间歇性跛行,严重者可致肢体坏疽。大动脉中层钙化以收缩压升高、舒张压正常或降低、脉压明显增大和血管性猝死为特征。糖尿病可以是代谢综合征的一个表现,患者有营养过度、腹型肥胖、高血压和脂代谢紊乱等表现。肥胖是发生胰岛素抵抗和代谢综合征的关键因素,并直接或间接促进动脉粥样硬化和动脉中层钙化的发生。肾小球血管也因同样变化而通透性增加,出现蛋白尿。微量蛋白尿既是动脉粥样硬化的危险因素,又是全身血管内皮细胞损伤的标志物。

(四)糖尿病并发皮肤病变

一般可分为特异性和非特异性皮肤病变两类。

1.非特异性皮肤病变

非特异性皮肤病变较常见,但亦可见于非糖尿病患者。

(1)皮肤黏膜感染。1 型糖尿病的病因主要与自身免疫有关,发生糖尿病后又伴有免疫功能紊乱。易并发疖、痈等化脓性感染,常反复发生,愈合能力差,有时可引起败血症和脓毒血症。此外,常见的皮肤黏膜感染有:①化脓性汗腺炎是大汗腺的慢性化脓性感染伴瘢痕形成,好发于腋窝和肛周。②皮肤真菌感染(体癣、足癣和甲癣)很常见,若继发化脓性感染可导致严重后果。③红癣是微小棒状杆菌引起的皮肤感染,表现为境界清楚的红褐色皮肤斑,广泛分布于躯干和四肢。④龟头包皮炎:多为白色念珠菌感染,好发于包皮过长者。⑤真菌性阴道炎和巴氏腺炎:是女性患者的常见并发症,多为白色念珠菌感染,血糖控制不佳时易反复发生,突出的表现是外阴瘙痒和白带过多,并可能成为糖尿病的首发症状。

(2)膀胱炎、肾盂肾炎和气肿性胆囊炎。膀胱炎常见于女性,尤其是并发自主神经病变者,常因反复发作而转为慢性。急性型肾乳头坏死的典型表现为寒战高热、肾绞痛、血尿和肾乳头坏死组织碎片从尿中排出,常并发急性肾衰竭,病死率高;亚临床型肾乳头坏死常在影像检查时发现。急性气肿性胆囊炎多见于糖尿病患者,病情较重,致病菌以梭形芽孢杆菌最常见,大肠埃希菌和链球菌次之。

(3)毛霉菌病:毛霉菌病常累及鼻、脑、肺、皮肤和胃肠,或以弥散性毛霉菌病形式出现,主要见于糖尿病患者,是糖尿病合并真菌感染的最严重类型。鼻-脑型毛霉菌病可并发酮症酸中毒,其病情严重,病死率高。感染常首发于鼻甲和鼻副窦,导致严重的蜂窝织炎和组织坏死;炎症可由筛窦扩展至眼球后及中枢神经,引起剧烈头痛、鼻出血、流泪和突眼等症状,或导致脑血管及海绵窦血栓形成。鼻腔分泌物呈黑色,带血,鼻甲和中隔可坏死,甚至穿孔。

(4)结核病:以糖尿病合并肺结核多见,发病率明显高于非糖尿病患者群,肺结核病变多呈渗出性或干酪样坏死,易形成空洞,病变的扩展与播散较快。

2.特异性皮肤病变

可能包括多种临床类型,重要的特异性皮肤病变是糖尿病大疱病、糖尿病皮肤病、糖尿病类脂质渐进性坏死和穿透性皮肤病。

(1)糖尿病大疱病:多见于病程长、血糖控制不佳及伴有多种慢性并发症者。皮肤水疱多突然发生,可无自觉症状,多位于四肢末端,也可见于前臂或胸腹部;边界清楚,周边无红肿或充血,壁薄透明,内含清亮液体,易渗漏,常在2～4周自愈,不留瘢痕,但可反复发作。其发病机制可能为皮肤微血管损害、神经营养障碍和糖尿病肾病所致的钙、镁离子代谢失衡,使皮肤表层脆弱分离而形成水疱。

(2)糖尿病皮肤病:较常见,为圆形或卵圆形暗红色平顶小丘疹,在胫前呈分散或群集分布,发展缓慢,可产生鳞屑;后期可发生萎缩和色素沉着。

(3)糖尿病类脂质渐进性坏死:常见于女性,可在糖尿病之前出现。多发生在胫前部,也可发生于手背或足背,双侧对称。早期病变呈圆形或卵圆形橙色或紫色斑块状病损,边界清晰,无痛;后期斑块中央皮肤萎缩凹陷,周边隆起伴色素沉着,外伤后易形成溃疡。

(4)穿透性皮肤病:包括一组与糖尿病相关的皮肤病变,其特点是皮肤胶原消失和皮肤非炎症性退变。获得性反应性穿透性胶原病(acquired reactive perforating collagenosis,ARPC)主要见于成年女性,平均发病年龄50岁左右。表现为结节溃疡性皮肤损害,皮肤瘙痒、多发性红斑、表皮脱落和小结节;病变主要分布于四肢,偶见于躯干。

(五)糖尿病并发性腺功能减退症

1.男性性腺功能减退症

据调查,40岁以下男性糖尿病患者中,有25%～30%发生不育。DM导致男性不育症的原因如下。

(1)胰岛素分泌缺陷和糖代谢紊乱使睾丸内的Leydig细胞和垂体促性腺激素细胞糖的利用障碍,以致合成睾酮、LH和FSH的功能受损;糖代谢紊乱还可使精子活动需要的能量来源不足,严重影响精子的活动度。

(2)患者常伴有睾丸小动脉及附属性腺血管的病变,长期供血不足不但使睾丸产生精子的能力衰退,并且损害了相应腺体的分泌功能,结果精子的质量和数量下降,精液的成分和数量也可发生改变,这些都可引起不育。

(3)包括阴茎在内与性活动完成相关的动脉、静脉血管和神经受到糖尿病损害,就会出现糖尿病性勃起功能障碍或射精障碍(发动射精的支配神经发生病变可出现射精困难和不射精;而当盆腔交感神经系统被损害时,则可能发生逆行射精)。另一方面,性腺功能减退症又可诱发或加重糖尿病、胰岛素抵抗和代谢综合征。

2.女性性腺功能减退症

糖尿病常并发原发性或继发性闭经/月经过少,其原因与自身免疫、脂代谢紊乱及微血管病变有关。无论是T1DM还是T2DM,都可因下列机制引起闭经:其脂类代谢紊乱影响激素合成前体乙酰辅酶A和胆固醇的代谢,干扰了卵巢甾体激素的合成;而自身免疫机制破坏卵巢和胰腺;其微血管的粥样硬化和栓塞对卵巢的血液供应产生破坏或使其受体形成及功能表达水平低下。

T1DM 发生在 10 岁以前,则月经初潮延迟,出现原发性闭经或继发性闭经,但以前者多见。在胰岛素未应用于治疗前,女性糖尿病患者闭经发生率达 50%。T2DM 患者可以出现不同程度的月经紊乱以至闭经,可以伴有肥胖。T1DM 对女性青春期发育的影响更为突出,如果发生肥胖,不但使代谢控制更为困难,而且引起青春期发育延迟、低促性腺激素性性腺功能减退症、月经紊乱和多囊卵巢综合征。由于雌激素缺乏,又进一步使糖代谢恶化。

3.青春期发育延迟

儿童糖尿病(主要是 T1DM)常并发青春期发育延迟,但一般均为体质性,尽管青春期发育的时间可以延长数年,但最终的性发育是正常的。

(徐笃瑞)

第六节　糖尿病的诊断与鉴别诊断

一、糖尿病诊断

糖尿病是一种以糖代谢紊乱为主要表现的代谢内分泌综合征,所以糖尿病的诊断应包含病因诊断、分期、并发症及合并症的诊断。我国目前采用 WHO 糖尿病诊断标准,即糖尿病症状(典型症状包括多饮、多尿和不明原因的体重下降)。加之:①随机血糖(指不考虑上次用餐时间,一天中任意时间血糖)≥11.1 mmol/L(200 mg/dL),或空腹血糖(空腹状态至少 8 h 没有进食热量)≥7.0 mmol/L(126 mg/dL),或葡萄糖负荷后 2 h 血糖≥11.1 mmol/L(200 mg/dL)。②无糖尿病症状者需另日重复检查明确诊断。

葡萄糖调节受损是指介于正常葡萄糖稳态调节与糖尿病之间的代谢中间状态,包括葡萄糖耐量受损和空腹血糖受损。葡萄糖耐量受损表现个体的葡萄糖耐量试验后血糖水平超过正常范围但低于糖尿病诊断标准,即口服葡萄糖耐量试验(OGTT)2 h 静脉血浆血糖 7.8~11.1 mmol/L。空腹血糖受损是指空腹血糖高于正常但低于糖尿病诊断标准,即空腹静脉血浆血糖 6.1~7.0 mmol/L。注意:随机血糖不能用来诊断 IFG 或 IGT,只有相对应的 2 h 毛细血管血糖值有所不同:糖尿病的 2 h 血糖≥12.2 mmol/L(≥220 mg/dL),IGT 为 2 h ≥8.9 mmol/L(≥160 mg/dL)且<12.2 mmol/L(<220 mg/dL)。

(一)根据血糖确立糖尿病诊断

空腹或餐后血糖水平是一个连续分布的变量指标,可能存在一个大致的切点。血糖高于此切点(空腹血糖≥7.0 mmol/L,或 OGTT 2 h 血糖≥11.1 mmol/L)者发生慢性并发症的风险陡然增加,糖尿病的诊断标准主要是根据血糖高于此切点人群视网膜病变显著增加的临床事实确定的。

空腹血糖、随机血糖及 OGTT 均可用于糖尿病诊断,必要时次日(伴有急性应激者除外)复查核实。空腹葡萄糖受损(impaired fasting glucose,IFG)和葡萄糖耐量减退(impaired glucose tolerance,IGT)是未达到糖尿病诊断标准的高血糖状态(糖尿病前期,pre-diabetes)。IFG 和 IGT 都是发生糖尿病和心血管病变的危险因素。研究证明,生活方式或药物干预能延缓其发展至糖尿病的速度。过去将空腹血糖受损(IFG)和糖耐量受损(IGT)定义为糖尿病前期,它们对应的血糖范围分别是 6.1～6.9 mmol/L 和7.8～11.0 mmol/L。2006 年 NHANES 的资料显示,在非糖尿病人群中,空腹血糖 6.1 mmol/L 相对的 HbA_{1c} 为 5.6%,而空腹血糖 5.6 mmol/L 相对的 HbA_{1c} 为 5.4%。受试者操作曲线(ROC)显示,反映 IFG 患者的最佳 $HbA_{1c} > 5.7\%$,敏感性和特异性分别为 39% 和 91%。$HbA_{1c} = 5.7\%$ 时糖尿病危险性增加,与 DPP 研究中的高危受试者相似。因此,$HbA_{1c} > 5.7\%$ 时将来发生糖尿病的危险性增加。故在 2010 版的 ADA 临床实践指南中,取消了"糖尿病前期"的定义,而代之以"糖尿病风险增高类型",包括以往的 IFG 和 IGT,并增加了 HbA_{1c} 5.7%～6.4% 的人群。

不管是空腹、餐后还是随机血糖水平,血糖水平均存在较大的波动,仅根据某一次的血糖测定结果来诊断糖尿病存在一定弊端。即使是相同的个体,不同时期的相同时点所测定的血糖水平均不相同,重复性差,特别是 T2DM;而口服葡萄糖耐量试验费时,需要多次采血,重复性也较差,给糖尿病的诊断,特别是糖调节受损(空腹血糖受损和糖耐量受损)的诊断增加一定的困难。HbA_{1c} 是反映糖尿病患者 2～3 个月前血糖控制平均水平的 1 项金标准,自 1980 年应用至今,一致作为评价糖尿病患者血糖控制状况的指标,但是它始终未能成为糖尿病的筛选和诊断标准。在 2010 版《ADA 临床实践指南》中终将 HbA_{1c} 作为糖尿病的诊断标准。

1. 早期诊断线索

糖尿病早期多无症状,有些患者的主诉也无特异性。早期确诊本病的关键是提高对糖尿病的警惕性和加强对高危人群的普查工作。在临床上遇有下列情况时,要想到糖尿病可能:①家族一级亲属中有 T1DM 和 T2DM 患者;②食量增多而体重下降,或伴多饮和多尿;③原因不明的高血压或直立性低血压;④疲乏及虚弱;⑤反复发作性视力模糊;⑥顽固性阴道炎或外阴瘙痒;⑦遗尿;⑧重症胰腺疾病;⑨甲状腺功能亢进症;⑩垂体瘤;⑪胰腺肿瘤;⑫肾上腺皮质及髓质疾病;⑬阳痿;⑭长期使用 GH、生长抑素和糖皮质激素者;⑮黑棘皮病;⑯高脂血症;⑰肥胖;⑱多囊卵巢综合征;⑲顽固性或反复发作性肺部、胆道和泌尿系统等感染;⑳伤口不愈合或骨折不愈合;㉑不明原因的心力衰竭、肾衰竭及脂肪肝;㉒影像学检查发现胰腺纤维钙化性病变;㉓血胰岛素升高;㉔曾经有 IGT 病史者;㉕曾有妊娠糖尿病病史者;㉖有巨大儿(出生体重≥4.0 kg)分娩史的女性。

2. 糖尿病普查

医疗和预防机构应在医疗保险公司及政府的支持下,定期开展 T2DM 高危人群的普查工作。检查空腹血糖和餐后血糖的时间不是随意而定的,而是有要求的。检查空腹血糖的时间最佳在早6:00～8:00;抽血时,患者要保证前 1 天晚餐后至次日清晨做检测时,空腹 8～12 h,超过 12 h 的"超空腹"状态会影响检测结果。值得一提的是,门诊检查的空腹血糖,因抽血时往往已是10:00～11:00,这时的血糖值已经不能代表空腹血糖了。前 1 d 晚上的药效持续时间已过,故患者血糖可能会比平常升高。当然,如果抽血的时间太迟(超过 10:00),空腹时间过长,血糖也可能比平日偏低。

3. OGTT

在门诊就诊的患者中,对糖尿病高危者要常规进行血糖和糖化血红蛋白检查;对可疑者应进一步行 OGTT 试验。如 OGTT 可疑,不能排除糖尿病,用可的松-OGTT 试验明确诊断。

对于病情较重者,要时刻警惕患者并发急性并发症可能,如糖尿病酮症酸中毒、非酮症性高渗性昏迷和急性冠脉综合征。另一方面,对于病期超过 10 年的患者,尤其是年龄在 60 岁以上者,要注意做相关的检查,尽早明确糖尿病视网膜病变、肾脏病变及神经病变的诊断,并特别注意心、肾和脑功能的评估。

(二)根据糖化血红蛋白确立糖尿病诊断

长期以来,糖尿病的诊断都是以空腹血糖、餐后 2 h 血糖和口服糖耐量试验为诊断标准。在临床研究和实践中,人们注意到这个诊断标准存在一定的局限性,它只能反映即时的血糖水平,且受许多因素影响,易导致误诊和漏诊。2009 年,美国和欧洲糖尿病学会及国际糖尿病联盟先后提出用糖化血红蛋白作为糖尿病的诊断标准,认为以糖化血红蛋白≥6.5%作为糖尿病与非糖尿病的分界值与在流行病学发现的与视网膜患病率显著增高相关的拐点有关。一些研究者确定糖尿病诊断分界值为6.1%。糖化血红蛋白诊断糖尿病的分界值与地区、性别、年龄和当地人群糖尿病的患病率有关。因此,用糖化血红蛋白作为糖尿病诊断标准要根据当地人群中糖化血红蛋白的流调结果来确定。美国糖尿病学会所推荐的糖化血红蛋白诊断糖尿病的标准是否适用于全球人群,还有待证实。我国暂未将 HbA_{1c} 列入糖尿病诊断标准。

慢性肾衰竭、靠频繁血透维持肾功能、慢性溶血性贫血、脾功能亢进症、地中海贫血和白血病患者不能用糖化血红蛋白来诊断糖尿病,因为可使红细胞寿命缩短而使所测到的糖化血红蛋白偏低,或者因为胎儿血红蛋白增多,用层析法测定糖化血红蛋白不能将胎儿血红蛋白与糖化血红蛋白分开,使测得的糖化血红蛋白呈假性增高而误诊为糖尿病。

(三)妊娠糖尿病诊断执行特殊标准

具有妊娠糖尿病高危因素的孕妇(明显肥胖、糖尿、既往妊娠糖尿病病史、异常孕产史和糖尿病家族史)应尽早监测血糖,如果 FPG≥7.0 mmol/L(126 mg/dL)和/或随机血糖≥11.1 mmol/L(200 mg/dL)应在2周内重复测定。所有妊娠妇女应在妊娠 24~28 周行口服葡萄糖耐量试验(OGTT),OGTT 可选用以下 2 种方法中的 1 种。①1 步法:进行 75 g OGTT 检测。②2 步法:先行 50 g OGTT 进行初筛,服糖后 1 h 血糖高于 7.2 mmol/L(130 mg/dL)者再进行 75 g OGTT。妊娠糖尿病使用胰岛素者多数可在分娩后停用胰岛素(T1DM 除外),分娩后血糖正常者应在产后 6 周行 75 g OGTT,重新评估糖代谢情况并进行随访。

二、糖尿病鉴别诊断

(一)排除继发性糖尿病和特异型糖尿病

1.继发性糖尿病

主要继发性糖尿病:①弥漫性胰腺病变致 β 细胞广泛破坏引起的胰源性糖尿病。②肝脏疾病所致的肝源性糖尿病。③内分泌疾病(肢端肥大症、皮质醇增多症、胰高血糖素瘤、嗜铬细胞瘤、甲状腺功能亢进症和生长抑素瘤)因拮抗胰岛素外周作用或因抑制胰岛素分泌(如生长抑素瘤和醛固酮瘤)而并发的糖尿病。④药物所致的糖尿病,其中以长期应用超生理量糖皮质激素(类固醇性糖尿病)多见。⑤各种应激和急性疾病伴随的高血糖症(应激性高血糖症)。详细询问病史、全面细致的体格检查以及配合必要的实验室检查,一般不难鉴别。

2.特异型糖尿病

特异型糖尿病的类型很多,临床上较常见的有胰岛 β 细胞功能遗传性缺陷、胰岛素作用遗传性缺陷、胰腺外分泌疾病、内分泌疾病、药物或化学品所致的糖尿病等。

(二)起病年龄较大的 LADA 与 T2DM 鉴别

分型诊断一般可根据临床表现,但有时 T1DM 在缓解期和 LADA 早期不需要胰岛素治疗或 T2DM 病情恶化需要胰岛素治疗,不易分型,此时,要结合胰岛素释放试验、C 肽释放试验、GAD 抗体、ICA 和 IAA 等胰岛自身抗体测定,甚至是 HLA 易感基因测定或基因突变分析明确分型,部分患者仍不能确定分型,则应定期随访胰岛功能等相关检查和治疗疗效。

LADA 的早期诊断有时甚为困难,对可疑患者及高危人群可进行抗胰岛细胞抗体、GAD 抗体及其他自身抗体检查。必要时可进行 HLA 亚型鉴定及其他免疫学与分子生物学方面的检查。

LADA 是 T1DM 的一个亚型。LADA 的临床表现酷似 T2DM,但其本质是自身免疫性 T1DM。目前尚无统一的 LADA 诊断标准,较公认的诊断要点如下。①20 岁以后发病,发病时多尿、多饮和多食症状明显,体重下降迅速,BMI≤25 kg/m², 空腹血糖≥16.5 mmol/L。②空腹血浆 C 肽≤0.4 nmol/L,OGTT 1 h 和/或 2 h C 肽≤0.8 nmol/L,呈低平曲线。③抗谷氨酸脱羧酶抗体(GADA)阳性。④HLA-DQ者 B 链 57 位为非天冬氨酸纯合子。上述①是基本临床特点,加之②、③或④中的任何 1 项就应诊断为 LADA。

过去认为儿童和青少年糖尿病都是 T1DM,但随着儿童肥胖症的增加,儿童和青少年 T2DM 的发病率也明显增加,所以目前在儿童和青少年中发现糖尿病时,要注意有下列 4 种常见糖尿病类型的可能(表 9-1)。

表 9-1　儿童和青少年常见糖尿病的特征

	T1DM	T2DM	MODY	非经典 T1DM
流行病学	常见	逐渐增加	在高加索人≤5%	≥10%
发病年龄	整个儿童期	发育期	发育期	发育期
发病形式	急性严重	从隐蔽到严重	逐渐	急性严重
起病时有酮症	常见	≥1/3	少见	常见
亲属有糖尿病	5%～10%	75%～90%	100%	>75%
女:男	1:1	2:1	1:1	不定
遗传性状	多基因	多基因	常染色体	常染色体
HLA-DR3/4	相关	不相关	不相关	不相关
种族	所有种族和高加索人	所有种族	高加索人	非洲美国人/亚洲人
胰岛素分泌	降低或缺陷	不定	不定或降低	降低
胰岛素敏感性	控制状态下正常	降低	正常	正常
胰岛素依赖	终生	间歇性	罕见	不定
肥胖	无	>90%	不常见	随人群变化
黑棘皮病	无	常见	无	无
胰岛自身抗体	存在	无	无	无

(三)黎明高血糖与低血糖后高血糖现象鉴别

1.黎明现象

黎明现象是每天黎明后(清晨 5:00～8:00)出现的血糖升高现象。出现高血糖之前的午夜无低血糖,不存在低血糖后的高血糖反应。黎明现象的基本特点是清晨高血糖,血糖波动性增大。黎明时患者体内的升血糖激素(生长激素、糖皮质激素和儿茶酚胺等)分泌增加,血糖随之升高。该时段机体对血糖的利用率最低,使血糖进一步升高,从而引发清晨高血糖。黎明现象提示患者的血糖控制不良。

2.低血糖后高血糖现象

虽然黎明现象与低血糖后高血糖现象(Somogyi 现象)均表现为清晨空腹血糖升高,但两者的病因和机制不同,处理刚好相反,故需仔细鉴别。若单凭症状难以区别,可以通过自我监测凌晨 0:00～4:00 的 2～3 次血糖识别。若监测到的血糖偏低或低于正常值,或先出现低血糖,随后出现高血糖,则为 Somogyi 现象;若监测到的血糖升高或几次血糖值一直平稳,则为黎明现象。

(徐笃瑞)

第七节　糖尿病的治疗模式与控制目标

到目前为止,除少数继发性糖尿病、部分妊娠糖尿病及 1 型、2 型早期糖尿病外,本病一般为终生性疾病,从 UKPDS 的结果发现糖尿病也是一种病情逐渐进展的疾病。任何病因学类型的糖尿病通常要经过几个临床阶段(高血糖前期、高血糖期和慢性并发症期),每个患者可按顺序从一个阶段进入另一个阶段,但在某些阶段也可逆向。因此,在制订治疗计划前,应对患者进行全面评估。首先要确定患者的糖尿病类型;然后要明确糖尿病的分期及了解患者 IR 的程度和 B 细胞的功能状态;最后要了解患者是否发生了某种并发症或同时有某种合并症,病情严重程度如何,并对预后作出判断。

糖尿病治疗的目的是长期全面地控制高血糖和其他代谢紊乱因素,如高血压、高血脂、肥胖和高凝状态等,保护胰岛 β 细胞功能,防治并发症。因此,糖尿病的治疗必须是长期的和综合性的,要涉及生活方式的改变、心理障碍的调整和各种药物的合理应用,同时要调动患者及其家属(主要是照顾患者或与患者一起生活的人)积极参与,并与医务人员密切配合,方能取得满意的效果。下面仅讨论糖尿病的一般防治措施和原则,糖尿病急、慢性并发症的治疗详见各有关章节。

一、普通患者群以 HbA_{1c} 达标为控制目标

糖尿病是一种进展性疾病,主要病因为 IR 和 B 细胞功能缺陷,因此糖尿病的治疗模式应该是积极而理性的。所谓"积极"是指以 HbA_{1c} 达标为驱动力控制高血糖。应以循证医学为依据,及时改变治疗模式。目前的研究显示及早纠正高血糖能保护 β 细胞功能,使传统的阶梯式降糖治疗模式受到冲击和挑战。

所谓"理性"是指药物治疗要针对糖尿病的基本病因和改善导致大血管的病理生理改变,延缓病程的进展。UKPDS 研究表明,控制血糖并不能减少大血管并发症,在控制血糖的同时严格控制血脂、血压和肥胖,可使大血管并发症减少。亚太地区根据该地区的糖尿病患病情况制订了糖尿病治疗控制目标,见表 9-2。我国的糖尿病控制目标由原来的 $HbA_{1c}<6.5\%$ 改为 7.0%,这是因为:①选定 7.0% 源于循证医学证据。②保持与 IDF 颁布的新指南保持一致。③多项大型循证医学研究(如 UKPDS 和 DCCT 等)证明,HbA_{1c} 降至 7% 能显著降低糖尿病微血管并发症发生率,HbA_{1c} 进一步降低可能对微血管病变有益,但低血糖甚至死亡风险有所升高。④三项大型临床研究(VADT、ADVANCE 和 ACCORD)表明,从死亡风险考虑应选择较安全的 HbA_{1c} 范围。

表 9-2 糖尿病的控制目标(亚洲-太平洋地区 T2DM 政策组)

	理想	良好	差
血糖(mmol/L)			
空腹	4.4~6.1	≤7.0	>7.0
非空腹	4.4~8.0	≤10.0	>10.0
HbA$_{1c}$(%)	<6.5	6.5~7.5	>7.5
血压(mmHg)	<130/80	>130/80~<140/90	≥140/90
BMI(kg/m^2)			
男性	<25	<27	≥27
女性	<24	<26	≥26
血脂			
TC(mmol/L)	<4.5	≥4.5	≥6.0
HDL-C(mmol/L)	>1.1	1.1~0.9	<0.9
TG(mmol/L)	<1.5	1.5~2.2	>2.2
LDL-C(mmol/L)	<2.6	2.6~3.3	>3.3

注:TC,总胆固醇;HDL-C,高密度脂蛋白胆固醇;TG,三酰甘油;LDL-C,低密度脂蛋白胆固醇。

一般情况下,应以 HbA$_{1c}$>7.0% 作为 T2DM 启动或调整治疗方案的重要依据。生活方式干预应贯穿治疗的始终,如果生活方式干预不能使 HbA$_{1c}$<7.0%,则需及时加以药物治疗。药物治疗分为四线,不再根据患者体重选择治疗方案。①一线药物治疗:主要药物包括二甲双胍,次要药物包括胰岛素促分泌剂或 α-糖苷酶抑制剂。②二线药物治疗:主要药物包括胰岛素促分泌剂或 α-糖苷酶抑制剂,次要药物包括噻唑烷二酮类胰岛素或 DPP-4 抑制剂。③三线药物治疗:主要药物包括基础胰岛素或预混胰岛素,或胰岛素促分泌剂或 α-糖苷酶抑制剂或噻唑烷二酮类,或 DPP-4 抑制剂;次要药物包括 GLP-1 受体激动剂。④四线药物治疗:主要药物包括基础胰岛素或餐时胰岛素或每天 3 次的预混胰岛素类似物。

二、特殊患者群执行灵活的个体化治疗方案

(一)特殊患者

此处所指的特殊患者群如下。①儿童糖尿病患者。②血糖极不稳定的 T1DM 患者。③妊娠糖尿病患者。④老年糖尿病患者。⑤合并严重器质性疾病的糖尿病患者。⑥对胰岛素或其他抗糖尿病药物特别敏感或特别不敏感的糖尿病患者。在治疗过程中,应对这些特殊患者群执行灵活而个体化治疗方案,详见各有关章节。例如,根据个体的病理生理缺陷及临床特征设定 HbA$_{1c}$ 的控制目标:血糖控制的收益;出现低血糖事件风险;低血糖事件引发的后果。

(二)个体化治疗方案

糖尿病个体化治疗的主要依据:①治疗获益和治疗方案的有效性;②治疗风险;③治疗方案的可行性;④治疗成本。中华医学会糖尿病学分会建议 HbA$_{1c}$>7.0% 作为 T2DM 启动或调整治疗方案的重要标准,但无糖尿病并发症和严重伴发疾病的非老年(<65 岁)患者:一般将 HbA$_{1c}$ 控制于<6.5%;年轻、病程短、治疗后无低血糖和体重增加等不良反应或单用生活方式治疗者 HbA$_{1c}$<6%;口服药不达标加用或改用胰岛素者 HbA$_{1c}$<7%;伴有心血管病(CVD)或

CVD 极高危患者：HbA$_{1c}$≤7.5%。老年（≥65 岁）患者，脏器功能和认知能力良好，预期生存期＞15 年，HbA$_{1c}$≤7%；合并其他疾病，预期生存期 5～15 年，HbA$_{1c}$＜8%；特殊情况甚至放宽至 HbA$_{1c}$＜9%。低血糖高危人群的 HbA$_{1c}$ 不应超过 9%。妊前糖尿病计划妊娠者 HbA$_{1c}$＜6.5%，用胰岛素治疗 HbA$_{1c}$＜7% 才宜妊娠；孕期血糖控制（在不发生低血糖等前提下）HbA$_{1c}$＜6%，毛细血管血糖餐前、睡前及夜间不超过 5.4 mmol/L，餐后峰值不超过 7.1 mmol/L。妊娠糖尿病毛细血管血糖餐前 5.0～5.5 mmol/L，餐后 1 h＜7.8 mmol/L 或 2 h＜7.1 mmol/L。餐后 1 h 血糖控制比 2 h 更重要。预期生存期短的恶性肿瘤、执行治疗方案有困难如智力或精神或视力障碍、独居及社会因素等都是影响设定 HbA$_{1c}$ 目标值应考虑的重要因素，其血糖控制应相应放宽，主要是防范低血糖和较高血糖的发生。HbA$_{1c}$ 的值受检测技术及 Hb、红细胞寿命等诸多因素影响，而且部分地区尚不能开展 HbA$_{1c}$ 的检测，因此推广困难。HbA$_{1c}$ 不能全面反映血糖控制情况，必须结合血糖监测等情况综合判断血糖水平。

血糖控制必须安全、可行、科学，坚持个体化原则。同时，血糖之外的其他 CVD 危险因素的控制也十分重要。内外科重症监护患者的血糖控制目标为 7.8～10.0 mmol/L，而外科重症监护患者的血糖可维持在 6.1～7.8 mmol/L，一般不必将血糖降至 6.1 mmol/L 以下。非危重住院患者（接受胰岛素治疗者）推荐的餐前血糖为 7.8 mmol/L，随机血糖为 10 mmol/L 以下。

（徐笃瑞）

第八节 糖尿病胰岛素治疗

人胰岛素是由 α(A) 和 β(B) 两条多肽链构成的，共含有 51 个氨基酸的蛋白质激素，分子量约 6 000 Da，呈酸性，等电点为 5.3。不同物种的胰岛素的氨基酸序列组成不同。通过细胞胞泌作用，释放入血液。基础分泌量为 24 U；进餐刺激分泌量也为 24 U。Ca^{2+} 增加微管微丝活动，加速 β 细胞颗粒的移动，β 细胞的胰岛素分泌功能是被葡萄糖传感器调控的。胰岛素的分泌包括第 1 时相（快速分泌相）和第 2 时相（延迟分泌相）。前者是指 β 细胞接受葡萄糖刺激，在 0.5～1.0 min 的潜伏期后，出现快速分泌峰，持续经 5～10 min 减弱；后者是指快速分泌相后出现的缓慢但持久的分泌峰，其峰值位于刺激后 30 min 左右。

胰岛素一般不与血浆蛋白结合，但同胰岛素抗体结合，这种结合使血浆胰岛素的作用时间延长。人体内胰岛素的半衰期约 5 min。胰岛素在人体主要在肝（40%）和肾降解清除，肝脏、肾脏和周围组织对胰岛素的代谢清除率比约为 6：3：2。胰岛素通过与肝脏、脂肪组织和肌肉等靶组织的细胞膜受体结合后发挥效应。主要作用是增加葡萄糖的穿膜转运，促进葡萄糖的摄取，促进葡萄糖在细胞内的氧化或糖原合成，降低血糖，并为合成蛋白或脂肪提供能量，促进蛋白质及脂肪的合成；抑制糖原分解和糖异生，抑制脂肪或蛋白质的分解，减少酮体生成。与 GH 有协同作用，促进生长，促进钾向细胞内转移，并有水钠潴留作用。

一、胰岛素治疗 T1DM/妊娠糖尿病/糖尿病急性并发症/严重慢性并发症

(一)适应证

主要适应证：①T1DM。T1DM 依赖胰岛素补充才能生存。②T2DM：经过饮食、运动及口

服降糖药物治疗血糖控制不满意者;急性并发症或严重慢性并发症;应激情况(严重的感染、外伤、大中型手术、急性心肌梗死或脑血管意外急性期等);新诊断的重症 T2DM 早期可应用胰岛素强化治疗。③妊娠糖尿病或糖尿病合并妊娠:仅能用胰岛素治疗。④其他类型糖尿病:如胰源性(坏死性胰腺炎和胰腺切除术后等)和肝源性糖尿病等。⑤肝、肾衰竭。⑥营养不良,如显著消瘦、合并肺结核和肿瘤等消耗性疾病。

(二)治疗原则和基本方法

胰岛素治疗要遵循"治疗达标"的原则:①胰岛素治疗应尽可能恢复生理性胰岛素分泌模式。②T2DM的胰岛素治疗方案应简便易行,克服传统方案的复杂性。③正确掌握开始胰岛素治疗的时机。④通过选择适当的胰岛素制剂和方案,最大限度地避免低血糖。⑤要让患者自身在糖尿病管理的综合团队中发挥重要作用。⑥制订有效的胰岛素剂量调整方案。根据上述条件,要求既要很好地控制空腹血糖和餐后血糖,又要避免低血糖,减少血糖的波动。胰岛素治疗方案应该模拟生理性胰岛素分泌的模式,包括基础胰岛素和餐时胰岛素两部分的补充。胰岛素起始治疗可使用每天一次基础胰岛素或每天 1~2 次预混胰岛素。选择基础胰岛素的优点是简单易行,患者依从性好,对空腹血糖控制较好,低血糖相对较少,但对血糖较高者疗效不够满意。预混胰岛素,尤其是预混胰岛素类似物,可选择每天 1 次、2 次或 3 次注射的方案,如每天 1 次起步的方案也是比较方便的选择,如每天 2 次注射疗效较 1 次注射为好,但低血糖相对较高。

在胰岛素起始治疗的基础上,经过充分的剂量调整,如患者的血糖水平仍未达标或出现反复的低血糖,需进一步优化治疗方案。可采用餐时+基础胰岛素或每天 3 次预混胰岛素类似物进行胰岛素强化治疗。预混胰岛素,尤其是预混胰岛素类似物作为胰岛素起始和强化治疗,其优点是可选择每天 1 次、2 次或 3 次注射的方案;每天 1 次的起始方案是比较方便的选择,每天 2 次注射的疗效较 1 次注射更好;每天3次注射可以作为简单的胰岛素强化治疗的选择。因此,正确分析患者的特点和熟悉各种胰岛素的特性是实施胰岛素治疗所必需的。

二、根据病情和药代动力学选择胰岛素制剂

目前,临床上可供使用的胰岛素品种较多,但各种胰岛素有其不同的结构和药代动力学特点,由于糖尿病的胰岛功能表现有异质性,所以不同的糖尿病患者根据血糖谱和胰岛功能可能需选择不同的胰岛素。

(一)按制剂来源的胰岛素分类

按制剂的来源分为动物胰岛素、生物合成胰岛素、人胰岛素、胰岛素类似物和胰岛素口服制剂 5 类。

1.动物胰岛素

常以猪或牛的胰腺为原料,用分离、提取、结晶和纯化等工序生产。长期注射后,患者体内会出现抗胰岛素的抗体,其中牛胰岛素比猪胰岛素更易产生。

2.生物合成胰岛素

20 世纪 80 年代初,运用现代技术把猪胰岛素分子中与人胰岛素不同的氨基酸进行替代,生产出与人胰岛素结构相同的生物合成胰岛素。

3.人胰岛素

运用基因工程/重组 DNA 技术,通过使细菌和酵母菌发酵,生产出人胰岛素,并提纯到99.9%的纯度,且与体内分泌的胰岛素结构完全相同,杂质少,不易引起过敏和胰岛素抗原抗体

反应。

4.胰岛素类似物

胰岛素类似物的控制血糖效应与人胰岛素相当或稍强(可能与模拟 1 相分泌有关)。β 细胞分泌的胰岛素直接进入门脉循环,而皮下注射的胰岛素的作用方式却大不相同,后者从注射部位吸收到进入血液的起效时间长,因而无法模拟正常人的餐时需要,而且,因作用时间较短而不能满足全天的胰岛素需要。胰岛素类似物是一类经过肽链修饰,分子结构、生物活性和免疫原性与人胰岛素相似的生物合成剂,包括超短效胰岛素类似物和超长效胰岛素类似物。目前用于临床的前者有赖脯胰岛素和门冬胰岛素,后者有甘精胰岛素和地特胰岛素。

(1)超长效德谷胰岛素:超长效德谷胰岛素是一种基础胰岛素类似物补充剂,保留了人胰岛素的氨基酸序列,只将胰岛素 B 链 30 位的氨基酸去除,在 B29 位赖氨酸上连接一个 16 碳的脂肪二酸侧链,分子以双六聚体的形式存在。在注射部位,因为苯酚迅速弥散,自我聚合成多六聚体链;存在锌离子时,侧链结构(谷氨酸和脂肪酸)容易形成多六聚体。注射到皮下后,仅以多六聚体的形式存在,随着时间延长,单体从多六聚体中缓慢释放与弥散,进入毛细血管后,与清蛋白可逆性结合,进一步延长作用时间。德谷胰岛素的半衰期长达 24.5 h,约相当于甘精胰岛素的 2 倍。糖尿病患者单次注射(0.4 U/kg)后,血浆浓度约在 24 h 达到平台,每天注射1 次或每周注射 3 次可使血糖控制达标。另一种称为 IDegAsp 的胰岛素是超长效胰岛素德谷胰岛素和门冬胰岛素的混合制剂,IDegAsp 使 1 次胰岛素注射既可由德谷胰岛素提供超长效的基础胰岛素,同时也可提供覆盖进餐后血糖的餐时胰岛素。从现有的研究结果看,作为基础胰岛素补充治疗的地特胰岛素具有分子安全性高(促进细胞有丝分裂的作用弱)和增加体重的不良反应低等优势。

(2)起短效胰岛素:药用的胰岛素均为含锌的 6 聚体,吸收和代谢比单体胰岛素慢,达峰时间长(90 min 达峰),较难与血糖达峰同步,而超短效胰岛素类似物表现出单体胰岛素的特性——与锌离子的亲和力较低,吸收快,代谢快,作用时间短。赖脯胰岛素的商品名有优泌乐(美国礼来公司生产)是第一个以 E.coli 菌系为宿主,利用基因重组技术,将人胰岛素 β 链第 28 位的脯氨酸和第 29 位的赖氨酸进行换位修饰的胰岛素类似物。脯氨酸与赖氨酸换位改变了 β 链末端的空间结构,导致二聚体自我聚合的能力下降,易于解离而加快吸收。赖脯胰岛素皮下注射可快速吸收,于注射后 5～15 min 起效;30～60 min 达峰浓度,60～90 min 达峰效应;随后赖脯胰岛素被清除,其总效应仅维持 3～5 h,从而能显著抑制肝糖输出,增加外周组织糖利用,有效控制餐后高血糖。

(3)门冬胰岛素:门冬胰岛素的商品名有诺和锐(aspart,丹麦诺和诺德公司生产)、诺和锐特充、novo rapid 和 novalog 4 种。由于门冬氨酸的负电荷与其他阴性氨基酸的负电荷产生"负-负"排斥作用,阻碍胰岛素相互聚合而以单体和二聚体的混合物存在,故皮下注射后吸收迅速。门冬胰岛素皮下注射后 15 min 起效,40～50 min 达峰效应,降低血糖作用可维持 4～6 h。门冬胰岛素的药理作用更近似于餐后胰岛素的生理性分泌,适合于餐后高血糖的治疗。而且也有预混的胰岛素类似物如双相门冬胰岛素(诺和锐 30R)等。甘精胰岛素(来得时)是以非致病性 E.coli 菌为宿主,利用生物工程技术合成的胰岛素类似物。在 β 链 C 端增加了两个带正电荷的精氨酸,改变了胰岛素的等电点(pH 由 5.4 升至 6.7),在 pH=4 的环境下,胰岛素呈澄清的溶液状态,注射到 pH=7.4 的皮下后形成细小的胰岛素微沉淀,这些微沉淀在较长时间内持续稳定地释放胰岛素;在 α 链第 21 位用电荷中性的甘氨酸取代酸性的门冬氨酸,从而增强在酸性环境中的稳定性,延长甘精胰岛素的代谢活性。皮下注射甘精胰岛素 1～2 h 起效,作用平稳无峰效应,总的作用时间长达 24 h 以上。地特胰岛素是通过重组 DNA 技术,去除人胰岛素 β 链第 30 位上的氨基酸,并在 β 链第 29 位赖氨酸残基上续接 1 个 14 碳非酯化脂肪酸,从而增强与清蛋白的结合力。人皮下组织富含清蛋白,地特胰岛素注射皮下后,可与皮下清蛋白结合,显著延缓吸收过程,吸收入血后又与血浆清蛋白结合(结合率 99%),又可显著延长作用过程。皮下注射地特胰岛素后 1～2 h 起效,在起效后的 8 h 内无峰效应,稳定的作用时间长达 20 h。甘精胰岛素和地特胰岛素用于控制空腹高血糖,可取代传统的中、长效胰岛素制剂。

(4)预混型胰岛素:预混型胰岛素一般由短效 R 和中效 N 两种成分组成,两种胰岛素由于比重不同,放置一段时间会产生沉淀。胰岛素出现浑浊一般见于两种情况:中效胰岛素(如诺和灵 N、优泌林 N 和甘舒霖 N 等)和预混胰岛素(如诺和灵 30R、诺和灵 50R、优泌林 30/70 和甘舒霖 30R 等)本身就是浑浊的。这种情况属于正常现象。只要保管方法得当,摇匀后呈白色均匀的混悬液可照常使用。

短效胰岛素(如诺和灵 R、优泌林 R 和甘舒霖 R 等)或超短效人胰岛素类似物(如诺和锐和优泌乐等)本身是清亮透明药液,出现浑浊是不正常现象,可能已经变质,不得使用。

5.胰岛素口服制剂

胰岛素为蛋白质物质,在肠道被降解,一般不能口服。但随着科学技术的发展,最终将被人类发展为口服制剂;这样一来,将大大提高其应用依从性和疗效。胰岛素口服制剂还是最符合生理的供应途径,因为胰岛素经过肠道进入肝脏的门脉系统与胰腺的胰岛素分泌相同。近年来,人们制成用多聚的生物可降解性和生物相容性的胰岛素纳米微粒可提高其肠吸收率。

(二)按作用快慢和维持时间的胰岛素分类

各种胰岛素制剂在作用的起效时间、达峰时间、维持时间和给药途径方面略有不同,按其作用快慢可分为超短效类、短效类、中效类、长效类和超长效类。

1.按作用快慢、持续时间和控制血糖的需要分类

按作用快慢和持续时间,胰岛素制剂分为短效、中效和长效 3 类。根据控制血糖需要分为不同比例的短、中效的预混胰岛素制剂。近年来,又研制出短效和长效人胰岛素类似物制剂。赖脯胰岛素和门冬胰岛素注射后吸收快,1 h 达峰值;其代谢亦快,6 h 降至基础水平。长效人胰岛素类似物甘精胰岛素改变了胰岛素的等电点,使其在中性环境中沉淀,酸性环境中溶解,从而延缓吸收。地特胰岛素可与血浆清蛋白结合而免受降解,故半衰期显著延长。

短效胰岛素有普通胰岛素(来自猪)、单峰中性胰岛素(来自猪)和生物合成的人胰岛素。中效胰岛素有中性精蛋白锌胰岛素(neutral protamine hagedorn,NPH,来自猪或牛)、单峰中效胰岛素(来自猪)和中性低精蛋白锌人胰岛素。长效胰岛素有精蛋白锌胰岛素(protamine zinc insulin,PZI,来自猪)、特慢胰岛素锌悬液(ultralente insulin,来自猪或牛)和单峰 PZI(来自猪)。预混人胰岛素制剂中,短效胰岛素分别有占 30% 或 50% 的制剂。

2.按制剂组分和分子结构分类

按分子结构分为猪、牛、人胰岛素和胰岛素类似物。按纯度分为普通、单峰和单组分胰岛素。从猪和牛胰腺提取的胰岛素经凝胶过滤处理,可得到 3 个峰,a 峰和 b 峰共占 5%,含有胰高血糖素、胰多肽、胰岛素多聚体、胰岛素原及其裂解产物,是胰岛素制剂致敏和抗原性的主要来源;c 峰占 95%,主要是胰岛素和与胰岛素分子量近似的微量杂质。猪和牛胰岛素与人胰岛素的分子结构略有差别,可产生交叉免疫反应。层析分离技术能将大分子不纯物质(a 峰和 b 峰)去除,得到单峰高纯度胰岛素,其纯度可达 10×10^{-6}(每百万容量中所含杂质量)。人胰岛素可由半人

工合成或重组 DNA 生物合成技术生产,其纯度$<1\times10^{-6}$,称为单组分(monocomponent,MC)胰岛素。

胰岛素制剂不能冰冻,在 2 ℃～8 ℃下可保存 2 年,正在使用的胰岛素置于 25 ℃室温可保存1个月。常用的制剂规格有每瓶 400 U/10 mL、1 000 U/10 mL 和每瓶 300 U/3 mL(胰岛素注射笔专用)3 种。

三、根据需要确定给药途径

自 1923 年开始胰岛素应用于治疗糖尿病以来,至今已有约 100 年的历史,一直主要以皮下注射和静脉途径给药,给长期用药的患者带来诸多不便和痛苦,且普通胰岛素注射液存在起效慢的缺点,长效胰岛素则由于释药不稳定易产生低血糖症状。多年来研发出了许多非注射胰岛素制剂,包括肺部吸入给药制剂(吸入粉雾剂、电雾剂和吸入气雾剂)、口服制剂(Oralin、经化学修饰的胰岛素产品 M_2、生物可降解的口服给药系统和口服脂质体)、植入剂和透皮制剂(透皮贴剂和颊黏膜贴剂)。

(一)皮下注射

皮下给药途径是目前胰岛素应用的主要方式。常用的部位有上臂、大腿、腹部及臀部皮下脂肪较多处。不同的部位吸收速度不一样,腹部吸收最快,上臂和大腿吸收速度中等,臀部的吸收最慢。在同一部位,注射不同的胰岛素制剂和执行各种不同的治疗方案时,血浆胰岛素的浓度变化也各不相同。这对选择不同的治疗方案和评价治疗方案的疗效十分重要。用传统的注射器作皮下注射必须消毒,携带不方便,因此逐渐被以下新的皮下给药方式所取代。①胰岛素笔:为笔型注射器,能随身携带,使用方便,注射剂量准确,尤其是糖尿病合并视力下降者可通过听笔的转动响声来调整剂量,注射时疼痛轻。②高压无针注射仪:使用永久性材料制成的无针无痛注射仪,使用寿命可达 30 万次。注射仪采用高压原理,使胰岛素在压力驱动下通过微孔以微型雾化的喷射流进入皮肤,并在注射部位的皮下组织中扩散。消除了因针头注射造成的皮肤创伤和疼痛,患者更易接受,且经高压喷雾注射的胰岛素在皮下组织中呈弥漫状分布,药液吸收迅速而均匀,餐前注射的胰岛素(RI)吸收曲线更接近于进食诱发的胰岛素生理性曲线状态。另外,还有体积小、携带方便和视力不佳者亦能使用的优点。

(二)持续性皮下胰岛素输注

目前应用的胰岛素泵大多采用持续性皮下胰岛素输注(continuous subcutaneous insulin infusion,CSII)技术。使用 RI 或超短效胰岛素类似物,并可根据患者血糖变化规律个体化地设定一个持续的基础输注量及餐前追加剂量,以模拟人体生理性胰岛素分泌。新近发展的胰岛素泵采用螺旋管泵技术,体积更小,携带方便,有多种基础输注程序选择和报警装置,安全性更高。在患者需要用大剂量胰岛素治疗时,这一方法更为适合。手术患者用 CSII 给予胰岛素控制糖尿病病情,可明显减少术后伤口感染及其他并发症。近 20 年来,胰岛素泵几经改正,逐步具备了各种程控功能,外观也小巧精致,操作简单,使用方便。它能最大限度地模拟生理性胰岛素分泌,更符合人体的生理过程,在糖尿病治疗中显示出越来越多的优势。

(三)静脉滴注

糖尿病合并急性并发症、输注葡萄糖或静脉营养支持治疗时宜静脉滴注短效胰岛素(RI 和短效人胰岛素)。

（四）人工胰岛与微囊胰岛细胞移植

这是一种连接胰岛素泵和葡萄糖感受器的装置，通过植入的葡萄糖感受器随时监测血糖变化，再由与之连接的胰岛素泵根据血糖变化按需要向皮下输注胰岛素。人们将胰岛细胞用生物半透膜包裹，形成人工屏障，以达到与宿主免疫系统隔离的目的。微囊胰岛细胞移植技术发展迅速，由于营养物、电解质、氧和生物活性分泌可自由透过微囊膜，而免疫球蛋白等生物大分子物质不能透过，因而其作用类同于生物人工内分泌胰腺（artificial endocrine pancreas，Bio-AEP）。初步的实验结果表明，Bio-AEP 对糖尿病有良好治疗作用。

（五）皮下植入控释给药

有独特优点，药物容易到达体循环，因而生物利用度高。另外，应用控释给药，给药剂量低，控释速率均匀，且常常比吸收速率慢，成为吸收限速过程，故血药浓度比较平稳且维持时间长。有学者研究了新型的、随葡萄糖浓度变化而释药的胰岛素释放系统，将经葡萄糖酸修饰的胰岛素与苯基硼酸凝胶珠结合，胰岛素分子可因葡萄糖的浓度而以脉冲的方式释放，因此，可用于胰岛素的自我调节。

四、注射部位/深度/剂型/剂量影响胰岛素生物利用度和吸收率

大剂量胰岛素的作用时间较低剂量胰岛素的作用时间延长。将短效胰岛素掺入 NPH 胰岛素内形成的混合物中，短效胰岛素的吸收特性未发生显著变化，目前已有预混制剂供应。但是，在可溶性胰岛素与 Lente 长效胰岛素相似的混合物中，短效胰岛素组成成分的利用度降低，这可能是由于短效胰岛素与长效胰岛素制剂中过剩的锌离子发生交换反应，使得血浆胰岛素整体曲线较缓慢上升所致。单体胰岛素比一般胰岛素（多聚体）吸收率要快 2～3 倍，并且没有典型的常规短效胰岛素制剂所表现出来的吸收初始阶段的延迟。

（一）注射局部因素

局部加温或推拿、按摩或注射局部肌肉群运动可加速胰岛素的吸收。

（二）注射部位与深度

身体不同区域之间，胰岛素的吸收有显著的不同，腹部区域吸收最快，上臂和大腿吸收速度中等，臀部吸收最慢。肌内注射较皮下注射吸收快。尽管人体任何一个有脂肪层的部位都可以注射胰岛素，但注射部位的不同，对胰岛素的疗效将产生影响。所以，正确选择注射部位，是胰岛素治疗成功与否的一个环节。

1.腹部

一般在腹部注射胰岛素吸收快并且速度恒定。但应避免在肚脐周围 2 cm 的范围内注射胰岛素。因为此范围内的组织坚厚，易引起胰岛素吸收不均匀，导致血糖忽高忽低。

2.上臂和大腿

上臂的后外侧和大腿的后外侧分别为第 2 和第 3 个常见的胰岛素注射部位，这两个部位的脂肪丰富。一般应避免在覆盖于肩关节的三角肌及膝关节上方的多骨区上注射，因这些部位的脂肪不多；也不能在大腿内侧注射，此处的摩擦会刺激注射部位。此外，如果要参加锻炼，应避免在上臂和大腿上注射，以免因活动肢体，加速对胰岛素的吸收，导致运动后低血糖。

3.臀部

在此部位注射，吸收缓慢。而消瘦的成年人和儿童因为此处脂肪相对较多，经常以此作为注射部位。此外，如果有早睡的习惯，也应该在臀部注射，以利于胰岛素作用贯穿于整个晚上。千

万不要在痣、瘢痕组织和皮肤隆起处注射,以免胰岛素不易通过变厚的组织扩散,影响疗效。

4.腹腔内给药

主要有 3 种方式。①携带型泵:胰岛素泵位于体外,贮存较多量的胰岛素,以避免频繁操作增加感染的危险性。输注胰岛素的导管在前腹壁皮下潜行一段距离后穿过腹壁进入腹腔。②植入型泵:此泵须外科手术植入于腹部皮下脂肪和腹直肌鞘之间,泵的导管穿过腹直肌鞘,悬在腹腔中。与皮下型泵比较,植入型泵释放的胰岛素吸收与生理途径相似。释放入腹腔的大部分胰岛素被吸收入门静脉,进入肝脏发挥效应,并有约 50% 被降解,可避免外周高胰岛素血症,也使血糖更易于控制而较少发生低血糖反应,但需通过手术植入,增加了患者的痛苦和发生感染的机会。③腹膜透析中的应用:糖尿病合并终末期肾衰竭需持续性非卧床腹膜透析时,可在腹膜透析液中加入胰岛素或将胰岛素直接注入腹腔内。

腹腔内给药是因为腹膜表面积大,交换能力强,因而胰岛素注入腹腔后吸收较皮下迅速,注射后15 min即可发挥作用,经 30～40 min 出现血浆胰岛素高峰,随即迅速下降。这一变化规律与进餐后内源性胰岛素分泌相似。注入腹腔的胰岛素大部分由门脉系统吸收,较符合胰岛素生理性代谢过程,有助于减轻外周高胰岛素血症。其缺点是易造成腹腔内感染,需手术植入导管,导管开口处易被纤维蛋白凝块阻塞。

5.静脉给药

目前主要在糖尿病合并急性并发症或输注葡萄糖时应用,仅短效胰岛素(RI 和短效人胰岛素)可供选用。

6.肌内注射

较皮下吸收快,反复长期肌内注射易引起肌肉深部感染。

7.口服给药

可解除注射给患者带来的痛苦,但胰岛素通过口腔黏膜吸收极少,吞服后酶的消化作用难以克服。研究者们主要利用诸如表面活性剂、水杨酸制剂、脂质体、酶抑制剂、乳剂和纳米颗粒等各种载体减少胃肠道对胰岛素的破坏和降解,促进吸收。近年来,胰岛素的口服制剂出现了重大突破,多种产品相继进入临床研究。加拿大的 Generex 公司已开发出口腔喷雾产品(Oralin),该产品包括一个手持给药器,可将胰岛素喷于口腔。临床试验结果显示:标准餐后使用 Oralin(30 U、40 U 和 50 U)可产生与皮下注射10 U胰岛素相当的降糖效果。

8.直肠给药

胰岛素吸收后可在门脉系统中形成较高浓度,用药后经 30～45 min 血浆中达高峰,但下降较缓慢,不如腹腔给药理想。

9.肺部吸入给药

由于肺泡上皮细胞的巨大面积,具有丰富的易渗透的毛细血管,通过肺的给药途径逐渐受到关注。Pfizer 和 Aventis 公司研制的胰岛素吸入仪器,采用粉末状胰岛素 Aradigm 和 Nono 研制的胰岛素吸入装置 AERXx,可精确地控制胰岛素的吸入量。吸入胰岛素仪器使用胰岛素,在体内的药动学曲线显示其起效类似于快速作用的胰岛素,与皮下连续胰岛素泵输入的胰岛素相似,迅速达峰值,并且持续时间较短。理论上可采用这样的联合治疗——三餐前采用吸入胰岛素,再加上长效胰岛素如甘精胰岛素来提供基础胰岛素量。

五、注射部位轮换有利于胰岛素吸收和防止脂肪萎缩或肥厚

许多因素会影响胰岛素的吸收速度和稳定性,比如注射后的锻炼等。尽管有几个部位可供选择,但最好要根据一套固定模式来更换注射部位。这种方法叫作部位轮换。部位轮换有助于防止异常细胞的生长和脂肪的沉积,有利于胰岛素的吸收。部位轮换也有助于避免皮下脂肪萎缩和皮下脂肪肥厚。一旦注射部位出现了皮肤凹陷,表明有了脂肪萎缩,可能是身体对胰岛素产生了排异反应。一般年轻女性要比男性出现脂肪萎缩的概率大。皮下脂肪肥厚是皮下细胞(尤其是脂肪细胞)过度生长,导致皮下脂肪肥厚使皮肤隆起,甚至形成瘢痕。它也能影响胰岛素的吸收。皮下脂肪肥厚还可以导致局部麻木,痛觉减退,从而使人们更愿意在该处继续注射,进一步加重皮下脂肪肥厚,形成恶性循环。

因为胰岛素在不同的注射部位有不同的疗效。通过了解和应用这些不同,有助于避免血糖水平的波动,使它保持在恒定的水平。患者可以通过轮换注射来适应自己的日常活动计划,如吃的早餐多,早上就应该在腹部注射胰岛素,使快速的胰岛素反应来抵消饮食引起的高血糖。

(一)围绕 1/4 圆移动

如果经常在同一部位注射,以此点为中心画出 1 个 1/4(直径约为 2 cm 大小)的圆形区域作为注射部位。沿着这个"1/4 圆"的边缘移动注射,新的注射部位与以前的注射部位至少要隔开1 指宽。例如,早上在圆的顶端注射,晚上应该在底部注射。

(二)围绕身体移动

以 1 d 或 1 周从身体上的 1 个部位移到另 1 个部位注射。这取决于胰岛素的注射量。不管采取何种部位轮换方法注射胰岛素,都应该了解在不同的注射部位会产生什么样的效果。而且每年应让医师检查 1 次注射部位。如果血糖控制不理想或者部位轮换方案令您不舒服,那么就应该多去检查几次,以做调整。

六、根据病情和控制目标给予胰岛素补充治疗/替代治疗/强化治疗

(一)胰岛素补充治疗

胰岛素补充治疗是指需要接近生理剂量的胰岛素,主要适用于经合理的饮食治疗和口服降糖药物治疗后血糖控制仍未达标的 T2DM 患者及口服降糖药物继发失效的 T2DM 患者。在原口服药物降糖治疗的基础上,补充胰岛素治疗。常用方式:①一般在晚上睡前(晚上 10 时)使用中效或(超)长效胰岛素。初始剂量为 0.2 U/kg,监测血糖,3 d 后调整剂量,每次调整量为2~4 U,使 FPG 控制在 4~6 mmol/L。睡前使用中效胰岛素(NPH)能减少夜间肝糖异生,降低FPG,FPG 控制满意后,白天餐后血糖可以明显改善。NPH 的最大活性是在睡前(晚上 10 时)用药后的 8 h,正好抵消在清晨 6~9 时逐渐增加的 IR,纠正糖尿病患者的"黎明现象"。最低的血糖水平常出现在患者醒来时(早 7 时),易于自我监测血糖,避免出现低血糖。目前,长效胰岛素类似物吸收稳定,无峰,持续时间长。临床研究发现,较中效胰岛素较少发生低血糖,因此更适合作为基础胰岛素补充治疗。这种胰岛素补充方式依从性好,操作简单,快捷。②为改善晚餐后血糖,可考虑早餐前 NPH 联合口服降糖药物。③每天胰岛素注射次数在 2 次及以上,可考虑停用胰岛素促泌剂。

(二)胰岛素替代治疗

主要适应于 T1DM、内生胰岛功能很差或存在口服药治疗禁忌证的 T2DM 患者。多使用基

础胰岛素给药及针对餐后高血糖的胰岛素给药联合。基础量设置过大，可能造成夜间低血糖；基础量设置过小，FPG 下降不满意。基础量设置恰当时，餐前短效胰岛素的量不应过大。替代治疗的胰岛素日剂量应在生理剂量范围内。过低，不利于血糖的控制；过高，可造成外源性高胰岛素血症，易发生低血糖和体重增加。

由于 K-ATP 的 Kir6.2 或 SUR1 突变引起的新生儿糖尿病可由胰岛素安全地改用口服降糖药治疗或由口服降糖药安全地改用胰岛素治疗，但是 SUR1 突变者所需的胰岛素用量较低。

1.每天 2 次注射法

两次预混胰岛素或自己混合短效＋中长效胰岛素，优点是简单。需要注意的是：早餐后 2 h 血糖控制满意时，上午 11 点可能发生低血糖。午饭后血糖控制可能不理想，考虑加用口服降糖药，如 α-葡萄糖苷酶抑制剂或二甲双胍；晚餐前 NPH 用量过大，可能导致前半夜低血糖；晚餐前 NPH 用量不足时，可致 FPG 控制不满意。预混胰岛素诺和灵 30R 含 70% 中效胰岛素，其作用高峰时间在皮下注射后 8 h 左右。应用诺和灵 30R 早晚餐前注射，会出现 15:00～16:00 血糖高；凌晨 2:00～4:00 低血糖的现象，这分别与其中的中效胰岛素不足或过多有关。调整治疗的方案：①监测午餐前、午餐后 2 h 及晚餐前的血糖，若午餐后高血糖持续至晚餐前，给予葡萄糖苷酶抑制剂如阿卡波糖 50 mg，与第 1 口午饭嚼服，并增加早餐前胰岛素至 18～20 U。②减少晚餐前诺和灵 30R 约 8 U，并将晚餐分餐，在睡前少许进食，如半杯牛奶和 2～3 片苏打饼干，可以防止半夜低血糖的发生。另外，午餐适当少吃，15:00～16:00 适当加餐也可以降低午餐后血糖；如果午餐后增加运动量，如快速走步半小时也可以降低午餐后血糖。

在一日 2 次速效型胰岛素和中效型胰岛素联合治疗方案中，中效型胰岛素和速效型胰岛素的比例以 2:1 为适当，最多为 1:1，但速效胰岛素剂量绝对不能多于中效胰岛素。诺和灵 30R、优泌林 70/30 均为速效和中效预混剂型，其中含 30% 速效和 70% 中效，应用起来较方便。适用于尚有一定胰岛储备功能的糖尿病患者。动物胰岛素的速效与长效剂型，平时要分开放置，注射前抽取顺序为先速效后长效，剂量比例配制一般为（2～3）:1。目的是为了防止长效剂型中的过量的鱼精蛋白与速效胰岛素结合而使之起效减慢，无法发挥速效降糖的作用。

2.每天 3 次注射法

早、中餐前使用短效胰岛素，晚餐前使用短效胰岛素和 NPH。这种用药方式接近生理状态。缺点是晚餐前使用 NPH，量大时，在 0～3 点可发生低血糖，FPG 控制不好。

3.每天 4/5 次注射法

三餐餐前注射短效胰岛素，睡前注射 NPH 或长效胰岛素。目前，临床上常使用这种方案，符合大部分替代治疗。每天 5 次注射法是三餐前注射短效胰岛素，上午 8 点和睡前各注射 1 次 NPH。两次 NPH 占全天剂量的 30%～50%。这种方案是皮下注射给药方式中最符合生理模式的给药方式。

4.胰岛素泵治疗

采用持续皮下胰岛素输注方式，符合生理需要，适用于胰岛素敏感，容易发生低血糖的患者，多用于 T1DM，费用昂贵。但胰岛素泵治疗本身亦存在发生严重低血糖风险。

5.T2DM 胰岛素补充治疗

在 T2DM 胰岛素补充治疗中，外源性胰岛素用量接近生理剂量时改成替代治疗。方法为：先停用口服降糖药，改为胰岛素替代治疗；胰岛素替代后，日剂量需求大（IR 状态），再联合口服降糖药治疗，如胰岛素增敏剂和 α-葡萄糖苷酶抑制剂。

(三)胰岛素强化治疗

需每天多次注射或应用输注泵。

1.胰岛素强化治疗的适应证

适应证包括以下几种:①T1DM;②妊娠糖尿病和糖尿病合并妊娠;③在理解力和自觉性高的 T2DM 患者,当使用相对简单的胰岛素治疗方案不能达到目的时,可考虑强化治疗;④新诊断严重高血糖的 T2DM,可进行短期胰岛素强化治疗。

2.胰岛素强化治疗的疗效

美国 DCCT 对 1441 例 T1DM 进行了为期 6.5 年的研究,结果发现,胰岛素强化治疗组使视网膜病变的危险下降 76%,病情进展减少 54%,增殖性视网膜病变等下降 47%;尿蛋白 ≥40 mg/d 的风险降低 39%,尿蛋白≥300 mg/d 的风险下降 54%;临床糖尿病神经病的发生率下降 60%。日本学者在 T2DM 患者中进行的 1 项研究发现,胰岛素强化治疗同样可使 T2DM 患者视网膜病变发生率、视网膜病变恶化、糖尿病肾病的发生及原有糖尿病肾病的加重较对照组明显下降。近年来,国内外均报告采用短期强化胰岛素治疗或持续性皮下胰岛素输注治疗初诊重症 T2DM 患者,伴随着血糖的良好控制,葡萄糖的毒性解除,胰岛 β 细胞功能改善,内源性胰岛素分泌增加,胰岛素第 1 时相分泌明显改善,有的恢复正常,胰岛素敏感性增强。目前认为,预混胰岛素类似物每天 3 次强化。

3.胰岛素强化治疗的禁忌证

有严重低血糖危险的患者(如最近有严重低血糖史者、对低血糖缺乏感知者、Addison 病和垂体功能低下者)、幼年和高年龄患者、有糖尿病晚期并发症者(已行肾移植例外)、酒精中毒和有药物成瘾者、精神病或反应迟钝者。

4.胰岛素强化治疗的实施

(1)确定初始剂量:按病情轻重估计,全胰切除患者日需要 40~50 U,多数患者可从每天 18~24 U开始,根据血糖调整。国外主张初始剂量为:T1DM 患者按 0.5~0.8 U/kg 体重,不超过 1.0 U;T2DM 患者初始剂量按 0.3~0.8 U/kg 体重。胰岛素强化治疗,胰岛素 1 d 量的分配:早餐多(RI 25%~30%)、中餐少(RI 15%~20%)、晚餐中等量(RI 20%~25%)和睡前小(NPH 20%);胰岛素泵:40%持续低速皮下注射、早餐前追加 20%、中餐前和晚餐前各 15% 以及睡前 10%(可少量进食)。为了计算餐前的胰岛素追加量,胰岛素泵的使用者应在餐前 30 min(或餐后 2 h)检查血糖。如果血糖高于正常值(或目标值),则以实际测得的血糖值减去目标值,就是超出值。

(2)胰岛素敏感系数:用超出数值除以胰岛素敏感因子(敏感系数)值,即得所需追加胰岛素量。其中敏感系数计算方法:敏感系数=1 U 胰岛素输注后在 2~4 h 降低的血糖值,其单位为"mg/dL",如用"mmol/L"表示则将其再除以 18(18 mg/dL=1.0 mmol/L)。计算公式:补充量(追加量)=(BG−Y)÷X。式中,BG 为测得实际血糖值,Y 为正常(目标)血糖值,X 为敏感因子(系数)。首先计算出 X 值,X 的值根据"1500 规则"而得。"1500 规则"的计算公式:X=1 500÷日用胰岛素总量=mg/dL,即为 1 U 胰岛素能降低患者血糖值。如日用胰岛素总量为胰岛素 15 U。第 1 步先算出 X 值,即 X=1 500÷日用胰岛素总量=1 500÷15=100(mg/dL);用 mmol/L 表示则为 100÷18=5.5 mmol/L(4 舍 5 入则为 5.6)。若实测血糖值超出目标值 2.0 mmol/L值,则需追加的胰岛素量为2.0 mmol/L÷5.5 mmol/L=0.36(胰岛素单位);若实测患者血糖值(必须是同一患者)超出的目标值为 5.0 mmol/L,则需追加的胰岛素量为

5.0 mmol/L÷5.5 mmol/L＝0.9(胰岛素单位)。若日用胰岛素总量为 40～50 U(用 45 中间值)按前例方法为 X＝1 500÷45＝33(mg/dL);33÷18＝1.8(mmol/L)。若患者实际测得血糖值超出目标值 2 mmol/L,则需追加的胰岛素量为 2÷1.8＝1.1(近似于 1)。一般超出 3.0 mmol/L 需追加的胰岛素量 3÷1.8＝6(胰岛素单位)。其他依此类推。

(3)改用口服降糖药:T2DM 患者短期胰岛素强化治疗后,考虑重新恢复口服降糖药的指征:空腹及餐后血糖达满意控制水平、全天胰岛素总量已减少到 30 U 以下、空腹血浆 C 肽 >0.4 mmol/L、餐后 C 肽>0.8～1.0 mmol/L,因感染、手术、外伤、妊娠和应激等原因用胰岛素治疗后,上述情况已消除时。

七、胰岛素泵治疗模拟正常胰岛素分泌

目前的胰岛素泵输注系统仍为开放性的(开环胰岛素输注系统),仍存在许多缺点;所以,闭环胰岛素输注系统,即真正的人工胰腺应该是胰岛素泵发展的方向。

(一)胰岛素泵的优点

主要表现:①胰岛素的吸收更稳定,避免了血糖大幅度波动。②胰岛素泵可设定 24 个不同的基础给药量,"黎明现象"者在清晨血糖升高的最初 2～3 h,设置此段基础率较其他时间段增加 0.1～0.4 U。③同一患者用胰岛素泵给药比强化治疗所需胰岛素总量减少 10%～25%,使餐后胰岛素降低而减少低血糖的发生。对于那些胰岛素高度敏感的患者,由于胰岛素泵可以精确输注的剂量极小(0.1 U),能有效预防严重低血糖的发生。④胰岛素泵具有一定的智能,能提示进餐、电量不足、胰岛素余量不足和导管堵塞等。胰岛素剂量可随时调整,与饮食和运动更好配合,提高患者的生活质量。

(二)潜在缺点

主要潜在缺点:①如果胰岛素输注中断 2 h 或以上,可增加 DKA 的发生风险。②装泵局部的感染,但风险较小。③体重增加。但上述这些问题都可以避免。另外,胰岛素泵治疗目前仍较昂贵。

(三)适应证

胰岛素泵是电脑控制的高科技产品,所有需要胰岛素治疗并具有一定文化知识的患者都可作为安泵对象。包括:①T1DM。②新诊断有严重高血糖的 T2DM。③纠正"黎明现象"。④反复发作低血糖用胰岛素治疗的糖尿病患者。⑤应用每天多次胰岛素注射法很难平稳地控制血糖的糖尿病患者。⑥糖尿病急性并发症、重症感染或围术期等。⑦妊娠糖尿病或糖尿病合并妊娠。

(四)置泵方法

将所用物品备齐后携至患者床前,解除其顾虑,嘱患者取平卧或坐位,选择脐部两侧不妨碍活动之处为穿刺点。用 0.2% 碘酊消毒 2 次,将软管置式插头放置于持针器上,左手捏紧皮肤,右手持针,按下开关,针头即快速刺入皮下,拔出针芯,用护皮膜固定。根据患者安泵前胰岛素用量和血糖监测结果,计算并设定初始的胰岛素基础释放量和餐前大剂量(或追加剂量),设定完毕后将泵置于腰带或裤袋等处。在安泵过程中需认真检查胰岛素储液管和充注软管内有无气体,要立即排出直径 1 mm 以上的气体。护士应熟练掌握不同浓度胰岛素的安装、调试及常见报警的处理,定时定量为患者输注餐前大剂量,同时教会患者掌握胰岛素剂量的计算和设定及泵的操作技术和常见故障的处理。

（五）泵胰岛素选择

应特别注意：①只能使用短效胰岛素以及超短效胰岛素类似物，不能使用中、长效鱼精蛋白锌胰岛素或超长效胰岛素类似物。②胰岛素的吸收速度和吸收曲线与用注射器皮下注射胰岛素类似，餐前追加的胰岛素将餐后血糖降低到理想水平后，皮下剩余的胰岛素作用还很强，可以引起低血糖，必要时加餐。③由于短效胰岛素分解成单体比较慢，而超短效胰岛素类似物分解成单体快，所以注入短效胰岛素的时间要比注入超短效胰岛素类似物的时间提前 0.5～1 h。④胰岛素泵使用胰岛素的浓度是 100 U/mL，与人胰岛素笔芯的浓度相同；普通瓶装胰岛素的浓度是40 U/mL，不能用于胰岛素泵治疗。⑤按要求定期更换针头和连接管，以防感染和堵塞。⑥根据进食量随时调整胰岛素追加剂量。⑦如果处在应激状态，可随时调整基础胰岛素注入量，待应激状态逐渐好转，要随时调整基础胰岛素注入量，以免发生低血糖。

（六）胰岛素剂量设定

分为基础量的设定和餐前大剂量的设定两种。①基础量的设定：已用胰岛素治疗的患者改用胰岛素泵治疗，全天量一般较前减少 10%～25%，将泵治疗全天量的 40%～50% 作为泵治疗的基础胰岛素量，再除以 24 h 即为每小时基础率。未用胰岛素治疗的患者可将每千克体重0.22 U 作为基础胰岛素量，同样再除以 24 得到每小时的基础率。基础率每升高或下降 0.1 U/h，使餐前血糖及整个夜间血糖波动1.7 mmol/L。可根据三餐前和夜间血糖监测调整基础率。②餐前大剂量的设定：用泵前每天胰岛素减少 10%～25% 后的胰岛素量的 50%～60% 或之前未用胰岛素治疗的患者可将 0.22 U/kg 作为餐前大剂量，可平均分配于三餐前，也可按 4：2：3：1 的比例分配于三餐前及睡前，然后再根据所测餐后血糖情况调整。

（七）置泵后处理

主要注意：①置泵后的前 3 d 内，每天监测血糖 5～7 次（如测三餐前、餐后 2 h 和睡前10 时，甚至0 时血糖），3 d 后视血糖控制情况改为每天 3～4 次（如空腹和三餐后 2 h 血糖），为调整胰岛素用量提供可靠依据。②置泵后 3～7 d 为胰岛素剂量调整期，容易发生低血糖。③充注软管在皮下保留 3～5 d 后需更换新的充注装置，重新安装皮下充注软管，新充注部位与原充注部位应相隔 3 cm 以上。④要求患者及家属接受胰岛素泵相关知识教育。掌握胰岛素泵的性能、使用方法、注意事项和报警后的处理措施及快速血糖测定法等。

八、胰岛素治疗应尽量减少或避免低血糖反应

低血糖反应是胰岛素应用过程中最常见而很难完全避免的并发症。4% 的 T1DM 致死的原因是低血糖症。在 DDCT 研究中，强化治疗组低血糖症的发生率较常规组高 3 倍多。

（一）低血糖症原因

胰岛素所致的低血糖症相当常见，可以说，使用胰岛素不可避免地会发生低血糖症。临床医师的根本任务是尽量减少低血糖症的发生，并避免出现严重低血糖症，因为一次严重的医源性低血糖或由此诱发的心血管事件可能会抵消一生维持血糖在正常范围所带来的益处。

下列情况易发生低血糖：①胰岛素使用不当，剂量过大或混合胰岛素治疗时胰岛素比例不当。②注射胰岛素后饮食减少或未按时进餐。③脆性糖尿病。④肝、肾功能不全、饮酒和剧烈活动等。⑤血糖控制困难与血糖显著波动者。⑥2 型糖尿病早期餐前反应性低血糖。⑦糖尿病严重肾病致肾功能减退时，对胰岛素和降糖药代谢降低或合并其他可引起血糖降低的系统疾病如恶性肿瘤等。⑧胰岛素的个体内变异性。⑨药物。除了人们熟知的致低血糖药物外，氟喹诺酮

类抗生素(如氟喹诺酮)引起的低血糖症可能与膜离子通道衰竭、少突胶质细胞凋亡及糖再灌注性氧化应激有关。严重低血糖症可进一步导致中心性脑桥髓鞘溶解症(central pontine myelinolysis,CPM)。左氧氟沙星和加替沙星亦可引起低血糖症,如果同时使用了口服降糖药,则可导致严重的血糖下降。

(二)临床表现

低血糖症发生时,患者可表现为饥饿、乏力、心悸、出冷汗、反应迟钝、意识模糊、嗜睡甚至昏迷等。有些患者发生低血糖症时,可无明显上述症状或仅表现为神经系统症状,应引起重视,尤其是夜间熟睡后,低血糖后由于交感神经兴奋,肾上腺素等胰岛素拮抗激素分泌增多,所以有些患者虽有低血糖反应,但是表现为高血糖(即 Somogy 现象)。

(三)一般治疗与预防

应根据病因分别情况进行预防和处理。因胰岛素使用不当,剂量过大或混合胰岛素治疗时胰岛素比例不当引起者,应减少胰岛素剂量,而不是盲目加大胰岛素剂量。为避免低血糖症的发生,任何患者用胰岛素时均应被告诫:注意低血糖症状;注射胰岛素后应按时进餐;胰岛素剂量要准确;肝、肾功能不全者、老人和婴幼儿在应用胰岛素时应从小剂量开始,逐渐增加;注射胰岛素后不应马上进行体育锻炼。一旦发生低血糖症状应立即进食,若家属发现患者神志改变或昏迷应立即处理后送医院急救。

(四)血糖控制困难与血糖显著波动

血糖控制困难与血糖显著波动是临床上常见的低血糖原因。血糖控制困难与血糖显著波动的常见原因:①存在应激因素,如严重感染和创伤;但是应激引起的血糖波动主要为显著高血糖,一般很少发生低血糖。②长期的食物摄取不足,导致肝糖原和肌糖原缺乏;这些患者因胰岛素缺乏,进食后没有或缺少糖原合成,血糖利用障碍,故显著升高;肝糖原和肌糖原因营养不良而消耗,加上胰岛素的作用,空腹时极易发生低血糖。③饮食治疗与胰岛素脱节,如随意进食、禁餐和饮酒等。肝糖原和肌糖原缺乏所致者易被忽视,此时应鼓励患者定时进食,使体重恢复至标准水平(一般需要 1 个月以上),该段时间内的血糖控制应放宽,以不发生严重高血糖为原则。然后,逐渐增加胰岛素的用量至满意疗效。

九、正确处理其他不良反应

(一)胰岛素抗药性

胰岛素制剂有种属差异,异种胰岛素具有免疫原性。人体多次接受动物胰岛素注射 1 个月可出现抗胰岛素抗体,又因靶细胞胰岛素受体及受体后缺陷以及胰岛素受体抗体等因素,极少数患者可发生胰岛素抗药性,即在无酮症酸中毒和无拮抗胰岛素因素存在的情况下,连续 3 d 每天胰岛素需要量超过 200 U。此时应改用人胰岛素制剂或胰岛素类似物,必要时使用糖皮质激素(如泼尼松 40~60 mg/d)。经适当治疗数天后,胰岛素抗药性可消失。

(二)胰岛素变态反应

胰岛素变态反应由 IgE 引发,有局部反应和全身反应两种情况。局部反应表现为注射部位瘙痒、荨麻疹或脂肪营养不良(皮下脂肪萎缩或增生);全身反应以荨麻疹、神经血管性水肿和过敏性休克为特征。处理措施包括更换胰岛素制剂或更换不同厂家生产的胰岛素,同时应用抗组胺药和糖皮质激素,必要时考虑脱敏疗法。严重变态反应者应立即停用胰岛素,并按过敏性休克进行抢救。胰岛素变态反应常在应用动物胰岛素后出现,表现为荨麻疹、紫癜、血清病样反应和血管神经性水肿,甚至是过敏性休克等,注射处局部可表现为红肿、灼热、瘙痒、皮疹和皮下硬结。使用外源性胰岛素多出现抗胰岛素抗体而导致胰岛素抵抗。患者对外源性胰岛素制剂过敏的情况较少见。有学者报道 1 例妊娠糖尿病者对重组的人胰岛素和磺脲类药物均过敏,以致不能耐受任何药物治疗。血清中存在高滴度的抗胰岛素 IgE 抗体,患者需用糖皮质激素控制过敏症状和低血糖症。一般变态反应轻者可换用纯度较高的胰岛素或人胰岛素,加用抗组胺药,重者可给予糖皮质激素或肾上腺素治疗。

1.局部反应

局部反应是指注射部位出现水肿或瘙痒,常在注射后 2～12 h 发生,持续 2 h 后会逐渐消退。胰岛素注射部位皮下组织皮下脂肪萎缩,可能也是对胰岛素的某种变态反应;胰岛素注射部位脂肪肥厚,可能是由于局部高浓度胰岛素的脂肪生成作用,偶尔是由于局部淀粉样变性所致。治疗方法:①注入胰岛素需深一点,应达到皮下组织;②经常变换注射部位;③注射部位热(湿)敷;④应用抗过敏药物。

2.全身反应

全身反应表现为荨麻疹、血管性水肿、呼吸困难和哮喘,重者可发生休克。全身变态反应多半由于不纯的动物胰岛素或者胰岛素变质引起,也可能由于对胰岛素内的某种添加成分,如鱼精蛋白和 Zn^{2+}(锌离子)酚等过敏所致。为了避免变态反应,应使用或换成免疫源性更低的高纯度胰岛素、人胰岛素或人胰岛素类似物。

胰岛素的脱敏治疗方法有两种。①紧急脱敏:将胰岛素溶于生理盐水中,稀释到 0.1 mL 含胰岛素0.001 U时做脱敏试验。稀释方法:抽胰岛素 4 U,加入生理盐水 400 mL 中,此时每毫升含胰岛素0.01 U,抽取 0.1 mL 开始皮下注射(其中含胰岛素 0.001 U),若无不良反应,以后每 15 min 增加 1 倍剂量,直到加到需要剂量。如有休克,立即皮下注射肾上腺素,0.25～1.0 mg,应给予皮质醇 100～300 mg 溶于 500 mL 生理盐水中滴注。②也可用非紧急脱敏:用上述脱敏液,从 0.001 U 胰岛素开始,如无反应,每 4 h 皮下注射 1 次。第 1 天 4 次,每次加倍(即 0.001 U、0.002 U、0.004 U 和 0.008 U)。第 2 天,4 次,从 0.02 U 开始,每次加倍(即 0.02、0.04、0.08 和 0.16 U),以后依此递增至需要剂量。脱敏后应用胰岛素中途不宜停用胰岛素,以免之后再用胰岛素时又发生变态反应。

(三)水肿

胰岛素有水钠潴留作用,因此在开始用胰岛素治疗 4～6 周可出现双下肢轻度凹陷性水肿,一般系暂时性的,无须特殊治疗。

(四)皮下脂肪萎缩或肥厚

应用纯度不高的动物胰岛素易发生注射部位皮下脂肪萎缩。反复同一部位注射易发生脂肪肥厚,主要可能与免疫反应介导的炎症后纤维化或刺激局部脂肪增生有关。处理要点是更换注射部位,改用高纯度胰岛素或人胰岛素。

(五)屈光不正

在开始用胰岛素时,因血糖下降迅速,致晶状体和玻璃体中渗透压下降,水分逸出,屈光率下降而致远视,一般无须特殊处理,3 周左右后可自行恢复。

(六)高胰岛素血症与肥胖

体重增加与每天胰岛素剂量、使用方法及剂型有关。每天剂量越大,越易发生高胰岛素血症和肥胖。睡前用胰岛素也会引起体重增加。故在胰岛素治疗同时,特别是在肥胖的 T2DM 患者应强调积极的饮食控制和运动锻炼,使体重保持正常。加用双胍类药物或 α-葡萄糖苷酶抑制剂有助于减少胰岛素用量,减轻外周高胰岛素血症,防止体重增加。

(七)胰岛素和胰岛素类似物与肿瘤

一般来说,糖尿病患者发生某些肿瘤的风险就已经高于正常健康人群,其原因未明,可能与许多因素有关。从机体的整体水平上看,胰岛素主要调节碳水化合物代谢,而胰岛素样生长因子-1(IGF-1)主要调控靶细胞的增殖。多个研究表明,IGF-1 在肿瘤的发生、发展及转移中起了重要作用,因而 IGF-1 受体(IGF-1R)是抗肿瘤药物的标靶。随着胰岛素类似物在临床上的广泛应用,其与人胰岛素相比的安全性受到了广泛关注,其中测定胰岛素类似物激活 IGF-1R 的能力成为评价其安全性的常用指标。

20 多年前就有关于 IGF 与肿瘤关系的研究报道。现已明确,多种肿瘤细胞系及人类肿瘤细胞都能表达 IGF-1R,生理浓度的 IGF 通过自分泌、旁分泌及内分泌对许多肿瘤细胞系有促有丝分裂作用。流行病学研究发现,高循环水平的 IGF-1 与乳腺癌、前列腺癌、结肠癌和肺癌的发病率升高相关。在多种肿瘤(如乳腺癌和多发骨髓瘤)中,IGF-1 和 IGF-2 的表达水平是升高的。除了与肿瘤的生长相关外,多个研究还发现抑制 IGF-1R 可以抑制不同癌细胞的转移。

适时使用胰岛素治疗对许多糖尿病患者来说是唯一的有效方法,使用非人类胰岛素的安全性值得尤为关注。临床上常用的短效、中效和长效胰岛素分别用来模拟生理性餐后和基础胰岛素的作用。在传统的人胰岛素治疗中,短效的人胰岛素因需提前在餐前 30 min 注射而不便于使用;中长效的中性鱼精蛋白锌人胰岛素(NPH)有明显峰值和较大的变异性,容易导致低血糖症。通过修饰胰岛素链的分子结构而产生的胰岛素类似物可以解决这些问题。

从现有的细胞学研究结果看,地特胰岛素的 IGF-1R 受体亲和力及促有丝分裂能力低于人胰岛素,甘精胰岛素在体内转化为代谢产物 M1 和 M2 后,与 IGF-1R 的亲和力和促有丝分裂能力亦与人胰岛素相似,但未转化的甘精胰岛素与 IGF-1R 的亲和力和促有丝分裂能力高于人胰岛素。随着更多的关于胰岛素和 IGF-1 研究的开展,胰岛素及其类似物的安全性也会更为明确,但目前的资料还不能做出指导临床用药的结论,医师应该根据循证资料,结合患者的具体情况做出决策。

(徐笃瑞)

第九节　糖尿病口服药物治疗

一、口服降糖药物治疗原则

目前批准使用的口服降糖药物主要包括促胰岛素分泌剂(磺脲类药物和格列奈类药物)和非促胰岛素分泌剂(α-葡萄糖苷酶抑制剂、双胍类药物和格列酮类药物)。在临床上,根据对血糖水平的影响及产生低血糖的危险性:前者又被称为降糖药物,剂量过大时,易引起低血糖;后者又被称为抗高血糖药物,一般不会引起低血糖。

(一)根据需要选择口服降糖药物与剂型

为了便于药物的使用,要把药物制成一定的剂型。随着科技的进步,药物剂型不断发展,现在已发展到第四代。第一代里一般包括丸剂、片剂、胶囊和注射剂;第二代是前体药和缓释剂;第三代是控释药;第四代是靶向药。靶向药是可以直接作用于病变部位的药物,比如现在已用于临床的某些抗癌药。

1.素片

原始的药片我们称之为素片。有时,为了服药时患者的口感舒适些或便于药物到达作用部位,可以将素片包上糖衣或薄膜,分别称之为糖衣片或薄膜片。素片经口服后,被人体很快吸收,形成药物高峰,达到有效的血药浓度。随着药物排出,通常几个小时下降至无效。为了达到有效血药浓度,必须再次服药。下一次服药后,血中药物浓度又上升,造成药效不稳定。以每 6 h 服药 1 次为例,24 h 中就会出现 4 次峰值,4 次低谷。为了取得稳定的药效,必须增加服药次数。因此素片药物不但血药浓度不稳定,而且服药次数多,患者服药顺应性差。

2.缓释片

缓释片就是通过特殊的制剂工艺制成的、能够延缓药物释放的制剂。由于药物缓慢释放,释放时间延长,药物作用时间就延长,每天服药次数减少。

3.控释片

控释片是指通过制剂手段,提供释放药物的程序,在预定的时间内,药物按一定速度自动释放出来。作用于特定的部位,使血中药物浓度长时间恒定地维持在有效浓度范围内。控释片的优点是释药速度与时间无关;能消除血药浓度的"峰谷"(峰值是指药物达到最高的血浓度,谷值是指药物的最低血浓度),从而减少给药次数与不良反应,延长药物作用的时间。由于降糖药物与进食关系密切,很多药物是为了克服进餐后的血糖高峰。所以,素片类药物更为合适,使用也较多。目前仅在促进胰岛素分泌的磺脲类药物中使用了缓释剂及控释片,如格列吡嗪的素片药物是格列吡嗪,每天需服药 2～3 次。而格列吡嗪的控释片瑞易宁,每天只需服药 1 次;格列齐特的素片制剂达美康(80 mg/片),每天需服 2 次,达美康缓释片(30 mg/片)每天仅需口服 1 次。

(二)联合应用不同类型口服降糖药物

目前,临床应用的口服降糖药主要有磺脲类、双胍类、噻唑烷二酮类、非磺脲类促胰岛素分泌剂、葡萄糖苷酶抑制剂及其他口服降糖药 6 类。一般来说,相同种类的口服降糖药不能联合使用,不同种类的口服降糖药可多药联用。

二、磺脲类口服降糖药治疗

(一)K 通道赋予磺脲类药物敏感性

磺脲类药物受体(SUR)属 ATP 结合蛋白家族,过去认为其有两种亚型:SUR1 和 SUR2。SUR1 主要在胰岛细胞中表达,在脑部的表达水平较低,在心脏和骨骼肌中不表达或表达水平极低,其基因定位于 11p15.1,含 39 个外显子;SUR2 基因位于 12q11.12,编码 SUR2A 和 SUR2B 两种受体亚型,两者在心脏和骨骼肌中有高水平表达,脑和胰岛中的表达水平中等,肺、睾丸和肾上腺表达水平较低,肾、结肠、甲状腺和垂体中表达水平极低。SUR 是 ATP 敏感的 K^+(K_{ATP})通道的组分,K_{ATP} 通道是由 SUR 与 Kir(钾离子通道内向整流蛋白)两种亚基以四聚体的形式组成,即(SUR/Kir6.X)×4(其中 Kir6.X 代表 6.1 或 6.2)。SUR 不具有内在通道活性,但它影响 K_{ATP} 通道在细胞膜上的分布,赋予 K_{ATP} 通道对磺脲类药物的敏感性,是部分钾离子通道开放剂和核苷的作用位点,起到一种调节亚单位的作用。心肌细胞上的 K_{ATP} 通道由 SUR2A 和 Kir6.2 组成。平滑肌细胞上的 K_{ATP} 通道由 SUR2B 与 Kir6.2 或 Kir6.1 组成。β 细胞膜上的 K_{ATP} 通道是由 SUR1 和 Kir6.2 组成的八聚体,两组亚基的比例是 4:4。Kir6.2 亚基四聚体组成钾离子外流的孔道,主要是由 ATP 调节其关闭;SUR1 由 MgADP 和钾离子通道开放剂如二氮嗪活化开放,可增加钾离子通道对 ATP 的敏感性,而磺脲类药物与之结合可诱使其关闭。

β 细胞上的 K_{ATP} 通道不仅决定着胰腺 β 细胞的静息电位,也是磺脲类药物和葡萄糖诱导的 β 细胞膜除极和钙离子升高所必需的。人们现已从 β 细胞瘤细胞膜上分离到 2 种能与磺脲类降糖药物结合的蛋白质(SUR1 和 SURX)。格列苯脲在 β 细胞上的结合位点有两种,一种是高亲和力位点(140 D),另一种是低亲和力位点(65 D);SUR1 可能是其在 β 细胞上的高亲和力位点,而低亲和力位点有可能是 Kir6.2。格列美脲则选择性地与 SURX(65×10^3 D)结合。不同的磺脲类药物与受体结合反应的动力学决定了它们促进 β 细胞分泌胰岛素的药效不同。格列美脲与受体结合的速度较格列苯脲快 2.5~3 倍,解离速度也较其快 8~9 倍,从而使得其发挥作用的有效血药浓度也低,同时具有起效时间短,低血糖反应和体重增加较少的特点。

格列齐特高选择性作用于胰岛 β 细胞的 SUR1-Kir6.2,存在一个结合位点基团(磺酰脲基团),结合快,解离快,结合是可逆性的,可阻断 K_{ATP} 通道,同时起效也快,较少出现低血糖反应和体重增加。格列苯脲与 SUR1-Kir6.2 有高亲和力,有两个结合位点(磺酰脲基团和苯甲酰胺基团),结合属不可逆性,刺激胰岛素分泌作用持续时间较长,易导致低血糖反应和体重增加。D_{860} 介于格列齐特和格列苯脲之间。当然,这些还需进一步深入的研究。

阻断心血管系统的 K_{ATP} 通道可能会有不利影响——消除了心肌的"缺血预适应",使保护心肌的生理性适应措施受到抑制,损害了心肌功能的恢复,并增加最终的心肌梗死面积。格列苯脲结合于 140 D 的 SUR,显著抑制二氮嗪诱导的前臂血管扩张,而格列美脲选择性结合于 65 D 的 SUR,对心血管系统的 K_{ATP} 通道的影响不大。但也有研究表明磺脲类药物治疗并不会增加心血管事件的危险。

(二)关闭 β 细胞膜 K 通道导致胰岛素释放

1.胰腺内作用机制

使 β 细胞膜上的 K_{ATP} 通道关闭是胰岛素释放的主要机制,磺脲类药物和葡萄糖(通过转运、磷酸化和氧化代谢产生 ATP)均可通过此机制刺激 β 细胞释放胰岛素。关于磺脲类药物刺激胰岛 β 细胞分泌胰岛素的分子机制,目前的研究认为包括两条途径。①依赖 K_{ATP} 通道的途径:磺脲类药物可与 β 细胞膜上的 SUR 特异性结合,关闭钾离子通道,细胞内钾离子外流受阻,因而胞内钾离子升高,从而细胞膜除极,从而触发电压依赖的 Ca^{2+} 通道开放,细胞外 Ca^{2+} 内流增加,使胞内 Ca^{2+} 浓度升高,刺激胰岛素分泌颗粒向胞外分泌。这一过程可能由 Ca^{2+}/钙调蛋白激酶(CaMK)介导。②不依赖 K_{ATP} 通道的途径。近十年来研究发现,磺脲类药物并不局限于与 β 细胞膜上的 SUR 结合。有研究显示:[³H]标记的格列美脲和[³H]标记的格列苯脲还可与 β 细胞内胰岛素分泌颗粒膜上的一种 65 D 的蛋白结合。通过对 β 细胞的电压钳研究证实:磺脲类药物可不通过关闭 K_{ATP} 而直接加强 Ca^{2+} 依赖的胰岛素分泌作用。这些都提示磺脲类药物具有不依赖 K_{ATP} 的促胰岛素分泌作用。最近有学者阐述了它作用的分子模式:分泌颗粒内 pH 降低是胰岛素分泌颗粒释放的必要条件,胰岛素分泌颗粒膜上的 v-型质子泵(v-H⁺-ATPase)负责将 H⁺ 泵入分泌颗粒内使颗粒内环境酸化,这一过程需要颗粒膜上的 CIC-3 氯离子通道同时将氯离子转运入颗粒内以保持电中性。磺脲类药物与胰岛素分泌颗粒膜上 65 D(g-SUR)的受体结合后,引起与之耦联的 CIC-3 氯离子通道活性增加,后者与分泌颗粒膜上的 H⁺-ATPase 协同作用,使颗粒内的微环境极度酸化,从而引起胰岛素以胞吐方式分泌。

2.胰腺外作用机制

磺脲类药物除对 β 细胞具有直接刺激作用,近年来应用葡萄糖钳夹技术发现,磺脲类药物还可使人体外周葡萄糖利用增加 10%～52%(平均为 29%),减轻肝脏和肌肉组织的 IR,但也有学者认为,此作用可能继发于葡萄糖毒性的改善。不同磺脲类药物可能具有程度不同的内在拟胰岛素作用,格列美脲具有较强的此类作用。格列美脲在体内具有胰外作用的最早证据:可使胰腺切除的狗的血糖降低。大量研究报道,格列美脲在离体培养的脂肪细胞和肌肉中具有直接的拟胰岛素和胰岛素增敏作用。格列美脲可激活细胞内特异的蛋白磷酸化酶而促进 GLUT4/1 的转位,激活糖原合酶,降低糖原合酶激酶 3 活性,从而促进外周组织的葡萄糖利用。

胰外作用分子模式为:格列美脲以一种不可饱和的和时间依赖的方式直接插入脂肪细胞/肌细胞细胞膜上的 Caveolae/DIGs 区,通过直接影响 DIGs 的结构/组成和/或通过诱导糖基磷脂酰肌醇(GPI)-磷脂酶 C(PLC)的激活使 GPI-脂质/蛋白从 DIGs 释放,进而引起特异性的 DIG/Caveolae 成分的重新分布,结果酰化的非受体酪氨酸激酶(non-RTK),如 pp59Lyn,从 caveolin(一种相对分子量为 29×10^3 D 的膜蛋白)分离并迁移至细胞膜的非 DIG 区而被解除抑制。这些过程伴随着 Caveolin 的酪氨酸磷酸化,这进一步使 pp59Lyn 和 Caveolin 间的相互作用失去稳定或抑制它们重新结合。被活化的 non-RTK 使胰岛素受体底物(IRS)蛋白在特定的酪氨酸残基磷酸化,进而发动代谢性的拟胰岛素信号,通过磷脂酰肌醇 3 激酶(PI-3K)通路沿着 IRS 下游的胰岛素信号级联传向脂质和糖原合成途径及 GLUT4 转位装置。

(三)磺脲类药物用于饮食和运动不能良好控制的 T2DM

磺脲类药物(sulfonylureas,SUs)有三代产品,第二代磺脲类药物主要有格列苯脲(优降糖)、格列齐特(达美康)、格列吡嗪(美吡达、灭特尼和瑞易宁)、格列喹酮(糖适平)及格列波脲(克糖利),临床上应用广泛。第一代磺脲类药物与第 2 代磺脲类药物比较,前者对磺脲类受体(SUR)的亲和力低,脂溶性差,细胞膜的通透性差,需口服较大剂量(数百至数千毫克)才能达到相同的降糖作用;另一方面,第一代磺脲类药物氯磺丙脲相对于第二代磺脲类药物,其引起的低血糖反应及其他不良反应的发生率高,因而现在第一代磺脲类药物临床使用较少。

目前第二代磺脲类药物在临床上应用广泛。格列苯脲的降糖作用最强,持续时间长,易发生蓄积作用。因此,年龄大有心血管并发症者尽量不作为首选药物。格列苯脲与格列齐特、格列齐特缓释片和格列吡嗪控释片属于中长制剂,降糖作用较强。瑞易宁为格列吡嗪的控释片,利用胃肠道给药系统变为长效制剂,作用时间长达 24 h,每天服药 1 次即可。格列喹酮和格列吡嗪普通剂型属短效制剂,作用时间短。大部分磺脲类药物均经肝脏代谢后从肾脏排泄,仅格列喹酮主要经胆道排出,大约 5% 经肾排泄,故适用于轻、中度肾功能不全的患者,但应监测肾功能。格列吡嗪和格列齐特还有改善负荷后早期胰岛素分泌的作用及不依赖于降血糖效应的抗血小板聚集的作用,可减缓微血管并发症的发生,适用于糖尿病视网膜病和/或早期糖尿病肾病患者。

格列美脲(迪北、亚莫利和万苏平)属于第 3 代磺脲类药物,其降糖作用较强,类似于格列苯脲,可有效地降低 FPG、餐后血糖及 HbA_{1c},同时发现格列美脲对血清胰岛素水平的影响弱于格列苯脲。应从小剂量开始服用磺脲类药物,每 4～7 d 增减剂量 1 次,根据监测血、尿糖结果调整药量。餐前 30 min 服用,每天剂量超过最大剂量的 50% 时,应分次服用。

磺脲类药物主要适用于 T2DM 用饮食和运动治疗血糖控制不理想者。可作为非肥胖 T2DM 的一线用药。老年患者或以餐后血糖升高为主者宜选用短效类,如格列吡嗪和格列喹酮。轻、中度肾功能不全患者可选用格列喹酮。病程长和空腹血糖较高的 T2DM 患者可选用中长效类药物(格列苯脲、格列美脲、格列吡嗪控释剂、格列齐特和格列齐特缓释片)。

鉴于心肌细胞和血管平滑肌细胞上存在 K_{ATP}(SUR2A,SUR2B)通道,其生理作用为在缺血和缺氧时,该通道开放可降低心肌耗氧需求及扩张血管。磺脲类药物可使 SUR 关闭,因而这类降糖药物对心血管事件是否有潜在的不利影响,以及不同磺脲类药物对胰岛 β 细胞上 SUR1 以及心肌、血管细胞 SUR2A 和 SUR2B 的作用是否有差别等问题备受关注。

在体外试验中,格列齐特、格列吡嗪和 D_{860} 对 β 细胞 SUR1 的选择性较格列苯脲强;在心脏缺血预适应研究及前臂血流灌注变化研究中,格列美脲明显优于格列苯脲,对心血管细胞 K_{ATP} 通道的开放无不利影响;其他磺脲类药物对心脏缺血预适应的影响如何尚有待明确。在临床研究中,UKPDS 研究认为磺脲类药物对心脏事件并无不利影响,磺脲类药物强化血糖控制组心肌梗死发生率低于传统治疗组;澳大利亚 MONIA 多中心研究显示,发生急性心肌梗死的 T2DM 患者中,事件发生前用格列苯脲、格列齐特或胰岛素治疗的亚组病死率并无差别;而 Mayo Clinic 报道急性心肌梗死后行直接球囊血管成形术的糖尿病患者中,用磺脲类药物治疗者较未用磺脲类药物者早期病死率高,为一独立因素,而住院期间出现的室性心律失常与后期不良事件的发生与磺脲类药物的应用不相关。所有这些都表明:对于一般未发生心血管事件的 T2DM 患者,根据病情选用磺脲类药物治疗是安全的;对于有心血管高危因素的患者或以往已发生过心肌梗死者,如用磺脲类药物宜选择格列美脲、格列齐特或格列吡嗪,而不用格列苯脲;对发生急性心肌梗死的患者,在急性期尽可能用静脉滴注胰岛素控制高血糖,继之以皮下注射胰岛素。急性期过后,如按糖尿病病情拟用磺脲类药物者,选择同上。

(四)磺脲类降糖作用与剂量及残存胰岛功能有关

磺脲类药物降血糖作用的特点如下。

(1)磺脲类药物刺激胰岛素释放的量可达非药物刺激的2倍左右,虽然各种磺脲类药物降糖作用的强度有所不同,但经调整剂量后,每片磺脲类药物的降糖效果基本相当。

(2)磺脲类药物的降糖幅度与起始治疗时患者的 FPG 水平直接相关。对于开始治疗时,$HbA_{1c}<10\%$,FPG 在 11.1 mmol/L 左右的 T2DM 患者,磺脲类药物可使其 FPG 降低 3.3～3.9 mmol/L,HbA_{1c} 降低1.5%～2.0%。

(3)磺脲类药物的日剂量范围较大,在一定剂量范围内,其降糖作用呈剂量依赖性,但也取决于患者尚存的胰岛功能,一旦超过最大有效浓度后降糖作用并不随之增强,而不良反应明显增加。如在格列吡嗪普通剂型的最大允许量为 30 mg/d,其控释片的最大剂量为 20 mg/d。

(4)磺脲类药物对胰岛 β 细胞的刺激效应在一定程度上还受血糖浓度的影响,即存在所谓"葡萄糖依赖作用"。试验已证实:磺脲类药物在较低浓度时,在不同的血糖水平其刺激胰岛素分泌的强度可有差别。格列吡嗪控释片和格列齐特缓释剂在药理剂量时,每天口服 1 次维持 24 h 较低的血药浓度,由于它们刺激胰岛素的分泌还与进餐有关,因而可获得与普通剂型和格列苯脲相似的或更稳定的血糖控制,低血糖事件的发生也很少。

(5)格列吡嗪和格列齐特可以改善进餐负荷后早期胰岛素分泌,能有效地减轻 T2DM 患者餐后血糖的上浮。

(6)FPG<13.9 mmol/L,有较好的胰岛功能、新诊断的、胰岛自身抗体(GAD 抗体和 ICA)阴性的 T2DM 患者对磺脲类药物的反应良好。

使用磺脲类药物治疗血糖控制不能达标时,可联合使用双胍类、噻唑烷二酮类、α-葡萄糖苷酶抑制剂或胰岛素以提高单独应用的疗效。研究表明,磺脲类药物与胰岛素合用对血糖控制、血

HbA_{1c}、每天胰岛素需要量和内源性胰岛素分泌等的效果较单独治疗好,磺脲类药物与胰岛素合用特别适合于单独一种治疗效果欠佳、发生原发性与继发性磺脲类药物失效的患者。由于磺脲类药物和双胍类药物的作用机制不同,合用时具有减轻胰岛素缺乏及 IR 程度、减少不良反应、降低磺脲类药物失效发生率和加强降血糖作用等优点。已有证据表明,及时联用噻唑烷二酮类药物可显著减少磺脲类药物继发性失效。但同一患者一般不同时用两种磺脲类药物,也不同时联用格列奈类非磺脲类胰岛素促泌剂。

(五)磺脲类不用于 β 细胞功能衰竭/急性代谢紊乱/严重并发症/妊娠者

一般认为,磺脲类药物不宜用于下列情况。①T1DM。②T2DM 患者 β 细胞功能已衰竭。③T2DM 合并急性严重代谢紊乱(如酮症酸中毒或高渗性昏迷)。④糖尿病合并妊娠或糖尿病妊娠和哺乳期。⑤T2DM 患者伴应急状态者(如严重感染、急性心肌梗死、严重创伤及手术期间)。⑥已有严重的心、肝、脑、肾和眼部并发症或合并症者。⑦对磺脲类药物过敏或有严重不良反应者。⑧儿童患者和老年人要小心应用,要酌情调整磺脲类药物的剂量或以选用作用时间较短的药物如糖适平为宜,剂量不宜过大。患者应该禁酒,因为乙醇可诱发或加重空腹时磺脲类药物的降糖作用而发生低血糖症。

临床应用磺脲类药物时,必须注意:①选用长效制剂,提高依从性和疗效。②兼顾胰岛素分泌和磺脲类药物的胰外作用,因为有较强胰外作用的磺脲类药物疗效更好。③不同磺脲类药物不联合使用。④低血糖常见的诱因有高龄、饮酒、肝/肾疾病和多种药物合用,格列本脲的低血糖反应较严重,忌用于老年人。磺脲类药物应在餐前 0.5 h 服用。

(六)磺脲类引起低血糖症/体重增加/其他不良反应

1.低血糖反应

低血糖反应是磺脲类药物最常见而重要的不良反应,常发生于老年患者或肝肾功能不全者,高龄、肝肾疾病、药物剂量过大、体力活动过度、进食不规则、饮含酒精的饮料及多种药物相互作用等为常见诱因,糖尿病患者随病程延长和自主神经系统损伤,对低血糖的对抗调节能力越来越差,低血糖的症状也越来越不明显,越来越不易被察觉。严重低血糖反应可诱发冠心病患者心绞痛或心肌梗死,也可诱发脑血管意外;反复或持续的低血糖可导致神经系统不可逆损伤,甚至昏迷和死亡,应予避免。氯磺丙脲和格列本脲为长效磺脲类药物,格列本脲的代谢产物也具降糖活性,两者均由肾脏排泄。因此,在老年患者,尤其是有肾功能不全的患者中,常可引起严重而持久的低血糖症,停药后易反复复发,在急诊应引起足够的重视。格列本脲(优降糖)与复方新诺明合用可引起严重低血糖症(已有 10 多例病例死亡报道)。格列美脲和格列吡嗪控释剂也为长效制剂,但由于其较低的有效血药浓度和葡萄糖依赖的降糖反应,故低血糖症的发生率较格列本脲显著减少。但格列美脲引起的低血糖症可持续 72 h。格列喹酮降糖作用温和,作用时间较短,且只有 5% 从肾脏排泄,因此,老年人使用较安全。

2.增加体重

对于某些应用胰岛素治疗的患者,同时服用磺脲类药物面临的重要问题就是体重增加。避免体重增加的最好办法是坚持严格的均衡低脂饮食和规律的适当运动,必要时,应积极减肥,保持体重在正常范围内。临床研究表明:格列吡嗪控释剂、格列奇特和格列美脲增加体重作用不明显或较其他磺脲类药物低。

3.肝肾功能损害

一些患者可出现便秘、腹泻、胃灼热、饱胀、食欲减退、恶心或痉挛性腹痛等症状。这些不良反应都比较轻微,通常会在长期服用后消失。偶见肝功能损害和胆汁淤积性黄疸,故肝功能不全者禁用。多数磺脲类药物,如甲苯磺丁脲、氯磺丙脲、格列苯脲及格列吡嗪对胃酸分泌和胃蛋白酶活性无明显作用,但格列喹酮对胃酸和胃蛋白酶分泌有显著刺激作用,故有消化性溃疡患者应慎用格列喹酮。磺脲类药物主要通过肾排泄,肾功能损害时,其血浓度明显上升,易诱发低血糖,故肾功能不全者禁用。有些磺脲类药物制剂(如格列喹酮)主要通过肝胆系统排泄,可用于轻度肾功能不全者,但中度以上肾功能不全者仍需禁用。

4.心血管事件

缺血预适应是一种强力的内源性心脏保护机制,保护心脏免于致死性缺血。发生轻度心肌缺血时,K_{ATP} 通道开放,出现 IP。K_{ATP} 通道开放是 IP 反应的基础,抑制心脏 K_{ATP} 通道开放的药物对缺血心肌可能有害。例如,格列本脲关闭 β 细胞膜上的 K_{ATP},对心肌和血管平滑肌细胞 K_{ATP} 通道有关闭作用。但是,不同药物其作用存在差别,例如格列美脲和格列奇特不影响 IP。糖尿病伴缺血性心脏病者应选择对 β 细胞选择性高和较少影响 IP 的格列美脲;在心肌梗死的急性期及围血管成形术期禁用磺脲类药物(尤其是格列本脲),宜用胰岛素。

5.皮肤变态反应

磺脲类药物可引起皮疹、瘙痒和荨麻疹等轻微的皮肤反应。常在服药几周后消失。如果有严重、持续的皮肤反应,需停药。另外,可能会对阳光敏感,可用防晒霜防皮肤被晒伤。

6.酒精不耐受

发生率低,多见于服用氯磺丙脲或甲苯磺丁脲者,但任何一种磺脲类药物都可能出现。一些患者在饮用含酒精饮料或药物,甚至极少量的酒精(如半杯葡萄酒)后 10~30 min 就会出现头痛、颜面潮红或麻刺感,也可能出现恶心和头晕。这些症状有时会持续 1 h。格列苯脲或格列美脲少有此类反应。为了预防这种反应,最简单的就是避免饮酒。

7.其他不良反应

第一代磺脲类药物偶可引起白细胞数减少、粒细胞缺乏、再生障碍性贫血、血小板数减少和溶血性贫血等,第二代磺脲类药物极少引起血液系统毒性。心血管系统的不良反应正在受到医学界的极大关注,目前比较公认的是格列苯脲可降低心肌对抗缺血的能力,故老年人及有冠心病的患者应慎用。氯磺丙脲还可引起抗利尿激素不适当分泌而导致低钠血症和水中毒。亲脂性磺脲类药物在抑制肝糖输出的同时,还对线粒体的氧化磷酸化有解耦联作用,但格列苯脲和格列喹酮等药物在通常的治疗浓度下,对线粒体的生物能量生成无明显影响。如患者存在肝肾功能不全或用量过大时,要注意这一不良反应的发生;或者在合用 β 受体阻滞剂时,更要特别注意两药同一不良反应相加带来的危险,因为 β 受体阻滞剂(如普萘洛尔)亦对肝肾细胞的线粒体生物氧化有抑制作用。

(七)磺脲类治疗存在原发性或继发性失效可能

有些糖尿病患者过去从未用过磺脲类药物,应用足量的磺脲类药物 1 个月后未见明显的降糖效应,称为原发性失效,发生率约为 10%,其原因可能有缺乏饮食控制和严重的胰岛 β 细胞功能损害等,糖脂毒性是胰岛 β 细胞功能损害的最重要的原因,β 细胞衰竭为 T2DM 的必然程序和演变过程,可能是由"β 细胞凋亡基因"决定的,因此 T2DM 使用饮食治疗、格列苯脲或二甲双胍,β 细胞衰竭的速度都是相同的;目前没有磺脲致 β 细胞衰竭的确切依据。磺脲类药物失效不等于 β 细胞凋亡,一般认为,β 细胞凋亡与磺脲类或其他药物无关。有些糖尿病患者服用磺脲类药物治疗初期能有效地控制血糖,但长期服用后疗效逐渐下降,血糖不能控制,甚至无效。判定标准是每天应用大剂量（如格列苯脲 15 mg/d,疗程为 3 个月）空腹血糖仍＞10 mmol/L,HbA$_{1c}$＞9.5%,称为继发性失效,其发生率为 20%～30%,年增长率为 5%～10%。发生与胰岛β细胞功能逐渐下降和外周组织的 IR 不能缓解密切相关。其他因素:①饮食控制不佳,活动量过少。②磺脲类药物剂量不够或吸收障碍。③同时服用了升高血糖的制剂如糖皮质激素等。④存在应激反应。⑤心理因素等。⑥病例选择不当。有学者总结 10 年中近 2 000 例 T2DM 的口服降糖药使用效果,发现继发性失效多发生于用药后 1 年内,以后的发生率与使用时间无明显关系,但 80% 的口服磺脲类药物患者以后均停用或加用其他药物。双胍类药物也可发生继发性失效,年发生率为 5%～10%。

继发性失效的处理方法:①加用胰岛素治疗:可在早晚餐加用中效胰岛素(NPH)或三餐前加用胰岛素或睡前(9 时)加中长效胰岛素。②加用二甲双胍 0.25 g,每天 3 次。③加用 α-葡萄糖苷酶抑制剂,如阿卡波糖 50～100 mg,每天 3 次,进餐时服用。④改用胰岛素治疗。先行胰岛功能测定,若 β 细胞功能差,则应改用胰岛素治疗,亦可加用二甲双胍或阿卡波糖。⑤消除上述引起继发磺脲药失效的因素,如饮食控制和增加运动,或加用胰岛素增敏剂、GLP-1 激动剂或 DPP-IV 抑制剂。

三、格列奈类促胰岛素分泌剂治疗

格列奈类为非磺脲类胰岛素促分泌剂,是一类类似磺脲类药物的药物,能改善胰岛 β 细胞的早期相胰岛素分泌,产生类似生理的胰岛素分泌模式,从而降低餐时血糖高峰,故又称为"餐时血糖调节剂"。第 1 个餐时血糖调节剂是 1997 年 FDA 批准的瑞格列奈(诺和龙),之后于 1999 年又合成了作用更为优异的那格列奈(唐力)。瑞格列奈的结构类似氯茴苯酸,而那格列奈是苯丙氨酸衍生物。

(一)格列奈类促胰岛素分泌剂作用机制与磺脲类相似而结合位点不同

本类与磺脲类药物相比有明显的优势:①它不引起胰岛素的直接胞泌,不抑制细胞内蛋白质(胰岛素原)合成。②它是一种"快开-快闭",即起效快和作用时间短的胰岛素促泌剂,具有"快进、快效、快出"的特点。其"快开"作用是指它刺激胰岛素分泌的模式与食物引起的生理性早期相胰岛素分泌相似,可以有效地增强早期相胰岛素的分泌,从而控制餐时血糖增高,而它的"快闭"作用不会同时导致基础或第 2 相胰岛素的升高,能够预防高胰岛素血症,并减少低血糖倾向。③它的胰岛素促泌作用具有葡萄糖依赖性,其作用强度与血糖水平正相关。在空腹状态下服用,仅仅使血胰岛素和葡萄糖水平发生较轻微的变化;在低血糖时,几乎不刺激胰岛素分泌,因而能有效地模拟胰岛素生理性分泌,从而能更好地控制血糖波动,很少发生低血糖反应且症状轻微。④餐前服药,刺激胰岛素快速释放,而两餐之间不刺激胰岛素分泌,对保护胰岛 β 细胞有重要意义。⑤"进餐服药,不进餐不服药"的用药原则提供了给药更大的灵活性,而且很容易在进餐同时被记住,大大增加了患者的依从性。⑥具有较好的胰腺特异性,对血管平滑肌和心肌的作用很弱,其中那格列奈与 β 细胞 K$_{ATP}$亲和力较其他心血管 K$_{ATP}$结合强 300 倍,因此,不影响心肌的"缺血预适应"。

(二)格列奈类刺激胰岛素分泌迅速而短暂

口服后迅速而近于完全吸收,进餐时服用吸收稍延缓,其发挥刺激胰岛素分泌的作用起效迅速(30 min 内起效),持续时间较短,在血循环中与蛋白质结合,98% 与血清蛋白结合,1 h 内药物浓度达峰值,血浆半衰期($t_{1/2}$)亦约 1 h,由肝脏细胞色素 P450 酶 3A4(CYP3A4)所完全代谢,而其代谢产物无降糖作用,服药 4～6 h,几乎 98% 的瑞格列奈被代谢,92% 由粪便排出,而 8% 经尿排出,其生物利用度为 63%。那格列奈在口服后也迅速吸收,达到血药峰值的时间约为 50 min,进高脂肪饮食可使其血药峰值增加 12%,但达峰时间延缓约 50%,其生物利用度为 70%。在血循环中,那格列奈与血浆蛋白(主要是清蛋白)广泛结合(在男性>98%),主要通过混合功能氧化酶系代谢,细胞色素 P450(CYP)C29 是那格列奈代谢主要的催化剂,其次是 CYP3A4。其代谢产物活性多为那格列奈的 1/6～1/3,只有少量异丙醇代谢产物具有活性,强度与那格列奈相当。在人体,那格列奈原药及代谢产物 80% 由肾脏排泄,16% 以原药形式排出,约 10% 在粪便中排泄,半衰期为 1.5～1.8 h,24 h 内可完全清除。

(三)格列奈类治疗 T2DM

在磺脲类药物失效时,改用该类药物亦能取得较好疗效;几乎不影响患者的体重,对肥胖和非肥胖的 T2DM 同样有效;因口服吸收快,起效快,服后大部分经肝胆排泄,体内无蓄积,更适用于老年及有轻、中度肾功能障碍的 T2DM 患者;还可用于 IGT 的患者。但下列情况不适合使用格列奈类:①T1DM。②严重的肝肾功能不全。③合并妊娠或哺乳。④有急性并发症和合并症(如糖尿病酮症酸中毒、乳酸性酸中毒、非酮症高渗性昏迷、感染及手术等)。

1.用法与用量

瑞格列奈餐前 10～15 min 服用,每天 3 次,疗效优于每天 2 次法。起始剂量每次餐前 0.5～1.0 mg(对使用过另一种口服降糖药而换成瑞格列奈者,开始即可用每餐 1 mg),根据血糖调节用量,最大单次剂量为 4 mg,每天为 16 mg。进 1 次餐服 1 次药,不进餐时不服药,故被称为"餐时血糖调节剂"。那格列奈单一或联合应用的开始剂量为 120 mg,每天 3 次服用,餐前 10～15 min 间服用。老年 T2DM 患者开始时,宜在餐前服用 60 mg。对血糖接近目标值的患者可用 60 mg。对健康志愿者进行的大规模 I 期剂量范围试验中,那格列奈的剂量范围为 30～240 mg,每天 3 餐前服用,所有剂量的耐受性均良好。

2.疗效与联合用药

与磺脲类药物相比,瑞格列奈在为期 1 年的治疗中,控制 HbA$_{1c}$ 水平的效果与格列齐特和格列苯脲相当,而优于格列吡嗪。瑞格列奈可降低 FPG 2.6～2.7 mmol/L,HbA$_{1c}$ 1.6%～1.9%。若与二甲双胍合用,较单用瑞格列奈作用更强,可使 FPG 再下降达 2.2 mmol/L,HbA$_{1c}$ 再降低 1.4%。单用格列奈类,血糖控制不理想,可与二甲双胍、格列酮类药物或胰岛素联合应用,以增加单用的疗效。格列奈类与二甲双胍合用,尤其适用于肥胖患者。由于本类药物的作用机制与磺脲类药物相似,所以两类之间不可联用。

3.不良反应与注意事项

瑞格列奈口服易耐受,不良反应较少。常见的有轻度低血糖(即使是未进食或推迟进餐时间,也极少发生低血糖症),胃肠功能失调如腹泻和呕吐,短暂性视觉障碍等。在对瑞格列奈、格列苯脲、格列齐特和格列吡嗪进行的长期比较研究中,瑞格列奈发生严重低血糖的危险性明显较其他 3 种低。那格列奈的常见不良反应有低血糖、乏力、恶心、腹泻和腹痛等,少见的变态反应如皮疹、瘙痒和荨麻疹也有报道,少数病例有肝酶升高,不过是轻微或暂时性的,很少导致停药。那格列奈可增加血尿酸水平,机制和意义未明。

瑞格列奈的代谢降解是通过肝脏的 CYP3A4,故诱导此酶活性增强的药物削弱其作用,如巴比妥盐、卡马西平和利福平,而抑制此酶活性的药物可增强其降糖作用,如酮康唑和红霉素。格列奈类吸收后 90% 以上与血浆蛋白结合,故凡与血浆蛋白结合强的药物,可竞争性抑制其与血

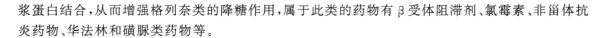

浆蛋白结合,从而增强格列奈类的降糖作用,属于此类的药物有 β 受体阻滞剂、氯霉素、非甾体抗炎药物、华法林和磺脲类药物等。

四、双胍类降糖药治疗

双胍类降糖药物有苯乙双胍(降糖灵)和二甲双胍。苯乙双胍由于乳酸酸中毒的发生率高,目前已被淘汰。现在,临床上主要应用二甲双胍。市售的盐酸二甲双胍、格华止、美迪康、迪化糖锭、君力达和二甲双胍等的成分都是二甲双胍。口服二甲双胍 0.5～1.5 mg 的绝对生物利用度 50%～60%,2 h 血浓度达峰值,血浆半衰期为 1.5～4.5 h,不与血浆蛋白结合,分布广泛,但小肠细胞的浓度高。

(一)双胍类抑制肝糖输出并促进组织糖利用

1.作用靶点

二甲双胍作用的分子靶点主要是一磷酸腺苷(AMP)激活的蛋白激酶(AMPK)。AMPK 参与体内很多代谢过程,并且在很多环节上都发挥着重要的作用。有研究显示,随着二甲双胍剂量的增加,离体肝细胞上 AMPK 的活性增加,而且活性几乎接近所谓的最大的刺激剂量。另一项研究发现,二甲双胍在骨骼肌上也同样有这样的作用,它可刺激骨骼肌上 AMPK 的活性。在生化反应过程中,AMPK 被激活之后,可以使脂肪组织中激素敏感性脂肪酶的活性降低,使得肝脏上一些酶的表达降低,同时 AMPK 也可作用于肌肉组织,使葡萄糖的转运增强,最终发挥降低非酯化脂肪酸、降低血脂和降低血糖的作用。

2.抑制肝糖原产生和输出

肝糖原产生过多和肝糖原异生是 T2DM 血糖升高的主要原因。长期高血糖可以通过诱导肝脏线粒体超氧化物生成,肝脏糖原异生的磷酸烯醇式丙酮酸羧化酶(PEPCK)和葡萄糖-6-磷酸酶 mRNA 表达增加导致肝脏葡萄糖输出增加。二甲双胍抑制肝糖原输出的机制是使糖原异生和糖原分解降低,部分可能通过减少脂肪酸和脂质氧化来实现。这种作用可能还依赖于较低浓度的胰岛素存在。

3.促进外周组织利用葡萄糖

尤其是骨骼肌是二甲双胍增加胰岛素介导的葡萄糖利用的主要部位,当餐后血糖升高时,二甲双胍可增加骨骼肌对葡萄糖的摄取并加速葡萄糖的氧化代谢,降低血糖。

4.抑制脂肪分解

二甲双胍可抑制脂肪分解,降低极低密度脂蛋白-胆固醇、低密度脂蛋白-胆固醇、三酰甘油和 FFA,抑制肠道羟甲基戊二酰辅酶 A 还原酶(HMG-CoA)和胆固醇酰基转移酶活性,抑制肠道胆固醇的生物合成和贮存。

5.减轻胰岛素抵抗

二甲双胍可显著增加胰岛素受体的数量和亲和力,改善肌肉和脂肪的组织酪氨酸激酶的活性,进一步改善这些组织的胰岛素敏感性。高胰岛素血症、高血糖产生的糖毒性和高脂血症产生的脂毒性是引起IR 抵抗的重要因素,二甲双胍在降低血糖和降血脂的同时不引起胰岛素分泌,能改善 IR。

6.抑制食欲和减少肠道糖吸收

二甲双胍的作用机制还有抑制食欲,减少肠道糖的吸收。总结二甲双胍的作用机制:从程度上看,二甲双胍对脂肪分解的作用比较弱,对肌肉摄取葡萄糖的作用也比较弱,它最主要的作用还是抑制肝糖原输出,从而降低空腹血糖。

(二)双胍类不引起低血糖/高胰岛素血症/体重增加

二甲双胍口服后主要在小肠吸收,一般在 6 h 内吸收完全,在血浆内不与蛋白质结合,达峰时间为 1～2 h,半衰期为 4～8 h,生物利用度为 50%～60%。摄食可延缓二甲双胍在消化道的吸收,吸收后它可迅速分布到体内各组织。其在胃肠浓度最高,而在肝肾浓度最低,不为肝脏所降解,而由肾小管主动排泄,约有 90% 经肾在 24 h 内排出。肾功能减退时,半衰期可明显延长。

二甲双胍的作用在于:①不刺激胰岛素分泌,主要作用于胰外组织,单用不会引起低血糖,且能改善 IR,避免高胰岛素血症,在降低血糖的同时对 β 细胞又起保护作用。②不引起体重增加,肥胖者还能减轻体重。③改善脂代谢,降低血脂,增进微循环,延缓和改善血管并发症。UKPDS 研究显示,二甲双胍治疗组较一般治疗组心肌梗死发生率降低了 39%,卒中发生率降低了 40%。④二甲双胍降低三酰甘油和非酯化脂肪酸的作用还可以减少对 β 细胞的脂毒性。二甲双胍优良的作用特点,使其成为 T2DM 最常用的药物之一,尤其是伴 IR 的肥胖 T2DM 患者,可使胰岛素的敏感性增加 20%～30%。

一般禁忌证:①T1DM。②酮症酸中毒、非酮症高渗昏迷和乳酸酸中毒等急性并发症者。③严重肝肾功能不全者,严重贫血、缺氧、心力衰竭、酗酒和慢性严重肝脏病等,其理由是担心二甲双胍会引起或加重乳酸酸中毒,但目前仍缺乏充分的对照研究依据。④感染和手术等应激情况,严重高血压、明显的视网膜病和进食过少的患者。⑤妊娠、哺乳期妇女和 80 岁以上者。⑥近期有上消化道出血者。⑦使用血管造影剂和强抗凝剂(如华法林)前后 48 h 内。⑧血液系统疾病,特别是大细胞性贫血和溶血性贫血患者。⑨线粒体基因突变性糖尿病也不宜使用。

(三)双胍类的非降糖作用值得关注

1.抗动脉粥样硬化和抗血栓

葡萄糖毒性的氧化应激对组织产生的损害主要是与多元醇通路、蛋白激酶 C(PKC)通路、晚期糖基化终末产物(AGEs)通路和氨基己糖通路等代谢通路有关。双胍类药物可针对性地作用于这些通路,减轻氧化应激对组织的损伤。二甲双胍的结构与 AGEs 的强力抑制剂氨基胍相似,可抑制 AGEs 的生成与堆积。双胍类药物对血管内皮具有保护作用,如改善内皮介导的舒张功能、抑制单核细胞的黏附、降低黏附分子、C-反应蛋白和纤维蛋白原的水平,抑制单核细胞向巨噬细胞分化,抑制脂质沉积和滑肌细胞增殖,减少心脏终点事件。双胍类药物降低凝血因子 Ⅶ、凝血因子、PAI-1 和 C-反应蛋白水平,抑制纤维蛋白原交联和血小板聚集,纠正血液高黏高凝状态。

2.纠正血脂谱异常

二甲双胍能改善糖尿病患者的脂代谢异常:减少脂肪氧化 10%～30%,降低游离脂肪酸、低密度脂蛋白、极低密度脂蛋白与 Lp(a) 和 TG 水平,升高高密度脂蛋白,有利于糖尿病合并大血管并发症者减少心脑血管疾病的终点事件。双胍类药物降低 FFA,改善机体对胰岛素的敏感性和 β 细胞分泌功能。

3.抗氧化

二甲双胍对高糖诱导的 $PKC\beta_2$ 通路活化有抑制作用,可使血浆抗氧化活性增高 4 倍;通过降低 AGEs 前体甲基乙二醛生成,避免高血糖对血管内皮的损伤,但其抗氧化作用的机制仍不清楚。

4.降低血压与心率

糖尿病时胰岛素传递信号异常,导致血管收缩增强,引起高血压。正常时胰岛素通过 PI-3 激酶通路激活一氧化氮合酶,升高平滑肌细胞上钠泵活性及葡萄糖穿膜转运能力,当胰岛素的舒张血管作用受损时,一氧化氮的血管扩张作用受损,增加平滑肌细胞钙离子内流,损害血压升高时的血管舒张功能。二甲双胍对人血压无直接影响,但能刺激钠泵活性,增加乳酸生成,具有中枢抗高血压和抑制肾交感神经作用,有助于降低糖尿病相关的死亡率。

5.治疗多囊卵巢综合征

二甲双胍是胰岛素增敏剂,近年来临床用于治疗多囊卵巢综合征(PCOS)获得良好的效果。二甲双胍降低患者血中的胰岛素,改善胰岛素抵抗,降低睾酮水平,使雌二醇水平上升,月经恢复。罗格列酮和二甲双胍均可改善 PCOS 的男性化症状,似乎二甲双胍更多的是纠正高雄性激素血症,而罗格列酮对高胰岛素血症与胰岛素抵抗更有效。

6.其他作用

AMPK 是一种能量感知分子,二甲双胍通过提高胰岛素受体酪氨酸激酶的活性、增加 GLUT4 的数目和活性和增强糖原合酶的活性等多重作用机制增加周围组织的胰岛素敏感性。二甲双胍还能改善葡萄糖非氧化代谢通路,增加周围组织胰岛素介导的葡萄糖利用。AMPK 可能有心脏保护作用,二甲双胍可明显缩小动物模型心肌梗死的面积。近年来发现,糖尿病患者口服二甲双胍时乳腺癌发病率很低,二甲双胍可以减少糖尿病患者罹患癌症的风险。

(四)新确诊患者在生活方式干预时应用双胍类治疗

2005 年发表的《国际糖尿病联盟(IDF)全球 T2DM 临床指南》中推荐,新诊断的 T2DM 患者第一步应进行教育和生活方式干预,无效时即可接受口服降糖药物治疗。在这些药物中,无论是对于超重还是正常体重的患者,除非存在双胍类药物的禁忌证,患者从起始就应使用。2006 年,欧洲糖尿病研究会(EASD)和美国糖尿病学会(ADA)共同发布了 T2DM 治疗新共识,将二甲双胍的使用时间进一步提前,建议新确诊的糖尿病患者应当在采取生活方式干预的同时应用二甲双胍。最新版的 ADA 指南推荐患者被诊断为糖尿病后应立即开始生活方式干预和二甲双胍治疗,在此基础上,如果 $HbA_{1c} \geqslant 7\%$,则可分别加用基础胰岛素、磺脲类药物和格列酮类药物。

二甲双胍除了具有良好的降糖作用外,其最大的优势在于降低 T2DM 患者心血管并发症。在 UKPDS 试验中,接受二甲双胍强化治疗的患者除了降低 42% 的糖尿病相关死亡外,还可降低 39% 的心肌梗死风险和 41% 的卒中风险。二甲双胍可以减轻体重,改善胰岛素敏感性。

1.适应证

双胍类药物主要适用于下列情况。①肥胖 T2DM 患者经饮食和运动治疗后,血糖控制不佳者,可作为首选药物。②非肥胖 T2DM 患者与磺脲类或 α-葡萄糖苷酶抑制剂合用可增强降糖效果。③接受胰岛素治疗的糖尿病患者(包括 T1DM、T2DM 和一些特殊类型的糖尿病),血糖波动大或胰岛素用量大,有 IR 者可合用双胍类药物。④可用于治疗肥胖的非糖尿病患者及多囊卵巢综合征患者。⑤IGT 或 IFG 者,使用双胍类药物可防止和延缓其发展为糖尿病,已被糖尿病预防项目研究(diabetes prevention program,DPP)证实。⑥青少年 T2DM,尤其是肥胖和超重者。

2.常用种类及用法

二甲双胍开始宜小剂量,250 mg,每天 2 次,餐前或餐后口服。经 1～3 d 加至 250 mg,每天 3 次,如无特殊反应,可逐渐加到 500 mg,每天 2～3 次,或 850 mg,每天 2 次。以后视病情调整剂量。最小有效量约为 500 mg,在 500～3 000 mg 的剂量范围内有效,最佳控制血糖的剂量为 2 000 mg,见表 9-3。

表 9-3　常用双胍类药物的比较

	英文名	半衰期（h）	排除途径	降糖作用		剂量（mg/次）		
				最强（h）	持续（h）	开始	通常	最大
苯乙双胍（降糖灵）	DBI	2～4	肾排 50%		6～10	12.5 1 次/天	25 3 次/天	50 3 次/天
二甲双胍	metformin	1.7～4.5	肾排 80% 粪排 20% 12 h 被清除	2	5～6	125 1 次/天	250 3 次/天	500 3 次/天
格华止	glueophage	6.2	肾排 90%			500～850 1 次/天	500 3 次/天	850 3 次/天
美迪康	metformin	1.7～4.5	肾排 80% 粪排 20% 12 h 被清除	2	5～6	125 1 次/天	250 3 次/天	500 3 次/天
迪化糖锭	diaformin	1.7～4.5	肾排 80% 粪排 20% 12 h 被清除	2	5～6	125 1 次/天	250 3 次/天	500 3 次/天
乏克糖	glucomin	1.7～4.5	肾排 80% 粪排 20% 12 h 被清除	2	5～6	125 1 次/天	250 3 次/天	

二甲双胍常规用药从 250～500 mg,3 次/天开始,最多不超过 2 500 mg/d,但对肥胖伴胰岛素抵抗的糖尿病患者,最大剂量可达 3 000 mg/d。苯乙双胍从 25 mg,3 次/天开始,最多不超过 150 mg/d。双胍类药物的降低血糖作用是剂量依赖性的,当剂量达到 2 g 时,降低血糖作用达平台。餐后服药药效可降低 25%。故如无胃肠道反应可餐前服药,如胃肠道反应重可于餐后服药。

3.二甲双胍与其他药物联用

二甲双胍可以与各种口服降糖药联合应用,不但获得良好的效果,而且减少了每种药物剂量与不良反应,延缓药物的继发性失效。最近很多研究报道了在 T2DM 成年患者给予二甲双胍/格列本脲复合剂为初始治疗,在治疗 20 周后,不仅获得比单药治疗者更好的血糖控制,而且 β 细胞的 1 相和 2 相胰岛素分泌均较单药治疗者有显著提高,提示联合用药对胰岛功能有更好的作用。还有多篇研究报道了二甲双胍与噻唑烷二酮联合治疗的益处。据报道,5 000 余例糖尿病患者接受二甲双胍与罗格列酮联合治疗 6 个月以上,HbA$_{1c}$(－1.3%)和空腹血糖(－2.61 mmol/L)显著下降,联合治疗使达到 HbA$_{1c}$<6.5%(IDF 目标)和<7.0%(ADA 目标)的患者比例比二甲双胍单药治疗时分别增加了 34% 和 50%。

对磺脲类药物、α-葡萄糖苷酶抑制剂或胰岛素治疗效果不佳的糖尿病,加用二甲双胍可取得满意疗效。与克罗米芬合用,可使 90% 的多囊卵巢综合征伴有 IR 和雄激素增多者月经恢复正常。

(五)双胍类不良反应能被多数患者耐受和预防

1.胃肠反应与胃肠功能障碍

消化道反应最常见,如恶心、呕吐、食欲缺乏、腹部不适、腹泻和口内有金属味。消化道反应没有剂量依赖性。服用苯乙双胍(降糖灵)的发生率约为 65%,约 20%服二甲双胍者有轻度暂时性胃肠道反应。部分消化道不良反应与双胍类药物可促进十二指肠黏膜 5-羟色胺及其他神经递质释放有关。故宜从小剂量开始,逐渐增加剂量,进餐时或餐后服用可减轻胃肠道不良反应。5%因不能耐受而停药,胃肠道不良反应可能与高浓度的双胍类药物在消化道聚积有关,使局部乳酸增高。但在动物实验中,胃肠道解剖学检查并未发现异常,提示是功能性障碍而没有器质性病变。这些不良反应常随着服药时间的延长而减少,胃肠道不良反应以苯乙双胍更多见,减量或停药后消失。

2.乳酸性酸中毒

多发生于老年人和缺氧以及心、肺、肝和肾功能不全的患者,死亡率高达 50%以上。苯乙双胍(降糖灵)增加血浆乳酸浓度,抑制乳酸氧化,损害氧化磷酸化,阻碍肝细胞和肌肉细胞摄取乳酸,增加乳酸从肌肉中释放,因此使乳酸的产生和氧化不平衡,引起乳酸性酸中毒,在西方某些发达国家已停止使用。二甲双胍不抑制电子传递链,增加乳酸的氧化,不改变乳酸从肌肉的释放。因此,二甲双胍比苯乙双胍(降糖灵)发生乳酸性酸中毒少见,仅为苯乙双胍的 1/50。现已比较明确的乳酸性酸中毒的诱因是肾功能减退(绝大部分二甲双胍以原形由肾脏排出)、肝功能下降、缺氧或酗酒,而二甲双胍的疗程、剂量及血清中二甲双胍的水平(浓度范围为 $0 \sim 5 \ \mu g/mL$)都不是促发乳酸性酸中毒的原因。心肺功能不全者应用二甲双胍后,因可导致乳酸堆积和乳酸性酸中毒,故建议有严重心肺功能不全,特别是心力衰竭患者禁用。

90%乳酸酸中毒与并存低氧血症有关,如心力衰竭、肾功能不全、慢性缺氧性肺病、年龄>70 岁的老人、大量饮酒和失代偿性肝病的糖尿病患者。苯乙双胍乳酸酸中毒发生率为 1%~2%,二甲双胍乳酸酸中毒发生率为 3/10 万。2006 年的 Cochrane 数据库显示,二甲双胍乳酸酸中毒发生率为 5.1/10(万人·年),而非二甲双胍的发生率为 5.8/10(万人·年),两组间无显著差异。由于苯乙双胍在肾排泄前需要进一步代谢,而二甲双胍以原型从肾排泄,所以苯乙双胍乳酸酸中毒发生率较二甲双胍高。现在,美国已禁用苯乙双胍,但在我国仍可使用。因它的降糖作用较二甲双胍强,且价格非常便宜,对脏器功能良好的 T2DM 患者仍可使用。但应认真挑选适应对象,每天剂量小于 150 mg,以每天 75 mg 为宜。一旦出现恶心和食欲缺乏,应及时检查血乳酸及血气分析,如有酸中毒应立即停药。二甲双胍的临床应用安全,耐受性好,没有严重不良反应,但剂量大时或对高龄患者也可引起乳酸水平增高。如果同时合并脏器功能不全,则可能引起乳酸酸中毒。

年龄、性别和肾功能情况并不是二甲双胍引起乳酸酸中毒发生的根本原因,只有当患者存在低氧血症、周围组织低灌注状态、乳酸产生过多和排泄减少时二甲双胍才会导致乳酸酸中毒。实际上,临床实践中确有很多 70 岁以上的老人及肾功能轻、中度减退的患者由于种种原因仍在口服二甲双胍治疗,也并未发生乳酸酸中毒。所以对>70 岁的老人,无充血性心力衰竭、低氧血症和慢性肾功能不全[男性:血肌酐≤132 $\mu mol/L$(≤1.5 mg/dL),女性:血肌酐≤124 $\mu mol/L$(≤1.4 mg/dL),或 GFR<60 但>30 mL/(min·1.73 m^2)(Ccr>1.17 mL/s)]时,使用指征似有放宽的趋势,可以谨慎使用,但要注意监测肾功能和血乳酸。当糖尿病患者合并充血性心力衰竭、低氧血症、肝衰竭、全麻后、酗酒、乙醇成瘾、急性中重度感染、低血压、全身低灌注状况、急慢性心肺功能不全、重症贫血、缺氧性疾病、急性心肌梗死、血尿酮体阳性、卒中及曾有乳酸酸中毒史的患者应当视为绝对禁忌证。静脉使用高渗造影剂时也禁用二甲双胍,患急性脱水性疾病时(如腹泻和呕吐)也应停用二甲双胍。手术时应暂停二甲双胍,直到术后 48 h,肾功能和尿量恢复正常后才能再用药。使用非甾体抗炎药和血管紧张素转换酶抑制剂(ACEI)会增加二甲双胍口服后乳酸酸中毒的概率,也应特别注意。近年来的研究显示,哺乳期用药对婴儿影响不大,妊娠期服药对胎儿也未观察到明显不良反应,故妊娠与哺乳均不是绝对禁忌证,但因观察例数不多,仍应谨慎用药。

3.维生素 B_{12} 吸收不良

服用二甲双胍 1 年后,大约 7% 的患者出现维生素 B_{12} 水平降低,10%～30% 的长期服用者有维生素 B_{12} 吸收不良,血液中维生素 B_{12} 下降,这与双胍类药物干扰细胞内钙离子内流和减少回肠末端维生素 B_{12} 吸收有关。长期大量口服二甲双胍应补充维生素 B_{12} 与叶酸,口服补钙有利于预防维生素 B_{12} 的水平降低。维生素 B_{12} 缺乏与二甲双胍的使用剂量和时间显著相关,服用二甲双胍 3 年以上者发生维生素 B_{12} 缺乏的危险性明显增加。二甲双胍可抑制消化道对维生素 B_{12} 的吸收,导致大细胞性贫血,应予以注意。H_2 受体阻滞剂西咪替丁可降低肾小管分泌二甲双胍,而致血中二甲双胍浓度增加。

4.低血糖症

双胍类单药特别是二甲双胍很少引起低血糖。UKPDS 研究随访 1 年观察到低血糖发生率:二甲双胍 0%;31% 格列苯脲治疗者和 8% 的胰岛素治疗者每天发生 1 次。因为二甲双胍只是部分抑制肝糖异生,并不刺激胰岛素分泌。但当二甲双胍联合磺脲类和格列奈类等促胰岛素分泌剂或胰岛素等药物时,可以增强这些药物的作用,比单用这些药物时增加了低血糖的发生率,所以应严格监测血糖,及时减少它们的用量。

5.肾损害

二甲双胍本身对肾脏无明显毒性作用,但有肾功能损害时,二甲双胍由肾脏排出障碍,成为乳酸性酸中毒和低血糖反应的重要原因。一般建议当血肌酐水平＞1.4 mg/dL(123.8 μmol/L)时,禁用二甲双胍。造影剂对肾脏有一定毒性,二甲双胍可加重肾毒性,并可能诱发急性肾衰竭。因此,在进行血管内造影或肾脏造影前后 48 h 内,应停用二甲双胍。并在再次应用前需重新评价肾功能。目前二甲双胍的临床应用指征有所放宽,除对于肾功能不全或伴高度风险的患者不用外,对于合并慢性轻度心力衰竭的糖尿病患者,如果没有服用其他药物的经济条件,在注意患者整体情况下也可以谨慎使用。

肾功能损害时使用二甲双胍诱发乳酸性酸中毒常与患者同时合并了感染或血容量不足有关。二甲双胍诱发乳酸性酸中毒的发生是不可预测的,如果患者有低氧血症、组织灌注不足或严重肝损害等急性并发症,应禁止使用二甲双胍。

利福平抑制双胍类药吸收,减弱其降糖作用。乙醇抑制双胍类药物在肝脏的代谢,能增强其降糖作用。H_2 受体阻滞剂可竞争结合抑制肾小管排泄双胍类药物,西咪替丁减少双胍类药在肾的清除,加强其降糖作用。非甾体抗炎药和 ACEI 可能增加双胍类乳酸酸中毒的概率。一些阳离子药物,如阿米洛利、地高辛、普罗卡因酰胺、奎尼丁、雷尼替丁和万古霉素等均可影响肾小管转运二甲双胍,降低其清除。二甲双胍可降低血中呋塞米的浓度及半衰期,削弱利尿作用。钙通道阻滞剂则可增加消化道吸收二甲双胍。

（六）妊娠/哺乳/高龄/肾衰竭患者禁用双胍类治疗

1.二甲双胍与哺乳

二甲双胍虽经乳汁排泄,但其在乳汁中的药物浓度并不会对婴儿的血糖水平产生影响。美国一家儿童医院研究人员测定了5名正在哺乳同时服用二甲双胍治疗的糖尿病患者的血液和乳汁中葡萄糖和二甲双胍水平,同时还测定了婴儿的血糖和二甲双胍水平。结果显示,糖尿病母亲乳汁中二甲双胍的平均浓度为血液中的2/3,而她们的孩子摄入的二甲双胍量仅为母亲血中浓度的65%,且3名婴儿的血糖水平均在正常范围内,未观察到二甲双胍对婴儿的继发性影响。研究人员认为,二甲双胍的日常摄入量对婴儿的影响并不大,糖尿病患者可能可以在哺乳期安全口服二甲双胍。尽管这还需要更多数据和进一步研究,但临床工作中医师至少可以根据情况酌情观察和研究。

2.二甲双胍与妊娠糖尿病

二甲双胍对妊娠糖尿病的有效性和安全性一直尚未完全明了。二甲双胍可透过胎盘,脐血与母血的血浆浓度分别为0.81(0.1～2.6)mg/L和1.2(0.1～2.9)mg/L,胎盘分配系数1.07(36.3%)。有临床研究对751个妊娠20～33周的糖尿病妇女进行二甲双胍开放试验,如果血糖控制不良补充胰岛素治疗,研究观察的一级终点是新生儿低血糖发生率、呼吸道应激性疾病、需要光疗的人数、产伤、Apgar评分小于7分和早产率,研究设计口服二甲双胍可能比胰岛素单纯治疗者增加上述不良结局33%(30%～40%),研究的继发性终点是新生儿人体测量学指标:母亲血糖控制情况和高血压并发症,以及产后葡萄糖耐量情况和对药物治疗的接受度。结果在363名口服二甲双胍的妊娠妇女中有92.6%一直口服二甲双胍直至分娩,其中46.3%同时合用胰岛素治疗,一级终点事件在二甲双胍组是32%,胰岛素组是32.2%,相对危险0.99,二甲双胍组中76.6%和胰岛素组27.2%的患者表述她们会仍然选择原有治疗方案。继发性终点事件两组间没有区别,没有观察到二甲双胍对妊娠的严重不良影响;与胰岛素治疗比较,也没有增加围生期并发症,而产妇更愿意采用二甲双胍治疗妊娠糖尿病。所以现在至少二甲双胍不是妊娠糖尿病的绝对禁忌药物。

3.高龄和肾衰竭

双胍类的肾排泄受肾功能影响。二甲双胍及其代谢产物几乎全部以原型从尿中排出,12 h清除90%,其肾清除率大于肾小球滤过率。H_2受体阻滞剂可竞争性抑制肾小管的双胍类药物排泄。二甲双胍本身不损害肾脏,但肾衰竭时因排泄受阻可导致乳酸酸中毒。因此,建议70岁以上的T2DM和严重肾衰竭患者禁用二甲双胍。

五、α-葡萄糖苷酶抑制剂治疗

α-葡萄糖苷酶抑制剂主要有阿卡波糖和米格列醇两种。

（一）α-葡萄糖苷酶抑制剂降低餐后血糖而不减少糖吸收总量

食物中的淀粉和糖类的吸收需要小肠黏膜刷状缘的α-葡萄糖苷酶(包括多糖、寡糖和双糖的消化酶),α-葡萄糖苷酶抑制剂抑制其活性,使淀粉、麦芽糖和蔗糖分解为葡萄糖的速度减慢,葡萄糖的吸收速度也减慢。同时避免了葡萄糖在小肠上段大量迅速吸收,而使其吸收延续至小肠下段。这样就使餐后血糖平稳上升,降低餐后血糖高峰而不减少总葡萄糖的吸收。这种抑制作用是不完全的,而且是可逆的,只在进食时发挥作用,但不影响电解质和维生素 B_{12} 的浓度,也不影响糖类的吸收。由于肠吸收的葡萄糖延缓,血糖升高缓慢无较大的波动,胰岛素分泌延缓,可以减低餐后高血糖和高胰岛素血症,不会对心血管构成威胁,不易发生低血糖。

长期应用对 FPG 也有降低作用。此药还可使 TG 及胰岛素水平下降并有轻度减肥的作用。目前,α-葡萄糖苷酶抑制剂有阿卡波糖(拜糖平和卡博平)、伏格列波糖(倍欣)和米格列醇。阿卡波糖是一种假性四糖,可竞争性抑制葡萄糖淀粉酶、蔗糖酶、麦芽糖酶和糊精酶,从而抑制葡萄糖的迅速形成,减慢其由肠黏膜吸收;伏格列波糖是一种选择性双糖酶抑制剂;米格列醇为琥珀酸衍生物,是一种假单聚糖,其抑制蔗糖酶和麦芽糖酶的作用强于阿卡波糖,但对淀粉酶无抑制作用。米格列醇抑制乳糖酶作用甚微,不会使乳糖积累,不会导致乳糖不耐受。

摄入的阿卡波糖仅有 2% 由肠道吸收,而米格列醇几乎全被吸收。阿卡波糖血浆半衰期约 2 h,而药理作用持续 4～6 h。米格列醇吸收后有 50%～70% 分布于胃肠道,最终 95% 由肾脏以未改变的原型在 24 h 由尿中排出。肾功能严重减退者,两者在血中峰值和曲线下面积均增高并发生蓄积。

(二)α-葡萄糖苷酶抑制剂治疗 T2DM/T1DM/反应性低血糖症

1.适应证

α-葡萄糖苷酶抑制剂的适应证有以下几种。①T2DM:单独应用治疗轻中度高血糖患者,尤其是餐后血糖增高者作为首选药物;与其他药物联合应用治疗较重型或磺脲类和双胍类药物继发失效的患者。②T1DM:与胰岛素联合应用可改善血糖控制,并可减少低血糖症(特别是夜间低血糖症)的发生。③治疗 IGT:预防其向糖尿病发展。④反应性低血糖症:如胃排空过快、IGT 或功能性低血糖症等。⑤单用饮食治疗无效的高三酰甘油血症的非糖尿病患者亦可用 α-葡萄糖苷酶抑制剂降低血脂。阿卡波糖可能特别适合华人饮食结构以及华人餐后血糖升高为主的特点。

2.用法与用量

(1)阿卡波糖:每片 50 mg,每天 3 次,每次 1～2 片。

(2)伏格列波糖:每片 0.2 mg,每天 3 次,每次 1 片。

(3)米格列醇:每片 50 mg,每天 3 次,每次 1～2 片。

本类药物均应在开始进餐时服用(第 1 口饭时嚼碎药物咽下),以期达到竞争性抑制作用;应从小剂量开始,观察血糖控制及胃肠反应,逐渐增加剂量;进食热量中 50% 或以上应由糖类所提供才能发挥其最大作用,尤适用于中国膳食。

3.临床疗效

促进健康人体 GLP-1 分泌,延长 GLP-1 的释放;降低 IGT 者餐后高血糖及胰岛素水平,同时降低血清 TG 水平,并使体重减轻,与二甲双胍联合用于超重的 T2DM。改善 IGT 者的代谢状态,对预防和延缓 DM 发生有明显益处;降低 IGT 人群心血管事件发病危险和 T2DM 患者的心血管事件发生率。随机、双盲和安慰剂对照试验中,阿卡波糖可明显降低餐后 2 h 血糖达 (2.9 ± 0.8) mmol/L、FPG 降低 (1.3 ± 0.3) mmol/L以及 HbA$_{1c}$ 降低。米格列醇可使餐后 1 h 血糖降低 3.3～3.9 mmol/L,HbA$_{1c}$ 降低 0.7%。Stop-NIDDM 研究显示阿卡波糖能使糖尿病的发病率下降 32%。

4.联合用药

可与胰岛素、二甲双胍、磺脲类药物或噻唑烷二酮类联合治疗以提高控制血糖的作用。联合治疗可使餐后 2 h 血糖再下降 1.4～1.7 mmol/L,HbA$_{1c}$ 再降低 0.3%～0.5%。

(三)α-葡萄糖苷酶抑制剂单药治疗无低血糖风险

1.继发失效与禁忌证

由于阿卡波糖特殊的作用机制,可与其他任何降糖药联合使用,无继发失效,可全程应用;阿卡波糖与胰岛素合用可减少 T1DM 低血糖发生,阿卡波糖显著减少低血糖发生率。单药治疗几乎没有低血糖的风险,不被机体吸收,安全性好。与磺脲类药物、β 受体阻滞剂和 ACE 抑制剂之间无相互作用。主要的不良事件为轻到中度的胃肠道不良反应,小剂量起始给药,逐渐加量可减轻胃肠道不良反应。α-葡萄糖苷酶抑制剂的主要禁忌证:①不能单独用于治疗 T1DM 和重型 T2DM。②慢性腹泻、慢性胰腺炎、肝硬化、消化性溃疡和严重胃肠功能紊乱者。③不用于妊娠和哺乳的妇女及儿童患者。④糖尿病酮症酸中毒、乳酸酸中毒、严重的创伤、大手术、严重的感染、急性心肌梗死和脑血管意外等急性并发症。⑤严重的肾功能不全,如血清肌酐浓度 $>177\ \mu mol/L$ 或内生肌酐清除率 $<25\ mL/min$ 者,不宜应用。

2.不良反应

主要不良反应:①由于糖类吸收不良,被肠道菌群代谢而引起肠鸣、腹胀、恶心、呕吐、食欲缺乏和腹泻等,经治疗一个时期后或减少药量可使之减轻。②与其他降糖药合用时可能发生低血糖反应,尤其是老年人,但单独应用本类药物很少发生。③其他如肝功能损害、皮肤过敏、多形性红斑、血嗜酸性粒细胞增多症和精神神经系统症状等极为罕见。

3.注意事项

服药期间不宜给予碳吸附剂及辅助消化酶,不用胆醇螯合剂如考来替泊和考来烯胺。α-葡萄糖苷酶抑制剂可影响地高辛和华法林的吸收,故合用时,应监测后两药的药理作用。α-葡萄糖苷酶抑制剂单用或合用其他药物发生低血糖症时,应静脉或口服补充葡萄糖,而不适宜补给糖类和蔗糖类,因后者不易转化为葡萄糖。阿卡波糖可引起肝损伤,因此在服药期间应监测血转氨酶及肝功能变化,发现肝酶升高应停用,还应避免与对乙酰氨基酚类退热药合用。

六、噻唑烷二酮类药物治疗

噻唑烷二酮类衍生物(thiazolidinedione,TZD)又称格列酮,是一类作用于过氧化物酶增殖体激活受体(PPAR)的药物。这类药物有曲格列酮(已因对肝脏的毒性作用而撤离市场)、罗格列酮(已经退市)、吡格列酮、恩格列酮和法格列酮。在一线口服降糖药物的选择上,仍存在不同的观点,主张使用 TZD 者认为,该药可减轻胰岛素抵抗,且不引起低血糖,似乎还有保护 β 细胞作用;主张使用磺脲类药物者认为,TZD 可增加体重,对血脂和心血管有不利影响,而磺脲类药物的降糖效果与安全性更好些。

(一)TZD 选择性激活 PPARγ 而解除胰岛素抵抗

TZD 是 PPARγ 受体的配体。现知 PPARγ 有两种异构体——PPARγ1 和 PPARγ2,后者见于脂肪组织,在 N 端有额外 30 个氨基酸,具有降脂作用,而 PPARγ1 受体分布于心肌、骨骼肌、肠、胰、肾和脾(免疫相关细胞)。PPARγ 受体激动剂具有下列作用。

1.调节能量代谢

在脂肪细胞中,PPARγ 激动剂可使能量平衡的多种基因表达,参与脂质摄取、贮存和代谢过程,例如脂蛋白脂酶表达增加,脂酸转运蛋白 CD36 和 FATP-1 表达增加;三酰甘油合成的基因如 Ap2、PEPCK 和酰基 CoA 合成酶活性增加;还有解耦联蛋白 1、2、3 在线粒体表达增加;并有胰岛素信号传导途径和胰岛素受体底物 2(IRS2)上调;使皮质素转变为皮质醇的 11β-羟类固醇脱氢酶活性受抑制。在骨骼肌细胞,PPARγ激动剂可抑制丙酮酸脱氢酶激酶4(PDK-4)的表达,解除 PDK-4 对丙酮酸脱氢酸(PDH)复合体的灭活作用,PDH 活化可使丙酮酸转变为乙酰 CoA 而进入三羧酸循环这一氧化代谢途径,从而使能量代谢转为正常。PPARγ 活化可抑制其丝裂原作用,阻止血管平滑肌细胞(VSMC)增生和迁移;刺激 GLUT4 的表达,降低血糖浓度;调节脂肪细胞因子,如降低瘦素、增加脂联素、降低抵抗素和削弱肌细胞胰岛素抵抗;通过增加 AMPK、增加葡萄糖转运、促进磷酸化并灭活乙酰 CoA 羧化酶、降低丙二酰 CoA 浓度、增强肉碱棕榈酸转移酶1(CPT-1)活性和促进线粒体脂肪酸氧化等,从而加强葡萄糖在肌细胞内的利用和产生 ATP 能量。

2.解除胰岛素抵抗

可使中央脂肪(肝和肌肉)转向周围脂肪组织,解除肝和肌细胞的 IR,使前脂肪细胞分化为对胰岛素敏感的小脂肪细胞,并使富含脂肪的成熟脂肪细胞凋亡。

3.其他作用

除上述作用外,TZD 可能:①PPARγ 激动剂具有调节多种蛋白质的作用,从而影响机体生长和糖、脂代谢,提高胰岛素敏感性是其关键作用。此外,还保护血管、抑制炎症、降低血凝和促进纤溶状态。②在血管内皮细胞,PPARγ 活化可促进内皮一氧化氮合酶表达上调,一氧化氮产生增加和扩张局部血管;同时它可用于抑制 NF-κB,减少血管炎症的介质,对防治动脉粥样硬化有利。③在胰岛 β 细胞具有一定分泌功能的情况下,具有降糖效应和保护胰岛 β 细胞功能的作用。④此外,还有纠正血脂谱、改善高血压、降低微量清蛋白尿和减轻炎症反应等。

(二)TZD 治疗肥胖 T2DM 和胰岛素抵抗

TZD 口服后迅速由胃肠吸收,吡格列酮 2 h 达血药浓度峰值,饮食不影响其吸收,但可使峰值延迟 3～4 h,药物达到稳态浓度需要 7 d。与血浆蛋白结合超过 99%,主要与清蛋白结合。吡格列酮则经羟化和氧化而代谢降解,主要经 CYP2C8 和 CYP3A4 代谢,其代谢产物羟化衍生物和酮基衍生物仍具有药理活性。稳态时,吡格列酮的血浆半衰期为 3～7 h,代谢产物半衰期为 16～24 h。

1.适应证

主要适应证:①单独或与其他口服降糖药联合应用对肥胖的 T2DM 患者和严重胰岛素抵抗的患者效果较好;对体内胰岛素分泌量极少的患者往往原发治疗无效,占 20%～30%。②与胰岛素联合应用可减少 T1DM 和需用胰岛素治疗的 T2DM 患者的胰岛素剂量。③治疗 IGT,预防其向糖尿病进展。④非糖尿病胰岛素抵抗状态,如肥胖、高血压和多囊卵巢综合征等。⑤代谢综合征。

2.用法与用量

罗格列酮(rosiglitazone,文迪雅)因为其潜在的心血管不良反应,已在欧洲撤市。吡格列酮每片 15 mg,每天 15～30 mg(不宜超过 45 mg),每天 1 次、口服,即可发挥最佳疗效,且与进食无关。

3.临床疗效

吡格列酮单独应用每天 15～45 mg,持续用药 26 周,可使 HbA_{1c} 降低 1.0%～1.6%,FPG 降低 2.2～3.6 mmol/L;疗效从第 2 周开始出现,而第 10～14 周时疗效最为显著;在从未接受过任何治疗的新患者中疗效尤为突出,FPG 降低 4.4 mmol/L,HbA_{1c} 降低 2.55%;每天应用 30 mg,持续 26 周,可使 FPG 降低 3.2 mmol/L,HbA_{1c} 降低 1.37%,C 肽降低 (0.076 ± 0.022) mmol/L,胰岛素降低 (11.88 ± 4.70) pmol/L,HOMA-IR 降低 (12.4 ± 7.46)%,HOMA-β 细胞功能增加

$(47.4\pm11.58)\%$。吡格列酮降糖和降 HbA_{1c} 的效果也与剂量呈正相关。一般认为 IR 越明显的糖尿病患者疗效越好。TRIPOD 研究显示 TZDs 能使糖尿病的发病率降低 56%，而且与二甲双胍和阿卡波糖不同，停药后仍然有效，能改变 T2DM 的自然病程或者说对 T2DM 的自然病程有修饰作用。

4.联合用药

可与磺脲类药物、二甲双胍、胰岛素或 α-葡萄糖苷酶抑制剂合用，提高单用的降糖效应。

（三）肝病/过敏/酮症酸中毒/心功能不全/妊娠/哺乳妇女/18 岁以下者禁用 TZD

1.禁忌证

该类药物的主要禁忌证：①不能单独应用治疗 T1DM。②在肝脏代谢，主要从胆汁排出，肝病者慎用；血清谷丙转氨酶升高者（高出正常上限的 2.5 倍，应停药）。③对本品及其辅助成分过敏者禁用。④不能用于糖尿病酮症酸中毒等急性并发症的治疗。⑤轻度心功能不全者慎用，心功能 3、4 级者禁用。⑥妊娠和哺乳的妇女以及 18 岁以下患者。

2.不良反应

主要不良反应：①TZD 最常见的不良反应是呼吸道感染和头痛。②TZD 最严重的不良反应是程度不等的肝功能异常，用药期间需监测肝功能。③单独用本药时，不发生低血糖反应，而与其他降糖药合用时则可能发生，需密切观察，及时调整药物剂量。④由于增加血容量达 6%～7%，单独使用或与其他降糖药合用时，可发生轻度或中度水肿（4.8%～15.3%）、贫血和红细胞数量减少等症状。⑤体重增加：用 TZD 后，体重增加。原因为 PPARγ 激活后，刺激前脂肪细胞分化为成熟的脂肪细胞，体脂增加。⑥TZD 尚可引起乏力、鼻窦炎和腹泻。

3.注意事项

格列酮类与通过 CYP3A4 代谢降解的药物合用有使药物增强或减弱的可能，应引起足够的注意。尽管格列酮类大量临床应用后，未见其对肝脏有严重的毒副作用，但应按规定观察肝酶的变化，发现血清转氨酶增高超过正常高限 2.5 倍时应停用。各种 TZD 大剂量使用都可引起血容量增高，心脏负荷增加，因此，有心功能不全者应按程度慎用或禁用。

七、肠促胰岛素类似物和二肽基肽酶-4 抑制剂治疗

以肠促胰岛素为基础的药物主要包括 GLP-1 类似物、GLP-1 受体激动剂和二肽基肽酶 4 抑制剂三种，GLP-1 类似物与 GLP-1 受体激动剂的区别见表 9-4。GLP-1 是由肠道细胞分泌的肽类激素，具有促进胰岛素原合成和胰岛素基因表达、葡萄糖浓度依赖性促进胰岛素释放、诱导新生 β 细胞形成和抑制 β 细胞凋亡等作用。GLP-1 降低血糖时还能降低体重和低血糖风险，改善 β 细胞功能，但 GLP-1 在人体迅速降解，使临床应用受到限制。

（一）GLP-1 类似物治疗获得多种益处

利拉鲁肽将 GLP-1 第 34 位赖氨酸替换为精氨酸，并在 26 位增加了 16 碳棕榈酰脂肪酸侧链，半衰期为 12～14 h，每天 1 次给药能起到良好的降糖作用。因与天然 GLP-1 保持了 97% 的同源性，所以，利拉鲁肽既克服天然 GLP-1 易被降解的缺点，又保留其生理作用。目前证实的作用：①促进 β 细胞分泌胰岛素，并使胰岛素原/胰岛素的比例下降。②增加第 1 时相胰岛素分泌量。③在低血糖时不诱导胰岛素分泌，也不抑制胰高血糖素分泌，因而不引起低血糖反应。④促进 β 细胞增殖，抑制其凋亡，并能恢复 β 细胞的葡萄糖敏感性。⑤不引起体重增加或有一定的降低体重作用。⑥降低收缩压。与格列美脲相比，利拉鲁肽单药治疗 1 年在降低 HbA_{1c} 同时，能够

减轻体重,降低收缩压和低血糖事件发生率。采用 CORE 模型分析的数据显示,利拉鲁肽1.8 mg 和 1.2 mg 单药治疗在预期存活率、糖尿病并发症和长期治疗支出方面优于格列美脲。但应注意观察,已经报道的胰腺炎事件是否与 GLP-1 类似物有直接联系。老年 T2DM 往往存在相对性高胰高血糖素血症和相对性餐后高血糖症。艾塞那肽是目前经 SFDA 批准上市的GLP-1 受体激动剂(商品名百泌达),适用于服用二甲双胍、磺脲类、噻唑烷二酮类、二甲双胍和磺脲类联用、二甲双胍和噻唑烷二酮类联用不能有效控制血糖的 T2DM 患者的辅助治疗,以改善血糖控制。本品仅用于皮下注射,应在大腿、腹部或上臂皮下注射给药;推荐的起始剂量为5 μg,每天 2 次,于早餐和晚餐前 60 min 内给药。餐后不可给药。治疗 1 个月后,可根据临床反应将剂量增加至 10 μg。

表 9-4　GLP-1 类似物和二肽基肽酶 4 抑制剂的区别

	DPP-4 抑制剂	GLP 类似物
促胰岛素分泌作用	强	强
降低高血糖作用	强	中等
促胰岛素分泌方式	血 GLP-1 在生理浓度范围内升高	血 GLP-1 在药理浓度范围内升高
内源性 GLP-1 分泌	受抑制	不受抑制
降低胰高血糖素	+++	+++
体重变化	减轻	无变化
给药途径	口服	注射
消化道不良反应	无	恶心

(二)二肽基肽酶 4 抑制剂的疗效与 GLP-1 类似物相似

其作用与 GLP-1 相似,但不被 DPP-4 降解,可作为 T2DM 的基础治疗。维格列汀和西格列汀的疗效至少不亚于磺脲类和 TZD,而不诱发低血糖症。此外,维格列汀对降低餐后高血糖和血胰高血糖素有独到作用。例如,磷酸西格列汀(sitagliptin,商品名捷诺维,januvia)抑制 DPP-4活性(96%),提高 GLP-1 水平,达到增加葡萄糖摄取、降低肝脏糖输出和降低肝脏生成作用。常用量为 100 mg/d,每天口服 1 次。西格列汀试验组没有明显体重增加,100 mg/d 能降低血糖,低血糖和体重增加等不良反应的发生率低,耐受性较好。如果与二甲双胍合用,比单用二甲双胍更有效。如果与吡格列酮合用,无低血糖发生,无体重增加。但基于 DPP-4 抑制剂能抑制 T 细胞增殖和细胞因子产生的机制,有学者又提出其治疗炎症性疾病的潜在可能性。最常见的不良反应是鼻咽炎、头痛、乏味、鼻瘘和喉痛等。基于 DPP-4 抑制剂是以依赖于葡萄糖浓度的方式保护 GLP-1 不被迅速降解灭活的独特机制,现已上市的 DPP-4 抑制剂在临床试验中,无论是单药治疗还是联合治疗,都表现出较好的有效性、耐受性和安全性。因为其进入临床应用的时间很短,有些潜在问题还需要更多观察。

肠促胰素类似物和二肽基肽酶 4 抑制剂的发展迅速。目前正在等待批准用于临床糖尿病治疗的肠促胰素受体激动剂有艾塞那肽长效制剂(每周 1 次注射)、他司鲁肽、阿必鲁肽和利斯那肽;新的二肽基肽酶 4 抑制剂有阿格列汀和利格列汀。

(李　月)

第十节 糖尿病饮食治疗

一、饮食管理是糖尿病治疗的基础

合理的饮食可以减轻胰岛 β 细胞的负担,使胰岛组织获得恢复的机会。轻型的糖尿病患者往往只需饮食治疗,就能有效地控制血糖,并防止并发症的发生。

(一)饮食治疗目的

糖尿病饮食治疗的目的:①通过平衡膳食,配合运动和药物治疗,将血糖控制在理想范围,达到全面的代谢控制。②满足一般生理状态和特殊生理状态需要,达到或维持成人的理想体重,保证充沛的精力,确保儿童和青少年正常的生长发育,满足妊娠和哺乳妇女代谢增加的需要。③有效地防治各种糖尿病急、慢性并发症的发生。④通过合理的膳食改善整体的健康状况。

(二)饮食治疗原则

糖尿病饮食治疗的原则:①合理控制热能,热能摄入量以达到或维持理想体重为宜。②采取平衡膳食,食物选择应多样化,营养应合理,要放宽对主食类食物的限制,限制脂肪摄入量,适量选择优质蛋白质,增加膳食纤维摄入,增加维生素和矿物质摄入。③提倡少食多餐,定时定量进餐。④饮食治疗应个体化,制订饮食计划时,除了要考虑到饮食治疗的一般原则外,还要考虑到糖尿病的类型、生活方式、文化背景、社会经济地位、是否肥胖、治疗情况、并发症和个人饮食的喜好。⑤饮食控制不能采取禁吃或偏食等强制性措施,否则会使患者营养失衡,对生活失去信心,降低生活质量,影响血糖控制。

二、饮食治疗包括总热量/饮食结构调整/合理营养

(一)热量估计

根据标准体重及活动量计算每天所需总热量。标准体重(千克体重)的计算方法:40 岁以下者为:身高(cm)－105;年龄在 40 岁以上者为:身高(cm)－100。成人每天每千克标准体重的总热量估计:休息状态下为 104.65～125.57 kJ(25～30 kcal),轻体力劳动者为 125.57～146.50 kJ(30～35 kcal),中度体力劳动者为 146.50～167.43 kJ(35～40 kcal),重体力劳动者为 167.43 kJ(40 kcal)以上。儿童因生长代谢旺盛,为保证其生长发育,所需的热量应相应增加,一般与同龄健康儿童摄取的总热量相同,但要注意避免过食和肥胖。儿童患者多为 T1DM 患者,在胰岛素治疗过程中易发生肥胖,儿童肥胖与以后发生的心血管疾病、高血压、血脂异常和血凝异常有密切关系。糖尿病合并妊娠时,为满足母体和胎儿营养的需求,保证胎儿的正常生长和发育,饮食的热量不宜过分限制,每天每千克体重 125.57～146.50 kJ(30～35 kcal),或每天 8 371.6 kJ(2 000 kcal)以上,蛋白质每天每千克体重 1.5～2.0 g,脂肪每天约 50 g,糖类不低于总热量的50%,300～400 g。少食多餐(每天 5～6 餐)。防止出现低血糖和饥饿性酮症。妊娠期间,前3 个月体重增加不应超过 2 kg,以后每周体重的增加控制在 350 g 左右。妊娠期还须注意补充适量的维生素、钙、铁和锌等。糖尿病合并妊娠的饮食治疗的目的是达到良好控制糖尿病病情,使血糖尽量恢复正常,这是确保胎儿和母亲安全的关键;提供充足的各种营养素,而不引起餐后

高血糖和酮症至关重要。饮食治疗要与运动疗法结合进行,并随着妊娠的继续进行合理的调整。妊娠并非运动疗法的禁忌证,但必须在医护人员的指导下进行,协助控制血糖。哺乳母亲热量供给也要增加 30% 左右。

老年人和伴有其他并发症的患者,应根据具体情况酌情进行饮食治疗。肥胖者(超过标准体重 20%)应严格控制总热量,以期体重下降至正常标准的 ±5% 左右;而低于标准体重 20% 的消瘦患者,或低于标准体重 10% 的体重不足患者,则应适当放宽总热量,达到增加体重的目的。

(二)营养成分比例

营养物质分配的原则是高糖类、高纤维素和低脂肪饮食。一般糖类供能占总热量的 50%~60%,蛋白质占 15%~20%(每天每千克体重 0.8~1.0 g),脂肪占 20%~25%(每天每千克体重 0.6~1.0 g)。

1.糖类

许多患者用严格控制糖类的摄入量,同时增加脂肪和蛋白质摄取以求达到控制血糖的目的,这是错误和无益的。低糖类饮食可抑制内源性胰岛素的释放。近年来,国内外学者对糖类饮食利弊的研究结果表明,空腹血糖正常的轻型糖尿病患者,食物中糖量从 45% 提高到 85%,病情未见加重,糖耐量反而得到改善,血胰岛素降低。故适当提高糖类摄入量,可提高周围组织对胰岛素的敏感性。如对主食控制过严,使患者处于半饥饿状态,可使糖耐量减低,体内供能势必依靠脂肪和蛋白质的分解,而导致酮症,病情反而难以控制。在饮食中添加较多的发酵性糖类更有利于糖尿病肾病患者,因为发酵性糖类可增加氮的肾外(经粪)排泄量,降低血浆尿素氮浓度。发酵性糖类很多,如食用胶、阿拉伯纤维、菊粉和粗制马铃薯淀粉等在肠道的发酵作用均较明显。

麦芽糊精是以玉米和大米等为原料,经酶法工艺(一种食品加工工艺)控制水解转化、提纯和干燥而成的产品。在体内代谢过程当中,糊精是由淀粉到葡萄糖的中间产物。在这个代谢过程中需要消化酶的参与。由于麦芽糊精是淀粉在体外经水解后生成,可不经过唾液淀粉酶的水解直接进入到胃中,通过小肠黏膜酶进一步消化成葡萄糖。因此,它特别适用于消化力相对较弱的患者、老人或儿童作为食品补充剂,代替淀粉类食物,缓解消化压力。如果糖尿病患者的消化功能正常,尽量不吃麦芽糊精,以防止葡萄糖迅速吸收,使血糖上升。如果消化功能不良,或糖尿病昏迷而采用鼻饲饮食,或经常出现低血糖反应,均可用麦芽糊精作为能量来源。但在使用过程当中,要观察血糖的变化。

2.蛋白质

过多的蛋白质摄入可能对糖尿病不利。近年来的一些研究认为,高蛋白饮食可引起肾小球滤过压增高,易发生糖尿病肾病;而低蛋白饮食可明显延缓糖尿病和非糖尿病肾病的发展,减少了肾病和死亡的危险。肾移植术后接受低至中等蛋白(0.7~0.8 g/kg)饮食还可延缓或减轻慢性移植排斥反应。但这些均有待进一步研究和证实。在一般情况下,糖尿病患者不要过分强调蛋白质的补充。对于儿童患者,为满足其生长发育的需要,蛋白质可按每天 1.2~1.5 g/kg 给予。妊娠、哺乳、营养不良以及合并感染和消耗性疾病的患者均应放宽对蛋白质的限制,一般蛋白质每天也不超过 1.5 g/kg。动物性蛋白因含丰富必需氨基酸,营养效值和利用率高,应占总蛋白量的 40%~50%。有微量清蛋白尿的患者,每天蛋白质的摄入量应限制在 0.8~1.0 g/kg 之内;有显性蛋白尿的患者,应限制在低于 0.8 g/kg 体重;有肾功能不全时,应限制蛋白质的摄入(低于 0.6 g/kg),必须选择优质动物蛋白,每天磷的摄入应少于 5 mg/kg 或每天少于 0.3 g。适当限制钠盐(高血压者要限制在 3 g/d 以内),根据血钠水平和水肿程度调整,一般每天应少于 4 g。

3.脂肪

在脂肪的分配比例中,少于 1/3 的热量来自饱和脂肪,单不饱和脂肪酸和多不饱和脂肪酸之间要达到平衡。动物性脂肪除鱼油外,主要含饱和脂肪酸。植物油富含不饱和脂肪酸,目前认为多价不饱和脂肪酸的热量(P)与饱和脂肪酸热量(S)的比值(P/S)越大,对于降低胆固醇、预防动脉粥样硬化和神经病变等越有效。在限制脂肪摄入量的前提下,应以植物油代替动物油。胆固醇每天摄入量应限制在 300 mg 以下。如患者的血低密度脂蛋白胆固醇(LDL-C) ≥2.6 mmol/L,应使饱和脂肪酸的摄入量少于总热量的 10%,同时,食物中的胆固醇含量应<200 mg/d。

4.食物纤维

食物纤维又称植物性多糖,是不能被消化吸收的多糖类物质。人类消化道没有消化它们的酶,肠道细菌丛也仅能分解其中小部分,故不能被吸收,也不会供能。根据理化性质,分为可溶性和不溶性两类。可溶性食物纤维有豆胶、果胶、树胶和藻胶等,在豆类、海带、紫菜、燕麦、荞麦以及魔芋制品等人工提取物中含量较多,它们在胃肠道遇水后与葡萄糖形成黏胶,从而能减慢糖的吸收,使餐后血糖和胰岛素降低,并具有降低胆固醇的作用。非可溶性食物纤维有纤维素、半纤维素和木质素等,存在于谷类的表皮(粗粮)、玉米面、蔬菜的茎叶、豆类的外皮及水果的皮核等,它们在肠道内吸收并保留水分,且形成网络状,使食物和消化液不能充分接触,可使葡萄糖吸收减慢,从而可降低餐后血糖,改善葡萄糖耐量和减少降糖药物的用量。食物纤维对降低血脂也有一定作用。由于其吸湿性,能软化大便,具有通便的作用,还能减少饥饿感,增加饱感。因此,糖尿病患者应注意在饮食中适当增加食物纤维的摄入量(每天为 25~30 g),也就是说在饮食中可适当选用粗杂粮,多食新鲜绿叶蔬菜和一定数量的水果和蘑菇。但对于消瘦型糖尿病患者、T1DM 患者和有腹泻症状的患者应酌情减少用量。ADA 的食用纤维推荐量为 24 g(8 g 可溶性纤维加 16 g 非溶性纤维)。有学者用高于此推荐量(50 g,可溶性和非溶性纤维各 25 g)的高纤维饮食治疗 T2DM 患者,结果显示高纤维摄入可改善血糖,降低血胰岛素和血脂浓度。但纤维食品食入过多会引起胃肠道反应,患者往往难以接受。目前,有专门为糖尿病患者制作的含有麦麸、豆皮、玉米及海藻植物等纤维素的糕饼,可适当用作调剂食品。

5.粗粮和细粮

全粮一般指未被精加工过的天然食品(如糙米、全麦面、豆类和杂粮等),其含有较丰富的膳食纤维、维生素、矿物质和生物类黄酮等。全粮饮食对一般糖尿病患者较合适,如膳食纤维增加食物体积,增加饱腹感,延缓胃排空,降低餐后血糖;可促进肠蠕动,防止便秘;有利于降低血压和血液黏稠度。患者应在营养医师的指导下进行合理配餐,合理营养,控制总能量。

因全粮相对难以消化,同时所含嘌呤物质较多,容易诱发痛风,故合并高尿酸血症和痛风者或有较严重胃炎、溃疡、肠炎和贫血者最好不吃或少吃全粮。

三、定时调整饮食治疗方案

(一)食物种类

食物的种类有以下几种。①谷薯类:如米、面、玉米和薯类,主要含有糖类、蛋白质和 B 族维生素。②菜果类:富含维生素、矿物质及食物纤维。③蛋白质类:如肉、蛋、鱼、禽、奶和豆腐等,主要为机体提供蛋白质、脂肪、矿物质和维生素。④油脂类:如油脂和坚果类食物,能够为机体提供热能。主食以糖类为主,应放宽对主食的限制。糖类主要有谷薯类、豆类、含糖多的蔬菜和水果等。以谷类为主食者要尽可能选择粗制品。

1.糖类

分为单糖和多糖。糖又分为单糖、双糖和糖醇。单糖主要指葡萄糖和果糖,食入后吸收较快,使血糖升高明显;双糖主要指蔗糖和乳糖等;糖醇常见于含糖点心、饼干、水果、饮料和巧克力等,可以产生能量,但不含其他营养物质;多糖如米饭、面粉和土豆等食物中的淀粉不会使血糖急剧增加,并且体积大,饱感强,应作为身体热量的主要来源。一般不宜直接食用单糖和双糖,除非发生了低血糖。若为满足口感,可使用糖的代用品(甜味剂),如木糖醇和甜叶葡萄糖精等。脂肪不易产生饱感,常易超量食用。

2.脂肪

看得见的脂肪包括各种烹调油脂、黄油、动物油和动物外皮;看不见的脂肪包括肉、禽、鱼、奶制品和蛋,坚果类食物如花生、瓜子、核桃和芝麻酱,以及油炸食品和汉堡包。过多摄入脂肪会产生过多的能量,与心、脑血管疾病的发生有关,可增加 IR,减低胰岛素的敏感性,使血糖升高。选择脂类食品时,应尽量减少动物性脂肪的摄入量,适当摄入植物性脂肪。动物性脂肪主要来源于肥肉和猪油。羊肉和牛肉的含脂量低,而猪肉的含脂量高。鱼及水产品含脂最低,其次为禽、肉和蛋。糖尿病患者烹调用油也应限制(植物油 2～3 汤匙),食用的花生和瓜子等零食需计算在总热量和脂肪用量内。

3.蛋白质

动物性蛋白主要来源于动物的瘦肉类、畜肉、禽肉、鱼、虾、蛋类和乳品类等。植物性蛋白含量最高的是豆类。每天主食即可提供 25～50 g 蛋白质。糖尿病患者可适当进食一些新鲜水果,补充维生素,但应将水果的热量计算在总热量内。建议从少量开始,进食水果的时间最好在空腹和两餐之间。糖尿病患者饮食种类可参照原生活习惯,注意多样化,控制每天总热量。

4.酒类

T2DM 患者长期饮酒既易发生低血糖,又可加重高血糖。长期饮酒可引起酒精性肝硬化、胰腺炎及多脏器损害。某些患者戒酒有一定难度,因此,下列情况可允许少量饮酒:①血糖控制良好。②无糖尿病慢性并发症。③肝和肾功能正常。④非肥胖者。⑤无急性并发症时。⑥活化型乙醛脱氢酶-2(ALDH-2)基因表现型者。最高允许饮酒量为白酒 50 mL,啤酒 200 mL。少量饮酒对糖尿病似无明显不利影响,有学者调查了饮酒对美国 20 951 名医师糖尿病发病率的影响,平均追踪 12.1 年,显示小至中等量饮酒可降低 T2DM 的发病率。

(二)食品交换份

食品交换份的概念:将食物按照来源和性质分成几大类。同类食物在一定重量内所含的蛋白质、脂肪、糖类和热量相似,不同类食物间所提供的热量也是相同的。确定食品交换份的益处:①易于达到膳食平衡;②便于了解和控制总热量;③可做到食品的多样化;④便于灵活掌握食物的选择。

(三)食谱和热量设计与计算

1.粗算法

适用于门诊患者。体重大致正常,身体状况较好者的主食可按劳动强度大致估计,休息者200～250 g;轻体力劳动者 250～350 g,中体力劳动者 350～400 g,重体力劳动者 400～500 g。副食品中蔬菜不限制,蛋白质 30～40 g,脂肪 40～50 g。肥胖患者应严格限制总热量,选用低糖类和低脂饮食。

2.细算法

细算法又称食物成分表计算法,其科学性强,但须经常查阅食物成分表。计算和设计主、副食较繁杂,适合于住院患者。其方法和步骤如下。①根据患者的性别、年龄和身高计算标准体重。②根据患者劳动强度确定每天所需总热量。③确定糖类、脂肪和蛋白质的供给量。每克糖类与每克蛋白质均产生 17.94 kJ(4 kcal)热量,每克脂肪产生 37.67 kJ(9 kcal)热量。设全日总热量为 X ,全日碳水化合物类(g)= X ×(50%～60%)/4;全日蛋白(g)= X ×(12%～20%)/4;全日脂肪(g)= X ×(20%～35%)/9。例如,50 岁男性 T2DM 患者的身高为 170 cm,实际体重为 85 kg,患者轻体力劳动。每天每千克体重需 83.72～104.65 kJ(20～25 kcal)热量,标准体重为 170－105＝65 kg。全日总热量＝65×(20～25)＝5 441.54～6 801.93 kJ(1 300～1 625 kcal)。全日糖类＝(1 300～1 625)×60%/4＝195～244 g。全日蛋白质＝(1 300～1 625)×20%/4＝65～81 g,全日脂肪＝(1 300～1 625)×20%/9＝29～36 g。总热量3 餐按 1/5、2/5 和 2/5 分配。

3.食品交换份法

上述细算法中的例子,在计算了全天所需热量后,可根据患者的饮食习惯和嗜好,利用食品交换份表制订膳食计划。患者饮食治疗开始可能会不习惯,易产生饥饿感,可多吃蔬菜减轻饥饿感,但炒菜用油不能太多,切忌用多吃肥肉等油腻食物来减轻饥饿感。

四、参考血糖指数安排膳食

血糖生成指数(glycemic index,GI)亦称为血糖指数,是食物的一种生理学参数。GI 是指含 50 g 碳水化合物实验食物的血糖应答曲线下面积与等量碳水化合物标准参考物和血糖应答之比,是衡量食物引起餐后血糖反应的指标。它表示含 100 g 碳水化合物的食物和 100 g 葡萄糖在食入后一定时间内(一般为 2 h)体内血糖应答水平的百分比值。血糖指数可用公式表示如下。

$$GI = \frac{含有\ 100\ g\ 碳水化合物的食物的餐后血糖应答}{100\ g\ 葡萄糖(或白面包)的餐后血糖应答} \times 100$$

食物血糖生成指数是人体实验结果,而我们平时常用的碳水化合物含量和食物交换份法都是化学测定或根据食物脂肪、蛋白质和水分等计算出来的。①选择 10～15 个健康志愿者(或糖尿病患者),第 1 天晚餐后禁食,第 2 天早晨每人食用一份烹饪好的食物。若检测煮面条,则发给每位志愿者 200 g 左右面条,其中含 50 g 碳水化合物。碳水化合物的含量可直接测定或利用《食物成分表》计算。②空腹和饭后 2 h 内(即 5、15、30、45、60、90 和 120 min 时)分别抽血,2 h 得到 7～8 个血样(双样),用生化仪进行血糖测定。试验时禁食,也不能运动。如果是糖尿病志愿者,则需要 3 h 的血样。③把每个的血糖数值用坐标在图纸上标出来,或者直接输入计算机,用设计好的计算机程序计算曲线下面积。④分析试验者(10～15 人)的测定结果并去掉可疑值,计算平均值。与纯葡萄糖的血糖反应进行比较。⑤以葡萄糖作为参考(GI100),某一食物与其相比的百分比就是食物的血糖生成指数(GI)。

用于实验的所有食物中的碳水化合物的量是相同的。例如,100 g 面包(约 3 片半面包)含有 50 g 碳水化合物;同样 120 g 饼干也含有 50 g 碳水化合物。我们可以通过查阅《食物成分表》,了解食物中碳水化合物的含量。化学分析和人体试验的实验依据不同,人体试验更接近实际。重复 1～5 操作,一般 10～15 个人有 700 多个血样分析,每 3 d 才能研究出一种食物的血糖生成指数。

(一)食物血糖生成指数

餐后血糖应答值一般用血糖应答曲线下的面积来表示。就像食物交换份法、碳水化合物计算法和食物金字塔指南一样,血糖指数也是饮食计划的基础。尽管血糖指数的提出大约已有20年历史,而且它也是血糖升高的"气象预报",但是它却很少受到人们的关注。一种食物的血糖生成指数反映了这种食物提高人体血糖的即时效应。食物提高血糖的能力不同于食物中碳水化合物的含量,也不同于食物能量的高低。高血糖生成指数的食物,进入胃肠后消化快,吸收率高,葡萄糖释放快,葡萄糖进入血液后峰值高,也就是血糖升的高;低血糖生成指数的食物,在胃肠中停留时间长,吸收率低,葡萄糖释放缓慢,葡萄糖进入血液后的峰值低,下降速度也慢,简单说就是血糖比较低。一般来说,进食血糖指数越高的食物,餐后血糖升高得越快。如以白面包为例,其血糖指数为70,那么,血糖指数低于70的食物,如荞麦(血糖指数为54左右),其升高血糖的速度要比白面包慢;而血糖指数高于70的食物,如麦芽糖(血糖指数为105左右)其升高血糖的速度比白面包要快。一般认为,血糖生成指数在55以下的食物为低GI食物;血糖生成指数在55~75的食物为中等GI食物;血糖生成指数在75以上的食物为高GI食物。但食物的血糖生成指数受多方面因素的影响,如受食物中碳水化合物的类型、结构、食物的化学成分和含量以及食物的物理状况和加工制作过程的影响等。

高GI的食物,进入胃肠后消化快,吸收率高,葡萄糖释放快,葡萄糖进入血液后峰值高;低GI食物在胃肠中停留时间长,吸收率低,葡萄糖释放缓慢,葡萄糖进入血液后的峰值低,下降速度慢。因此,了解食物的血糖生成指数,合理安排膳食,对于调节和控制人体血糖水平发挥着重要作用。食物血糖生成指数不仅可以用于对糖尿病患者、高血压患者和肥胖者的膳食管理,也可应用于运动员的膳食管理、食物研究以及社区居民膳食状况与慢性病关系研究等方面。

制订饮食计划时,最好有一个食物血糖指数的目录,然后把血糖指数计算进去。尽量用一些血糖指数较低的食物,使餐后血糖尽可能维持在理想水平。比如,平时很喜欢吃西瓜和樱桃的人,在吃水果前,应该先查一下各种水果的血糖指数目录;西瓜的血糖指数为72,而樱桃则只有22。为了更好地控制血糖,此时,应该尽量不吃西瓜,而吃血糖指数更低的樱桃。

(二)影响食物血糖指数的因素

血糖指数有助于食物的选择和更好地实施饮食计划。但是,食物血糖指数受很多因素的影响。虽然血糖指数可以帮助了解每种食物对血糖影响的大小,但是应该牢记,饮食中碳水化合物的总量对血糖的影响,比单一食物对血糖的影响要大得多。

1.同种食物血糖指数可以不同

如熟透的香蕉其血糖指数为74,然而,绿色香蕉的血糖指数只有43;谷子呈颗粒状时其血糖指数较低,但随着它变为米饭甚至粥,其血糖指数逐渐升高(根据其含有淀粉的多少而定)。

2.不同人对同种食物的反应不同

对于同一血糖指数的食物,有的人吃后血糖可能升高得快,而有的人血糖却可能升高得慢。

3.混合食物的血糖指数对血糖影响无法预料

比如比萨饼(由面粉、蔬菜和火腿肠等混合制成)的血糖指数肯定比其中某一种单独的成分(如火腿肠)要高,但是否等于几种成分的血糖指数之和,目前尚不能肯定。有学者认为,混合食物的血糖指数,可以通过混合食物中的单一成分来推断,但有些学者不赞同此种观点。

4.血糖指数不是选择食物的唯一标准

因为混合食物的血糖指数不能从其中的单一成分中得知。有些食物(如胡萝卜),虽然血糖指数较高,但因其含有丰富的营养;而另一些食物(如含油脂类丰富的花生和瓜子等),尽管其血糖指数较低,但因其热量过高,营养又不够,则应尽量避免选用。

(李 月)

第十一节 糖尿病运动治疗

一、运动是糖尿病综合治疗的重要部分

(一)运动治疗目的

(1)改善 T2DM 患者能量消耗和储存的失衡,与饮食治疗配合维持理想的体重。

(2)提高代谢水平,改善胰岛素抵抗状态,全面纠正糖尿病的多种代谢异常。

(3)改善心肺功能,改善患者的健康状况,从而提高生活质量。运动治疗主要适用于空腹血糖在16.7 mmol/L以下的轻中度 T2DM 患者,特别是超重或肥胖者及病情稳定的患者。

(二)运动治疗疗效

一般认为,糖尿病运动治疗可收到下列疗效。

(1)减轻体重。这主要适合于体重过重者,尤其是腹部肥胖者,因为减少腹部脂肪量后,可直接减少 T2DM 和冠心病的发病率及病情严重性。常与饮食控制联合应用,可收到更好的效果。

(2)减轻或消除 IR 现象。运动 2 h 后,可见非胰岛素依赖性组织的葡萄糖摄入增加(可能由于增加 GLUT4 表达所致)。T2DM 患者和正常人一样,单次运动后,胰岛素的敏感性可明显增加,并维持达 16 h 之久。肌糖原消耗也有利于葡萄糖的摄取。

(3)增加糖原合成酶的活性,同时增加糖的无氧酵解,有利于血糖的控制。运动还能增加对不饱和脂肪酸的摄取和氧化及脂蛋白脂酶活性,改善脂代谢,降低胆固醇。长期规律运动,可使高密度脂蛋白(HDL)升高,而减低 LDL-C。

(4)体力活动增加血小板数量和血小板活性,可激活凝血机制,但更重要的是体力活动可促进凝血酶生成和纤溶酶活性,减少血小板聚集和血栓形成。

(5)妊娠妇女,坚持必要的体力活动可防止妊娠糖尿病的发生。对糖尿病合并妊娠来说,适宜的活动可减轻糖尿病病情。

(6)康复治疗(其中包括体力活动)有利于糖尿病视网膜病的稳定和恢复。

(7)经常的体力活动可提高心肺功能及骨骼肌力量和耐受性。

(8)对于儿童和青壮年糖尿病患者要多鼓励其从事体力活动和运动,可减少胰岛素用量,促进生长发育。

(9)运动可增加磺脲类口服降糖药的降糖作用。

(10)应用胰岛素治疗者,餐后适当活动可促进胰岛素的吸收。

(11)坚持体育锻炼可增强机体对外界应激的耐受性。

(12)运动还能改善机体各系统的生理功能,增强体质,提高工作效率和生活质量。

二、运动治疗存在潜在危险和禁忌证

运动也有潜在性危险。由于运动有导致冠心病患者发生心绞痛、心肌梗死或心律失常的危险性;运动可能使有增殖型视网膜病变的患者发生玻璃体积血;运动还使有神经病变的患者有发生下肢(特别是足部)外伤的危险性;高强度的运动可在运动中和运动后的一段时间内升高血糖,

并有可能造成持续性高血糖,在 T1DM 患者或运动前血糖已明显增高的患者,高强度的运动还可诱发酮症或酮症酸中毒;运动中可有血压升高、尿蛋白增加、神经病变进展、退行性关节病加重以及发生低血糖等。

因此,有下列情况者不宜运动:①心功能不全、严重心律失常、不稳定型心绞痛和近期发生了心肌梗死。②各种感染的急性期。③严重的糖尿病肾病。④糖尿病足。⑤严重的眼底病变。⑥新近发生血栓性疾病。⑦酮症或酮症酸中毒。⑧血糖未得到良好的控制(FPG 在 16.7 mmol/L 以上)。对于 T1DM 患者,特别是伴有肾病、眼底病变及合并高血压和缺血性心脏病者,不适于进行有风险的运动治疗。

一般说来,糖尿病患者不宜参加剧烈运动。所选择的运动方式和运动量必须适合自己的身体状况。除上述的运动风险外,大强度运动还可能损伤运动系统,造成肌肉拉伤。撕离肌肉纤维常出现在关节的附着处、肌纤维与肌腱的连接处或肌肉受伤处。肌肉损伤时,可听见肌肉撕离声。局部明显疼痛伴压痛。严重时可伴有骨折。

应用胰岛素治疗的 T1DM 患者若体内胰岛素严重缺乏,随着运动的进行,周围组织不能很好地利用葡萄糖,导致血糖上升,脂肪分解增加及酮体生成,先前控制不佳的代谢迅速恶化,导致酮症酸中毒。为避免发生酮症,T1DM 患者在进行强度较高的体育活动前,应监测血糖和尿酮体。如果空腹血糖>13.9 mmol/L,尿中有酮体,则不宜运动,并应调整胰岛素用量及饮食,以维持良好的代谢控制。大强度运动可加重心脏负担,使血容量减少,血管收缩,有诱发心绞痛、心肌梗死及心律失常等危险。如果有潜在的冠状动脉疾病,可导致猝死。大强度运动还可使收缩压增高,增加脑血管意外的潜在危险,故当收缩压>24.0 kPa(180 mmHg)时应停止运动。中年以上 T2DM 患者,常伴骨关节退行性病变,尤其若是负重关节有退行性病变,运动可能加重其病变。合并周围神经病变及下肢血管病变者,在运动中容易发生骨、关节、肌肉或皮肤软组织损伤。如有严重视网膜病变,大强度运动后血压上升,血流加速会加重视网膜或玻璃体出血及视网膜剥离的危险性。有肾病者,大运动量后肾脏供血减少,尿蛋白排泄增加,加重肾脏损害。有严重高血压和冠心病者,运动后血压上升,心肌缺血加重,可诱发心绞痛或心肌梗死。另外,有急性感染、急性心肌炎、严重心律不齐,以及心、肝、肾功能不全者要禁止运动治疗。

三、实施个体化运动方案

根据患者的性别、年龄、体型、体力、生活习惯、劳动、运动习惯、运动经验和运动爱好等选择恰当的运动方式和运动量。运动时要注意安全,运动量应从小量开始,逐步增加,长期坚持。

运动分为有氧运动和无氧运动两种。有氧运动是需耗氧的运动,多为大肌肉群的运动。可起到增加葡萄糖利用、动员脂肪和改善心肺功能的作用。常见的运动方式有步行、慢跑、游泳、爬楼梯、骑自行车、打球、跳舞和打太极拳等。无氧运动是主要靠肌肉爆发力完成的,不消耗氧或耗氧很少的运动。可增加特定肌群的力量和容积,但携氧不足,乳酸生成增加,可出现气促和肌肉酸痛。常见的运动方式有举重、百米赛跑、跳高和跳远等。此种运动对糖尿病的代谢异常无明显益处。

运动的时机应以进餐 1 h 后为好。但可灵活掌握。空腹运动易发生低血糖,餐后立即运动影响消化吸收,且此时所需热量尚未被吸收。运动时间可自 10 min 开始,逐步延长至 30～40 min,其中可穿插必要的间歇时间,但达到靶心率的累计时间一般以 20～30 min 为宜。运动时间和运动强度共同决定运动量,两者可协调配合。运动频率也因人而异,有运动习惯者鼓励每天坚持运动,每天的安排以 1 日 3 餐后较好,也可集中在晚餐后 1 次进行。每周锻炼 3~4 次最为适宜。若运动间歇超过 3 d,则效果及累积作用将减弱。

四、运动量/运动强度/运动时间及频率是运动治疗的核心内容

原则上对体重正常的人运动所消耗的热量应与其摄入的热量保持平衡,但对肥胖和超重的人则要求其运动消耗热量大于摄入热量,才可达到减轻体重的目的。强度决定效果,只有当运动强度达到肌肉 50%最大摄氧量时才能改善代谢和心血管功能。强度过低只起安慰作用,但可改善主观感觉;强度过大,无氧代谢比重增加,治疗作用降低,且可引起心血管负荷过度或运动系统损伤,应予避免。运动强度常用运动致肌肉受到刺激的摄氧量相当于最大运动能力(最大氧摄取量,$VO_{2\,max}$)的百分率表示。因检查比较困难,所以常用不同年龄组的脉率表示这种强度(相对强度),将极限的强度定为 100%。

(一)运动量估算

运动量的估算有 3 种方法。①计算法:$VO_{2\,max}$%脉率=安静时脉率+(运动中最大脉率-安静时脉率)×强度。运动中最大脉率=210-年龄,如 57 岁的患者,安静时脉率为 75 次/分钟,其 60%中等强度运动时脉率=75+(210-57-72)×60%=122 次/分钟。②简易法:既能获得较好运动效果,又确保安全的心率,称为靶心率,即运动中最高心率的 70%~80%作为靶心率。一般人,运动中最高心率(次/分钟)=220-年龄(岁),故运动时理想的心率(次/分钟)应为 170-年龄(岁)。③查表法:见表 9-5 和表 9-6。

表 9-5　运动强度的分级及判定

	最大强度	强度	中强度	轻强度	微强度
$VO_{2\,max}$	100	80	60	40	20
自感强度	非常吃力	吃力,可坚持	有运动感觉	轻微运动感觉	无运动感觉
强度选择	极限值	中老年健康者	持续此范围运动	刚开始运动	不能称运动

注:$VO_{2\,max}$:最大氧摄取量。

表 9-6　不同年龄组不同运动强度 $VO_{2\,max}$ 的脉率(次/分钟)

年龄组(岁)	100%	80%	60%	40%	20%
10~	193	166	140	113	87
20~	186	161	136	110	85
30~	179	155	131	108	84
40~	172	150	127	105	82
50~	165	144	123	102	81
60~	158	138	119	99	80
70~	151	133	115	96	78

注:$VO_{2\,max}$:最大氧摄取量。

(二)运动项目

要有利于全身肌肉运动,不受条件、时间和地点限制,符合自己爱好,可操作性强,便于长期

坚持,能达到治疗目的(如散步、体操、舞蹈、乒乓球、自行车、上下楼梯、羽毛球和游泳等)。运动项目可互相组合和交换,尽量不参与决定胜负的竞技性运动。

(李 月)

第十二节　糖尿病针灸治疗

关于糖尿病及其并发症的针灸疗法,在中国应用可谓历史悠久。近年来,针灸治疗糖尿病及其并发症的临床和科研工作进展迅速,在技术和方法上又涌现出穴位注射疗法、耳针疗法、磁疗法、刺激神经干疗法、梅花针疗法等,疗效不断提高,受到群众欢迎。而针刺治疗糖尿病及其并发症作用机制研究,结果则显示:①针刺可使胰岛素水平升高,胰岛素靶细胞受体功能增强,加强胰岛素对糖原的合成代谢及氧化酵解和组织利用的功能,从而起到降低血糖的作用;②针刺后糖尿病患者 T_3、T_4 含量下降,表明血液中甲状腺素含量降低,从而减少了对糖代谢的影响,有利于降低血糖;③针刺可使糖尿病人全血比黏度、血浆比黏度等血液流变异常指标下降,这对改善微循环障碍,防止血栓形成,减少糖尿病慢性并发症有重要意义;④针刺能够调整中枢神经系统,从而影响胰岛素、甲状腺素、肾上腺素等分泌,有利于糖代谢紊乱的纠正。提示针刺不仅有利于糖尿病患者血糖控制,而且对糖尿病并发症防治也具有重要作用。

一、毫针针刺疗法

普通针刺疗法,主要是指临床最常用的毫针针刺疗法。其选穴用针方法,进一步又可分为主穴配合随症选穴法、辨证选穴法等。

(一)主穴配合随症选穴针刺法

1.主穴

肾俞、脾俞、足三里、三阴交、然谷。

2.方义

肾俞,足少阴肾经的背俞穴,为肾气输注之所,补肾要穴;脾俞为足太阴脾经之背俞穴,也是脾气转输之处,气血生化之源;足三里,足阳明经气所入,既与脾经相表里,又是人身之补益要穴,三穴合用可加强其补益作用;三阴交,足太阴脾经穴,为足三阴之会,通调肝、脾、肾三条经脉气血;然谷,足少阴肾经荥穴,有益肾通利足少阴经之功。诸穴合用共奏补脾益肾之功。

3.操作

先嘱患者俯卧针刺背俞穴,向内斜刺 0.5～0.8 寸,得气后不留针,令患者仰卧针刺四肢穴位,直刺 1～1.5 寸,得气后足三里、三阴交施以泻法,然谷平补平泻法,留针 20～30 min。

4.随症加穴

(1)口渴:鱼际、尺泽、肺俞、金津、玉液。

(2)多食:内庭。

(3)多尿:关元、大赫、膀胱俞。

(4)下肢疼痛或麻木或无力:风市、阳陵泉、委中、承山、昆仑、太溪、解溪。

(5)上肢疼痛或麻木或无力:合谷、外关、曲池、肩髃。

（6）高血压：太冲、人迎。

（7）便秘：天枢、丰隆。

（8）腹泻：天枢、上巨虚。

（9）眼病：睛明、承泣、太冲、肝俞、光明。

（10）心悸、心绞痛：神门、内关、肺俞、心俞、膈俞。

（11）失眠：神门、印堂。

（12）胸闷：中脘、内关。

（13）胸痛：膻中、内关。

（14）盗汗：后溪、阴郄。

（15）皮肤瘙痒：曲池、血海。

（16）阴痒：蠡沟。

（17）阳痿：大赫、关元、命门。

（18）畏寒：灸关元、神阙。

（二）辨证选穴针刺法

1.燥热伤肺

临床表现：口干，口渴多饮，饮食一般，小便多，气短乏力，无身热，自汗，舌红苔黄，脉数或洪。

治法：清热生津。

主穴：脾俞、肾俞、肺俞、太溪、曲池、鱼际。

方义：消渴之根本在脾肾两虚，故选脾肾两经之背俞，以补脾益肾；肺俞益肺阴而治口干，另加太溪补肾阴，以增强滋阴生津之功；肺经荥穴鱼际配其相表里之大肠经合穴曲池，用以清肺泻热。

操作：先嘱患者俯卧针刺背俞穴，向内斜刺 0.5～0.8 寸，得气后不留针，再令患者仰卧针刺四肢穴位，直刺 0.5～1 寸，太溪施以补法，曲池、鱼际施以泻法，留针 20～30 min。

2.肺胃燥热

临床表现：烦渴多饮、消食善饥、尿频量多，尿浊色黄，兼有自汗、神疲、舌红苔黄少津、脉洪或细数。

治法：清肺胃燥热，补益气阴。

主穴：脾俞、肾俞、肺俞、太溪、曲池、内庭。

方义：肺、脾、肾之背俞穴与太溪共同益气滋阴，曲池、内庭清泻肺胃之热。

操作：先嘱患者俯卧针刺背俞穴，向内斜刺 0.5～0.8 寸，得气后不留针，再令患者仰卧针刺四肢穴位，直刺 0.5～1 寸，太溪施以补法，曲池、内庭施以泻法，留针 20～30 min。

3.湿热中阻

临床表现：口渴而不多饮、似饥而不多食、口苦口黏、脘腹满闷，或兼有面肿、身肿、苔黄厚腻、脉濡或滑。

治法：清热化湿。

主穴：脾俞、肾俞、阴陵泉、足三里、然谷、中脘（快针）。

方义：脾之背俞、肾之背俞针对消渴根本起补脾益肾之功；脾俞配合阴陵泉、足三里、中脘健运脾胃以助化湿；肾之荥穴然谷既为消渴常用穴，也具清热之功。

操作：先嘱患者俯卧针刺背俞穴，向内斜刺 0.5～0.8 寸，得气后不留针，再令患者仰卧针刺四肢及腹部穴位,直刺 1～1.5 寸。阴陵泉、足三里施以补法,然谷施以泻法,留针 20～30 min。中脘得气后不留针。

4.阳明实热

临床表现:多食善饥、口渴引饮、大便干燥、苔黄而燥、脉实有力。

治法:清热滋阴通腑。

主穴:脾俞、肾俞、曲池、支沟、太溪、内庭、天枢。

方义:脾俞、肾俞二穴补益脾肾,为消渴主穴;大肠合穴曲池、胃经荥穴内庭共清阳明之实热;肾之原穴太溪滋阴潜阳;支沟通利三焦,配合大肠募穴天枢疏通腑气治疗便干。

操作:先嘱患者俯卧针刺背俞穴,向内斜刺 0.5～0.8 寸,得气后不留针,再令患者仰卧针刺四肢及腹部穴位,直刺 0.5～1 寸。太溪施以补法,曲池、支沟、内庭、天枢施以泻法,留针 20～30 min。

5.脾胃气虚

症状:口渴欲饮、纳少便溏、神靡倦怠、舌淡苔薄白、脉细。

治法:健脾益气。

主穴:脾俞、肾俞、胃俞、足三里、阴陵泉。

方义:脾俞、肾俞针对消渴根本病机健脾益肾,共补先天与后天之本;脾经合穴阴陵泉健脾益气,胃之背俞胃俞、胃经合穴足三里健运脾胃,增强气血生化之功。

操作:先嘱患者俯卧针刺背俞穴,向内斜刺 0.5～0.8 寸,得气后不留针,再令患者仰卧针刺四肢穴位,直刺 1～1.5 寸。诸穴皆施以补法,留针 20～30 min。

6.肝肾阴虚

临床表现:尿频尿多、状如膏脂、腰膝酸软、多梦遗精,或有耳鸣、头晕等,舌红少苔、脉细或细数。

治法:滋补肝肾。

主穴:脾俞、肾俞、肝俞、三阴交、太溪、然谷。

方义:脾俞、肾俞为消渴主穴,肾俞、太溪、然谷补肾纳气,缩泉滋阴;肝俞滋肝阴潜肝阳,足三阴之会三阴交,通调三经气血,补益肝、脾、肾。

操作:先嘱患者俯卧针刺背俞穴,向内斜刺 0.5～0.8 寸,得气后不留针,再令患者仰卧针刺四肢穴位,直刺 0.5～1 寸。诸穴皆施以补法,留针 20～30 min。

7.气阴两虚

临床表现:口渴咽干、小便频数、神疲乏力、自汗、头晕耳鸣,舌红少苔、脉沉细数。

治法:益气养阴。

主穴:脾俞、肾俞、太溪、三阴交、足三里、气海。

方义:脾俞为脾气转输之所,配足三里、气海可补脾益气;肾俞为肾气输注之处,补肾良穴,配合肾经原穴太溪,滋补肾阴;三阴交,通调足三阴经,补益肝、脾、肾。

操作:先嘱患者俯卧针刺背俞穴,向内斜刺 0.5～0.8 寸,得气后不留针,再令患者仰卧针刺四肢及腹部穴位,直刺 0.5～1 寸。诸穴皆施补法,留针 20～30 min。

8.阴阳两虚

临床表现:三多症状以小便频数为著、咽干、手足心热、腰膝酸软、畏寒肢冷、四肢欠温,或有阳痿,面容黧黑无华、舌淡苔薄、脉沉细无力。

治法:滋阴温阳。

主穴：脾俞、肾俞、三阴交、足三里、然谷、关元。

方义：肾俞、然谷补肾阴、益精髓；脾俞、足三里补后天以滋先天；三阴交，通调足三阴经气血，补益肝、脾、肾；关元用灸，可温阳，补益元气。

操作：先嘱患者俯卧针刺背俞穴，向内斜刺 0.5～0.8 寸，得气后不留针，再令患者仰卧针刺四肢及腹部穴位，直刺 0.5～1 寸。诸穴皆施以补法，留针 20～30 min。

9.气滞血瘀

临床表现：三多症状明显，伴有疼痛、面色晦黯、胸闷、心悸、舌黯或紫，或舌有瘀斑、脉细涩。

治法：活血化瘀。

主穴：脾俞、肾俞、内关、膈俞、三阴交。

方义：脾俞为脾气转输之所，可补脾益营血，肾俞为肾气输注之处，补肾良穴；膈俞，血之会，活血祛瘀；内关，八脉交会穴之一，心经络穴，维系全身阴经，可宽胸理气；三阴交，通调足三阴经之气血，补益肝、脾、肾。

操作：先嘱患者俯卧针刺背俞穴，向内斜刺 0.5～0.8 寸，得气后不留针，再令患者仰卧针刺四肢穴位，直刺 0.5～1 寸。诸穴皆施以平补平泻法，留针 20～30 min。

二、其他疗法

(一)耳针疗法

取穴：胰、内分泌、肾、三焦、耳迷根、神门、心、肝等。多饮加肺、口；多食加脾、胃；多尿加肾、膀胱。

方法：使用毫针或皮内针。毫针中等刺激，留针 15 min，隔天 1 次，两耳轮流，7 次 1 个疗程，隔 2～3 个疗程休息 1 周。皮内针 3～5 d 更换 1 次。

(二)皮肤针疗法

取穴：脊柱两侧，重点为胸椎第 7～10 节两侧、后项、骶部、足三里、三阴交、中脘、内关。

方法：轻度或中等强度叩刺，以局部皮肤充血潮红为度，隔天 1 次。

(三)水针疗法

取穴：胸椎第 3 节夹脊穴、胸椎第 10 节夹脊穴、脾俞、肾俞、膈俞。

方法：0.5% 当归注射液或小剂量胰岛素，每穴 0.5～2 mL，隔天 1 次。

(四)灸疗法

灸法主要适用于消渴病久病致虚，或有虚寒表现者。

取穴：脾俞、肾俞、膈俞、肾俞、足三里、气海、关元、中脘、命门。

方法：以中艾炷置于各穴位上，每穴灸 3～5 壮，隔天 1 次。亦可用艾条行温和灸，15～20 min，每天 1 次。

(五)刮痧疗法

取穴：(1)手足阳明经四肢部：手三里至合谷、足三里至解溪；

(2)胸腹部正中：天突至膻中，鸠尾至中脘，气海至中极。

方法：将刮匙蘸清水，轻刮上述诸线，至局部皮肤略红为度。

(六)磁锤叩穴疗法

取穴：脾俞、肾俞、三阴交、然谷、太溪、涌泉。

方法：手持磁锤，每穴叩击 50 下左右，强度以有酸痛感即可。

（七）埋线疗法

取穴：脾俞、肾俞、胰俞、三阴交（双侧）。

方法：用埋线针将 0 号羊肠线埋入，10～14 d1 次。

（八）拔罐疗法

取穴：华佗夹脊穴。

方法：梅花针在华佗夹脊穴从上到下轻叩 3～5 遍，以不见血为度，然后在穴位处涂以凡士林，走罐至皮肤潮红，每天或隔天 1 次。

应该指出的是针灸对于糖尿病及其并发症有一定的治疗作用，但临床上必须根据具体病情结合饮食控制、药物治疗等。更由于糖尿病患者抵抗力下降，极易发生感染，所以针刺时应注意严格消毒。针灸治疗过程中，如果发现患者出现恶心、呕吐、腹痛、呼吸困难、嗜睡、甚则昏迷、呼吸深而大而快、呼气中有烂苹果气味者，则提示存在酮症酸中毒，必须给予中西医结合方法综合治疗，积极抢救。

（李　月）

第十三节　糖尿病推拿治疗

推拿，又称按摩，作为一种非药物无创性疗法，包括医者按摩和患者自我按摩等。实践证明，对糖尿病有一定治疗作用，不仅可改善糖尿病的症状，降低血糖和尿糖，更可对血管神经并发症起到防治作用。但值得重视的是，按摩推拿作为医疗保健技术，其手法、强度，应根据病情而定，绝不是"力度"越大，效果越好。糖尿病患者体质多偏弱，因而按摩手法也应循序渐进，强度慢慢加强。按摩时间一般以 15～30 min 为宜，每天或隔天治疗 1 次。在具体使用推法、搓法、揉法等手法时，在施术者手上，或患者要按摩的部位，还可蘸些润滑剂，如滑石粉、薄荷水、香油、红花油、麝香风湿油、按摩乳、双氯芬酸软膏等，不仅可减轻摩擦阻力，有的还有一定治疗作用。

一、推拿基本手法介绍

推拿手法种类繁多，现仅将适用于糖尿病及其并发症的手法简要介绍如下。

（一）按法

按法即是指术者用指、掌、肘、足等部位在患者体表的某一部位或经穴之处逐渐加力按压。按压深度可在皮肤、肌肉等表层，也可深至骨骼、关节、脏腑。本法具有调气活血、疏通经脉、止痛解挛的作用。

1.指按法

以拇指或余指指面着力于施术点，一指准确按压，余指帮助固定称指按法，也可根据病情双指按压或叠指按压。

2.掌按法

以掌面接触受术部位，伸臂、沉肩、上身前倾，掌根着力，使力向体内渗透，并保持一定时间，也可将两掌相叠，以增大压力，适用于腰背等肌肉丰厚处。

(二)推法

推法是指以指掌、拳肘、足等部位着力于体表的一定部位或经络上,做前后、上下、左右直线推动的一种手法。此法所透之深度随用力大小、时间长短而异,浅及皮肤肌肉,深及骨骼内脏。操作时要求着力平稳、速度均匀、由慢及快,并保持一定的压力。一般 1 min 50～150 次为宜。本法具有疏通经络、活血化瘀、清头明目、镇痛解痉的作用。

1.拇指推法

以拇指指面或桡侧面向一定方向直推。推动时拇指着力要大,回收时指背接触皮肤而带回至动作开始的位置,其余各指起固定方向的作用。适用于头、肩、背处。

2.鱼际推法

以大小鱼际肌肉着力往返推动。操作时五指并拢,手腕伸直。多用于胸肋、四肢处。

3.掌推法

是用全掌或掌根着力于施术部位的手法。

(三)摩法

摩法是指术者用手指指面或手掌掌面,在患者体表某部位做环形而具有节奏地抚摸的一种手法。其作用力轻巧温和,感觉舒适,是按摩手法中最柔和的一种,适用于全身各部。具有理气和中、活血化瘀、消积导滞的作用。用手指指面回旋摩动称指摩法,用全掌或掌根摩动称掌摩法。

(四)拿法

拿法用指或全手和力相扣,提拿肌肉或穴位的一种手法。提拿方向与肌肤垂直,提起后可配合揉、颤、振等手法,施术片刻后松手,然后再提拿。操作时手法要延绵不断,反复进行。适用于颈、肩及四肢部。具有祛风散寒、活血舒筋、解除疲劳的作用。

(五)揉法

揉法以指腹或大鱼际或手掌按于某一部位或穴位上,做柔和的旋转运动,但不能与施术部位的皮肤形成摩擦。操作时要轻柔和缓,幅度由大到小,适用于全身各部,具有宽胸理气、活血散瘀、消肿止痛的作用。根据术者使用的部位不同可分为指揉、鱼际揉、掌根揉、全掌揉等。

(六)捏法

捏法是用手指挤捏肌肉、肌腱并连续移动的一种手法。操作时拇指与四指略伸直,虎口张开,呈对指状,分别置于受术部两侧,各掌指关节协调屈曲,使拇指与四指挤压受术部,然后放松,再挤压,并循序移动,如此一合一张挤捏推进,频率可在 1 min30～200 次间调整。本法要轻重有度、轻巧灵活,切忌粗暴用力。适用于头颈及四肢部,具有舒筋活血、通络止痛的作用。可分为三指捏和五指捏。

(七)拍法

拍法是指五指并拢,掌指、指间关节微屈形成虚掌,腕关节放松,以虚掌平稳而有节奏地拍打受术部位,拍打时用力不宜过重。适用于肩背、腰骶、或下肢部,有调和气血、舒筋活络、消除疲劳的作用。

(八)振法

振法是用手指或手掌轻按于受术部位,前臂屈伸肌群同时对抗收缩,肌肉高度紧张从而产生振颤,并通过手掌或手指传达至受术部。操作时注意运气于手,但不要用力下压。常用于胸、腹、背部,作为结束手法,具有活血散瘀、消肿止痛、安神定志的作用。可分为指振法和掌振法。

(九)点法

点法是指以拇指指端或指间关节突或器具向受术部位施加压力称点法。本法力点小,刺激强,适用于腰背、四肢及需要强刺激才能达到治疗目的的腧穴。有启闭、通经、止痛、活络的作用。又分为拇指点法、屈拇指点法、屈食指点法。

二、糖尿病及其并发症的推拿治疗

由于推拿的施术范围比较大,并不受针灸穴位的限制,因此其对糖尿病的治疗常可采用循经按摩加重点穴位点压的方法。

(一)主穴主经配合随症加穴按摩疗法

1.主穴

主穴可以选取肾俞、脾俞、足三里、三阴交、然谷,按摩时除重点按压此几个穴位之外,可循经按摩足太阴脾经及足少阴肾经。手法可选用推、按、摩、点、捏等手法,每天 2～3 次,每次20 min。

2.随症加穴

随症取穴方面,推拿与针灸的原则也是一致的,只是推拿疗法可以将施术范围扩大到有关经脉的所有循行部位,所采用的手法也可根据经脉实际所过之处而灵活掌握。一般来说,头部多用点法、按法疏通气机;背部多选摩、提、拍等舒筋活血、调和阴阳;四肢多用推、按、点等法。

下肢疼痛或麻木或无力:风市、阴市、阳陵泉、委中、承山、昆仑、太溪、解溪等,配合按压足太阳膀胱经及足少阳胆经在下肢的循经部位。穴位采用短促强刺激配合循经按、摩、拿、推、捏、振等手法。

上肢疼痛或麻木或无力:合谷、外关、曲池、肩髃等,配合按压手阳明大肠经等上肢经脉所过之处。穴位采用短促强刺激配合循经按、摩、拿、推、捏、振等手法。

口渴:鱼际、尺泽、肺俞。采用点、按、揉手法。

多食:循经按摩内庭等足阳明胃经及足太阴脾经的穴位。

多尿:选用关元、大赫、膀胱俞等穴,并在任脉、膀胱经及肾经行循经点、摩、按、揉等手法。

头晕头痛:中冲、百会、风池、合谷等间歇性点按,头痛明显者用强刺激。巅顶痛加太冲;前额痛加阳白、攒竹;后枕部痛加天柱、后溪;头两侧痛加太阳等。

便秘:支沟、天枢、丰隆,配合腹部逆时针摩腹。

腹泻:天枢、上巨虚、脾俞、足三里等,并可循足太阴脾经进行按压。

高血压:太冲、涌泉。采用点、按、指揉法。

失眠:神门、印堂。

(二)其他按摩疗法

1.经穴按摩结合胰神经反射区按摩法

常用穴位:膈俞、胰俞、肝俞、胆俞、脾俞、胃俞、三焦俞、肾俞,基本手法为一指禅、捏、揉、捻、摩、板法。

基本操作法:要求患者仰卧,术者先按摩患者腹部,时间约为 5 min。其后患者俯卧,术者以一指禅推法在两侧膀胱经治疗,自膈俞至肾俞,往返操作,以局部明显压痛点为重点,约 10 min,然后在膀胱经用擦法,以透热为度。然后捏揉掌心第四掌骨中纹相交处 5 min,此为手部胰反射区。捏揉时,术者嘱患者意念存想上腹部,使患者自觉有温热感。最后捏揉足底内缘,第一趾骨小头区域 5 min,此为足部胰反射区。捏揉时,术者嘱患者意念存想上腹部,使患者自觉有酸胀感。

2.辨证取穴按摩法

辨证取穴,主要是基于三消症状主次选穴。

选穴:上消取肺俞、太渊、胰俞、廉泉,中消取胃俞、脾俞、胰俞、内庭、三阴交,下消取肾俞、太溪、胰俞、然谷、行间。口干咽燥、大渴者,夹金津、玉液;善饥多食者加中脘、足三里;头晕眼花加太阳、光明。

手法:根据不同穴位,施行不同手法,先从点、捻开始,然后以揉、振、一指禅法结束。先轻后重,每次 10~20 min,早晚各 1 次。

3.腹部按摩法结合辨证选穴法

腹部按摩法为主,躯体其他部位经络、腧穴为辅。尤其适合于糖尿病胃肠病变的患者。

具体方法:患者仰卧位。两手顺胸腹两侧平伸,肌肉放松。术者站或坐在患者右侧施术。旋转揉按阑门、建里、气海、带脉、章门、梁门、天枢。以平补平泻为主,按顺序按摩 15~20 min,然后重点施治。若烦渴多饮症状突出,则以左章门、左梁门穴区为重点,用泻法,反复揉按 3~5 min;多饮多食症状突出,则加中脘穴,配建里穴用泻法,反复揉按 2~3 min;如多尿症状突出,应以水分、关元、中极为重点,用补法,反复揉按 3~5 min。

4.自我腹部按摩法

自我腹部按摩法主要适用于糖尿病便秘症状突出的患者。要求以脐为中心,顺时针按摩 36 周,逆时针按摩 36 周,并要求在自我意念控制下进行。大便秘结者,从右上腹部开始经过脐上,至左上腹部,然后向左下腹部推按,反复 36 次,以自觉气机下行为度。若有矢气排出,或产生便意,皆为正常反应。以上腹部按摩方法,宜每天 1 次,最好在每天的固定时间进行。

应该注意的是,按摩疗法治疗轻中型糖尿病具有一定疗效。对重症糖尿病也有辅助治疗作用,但一定要配合饮食治疗、药物治疗等疗法,否则很难收到满意疗效,甚至可能出现糖尿病急性代谢紊乱而带来严重后果。

（李　　月）

第十章　糖尿病相关并发症

第一节　糖尿病酮症酸中毒

　　糖尿病酮症酸中毒是糖尿病最常见的急性并发症,是胰岛素作用不足而引起的组织细胞不能利用葡萄糖的严重代谢紊乱状态。化验血糖异常升高,血 pH 降低,HCO_3^- 降低,血酮体上升,尿酮体阳性。临床可表现为口渴饮水不止、尿频量多、恶心呕吐、腹痛、烦躁、意识模糊、脱水状态以致昏迷,有的还可发生休克,或继发急性肾衰竭,或并发心脑血管急症,所以,在胰岛素产生以前,其死亡率非常高。主要发生于 1 型糖尿病患者,在感染等应激情况下,2 型糖尿病也可发生,是重症糖尿病患者的主要死亡原因。

　　糖尿病酮症酸中毒根据其主症,可以归属于中医学"消渴病"继发的"呕吐""腹痛""厥脱"等病证,属于"消渴病急症"范畴,与东汉张仲景《金匮要略》所谓"厥阴消渴"非常类似。《金匮要略·消渴小便不利病脉证并治》指出:"厥阴之为病,消渴气上冲心,心中疼热,饥而不欲食,食即吐,下之不肯止",所论是糖尿病酮症酸中毒的典型表现,进一步可发生神昏厥脱之变。以糖尿病酮症血糖高而细胞内无法利用葡萄糖,必须用胰岛素治疗,所以单纯用中药,难以解决根本问题,或有医家见消渴、呕吐、腹痛等阴虚热结、胃气上逆症状而行清泻攻下之法,也难求疗效,消渴、呕吐、腹痛诸证难止,故云"下之不肯止"。

一、病因病机

(一)现代医学对糖尿病酮症酸中毒的认识

　　糖尿病酮症酸中毒的发生常有多方面诱因,泌尿系统感染,肺炎、皮肤感染等严重感染,过量饮酒,老年人发生急性心肌梗死,妊娠后期胰岛素用量未相应增加剂量,糖尿病降糖药用量不足,或忽然停药,不遵禁忌,任意放开饮食,或误用、过用氢氯噻嗪及糖皮质激素等药物,或有脑中风、心力衰竭、外伤、烧伤、手术、胰腺炎等应激因素,均可诱发糖尿病病情加重,引发糖、脂肪、蛋白质三大物质急性代谢紊乱。表现为血中葡萄糖和酮酸物质大量堆积,而细胞内处于严重饥饿状态,能量不能为机体利用,所以此时必须补充外源性胰岛素。

(二)中医学有关糖尿病酮症酸中毒的认识

　　中医学认为,消渴病的基本病机特点是内热伤阴,内热伤阴耗气,日久可出现气阴两虚,或阴阳两虚。如加以外感温热、湿热、热毒之邪,都可能更伤阴液;调养失宜,或失于治疗,或治疗用药不当,如过用燥烈药石、过用利尿、攻下之剂,或患有其他疾病,或发生外伤等,均有可能影响血糖控制,加重内热伤阴病机,内热化燥,进一步损伤阴液,导致阴虚液竭之变局。肾阴受伤,阴虚内热而肝旺,肝气横逆而犯脾胃,肾不能主一身之气化而化生浊毒,进一步则可阻滞气机,蒙蔽清窍,故可见"呕逆""神昏";燥热伤阴,阴亏液竭,气脱亡阳,进一步又可发生"厥证""脱证"危证。气虚阴竭,又可加重血瘀,可成为发生胸痹心痛和中风的基础。单纯中药难以控制糖尿病酮症酸中毒,但中药配合补液疗法、胰岛素疗法则有利于症状改善,并可巩固疗效,预防心脑血管并发症。

二、诊断与鉴别诊断

(一)诊断标准

糖尿病酮症酸中毒,除可表现为糖尿病原有三多症状加重,还可表现为恶心、呕吐、腹痛、意识模糊、反应迟钝以致昏迷。呼吸可慢(或快)而深,呼出的气体有烂苹果味。严重脱水的患者还可表现为休克等。合并感染可有高热。诊断主要是根据相关化验检测结果。

(1)尿酮体化验强阳性,而尿糖化验强阳性。

(2)血糖化验异常增高,16.7 mmol/L。

(3)血酮定性强阳性,定量>5 mmol/L。

(4)二氧化碳结合力(CO_2CP)、血 pH、血气分析 HCO_3^- 等,早期代偿期可正常,失代偿期 CO_2CP 可降至 13.5 mmol/L,甚至<8 mmol/L,血 pH<7.35,甚至<7.1,血气分析 HCO_3^- 常<16 mmol/L,可降至15~10 mmol/L。

(5)电解质:血钠可下降,血钾早期可低,晚期尿少者可升高。

(6)肾功能:可有异常。

(7)血渗透压可轻度升高(正常值为 280~300 mOsm/L)。

血酮化验是最有力的诊断依据,但符合以上(1)(2)两个条件,也可基本明确糖尿病酮症诊断。加上 4 这个条件则可诊断为糖尿病酮症酸中毒。

(二)鉴别诊断

糖尿病酮症酸中毒与糖尿病非酮症性高渗综合征、乳酸性酸中毒,都属于糖尿病急性代谢紊乱,症状类似,诱发原因相类,应注意鉴别。糖尿病酮症酸中毒对于有糖尿病史的患者来说,如果出现糖尿病原有症状加重,或出现胃肠道症状,结合血糖、尿糖、尿酮体检测,确立诊断并不困难,但对于无明确糖尿病史,首次因意识障碍来就诊的患者,就非常有必要提高对本症的认识。一般地说,当患者出现进行性意识障碍和昏迷,有定位体征和明显脱水表现时;当感染、心肌梗死、手术等应激状态下出现多尿症状加重时;当摄入过多含糖食物、饮料,或输入葡萄糖、应用激素、普萘洛尔等有升高血糖作用的药物后,出现多尿和意识改变时;当由于呕吐、腹泻等因素致体内水量不足,或有利尿药、脱水药应用病史,出现神志障碍以致昏迷时;无论有无糖尿病病史,均应怀疑到糖尿病酮症酸中毒,及时进行尿糖、尿酮体、血糖、血酮体、尿素氮、二氧化碳结合力、心电图,以及血钾、钠、氯等检查,以避免漏诊。

应该指出的是糖尿病患者饥饿性酮症比较多见。这是因为控制饮食,或过度限制碳水化合物而进食肉类为主,均可能导致体内血液中酮体产生增多。通常饥饿性酮症有控制主食的病史,尿中虽酮体阳性,但尿糖含量不甚高,不是强阳性,血糖化验不甚高,未达到 16.7 mmol/L(300 mg/dL)高的水平。

三、治疗

(一)基础治疗

糖尿病酮症酸中毒预防的关键在于谨遵医嘱,严格地控制饮食,多饮水,禁酗酒,避免应用对糖尿病控制不利的药物。一旦出现症状加重,如饮水量增多,尿量增多,体重明显减轻,或出现恶心、食欲缺乏等症状,就应想到糖尿病酮症,及时检测血糖、尿糖、尿酮体,并饮用足够量的水、牛奶、果汁、肉汤等,以防止可能发生的脱水。

1.相关检测

对于明确诊断的糖尿病酮症患者,应予规律治疗,以防病情恶化,应及时进行各种必要的监测和化验。一般说,入院以后,体重最好每 6 h 测量 1 次;液体出入量,每 1～2 h 记录 1 次,患者已发生昏迷、尿失禁者,可留置导尿;血压、脉搏、呼吸、神志,每 1～2 h 测 1 次,体温每 8 h 测 1 次;尿酮体,频繁反复检测多次;末梢血或静脉血糖,每 1～2 h 检测 1 次;血钾每 2～4 h 检测 1 次;血钠、氯、BUN、HCO_3^-,每 4 h 检测 1 次;动脉血气分析,入院即刻查 1 次,必要时复查,直到血 pH＞7.0;血磷、镁、钙,入院即刻查 1 次,如果降低,4 h 后复查 1 次,然后每 8 h 复查 1 次;心电图即刻描记 1 次,血钾异常应重复检查多次。以上各项监测虽有嫌烦复,但对于患者来说,都是必要的。

2.饮食治疗

糖尿病酮症酸中毒的饮食治疗,糖、蛋白质、脂肪三大营养素搭配务求合理。如果患者未出现昏迷,酮症存在,食欲不佳,则应在膳食方面供给患者易于消化的含碳水化合物的食物(如水果汁、果酱、蜂蜜水等),在接受胰岛素疗法的情况下,每天所进碳水化合物总量一般不应少于 200 g。酮症酸中毒病情稳定后,可以加粥、面包、馒头等主食,但要严格限制每天脂肪和蛋白质的摄入量,以防体内产生新的酮体,使病情反复。患者尚未出现昏迷,可以进食水果和蔬菜类、鲜豆类、干豆类、牛奶、硬果类,这样不但可供应热量及碱性食物,更有中和酮体、减轻酸中毒的作用。而对于糖尿病酮症酸中毒重症昏迷不能进食者,则应鼻饲给予全流质易消化的饮食,以保证生命所需要的营养,防止因继续动用大量脂肪参加代谢而加重酸中毒。

(二)现代医学治疗

1.支持疗法

糖尿病酮症酸中毒作为急症,治疗效果很大程度上取决于开始发病的 6～12 h 的处理是否得当。支持疗法,对抢救生命意义重大。对低血压或休克者,应及时补液,给予血浆扩容剂(如各种胶体液)、血管活性药物等。对腹痛突出,存在胃麻痹扩张者,应下胃管排空胃内容物。

2.补液

补液的目的是迅速恢复循环血容量,防止心脑肾灌注不足,并缓慢纠正人体细胞内液体丢失。本症的治疗原则是尽快补液以补充血容量,纠正脱水,补液扩充血容量。补液总量和补液速度要根据脱水量与心、肾功能情况决定。一般一天补充 3 000～5 000 mL,最先 4 h 补液 750～2 000 mL,12 h 补液 2 500～3 000 mL,24 h 补液 3 000～6 000 mL。一般先用生理盐水补液,血糖降低到 13.9 mmol/L(250 mg/dL)时,可通过 5％葡萄糖注射液和葡萄糖氯化钠注射液补液。心功能不全者,则补液速度不可过快。

3.胰岛素疗法

目前多采用小剂量持续静脉滴注疗法,一般以胰岛素注射液加入生理盐水中,按照每小时

4～6 U 的速度输入,可根据血糖具体情况,调整胰岛素输入速度,大多数患者在经 4～8 h,血糖可降至13.9 mmol/L(250 mg/dL)左右,此时应改用 5% 葡萄糖注射液和 5% 葡萄糖盐水继续输注。病情稳定时,改为胰岛素常规皮下注射,而后再代之以口服降糖药。值得注意的是:有些从未用过胰岛素的患者对胰岛素治疗可能非常敏感,首次用量不可过大,以避免低血糖发生。能正常进食的患者,三餐前应皮下注射短效胰岛素,最小剂量为 10 U、8 U、8 U,分别在早、中、晚三餐前 30 min,皮下注射。并根据早、中、晚三餐前后和睡前血糖检测结果,调整剂量。

4.补钾

糖尿病酮症患者,可见体内总钾量明显减少而血钾化验正常,所以,补钾宜相对积极。输注胰岛素时,又会造成血钾迅速下降,故更应强调补钾。15% 氯化钾注射液加到生理盐水、5% 葡萄糖注射液,或 5% 葡萄糖氯化钠注射液 500 mL 中静脉滴注。

5.纠正酸中毒

目前一般不主张常规补碱,但当血 pH≤7.0,或 HCO_3^-<5.3 mmol/L,伴明显酸中毒症状,严重高钾血症,血钾>6.5 mmol/L,血压低,补液无反应,或存在严重左心衰竭,或治疗后期发生严重高氯性酸中毒时,可以考虑用碳酸氢钠纠酸。每次可给予 5% 碳酸氢钠 150 mL 静脉滴注,注意当血 pH 恢复到 7.1,则停止补碱。

6.消除各种诱因和伴随症

糖尿病酮症并发感染,应选用强有效的抗生素;合并心脑血管病、创伤、烧伤、胰腺炎者,应积极治疗心脑血管病,救治创伤等。

(三)中医药辨证治疗

单纯中药难以控制糖尿病酮症酸中毒,但中药配合补液疗法、胰岛素疗法则有利于症状改善,并可巩固疗效,减少复发。

2.阴虚内热、肝气横逆

临床表现:烦渴多饮,尿频量多,烦躁气急,胃中灼热,上腹部疼痛,自觉有气上冲,饥而不欲食,食则呕吐,大便偏干,舌红苔黄,脉弦细数,或弦滑。

治法:养阴清热,柔肝和胃。

方药:百合丹参饮加味。

典型处方:百合 30 g,丹参 25 g,白芍 25 g,厚朴 9 g,枳壳 9 g,清半夏 12 g,陈皮 9 g,沙参 15 g,云苓 12 g,鸡内金 12 g,芦根 12 g,枇杷叶 12 g,苏叶 6 g,黄连 9 g,甘草 6 g。每天 1 剂,水煎服。

临床应用:百合丹参饮加味是百合乌药散、芍药甘草汤加厚朴、陈皮、枳壳、云苓、鸡内金和大剂量丹参组成。我们习用治疗慢性胃炎等,屡取佳效。今加沙参意在益气养阴,加清半夏、芦根、枇杷叶、苏叶、黄连等,增加了和胃清热的作用。胃热化生浊毒,呕吐甚,大便干者,可稍加熟大黄 9～12 g,以泄热和胃,注意勿令大泻。

2.气阴两伤、胃热内盛

临床表现:口渴多饮,尿频量多,神疲乏力,口干舌燥,恶心呕吐,形体虚弱,气短言微,舌质红,苔黄干,或少苔,脉象细数无力。

治法:益气养阴,清热和胃。

方药:竹叶石膏汤加味。

典型处方:竹叶 12 g,生石膏 25 g,知母 15 g,麦冬 12 g,清半夏 12 g,陈皮 9 g,沙参 15 g,生山药15 g,天花粉25 g,芦根12 g,枇杷叶12 g,苏叶6 g,黄连9 g,甘草6 g。每天1剂,水煎服。

临床应用:竹叶石膏汤是医圣张仲景《伤寒论》治疗"大病瘥后,虚羸少气,气逆欲吐"的名方,有益气养阴之用,兼可清余热和胃气。若气阴大伤,虚象突出者,可用西洋参6～9 g,另煎兑服。胃热化生浊毒,呕吐甚,大便干者,可加熟大黄9～12 g,以泄热和胃。

3.气阴两虚,湿热中阻

临床表现:烦渴多饮,或口渴不欲饮,纳食不香,尿多,或小便不爽,恶心欲呕,或呕吐不止,脘腹胀满、疼痛痞塞,大便不畅,舌红,舌苔黄腻,脉濡细数,或弦滑数。

治法:益气养阴,清化湿热。

方药:芩连平胃散加味。

典型处方:葛根25 g,黄芩9 g,黄连9 g,苏叶6 g,苍术、白术各12 g,清半夏12 g,陈皮9 g,沙参15 g,厚朴12 g,芦根12 g,枇杷叶12 g,甘草6 g。每天1剂,水煎服。

临床应用:芩连平胃散是名方平胃散加黄芩、黄连,有较好的清热化湿、健脾调中的作用,非常适合治疗消渴病湿热中阻证。气阴受伤者,随方加入西洋参6～9 g,另煎兑服,太子参15 g,麦冬12 g,五味子6 g,以益气养阴防脱。

4.阴虚火炽,浊蒙清窍

临床表现:口渴多饮,尿频量多,心烦不宁,甚至神昏谵语,躁扰不安,胸腹灼热,面红目赤,舌红苔干,或舌苔黄燥,脉象细数,或弦数。

治法:育阴清热,醒神开窍。

方药:清宫汤加味。

典型处方:生地黄25 g,玄参25 g,知母15 g,麦冬12 g,沙参15 g,黄连9 g,连翘12 g,莲子心12 g,生山药15 g,天花粉25 g,竹叶12 g,郁金12 g,石菖蒲12 g,丹参12 g,甘草6 g。每天1剂,水煎服。

临床应用:清宫汤为清心开窍之方,治疗糖尿病酮症,应重用养阴增液药物。临床上也可用清开灵注射液40 mL或醒脑静注射液20 mL加生理盐水内静脉滴注。或用安宫牛黄丸1丸,口服或鼻饲。安脑丸1～2丸,也可鼻饲。若气阴两虚,虚象突出者,也可用西洋参6～9 g,另煎兑服。有高热痉厥症状者,更可灌服紫雪散。

5.阴虚液竭,真阴欲脱

临床表现:烦渴饮水不解,尿频量多,口干舌燥,眼窝陷下,皮肤干燥,体重锐减,神疲乏力,舌红,苔燥,脉细数。

治法:益阴增液,益气固脱。

方药:增液汤、生脉散加味。

典型处方:生晒参12 g,生地黄25 g,玄参25 g,知母15 g,麦冬12 g,五味子9 g,山茱萸30 g,沙参15 g,生山药15 g,天花粉25 g,甘草6 g。每天1剂,水煎服。

临床应用:增液汤是温病名方,重在养阴增液,生脉散为古方,重在益气生津固脱,两方合用,最适合治疗液竭气脱之证。山茱萸有收敛之用,张锡纯最擅长用之治疗急症,可以固脱。临床上也可再加用西洋参6～9 g,另煎兑服,更可给予生脉注射液、参麦注射液40 mL静脉滴注。

6.阴竭阳脱、气绝神亡

临床表现:神志昏蒙,表情淡漠,或躁扰不宁,四肢厥冷,大汗淋漓,舌苔少,脉微欲绝。

治法:育阴回阳,益气固脱。

方药:参附龙牡汤、生脉散加味。

典型处方:生晒参12 g,炮附子6 g,知母15 g,麦冬12 g,五味子9 g,山茱萸30 g,沙参15 g,生山药15 g,天花粉25 g,生龙骨、生牡蛎各25 g,甘草6 g。每天1剂,水煎服。

临床应用:参附龙牡汤重在益气回阳固脱,生脉散重在益气生津固脱,两方合用,适合治疗液竭阳脱危证。临床上也可给予生脉注射液、参麦注射液、参附注射液静脉滴注。也有疗效。

（王　晨）

第二节　糖尿病非酮症性高渗综合征

糖尿病非酮症性高渗综合征也是糖尿病常见的严重的急性代谢紊乱,临床以严重高血糖、高血浆渗透压、严重脱水,伴有不同程度神经系统障碍或以昏迷为主症,而无明显酮症表现。发病率较糖尿病酮症低,多发生于老年糖尿病患者和以往无糖尿病病史或仅有轻度糖尿病不需胰岛素治疗者,但也可发生在有糖尿病酮症酸中毒史、长期应用胰岛素治疗的1型糖尿病患者。该症起病稍缓,开始往往表现为各种原因引起的糖尿病症状加重,呈烦渴饮水不止、尿频量多、头晕、恶心、呕吐、腹痛,继而则表现为严重脱水、表情淡漠、神志恍惚、肌肉抽动、嗜睡以致昏迷,也可并发心脑血管急症,所以,以前死亡率极高。近年虽对该症警惕性和认识水平提高,其死亡率仍高达15%～20%。所以关键在于早期诊断、早期治疗。

糖尿病非酮症性高渗综合征属于"消渴病急症",中医根据其主症表现可诊断为"消渴病·呕吐""消渴病·腹痛""消渴病·厥脱"等,与《金匮要略》所谓"厥阴消渴"实际上也很类似。其继发脑梗死者,可诊断为"消渴病·中风",继发心肌梗死者,可诊断为"消渴病·真心痛"。发病是在内热伤阴、阴虚燥热等基础上,液竭津枯、气脱阳亡,或阴虚液竭血瘀,气阴两虚血瘀所致。

一、病因与发病

(一)现代医学对糖尿病非酮症性高渗综合征的认识

糖尿病非酮症性高渗综合征好发年龄为50～70岁的患者,其发生与急性感染、外伤、烧伤、手术、急性心肌梗死、脑中风等应激因素,使用糖皮质激素、免疫抑制剂、利尿药、普萘洛尔、苯妥英钠、氯丙嗪、甘露醇等能引起血糖升高的药物,含糖饮食限制不严、糖摄入过多,合并甲亢等其他内分泌病,控制饮水、高热、吐泻等脱水,利尿剂、透析治疗脱水,急性慢性肾功能不全等都有关系。血糖增高、脱水、高钠血症,可导致高渗性利尿,细胞外液透析压过高,进一步可导致细胞内失水和损伤,并可出现电解质紊乱、休克、肾功能不全、脑功能障碍等一系列临床症状。

(二)中医学对糖尿病非酮症性高渗综合征病因病机的认识

内热伤阴耗气是糖尿病的基本病机,内热不但伤阴,而且耗气,日久可出现气阴两虚,以致阴阳两虚。在糖尿病漫长的疾病过程中,如果加以外感温热、湿热、热毒之邪,则可能更伤阴液;过用燥烈之药石,或利尿、攻下太过,或患有其他疾病,影响血糖控制,使阴虚燥热病机更加突出,均可损伤阴液。阴亏液竭,胃气受伤,胃气失于和降,则可见呕吐、腹痛;津亏液竭,阴竭阳脱,气脱神亡,则可继发"神昏""厥脱"之变。更由于津液阴也,血亦阴也,阴虚液竭可致血瘀;气为血帅,血为气母,内热伤阴耗气,气虚也可导致血瘀。血瘀络脉,心脉痹阻,可导致胸痹心痛,甚至发生真心痛之变证。血瘀脑络,脑络痹阻,或燥热邪毒,毒损脑络,则可导致中风神昏、肢体偏瘫等急症。

二、诊断与鉴别诊断

(一)诊断标准

糖尿病非酮症性高渗综合征的诊断主要是根据相关化验检测结果:①血糖>33.3 mmol/L;②血钠>145 mmol/L;③血浆渗透压>350 mOsm/(kg·H_2O)。

血浆渗透压可测定,也可计算。计算公式:血浆渗透压 mOsm/(kg·H_2O)=2[血钾离子(mmol/L)+血钠离子(mmol/L)]+血糖+血尿素氮(mmol/L)。计算值与实测值基本相符或略低。

(二)鉴别诊断

糖尿病非酮症性高渗综合征与糖尿病酮症酸中毒、乳酸性酸中毒,都属于糖尿病急性代谢紊乱,有类似的症状与诱发原因,所以应注意鉴别。因其好发于老年人,且以意识障碍为主症,所以又当与脑血管疾病相鉴别。一般说来,糖尿病非酮症性高渗综合征起病相对缓慢,最初数天或数周,往往表现为糖尿病症状加重,或见食欲缺乏、恶心呕吐、腹痛等。若治疗不及时,进一步发展可出现严重脱水,神志异常症状。表现为表情淡漠、定向障碍、四肢肌肉抽动、昏迷,甚至呈癫痫样大发作,或出现偏瘫、失语等。患者早期多尿,晚期可见少尿甚至发生尿闭,体检可见脱水症和循环功能不全症状。血钾异常,可发生心律失常,脱水血液黏稠,易并发脑血栓。本症对有糖尿病史的患者来说诊断并不困难,困难的是无明确糖尿病史,首次因意识障碍来就诊的老年患者,易误诊为脑血管意外而延误治疗,因此,要提高对本症的警惕性。一般地说,当患者出现进行性意识障碍和昏迷,有定位体征和明显脱水表现时;当感染、心肌梗死、手术等应激状态下出现多尿症状加重时;当摄入过多含糖食物、饮料,或输入葡萄糖、应用激素、普萘洛尔等有升高血糖作用的药物后,出现多尿和意识改变时;当由于呕吐、腹泻等因素致水入量不足,或有利尿药、脱水药应用病史,出现神志障碍以致昏迷时;无论有无糖尿病病史,均应怀疑到糖尿病非酮症性高渗综合征、接受血糖、血酮体、尿素氮、二氧化碳结合力、尿糖、尿酮体、心电图,以及血钾、钠、氯等检查,积极抢救。糖尿病非酮症性高渗综合征的鉴别诊断主要有赖于化验检测。

三、治疗

(一)基础治疗

糖尿病非酮症性高渗综合征的发生一般都有一些诱因,包括感染、突然停服降糖药、饮食控制突然放开、吐泻脱水等。发生急性心肌梗死、脑中风、脓毒败血症等,甚至患感冒、新生皮肤疖肿、牙周炎等,都可能成为急性代谢紊乱的诱因。基础治疗,首先要排除各种可能诱因,多饮水,并按照糖尿病饮食的要求,严格掌握进食量。

(二)现代医学治疗

1.补液疗法

本症的治疗原则是尽快补液以补充血容量,纠正脱水及高渗状态,降低血糖,纠正糖及电解质代谢紊乱,积极查询并消除诱因,防治各种并发症,降低死亡率。其中,补液扩充血容量,纠正脱水和血浆高渗状态,是本症治疗中的关键。但老年患者,合并心力衰竭者,应注意控制输液速度。补液量根据脱水的程度而定,一般按患者体重的10%～12%估计,补液应注意先快后慢,先盐后糖。血压偏低,血钠≤150 mmol/L 者,用生理盐水,血钠≥150 mmol/L 而且血压不低者,可用 0.45%氯化钠注射液。补液量一般前 2 h 输入量为 1 000～2 000 mL。要求前 4 h 要补足总脱水量的 1/3,其后补液速度放慢。一般 1 d 可补足总脱水量的 1/2 左右,4 d 内纠正脱水。一般先给生理盐水,经输液及小剂量静脉输注胰岛素,血糖降至 13.9 mmol/L 时,可改用 5%葡萄糖注射液,血钠低者,可用 5%葡萄糖氯化钠注射液。

2.胰岛素疗法

目前多采用小剂量静脉滴注,一般以每小时 5～6 U 的速度进行,大多数患者在 4～8 h 后血糖降至 13.9 mmol/L(250 mg/dL)左右时,应改用 5%葡萄糖注射液和 5%葡萄糖盐水输注。病情稳定时,改为胰岛素常规皮下注射,而后代之以口服降糖药。值得注意的是:本症患者对胰岛素多较为敏感,首次用量不可过大。而且血糖下降也不宜太快,避免防止脑水肿发生。病情好转,能进食者,可改用三餐前皮下注射胰岛素。

3.纠正酸中毒和水电解质紊乱

虽然本症一般血钾不低,但输注胰岛素时,血钾迅速下降,故应及时补钾。同时存在酸中毒者,一般不需纠正;有严重酸中毒者,每次可给予 5%碳酸氢钠 150 mL 以下,稀释成等渗液静脉滴注,一般疗程不大于 3 d。至于合并肾衰竭、高血钾、尿少者,则应配合呋塞米等利尿、降低血钾。

4.解除各种诱因与并发症

控制感染:应针对性选用强有力的抗生素,必要时可两种以上抗生素联合应用。同时,注意维持心、脑、肾等重要脏器功能。

(三)中医药辨证治疗

作为糖尿病急性并发症,糖尿病非酮症性高渗综合征死亡率较高,单纯中药治疗存在局限,以补液疗法和胰岛素疗法为主,以中医药辨证论治为辅,可以发挥中西医结合的优势。

1.气阴两虚、热邪扰胃

临床表现:烦渴多饮,疲乏无力,食欲缺乏,恶心呕吐,表情淡漠,虚羸少气,舌质黯红,苔薄黄干,或苔少,脉细数。

治法:益气养阴,清热和胃。

方药:竹叶石膏汤加味。

典型处方:竹叶 12 g,生石膏 25 g,知母 15 g,麦冬 12 g,清半夏 12 g,陈皮 9 g,沙参 15 g,生山药 15 g,天花粉 25 g,芦根 12 g,枇杷叶 12 g,甘草 6 g。每天 1 剂,水煎服。

临床应用:竹叶石膏汤是医圣张仲景《伤寒论》治疗"大病瘥后,虚羸少气,气逆欲吐"的名方,有益气养阴之用,兼可清热和胃,但清热之力稍弱。若虚象突出者,可用西洋参 6～9 g,另煎兑服。胃热吐甚者,也可加苏叶 6 g,黄连 9 g,清热止呕。大便干者,加熟大黄 9～12 g,通腑和胃。

2.阴虚津伤、热扰神明

临床表现:心烦不宁,神志恍惚,甚至神昏谵语,狂躁不安,口渴饮水不解,唇干口燥,面红目赤,身热喜凉,舌质红,苔黄或少津,脉细数。

治法:育阴清热,醒神开窍。

方药:清宫汤加味。

典型处方:生地黄 25 g,玄参 25 g,知母 15 g,麦冬 12 g,沙参 15 g,黄连 9 g,连翘 12 g,莲子心 12 g,生山药 15 g,天花粉 25 g,竹叶 12 g,郁金 12 g,石菖蒲 12 g,丹参 12 g,甘草 6 g。每天

1剂,水煎服。

临床应用:清宫汤是清代吴鞠通《温病条辨》治疗热闭心包的名方,今重用养阴凉血增液药物的同时,清心导赤、宁神开窍。临床上也可用清开灵注射液40 mL或醒脑静注射液20 mL加生理盐水内静脉滴注。或用安宫牛黄丸1丸,口服或鼻饲。安脑丸1～2丸,也可鼻饲。若气阴两虚,虚象突出者,也可用西洋参6～9 g,另煎兑服。

3.阴虚津伤、热扰胃肠

临床表现:口渴欲饮,头晕气促,食欲缺乏,恶心欲呕,腹泻腹痛,小便黄赤,泄泻久治不效,舌质红,舌苔黄,脉象细滑数。

治法:养阴增液,清胃宽肠。

方药:葛根芩连汤加味。

典型处方:葛根25 g,黄芩9 g,黄连9 g,苏叶6 g,竹茹6 g,清半夏12 g,陈皮9 g,沙参15 g,生山药15 g,白芍15 g,芦根12 g,枇杷叶12 g,甘草6 g。每天1剂,水煎服。

临床应用:葛根芩连汤是医圣张仲景《伤寒论》治疗协热下利的名方,从药物组成看非常适合治疗消渴病。也可随方加入西洋参6～9 g,另煎兑服,以益气养阴防脱。

4.阴虚热盛、内风扰动

临床表现:渴而多饮,神志昏蒙,手足震颤,肢体抽搐,肌肉瞤动,甚至发生痉厥,角弓反张,舌质红,苔黄或干,脉弦数。

治法:育阴清热,息风止痉。

方药:羚羊钩藤汤化裁。

典型处方:羚羊粉3～6 g(冲),竹叶12 g,生石膏25 g,钩藤15 g,麦冬12 g,白芍25 g,黄连9 g,沙参15 g,珍珠母25 g(先煎),生龙骨、生牡蛎各25 g,琥珀面3 g(冲),珍珠粉3 g(冲),茯神12 g,桑叶12 g,菊花12 g,甘草6 g。每天1剂,水煎服。

临床应用:羚羊钩藤汤原治疗热极生风之证,大便干结者,可配合升降散,加用蝉蜕9 g,僵蚕12 g,姜黄9 g,大黄9～12 g,清泄热结。若虚象突出者,可用西洋参6～9 g,另煎兑服。胃热吐甚者,也可加苏叶6 g,黄连9 g,清热止呕。具体临床也可灌服安宫牛黄丸,紫雪散,或用清开灵注射液静脉滴注,醒脑静注射液静脉滴注。

5.阴虚热结、痰瘀阻滞

临床表现:烦渴多饮,多尿,大便干结,腹部胀满,口臭,神识昏蒙,半身肢体不遂,或有失语,舌歪,舌质黯红,舌苔黄干,甚至焦黑,脉象弦实、滑数。

治法:益阴清热,化痰祛瘀。

方药:星蒌承气汤(验方)加味。

典型处方:胆南星12 g,瓜蒌15 g,大黄12 g,知母15 g,清半夏12 g,厚朴9 g,枳壳9 g,沙参15 g,生山药15 g,天花粉25 g,芦根12 g,枇杷叶12 g,秦艽12 g,豨莶草15 g,甘草6 g。每天1剂,水煎服。

临床应用:星蒌承气汤是当代名中医治疗中风急性期痰热腑实的有效方剂。此用治糖尿病急性代谢紊乱兼脑络痹阻者,加大了养阴增液的力量。若喉中痰鸣,胸闷者,可加用姜汁、鲜竹沥30 mL,兑服。可用清开灵注射液静脉滴注,醒脑静注射液静脉滴注。也可用丹参注射液20 mL,加生理盐水250～500 mL中静脉滴注。

6.阴虚液竭、元阳欲脱

临床表现:烦渴多饮多尿,或小便少,口干舌燥,体重锐减,皮肤干燥,神疲乏力,四肢湿冷,神识昏蒙,或躁扰不宁,舌红,苔干,甚至舌蜷,脉细微而数。

治法:益阴回阳,益气固脱。

方药:参附龙牡汤、生脉散加味。

典型处方:生晒参 12 g,炮附子 6 g,知母 15 g,麦冬 12 g,五味子 9 g,山茱萸 30 g,沙参 15 g,生山药 15 g,天花粉 25 g,生龙骨、生牡蛎各 25 g,甘草 6 g。每天 1 剂,水煎服。

临床应用:参附龙牡汤重在益气回阳固脱,生脉散重在益气生津固脱,两方合用,治疗液竭阳脱证,可为对证。山茱萸有收敛之用,张锡纯最擅长用之治疗急症,可以固脱。有条件者,也可再加用西洋参 6～9 g,另煎兑服。更可给予生脉注射液、参麦注射液、参附注射液静脉滴注。

(王　晨)

第三节　糖尿病脑血管病变

糖尿病患者脑血管意外的发生率高于普通非糖尿病人群,糖尿病患者因脑血管意外引起的死亡率一般处于总死亡率的前 3 位。其中,脑出血的发生率与非糖尿病患者接近,而脑梗死的发生率则为非糖尿病人群的 4 倍,脑梗死的病死率也是非糖尿病人群的 4 倍。据统计,糖尿病合并脑血管病的患病率为 16.4%～18.6%。中华医学会糖尿病学分会对全国 30 个省市近 10 年的糖尿病住院患者进行统计,结果显示:糖尿病合并脑血管病占 12.2%。由于糖尿病合并脑血管病具有发病程度轻重表现不一的特殊性,所以很容易引起漏诊和误诊,尽管加强预防,复发率也经常在 20% 以上,而复发者死亡率则可以增高 2 倍以上。糖尿病合并脑血管病变这种病死率高、致残率高、复发率高、病情康复慢的特点,决定了本病可以严重影响患者生活质量,对社会和家庭都是一个很大威胁。

糖尿病合并脑血管病,吕仁和教授称之为"消渴病脑病",是消渴病发展到后期出现的脑系病变。初期可表现为"头痛""眩晕"等,急性发作则可表现为"中风"。中国古典医籍中相关论述很多,作为消渴病并发症,应归类于"消瘅"。《内经》认为,其病因缘于"五脏柔弱",是"甘肥贵人则膏粱之疾"。金元·李杲《兰室秘藏》认为,消渴病患者有"上下齿皆麻,舌根强硬,肿痛,四肢痿弱……喜怒健忘"等消渴病脑病的表现。明·戴思恭《证治要诀·消瘅》中也有如下论述,"三消久之,精血既亏,或目无所见,或手足偏废,如风疾。"以上皆是糖尿病脑血管病变的相关论述。

一、病因及发病机理

(一)现代医学对糖尿病合并脑血管病病因及发病机理的认识

1.病因

糖尿病患者的糖尿病病程、高血压、吸烟、遗传等因素,均可成为导致脑血管的大动脉粥样硬化和微血管闭塞的因素。

2.发病机理

(1)血管功能障碍:包括大血管病变和微血管病变。

大血管病变:主要是大动脉粥样硬化,导致糖尿病性脑血管病。①胰岛素过低或过高:胰岛素过低可抑制毛细血管低密度脂蛋白脂肪酶的合成,使脂蛋白不能顺利分解,导致 TG 增多。胰岛素过高(胰岛素抵抗)可直接影响动脉内的脂肪代谢,导致高脂血症;刺激动脉壁平滑肌增生,促进动脉硬化的形成。②高血糖:导致脂蛋白糖基化,不易被血液清除而沉积于血管壁,促进动脉硬化形成。③脂质代谢异常:血浆低密度脂蛋白、胆固醇、TG 等增多,而高密度脂蛋白降低,不易运送胆固醇至肝脏代谢使胆固醇增多,促使动脉硬化形成。④高凝状态:糖尿病患者血中第Ⅷ因子、vWF 因子、纤维蛋白原、糖化纤维素及 α-巨球蛋白等增高;由于糖化作用,红细胞变形能力降低,血小板容易聚集,使血液黏度增加。同时由于血小板黏附性增强,使血栓素(TXB_2)合成增加,而血管内皮细胞受损,使前列环素(PGI_2)生成减少,激活内凝血系统,血液处于高凝状态。⑤血流动力学改变:由于血液处于高凝状态,血液流变学异常,血流减慢,使脑灌流压降低,糖尿病动脉硬化患者压力感受器功能减退,脑组织不能通过自主调节机制代偿脑灌流压的改变,使脑组织局部血流量进一步减少。

微血管病变:糖尿病微血管病变是糖尿病包括脑在内的慢性并发症的血管特异性改变,大致经历以下过程:微循环障碍,血管内皮细胞增生,基膜增厚,血黏度增高,血小板黏附,红细胞聚集,血栓形成,最终导致微血管闭塞。

(2)代谢障碍:可使脑部广泛病变,造成多发性神经病变,导致糖尿病性脑病。①多元醇通路代谢增强:长期高血糖状态,可激活葡萄糖的多元醇通路,使山梨醇在细胞内蓄积,导致神经细胞生理功能降低。②脂质代谢障碍:神经细胞内的脂质合成异常,构成髓鞘的脂质比例失调,神经膜细胞内脂质沉积等,影响神经细胞功能。③自由基增多:糖尿病时神经组织内超氧离子增多,自由基高度活性,使神经细胞生化异常和结构改变。脑缺血时,自由基大量增加,它是造成脑缺血再灌注损伤的重要原因。④糖化蛋白形成:髓鞘质糖化引起神经髓鞘分离、脱失;轴索微管蛋白糖化后其传导功能障碍;醛糖还原酶糖化后活性增强,促进多元醇通路代谢,加重假性缺氧;超氧化物歧化酶糖化后活性减低,自由基不易被清除;胶原糖化后血管基膜增厚,加速动脉硬化形成。⑤神经营养因子缺乏:主要是具有调节神经元表现型功能的神经生长因子(NGF)的含量减少。

(3)病理解剖:糖尿病时脑部重要的病理改变是动脉粥样硬化,主要是动脉内膜增厚,脂质沉积,形成粥样硬化斑块,使管腔狭窄。还有广泛的神经元和神经纤维变性,皮质下有胶质增生、白质肿胀,轴周膜增厚、髓鞘溶解;小脑蒲氏细胞中神经元消失;基底节钙化。

(4)病理生理:分为缺血性脑血管病的病理生理、脑出血性疾病的病理生理和血管性痴呆的病理生理变化。

缺血性脑血管病的病理生理变化:①钙离子与脑缺血损害:脑缺血时存在 Ca^{2+} 内流紊乱,大量 Ca^{2+} 蓄积在神经组织内产生严重的毒性作用,诱发系列病理反应,促发和加剧继发性脑缺血损害,是神经细胞死亡的"最后通路"。②兴奋性氨基酸与脑缺血:谷氨酸(Gln)是中枢神经系统主要兴奋性神经递质,脑缺血时缺血神经元大量释放的 Gln 对神经元的损害起关键性作用。由于 Gln 使神经元持续去极化,增强神经元内 Gln 的大量释放,突触持续高浓度 Gln 引起兴奋性神经毒性。③血小板活化因子(PAF)与脑缺血:在脑缺血的病理过程中,PAF 可诱导脑微血栓形成和脑细胞损伤。④一氧化氮与脑缺血:一氧化氮在脑缺血过程中,具有潜在的有益和有害作用,它的大量释放具有神经毒作用。⑤单胺类神经介质与脑缺血:单胺类神经介质包括肾上腺素(Ad)、去甲肾上腺素(NE)、多巴胺(DA)、5-羟色胺(5-HT)及组胺,介导了缺血性神经元损害。

⑥神经肽类物质与脑缺血：血管活性肠肽（VIP）及 P 物质（SP）具有血管扩张作用，内皮素（ET）具有血管收缩作用，生长抑素（SS）具有影响血小板聚集作用。⑦细胞因子与缺血性脑损伤：脑梗死的白细胞浸润发生在缺血后 6～24 h，促使白细胞向血管外迁移的细胞因子产生在脑梗死的初始部位，抗感染治疗可使脑梗死的治疗时间窗变宽。⑧细胞黏附分子与脑缺血：白细胞在缺血区脑组织的浸润对缺血性脑损害起重要作用，而中性粒细胞的浸润需要脑微血管内皮细胞经黏附分子介导和炎性细胞相互作用才能完成。⑨脑缺血与神经细胞凋亡：急性缺血性损伤及迟发性神经之死亡均存在凋亡现象。⑩脑缺血半暗带：在局灶性脑缺血损伤及其治疗的研究中，缺血半暗带是一个焦点。它是在急性局灶性脑缺血的严重缺血部位和正常部位之间存在的一个过渡。其特征：缺血性脑组织位于严重缺血中心周围的低灌注区；可逆性及可变性，随着时间的推移，半暗带处于动态变化过程；绝大多数学者认为半暗带仅存在于 24 h 内，也有人认为时间更短仅为 3～6 h，并称之为"急性半暗带"。因此，尽早、合理的治疗，以促使半暗带向正常组织转变，减轻缺血性脑损害，是最佳治疗的"时间窗"。

脑出血性疾病的病理生理变化：脑出血对脑组织的损伤分为原发性与继发性。原发性损伤是指出血直接导致的神经系统损害，继发性损伤是指出血后的一系列脑组织病理改变及神经系统功能受损，主要为周围脑组织水肿、缺氧。出血后 3 h 开始出现脑水肿，出血后 12 h 发展为中度脑水肿，出血后 24 h 已达重度脑水肿，出血后 48 h 达高峰，第 4 天后开始下降，至出血后 16 d，脑水肿基本消退。

血管性痴呆的病理生理变化：①脑动脉闭塞导致多发性梗死和脑组织容积减少。②出血性病变对脑实质产生直接破坏和间接压迫，并阻塞了脑脊液循环通路。③缺血和缺氧性低灌注。④皮质下白质病变：白质内的小动脉壁出现玻璃样变性，管壁纤维性增生及变厚，白质发生广泛弥漫的脱髓鞘改变，使皮质和皮质下的联系受到影响，出现不同程度的认知功能障碍。

（二）中医学对糖尿病合并脑血管病病因病机的认识

1.中医病因

消渴病脑病的病因主要是消渴病阴虚燥热日久，伤阴耗气，加之劳倦内伤，忧思恼怒，肥甘厚味，变生痰瘀，痰热内蕴，风痰瘀血，上犯清空，神气闭阻所致。

2.中医病机

消渴病脑病的发病是由于消渴病阴虚燥热日久，伤阴耗气，气阴两虚，气虚运血无力，气虚运化无力，变生痰瘀，阻于脑脉，窍络窒塞，气血不相接续，神机失用；或夹风动肝，风痰瘀血，上犯清空，闭脑卒中；或痰瘀蕴积日久，酿生浊毒，毒损脑络，神机失用。总之，消渴病脑病属于消渴病的并发症，其病位在清窍之脑，涉及肝肾心脾诸脏；病性多为本虚标实，上盛下虚；基本病机为阴阳气血俱虚，痰湿郁瘀或风痰瘀血而致气血逆乱，上犯于脑，脑脉痹阻，神机失用。

二、临床表现

（一）临床表现

糖尿病合并脑血管病一般见于脑动脉硬化、急性脑血管病、慢性糖尿病性脑病和大脑功能紊乱（糖尿病低血糖症）四种情况。

1.脑动脉硬化

指脑动脉粥样硬化、小动脉硬化、玻璃样变等脑动脉管壁变性引起的非急性、弥漫性脑组织改变和神经功能障碍，是糖尿病慢性脑病的较早期表现，其发病为非糖尿病者的 3 倍，临床表现有广泛的脑损害症状。

(1)神经衰弱综合征:头痛、头晕、健忘、注意力不集中,情绪容易激动且不易控制,睡眠增多或减少等,记忆力逐渐减退,神经系统可无阳性体征。

(2)脑动脉硬化性痴呆:糖尿病脑部广泛的微血管病变引起的皮质下动脉硬化性脑病(BD)和多灶梗死性痴呆。表现为性格改变,思维贫乏,情感淡漠,主动性减退,沉默寡言,定向障碍,常出现抑郁状态,少数出现幻觉、妄想等精神症状,痴呆呈阶梯性进程。可伴有偏侧肢体力弱、共济失调、感觉障碍、偏盲、震颤麻痹、脑神经麻痹、周围神经炎、自主神经症状等。

(3)假性延髓性麻痹:微血管病变累及两侧皮质延髓束出现上运动神经源性延髓麻痹时,临床表现为构音障碍,饮水呛咳,下颌反射亢进,掌颌反射阳性,惟咽反射存在。累及基底节可出现震颤麻痹。

2.急性脑血管病

随着胰岛素及抗生素的广泛应用,患者因糖尿病急性代谢性昏迷和感染而死亡者显著减少,现今威胁糖尿病患者生命的主要原因是心、脑、肾等并发症,尤其是大血管病变有明显增高趋势。有资料显示,包括我国在内的东方人脑血管并发症发病率明显高于西方人,脑血管病变已成为糖尿病患者的主要致残、致死原因。急性脑血管病多发于 2 型糖尿病患者,以脑梗死为最多见,为非糖尿病的 2 倍以上,脑出血则为非糖尿病患者的半数以下,以多发性中小或腔隙性脑梗死为特征。发生在椎基底动脉系统供应区的梗死灶较多,其中以丘脑、脑干及小脑的梗死居多,临床常见多次反复发生轻度脑卒中或可见到完全无卒中发作而出现假性延髓性麻痹或痴呆者。脑梗死随年龄增加和病程延长而增加,发病前可多次反复发作 TIA,合并高血压、血脂异常、冠心病患者多见。血糖明显升高者易诱发非酮症高渗性昏迷或酮症酸中毒。

(1)症状性脑梗死。①颈内动脉系动脉硬化性脑梗死:大脑中动脉及其深穿支(供应大脑半球额、顶、颞叶外侧)最易受累。引起对侧偏身运动障碍,以面部及上肢为重,偏身感觉障碍及同向偏盲,双眼常向病灶侧凝视。优势半球受累出现运动性失语,非优势半球受累出现失用症。②椎基底动脉系动脉硬化性脑梗死:眩晕、眼球震颤、复视、同向偏盲、皮质性失明、构音障碍、眼肌麻痹、吞咽障碍、肢体共济失调、交叉性瘫痪或感觉障碍,甚至四肢瘫痪及意识障碍(无动性缄默状态)。③腔隙性脑梗死:纯感觉性卒中、纯运动性偏瘫、共济失调性轻偏瘫、构音不全、手笨拙综合征及感觉运动性卒中等。无意识障碍。

(2)无症状性脑梗死(SCI):有脑梗死的影像学特征,但无脑梗死发生的病史和病理体征,因病灶小而不出现临床症状。糖尿病 SCI 的发生率较非糖尿病者明显增高,占糖尿病患者的 40%左右。

(3)脑出血:发病率较非糖尿病为低,临床报道较少见。①多在动态下急性起病。②突发出现局灶性神经功能缺损症状,常伴有头痛、呕吐,可伴有血压增高、意识障碍和脑膜刺激征。

3.慢性糖尿病性脑病

以认知功能障碍为主要表现,对语言理解、记忆恢复、抽象推理和复杂的精神运动等智能测试均可有障碍,但智商测试(IQ)可能正常。还常见精神异常,出现抑郁、焦虑状态或神经衰弱症候群。

4.大脑功能紊乱(糖尿病低血糖症)

主要表现为思维障碍,以及心悸、出汗、手抖等交感神经兴奋症状,严重者可有谵语、抽搐、哭闹、定向力、识别力丧失等精神症状,甚至昏迷。血糖下降较快时出现大脑皮质抑制和交感神经兴奋症状,下降较慢历时较久则影响皮质下中枢、基底节、下丘脑、中脑及脑干。

(二)相关检查

1.一般生化检查

可见血糖增高和/或血清胆固醇增高。大脑功能紊乱发作时血糖降低,<2.8 mmol/L。

2.脑脊液检查

脑出血时可见脑脊液血性,压力增高。

3.TCD 检查

显示脑动脉硬化征象。

4.影像学检查

脑动脉硬化时 MRI 可有双侧侧脑室前后角周围白质及半卵圆中心不规则的、基本对称的点片状异常信号影,可伴脑室轻度扩大;脑梗死时 CT 示脑皮质或基底节区片状或点状低密度影;脑出血时血肿在 CT 显示高密度影。

三、诊断与鉴别诊断

糖尿病合并脑血管病的诊断与鉴别诊断分为脑动脉硬化、急性脑血管病、慢性糖尿病性脑病和大脑功能紊乱(糖尿病低血糖症)四种情况论述。

(一)脑动脉硬化

1.诊断要点

(1)初发高级神经活动不稳定症状和/或进行性的脑弥漫损害症状。

(2)有全身性动脉硬化的旁证(眼底动脉硬化、冠状动脉硬化)。

(3)局限性神经系统阳性体征(如掌颌反射阳性等)。

(4)血糖增高和/或血清胆固醇增高。

(5)TCD 显示脑动脉硬化征象;MRI 可有双侧侧脑室前后角周围白质及半卵圆中心不规则的、基本对称的点片状异常信号影,可伴脑室轻度扩大。

2.鉴别诊断

(1)严重的抑郁患者可有反应缓慢或迟钝。

(2)进展缓慢的颅内占位病变和颅内高压也表现为进行性的反应迟钝。

(3)甲状腺功能低下、B 族维生素缺乏、严重贫血等所致的智能改变。

(二)急性脑血管病

1.诊断要点

(1)脑梗死:①可有前驱的短暂脑缺血发作史;②多在安静休息时发病;③临床症状在短时间内逐渐加重;④多意识清醒,而偏瘫、失语等局灶性神经功能缺失较明显;⑤发病年龄较高;⑥有糖尿病病史;⑦常有脑动脉硬化和其他器官的动脉硬化;⑧脑脊液清晰,压力不高;⑨CT 示脑皮质或基底节区片状或点状低密度影。

(2)脑出血:①多在情绪激动、用力、血压骤升的情况下发病;②有头痛、血压升高;③意识障碍重而局灶症状较轻;④脑脊液血性,压力增高;⑤血肿在 CT 显示高密度影。

2.鉴别诊断

(1)脑卒中"应激性高血糖"与糖尿病脑血管病变存在差异。

(2)颅内占位性病变,通过颅脑 CT 检查等则可以鉴别。

（3）颅脑外伤,有外伤史。

（三）慢性糖尿病性脑病

诊断要点:慢性糖尿病性脑病患者临床症状较隐袭,易被忽略,精神检查及 IQ 测试可以判断脑功能受损及其程度。

（四）大脑功能紊乱

诊断要点:发作性意识障碍及交感神经兴奋症状,或抽搐发作,或突发的精神症状;发作时血糖降低,<2.8 mmol/L;补充葡萄糖后症状得以纠正。

四、治疗

（一）基础治疗

1.纠正血糖

病情及预后主要与血糖水平有关,应尽早将血糖控制在适当的范围。

2.积极处理其他可能干预的危险因素

（1）合理饮食。

（2）劳逸结合。

（3）治疗相关性疾病:高血压、高脂血症、肥胖症等。

（二）现代医学治疗

1.脑动脉硬化

（1）降低血脂:非诺贝特、烟酸、辛伐他汀、苯扎贝特等。

（2）改善脑血循环:丹参液、川芎嗪、钙通道阻滞剂(尼莫地平)等。

（3）改善脑功能:喜得镇、活血素、都可喜、脑通、三乐喜、NGF、脑活素等。

2.急性脑血管病

（1）脑梗死:接受"缺血性脑卒中应超早期治疗"的概念,损伤停止越早,脑供血就越早,脑功能恢复的机会就越大。①恢复脑动脉通路:对超早期(6 h 内)病例应用溶栓治疗,尿激酶、组织型纤溶酶激活剂(t-PA)等。②抗凝治疗:防止脑梗死的早期复发、血栓的延长及防止堵塞远端的小血管继发血栓形成,促进侧支循环。用普通肝素或低分子肝素。③降纤治疗:脑梗死急性期血浆中纤维蛋白原和血液黏滞增高,蛇毒制剂、巴曲酶、降纤酶可以显著降低血浆纤维蛋白原,增加纤溶活性及抑制血栓形成。④阻止局部脑缺血后病理生理过程,保护脑组织:钙通道阻滞剂(尼莫地平)、自由基清除剂(维生素 E、C,银杏制剂等)、兴奋性氨基酸递质受体拮抗剂及抑制性氨基酸受体增强剂等。⑤改善血流动力学:疾病早期,梗死面积较大者不宜用扩张血管剂,防止"盗血现象";扩容治疗,可降低血黏度,改善微循环,常用低分子右旋糖酐,血糖过高者慎用。⑥主干动脉闭塞的大面积梗死,应以脱水、降颅压为主,可用甘露醇等,注意防止出现糖尿病高渗昏迷。⑦深部腔隙性梗死者(包括 SCI),除改善血流外,重要的是预防再梗死,常用抗血小板聚集的阿司匹林。⑧运用促进和改善细胞代谢、有助神经细胞功能恢复的细胞活性剂:胞磷胆碱、脑活素、吡拉西坦、吡硫醇等。⑨胰岛素的应用:胰岛素可促使释放儿茶酚胺类物质,对脑缺血有肯定的保护作用;可抑制兴奋性神经递质的释放,减轻神经元的损伤;兴奋垂体-肾上腺轴,促进分泌肾上腺皮质激素,有利于清除自由基;可与脑血管内皮细胞及血小板上的胰岛素受体结合,降低半暗带异常增高的血栓烷 A_2,减轻、缩小梗死范围。⑩紫外线光量子照射充氧自血回输疗法,改善微循环。⑪对症支持治疗及并发症的防治。⑫从急性期开始康复锻炼。

（2）脑出血。①一般治疗：保持呼吸道通畅，吸氧，镇静，预防感染。②调控血压：不急于降低血压，应先降颅内压，再根据血压情况降压。③降低颅内压：以高渗脱水药为主，如甘露醇，尽量不用类固醇，注意水、电解质平衡。④止血药物：一般不用，凝血障碍者，可应用不超过1周。⑤亚低温治疗：越早用越好。⑥及早进行康复治疗。

3.慢性糖尿病性脑病

在控制血糖的前提下，应用脑功能代谢药物（喜德镇、活血素、都可喜、脑通等）。

4.大脑功能紊乱

及时纠正低血糖。防止连续发生低血糖反应，造成中枢神经永久性损害。对老年患者及有脏器病变者采取个体化治疗，以减少低血糖的发生率。

（三）中医辨证论治

目前临床医疗实践中，尚未充分认识到糖尿病性脑病的证候学特征及其临床演变规律，其中医辨证治疗散见于中医内科的"眩晕""中风病""颤震""痴呆""郁病"等病证之中。糖尿病日久发展合并脑病是由于虚（阴虚、气虚）、痰（痰浊、风痰）、瘀（血瘀）、风（虚风、肝风）、毒（痰瘀之毒）等诸多病理因素综合影响大脑清窍、神机失用所致。病位在脑，病性本虚标实。临床治疗的关键在于恢复脑髓神机，治疗的重点应是祛除虚、痰、瘀、风、毒等病理因素。

1.糖尿病性脑病辨证论治要点

（1）关于糖尿病性脑病益气养阴与醒神开窍治法：糖尿病性脑病源于消渴病，由消渴病迁延日久发展而来，临床辨证应谨守消渴日久，伤阴耗气，气阴两虚的基础病因病机，临床常以生脉饮为基础方加味或合并处方。糖尿病性脑病的基本病机是脑髓神机失用，所以醒神开窍是消渴病脑病的衡常治法，常用郁金、石菖蒲、远志等。

（2）关于糖尿病性脑病"抓主症"辨证论治思路：糖尿病性脑病即消渴病脑病，属于消渴病的"消瘅"期（并发症期），其病位在脑，属于上盛下虚、本虚标实之证，临床辨证应根据病证特点来辨证施治。

糖尿病性脑病主症为眩晕者，由脑髓空虚失养或痰瘀痹阻脑脉引起，病位在清窍，与肝、脾、肾功能失调有关。气血亏虚者，当用归脾汤补养气血；肝肾阴虚者，应以左归丸滋养填精；因于痰浊上蒙者，施予半夏白术天麻汤；证属瘀阻窍络者，宜选通窍活血汤。

糖尿病性脑病表现为中风者，病位在脑，常涉及心肝肾脾，其病机多由气血逆乱，导致脑脉痹阻者多而血溢脑脉少；论其病性本虚标实，本为肝肾阴虚、气血衰少，标为风火相煽、痰湿壅盛、瘀血阻滞；临床依脑髓神机受损轻重和有无神识昏蒙分为中经络与中脏腑两大病类；辨证治疗应结合病类、病期及证候特点，分别施予平肝息风、清化痰热、化痰通腑、活血通络、醒神开窍、育阴息风、益气活血等法，并宜结合康复等综合治疗。

糖尿病性脑病主证为痴呆者，多为本虚标实、虚实夹杂之证，临床辨证施治首当分清虚实。实证以痰瘀为基本病因，或为痰浊蒙窍，或为瘀血内阻，治疗当化痰开窍、活血祛瘀；而痰瘀日久，生热化毒者，又当清热解毒。虚证当补，根据证候不同分别施予补肾益髓、健脾补肾之法。并结合精神调摄、智能训练。

糖尿病性脑病主证为震颤者，为脑髓与肝脾肾等脏腑因消渴病日久而发生的退行性病变，或因肾虚精亏，筋脉失荣；脾虚生化不足，致脑髓失充；或痰热动风，致心神失主，筋脉肢体失控。治疗上以填精益髓、益气化瘀为其大法。风阳内动者，予滋阴潜阳，选地黄饮子、大定风珠之类；髓海不足者，宜填精益髓，用龟鹿二仙膏等血肉有情之品；气血不足者，当大补气血，施十全大补、八珍之类;痰热动风者,须豁痰息风,以导痰汤加减。

糖尿病性脑病主证为郁病者,多表现为精神抑郁、性情急躁、情绪不宁或时作悲伤哭泣等。由于消渴病日久,由实转虚,引起心、脾、肝气血阴精的亏损所致。治分虚实,实证类以气机郁滞为基本病机,治以舒肝理气解郁为主。气郁化火者,理气解郁配合清泻肝火;气郁夹痰、痰气交阻者,理气解郁配合化痰通络开窍;气病及血、气郁血瘀者,理气解郁配合活血化瘀、通络开窍;精神狂躁剧烈者,宜重镇安神。虚证宜补,根据证候不同,分别采用养心安神、补益心脾、滋养肝肾等法。

(3)糖尿病性脑病与虚、痰、瘀、风、毒诸种病理因素:糖尿病性脑病是虚、痰、瘀、风、毒等多种病理因素互相影响而致病,所以临床治疗应根据虚、痰、瘀、风、毒致病的不同特点而施以不同的治法。

1)从虚论治:虚为阴虚、气虚,常交互影响出现各种证候。气血亏虚、肝肾阴虚可致糖尿病性脑病眩晕,心肝阴虚、气血不足可致消渴病脑病之郁病,气阴不足、髓海空虚可致颤震、痴呆。

临床常以四君子汤合四物汤加减。

常用方药:黄芪15 g,党参12 g,麦冬15 g,五味子6 g,地黄15 g,白芍12 g。加减:眩晕者加枸杞子12 g,菊花10 g;郁病者加木香6 g,郁金10 g;髓海空虚者加山茱萸10 g,黄精15 g。

2)从痰论治:痰浊蒙窍可致眩晕、痴呆、郁病,风痰阻络、痰热蒙窍可致中风病、颤震或郁病。

临床常以二陈汤合半夏白术天麻汤加减。

常用方药:陈皮10 g,半夏10 g,茯苓15 g,白术12 g,天麻6 g,枳实12 g。加减:痰浊者加郁金10 g,石菖蒲10 g;风痰者加胆南星10 g,竹茹10 g;痰热者加黄芩10 g,竹茹12 g。

3)从瘀论治:血瘀是脑病最常见的病理变化,特别是近年来络病理论的发展,给脑病病位在脑以准确的定位,大大推进了活血化瘀治疗脑病的研究进程。

临床常以桃红四物汤加减。

常用方药:桃仁10 g,红花10 g,当归12 g,川芎15 g,白芍12 g,地黄10 g。加减:气虚者加黄芪15 g,党参12 g;血瘀重者加全蝎10 g,地龙10 g。

4)从风论治:糖尿病性脑病之风常见阴虚风动、肝风内动,二者均可导致眩晕、颤震、中风病。

临床常以天麻钩藤饮加减。

常用方药:天麻10 g,钩藤15 g,地黄15 g,牛膝12 g,茯苓12 g,菊花10 g,白芍15 g。加减:兼痰者加胆南星10 g,竹茹10 g;火旺者加夏枯草12 g,黄芩10 g。

5)从毒论治:著名中医学家王永炎院士提出的"毒损脑络"说,成为近几年脑病研究的热点。脑病浊毒的产生,是由消渴病气阴两虚、瘀血阻滞、痰浊内停,蕴积日久,酿生而成。脑病浊毒可致糖尿病性脑病的痴呆、郁病和中风病。临床多配合使用黄连解毒汤。常用方药:黄连10 g,黄芩10 g,黄檗10 g,连翘12 g,葛根15 g,忍冬藤15 g。

2.糖尿病脑血管病变中医辨证论治

糖尿病脑血管病变,典型表现为中风病,中风发病前,可有先兆,发病后又有急性期、恢复期、后遗症期不同阶段。急性期中医又有中经络、中脏腑之分。所以在此仅对中风先兆、中风中经络、中风中脏腑、中风后遗症的辨证论治分而述之。

(1)中风先兆。

1)肝阳上亢。

临床表现:素头晕耳鸣,口干咽燥,失眠多梦,急躁易怒,突然眩晕或发作性偏身麻木或一过性偏身瘫痪,短暂性言语謇涩,舌红少苔,脉弦数或弦细数。

治法:平肝潜阳,息风通络。

方剂:天麻钩藤饮加减。

典型处方:天麻 10 g,钩藤 15 g,怀牛膝 15 g,杜仲 15 g,桑寄生 15 g,石决明 20 g。

临床应用:阴虚者可加白芍 15 g,生地黄 15 g,以滋阴潜阳;肝火偏旺者加栀子 10 g,牡丹皮 10 g;失眠者加龙齿 15 g,生龙骨、生牡蛎各 15 g。

2)痰湿内阻。

临床表现:平素头重如蒙,胸闷,恶心,食少多寐,突然出现阵发性眩晕,发作性偏身麻木无力,舌苔白腻,脉濡缓。

治法:宽胸祛湿,化痰通络。

方剂:半夏白术天麻汤加减。

典型处方:半夏 10 g,白术 15 g,天麻 10 g,茯苓 15 g,陈皮 10 g,甘草 5 g。

临床应用:眩晕较甚,呕吐频作者加赭石 15 g,旋覆花 10 g,胆南星 6 g,以除痰降逆;出现短暂性言语謇涩者加石菖蒲 10 g,郁金 15 g;痰盛者加全瓜蒌 15 g。

3)气虚血瘀。

临床表现:平素头晕,气短懒言,失眠多梦,急躁易怒,突然出现短暂性言语謇涩,发作性偏身麻木无力,舌苔白,脉细涩。

治法:益气活血,化瘀通络。

方剂:补阳还五汤加减。

典型处方:黄芪 15 g,当归尾 10 g,赤芍 15 g,地龙 10 g,川芎 12 g,桃仁 10 g,红花 10 g。

临床应用:气虚甚者加党参 15 g,茯苓 15 g;瘀血明显者加三棱 10 g,莪术 10 g。

4)肾虚精亏。

临床表现:平素精神萎靡,腰膝酸软,头晕耳鸣,突然眩晕或发作性偏身麻木或短暂性言语謇涩,舌红少苔,脉细弱。

治法:补肾益精通络。

方剂:河车大造丸加减。

典型处方:党参 15 g,茯苓 15 g,熟地黄 20 g,天冬 10 g,麦冬 10 g,龟甲 15 g,杜仲 15 g,怀牛膝 15 g,黄檗 10 g,紫河车粉 3 g(冲)。

临床应用:眩晕明显者加夏枯草 15 g,川芎 10 g;腰膝酸软者加川续断 15 g,桑寄生 12 g。

(2)中风:中经络的辨证。

1)风痰阻络。

临床表现:半身不遂,口眼歪斜,舌强语謇,肢体麻木或手足拘急,头晕目眩,舌苔腻,脉弦滑。

治法:化痰息风。

方剂:导痰汤合牵正散。

典型处方:制半夏 10 g,陈皮 10 g,枳实 10 g,茯苓 10 g,甘草 6 g,制南星 10 g,白附子 10 g,僵蚕 10 g,全蝎 10 g。

临床应用:苔黄腻、脉滑数,加天竺黄 10 g;语言謇涩,加远志 6 g,石菖蒲 10 g,木蝴蝶 10 g。

2)痰热腑实。

临床表现:突然半身不遂,口眼歪斜,语言謇涩,形体壮实,便秘腹胀,口干口苦,小便黄,苔黄干,脉沉弦。

治法:清热攻下,平肝息风。

方剂:三化汤加味。

典型处方:熟大黄 10 g,枳实 10 g,厚朴 12 g,羌活 10 g。

临床应用:头痛、面赤,加怀牛膝 15 g,赭石 15 g,白芍 10 g;发热、口渴,加黄芩 10 g,栀子10 g,牡丹皮 10 g;偏瘫、失语,加白附子 10 g,地龙 10 g,僵蚕 10 g,全蝎 10 g。

3)气虚血瘀。

临床表现:半身不遂,肢体麻木或痿软,神疲乏力,气短懒言,语言謇涩,头晕头痛,舌淡嫩,脉弱而涩。

治法:补气行瘀。

方剂:补阳还五汤加减。

典型处方:黄芪 15 g,当归尾 10 g,赤芍 15 g,地龙 10 g,川芎 12 g,桃仁 10 g,红花 10 g。

临床应用:该方可选加石菖蒲 10 g,鸡血藤 15 g,白附子 10 g,僵蚕 10 g 等;吐痰流涎,加制半夏 10 g,石菖蒲 10 g,制南星 10 g,远志 6 g。

4)阴虚风动。

临床表现:半身不遂,肢体麻木,舌强语謇,眩晕耳鸣,心烦失眠,手足拘急或蠕动,舌红,苔少或光剥,脉细弦。

治法:滋阴息风。

方剂:大定风珠加减。

典型处方:干地黄 15 g,白芍 10 g,麦冬 10 g,五味子 6 g,甘草 6 g,龟甲 15 g,生牡蛎 15 g,鳖甲 15 g,鸡子黄 1 枚。

临床应用:头痛、面赤,加怀牛膝 15 g,赭石 15 g;口歪、偏瘫,加白附片 10 g,地龙 10 g;语言謇涩,加远志 6 g,石菖蒲 10 g,僵蚕 10 g。

3.中风:中脏腑的辨证。

1)风阳暴亢。

临床表现:卒然剧烈头痛,眩晕,呕吐,肢体瘫痪,震颤或见抽搐,烦躁不安,面部潮红,或见昏迷,舌红、舌体震颤,苔黄,脉弦劲。

治法:潜阳息风。

方剂:镇肝熄风汤。

典型处方:龟甲 15 g,玄参 10 g,天冬 10 g,白芍 15 g,甘草 6 g,龙骨 10 g,牡蛎 15 g,怀牛膝10 g,赭石 15 g,川楝子 10 g,麦芽 10 g,茵陈 12 g。

临床应用:夹有痰热者,加天竺黄 10 g,竹沥 6 g,川贝母 10 g;烦躁不宁,加栀子 10 g,黄芩10 g,珍珠母 15 g;头痛甚,加石决明 15 g,夏枯草 12 g;便秘加大黄 6 g。

2)痰火闭窍

临床表现:突然昏仆,不省人事,两手握固,牙关紧闭,面赤息粗,舌红,苔黄腻,脉弦滑数。

治法:清热涤痰开窍。

方剂:导痰汤,送服至宝丹或安宫牛黄丸。

典型处方:制半夏 10 g,陈皮 10 g,枳实 10 g,茯苓 12 g,甘草 6 g,制南星 10 g。

临床应用:抽搐强直,加山羊角 15 g,珍珠母 15 g,僵蚕 10 g,全蝎 10 g;便秘,加大黄 6 g,芒硝 3 g,瓜蒌 15 g;热象明显,加黄芩 10 g,栀子 10 g,龙胆草 10 g。

3)风痰蒙窍。

临床表现:突然昏仆,肢体瘫痪,鼾睡痰鸣,或见抽搐,苔白腻,脉弦滑。

治法:搜风祛痰开窍。

方剂:涤痰汤合苏合香丸。

典型处方:制半夏 10 g,陈皮 10 g,茯苓 15 g,竹茹 10 g,枳实 10 g,甘草 6 g,生姜 3 片,大枣 2 枚,制南星 10 g,石菖蒲 10 g,人参 10 g。

临床应用:苔黄腻、脉滑数,加天竺黄 10 g,鲜竹沥 15 mL。

4)元阳亡脱。

临床表现:中风之后,突然出现面色苍白,四肢厥冷,冷汗淋漓,气短息弱,精神恍惚,舌淡,脉微或浮大无根。

治法:温阳固脱。

方剂:参附汤。

典型处方:人参 15 g,炮附子 10 g,生姜 3 片,大枣 5 枚。

临床应用:汗出不止,加山茱萸 6 g,黄芪 12 g,煅龙骨 15 g,煅牡蛎 15 g;有瘀血,加桃仁 10 g,红花 10 g 等。

(5)中风后遗症。

1)风痰阻络证。

临床表现:肢体痿软无力,半身不遂,或口眼歪斜,头目眩晕,咳吐泡沫痰涎,舌质淡胖,苔白腻,脉濡。

治法:祛风化痰,和营通络。

方剂:半夏白术天麻汤。

典型处方:半夏 10 g,白术 15 g,天麻 10 g,茯苓 15 g,陈皮 10 g,甘草 5 g。

临床应用:关节不利,加全蝎 10 g,僵蚕 10 g;半身不遂,加黄芪 12 g,地龙 10 g,鸡血藤 15 g;痰多胸闷,加制胆南星 10 g,青皮 6 g,枳实 10 g,白芥子 10 g。

2)气虚血瘀证。

临床表现:肢体瘫痪,肌肤甲错,面色不荣,少气懒言,神疲乏力,唇甲色淡,舌质淡或黯,脉细涩。

治法:益气活血。

方剂:补阳还五汤。

典型处方:黄芪 15 g,当归尾 10 g,赤芍 15 g,地龙 10 g,川芎 12 g,桃仁 10 g,红花 10 g。

临床应用:肢体麻木,加蜈蚣 2 条,全蝎 10 g;气虚甚者,加人参 10 g,山药 15 g,黄精 10 g;瘀血甚者,加三棱 10 g,莪术 10 g,乳香 10 g,没药 10 g。

3)肝肾阴虚证。

临床表现:半身不遂,肢体僵硬,腰脊酸软,眩晕,咽干耳鸣,遗精或遗尿,或妇女月经不调,甚至步履全废,腿胫大肉渐脱,舌红绛,少苔,脉细数。

治法:补益肝肾,舒筋活络。

方剂:壮骨丸。

典型处方:狗骨 15 g,干姜 6 g,陈皮 10 g,白芍 12 g,锁阳 10 g,熟地黄 12 g,龟甲 15 g,知母

10 g,黄檗 10 g。

临床应用:久病气虚,加人参 10 g,黄芪 12 g;阴虚甚者,加女贞子 10 g,何首乌 12 g,黄精 10 g,枸杞子 10 g;肌肉瘦削,加阿胶 10 g,白术 10 g,黄芪 15 g,人参 10 g。

4)气血两虚证。

临床表现:半身不遂,肢体痿软无力,面色萎黄不华,心悸怔忡,舌淡,脉弱。

治法:补益气血。

方剂:圣愈汤。

典型处方:当归 12 g,川芎 10 g,熟地黄 15 g,白芍 12 g,党参 15 g,黄芪 15 g。

临床应用:筋脉不舒,加牛膝 12 g,鸡血藤 15 g;心悸怔忡,加阿胶 10 g,远志 6 g,酸枣仁 15 g。

(四)其他治疗

1.针灸治疗

(1)体针疗法:取内关、神门、三阴交、天柱、尺泽、委中等穴。语謇加金津、玉液放血;口歪流涎,配颊车透地仓、下关透迎香;上肢取肩髃、曲池、外关、合谷;下肢加环跳、阳陵泉、足三里、昆仑;血压高加内庭、太冲。

(2)耳针疗法:取皮质下、脑点、心、肝、肾、神门及瘫痪相应部位,每次 3～5 穴,中等刺激,每次15～20 min。

(3)头针疗法:取对侧运动区为主。

(4)穴位注射疗法:当归液、丹参液、参附液、10％葡萄糖液等,肩髃、曲池、合谷、手三里、环跳、阳陵泉、髀关、解溪等,轮流选用,每穴注射 1～2 mL。

2.其他疗法

推拿疗法:上肢取大椎、肩髃、臂、曲池、手三里、大陵、合谷;下肢取命门、阳关、居髎、环跳、阴市、阳陵泉、足三里、委中、承山、昆仑。用推、拿、按、搓、摇等手法。

(朱连玲)

第四节　糖尿病性视网膜病变

糖尿病相关眼病临床非常多见,主要包括糖尿病性视网膜病变、白内障、屈光不正、虹膜睫状体炎、眼球运动神经麻痹、青光眼等。其中糖尿病视网膜病变是糖尿病患者最常见的致盲原因,所以在此将作为重点介绍。糖尿病性视网膜病变(diabetic retinopathy,DR)作为糖尿病临床常见的严重微血管并发症之一,据估计全世界每年约有 20 万人因此而致盲。随着糖尿病病程延长及老龄化社会的到来,我国 DR 发病率逐年增加,糖尿病病程＞16 年者 DR 发病率为 63％,＞30 年者达 95％。99％的 1 型糖尿病和 60％的 2 型糖尿病,病程在 20 年以上者,均会不同程度存在着糖尿病视网膜病变。本病多双眼发病,性别无明显差异,高血压、高血脂、糖尿病肾病、妊娠可加重 DR,血糖控制良好可减缓 DR 的进程。DR 的主要临床表现为不同程度的视力下降,眼底可见微动脉瘤、视网膜出血、硬性渗出、棉绒斑等。控制基础疾病、视网膜激光光凝配合中医中药治疗是目前防治 DR 的较好方法。

糖尿病性视网膜病变在古代中医文献中没有明确的称谓,根据证候归属于"云雾移睛""血灌瞳神""视瞻昏渺"等,最新版全国统编中医眼科教材把 DR 的中医病名定为"消渴目病"。

一、病因及发病机理

(一)现代医学的认识

长期慢性的高血糖症是本病的发病基础。糖尿病视网膜病变的基本病理改变是微血管病变,早期表现为视网膜毛细血管周细胞丧失,微血管瘤形成,毛细血管内皮细胞基底膜增厚,随后内皮细胞屏障功能损害,血液成分渗出,造成视网膜水肿、渗出、出血。日久,视网膜毛细血管闭塞、形成无灌注区,视网膜缺血。广泛的视网膜缺血缺氧导致新生血管形成,新生血管破裂造成视网膜或玻璃体出血。新生血管周围伴有纤维组织的增生,逐渐形成纤维膜,由于膜的收缩可造成牵拉性视网膜脱离。

(二)中医学的认识

糖尿病视网膜病变是糖尿病的慢性并发症之一,其发病与消渴病相关。早在金代《宣明论方》一书中刘河间就曾明确指出:消渴"可变为雀目,或内障"。此内障当包括糖尿病视网膜病变在内。因本病涉及脏腑较多,病机较为复杂,单纯从某脏论述,难以囊括其病机全貌。近年许多医者从阴阳气血论述其病机,认为糖尿病视网膜病变的发生发展呈现由阴虚发展至气阴两虚终至阴阳俱虚的演变过程。血瘀证贯穿其病程始终。

1.气阴两虚

消渴病日久,精血亏损,不能充养五脏,气失之化生基础,日久必虚;阴虚内热,耗气伤阴,日久可致肝肾心脾之虚。气虚化生无权,则阴精亏虚更甚,终致气阴两虚。

2.阴阳两虚

以阴阳互根,消渴病阴虚日久,又使阳气化生不足,而精血津液有赖于阳气之温煦、固摄和推动,方能上输于目滋养目窍,因此阴损及阳,阳气亏虚,必加重目窍失养,促使糖尿病视网膜病变病情发展。

3.瘀血阻络

消渴病,阴虚内热,津亏液少,不能循经载血运行;或过食厚味,痰湿阻滞,阻碍气血运行;或情志郁结,气机郁结,日久可致气滞血瘀;情志郁结,郁而化热,上熏于目,灼伤目络,络破血溢,则为瘀血;或阴损及气,气阴两虚,气虚无力推血运行;或阴损及阳,阳虚寒凝等,均可形成血瘀。久病入络,瘀血阻滞目络,气血津液不能上荣于目,则目窍失养日甚。

综上所述,气阴两虚、因虚致瘀、目络阻滞是糖尿病视网膜病变发生的基本病机。临床观察发现:本虚标实、虚实夹杂是糖尿病视网膜病变的证候特点。本虚多表现为肝肾阴虚、气阴两虚,或阴阳俱虚,标实最常见瘀血阻络,或兼有肝气郁结、肝经郁热,或兼有痰湿阻滞。

二、临床表现

(一)临床症状

眼部以不同程度的视力障碍为主要表现。在非增殖期,黄斑水肿、渗出、出血是导致视力下降的主要原因;在增殖期,眼底新生血管并发玻璃体积血、牵拉性视网膜脱离可造成视力严重下降,甚至失明。视网膜水肿引起光散射可出现闪光感;玻璃体出血、浑浊可出现眼前黑影飘动。DR 早期,可无眼部自觉症状。

(二)检查

1.非增殖型糖尿病性视网膜病变

(1)微血管瘤:微血管瘤为 DR 检眼镜下最早可见的体征,表现为针尖大小的小红点,有的可大至1/2 血管直径。按我国现行 DR 分期标准,微血管瘤在Ⅰ~Ⅵ期均出现,早期大多可数,多分布在黄斑周围或散在分布在视网膜后极部;病变发展,微血管瘤数目增多,在毛细血管异常的区域,如扩张的毛细血管、毛细血管无灌注区周围亦可见到。微血管瘤数目的多少可反映 DR 的病情轻重,若微血管瘤数量增加,表示 DR 病情加重;反之,则示病情减轻。视网膜微血管瘤并非仅见于 DR,视网膜静脉阻塞、低灌注视网膜病变等亦可出现,但在 DR 中微血管瘤出现最早、最为多见。

(2)出血:DR 早期出血多位于视网膜深层,呈点状或斑点状出血,新旧出血可同时存在。随病情发展可有浅层条状或火焰状出血,甚至视网膜前出血,表现为半月形出血,上方可见液面。

(3)水肿和硬性渗出:血管内体液渗出,造成视网膜局限或弥漫、浅层或深层水肿。长期黄斑区弥漫水肿常易致黄斑囊样水肿形成,严重影响视力。水肿后常有硬性渗出,多位于黄斑区和后极部,呈黄白色,边界清楚,可点状散在分布或呈星芒状、环行沉积,严重者可相互融合呈大斑片状。硬性渗出经过较长时间可以逐渐吸收,视网膜上新旧渗出亦可同时存在。新鲜渗出饱满,边缘圆钝,陈旧渗出边缘呈锯齿状。

(4)棉绒斑:棉绒斑为边界不清的灰白色斑,直径为 1/4~1/3 个 DD,仅在前小动脉和毛细血管闭塞时出现,FFA 表现为小片毛细血管无灌注区。单纯毛细血管闭塞 FFA 表现为无灌注区,但不出现棉绒斑。棉绒斑亦可以消退,但消退缓慢,陈旧棉绒斑色淡边界较清。大量棉绒斑的出现,提示病情迅速进展。

(5)视网膜血管病变。①视网膜动脉和静脉:视网膜动、静脉异常,主要以静脉扩张为主,视网膜动脉可略变细。病变早期,视网膜静脉呈均一性扩张、色黯红;病情发展可呈串珠状或腊肠状扩张,并可扭曲呈襻状。串珠状的静脉改变,是糖尿病视网膜病变的典型表现。视网膜静脉管径异常提示 DR 病情较重,当出现 2 个及 2 个以上象限静脉串珠样改变时被认为是重度 NPDR,提示 DR 向增殖期发展。②视网膜毛细血管:主要表现为毛细血管闭塞,在检眼镜下不易观察,但 FFA 则不难发现。早期毛细血管闭塞形成岛状无灌注区,无灌注区周围的毛细血管扩张,有微血管瘤形成。晚期大量毛细血管闭塞,甚至前小动脉、小动脉闭塞形成大片无灌注区,预示病变将进入增殖期,此时应积极治疗控制病情发展。

2.增殖型糖尿病性视网膜病变(proliferative diabetic retinopathy,PDR)

PDR 除具有微血管瘤、视网膜出血、硬性渗出、棉绒斑等 NPDR 病变外,最重要的临床特征是眼底新生血管的生成。当视网膜或视盘表面出现新生血管时,标志糖尿病性视网膜病变进入增殖期。

(1)新生血管:临床上将视盘上及其附近 1 个 DD 范围的新生血管称为视盘新生血管,其他视网膜任何部位的新生血管称为视网膜新生血管。视网膜新生血管早期位于视网膜平面内非常细小,检眼镜不易发现,以后可穿过内界膜,位于视网膜和玻璃体后界面之间,呈海贝状或扭曲成不规则线团状,多数分布在视网膜中周部,即距视盘 4~6 个 DD 的范围内,以沿四支大血管分布最多,严重者新生血管也可长入玻璃体。合并视盘新生血管者表明 DR 增殖病变严重,常导致视力丧失。视盘新生血管早期呈卷丝状位于视盘表面,随病情加重逐渐长大,可超出视盘 1~3 个 DD 不等。新生血管内皮细胞的紧密联结结构不良,管壁容易渗漏,且易于破裂,造成视网膜、玻璃体出血。新生血管是造成 DR 患者视力损害的主要原因之一,美国糖尿病视网膜病变研究组(DRS)将视盘上或距视盘 1 个 DD 以内有中度或重度新生血管,视盘上或距视盘 1 个 DD 以内有轻度新生血管并有新出血,距视盘 1 个 DD 以外有中度或重度新生血管并有新出血这三种情况归为增殖期高危险征。这些危险因素的存在,使视力丧失的发生率增高,故应立即做全视网膜光凝,防止视力进一步损害。

(2)纤维增生:早期伴随新生血管生长的纤维组织很薄,窥不见,随着新生血管蒂不断生长,纤维组织也不断增厚,逐渐形成可观察到的半透明纤维膜,伴随新生血管在玻璃体内生长者,形成增生性玻璃体视网膜病变。晚期纤维血管膜上的新生血管逐渐退行,纤维膜越来越厚,纤维膜收缩可牵拉新生血管破裂,还可导致牵拉性视网膜脱离。由于伴随新生血管生长的纤维膜,以血管内皮细胞为主,来自视盘及视网膜大血管,因此 DR 纤维增生常见于视盘及其附近和大血管上,呈黄白色或白色条带状。

(三)眼科特殊检查

1.眼底荧光血管造影(fundus fluorescein angiography,FFA)

(1)FFA 对糖尿病性视网膜病变的诊疗意义:FFA 能提高 DR 的诊断率,如实评估 DR 的病变程度,判断激光治疗的时机。检眼镜下的"正常"眼底,造影时可发现有微血管瘤、毛细血管扩张。FFA 可发现检眼镜不易发现的毛细血管无灌注区,若大片毛细血管无灌注区出现(通常指 >5 个 DD)应尽快行视网膜光凝,避免新生血管生成。FFA 较检眼镜容易发现眼底新生血管,经 FFA 检查确定为Ⅳ期 DR 病变后,应及时行视网膜激光光凝治疗,防止并发症的产生。

(2)糖尿病性视网膜病变的 FFA 征象:微血管瘤呈点状强荧光,散在或成簇分布,造影后期可有荧光素渗漏,出血呈遮蔽荧光。视网膜水肿可见毛细血管荧光素渗漏,晚期呈模糊不清的强荧光,毛细血管无灌注区呈荧光素充盈缺损的弱荧光。新生血管因荧光素明显渗漏呈局部强荧光,若新生血管进入玻璃体,在造影后期可见大量荧光素进入玻璃体。纤维增殖条带在造影后期可有荧光着染。

(3)应行 FFA 检查的情况:①首次确诊的糖尿病患者。约有 25% 的糖尿病患者在初诊时即患有 DR。②行视网膜激光光凝治疗后 1~2 个月,复查 FFA,以确定是否需要再次行光凝治疗。③DR 患者视力突然下降,或眼前出现黑影飘动或原有症状加重,在屈光介质尚清的情况下应及时行 FFA 检查,了解病情进展情况。

2.视觉电生理(P-VEP、OPS)

稳态图形视网膜电图(P-ERG)主要反映黄斑区神经节细胞的电活动,高时间频率刺激的稳态反应对早期 DR 更为敏感,其振幅下降程度与 DR 严重程度有关。视网膜电图振荡电位(OPS)为视网膜电图(ERG)的亚成分,能客观而敏感地反映视网膜内层血循环状态,在 DR 尤其敏感。

3.视野

早期 DR 患者视敏感度即有所下降。眼底有大量出血和无血管灌注区时,在视野中表现为相应位置的缺损。

4.光学相干断层扫描检查(OCT)

能确切了解 DR 患者黄斑区病变情况,发现黄斑部不同程度的水肿。

5.眼 B 超

DR 患者屈光介质不清,眼底窥不清时应常规行该检查,以了解视网膜有无脱离、玻璃体有无机化牵拉视网膜等。

6.血液流变学指标异常

大部分患者全血黏度、血浆黏度、纤维蛋白原、红细胞比容增高。

(四)并发症

1.新生血管性青光眼

严重的视网膜缺血、缺氧导致虹膜和房角新生血管生成。早期眼压可正常,中晚期眼压明显升高。及时行视网膜激光光凝治疗可预防新生血管性青光眼的发生。

2.视网膜脱离

DR Ⅵ期由于玻璃体视网膜广泛血管纤维增生可产生牵拉性视网膜脱离,少数病例可伴有裂孔性视网膜脱离。眼B超及三面镜检查能帮助诊断。

三、诊断与鉴别诊断

(一)诊断依据

(1)糖尿病患者。

(2)双眼视网膜出现微动脉瘤、出血、硬性渗出、棉绒斑等改变。

(3)FFA协助诊断。

(二)分型分期标准

1.我国现行的DR分期标准

见表10-3。

表 10-3　DR 分期标准

型别	分期	视网膜病变	
单纯型	Ⅰ	有微血管瘤或并有小出血点	(+)较少易数,(++)较多不易数
	Ⅱ	有黄白色"硬性渗出"或并有出血斑	(+)较少易数,(++)较多不易数
	Ⅲ	有白色"软性渗出"或并有出血斑	(+)较少易数,(++)较多不易数
增殖型	Ⅳ	眼底有新生血管或并有玻璃体出血	
	Ⅴ	眼底有新生血管和纤维增生	
	Ⅵ	眼底有新生血管和纤维增生,并发视网膜脱离	

该分期标准是根据眼底镜所见划分,不包括FFA表现。因此,临床上应参照FFA征象,修正该分期标准:FFA见微血管瘤而眼底检查正常者归为Ⅰ期;FFA见毛细血管无灌注区而眼底未发现"软性渗出"者归为Ⅲ期;FFA见新生血管而眼底未发现者归为Ⅳ期。

2.其他分型标准

为了更好地把握视网膜激光光凝治疗的最佳时机,有学者提出了增生前期糖尿病性视网膜病变(PPDR),为严重的非增生期糖尿病性视网膜病变,表现为严重的视网膜出血见于4个象限;静脉串珠样改变有2个象限;中等严重的视网膜内微血管异常出现在一个或更多象限。FFA表现为大片毛细血管无灌注区出现。此期是行视网膜激光光凝治疗的最佳时期。

(三)中医辨证标准

糖尿病视网膜病变证候特点是本虚标实,本虚证可见肝肾阴虚、脾气虚弱、气阴两虚,或阴阳两虚证,非增殖期多表现为气阴两虚,增殖期多表现为阴阳俱虚;标实证包括肝气郁结、肝经郁热、痰湿阻滞、血络瘀滞等,其中血瘀证普遍存在。

1.肝肾阴虚证

主症:视物昏花,目睛干涩,头晕头痛,腰酸膝软,口干咽燥,五心烦热。次症:口干欲饮,大便干结,尿少色黄,舌淡红少苔,脉沉细或弦细。

2.脾气虚弱证

主症:视物昏花,精神倦怠,四肢乏力,食少纳呆。次症:大便稀溏,舌淡苔白,脉细无力。

3.气阴两虚证

主症:视物昏花,目睛干涩,倦怠乏力,气短懒言,五心烦热,口干咽燥。次症:口渴喜饮,心悸失眠,溲赤便秘,舌体胖大,舌红少津,脉细数。

4.阴阳两虚证

主症:视物昏花,目睛干涩,腰酸膝软,手足冷凉、麻痛,口干。次症:口干不欲饮,大便秘结,尿频色淡,男子阳痿,女子性欲淡漠,舌淡红苔薄白,脉沉细。

5.血行瘀滞证

主症:视物昏花,目睛干涩,面色晦黯,舌质紫黯或有瘀点瘀斑;次症:肌肤甲错,肢体麻木,脉涩或细涩。

6.气机郁滞证

主症:胸胁满闷,情志抑郁,善太息,舌苔起沫;次症:脘腹胀满,少腹不舒,或妇女月经不调,脉弦。

7.肝经郁热证

主症:口苦咽干,头晕目眩,心烦郁闷;次症:胸胁满闷,善太息,失眠多梦,舌质红,苔薄黄,脉弦数。

8.痰湿阻滞证

主症:体形肥胖,口中黏腻,舌苔白腻;次症:四肢沉重,神疲嗜睡,脘腹胀满,脉象滑或濡缓。

(四)鉴别诊断

1.与视网膜中央静脉阻塞的鉴别

共同点:眼底均可见视网膜出血、硬性渗出、棉绒斑、微血管瘤、毛细血管闭塞区、新生血管、黄斑水肿;在治疗上两者均有视网膜激光光凝治疗或玻璃体手术的适应证。

不同点:视网膜中央静脉阻塞多单眼发病,高血压、动脉硬化、颈动脉疾病、糖尿病均可导致该病发生。视网膜出血以浅层火焰状出血为主,分布在后极部居多,静脉高度扩张迂曲。糖尿病性视网膜病变为双眼发病,糖尿病是其基础疾病。视网膜出血类型多样,在视网膜散在分布,病变后期静脉可扩张迂曲,但不如静脉阻塞明显。糖尿病视网膜病变可合并视网膜静脉阻塞,表现为双眼病变不对称,合并眼出血量多,视力损害重。

2.与高血压性视网膜病变的鉴别

共同点:均为双眼发病,眼底均可见视网膜出血、硬性渗出、棉绒斑、微血管瘤。

不同点:高血压性视网膜病变,高血压是其基础疾病。以视网膜动脉改变为主,表现为视网膜动脉变细、动脉硬化。虽可见微血管瘤,但为数很少。视网膜出血以围绕视盘的浅层线状出血为主。急进性高血压性视网膜病变在视网膜后极部可见灰白色棉绒斑。糖尿病性视网膜病变为双眼发病,糖尿病是其基础疾病。视网膜出血类型多样,在视网膜散在分布,微血管瘤出现早、数量多。糖尿病患者合并高血压患者,眼底可兼有视网膜动脉硬化表现。

四、治疗

（一）基础治疗

控制血糖、血压、血脂等全身情况。

（二）现代医学治疗

1.药物治疗

导升明：2,5二羟基苯磺酸钙，为一种血管保护剂。其作用为防止视网膜毛细血管基底膜增厚，加强毛细血管壁强度，减少渗漏等，可用于预防和治疗早期DR。多贝斯胶囊为国产2,5二羟基苯磺酸钙，可用于早期治疗DR。递法明：内含欧洲越橘果提取物，β-胡萝卜素，能增加静脉张力，保护血管。阿司匹林：能抑制前列腺素合成酶和环氧化酶，防止异常血小板凝集及血栓形成，有利于视网膜微循环及全身微循环。弥可保：甲基维生素B_{12}。在神经组织中迅速达到并维持较高的浓度，可明显改善视网膜电图a、b波波幅。

2.激光光凝治疗

视网膜激光光凝治疗是目前治疗DR最有效的方法。治疗前（最好在2周内）行FFA，以了解视网膜病变程度，毛细血管无灌注区范围及新生血管的部位等。部分患者治疗后有轻微的眼痛，一般可自行缓解。

（1）激光治疗原理：将缺血区、视网膜中周部需氧量最高的外层视网膜灼伤成斑痕，使后极部及内层得到较多氧的供应，防止因缺氧而产生血管内皮生长因子。

（2）激光治疗适应证：①非增殖期DR，发生黄斑水肿者；②增殖前期DR；③增殖期DR以及伴有局限性继发视网膜脱离者；④虹膜出现新生血管。

（3）激光治疗种类：①增殖期及增殖前期病变采用全视网膜激光光凝：分4次完成，每次间隔约1周。激光治疗后1～2个月应复查FFA，了解是否需要补打激光。②非增殖期病变根据病变范围和黄斑水肿情况采用局部光凝，格栅样光凝。③继发新生血管性青光眼者行超全视网膜激光光凝，急诊处理。

3.玻璃体切割术

适应证：3～6个月不吸收的严重玻璃体出血；视盘或其周围视网膜受到牵拉；牵拉性视网膜脱离；进行性纤维血管增生。

（三）中医辨证论治

糖尿病性视网膜病变的中医药治疗，最应强调全身辨证与局部辨证相结合。糖尿病性视网膜病变是糖尿病的眼部并发症，患者全身症状较为明显，故根据全身证候进行整体辨证，实属必要。随着DR病程发展，证候主要表现为气阴两虚、阴阳两虚，并兼血瘀证候。而糖尿病性视网膜病变眼部表现多样：新旧出血、渗出、纤维增生等常同时存在，故还应根据眼底局部情况或止血活血、或活血化瘀、或化痰软坚，随证加减用药。

1.肝肾阴虚、瘀阻目络

多见于非增殖期糖尿病视网膜病变。

治法：滋补肝肾，活血通络。

方药：杞菊地黄丸、犀角地黄汤等方化裁。

典型处方：生地黄25 g，沙参15 g，石斛15 g，玄参25 g，枸杞子15 g，菊花12 g，当归12 g，夏枯草15 g，白芍25 g，赤芍12 g，牡丹皮12 g，柴胡9 g，黄芩6 g，决明子15 g，葛根25 g，丹参

15 g,蒲黄 9 g,地锦草 15 g,防风 6 g,三七粉 6 g(分冲)。每天 1 剂,水煎服。

临床应用:糖尿病视网膜病变,郁热伤阴,风火上熏目络,络破血溢,络脉血瘀者比较多见,治当养阴清热、凉血止血、活血通络。因眼病多以肝经郁热上炎或风火上冲为诱因,所以治疗在选用杞菊地黄丸、犀角地黄汤的基础上,加用了夏枯草、柴胡、黄芩、决明子之类。用葛根、丹参、蒲黄、地锦草、三七粉者,凉血活血止血也;大便偏干者,可加大黄清热凉血、活血止血,或用土大黄,兼有清热解毒、凉血止血之用。而选用防风者,则是基于"目病多郁"的理论,更有引药上行之意,临床观察发现该类药应用不可忽略。

2.气阴两虚、瘀阻目络

多见于非增殖期糖尿病视网膜病变。

治法:益气养阴,活血通络。

方药:参芪地黄丸加减。

典型处方:生黄芪 30 g,生地黄 25 g,沙参 15 g,石斛 15 g,玄参 25 g,枸杞子 15 g,菊花 12 g,当归 12 g,夏枯草 15 g,白芍 25 g,柴胡 9 g,黄芩 6 g,决明子 15 g,牡蛎 25 g(先煎),浙贝母 9 g,茺蔚子 9 g,葛根 25 g,丹参 15 g,蒲黄 9 g,地锦草 15 g,防风 6 g,三七粉 6 g(分冲)。每天 1 剂,水煎服。

临床应用:糖尿病视网膜病变,气阴两虚血瘀者,非常多见,治当益气养阴、活血通络。但临床观察发现:眼病多有肝经郁热上炎或风火上冲的病机,所以治疗在选用生脉散、杞菊地黄汤、石斛夜光丸的基础上,同样加用了夏枯草、柴胡、黄芩、决明子、茺蔚子之类。用葛根、丹参、蒲黄、地锦草、三七粉者,凉血活血止血;大便偏干者,可加大黄清热凉血。用牡蛎、浙贝母者,软坚散结也。眼底检查渗出多者,可配合白术泽泻汤,或加入茯苓、泽泻、苍白术、生薏苡仁、车前子等祛湿之品。

3.阴阳两虚、瘀阻目络

多见于增殖期糖尿病视网膜病变。

治法:滋阴温阳,活血散结。

方药:归脾汤合金匮肾气丸,或右归饮加减。

典型处方:生黄芪 30 g,生地黄、熟地黄各 12 g,肉桂 3 g,淫羊藿 12 g,石斛 15 g,玄参 25 g,枸杞子 15 g,菟丝子 12 g,车前子 15 g(包煎),鹿角片 12 g,当归 12 g,夏枯草 15 g,白芍 25 g,牡蛎 25 g(先煎),浙贝母 9 g,茺蔚子 9 g,葛根 25 g,丹参 15 g,防风 6 g。每天 1 剂,水煎服。

临床应用:糖尿病视网膜病变晚期,阴阳俱虚血瘀者,非常多见,治当养阴助阳、活血通络、软坚散结,但临床上如兼有肝经郁热上炎或风火上冲的病机,仍可加用夏枯草、柴胡、黄芩、决明子、茺蔚子之类。胃肠结热,多食、烦热而大便偏干者,可配合大黄黄连泻心汤清热凉血。但应该指出的是:糖尿病视网膜病变用药必须参考眼底检查的结果,重视微观辨证。见眼底出血久不吸收,则用三七、丹参活血止血;见眼底新鲜出血,则用牡丹皮、槐米、生蒲黄、黄芩、三七、大黄等凉血止血,或用云南白药治疗;絮状渗出,则用车前子、茯苓、泽泻利水渗湿;硬性渗出,或眼底增殖性改变者,则加用海藻、昆布、浙贝母、牡蛎化痰散结;眼底出血后机化的物质或陈旧性玻璃体出血,则用海藻、浙贝母、山楂、山慈姑,甚至三棱、莪术、鬼箭羽化瘀散结。

(四)其他治疗

1.中药离子导入

对于玻璃体出血的 DR 患者,可予以血栓通注射液(主要成分为三七皂苷)离子导入,改善眼局部微循环,帮助出血吸收。

2.针灸治疗

对于合并糖尿病视神经病变,糖尿病眼肌麻痹的患者可配合局部取穴、远端取穴治疗。

（朱连玲）

第五节　糖尿病性心脏病

糖尿病性心脏病是糖尿病最重要的并发症之一,包括糖尿病心脏微血管病变、大血管病变、心肌病变、心脏自主神经功能紊乱所致的心律失常及心功能不全等。其早期发病较为隐匿,易被忽视,一旦出现症状,则治疗效果较非糖尿病性心脏病为差,其死亡率是非糖尿病患者的 2 倍。目前,糖尿病性心脏病这一病名已为许多国内外的内分泌代谢病专家所公认,已见于世界卫生组织(WHO)糖尿病手册及国外糖尿病、内分泌专著中。相当于中医学"消渴病"继发的"胸痹心痛""心悸""怔忡""支饮""水肿"等,临床可以统称之为"消渴病心病"。

糖尿病性心脏病的发病率高,从世界范围看,糖尿病对人类健康的影响正变得日益严重,糖尿病发病率的增加普遍受到人们的重视,特别是近年来发展中国家糖尿病发病率明显上升,其速度超过经济发达国家。自胰岛素问世及抗生素的应用之后,糖尿病昏迷和感染的发生率和病死率都有明显的下降,相反,难治的心血管并发症却明显增多。糖尿病心血管病变包括糖尿病大血管病变即糖尿病冠心病,糖尿病微小血管病变和糖尿病性心肌病,以及糖尿病自主神经功能紊乱引起的心律失常、心功能不全、高血压等。其中以糖尿病性冠心病为主。

一、病因与发病机理

(一)现代医学对糖尿病性心脏病病因和发病机理的认识

1.高血糖

高血糖引起大血管病变的机制不甚清楚,可能是糖基化终末产物的产生、多羟基化合物的增多和蛋白激酶 C 活化作用等的结果,这些产物增加氧化应激性从而导致能破坏许多生物分子的过氧亚硝酸盐形成,所以美国心脏协会建议 DM 合并 CAD 患者血红蛋白 A1c 在正常值以上不能超过 1%。高血糖也可引起血液中可溶性 E_2 选择素和血管细胞黏附分子 21 增加,从而使粥样斑块大量形成。许多前瞻性研究揭示高血糖可致大血管病变,这种影响在血糖还没有达到糖尿病血糖水平时已经开始,尤其是餐后血糖与死亡率独立相关,与空腹血糖比较,餐后血糖是较好的死亡预测因子。非 DM 患者餐后血糖较高的心血管死亡率明显增加,这就暗示胰岛素抵抗时或高血糖时就会有动脉粥样硬化形成及大血管病变发生,甚至先于微血管病变之前。但是,UKPDS结果显示降低血红蛋白 A1c 并没有降低大血管病变事件,而对微血管病变有影响。

2.高胰岛素血症

胰岛素对动脉壁既有血管舒张作用又有血管收缩作用,血管舒张作用是通过内皮细胞产生的一氧化氮所介导的,一氧化氮抑制血管平滑肌细胞从中层到内膜的迁移和增殖、减少血小板黏附和聚集。另外,胰岛素也能增强血小板源性生长因子及其他促有丝分裂生长因子对血管平滑肌细胞增殖的作用,刺激血管平滑肌细胞纤溶酶原激活剂抑制物 21 和细胞外基质的产生。高胰岛素血症打破了血栓形成和溶解之间的平衡,引起一氧化氮减少、信号转导失调、一氧化氮合酶功能降低、L_2精氨酸缺乏等。反过来,内皮依赖性舒张功能紊乱将导致不能有效产生一氧化氮的胰岛素产生增多,但仍能刺激血管平滑肌细胞正常增殖,从而导致胰岛素增加而无血管舒张作用。纤溶酶原激活剂抑制物21增加减弱纤维蛋白溶解,导致不稳定斑块形成。

3.血脂紊乱

它包括三种主要成分:高甘油三酯、低高密度脂蛋白胆固醇和高低密度脂蛋白胆固醇。高甘油三酯血症是极低密度脂蛋白胆固醇过度增加伴有胰岛素抵抗状态的结果,极低密度脂蛋白颗粒由载脂蛋白和甘油三酯组成。血中自由脂肪酸和葡萄糖水平增加、肝中甘油三酯水平增加和脂蛋白酯酶水平降低可使已形成的极低密度脂蛋白颗粒清除受损(因为脂蛋白酯酶需要正常功能的胰岛素),分解极低密度脂蛋白功能丧失、肝脂肪酶活性增加和肝脏合成高密度脂蛋白颗粒功能紊乱均可导致低高密度脂蛋白胆固醇。高低密度脂蛋白胆固醇主要表现在小而密成分变化包括胆固醇酯减少和载脂蛋白B增加,更易被氧化,更具致动脉粥样硬化性。另外,脂蛋白(a)在DM中是增加的,成分与低密度脂蛋白相似之外还携带载脂蛋白(a),具有致血栓形成和动脉粥样硬化作用,被认为是冠脉事件的一种危险因子。

4.凝血异常

糖尿病性大血管血栓形成主要涉及三种成分:血小板、凝血蛋白和血管壁。DM患者血小板处于一种活化状态,能产生大量的血栓素A_2并易于聚集。凝血异常还包括血管性假血友病因子、纤维蛋白原、D-二聚体、凝血酶和Ⅶ因子等。

5.炎症

病理和临床大量研究显示炎症与ACS密切相关,故有人提出冠心病(尤其ACS)是一种炎症过程。可见炎症在ACS斑块破裂中的地位,从而认为炎性因子C-反应蛋白(CRP)、白细胞介素26等为ACS的危险因子。炎症和胰岛素抵抗与冠心病密切相关。

6.代谢紊乱

在正常情况下,心肌活动所需的能量以游离脂肪酸(FFA)和葡萄糖为主,但在缺血缺氧情况下心肌不能进行FFA的β氧化,细胞所需能量大部分来源于葡萄糖的无氧酵解,任何限制葡萄糖获得和利用的因素都将影响心功能。糖尿病心肌糖分解受抑制的关键部分就在于由于柠檬酸盐堆积所导致的糖分解酶——磷酸果糖激酶的抑制。以柠檬酸浓度的增加、糖分解的抑制等为特征的一系列反应始于脂肪组织FFA的大量动员,血中FFA浓度的升高增加了心肌对它的摄取和氧化,β氧化加强导致柠檬酸的堆积,除抑制糖分解外,磷酸果糖激酶活性抑制还能增加葡萄糖-6-磷酸的浓度,使底物转向糖原的合成。糖代谢中另一受累对象是酶复合物即丙酮酸脱氢酶。糖尿病心肌脂肪酸代谢加强,增加心肌乙酰辅酶A和$NADH/NAD^+$比值,降低丙酮酸脱氢酶活性,减少丙酮酸的氧化。总之,糖尿病心肌组织脂肪酸氧化代谢率升高导致组织中柠檬酸堆积,磷酸果糖激酶通路受抑制,底物转向糖原合成途径,而且线粒体乙酰CoA/CoA比值增加,抑制丙酮酸脱氢酶活性,葡萄糖和丙酮酸氧化程度降低。同时脂肪酸氧化的加强促进心肌长链脂酰肉碱、长链脂酰辅酶A、柠檬酸、葡萄糖-6-磷酸和糖原等浓度的增加,进一步推动糖尿病心肌病进展。

7.钙的超负荷

细胞质Ca^{2+}浓度的改变是启动心肌兴奋-收缩和复极-舒张两个耦联的枢纽。跨膜浓度和电压梯度驱动Ca^{2+}通过Ca^{2+}通道进入胞浆,同时通过肌浆网、肌纤维膜、线粒体膜上Ca^{2+}逆

浓度的主动转运将 Ca^{2+} 转运至胞浆外从而降低胞浆中的浓度。胞浆内钙的超负荷可激活肌动蛋白,导致心肌舒张功能障碍,而心肌组织中钙超负荷与一种或多种钙转运体功能受损有关。

8.K^+ 流的改变

Qin 等用 RNA 酶保护分析法和 Western 印迹研究糖尿病大鼠左心室心肌 K^+ 通道基因表达和分布密度,发现糖尿病大鼠早在发病 14dK 通道 Kv2.1、Kv4.2 和 Kv4.3 已明显减少,K^+ 流受抑制,电生理学异常导致心室功能降低。糖尿病还影响动作电位使之持续时间延长,右心室、左心室尖外心肌和左心室底内心肌的 ITO(暂时外向电流),IK(延迟整流电流)和 IKI(内向整流电流)复极化 K^+ 流不同程度减少,说明不同区域离子通道表达受糖尿病影响不同,导致动作电位延长和随后 QT 间期延长。K^+ 流改变的具体机制尚不明了,可能与蛋白激酶 C(PKC)活性调节及其大多数亚型含量升高有关。

9.心肌中肾素血管紧张素系统(RAS)的激活

心肌局部存在的 RAS 调节心血管功能,促进心肌细胞、血管平滑肌细胞生长。糖尿病时心肌局部交感神经活性增加,激活心脏 RAS。Kajstura 等证实链脲佐菌素(STZ)糖尿病小鼠心肌存在肾素血管紧张素的激活和细胞的凋亡,转基因后该类小鼠心肌可观察到胰岛素样生长因子 1(IGF1)通过削弱 p53 的功能,减少血管紧张素 Ⅱ(ATⅡ)产生及其 1 类受体(AT1)的活性,从而减少氧化应激、心肌细胞死亡,延缓糖尿病心脏病的发展。糖尿病诱导 3 d 后心肌细胞凋亡达高峰,同时 ATⅡ、肾素、AT1 增加,而血管紧张素转换酶和 ATⅡ 的 2 类受体(AT2)不变。使用 AT1 拮抗剂能抑制 AT1 和血管紧张素原,从而减少 ATⅡ 的合成和细胞的死亡,因此糖尿病心肌病可看作依赖 ATⅡ 的过程。

10.非酶促蛋白糖基化作用

心肌内所有细胞都可能受非酶促蛋白糖基化作用的影响,非酶促蛋白糖基化作用可使脂蛋白、凝血蛋白、酶、纤维蛋白原、胶原和 DNA 改变形式。与糖化胶原结合的脂蛋白,在动脉内膜的停留时间延长,同时其在动脉内膜氧化敏感性升高;血红蛋白糖化使血红蛋白氧亲和力增加,氧解离下降,细胞缺氧;胶原糖基化后对胶原酶的敏感性下降,导致胶原之间及与其他结构蛋白的交联增加,降低动脉管壁的顺应性;昆布氨酸的糖化作用促进基底膜病变的发展、增厚。人类单核细胞表面具有糖基化终末产物(AGE)特异性受体,AGE 与其受体结合后可促使单核细胞释放多种细胞因子及生长因子如肿瘤坏死因子-β、白介素-1、血小板源生长因子(PDGF)、IGF-1等,增加内皮细胞通透性及单核细胞趋化性,并促进血管增生。其中 IGF-1 不仅促进胰岛素诱导血管平滑肌细胞变性和增生,还能使血管内皮细胞合成蛋白多糖增加。

11.肌球蛋白变化

糖尿病心肌病变发展过程中肌原纤维重建原因之一是肌球蛋白同工酶的分布改变。肌球蛋白为心肌粗、细肌丝的结构和功能蛋白,有 V1(αα)、V2(αβ)、V3(ββ)三种同工酶。V1 为钙刺激的高活性的 ATP 酶,收缩快速,但耗能多;V3 为钙刺激的低活性的 ATP 酶,收缩缓慢而持久,但耗能少;V2 介于两者之间。糖尿病伴心脏舒缩功能障碍大鼠心室肌球蛋白 ATP 酶活性明显下降,同工酶 V1 减少,V3 增多。胰岛素的治疗可以逆转这种障碍。

(二)中医学对糖尿病性心脏病病因病机的认识

糖尿病性心脏病在中医学中,既属消渴病,又属心病。唐·王焘在《外台秘要》中引《古今录验》云:"渴而饮水多,小便数,无脂似麸片甜者,皆是消渴病也"是论消渴病。而历代医家所述的消渴继发心痛、胸痹等皆属心病范畴。《灵枢·本脏》:"心脆则善病消瘅热中",《灵枢·邪气脏腑病形》:"心脉微小为消瘅"。张仲景在《伤寒论》中也有"消渴,气上撞心,心中疼热"的记载。心主神明,主血脉。巢元方在《诸病源候论》中指出:"消渴重,心中痛",说明了心与消渴病发病的内在联系。北京中医医院魏执真教授长期从事心血管病与糖尿病的临床科研工作,在整理古代文献的基础上,参照现代医学有关知识,结合临床实际,对糖尿病心脏病进行了临床证候学研究。结果发现:糖尿病心脏病病位始终不离于心,在漫长病程中出现的心悸、眩晕、胸痹、水肿等表现,实际上均属心病范畴,所以主张将糖尿病心脏病中医病名统称为"消渴病心病"。明确此病名,意义有三:①该病名提示糖尿病心脏病病位在心;②该病名提示临床治疗中,除应针对消渴病外,应始终顾护到心;③该病名可以概括糖尿病心脏病发生发展的全过程,经分期辨证可较好地阐明病程中出现的纷繁复杂的证候,便于指导本病的防治。

分析糖尿病性心脏病病因,则可以归纳为以下几方面:①七情郁结,情志不遂,肝气郁滞,气机不畅,气为血帅,气滞血瘀,心脉受阻;过食伤脾。②过食膏粱厚味,损伤脾胃,脾失健运,津不气化而聚之生痰,痰浊阻遏心阳致胸阳不振,心脉痹阻。③四时失调,心阳本虚,感四时不正之气,尤以冬春感寒易致本病。④禀赋薄弱,素体心阳不足,易感虚邪贼风,两虚相得而致病,阴虚之体则炼液成痰,痰阻心脉,而致血流瘀滞。其主要病机特点如下。

1.气阴两伤,心脉痹阻

消渴病久则阴伤及气,气阴皆虚,气虚则行血无力,阴虚则虚火灼津为痰,从而导致瘀血、痰浊等实邪痹阻心脉则胸中刺痛,舌紫黯有瘀斑,脉涩或结代。

2.肝肾阴虚

消渴病日久或失治,损伤肝肾之阴津,虚火上扰则心烦、心悸,甚则灼津熬血,痰瘀等实邪又可痹阻心脉而发病。

3.心脾阳虚

消渴病虽是以阴虚为本,但阴阳互根互用,阴损及阳,心阳不振,复受寒邪,以致阴寒盛于心胸,阳气失展,寒凝血脉,营血运行失常。脾阳虚则运化失常,以致有痰瘀之邪内阻而病。

4.心肾阳虚

心阳亏虚,失于温振鼓动,进而心阳虚衰,可见心悸、怔忡、胸闷、气短、脉虚细迟或结代;阳虚生内寒,寒凝心脉,不通而痛。同时肾阳亏虚,不能温煦心阳,或心阳不能下交于肾,日久致心肾阳衰,阳不化阴,阴寒弥漫胸中,饮阻心脉;肾不纳气,肺气上逆或心肾阳虚,而致饮邪上凌心肺,则见喘息不得平卧,甚则气喘鼻煽、张口抬肩、四肢逆冷青紫、尿少、水肿,重则虚阳欲脱而见大汗淋漓、四肢厥冷、脉微欲绝等。由上可见,消渴病心病,其病位在心,发病与肝、肾、脾(胃)诸脏有关,是在气血阴阳失调基础上,出现心气、心阴、心血、心阳不足和虚衰,导致气滞、血瘀、痰浊、寒凝等痹阻心脉,基本病机是气阴两虚,痰瘀互结,心脉痹阻。

消渴病心力衰竭(糖尿病心功能不全)的病因病机,是因阴虚燥热之消渴病未及时治疗致使气阴不断耗伤,进而涉及于心,使心脏气阴耗伤,心体受损,心用失常,心脉瘀阻。若再进一步发展而使心用由虚损至衰微,血脉瘀阻加重,致使其他脏腑血脉亦瘀阻不通,进而影响到其他脏腑的功能,于是出现更复杂更严重的消渴病心衰病。如果影响于肺,出现肺脉瘀阻,肺之肃降和通调水道的功能失司,则出现三焦不利,水饮停聚上逆,凌心射肺,可见心悸、气短,严重者咳喘不能平卧、水肿、尿少。若影响于肝脾出现肝脾经瘀阻,可见心悸、气短严重,甚则胁肋胀痛、胁下痞块、脘腹胀满、下肢水肿、大便溏或不爽、尿少。影响于肾则肾脉瘀阻,开合失司更致尿少、水肿、动则喘甚,同时头晕、目眩、腰膝酸软乏力,面目黧黑,肢凉。肾脏受累说明病已进入心力衰竭晚期,再进一步发展则是阴竭阳绝,阴阳离决的脱证。

二、临床特点

(一)糖尿病性冠心病的临床特点

(1)部分糖尿病患者心肌梗死的部位与冠状动脉狭窄的部位不一致,这种现象的原因何有认为是糖尿病对自主神经损害造成冠状动脉痉挛的结果。另外,糖尿病患者容易发生血栓。

(2)糖尿病患者无痛性心肌梗死多见,约占30%。患者合并心肌梗死常在体检时心电图有异常Q波被发现。有报道,糖尿病组无痛性心肌梗死占35.5%,非糖尿病组为17.6%,并且糖尿病患者中无痛性心肌梗死心电图ST段抬高值的总和以及ST段抬高持续天数都比非糖尿病组明显,多数学者认为其无痛与糖尿病者自主神经损害有关。

(3)糖尿病合并心肌梗死预后不良:糖尿病合并心肌梗死时,梗死面积一般较大,易发生严重的心功能不全,心源性休克,心脏破裂、猝死和严重的心律失常。Singer报道,228例2型糖尿病合并急性心肌梗死,死亡率为27%,非糖尿病患者为17%,高龄患者死亡率更高。Framingham心脏研究中追随观察结果,糖尿病合并冠心病死亡率很高,是非糖尿病患者的2倍,心肌梗死再发率也是非糖尿病患者的2倍,心功能不全发生率为4倍。糖尿病合并心肌梗死之所以预后不良,是由于糖尿病患者的冠状动脉多支狭窄,易发生冠状动脉血栓,加上心肌内小动脉广泛狭窄,侧支循环障碍,造成大面积心肌梗死的结果。

(二)糖尿病性心肌病的临床特点

1972年Rubler最先发表了长期患糖尿病患者尸检发现心肌有弥漫性小灶坏死和纤维化,心脏没有冠状动脉硬化狭窄而心电图有ST改变,超声心动图示有心室肥厚(尤其是室间隔)、EF下降、左心室舒张压上升和容量减少。末期出现心脏扩大,心功能不全,被称为糖尿病性心肌病。

另外,糖尿病心脏病临床表现尚有以下特点。

1.休息时心动过速

由于糖尿病早期可累及迷走神经,以致交感神经处于相对兴奋状态,故心率常有增快倾向。凡在休息状态下的心率每分钟>90次者应怀疑自主神经功能紊乱,此种心率增快常较固定,不易受各种条件反射的影响,如患者深呼吸时的心率差异常减小,从卧位快速起立时的心率加速反射也减弱,有时心率每分钟可达130次,此时更提示迷走神经损伤。

2.直立性低血压

当患者从卧位起立时如收缩期血压下降>4.0 kPa(30 mmHg),舒张压下降>2.7 kPa(20 mmHg)称直立性低血压。其主要机理仍由于血压调节反射弧中传出神经损害所致。糖尿病伴神经病变者不论传入、传出或中枢神经损害时,血浆中去甲肾上腺素浓度很低,有时仅为正常值的1/3以下,站立时则血压不能上升,以致失去代偿机制而发生直立性低血压,尤其当交感神经损伤时则儿茶酚胺分泌更少而未能调节。因此直立性低血压属糖尿病神经病变中晚期表现,当口服降压药、利尿剂、三环抗抑郁剂、血管扩张剂等后更易发生。

3.猝死

糖尿病心脏病者偶因各种应激、感染、手术、麻醉等均可导致猝死,临床上呈严重心律失常或心源性休克而迅速死亡。

三、诊断标准

(一)糖尿病伴发冠心病的诊断

在排除了其他器质性心脏病的条件下,DM 患者有如下证据时即可诊断:曾出现心绞痛、心肌梗死或心力衰竭,ECG 有缺血表现,具有严重的心律失常,X 线、ECG、超声心动图和心向量提示心脏扩大,CT 检查心脏形态、心功能、心肌组织检查和心肌灌注的定量分析确定有冠心病,MRI 提示大血管病变和清楚的心肌梗死部位,放射性核素可显示心梗部位并早期诊断冠心病。

(二)糖尿病伴发心肌病的诊断

病程在 5 年以上的糖尿病患者,排除了其他原因引起的心肌病后,有如下表现时可诊断:心脏扩大、心力衰竭、房性和/或室性奔马律、心绞痛和心律失常,经放射性核素和 MRI 检查提示心肌病的存在,存在心肌内小冠状动脉和微血管广泛的病变,心肌有纤维化、灶性坏死、糖蛋白、脂蛋白和钙盐沉积等。

(三)糖尿病伴发心脏自主神经病变的诊断

糖尿病患者静息心率每分钟>90 次,或不易受各种条件反射影响的固定心率,有体位直立性低血压,易发生无痛性心肌梗死,伴有面颊和上肢多汗、厌食、恶心、尿潴留、大便失禁等内脏神经损害,深呼吸时每分钟心率差≤10 次,立卧位时每分钟心率差≤10 次,乏氏动作反应指数≤1.1为异常,30/15 心搏时心率比值≤1.03,卧立位时收缩压下降>4.0 kPa(30 mmHg),或舒张压下降≥2.7 kPa(20 mmHg)。

自主神经功能检查的方法,主要用于心血管系统自主神经功能检查如下。

1.休息时心率

心血管系自主神经病变休息时心率每分钟>90 次。

2.深呼吸时心搏间距变化测定

用 II 导联心电图记录单次尽可能深吸、深呼气时 R-R 间期改变,分别计算出深吸与深呼时每分钟心率之差(即呼吸差)。正常人 50 岁以下者深吸气时迷走神经受抑制而心率加速,R-R 间最短;深呼气时,迷走神经兴奋而心率减慢,R'-R' 间期延长,大者每分钟相差>15 次,50 岁以上者则此差数减至每分钟>10 次,糖尿病患者伴自主神经损伤者,早期有迷走神经损害,平时心率较快,深呼气时不易减慢,深吸气时增速不多,呼吸差每分钟<10 次,反映迷走神经功能损害。

3.乏氏动作反应指数测定

患者于深吸气后掩鼻闭口用力做呼气动作即乏氏动作,15 s 钟后放松自然呼气 10 s 钟,同时用 II 导心电图描记,测定在乏氏动作时最短的 R-R 间期,与乏氏动作后最长的 R-R 间期的比值例数(即 R'-R'/R-R),即是乏氏动作反应指数。由于乏氏动作时心率加速(间期最短),而呼气放松后心率减慢(R'-R' 间期延长),乏氏动作反应指数>1.21 为正常值,>1.11 至<1.20 为可疑,<1.10 为阳性,见于糖尿病伴迷走神经损害者。

4.立卧位心搏间距(立卧差)测定

记录平卧位 II 导联心电图后,再记录患者 5 s 钟内迅速起立后的心电图 30 次心搏。测定立位与卧位时 R-R 间期,算出立位与卧位每分钟心率之差,即立卧差。正常人于立位时心率立即加速(交感神经兴奋,儿茶酚胺释放),立卧位差每分钟常>15 次;糖尿病患者伴自主神经功能紊乱者常加速不明显,立卧位差每分钟则<15 次。

5.30/15 比值的测定

即站立后第 30 次与第 15 次心搏 R-R 间期比例测定。正常人站立后第 30 次心搏心率已明显减慢,心搏间距延长,而第 15 次心搏间距较短,故 30/15 比值>1.03,糖尿病患者伴自主神经损害(尤其是迷走神经者)心搏间距变化不明显,30/15 比值常<1.00。

6.卧立位血压改变测定

糖尿病患者从卧位迅速起立后,如收缩压下降<0.4 kPa(3 mmHg)和/或舒张压下降>2.7 kPa(20 mmHg),则称为直立性低血压,见于糖尿病晚期伴有自主神经(尤其是交感神经)功能异常者。

7.握拳升压试验

正常人肌肉运动或用力握拳时可使心率加速,心搏出量上升,收缩压可上升>2.1 kPa(16 mmHg);如上升 1.5~2.0 kPa(11~15 mmHg)为可凝异常;如上升≤1.3 kPa(10 mmHg)为异常,提示交感神经兴奋性减低,糖尿病患者则提示自主神经功能异常。

四、治疗

(一)基础治疗

糖尿病患者在严格控制血糖的同时,应控制好血压,戒烟戒酒,控制体重,控制脂肪饮食,以减少导致动脉粥样硬化的因素,减少冠心病发生的机会。糖尿病患者已患冠心病的,应定期复查血糖、血脂、心电图、超声心动图、心阻抗图等,避免情绪激动、过分劳累、饮酒、饱食、受寒等可能诱发心梗的因素。糖尿病性冠心病已发生心梗者,应高度警惕再梗死,必须合理控制血糖,纠正脂质代谢紊乱,并长期坚持服用肠溶阿司匹林、潘生丁等抑制血小板活性的药物。心梗急性期,患者应绝对卧床,大小便也应在床上进行,避免活动诱发心肌耗氧量增多,伤人性命。患者应注意保持大便通畅,可预防性地服用缓泻药物,如麻仁滋脾丸、新清宁片、通便灵、番泻叶泡茶等,以避免因大便用力,诱发病情突然恶化。

饮食治疗,首先应控制总热量,限制脂肪摄入量,限制胆固醇摄入量;碳水化合物以高纤维素食物为宜;有饥饿感时,随时可用富含维生素 C、维生素 E 和镁的绿色蔬菜来补充,可适当多吃山楂、海带等。

(二)西医治疗

糖尿病性心脏病发生心绞痛、心律失常、心力衰竭、心梗的处理与非糖尿病患者,并无差异,但需注意用药对糖尿病的影响,糖尿病患者应谨防发生低血糖、低血钾、低血压、高脂蛋白血症等。

1.直立性低血压的治疗

可酌情选用氢化可的松和短效升压药的麻黄素、育亨宾碱、麦角胺等,应从小剂量用起,并密切注意这类药物的不良反应。

2.心绞痛的治疗

扩张冠状动脉、减少心肌耗氧量是内科治疗心绞痛的重要措施。外科则多采用经皮穿刺冠状动脉腔内血管成形术(PTCA)和冠状动脉搭桥术,在内科常选用的药物中主要包括硝酸酯类和钙通道阻滞剂。β受体阻滞剂虽可减慢心率降低心肌耗氧量,虽有引起糖耐量异常的说法,但目前有日益受到重视的趋势。

(1)硝酸酯类:硝酸甘油,0.3~0.6 mg,口服或舌下含化,每 4~6 h 一次。异山梨酯,5~

10 mg口服、咀嚼或舌下含化,每4～6 h一次。应注意青光眼患者慎用,目前多主张用缓释或控释剂型。

(2)钙通道阻滞剂:硝苯地平,10～20 mg,口服或舌下含化,每天3～4次。硫氮草酮,60～90 mg,口服,每天3～4次。维拉帕米,40～80 mg,口服,每天3～4次。其缓释或控释剂,如拜新同、氨氯地平被普遍推崇,每天1次服药即可。

(3)充血性心力衰竭的治疗对糖尿病性心脏病所致的充血性心力衰竭,强心、利尿药均不属禁忌,但也绝非首选。而血管扩张剂和血管紧张素转换酶抑制剂疗效较为肯定,所以,应予足够重视。

(4)血管扩张剂:硝酸甘油、硝普钠及肼屈嗪等主要通过降低心脏前后负荷,减少心肌耗氧量。治疗充血性心力衰竭,可用硝酸甘油5～10 mg加250 mL或500 mL液体缓慢静脉滴注,但宜严格检测血压。

(5)血管紧张素转换酶抑制剂:卡托普利12.5～50 mg,口服,每天2次;或依拉普利5～20 mg,每天1～2次。可治疗糖尿病性心脏病心力衰竭。其中,前者半衰期短,对糖尿病肾病也有一定疗效。目前最受重视。

(6)β受体阻滞剂:倍他乐克6.25～25 mg,口服,每天2次。一般应从小剂量用起,同时注意血压与心率。

(7)其他:阿司匹林近年越来越受到国内外医学界关注,许多循证医学研究证据显示,该药可以防治糖尿病的心血管急性事件发生率。

3.急性心梗的治疗

糖尿病患者发生心梗者,常诱发血糖升高,以致发生酮症酸中毒,因此,应注意使用适当剂量的胰岛素,使血糖维持在5.5～8.3 mmol/L(100～150 mg/dL)。血糖过高和过低均可导致患者病情加重以致诱发严重并发症危及生命。胰岛素的用法,一般以小剂量(1～4 U/h)加入生理盐水中静脉滴注。其他如扩血管疗法(硝酸甘油静脉滴注)、溶栓疗法(链激酶、尿激酶和组织纤溶酶原激活剂)、极化疗法与非糖尿病患者并无区别。在急性期同样地应预防严重心律失常、心力衰竭、心源性休克的发生,恢复期则应加倍警惕可能发生的再次梗死。

(三)中医辨证论治

糖尿病性心脏病的中医辨证论治,以其临床主症,可分别参照"胸痹""心悸""心力衰竭"进行辨证论治。魏执真教授认为:糖尿病冠心病中医病名可称为"消渴病胸痹",糖尿病心律失常可称"消渴病心悸",糖尿病心衰可称"消渴病心衰病"等,三者可统称为"消渴病心病"。由于该病与非糖尿病心脏病比较,在病因、病机、主症、舌象、脉象及证型方面均有不同特点,所以主张临床上应抓住糖尿病性心脏病的特点,提高选方用药的针对性。

1.消渴病胸痹(糖尿病冠心病、糖尿病心肌病心绞痛)

消渴病胸痹的辨证治疗,应针对前述消渴病胸痹的病机,分心气阴两虚、郁瘀阻脉和心脾两虚、痰气阻脉两种证型进行。

(1)心气阴虚,郁瘀阻脉。

临床表现:心痛时作,心悸气短,胸闷憋气,疲乏无力,口干欲饮,大便偏干。舌质黯红或嫩红裂,少苔或薄白苔,脉细数或细弦数。

治法:益气养心,理气通脉。

方药:通脉理气汤(太子参、麦冬、五味子、生地黄、天花粉、白芍、香附、香橼、佛手、丹参、川芎、三七粉)。

(2)心脾不足,痰气阻脉。

临床表现:心痛时作,心悸气短,乏力,胸胁苦满,脘腹痞胀,二便不爽,纳谷不佳。舌胖质淡黯,苔白厚腻,脉沉细而滑或弦滑。

治法:疏气化痰,益气通脉。

方药:疏化活血汤(苏梗、香附、乌药、川厚朴、陈皮、半夏、草豆蔻、太子参、白术、茯苓、川芎、丹参、白芍)。

2.消渴病心悸(糖尿病心律失常)

消渴病心悸的辨证治疗,可分为阴热类(快速类)和阴寒类(缓慢类)两大类,再进一步辨证分为十种证型、三种证候进行辨证论治。其中,各个证型中都可能出现的三种证候,包括气机郁结,神魂不宁,风热化毒等。此分述如下。

(1)阳热类。

1)心气阴虚,血脉瘀阻,瘀郁化热。

临床表现:心悸,气短,疲乏无力,胸闷或胸痛,面色少华,急躁怕热。舌质黯红,碎裂,苔黄,脉数、疾、促、细。

治法:益气养心,理气通脉,凉血清热。

方药:清凉滋补调脉汤(太子参、麦冬、五味子、丹参、川芎、香附、香橼、佛手、牡丹皮、赤芍、黄连、葛根、天花粉)。

2)心脾不足,湿停阻脉,瘀郁化热。

临床表现:心悸,气短,疲乏无力,胸闷或有疼痛,口苦,食欲缺乏,脘腹痞满,大便溏,黏而不爽。舌苔白厚腻或兼淡黄,舌质黯红,脉数、疾、促、滑。

治法:理气化湿,凉血清热,补益心脾。

方药:清凉化湿调脉汤(苏梗、陈皮、半夏、白术、茯苓、川厚朴、香附、乌药、川芎、牡丹皮、赤芍、黄连、太子参、白芍)。

3)心气衰微,血脉瘀阻,瘀郁化热。

临床表现:心悸,气短,疲乏无力,胸闷或有疼痛,劳累后心悸,气短尤甚。舌胖淡黯或黯红,苔薄,脉促代。

治法:补气通脉,凉血清热。

方药:清凉补气调脉饮(生黄芪、太子参、人参、麦冬、五味子、丹参、川芎、香附、香橼、佛手、牡丹皮、赤芍、黄连)。

4)心阴血虚,血脉瘀阻,瘀郁化热。

临床表现:心悸,气短,胸闷,胸痛,面色不华,疲乏无力,大便秘结。舌质红黯碎裂,薄白或少苦。脉涩而数。

治法:滋阴养血,理气通脉,清热凉血。

方药:清凉养阴调脉汤(太子参、麦冬、五味子、白芍、生地黄、丹参、川芎、香附、香橼、佛手、牡丹皮、赤芍、黄连)。

5)心气阴虚,肺瘀生水,瘀郁化热。

临床表现:心悸,气短,胸闷,胸痛,咳喘,甚而不能平卧,尿少,水肿。舌质红黯,苔薄白或薄黄。脉细数。

治法:补气养心,肃肺利水,凉血清热。

方药:清凉补利调脉饮(生黄芪、太子参、麦冬、五味子、丹参、川芎、桑白皮、葶苈子、泽泻、车前子、牡丹皮、赤芍、黄连)。

(2)阴寒类。

1)心脾气虚,血脉瘀阻,血流不畅。

临床表现:心悸,气短,胸闷或胸痛,乏力,怕热、不怕冷,肢温不凉。舌质淡黯,苔薄白。脉缓而细弱。

治法:健脾补气,活血升脉。

方药:健脾补气调脉汤(太子参、生黄芪、白术、陈皮、半夏、茯苓、羌活、独活、防风、升麻、川芎、丹参)。

2)心脾气虚,湿邪停聚,心脉受阻。

临床表现:心悸,气短,胸闷或胸痛,乏力,不怕冷,肢温,脘腹胀满,食欲缺乏,大便不实不爽,头晕而胀。舌苔白厚腻,质淡黯。脉缓而弦滑。

治法:化湿理气,活血升脉。

方药:理气化湿调脉汤(苏梗、陈皮、半夏、白术、茯苓、川厚朴、香附、乌药、羌活、独活、川芎、丹参、太子参)。

3)心脾肾虚,寒邪内生,阻滞心脉。

临床表现:心悸,气短,胸闷,胸痛,乏力,怕冷,肢冷,便溏,腰腿酸软无力或可伴头晕耳鸣,阳痿等。舌质淡黯,苔薄白或白滑。脉迟。

治法:温阳散寒,活血升脉。

方药:温阳散寒调脉汤(生黄芪、太子参、白术、茯苓、附片、肉桂、鹿角、桂枝、川芎、丹参、干姜)。

4)心脾肾虚,寒痰瘀结,心脉受阻。

临床表现:心悸,气短,乏力,胸闷,胸痛,怕冷或不怕冷,肢温或肢冷。舌质淡黯,苔薄白。脉结(缓而间歇或迟而间歇)、结代。

治法:温补心肾,祛寒化痰,活血散结。

方药:温化散结调脉汤(生黄芪、太子参、白术、茯苓、肉桂、鹿角、干姜、白芥子、莱菔子、陈皮、半夏、川芎、三七粉)。

5)心肾阴阳俱虚,寒湿瘀阻,心脉涩滞。

临床表现:心悸,气短,胸闷,胸痛,乏力,大便偏干。舌黯红或兼碎裂,苔薄白。脉细涩。

治法:滋阴温阳,化湿散寒,活血通脉。

方药:滋养温化调脉汤(生黄芪、太子参、白术、茯苓、陈皮、半夏、干姜、肉桂、阿胶、当归、白芍、生地黄、川芎、丹参)。

(3)三种证候。

1)气机郁结。

临床表现:脘腹、胸胁胀满,郁闷少欢,常叹息,大便欠畅,食纳不佳。舌黯更甚,脉弦。

治法:理气解郁。

方药:选加郁金、枳壳、香附、乌药、大腹皮、川厚朴等药。

2)神魂不宁。

临床表现:失眠多梦,易惊,胆怯,精神不易集中,或坐卧不宁。舌淡黯,脉动(动脉是数脉一类的脉象,出现在关部,如无头无尾豆样的圆滑动摇的脉象)。

治法:安神定志。

方药:选加石菖蒲、远志、炒酸枣仁、夜交藤、合欢花、琥珀粉、朱砂粉、生龙骨、生牡蛎等。

3)风热化毒。

临床表现:咽痒,咽痛,鼻塞,流涕,甚或恶寒发热,肢体疼痛,口干喜饮。舌红,苔薄白或薄黄,脉象浮。

治法:疏风清热。

方药:选加薄荷、荆芥、连翘、金银花、板蓝根、锦灯笼等。

3.消渴病心衰病(糖尿病性心脏病心功能衰竭)

消渴病心衰病临床常见以下几种类型。

(1)心气阴衰,血脉瘀阻,肺气受遏。

临床表现:心悸,气短,气喘,活动多则出现。舌质黯红少津,苔薄白。脉细数。

治法:益气养心,活血通脉。

方药:生黄芪、太子参(或人参)、麦冬、五味子、丹参、川芎、香附、香橼、佛手、白芍、天花粉等。

(2)心气阴衰,血脉瘀阻,肺失肃降。

临床表现:心悸,气短,咳喘,不能平卧,尿少,浮肿。舌质黯红,苔薄白,脉细数。

治法:益气养心,活血通脉,泻肺利水。

方药:生黄芪、太子参(或人参)、麦冬、五味子、丹参、川芎、桑白皮、葶苈子、泽泻、车前子、白芍、天花粉等。

(3)心气衰微,血脉瘀阻,肝失疏泄,脾失健运。

临床表现:心悸,气短,胁肋胀痛,肋下痞块,脘腹胀满,肢肿,尿少,大便清或不爽。舌质黯红,苔薄白。脉细数。

治法:益气养心,活血通脉,疏肝健脾。

方药:生黄芪、太子参、麦冬、五味子、丹参、川芎、香附、白术、茯苓、川楝子、泽泻、桃仁、红花、车前子、白芍、天花粉。

(4)心气衰微,血脉瘀阻,肾失开合。

临床表现:心悸,气短,咳喘不能平卧,尿少,水肿,头晕,耳鸣,腰酸腿软,面目黧黑,甚而肢凉怕冷。舌质淡瘦,脉细数。

治法:益气通脉,补肾利水。

方药:生黄芪、太子参、麦冬、五味子、丹参、川芎、生地黄、山萸肉、附子、葫芦巴、肉桂、车前子、泽泻。

(四)其他疗法

1.中成药

丹参舒心胶囊2粒,一天2次;丹参滴丸2粒,一天3次;通心络胶囊2粒,一天3次。丹参注射液静脉滴注,可用于糖尿病合并冠心病血脉瘀滞者。糖尿病冠心病心律失常、心功能不全,气阴不足者,可用生脉注射液静脉滴注。阳虚欲脱者,可用参附注射液静脉滴注。而速效救心丸,麝香保心丹,舌下含化,更可以用于冠心病心肌缺血急救。

2.针灸疗法

针刺取穴:内关,心俞,巨阙,脾俞,胰俞,足三里。平补平泻手法。心神不宁者,配合神门;心绞痛配合厥阴俞、膈俞、膻中;心力衰竭配合膏肓俞、厥阴俞。心绞痛反复发作者,也可取麝香壮骨膏,外贴至阳穴。

(朱连玲)

第六节　糖尿病周围神经病变

糖尿病周围神经病变,属糖尿病神经病变范畴,其典型表现为肢体麻木、疼痛,并可伴有四肢冷凉、皮肤蚁行感,晚期患者肢体肌肉可发生萎缩,导致功能废用。糖尿病神经病变与糖尿病肾病、眼病,被人们习惯上称为"三联病症",而糖尿病周围神经病变则是糖尿病神经病变中最为常见的,发病率为 30%～90%。1980 年上海地区调查发现,糖尿病新发病例有神经病变者占90%,而其中有周围神经病变者占 85%,自主神经病变者占 56%,还有 30%～40%无症状。可见,糖尿病神经病变、特别是周围神经病变确实是糖尿病最为常见的并发症之一。本病性别差异不大,患病年龄可小可大,但随着年龄增长有上升趋势,高峰年龄为 50～60 岁。患病率与病程关系不明显,约有 20%的 2 型糖尿病患者在糖尿病症状出现以前,就存在神经病变。与糖尿病病情严重程度关系也不明显,但高血糖长期控制不良者,患病率可以明显增加。

糖尿病周围神经病变相关论述,早在《内经》时代,《素问·通评虚实论》就曾把消瘅与痿、厥、扑击、偏枯等并称,《古今录验方》更明确指出肾消病"但腿肿脚先瘦小"。这些皆为糖尿病周围神经病变的有关记载。但纵观古今所论,本症当属于消渴病继发麻木、痿证、厥证等病证,现代临床可根据其主症诊断其为"消渴病·麻木""消渴病·痿证""消渴病·厥证"。吕仁和教授习惯统称之为"消渴病痹痿";因其普遍存在血脉痹阻的病机,时振声教授认为当属"血痹"。

一、病因病机

(一)现代医学对糖尿病周围神经病变发病机制的认识

1.代谢异常

(1)山梨醇:肌醇代谢异常,周围神经组织山梨醇、果糖堆积,肌醇含量和 Na^+-K^+-ATP 酶活性降低,轴流运输及轴突生长障碍,神经传导速度减慢,高血糖竞争性地抑制一种特异性的钠依赖载体(此载体可调控肌醇运输系统),使细胞摄取肌醇减少,Na^+-K^+-ATP 酶功能缺损又可使上述钠依赖载体活性下降,进一步减少肌醇摄取,形成恶性循环。另外,依赖 Na^+ 梯度的其他生命活动也发生障碍,Na^+-K^+-ATP 酶活性降低,引起许多生化和生理学异常,这些异常影响所有底物和代谢产物通过细胞膜。后期代谢和电解质不平衡最终导致周围神经结构改变,发生临床糖尿病神经病变。施万细胞与有髓鞘及无髓鞘的神经轴突有密切的解剖学关系,它促使髓磷脂合成,可以对朗飞氏结的质量供应还有作用,因此雪旺氏细胞的损害会导致脱髓鞘,减慢神经的传导速度和轴索毁坏。

(2)脂质代谢障碍:脂肪酸合成途径的第一阶段是辅酶 A 的乙酰化,乙酰化必需醋硫激酶,其酶的活性在糖尿病时是低下的,约降低 30%,而在雪旺氏细胞内积存着过量的脂质,反映了施万细胞内脂质代谢异常,也是引起神经损害的因素。

2.血管障碍学说

糖尿病患者的微血管病变几乎可发生于所有的脏器,微血管病变与血糖控制水平相关,提示血糖控制不良是糖尿病神经病变发生的病理基础,而微血管病变则可能是糖尿病神经病变恶化的重要原因。WoLfman 等强调血管硬化为糖尿病神经障碍的原因,在这些患者中毛细血管基膜增顾,动脉硬化,细动脉硬化,毛细血管基膜增顾伴缺血性因素存在。这些病变可引起毛细血管的通透性异常和某些物质中渗漏至血管周围(正常情况下,完整的血管-神经障碍可防止这种渗漏)。渗漏的物质中,毒性化学物质进入神经内膜间隙,使神经元和施万细胞与毒性化学物质的接触,损害了后者的结构与功能的完整性,导致脱髓鞘与神经元终止,Gasser 指出由于缺血可能出现蚁走感觉等。

3.蛋白非酶糖基化

节段性脱髓鞘的严重程度和范围与高血糖的水平和持续时间相关,高血糖状态可引起半长期的蛋白质普遍糖基化,神经髓鞘蛋白及其所致异常交联,可能影响微管依赖性神经结构与功能。如细胞支架作用,轴流转运和神经递质的分泌,从而参与糖尿病神经病变。

4.免疫因素

Brownlee 等观察到:糖尿病患者周围神经髓鞘蛋白结合的 IgG 和 IgM 分别为非糖尿病患者的 4 倍及 14 倍,血浆蛋白长期不断地蓄积于血管壁,可以逐渐使轿管闭塞而加重神经损害。

5.维生素缺乏学说

有学者总结外国专家研究结果:认为糖尿病神经病变的多发性神经炎,有类似维生素 B_1 缺乏时的表现,从血中维生素 B_1 浓度低,尿中维生素 B_1 排泄量少等,有时也考虑维生素 B_1 代谢障碍为其原因,有学者认为维生素 B_1 缺乏的人易患糖尿病。

6.静脉血气变化

糖尿病周围神经病变患者中 2,3-二磷酸甘油酸(2,3-DPG)降低,是背静脉血氧分压(PVO_2)及氧饱和度(SVO_2)增高,二氧化碳($PVCO_2$)下降。其机理可能为:糖尿病周围神经病变患者常伴随自主神经损害,当支配外周组织微循环的高感神经受损害和/或功能异常,可导致血管钙缩功能失调,加之微血栓形成,微循环瘀血或动脉硬化,均可使动静脉短路,而引起上述结果。动静脉短路可使末梢组织与血液间的物质交换减少,组织摄氧减少;导致血氧亲和力增高,红细胞向血组织释氧减少;引起血流动力学异常,引起神经疼痛,水肿和骨关节病。组织缺氧和红细胞释氧异常可致组织慢性缺氧,促成或加重大小血管损害,使周围神经病变进一步恶化。

另外,糖尿病合并末梢神经炎者血清硼和锰水平较无合并末梢神经炎者显著增高。而锰能抑制神经末梢的突触释放神经介质,并可抑制 ATP 酶,而 ATP 酶能直接参与突触中儿茶酚胺的贮存和释放,这些酶的改变可能妨碍组织的代谢,引起神经组织的变性及突触介质功能紊乱,以此推断锰的升高与糖尿病末梢神经炎有一定的关系。硼酸所参与儿茶酚胺及肾上腺素结合,并阻止其氧化过程。

归纳之,糖尿病周围神经病变发病,与糖尿病患者代谢异常、微血管障碍、神经髓鞘蛋白非酶性糖基化、免疫因素、B 族维生素缺乏、静脉血气变化、微量元素变化(如锰水平增高)等多方面有关。目前比较受重视的发病机制有两种观点:一种认为与多元醇代谢的激活和糖尿病神经病变的发生和发展有密切关系。由于长期血糖升高,激活了多元醇代谢途径,使细胞内山梨醇增多,抑制了肌醇摄取,导致 Na^+-K^+-ATP 酶活性下降,神经细胞水肿、坏死、神经纤维脱髓鞘、轴索变性以及神经传导速度减慢。另一种认为,高血糖可引起神经周围滋养血管的管壁狭窄,基膜增厚,血管内皮细胞肿胀导致循环障碍。另外糖尿病患者的血液呈高黏状态及血小板高聚集,易形成血栓,这些变化引起神经内膜缺血缺氧而影响神经功能。至于糖尿病周围神经病变的病理改变,则主要表现在神经组织和神经滋养血管两方面,神经组织病变特征是节段性脱髓鞘、施万细胞损害以及不同程度的轴突变性,髓鞘再生,可形成葱皮分层样结构。

(二)中医学对糖尿病周围神经病变病因病机的认识

中医学认为,糖尿病周围神经病变的发病机理与消渴病日久,内热伤阴耗气,阴虚、气虚、气阴两虚甚至阴阳俱虚,气虚帅血无力血瘀,阴虚脉络不荣血瘀,阳虚温通无力血瘀,或加以气滞、痰湿、湿热阻痹血瘀,经络痹阻,气血不能濡养四肢,阳气不能布达四末所致。而且也常常与消渴病日久,损伤肝肾,肝肾亏虚,筋骨失养有关。络脉痹阻是糖尿病周围神经病变的典型病变。临床所见该病也常有表现为风寒湿邪气留滞,阻痹经脉气血,加重糖尿病周围神经病变的症状,或气血不能布达于四肢,导致经脉拘挛者。另外,中医学有"久病入络"之说,糖尿病日久,在正虚的基础上,痰湿瘀血等病理产物聚集于肢体络脉,导致气血不能达于四末,也是糖尿病周围神经病变发生的重要机制。

二、诊断与鉴别诊断

(一)诊断标准

参照《糖尿病临床指南》,糖尿病周围神经病变的诊断要点有三:明确的糖尿病病史,具备周围神经病变的症状与体征,肌电图神经传导速度检查等有阳性发现,可以除外其他引起周围神经病变的原因。

至于糖尿病周围神经病变的具体表现,有两种情况比较多见。其中,远端原发性感觉神经病变是糖尿病周围神经病变最常见的类型,症状以感觉障碍为主,多从下肢开始,由足趾向上发展,上肢累及较晚。短袜及手套形分布的感觉障碍为典型表现。而对称性运动神经病变,症状以下肢远端对称性无力为常见,相当于消渴病继发痿证,与远端原发性感觉神经病变表现不同。

关于糖尿病周围神经病变的临床分期,曾提出以下意见。

早期,可以症状不明显,肢体麻木,疼痛范围较局限,一般不影响工作和生活能力,肌电图检查感觉和运动速度可稍减慢。

中期,则会表现为典型的肢体麻木、疼痛症状,疼痛可为闪电痛、刺痛、烧灼痛,并可伴有四肢冷凉、皮肤蚁行感、袜套感,但肌肉一般无萎缩,工作生活能力常受到影响,神经传导速度检查常提示神经元受损。

晚期:患者上下肢均可出现麻木、疼痛等症状,肌肉可发生萎缩,以致肢体废用,丧失工作和生活能力,神经传导速度常提示神经元严重受损,肌电图也提示有明显异常。

为了为临床治疗荷随访提供定量判断的依据,国外学者更提出 Toronto 临床评分系统,可以参考。该系统分症状分、反射分、感觉试验分三项。症状分:足部疼痛、发麻、针刺感、无力、共济失调、上肢症状,出现一项记 1 分,无症状为 0 分。反射分:膝反射、踝反射,出现一侧反射消失记 2 分,减退 1 分,正常 0 分,最高分 4 分。感觉实验分,每出现一次异常记 1 分,无异常 0 分。经临床评分,患者得分越高,提示神经功能损害越严重。总分最高 19 分。

至于其相关的理化检查,则包括电生理检查等。

电生理检查:采用肌电图测定糖尿病患者运动和感觉神经传导速度可早期检出或周围神

病变,运动和感觉神经传导速度减慢是糖尿病周围神经病变的早期特征,下肢较上肢、远端较近端更为明显。

振颤量阈值测定:振颤量阈值的测定通常采用 C128 音叉,用被检查的特定部位感到振动的阈值与检查者手所感觉的余振时间的差值来判定,由于不太准确,所以最好用电气 C128 音叉变更振幅的半定量方法测定。振颤觉异常不是单一神经障碍,而是大经神经和小经神经两者混合性障碍,可敏锐地反映代谢异常引起的血糖值的变化,对于血糖控制较神经传导速度有良好的相关性。当血糖控制两周,可见大幅度改善。

皮肤温度感觉测定仪:可以检测患者皮肤对寒热温度的感知能力,也有利于判断周围神经病变是否存在。

(二)鉴别诊断

糖尿病周围神经病变首先应与糖尿病周围血管病变鉴别。二者皆可表现为肢体麻木、冷凉、疼痛等,但糖尿病周围神经病变可见肢体麻木、疼痛症状,疼痛多为闪电痛、刺痛、烧灼痛,并可伴有四肢冷凉、皮肤蚁行感、袜套感,晚期肌肉可发生萎缩,以致肢体废用,丧失工作和生活能力,神经传导速度常提示神经元受损,肌电图提示异常。而糖尿病周围血管病变典型表现为间歇性跛行,疼痛症状较为突出,可表现为夜间静息痛,抬高肢体加重,下垂肢体减轻,伴有肢端皮肤颜色改变,桡动脉或足背动脉搏动微弱,甚或无脉,血管彩色多普勒检查、下肢血流图检查等血管外科检查,提示动脉粥样硬化斑块形成,血管狭窄,血流量不足则可以确诊。另外,糖尿病脑血管病变也可表现为肢体麻木,甚至肢体冷凉、疼痛、肌肉萎缩,但糖尿病脑血管病变多表现为单侧肢体麻木,脑 CT 检查和经颅彩色多普勒检查有利于确诊。

三、治疗

(一)基础治疗

(1)合理安排饮食,保持营养均衡和全面,适当运动,培养良好的生活方式。

(2)其他:体育疗法、家庭按摩等,属无创性治疗,不会增加体表感染的机会,值得提倡。存在感觉障碍者,应避免参加有潜在受伤危险的各种活动和劳作,指甲不要剪得过短,洗脚水不要过烫,要选择宽松舒适、通气性能好的鞋袜,时刻注意各种不易察觉的损伤,以免诱发下肢溃疡、感染以致坏疽。

(二)现代医学治疗

1.控制血糖

国外有大量研究提示血糖控制不佳是疼痛性 DPN 的主要病因。研究人员以 24 h 持续血糖监测系统分别对疼痛性及无痛性 DPN 患者的血糖水平进行追踪监测,发现血糖水平波动可作用于损伤的传入纤维,加重疼痛症状,维持血糖稳定对该病有利。糖尿病控制和并发症研究所研究表明严格控制血糖能减少 60% 的 DPN 发病率。

2.针对发病机制的治疗

(1)醛糖还原酶抑制剂:Yagihashi S 等的动物实验提示醛糖还原酶抑制剂可降低神经组织内山梨醇的含量,使神经内膜血流恢复正常,加快神经传导速度。该类药的临床研究在欧美国家已开展近 30 年,但因试验设计不合理,或入围病例选择不当,致使其疗效无法得到肯定,至今在欧美国家还未获准临床使用。但近年来在日本,由 Hotta N 等人进行的多中心安慰剂对照双盲平行试验表明醛糖还原酶抑制剂类药 Fidarestat 可改善糖尿病患者自发性疼痛和感觉倒错等症状。但该结果还须进一步证实。

（2）抗氧化剂：自由基介导的氧化应激反应是糖尿病神经血管损伤的主要原因，动物实验证明 α-硫辛酸能有效预防 DPN 引起的神经血管异常，使已降低的神经传导速度、神经血流量和谷胱甘肽水平恢复正常，并可减少体外神经组织的脂质过氧化。Ziegler 等通过 α-硫辛酸治疗糖尿病神经病变研究对 328 名 DPN 患者随机分成 3 个剂量的治疗组和一个对照组，给予 α-硫辛酸和安慰剂持续静脉滴注 3 周，结果显示剂量在 600 mg/d 时治疗有效而安全。据 Ruhnau KJ 等人报道连续口服该药三周同样有效。

（3）改善神经营养障碍。①神经营养因子：NTs 包括神经生长因子、神经营养因子-3、胰岛素样生长因子等。近年研究发现神经营养因子缺乏与 DPN 的发病有关，补充外源性 NTs 可减轻神经损害。人类重组神经生长因子是唯一的已用于临床试验治疗 DPN 的神经营养因子。Vinik AI 等人的实验数据显示神经生长因子水平降低可导致与疼痛和热感觉有关的小纤维功能受损。Elias KA 等人以动物实验证实人类重组神经生长因子虽不能改善感觉神经传导速度和运动神经传导速度，但可保护和改善 C 型神经纤维的功能。Apfel SC 等通过 Ⅱ 期临床观察 250 名 DPN 患者在接受人类重组神经生长因子治疗 6 个月后，冷、热、痛觉均有改善，而其他只有改善趋势，证实了人类重组神经生长因子可选择性改善小纤维感觉功能。该研究同时表明人类重组对交感性糖尿病性多发性神经病患者也安全有效。因此 NGF 将有可能成为治疗 DPN 的一线用药。②弥可保（甲钴酰胺）：弥可保是维生素 B_{12} 的衍生物，参与核酸、蛋白质和脂质的代谢，在合成轴突的结构蛋白中起重要作用，也参与修复损伤的神经纤维，增加神经传导速度。段滨红等以弥可保治疗 57 名 DPN 患者，先肌内注射后改为口服，结果疼痛改善率超过 90%；MNCV 和 SNCV 也较治疗前明显改善，提示该药治疗疼痛性 DPN 安全有效，采用序贯疗法效果更佳。盛春燕等研究证实高同型半胱氨酸水平为糖尿病微血管病变的危险因素，叶酸、维生素 B_6、维生素 B_{12} 参与 Hcy 的代谢过程，补充叶酸、维生素 B_6、维生素 B_{12} 可起到干预作用。

（三）中医药治疗

1.气虚血瘀，经脉痹阻

临床表现：倦怠乏力，肢体无力，麻木，疼痛，四肢不温，气短懒言，动则汗出，或口干不欲多饮，食少便溏，或大便努责不下、小便清长，舌淡苔白，脉细缓或细弱。

治法：益气活血，通阳开痹。

方药：补阳还五汤等方化裁。

典型处方：生黄芪 30 g，当归 12 g，桃仁 12 g，红花 9 g，赤芍、白芍各 25 g，川牛膝、怀牛膝各 15 g，木瓜 15 g，丹参 15 g，鬼箭羽 15 g，桂枝 6 g，黄连 6 g，水蛭 12 g，土元 9 g，地龙 15 g。每天 1 剂，水煎服。

临床应用：糖尿病周围神经病变患者气虚血瘀证甚为常见，补阳还五汤有益气活血、通络开痹之功，可谓对证良方。以血得热则行，得寒则凝，故用桂枝，以糖尿病阴虚内热病机贯穿病程始终，又佐黄连等。以肢体络脉瘀阻不通，所以当用水蛭、土元、地龙等通络搜风之品。同时可配合丹参注射液、川芎嗪注射液静脉滴注，或服用蚓激酶等。如更兼气郁，可以四逆散方化裁；如兼湿热下注，可以四妙散化裁；肢体沉重、痰湿阻滞者，可用二陈汤化裁；肢体抽掣疼痛，或伸屈不利，可用祝老四藤一仙汤（络石藤、忍冬藤、鸡血藤、钩藤、威灵仙等），重用藤类药物舒筋活络；腰膝酸痛，下肢无力，可用吕仁和教授脊瓜汤（狗脊、木瓜等）加味，兼补肝肾，强筋壮骨。

2.气阴两虚,经脉痹阻

临床表现:倦怠乏力,肢体无力,麻木、疼痛、蚁行感,或灼热疼痛,口干咽燥、多饮多尿,便干尿赤,五心烦热,舌黯红,苔薄白,脉细弱或细数。

治法:益气养阴,活血开痹。

方药:生脉散、至阴豨莶汤、顾步汤等方化裁。

典型处方:生黄芪30g,沙参15g,石斛15g,玄参25g,玉竹15g,豨莶草15g,当归12g,川芎12g,炮穿山甲12g,赤芍、白芍各25g,川牛膝、怀牛膝各15g,木瓜15g,桃仁12g,红花9g,丹参15g,鬼箭羽15g,桂枝6g,忍冬藤25g,黄连6g,生甘草6g,水蛭12g,地龙15g。每天1剂,水煎服。

临床应用:糖尿病周围神经病变,气阴两虚血瘀者,也非常多见,治以益气养阴、活血通络,用至阴豨莶汤、顾步汤等方化裁,观察有效。兼湿热下注者,可取法四妙丸意,或加入土茯苓、萆薢、苍术、白术、生薏苡仁等祛湿之品。同时也可配合脉络宁注射液、生脉注射液静脉滴注。兼有胃肠结热,大便数天不行者,可配合调胃承气汤,或加用大黄、枳实、炒莱菔子等通腑泄热。气血亏虚,头晕心悸,爪甲色淡者,可用当归补血汤加党参、鸡血藤、熟地黄等补气养血。

3.阴虚血少,经脉痹阻

临床表现:口干咽燥、头晕耳鸣、腰膝酸软无力,手足麻木,灼热疼痛,五心烦热,皮肤蚁行感,灼热感,舌黯红,苔薄黄,或少苔,脉弦细数或沉细数。

治法:滋阴和营,活血开痹。

方药:归芍地黄汤、杞菊地黄汤、补肝汤、芍药甘草汤等方化裁。

典型处方:生地黄30g,沙参15g,石斛15g,桃仁12g,红花9g,赤芍、白芍各25g,川牛膝、怀牛膝各15g,木瓜15g,玄参25g,丹参15g,鬼箭羽15g,忍冬藤25g,黄连6g,当归12g,鳖甲12g,土鳖虫9g,甘草6g。每天1剂,水煎服。

临床应用:糖尿病周围神经病变有时也可表现为阴虚血少证。常兼有胃肠结热和肝经郁热证候,兼胃肠结热者,加大黄、天花粉等清泄结热,兼肝经郁热,口苦咽干,目眩者,加柴胡、黄芩等清解郁热。常可随方加入忍冬藤、红藤等,清热兼可舒筋通络。临床上也可配合脉络宁注射液、清开灵注射液静脉滴注。肢体灼热疼痛,干燥者,更可配用黄檗15g,红藤30g,大黄30g,芒硝15g,甘草10g,红花15g,水煎适当温度下外洗。继发肢体皮肤丹毒,红肿灼热者,可用黄连粉、大黄粉、三七粉,局部湿敷。

4.阴阳俱虚,经脉痹阻

临床表现:神疲乏力,四肢冷痛,腰膝乏力,肢体麻木疼痛,甚至肌肉萎缩,不任步履,头晕健忘,共济失调,口干咽燥,多饮尿频,大便不调,舌体胖大有齿痕苔黄,或舌黯红苔白水滑,脉沉细无力。

治法:滋阴助阳,活血开痹。

方药:地黄饮子、壮骨丸、金匮肾气丸等方化裁。

典型处方:生黄芪30g,生地黄、熟地黄各12g,山茱萸12g,鹿角片12g,淫羊藿10g,丹参15g,鬼箭羽15g,桃仁12g,红花9g,赤芍、白芍各25g,狗脊15g,川牛膝、怀牛膝各15g,木瓜15g,桂枝6g,黄连6g,薏苡仁25g,生甘草9g。每天1剂,水煎服。

临床应用:阴阳俱虚者,不仅存在气虚血瘀,阳虚寒凝以致血瘀,所以治法当重视通阳,应适当选用温通之品。但糖尿病毕竟是以内热伤阴为基本病机,所以不能过用温燥。今用地黄饮子、壮骨丸、肾气丸等化裁,重用黄芪补气活血,鹿角片补肾助阳,生地黄、熟地黄、山茱萸滋阴补肾,阴中求阳、阳中求阴之意。随方加入丹参、鬼箭羽、桃仁、红花等活血化瘀,桂枝通阳活血,黄连坚阴清热,互用互制,取中和之旨。临床上还可随方适当加用虫类搜剔药物。更兼风寒湿三气杂至者,则仿三痹汤、独活寄生汤,祛风、除湿、散寒,可选用羌活、独活、防风、防己、薏苡仁、桂枝、川乌、麻黄、乌梢蛇、白花蛇、千年健、寻骨风、海桐皮、海风藤、络石藤、青风藤等味药。

(四)其他治疗

1.中成药

木丹颗粒(糖末宁),每次 7 g,每天 3 次,饭后服用。该药是营口奥达制药有限公司产品,作为国家食品药品监督管理总局批准的糖尿病周围神经病变治疗用药,主要适用于糖尿病周围神经病变中医辨证为气虚络阻证,临床表现为四肢麻木,或四肢疼痛,倦怠乏力、神疲懒言、自汗、肌肤甲错、面色晦黯,舌体胖大,舌质黯,或有瘀斑,或舌下青筋紫黯怒张,舌苔薄白,脉弦涩或细涩者。

2.中药外治

千里健步散变通方:适合于糖尿病周围神经病变肢体冷凉、疼痛甚者。可用制川乌、制草乌、追地风、透骨草、苏木、红花、炙乳香、炙没药等,水煎适当温度下外洗,皮肤甲错、干燥者,更可加芒硝,同煎外洗,有润燥功用。

忍冬苏木散:适合于糖尿病周围神经病变肢体麻木、疼痛,有灼热感,或冷凉不突出者。可用忍冬藤、黄檗、蒲公英、透骨草、追地风、苏木、桃仁、红花等,水煎适当温度下外洗,皮肤湿痒或流水糜烂者,加地肤子、白鲜皮、苦参、枯矾、五倍子等,枯矾可以收湿。

3.针灸治疗

取穴:足三里、阳陵泉、丰隆、胰俞、肾俞、脾俞、三阴交等,平补平泻。或用当归注射液,足三里,穴位注射。

(朱连玲)

第十一章　脂质代谢疾病

第一节　高脂血症

高脂血症又称为血脂谱异常症,是指血浆中的脂蛋白谱异常,一般特指甘油三酯和 LDL-C 升高伴或不伴 HDL-C 降低。人群中的血脂水平呈钟形正态分布,正常与异常之间并不存在明确的界限。高脂血症、高血压、肥胖和代谢综合征的关系密切,重型肥胖与高脂血症已经成为许多国家的严重社会问题。长期以来,一直是将人群血脂分布中最高的 5%～10% 部分,即第90～95 百分位数以上的水平定义为高脂血症。

一、病因与发病机制

临床上,通常根据引起高脂血症的原因将其分为原发性和继发性两类。原发性高脂血症是由于遗传基因缺陷所致,原因不明的高脂血症称为散发性或多基因性高脂血症。因全身系统性疾病所致者称为继发性高脂血症。引起血脂升高的系统性疾病主要有糖尿病、甲状腺功能减退症、肝肾疾病、糖原贮积症、系统性红斑狼疮、骨髓瘤、脂肪萎缩症、急性卟啉病等。此外,某些药物如利尿剂、β受体阻滞剂、糖皮质激素等也引起继发性血脂升高。临床所见的高脂血症,多数同时存在两种以上情况。

(一)脂代谢相关基因缺陷导致原发性血脂谱异常

与脂代谢有关的基因发生突变可导致脂蛋白降解酶活性降低,脂蛋白结构或受体缺陷使脂蛋白在体内的清除减少或分解代谢减慢;或增加脂蛋白的合成、影响饮食中脂肪的吸收等,引起各种类型的原发性高脂血症,如家族性脂蛋白脂酶缺陷症、家族性载脂蛋白 C Ⅱ 缺陷症、家族性高胆固醇血症、家族性载脂蛋白 B100 缺陷症、家族性异常 β 脂蛋白血症、家族性混合型高脂血症、家族性高 TG 血症等。其中,家族性高胆固醇血症又可分为家族性单基因高胆固醇血症(familial monogenic hypercholesterolemia)和家族性多基因高胆固醇血症(familial polygenic hypercholesterolemia)两种。家族性单基因高胆固醇血症还可分为杂合子型和纯合子型两个亚类。

(二)获得性因素引起继发性血脂谱异常

引起血浆脂蛋白水平升高的获得性因素很多,无论是脂蛋白的产生或由组织排入血浆过多,还是清除或从血浆中移去减少,均可导致一种或多种脂蛋白在血浆中过度堆积。获得性因素主要包括高脂肪饮食与高热量饮食、肥胖、增龄和不良生活习惯和某些疾病等。

1.饮食脂肪过多

饮食脂肪过多是常见的引起高脂血症的非病理性因素。每天饮食中的胆固醇从 200 mg 增至 400 mg 时,可使血浆胆固醇上升 0.13 mmol/L(5 mg/dL)。如果饱和脂肪酸的热量达到饮食总热量的 14%,血浆胆固醇亦因此而升高 0.52 mmol/L(20 mg/dL)左右。大量摄入单糖引起血糖升高,进而导致胰岛素分泌增多,后者促进肝脏合成 TG 和 VLDL,引起血浆 TG 浓度升高;单糖还可改变 VLDL 的结构,使其清除速度减慢。此外,高糖膳食可诱导脂蛋白脂酶抑制因子 ApoC Ⅲ 基因表达增加,血浆 ApoC Ⅲ 浓度升高又可抑制脂蛋白脂酶活性,从而减慢乳糜微粒和 VLDL 中 TG 的水解,引起高甘油三酯血症。

2.肥胖

肥胖是血浆胆固醇升高的另一个重要因素。体重增加一方面促进肝脏合成载脂蛋白 B,使 LDL 产生增加;另一方面可增加体内胆固醇合成,使肝内胆固醇池扩大,并抑制 LDL 受体合成。肥胖患者容易发生异位脂肪储积(ectopic fat storage),异位脂肪可储积于肝脏、肌肉、脾脏、胰腺和其他内脏器官,大量的皮下脂肪和异位储积的脂肪在脂肪细胞因子和内分泌激素的作用下,脂解增加,血甘油三酯升高,肝游离脂肪酸释放增多,引起胰岛素抵抗、T2DM、代谢综合征、脂代谢紊乱和高血压。

3.增龄

血浆胆固醇水平随年龄的增长而轻度升高。这是因为老年人的 LDL 受体活性降低,导致其分解代谢减慢。由于体内的胆酸合成随年龄增加而减少,使肝内胆固醇含量增加,进一步抑制 LDL 受体活性。此外,体重也随着增龄而有所增加,但排除体重因素以后,增龄本身亦使血浆胆固醇水平上升。

4.长期大量饮酒

可抑制肝内脂肪酸氧化,脂肪酸合成增多,导致 TG 与 VLDL 产生增多,血浆 TG 升高。吸烟也使血浆中 TG 升高,可能主要与脂肪组织中脂蛋白脂酶活性降低有关。

5.药物

雌激素增加 VLDL 的生成而引起血浆 TG 升高,常与用药剂量有关。糖皮质激素既增加 VLDL 的合成,可使 VLDL 转化为 LDL 增多,最终使血浆胆固醇和 TG 均升高。此外,噻嗪类利尿剂和 β 受体阻滞剂亦可引起高脂血症。

6.疾病状态

引起高脂血症的疾病很多,常见于糖尿病、肝胆疾病、肾脏疾病、雌激素缺乏症、甲状腺功能减退症、神经性厌食、急性间歇性卟啉病、系统性红斑狼疮、异常丙种球蛋白血症、多发性骨髓瘤、糖原贮积症和脂肪营养不良等。

(1)糖尿病:胰岛素缺乏可抑制脂蛋白脂酶的活性,使乳糜微粒在血浆中聚积。血脂谱异常是糖尿病的重要生化表现和心血管不良事件危险因素之一,但 T1DM 和 T2DM 的血脂谱异常有所不同。血糖控制欠佳的 T1DM 患者血 TG 和 VLDL 明显升高,但血胆固醇和 LDL 可正常或降低,而 HDL 多为正常或升高;经用胰岛素控制血糖后,血脂谱一般可转为正常,少数患者的血脂谱异常仍持续存在。因而,T1DM 所伴的血脂谱异常多属于继发性血脂谱异常。

(2)肝胆疾病:胆道结石、肝脏肿瘤、胆汁性肝硬化、胆道闭锁等所致的胆道阻塞,使胆酸、胆固醇排入胆道发生障碍,引起游离胆固醇和 TG 升高。

（3）肾脏疾病：可引起 VLDL 和 LDL 合成增加，同时可伴有脂蛋白分解代谢减慢，肾病综合征时胆固醇和 TG 均升高。临床上最明显的例子是肾病综合征，患者的 TG、血清胆固醇均显著升高，并与低蛋白血症密切相关；透析治疗的尿毒症患者以 TG 升高为主，接受肾移植的患者主要为胆固醇升高。

（4）雌激素缺乏：由于雌激素可通过增加 LDL 受体的表达而增强 LDL 的分解代谢，故 45～50 岁女性的血浆胆固醇常低于同龄男性。绝经后，女性的胆固醇逐渐升高，最终达到并可超过男性水平。

（5）甲状腺功能减退：肝脏的 TG 脂酶减少，导致 VLDL 清除减慢，同时可合并 IDL 生成过多。

（6）其他系统性疾病：许多全身系统性疾病可通过各种途径引起血浆胆固醇和/或 TG 水平升高。多发性骨髓瘤的异型蛋白可抑制血浆中乳糜微粒和 VLDL 的清除。脂肪营养不良的脂肪组织中脂蛋白脂酶减少，可伴有肝脏合成 VLDL 增多等。银屑病（psoriasis）患者的心血管病、脑血管病和外周血管病发病率增高，其原因未明，一般认为与银屑病的慢性炎症和血脂谱异常有关，因此可用他汀类药物治疗。

二、病理生理与临床表现

高脂血症的病理生理复杂，而高脂血症本身没有特殊的临床表现。肥胖、皮肤黄色瘤、动脉粥样硬化和非酒精性脂肪肝是高脂血症的间接表现。

（一）血脂谱异常导致动脉粥样硬化和心脑血管事件

高脂血症对心血管病的 3 个主要决定因素是 LDL 颗粒的数目、大小以与 HDL 水平。肥胖、高血压和代谢综合征是高脂血症的主要危险因素。此外，血脂谱异常患者的后代（即使无肥胖和高血压）也易发生高脂血症。脂质在血管内皮沉积是高脂血症的最主要后果，动脉粥样硬化的发生和发展又是一种缓慢渐进的过程，如能抑制和延缓动脉硬化的发生，就可达到本症的预防和治疗目的。

1.LDL-C 升高

LDL 质的异常主要体现在小而密低密度脂蛋白（sLDL）增多上。这种 LDL 容易在动脉壁沉积和被单核巨噬细胞吞噬。sLDL 主要与高 TG 血症有关，高 TG 和高 VLDL 刺激 CETP 活性，促进 TG 向 LDL 转移，形成小而密的 LDL。sLDL 与 LDL 受体亲和力下降，分解代谢减少伴巨噬细胞摄取增多。对氧化反应敏感性增强，因此更具有致动脉粥样硬化作用。家族性高胆固醇血症的血浆胆固醇常高于 7.8 mmol/L（300 mg/dL），LDL-C 高于 6.5 mmol/L（250 mg/dL），家族性载脂蛋白 B100 缺陷症的血浆 LDL-C 升高。同一家族性混合高脂血症家族中的不同患者，其血脂变化多端，可以是胆固醇、TG 或两者均中度升高，并常伴有 HDL-C 降低。甚至同一个患者的不同时期其血脂情况亦可发生变化。

2.高 TG 血症

血中非酯化脂肪酸（FFA）升高，进入肝脏的 FFA 增多，肝脏合成和释放极低密度脂蛋白（VLDL）及胆固醇酯（FFA 与胆固醇分子联合形成胆固醇酯），胆固醇酯浓度调节 VLDL 的产生，其浓度升高时 VLDL 合成增加，同时富含 TG 的脂蛋白产生增多。高 TG 血症与冠心病的危险性增高独立相关。

Ⅲ型高脂蛋白血症的血浆胆固醇和 TG 中度升高，HDL-C 正常而 LDL-C 降低。家族性脂蛋白脂酶缺陷症和家族性载脂蛋白 CⅡ 缺陷症均可导致严重的高甘油三酯血症,血浆 TG 高达 $11.3\sim22.6$ mmol/L($1\,000\sim2\,000$ mg/dL)或更高。家族性高甘油三酯血症的血浆 TG 一般为 $2.3\sim5.6$ mmol/L($200\sim500$ mg/dL),当合并甲状腺功能减退、雌激素治疗或大量饮酒等情况时,可使 TG 升至 11.3 mmol/L($1\,000$ mg/dl)或更高。

高 TG 血症(10 mmol/L 以上时)是胰腺炎的重要发病病因(约 7%),称为高 TG 血症所致的胰腺炎(hypertriglyceridemiainduced pancreatitis),死亡率在 20% 以上。可能发病机制:①乳糜微粒(chylomicrons)堵塞胰腺的毛细血管床,局部缺血;②胰腺腺泡中的脂肪酶与乳糜微粒直接接触,诱发前炎症因子释放、胰腺坏死、炎症和水肿。

3.HDL-C 下降

TG 增高时,胆固醇酯酰基转运蛋白(CETP)将 HDL-C 中的胆固醇转到 VLDL 的交换增加,促进 HDL-C 分解。另外,VLDL 清除障碍和 LPL 活性降低也使 HDL_3 向 HDL_2 转换减少。

4.载脂蛋白异常

ApoAⅠ糖化使 HDL-C 与 HDL 受体亲和力下降而影响细胞内胆固醇流动。由于新生态的 HDL-C 主要由肝脏产生,进入血液循环后主要功能为清除胆固醇,与之结合后转运入肝脏而代谢,部分经胆汁排出,故可使总胆固醇下降,为动脉粥样硬化和冠心病的保护因子。糖基化低密度脂蛋白(Gly-LDL)和氧化型低密度脂蛋白(ox-LDL)促进早期动脉粥样硬化形成,引发免疫反应,使吞噬细胞释放白细胞介素-1β(IL-1β)、肿瘤坏死因子-α(TNF-α)等,导致血管病变。

(二)脂质沉积形成黄色瘤

高脂血症患者可因过多的脂质沉积在局部组织而形成黄色瘤(xanthoma)。通常表现为局限性皮肤隆凸,颜色可为黄色、橘黄色或棕红色,多呈结节、斑块或丘疹等形状,质地柔软。根据黄色瘤的形态与发生部位不同,可分为扁平黄色瘤、掌皱纹黄色瘤、结节性黄色瘤、疹性黄色瘤、结节疹性黄色瘤及肌腱黄色瘤等。

各种黄色瘤的病理改变基本相似。真皮内有大量吞噬脂质的巨噬细胞(称为泡沫细胞),又称为黄色瘤细胞。早期常伴有炎性细胞,晚期可发生成纤维细胞增生。有时可见核呈环状排列的多核巨细胞。用猩红或苏丹红进行冷冻切片染色,可显示泡沫细胞内含有胆固醇和胆固醇酯。一种黄色瘤可见于不同类型的高脂血症,同一类型的高脂血症又可出现多种形态的黄色瘤,经有效降脂治疗后多数黄色瘤可逐渐消退。

1.扁平黄色瘤

主要见于眼睑周围,故又称为眼睑黄色瘤,较为常见。一般表现为上睑内眦处的扁平丘疹,呈橘黄色,米粒至黄豆大小,椭圆形,边界清楚,质地柔软。通常发展缓慢,数目可逐渐增多。少数可累及面、颈、躯干和肢体。主要见于家族性高胆固醇血症、家族性载脂蛋白 B100 缺陷症和Ⅲ型高脂蛋白血症;亦可见于血脂正常者,可能是由于组织中的巨噬细胞过多摄取被氧化或修饰的脂蛋白所致。

2.掌皱纹黄色瘤

分布于手掌及手指的皱纹处,呈橘黄色的线条状扁平轻度凸起。此乃Ⅲ型高脂蛋白血症的特征性表现,约有 50% 的患者可出现掌皱纹黄色瘤。

3.结节性黄色瘤

好发于肘、膝、指节的伸侧,以及踝、髋、臀部,早期散在分布,为黄豆至鸡蛋大小的圆形结节,呈黄色、橘黄色或棕红色,边界清楚,质地柔软。一般进展缓慢。后期结节增多,并融合成大小不等的分叶状斑块,由于有纤维化形成,质地逐渐变硬,不易消退。如损伤或合并感染,可形成溃疡。此种黄色瘤具有诊断特异性,主要见于Ⅲ型高脂蛋白血症。

4.疹性黄色瘤

表现为橘黄或棕黄色的小丘疹,其中心发白,伴有炎性基底,类似于痤疮,好发于腹壁、背部、臀部及其他容易受压的部位,有时口腔黏膜也可受累。主要见于家族性脂蛋白脂酶缺陷症和家族性载脂蛋白CⅡ缺陷症所致的严重高 TG 血症。

5.结节疹性黄色瘤

多见于四肢伸侧,如肘部和臀部,呈橘黄色结节状,可在短期内成批出现,有融合趋势,周围有疹状黄色瘤包绕,常伴有炎性基底。主要见于Ⅲ型高脂蛋白血症。

6.肌腱黄色瘤

这是一种特殊类型的结节状黄色瘤,发生在肌腱部位,常见于跟腱、手或足背伸肌腱、膝部股直肌和肩三角肌腱等处。为圆或卵圆形,质硬的皮下结节,与皮肤粘连,边界清楚。约有58%的家族性高胆固醇血症患者可出现肌腱黄色瘤,家族性载脂蛋白 B100 患者有 38%发生肌腱黄色瘤,亦见于部分Ⅲ型高脂蛋白血症患者。如果不仔细检查,一些小的肌腱黄色瘤很容易被遗漏。X 线照片可显示跟腱黄色瘤的情况。

(三)血脂谱异常引起器官脂质沉积与浸润

异常增多的脂质沉积在肝脏和脾脏,导致其体积增大,镜下可见大量的泡沫细胞。此外,骨髓中可见类泡沫细胞。此外,少数患者还可因乳糜微粒栓子阻塞胰腺的毛细血管导致胰腺炎发生。

家族性脂蛋白脂酶缺陷症患者可因乳糜微粒栓子阻塞胰腺的毛细血管,引起局限性胰腺细胞坏死而导致复发性胰腺炎。有 1/3～1/2 的患者可发生急性胰腺炎,常于进食高脂饮食或饱餐后发生,腹痛程度与血浆 TG 水平呈正相关。家族性载脂蛋白CⅡ缺陷症患者亦可发生胰腺炎,但其血浆 VLDL-C 水平相对较高,而乳糜微粒浓度较低,所以病情相对较轻,发生于 20 岁以前者的症状多不明显。

氧化型脂质(oxidized lipids)启动并调节细胞的炎症过程,氧化型 LDL(ox-LDL)被肾动脉壁和肾小球间质摄取,CXCL16 是足细胞(podocyte)摄取 ox-LDL 的主要受体,而在肾小管发挥同样作用的主要是 CD36 细胞,Ox-LDL 和 FFA 的脂毒性损害细胞功能,刺激其他细胞因子(如 TGF-β)表达,诱发肾损害和肾小管间质纤维化(tubulointerstitial fibrosis)。出现不同程度的肾小球肥大、基底膜增厚和细胞外基质积聚。

非酒精性脂肪肝病(nonalcoholic fatty liver disease,NAFLD)是内脏器官脂质沉积与浸润特殊形式,类似于特殊化的棕色脂肪与白色脂肪组织的混合体,可发生微管性脂质淤积(microvesicular steatosis,通常见于棕色脂肪)、大血管性脂质淤积(macrovesicular steatosis,通常见于白色脂肪)和脂质小滴(fatty droplet)。这些病理改变引起脂肪细胞因子的大量生成,导致脂肪堆积和细胞氧化应激反应。患者表现为肝大、肝功能异常、脂肪变性、脂性肝炎、肝硬化和肝酶学指标升高。同时,脂肪组织脂解增加,血甘油三酯升高,肝游离脂肪酸释放增多。

(四)血脂谱异常引起其他组织损害

血脂谱异常是一种全身性代谢紊乱,除上述病理变化外,还可以引起下列病变:①早发性老年环:40 岁以下出现老年环者多伴有血脂谱异常,早发性老年环多见于家族性高胆固醇血症,但特异性不强。②早发性角膜弓:约有 28%的家族性载脂蛋白 B100 缺陷症患者可有角膜弓。

③角膜浑浊。④可见于家族性高 TG 血症和家族性 LCAT 缺陷症。⑤脂血症眼底：严重的高 TG 血症（＞22.6 mmol/L 或 2 000 mg/dL）使富含 TG 的大颗粒脂蛋白沉积于眼底小动脉而产生脂血症眼底；脂肪颗粒沉积于网状内皮细胞还可引起实质性器官（如肝、脾、心、肾、脑、视网膜等）肿大和慢性炎症反应。⑥其他病变：乳糜微粒血症尚可导致呼吸困难和神经系统症状；纯合子家族性高胆固醇血症可出现游走性多关节炎，但具有自限性；家族性混合型血脂谱异常和家族性高甘油三酯血症的患者多有肥胖。Ⅲ型高脂蛋白血症常伴有肥胖、糖尿病和甲状腺功能减退等其他代谢紊乱，又可使患者的血脂进一步升高。

三、诊断与鉴别诊断

（一）根据血脂谱异常类型与病因评估心血管病风险

1.确立高脂血症

多数学者认为，血浆总胆固醇浓度＞5.2 mmol/L（200 mg/dL）可确定为高胆固醇血症；血浆 TG 浓度＞2.3 mmol/L（200 mg/dL）为高 TG 血症；HDL-C 低于 0.91 mmol/L（35 mg/dL），可定为低 HDL-C 血症。由于所测的人群及所采用的检测方法不同，各地所制定的高脂血症诊断标准略有差异。一般根据患者血脂水平，结合其病史、有关的体征和实验室检查以及家族史进行高脂血症的诊断并不困难。Ⅲ型高脂蛋白血症患者如果没有掌跖纹黄色瘤或结节性黄色瘤，有时难以作出诊断。此时可计算 LDL-C/TG 比值，若＞0.3 则对诊断有帮助（正常 0.2 左右）。

血脂水平与遗传和饮食习惯密切相关，因此不同种族人群和饮食情况下的血脂水平存在一定差异。血脂水平随着年龄增长逐渐升高。儿童的血脂水平低于成人，其高脂血症的标准：胆固醇＞5.2 mmol/L（200 mg/dL），TG＞1.6 mmol/L（140 mg/dL）。此外，血脂亦受性别和生理状态的影响。女性从青春期起直至绝经期，其 TG 和胆固醇均低于男性，而 HDL 高于同龄男性。

由于血浆胆固醇水平的增高是冠心病的重要危险因素，而冠心病危险性的增加需要进行治疗。因此，将人群血浆胆固醇水平的第 75～90 百分位数水平定为中度胆固醇增高或中度危险，而将第 90 百分位数以上水平定为重度胆固醇增高或高度危险。

2.确立原发性高脂血症病因

原发性高脂血症要进行病因诊断，必要时应进行有关基因、LDL 受体分析、酶活性或其他特殊检查确诊。如对家族性载脂蛋白 B100 缺陷症的确诊可通过 PCR 和直接测序进行突变分析；通过对 ApoE 基因型的分析以确诊Ⅲ型高脂蛋白血症；确诊家族性脂蛋白脂酶缺陷症需进行注射肝素后的脂蛋白脂酶活性测定等。

3.评估心血管风险度

确立高脂血症的诊断后，应首先对患者的心血管病综合危险度进行评估和危险度分层，以决定治疗方案。在进行冠心病危险因素评估时，应着重了解患者一级亲属有关胆固醇代谢紊乱和早发性冠心病的详细病史。

美国的全国胆固醇教育计划成人治疗组第 3 次指南中（NCEP ATP Ⅲ）提出，理想的胆固醇水平为＜5.2 mmol/L（200 mg/dL），如果超过 6.2 mmol/L（240 mg/dL）即为高脂血症，介于 5.2～6.2 mmol/L（200～240 mg/dL）者为临界性升高。尽管这是一种人为的界定，但是它与临床上观察到的情况非常吻合，当血浆胆固醇≥6.2 mmol/L（240 mg/dL）时，患冠心病的危险性明显增加。

（二）原发性与继发性高脂血症鉴别

在进行高脂血症的诊断时，应该弄清楚患者的脂代谢异常是属于何种类型。因为不同原因所致的高脂血症其治疗方法亦不相同，因此必须将原发性高脂血症与继发性高脂血症区分开来，并确定其具体病因。

有时，Ⅱb 型高脂蛋白血症可与Ⅳ型高脂蛋白血症混淆，此时可测定血浆 LDL-C，若 LDL-C ＞3.65 mmol/L（130 mg/dl），则为Ⅱb 型；反之为Ⅳ型。

（三）原发病和血脂测定鉴别继发性高脂血症病因

继发性高脂血症可见于多种疾病，如糖尿病、甲状腺功能减退、垂体性矮小症、肢端肥大症、神经性厌食、脂肪营养不良、肾病综合征、尿毒症、胆道阻塞、系统性红斑狼疮和免疫球蛋白病等。由于这些疾病的临床表现明显，故其鉴别一般无困难。妊娠期高甘油三酯血症是诱发急性胰腺炎的重要原因，胰腺酶水解甘油三酯所形成的游离脂肪酸诱导炎症过程，发生胰腺炎后的病情和并发症往往比一般胰腺炎更严重。妊娠期高脂血症包括超生理性高脂蛋白血症和重症高脂蛋白血症两种情况。因为担心调脂药物的不良反应和对胎儿的不利影响，高脂血症妇女在计划妊娠时停用调脂药物，但在权衡高脂血症与调脂药物对母子的风险方面，似乎前者更重要。

四、治疗

（一）根据干预目的和危险度分层制订治疗方案

降脂治疗过程中一般应遵循以下原则：①原发性高脂血症是一种终身性的代谢紊乱，因此所有采取的降脂措施都必须持之以恒。②根据不同的病因选择合适的治疗方案，经济有效地控制血脂水平。③健康生活方式和合理饮食是最基础、最经济、最安全和疗效可靠的降脂方法。④使用降脂药物时，应坚持健康的生活方式和合理的饮食控制，并定期检查肝、肾功能。⑤采取降脂措施后，要定期监测血脂水平，并根据血脂水平适当调整降脂药物的剂量和种类。⑥经生活方式调整、饮食控制和降脂药物治疗后，血脂水平仍控制不理想者可进一步考虑采用血液净化治疗或外科手术治疗。

1.原发性高脂血症

通过调节血脂水平，以进一步降低冠心病的患病率以及心血管事件的发生率。脂代谢紊乱特别是血浆总胆固醇、TG、LDL、VLDL 升高和/或 HDL 降低与冠心病及其他动脉硬化性血管病变的患病率和病死率之间有密切关系。NCEP 的建议包括：①所有 20 岁以上的成年人每 5 年检查 1 次血浆总胆固醇；②所有胰腺炎患者均应测定血浆 TG；③降脂治疗的目标取决于患者的冠心病危险因素，一般危险因素越多，对降脂的要求就越高（目标血脂水平越低）。

治疗途径是调整生活方式与饮食结构、降脂药物治疗、血浆净化治疗、外科治疗和基因治疗；治疗方案应根据患者的血浆 LDL-C 水平和冠心病的危险因素情况而决定。降脂治疗在降低冠心病患者血浆胆固醇水平的同时，还可降低其 5 年主要心脏事件发生率、冠状动脉重建率及脑卒中的发生率，并可减少由此所致的死亡率；因此已有冠心病的高脂血症者应采取积极措施使其血脂调整到较为安全的水平。

目前对无冠心病的高脂血症的降脂治疗尚存争议。有人观察到，虽然此类患者经过降脂治疗可使其心脏事件和冠心病的发生率和死亡率减少，但其总的死亡率并没有因此而降低。不过研究显示，中年男性高胆固醇血症患者在接受为期 5 年的降脂治疗以后，其冠心病死亡率和总死亡率均有降低。

2.继发性高脂血症

继发性高脂血症的治疗主要是积极治疗原发病,并可适当地结合饮食控制和降脂药物治疗。

(二)生活方式和饮食干预治疗高脂血症

生活方式干预包括降低饮食中的饱和脂肪酸、反式脂肪和胆固醇含量,增加 ω3 脂肪酸,黏稠纤维和植物类固醇的摄入量。不管血脂谱如何,糖尿病,以及伴心血管病或伴 1 个以上的心血管病风险因素的 40 岁以上的患者均需用他汀类药物治疗。如果 40 岁以下者的 LDLC >100 mg/dL,或有多个危险因素亦应加用他汀类调脂药物治疗 LDL-C 目标值 <100 mg/dL (2.6 mmol/L),伴有明显心血管病者的 LDL-C 目标值 <70 mg/dL(1.8 mmol/L)。男性的甘油三酯 < 150 mg/dL (1.7 mmol/L),HDL-C > 40 mg/dL (1.0 mmol/L);女性 > 50 mg/dL (1.3 mmol/L)。

1.生活方式干预

流行病学及临床试验研究表明,生活方式可通过多种环节影响血脂水平。通过改变生活方式(低脂饮食、运动锻炼、戒烟、行为矫正等),可使血清总胆固醇和 LDL-C 分别降低 24.3% 和 37.4%;低脂低热量与高纤维素饮食还具有抗感染和抗代谢综合征作用。保持理想体重的措施主要是控制热量的摄入和增加体力活动,但应持之以恒才能获得长久收益。

(1)控制理想体重:流行病学资料显示,肥胖人群的平均血浆胆固醇和 TG 显著高于同龄的非肥胖者。除了体重指数(BMI)与血脂水平呈正相关外,身体脂肪的分布也与血浆脂蛋白水平关系密切。一般来说,中心型肥胖者更容易发生高脂血症。肥胖者的体重减轻后,血脂紊乱亦可恢复正常。

(2)运动锻炼:长期静坐者的血浆 TG 通常高于坚持体育锻炼者。体育运动不但可以增强心肺功能、改善胰岛素抵抗和葡萄糖耐量,而且还可减轻体重,降低血浆 TG 和胆固醇,升高 HDL-C。运动可增加脂蛋白脂酶活性,升高 HDL 水平特别是 HDL_2 水平。长期锻炼还可增加血浆 TG 的清除。进行运动锻炼时应注意以下事项:①运动强度:运动量如果不适当,则可能达不到预期效果,或容易发生意外情况。通常以运动后的心率水平来衡量运动量的大小,适宜的运动强度一般是运动后的心率控制在个人最大心率的 80% 左右。运动形式以中速步行、慢跑、游泳、跳绳、做健身操、骑自行车等有氧活动为宜。②运动持续时间:每次运动开始前应先进行 5~10 min 的预备活动,使心率逐渐达到上述水平,然后维持 20~30 min。运动后再进行 5~10 min 的放松活动。每周至少活动 3 次。③运动时应注意安全保护,避免发生各种意外情况。

(3)戒烟:吸烟可升高血浆胆固醇和 TG 水平,降低 HDL-C。停止吸烟 1 年,血浆 HDL-C 可上升至不吸烟者的水平,冠心病的危险程度可降低 50%,甚至接近于不吸烟者。

2.饮食治疗

血浆脂质主要来源于食物,通过控制饮食,可使血浆胆固醇降低 5%~10%,同时有助于减肥,增强降脂药物的疗效。多数 Ⅲ 型高脂蛋白血症患者通过饮食治疗,同时纠正其他共存的代谢紊乱,常可使血脂降至正常。

(1)时机和对象:开始饮食治疗的时间取决于患者的冠心病危险程度和血浆 LDL-C 水平。冠心病的危险程度越高,则血浆 LDL-C 越低时就需要进行饮食治疗。

(2)饮食结构:饮食结构可直接影响血脂水平的高低,因此必须强调饮食结构的合理性:①血浆胆固醇水平易受饮食中胆固醇摄入量的影响,进食大量的饱和脂肪酸也可增加胆固醇的合成。尽管单不饱和脂肪酸和多不饱和脂肪酸具有降低血浆胆固醇、LDL-C 水平和升高 HDL-C 水平的作用,但是两者所含热量都较高,如果摄入过多同样可引起超重或肥胖。因此,饮食中不饱和脂肪酸也不宜过多。通常,肉食、蛋及乳制品等食物(特别是蛋黄和动物内脏)中的胆固醇和饱和脂肪酸含量较多,应限量进食。食用油应以植物油为主,每人每天用量以 $25\sim30$ g 为宜。家族性高胆固醇血症患者应严格限制食物中的胆固醇和脂肪酸摄入。②进食大量高糖(即富含蔗糖、葡萄糖及果糖)类食物,可使脂肪酸的合成增加,导致血浆 VLDL-C、LDL-C 和 TG 升高,HDL-C 下降。所以,饮食中的糖类应以谷类为主,并适当控制纯糖类食品的摄入。③高纤维饮食可增加肠道中胆固醇排泄,减少胆固醇吸收,并增加 LDL-C 清除,减少脂蛋白合成,因而可以降低血浆胆固醇尤其是 LDL-C 的水平。蔬菜、水果、豆类、燕麦麸、玉米皮、海藻类等含有较丰富的植物纤维,可在主食中适量增加玉米、燕麦、小麦、荞麦等成分,每人每天应摄入 400 g 以上蔬菜及新鲜水果。有研究表明,增加豆类食物的摄入有利于改善血中胆固醇水平。一般豆类食品摄入量可增加至每天 30 g 干豆或 50 g 豆腐干或 $75\sim150$ g 水豆腐。④酒精可升高血浆 HDL-C 水平,但同时也可增加 TG 的合成。一般认为,酒精摄入量低于 30 g/d(或白酒不超过 50 g/d)的少量饮酒可能对身体无害,但并不提倡通过饮酒以提高血浆 HDL-C 水平来进行冠心病的预防。

(3)高胆固醇血症饮食方案:高脂血症的饮食治疗是通过控制饮食的方法,在保持理想体重的同时,降低血浆中的 LDL-C 水平。饮食治疗通常可分两步进行。如果在为期 3 个月的第一步饮食治疗中,血浆 LDL-C 水平未能达到控制目标,则需按照第二步方案进行更为严格的饮食控制。对于冠心病患者,应直接采用第二步饮食治疗方案。

(三)降脂药物纠正血脂谱异常

降脂药物对高脂血症具有十分重要的防治意义。无冠心病者经 $3\sim6$ 个月的生活方式调整及饮食控制,或有冠心病者再进行 $1\sim2$ 个月的非药物性基础治疗后,其血脂水平仍未达到控制标准,均应合理地选用降脂药物治疗。根据调脂治疗的首要目标和不同危险度患者的 LDL-C 目标值,确立药物治疗方案。降脂药物治疗的一般原则:①以他汀类降脂药作为原发性和继发性高脂血症的一级和二级预防时,可使患者的心脑血管事件发生率降低约 1/3。②贝特类药物亦可降低患者心脑血管事件发生率,但疗效不及他汀类降脂药。③治疗的目标血脂水平应依患者的心脑血管事件风险因素多少和严重性而定,一般的原则是风险因素越多,程度越重,治疗的目标血脂水平越严。④用 ApoB 和 ApoB/ApoAI 比值作为降脂的疗效观察指标较 LDL 为优。冠心病者应将血浆总胆固醇水平控制在 4.1 mmol/L(160 mg/dL)以下,血浆 TG 水平应低于 1.8 mmol/L(160 mg/dL)。

目前,临床应用较多的是 HMG-CoA 还原酶抑制剂(他汀类降脂药)和纤维酸衍生物类(苯氧芳酸类或贝特类)药物。非他汀类降脂药物可分为 4 类,即降低胆固醇吸收类、抑制致病性脂蛋白释放类、提升 HDL 类和加快胆固醇从胆道清除类。

1.HMG-CoA 还原酶抑制剂

大部分血浆脂蛋白中的胆固醇是在体内合成的。在体内胆固醇的生物合成过程中,HMG-CoA 转变成甲基二羟戊酸需要 HMG-CoA 还原酶进行催化。HMG-CoA 还原酶是体内胆固醇合成的重要限速酶,细胞内的胆固醇排空时,可激活此酶的活性增加,使胆固醇的合成增加;当细胞内胆固醇增多时,此酶活性下降,胆固醇的合成因此而减少。

HMG-CoA 还原酶抑制剂(他汀类降脂药)均为人工合成的化学制剂,其结构中的开放部分与 HMG-CoA 极为相似,因而可与 HMG-CoA 竞争性地与 HMG-CoA 还原酶进行结合,抑制体内胆固醇的生物合成。首先,细胞内胆固醇水平降低可刺激细胞膜 LDL 受体的数目增多、活性增强,血浆中 VLDL 残粒及 LDL 的清除增加;其次,胆固醇的合成受到抑制后,可进一步使脂蛋白的产生减少。HMG-CoA 还原酶抑制剂的降脂效果与药物剂量有关。一般常规剂量的药物可使血浆总胆固醇下降 30%～40%,LDL-C 下降 25%～50%,TG 中等度下降,HDL-C 轻度上升。此类药物是治疗家族性高胆固醇血症的首选药物,与其他降脂药物如胆酸螯合剂合用可使70% 杂合子患者的血浆 LDL-C 降至正常,但对纯合子患者无效。亦可用于其他以胆固醇升高为主的高脂血症。他汀类降脂药很多,如普伐他汀、氟伐他汀、伊伐他汀、阿托伐他汀、辛伐他汀、瑞舒伐他汀等。匹伐他汀分子具有独特的环丙基,其抑制 HMG-CoA 还原酶活性的作用增强 5 倍以上,同时也使 LDL 受体的转录与活性增加,而其肝脏的代谢途径细胞色素 P4503A4 酶避免了与许多药物的相互作用,升高 HDL-C 作用较强,同时能降低 LDL-C。

通常,将此类药物每天的总量分作 2 次口服,其降脂效果比一次顿服更好。若日服 1 次,则以每天睡前服用为好,因为绝大多数的胆固醇合成都是在夜间进行的。2%～3% 的患者服药后可出现恶心、腹胀、腹泻或便秘、头痛、失眠、乏力、皮疹、肌病及肝功能异常等不良反应。儿童、孕妇及哺乳期妇女不宜使用此类药物。HMG-CoA 还原酶抑制剂与胆酸螯合剂合用,可使 LDL-C 降低 50%～60%,其用药剂量亦可因此而减少。如与烟酸、吉非贝齐、环孢素、环磷酰胺及雷公藤等联合使用,则可引起严重的肌病和肝肾损害。他汀类的肝毒性虽然少见,但一旦发生,其后果严重。绝大多数表现为急性肝细胞损害,偶尔伴有胆汁淤积、非特异性自身抗体阳性和自身免疫样肝炎。肌病的程度不一,轻者无肌肉疼痛,仅有血清肌酸激酶升高,严重者出现横纹肌肉溶解症。

2.纤维酸衍生物类(苯氧芳酸类或贝特类)

主要是增强脂蛋白脂酶的活性,使 TG 的水解增加,对治疗高甘油三酯血症有显著疗效。

(1)氯贝丁酯:氯贝丁酯(clofibrate,又称安妥明,冠心平)是最早应用于临床的贝特类药物,主要通过增强脂蛋白脂酶活性,增加 VLDL 和 TG 的分解,可抑制腺苷酸环化酶而抑制脂肪组织分解,进而减少肝脏 VLDL 的合成与分泌。此外,尚可抑制肝内胆固醇的合成和增加肠道胆固醇的排泄,使血浆总胆固醇降低。氯贝丁酯可降低血浆 TG 22%～50%,降低胆固醇 6%～20%,并可升高 HDL-C 水平。主要用于治疗高 TG 血症及以 TG 升高为主的混合型高脂血症。常用剂量为每次 0.25～0.5 g,每天 3 次。主要不良反应有恶心、腹胀和腹泻等胃肠道反应和肝功能异常,偶见头痛、乏力、皮疹、脱发、阳痿、性功能减退等,长期使用可增加胆结石发病率和非冠心病死亡率。

该药可通过胎盘和乳汁排出,故孕妇和哺乳期妇女禁用。肾功能不全时容易引起肌病。氯贝丁酯能增强抗凝剂的作用,增加尿酸排泄。由于不良反应较多,并可使死亡率增加,因此被淘汰。氯贝丁酯的衍生物,如非诺贝特、苯扎贝特、吉非贝齐和益多酯等,同样具有降脂作用,但不良反应减少。

(2)非诺贝特:非诺贝特(fenofibrate,力平之)可增加载脂蛋白 A Ⅰ、载脂蛋白 A Ⅱ 及脂蛋白脂酶的基因表达,减少载脂蛋白 A Ⅲ 的基因表达,使乳糜微粒和 VLDL 降解加速,从而降低血浆中 TG 和 LDL-C 水平。其降脂作用具体表现为血浆 TG 降低 40%～60%,总胆固醇降低 5%～20%,LDL-C 降低 5%～25%,VLDL-C 降低 63%,并可升高 HDL-C 水平。降脂适应证同氯贝丁酯。常用剂量为每次 0.1 g,每天 3 次。微粒化的非诺贝特胶囊只需每晚服 1 次,每次 0.2 g,其降脂效果与常规剂型相似。不良反应主要有口干、食欲减退、大便次数增多、湿疹等。偶见血清转氨酶、尿素氮或肌酐升高,但停药后即可恢复正常。长期服用者应定期进行肝、肾功能检查。

严重肝、肾功能不全者及儿童禁用此药,孕妇、哺乳期妇女应慎用。非诺贝特可降低血尿酸和纤维蛋白原水平,增强抗凝剂的作用。故联合用药者需注意抗凝药剂量的调整。

（3）苯扎贝特:苯扎贝特(bezafibrate,又称必降脂)可增强脂蛋白脂酶和肝脂酶的活性,促进 VLDL 的分解代谢,并对 HMG-CoA 还原酶和乙酰辅酶 A 胆固醇酰基移换酶(ACAT)有抑制作用,增加 LDL 受体活性,升高载脂蛋白 A I 和载脂蛋白 A II 水平,因此可有效降低血浆 TG 和胆固醇水平,升高 HDL-C 水平。通常,苯扎贝特可使血浆 TG 降低 20％～60％,总胆固醇下降 10％～30％,HDL-C 升高 10％～30％。临床适应证与氯贝丁酯相同。一般治疗剂量为每次 0.2 g,每天 3 次。有一种苯扎贝特的缓释片,只需每晚服 0.4 g。常见不良反应有食欲缺乏、恶心和上腹部不适等胃肠道症状,亦可见皮肤瘙痒、荨麻疹、皮疹、脱发、头痛、头晕、失眠、性欲减退等。以上反应大多较轻微,一般可自行消失。偶可发生肌炎样肌痛和抽搐,引起血清肌酸磷酸激酶增高。

由于 94％的药物经肾脏排泄,故肾功能不全时容易引起药物在体内积蓄,并加重肾功能损害。因此肾功能不全者应慎用此药,且剂量宜小。有肝脏及胆囊疾病者禁用此药,孕妇、哺乳期妇女及儿童均不宜服用。长期应用者需定期检查肝、肾功能及血清肌酸磷酸激酶水平。苯扎贝特抑制血小板凝集,降低纤维蛋白水平及血液黏度,增强双香豆类、磺脲类及胰岛素等药物的作用,但不会引起低血糖。

（4）吉非贝齐:吉非贝齐(gemfibrozil,又称诺衡,康利脂,洁脂)主要是通过增加脂蛋白脂酶的活性,促进 TG 和 VLDL 的降解,并能抑制脂肪组织的脂肪分解,从而减少 TG 和 VLDL 的生成。吉非贝齐可使血 TG 下降 40％～60％,总胆固醇降低 10％～20％,HDL-C 升高 10％～20％。适应证与氯贝丁酯相同。常用剂量为每次 0.9 g,每天 1 次或每天上午服 0.6 g,下午服 0.3 g;亦可每次 0.6 g,每天 2 次。一般起效较快,用药后 4 周即可达到稳定疗效。约 5％的患者用药后可出现恶心、呕吐、上腹不适、食欲缺乏、腹痛和腹泻等胃肠道症状,部分患者可有一过性血清转氨酶及肌酸磷酸激酶增高。偶见嗜酸性粒细胞减少、皮肤红斑、皮疹、肌肉疼痛、视力模糊及轻度贫血。胆结石的发生率为 1％～1.5％。严重肝肾功能不全及胆结石患者、孕妇、哺乳期妇女和儿童禁用此药。吉非贝齐有增强抗凝剂药效及升高血糖的作用,服药时应注意调整抗凝药物及降血糖药物的剂量。

3.胆酸螯合剂

此类药物主要是通过在肠道内与胆酸结合后形成不易吸收的螯合物,干扰胆酸的肝肠循环。粪便中胆酸排出增多,可减少肠道内的胆固醇吸收,并增加肝细胞对胆固醇的利用,进而使血浆中的胆固醇降低。通常,治疗剂量的胆酸螯合剂可使血浆总胆固醇降低 10％～20％,LDL-C 下降 15％～25％,TG 水平变化不大或稍有升高,HDL-C 可有中度升高。此类药物适用于除纯合子家族性高胆固醇血症以外任何类型的高胆固醇血症,亦可与其他的降脂药物联合,用于混合型高脂血症的治疗。临床上用于高脂血症治疗的胆酸螯合剂包括树脂类、新霉素类、β-谷固醇、活性炭等。其中,新霉素类、β-谷固醇及活性炭因不良反应较大或疗效不理想而被淘汰。目前临床上应用较多的为碱性阴离子树脂类制剂。考来烯胺(cholestyramine,又称消胆胺)可降低血浆总胆固醇水平,升高 HDL-C 水平。常规剂量为每次 4～5 g,每天 1～3 次。服药时宜从小剂量开始,可根据血脂水平逐渐加大剂量,一般每天总量不超过 24 g。考来替泊(colestipol,又称降胆宁)的降脂效果及不良反应与考来烯胺大致相似,但便秘发生较少,价格相对较为便宜。常用剂量为每天 12～15 g,分 3～4 次口服。地维烯胺(divistyramine)降脂效果及不良反应均与考来烯胺相似,常用剂量为每天 6～12 g,分 2 次饭前服。

4.普罗布考

普罗布考(probucol,又称丙丁酚)促进 LDL 的分解和胆酸的排泄,抑制胆固醇和载脂蛋白 A I 的合成,使血浆总胆固醇降低 9%～29%,LDL-C 降低 5%～15%,但对 TG 作用不大。由于其可改变脂蛋白的结构,使之不依赖于 LDL 受体而直接被细胞摄取,因此适用于包括纯合子家族性高胆固醇血症在内的所有高胆固醇血症。此外,普罗布考具有抗氧化的作用,可抑制动脉粥样硬化的形成与发展。常用剂量为每次 0.5 g,每天 2 次。不良反应以恶心、腹痛、腹泻等较为常见,少见的不良反应可有多汗、头痛、头晕、感觉异常、血管神经性水肿和嗜伊红细胞增多。偶见血清转氨酶、碱性磷酸酶、肌酸磷酸激酶及胆红素、尿酸、尿素氮、血糖等一过性升高,长期使用可引起心电图的 QT 间期延长。因此,室性心律失常、心电图 QT 间期延长、孕妇、哺乳期妇女和儿童禁用此药。服药女性需停药 6 个月以上才能怀孕。

此类药物有异味感,约有 2% 的患者可出现恶心、腹胀、腹痛、便秘等胃肠道反应,通常与用药剂量大小有关。长期用药者可引起脂肪吸收不良,应适当补充维生素 A、维生素 D、维生素 K 等脂溶性维生素及钙盐。考来烯胺干扰氯噻嗪、地高辛、苯巴比妥、甲状腺素、双香豆类抗凝剂的吸收,因此前述药物应在服用考来烯胺前 1 h 或服考来烯胺后 4 h 服用。

5.胆固醇酯转运蛋白激活剂

胆固醇酯转运蛋白(cholesteryl ester transfer protein,CETP) anacetrapib 和 dalcetrapib 可用于高脂血症的治疗。尤其可升高 HDL-C,但其心血管不良反应仍需进一步观察。

6.烟酸及其衍生物

(1)烟酸:烟酸(nicotinic acid,niacin)抑制 cAMP 形成,使 TG 脂肪酶活性降低;并可减慢脂肪组织中的脂肪分解,使血浆中非酯化脂肪酸(NEFA)减少,进而减少 VLDL 在肝脏的合成。此外,烟酸在辅酶 A 的作用下与甘氨酸合成烟尿酸,可影响肝细胞利用辅酶 A 合成胆固醇。烟酸还可升高血浆 HDL-C 水平,其作用机制尚不清楚。一般服药后 1～4 d 血浆 TG 水平即出现下降,LDL-C 的下降于服药后 5～7 d 才开始。常用剂量可使总胆固醇和 LDL-C 均降低 15%～30%,TG 降低 20%～80%,Lp(a)下降 40%,HDL-C 升高 15%～25%。除家族性高胆固醇血症的纯合子及 I 型高脂蛋白血症以外,烟酸可用于其他任何类型高脂血症的治疗。常用剂量为每次 1～2 g,每天 3 次。宜从小剂量开始,每次 100 mg,每天 3～4 次,以后每隔 3～7 d 增加1 次剂量。

服药后的第 1～2 周内,可出现面部潮红、皮肤灼热或瘙痒等不良反应,并可有食欲缺乏、恶心、呕吐、胃肠胀气、腹痛、腹泻等消化道反应。大多随继续服药而逐渐减轻,以至消失。饭后服药以及服药时减少饮水,可减轻服药后的不良反应。服药前 1 h 服用小剂量阿司匹林可减轻面部潮红。此外,大剂量烟酸可引起消化性溃疡、糖耐量减低、血尿酸升高及肝功能损害,甚至黄疸。因此,有溃疡病、糖尿病、肝功能不全的患者应慎用本药,并应注意定期复查肝功能、血糖及尿酸等。由于烟酸可增强降压药的扩血管作用,引起直立性低血压,故高血压患者使用该药时应予以适当注意。孕妇及哺乳期妇女均不宜服用此药。

烟酸与树脂类降脂药合用可增强 LDL-C 降低的效果,并可减轻胃肠道的不良反应。

(2)阿昔莫司:阿昔莫司(acipimox,又称氧甲吡嗪,乐脂平)是一种人工合成的烟酸衍生物。主要抑制脂肪组织释放非酯化脂肪酸,使 TG、VLDL 及 LDL 的生成减少;同时可激活脂蛋白脂酶,加速 VLDL 降解;并可抑制肝脂酶而升高 HDL-C 水平。阿昔莫司可使血浆 TG 下降 50%,

总胆固醇降低 25%,HDL-C 升高 20%。其降脂适应证与烟酸相似,并可用于治疗糖尿病所致的继发性高脂血症。常用剂量为每晚睡前服用 0.25~0.5 g,病情需要时可于早餐后加服 0.25 g。患者服药后可有面部潮红、皮肤瘙痒、胃部灼热感或上腹部不适、轻微头痛等不良反应,但多数可在服药后数天内逐渐减轻或消失。此外,该药的肝、肾功能损害极少见,亦不会引起糖耐量减低和高尿酸血症。

7.其他药物

(1)阿司匹林:1 型和 2 型糖尿病存在心血管风险(10 年风险>10%)或有该病史的患者需要用阿司匹林(75~162 mg/d)作为一级预防干预,对其过敏时改用氯吡格雷(clopidogrel,75 mg/d);急性冠状动脉事件 1 年后,应采用阿司匹林(75~162 mg/d)加氯吡格雷(75 mg/d)治疗。但不建议用于低危者(10 年风险<5%)。已经诊断为冠心病者用 ACEI、阿司匹林治疗,以前发生过心肌梗死者应加以 β 受体阻滞剂治疗指数 2 年,如果能够耐受,没有高血压者也可长期服用。症状性心力衰竭者不用噻唑烷二酮类药物,但充血性心力衰竭而肾功能正常者可服用二甲双胍。

(2)甲状腺激素类似物:甲状腺激素可延缓心血管并发症的病情,经过结构改造的甲状腺激素类似物,如 KB2115(3-[3,5-dibromo-4-[4-hydroxy-3-(1-methylethyl)-phenoxy]-phenyl]-amino]-3-oxopropanoic acid)为一种选择性促产热剂(selective thyromimetic)具有产热作用,降低体重和血胆固醇水平,有可能成为新的降脂药物。另一种制剂属于选择性肝脏甲状腺素受体的类似物(selective liver thyroid hormone receptor analogs)sobetirome(GC1),据报道该药可以诱导肝脏的 LDL 受体生成,逆转胆固醇的转运,促进胆汁形成和胆汁固醇的分泌与排泄。

(3)泛硫乙胺:泛硫乙胺(pantethine,又称潘特生)能促进血脂正常代谢,改善脂肪肝及酒精中毒性肝损害,能抑制过氧化脂质的形成及血小板聚集,还能防止胆固醇在血管壁沉积。该药可使血浆总胆固醇降低 5.2%~15.2%,TG 下降 23.6%~31.7%,HDL-C 升高 10%~20.5%。常用剂量为每次 0.2 g,每天 3 次。泛硫乙胺的最大特点是不良反应少而轻,对肝、肾功能基本无损害。此外,药物作用时间较长,停药后 1 个月仍能保持明显的调节血脂的效果。

(4)omega-3 脂肪酸:包括 20 碳五烯酸(EPA)和 22 碳六烯酸(DHA),以海鱼油中含量最为丰富。能抑制肝内脂质及脂蛋白合成,促进胆固醇从粪便中排出,使血浆总胆固醇降低 12%,TG 降低 40%,HDL-C升高 5%。此外,鱼油制剂还有抑制血小板聚集及减少血栓形成的作用,可延缓动脉粥样硬化的进程,减低冠心病的发病率。目前的鱼油制品品种较多,可分为天然鱼油型、酯型及非酯化脂肪酸型 3 种剂型。不同鱼油制剂中的 ω-3 脂肪酸含量各不相同,酯型约为 28%,天然鱼油为 57%,非酯化脂肪酸制剂为 98%。国内可正式用于临床的浓缩鱼油制剂主要有以下 3 种。①多烯康:属于酯型制剂,其中加有少量的维生素 E,以防氧化。常用剂量为每次 1.8 g,每天 3 次。②脉乐康:为天然鱼油制剂,含 EPA 和 DHA >65%,常用剂量为每次 0.45~0.9 g,每天 3 次。③鱼油烯康:为天然鱼油制剂,每粒 0.25 g,含 EPA 和 DHA>67.5 mg。常用剂量为每次 1 g,每天 3 次。鱼腥味所致的恶心是鱼油制剂的常见不良反应。此外,长期服用非酯化脂肪酸型鱼油制剂可诱发胃肠道出血,酯型鱼油制剂可引起视力下降。天然海鱼油制剂的不良反应较少。有出血倾向的患者禁用鱼油制剂。

(5)前蛋白转换酶抑制剂和甘油三酯转运蛋白抑制剂:前蛋白转换酶——枯草杆菌蛋白酶(proprotein convertase subtilisin)kexin 9(PCSK9)发现于 2003 年,主要用于常染色体显性遗传性高胆固醇血症(autosomal dominant hypercholesterolemia)。初步的研究表明,kexin 9 降解

LDL 受体的作用不依赖于酶的催化活性(catalytic activity),因而通过反义 RNA 或 DNA 抗体可降低或抑制 kexin 9 活性,达到降低 LDL 的目的。微粒体甘油三酯转运蛋白抑制剂(microsomal triglyceride transfer protein inhibitors)可降低血清 LDL-C,但因胃肠和不良反应和肝脏损害重而禁用。

(四)基因治疗原发性高脂血症

基因治疗是通过多种方法利用特定的重组 DNA,影响靶细胞中的基因表达、替换突变基因、抑制突变基因的表达或在靶细胞中增加可以对抗突变基因作用的特殊基因,以达到治疗高脂血症的目的。原发性高脂血症通过基因疗法有望获得根本解决。目前,开展较多的主要是家族性高胆固醇血症的基因治疗。基因治疗的方法主要有以下 4 种。①基因表达:将正常基因导入靶细胞并使之表达,以治疗内源性基因所致的异常;②基因置换:通过同源重组方法,用外源性正常基因代替突变的基因或序列;③基因添加:在特定靶细胞中加入该细胞不具有的能产生特殊功能的基因,用以对抗异常基因的病理影响;④基因抑制:利用反义核酸技术和/或 RNA 干扰技术降低变异基因的表达。动物试验研究表明,将降脂基因转入肝脏可使血脂紊乱的情况得以恢复正常。基因治疗的关键步骤在于基因的转移,即将外源性基因准确地导入靶细胞中,并能正确地进行表达。根据具体实施的方法不同,基因治疗又可分为离体法和体内法。

1.离体基因治疗

离体基因治疗亦称间接法,是取出患者的某种组织或细胞(如成纤维细胞、骨髓、肝细胞、外周血干细胞,甚至肿瘤细胞),在体外培养时转入目的基因,或在体外筛选和富集含有外源性基因的细胞,然后再回输到患者体内。

具体的方法:通过手术切除患者的一小部分肝叶(约为肝脏的 10%～15%),并留置下腔静脉导管。用胶原酶灌注切下的肝组织以分离肝细胞,将肝细胞置于平皿中培养 2 d,并与重组 LDL 受体基因的反转录病毒共同孵育 12～16 h。经洗脱病毒后,肝细胞用胰蛋白酶进行分离,并由下腔静脉导管输入患者体内。此方法可使肝细胞的 LDL 受体获得部分重建,且无明显并发症。离体基因治疗的缺点是需要进行外科手术,而且获得转基因的细胞数目较少,使治疗效果受到很大影响。由于反转录病毒载体只能转染增殖细胞,不能转染非增殖的细胞,而腺病毒载体可转染非生长期的肝细胞,因此近年来人们发现腺病毒可能是更理想的载体,这样可避免进行肝切除术或静脉注射四氯化碳损伤肝细胞。已报道在兔身上静脉注射含有 LDL 受体 cDNA 的重组腺病毒 6 d 后,血浆胆固醇下降 75%,HDL-C 和 Apo-A I 升高 3～4 倍。

2.体内基因治疗

体内基因治疗又称直接法,是采用一种可溶性 DNA 携带系统,在体内将 LDL 受体基因定向转移至患者的肝细胞,使肝脏能表达出 LDL 受体。这是一种非常有前途的基因治疗方法。动物试验显示,直接输入 DNA 蛋白质复合物后 12～72 h,重组基因即可在肝细胞上表达,血清胆固醇下降达 20%～30%。目前存在的问题主要是转基因持续表达时间较短和基因表达的效率不够高。通过方法的改进,预计在不久的将来体内基因治疗法即可应用于临床。

(五)特殊病例和极重型高脂血症的治疗

原发性高脂血症需终身治疗。为了确保药物降脂治疗的有效性和安全性,应每隔 1～3 个月复查血脂,并根据血脂水平适当调整降脂药物的使用;定期复查肝肾功能、肌酸磷酸激酶、血糖及血尿酸以及心电图等。

1.高脂血症并代谢综合征治疗

代谢综合征并高脂血症主要表现为 TG 升高或高 TG 血症、HDL-C 降低、LDL-C 升高(有时)、小而密 LDL 升高、LDL/HDL 比率升高、非酯化脂肪酸(FFA)和 Apo-B100 升高,Apo-AI/Apo-B100 的比值较小。一般空腹 TG 浓度越高者的餐后脂血症的程度越严重。其治疗原则是综合性的,主要包括控制饮食总热量摄入、调整饮食结构、减少脂肪摄入,并控制饮食总热量摄入。同时要增加运动(持续的有氧运动)。在饮食和运动治疗减肥不理想的情况下,可考虑加用奥利司他、利莫那班或西布曲明等。除减肥和运动外,首选噻唑烷二酮类药物。

在降脂治疗方面,贝特类能调整脂代谢紊乱,增强抗动脉粥样硬化的作用。但贝特类与他汀类合用要慎重,以免发生横纹肌溶解和肾衰竭等不良反应。

2.高脂血症并冠心病治疗

从某种意义上讲,降脂治疗是多数冠心病患者的病因治疗。因此,降脂治疗既有预防意义,又有治疗意义。但首先要预防心肌梗死和猝死,并控制心肌缺血性发作。应用抗心绞痛和抗心肌缺血药物(如硝酸酯类、β 受体阻滞剂、钙通道阻滞剂),一般同时加用抗血小板和降脂治疗。亦可试用 ACEI(肾衰竭、肾动脉狭窄慎用)。降脂治疗的原则与一般高脂血症相同,他汀类药物有改善内皮细胞功能,抑制血管炎症,稳定斑块,减少不良心血管事件等作用。建议的治疗目标是 LDL-C 降到<2.6 mmol/L(100 mg/dL)。

3.高脂血症并糖尿病治疗

高脂血症并糖尿病存在两种情况:一是糖尿病糖代谢紊乱引起高脂血症,这些患者在适当的饮食干预和糖尿病治疗后,高脂血症随着血糖控制,一般可恢复正常。另一种情况是糖尿病合并有遗传性高脂血症,其血脂紊乱较严重,控制较困难。即使血糖和 HbA1c 已经正常,但血脂仍不能达标。在糖尿病的综合治疗中,糖尿病的治疗的目标不能仅以血糖控制为目标。临床研究表明,良好血糖控制并不能防止大血管并发症的发生和发展。糖尿病并高脂血症可分为两种情况,血糖未控制前的高脂血症和血糖控制后的高脂血症。血糖未控制前的高脂血症与血糖升高和胰岛素缺乏相关,经治疗使血糖正常后,血脂谱可转为正常,因而这部分患者不需要特殊的降脂治疗;如血糖正常后血脂谱仍异常,应加用降脂药物治疗。

糖尿病患者的降脂治疗要特别强调饮食治疗。伴高脂血症者要严格控制油脂的摄入量。以谷类为主食者要尽可能选择粗制品,不宜直接食用单糖和双糖。T2DM 患者长期饮酒常是高脂血症的重要原因,饮酒还易发生低血糖,加重高血糖,因而应禁酒。

继发于糖尿病的混合型高脂血症患者多表现为 TG 升高,可选择有利于空腹血糖控制的阿昔莫司和苯扎贝特,亦可选用非诺贝特。不同种类的降脂药联合使用,不但可以增强降脂的效果,而且还可减少所用药物的剂量。当血浆胆固醇>7.8 mmol/L(300 mg/dL)时,常常需要采用联合用药的方式进行治疗。联合用药可有多种方式,如胆酸螯合剂与烟酸类或苯氧芳酸类合用,可有效降低 LDL-C 和 TG,升高 HDL-C;HMG-CoA 还原酶抑制剂与胆酸螯合剂或烟酸合用可使血浆胆固醇下降 50% 以上等。在联合用药过程中,应注意药物之间的相互作用,尤其是可能出现的不良反应。如 HMG-CoA 还原酶抑制剂与烟酸合用易致转氨酶升高,HMGCoA 还原酶抑制剂与纤维酸衍生物类或环孢素等合用,或他汀-贝特类联合治疗(statin-fibrate combination regimens)可能增加肌病的发病风险。

4.高脂血症并多囊卵巢综合征治疗

多囊卵巢综合征(PCOS)患者常伴有轻至中度的高脂血症,但在使用口服避孕药物(一般为PCOS 的一线治疗药物)后,有的患者血脂紊乱加剧,表现为甘油三酯和 HDL 明显升高,而血糖、胰岛素与胰岛素抵抗的变化主要由 BMI、年龄、病情等决定。因此,不管治疗前的血脂是否异常,多囊卵巢综合征用口服避孕药物治疗时,均需要检测血脂变化,必要时可加用调脂药物。

5.极重型高脂血症的治疗

(1)多种降脂药物联合治疗:应在生活方式干预、运动和饮食治疗的基础上,联合应用多种降脂药物治疗。由于降脂药的种类较多,在临床应用中主要是根据高脂血症的病因和血脂特点以及降脂药的作用机制,选择适当的药物进行治疗。通常,轻、中度高胆固醇血症,可选用小剂量的HMGCoA 还原酶抑制剂,也可试用弹性酶、泛硫乙胺、烟酸类及苯氧芳酸类药物;较严重的高胆固醇血症,如杂合子家族性高胆固醇血症及继发于肾病综合征的高胆固醇血症,可选用树脂类胆酸螯合剂或 HMG-CoA 还原酶抑制剂,或两者联合使用;纯合子家族性高胆固醇血症应首选普罗布考。一般的高 TG 血症可根据不同的血浆 TG 水平,分别选用非诺贝特、吉非贝齐、益多酯、阿昔莫司、苯扎贝特、烟酸、鱼油制剂等;伴有高凝血状态、不稳定心绞痛及曾行冠心病手术的高TG 血症患者,选择非诺贝特或苯扎贝特,既可有效降低血浆的 TG 水平,又能减低血液黏度、改善冠状动脉的供血情况。在美国,他汀类药物由于其具有降脂效果确切、不良反应小、易于服用等优点而应用最广;贝特类降低 TG 的作用最显著,但由于作用较为单一使其应用受到一定的限制。

对于混合型高脂血症,如以胆固醇水平升高为主,可根据血浆总胆固醇水平的高低,分别选用烟酸类或 HMGCoA 还原酶抑制剂;如以 TG 升高为主,可选择非诺贝特、吉非贝齐、益多酯、苯扎贝特、烟酸及阿昔莫司等;依泽替米贝(ezetimibe)与辛伐他汀联合应用的作用可能更强。

(2)血浆净化治疗:血浆净化(plasma purification)主要用于极端严重病例的临时性处理,能显著降低胰腺炎的复发率。目前的血浆净化技术仍存在许多缺点,不良反应亦较多,临床较少应用。血浆净化疗法又称血浆分离法、血浆清除法或血浆置换法,是通过各种物理方法去除血浆中过多的脂蛋白。临床上可用于治疗高脂血症的血浆净化疗法包括单纯血浆分离法、膜滤过法、灌流法、吸附法、沉淀法等,以上方法主要用以去除血浆中的 LDL。

滤过法主要有两种方法。常规双重滤过法是利用两个不同孔径的过滤器,孔径较大的膜是分离血浆与血细胞的血浆分离器,主要是滤除血浆中的抗体、免疫复合物、LDL 等病原性大分子物质。经过净化后的血浆再与血细胞混合,重新回输入体内。一般每次分离血浆 3~4 L,其中滤除血浆 500~600 mL,同时补入等量的置换液。此法可使 LDL 降低 48%,最大的优点是无须补充血浆。加热双重滤过法则是在上述双重滤过中,将经第一次膜滤过的血浆加温至 39 ℃再通过第二个滤过器,可减少血浆中清蛋白、抗凝血酶Ⅲ和 HDL 的丢失,并可提高血浆滤过的速度。热滤过后的血浆 LDL/HDL-C 比值明显降低,降脂效果可维持 2 周以上。

灌流法亦有两种方法。活性炭灌注法是通过装有活性炭的吸附柱,去除血浆中的 LDL-C、VLDL-C 和 TG,其中以 TG 降低最为显著,HDL-C 的降低较少。少数患者应用此法无效。珠形琼脂糖灌注法是用表氯醇与琼脂糖进行交联,再加入肝素和/或乙醇胺而制备出珠形琼脂糖。以珠形琼脂糖作为吸附剂可选择性地去除 LDL。由于血细胞直接与吸附剂接触而被破坏,灌注法可导致溶血,是灌注法的主要缺陷。

血浆吸附法以每分钟 50 mL 的速度从肘静脉抽取血液,通过离心的方法将血细胞分离出来,并立即回输到患者体内,而血浆通过装有吸附剂的柱子后再输入患者体内。其突出的优点是血细胞不与吸附剂接触,可使血细胞免遭破坏。

肝素沉淀法利用过滤器分离出患者静脉血中的血细胞成分,并回输入患者体内。在血浆中加入等量的肝素(10×10^4 U/L)-醋酸缓冲液,使 LDL 产生沉淀,再经聚碳酸膜过滤器将其去除。无 LDL 的血浆经去除肝素与过多的盐和水,并恢复生理 pH 后再给患者回输。严重高胆固醇血症特别是纯合子家族性高胆固醇血症,应用药物治疗降脂的效果常常不理想。只有采用血浆净化治疗,才能有效地降低其血浆中的胆固醇水平。

(3)手术治疗:大多数的高脂血症通过调整生活方式、饮食控制和药物治疗均可将其血脂水平控制在较为理想的范围之内。仅有少数严重的高脂血症如纯合子型家族性高胆固醇血症,用药物治疗降脂效果不理想。此外,还有少数患者对药物过敏,或用药后出现严重的不良反应,或合并有 2 型糖尿病与显著肥胖,对此类患者可考虑采用手术治疗,但手术适应证应严格控制,术后仍需要终生接受医学观察与综合治疗。虽然通过手术的方法可以有效地降低血脂水平,但是外科治疗并不是高脂血症的首选治疗方案。临床上用于治疗高脂血症的外科治疗包括回肠末端部分切除术、门-腔静脉分流吻合术和肝脏移植术。

部分回肠切除术主要是切除回肠末端约 2 m 长的部分。切除部分回肠后即干扰了胆酸的肠肝循环,其降脂原理类似于胆汁酸螯合剂,主要降低血浆胆固醇。术后肠道胆固醇吸收可减少60%,使体内胆固醇的分解代谢增加,胆固醇减少 35%。由此可使血浆胆固醇降低 20%～25%,并可减少软组织、器官中以及动脉壁内的非游离胆固醇,有助于黄色瘤和动脉粥样斑块的消退。但对纯合子家族性高胆固醇血症的疗效欠佳。该手术操作简单,但术后可引起一些并发症,如腹泻、肾结石、胆结石、肠梗阻等。

门-腔静脉分流术可减少体内总胆固醇、胆酸及 LDL 的合成,并可降低 HMG-CoA 还原酶的活性,使血浆总胆固醇下降 20%～35%。这是一种姑息性手术,因为术后患者高脂血症可能依然存在。在这种情况下,应适当给予降脂药物治疗。门-腔静脉分流术可引起肝萎缩,从而导致某些激素代谢发生障碍。例如,可使女性雄性激素升高,出现男性化表现。并发症还有分流通道血栓性闭塞引起脾大,诱发肝性脑病等。

肝脏移植术可增加患者体内的 LDL 受体数量,使 LDL 的分解代谢增加,合成代谢减少。血浆总胆固醇可因此而下降 72%,LDL-C 下降 81%。但术后高胆固醇血症可能继续存在。此时给予洛伐他汀治疗,可使血浆总胆固醇进一步降低 43%,LDL-C 降低 42%。但需注意该药与环孢素或其他免疫抑制剂合用,可引起横纹肌溶解。由于肝脏移植术的死亡率、致残率及相关的医疗费用均较高,术后需终生使用免疫抑制剂,因此该手术仅限用于治疗家族性高胆固醇血症,而且应当特别慎重。只有在各种保守治疗均无效的情况下,才考虑肝脏移植术。

(张琨琨)

第二节　家族性脂蛋白异常症

一、家族性高胆固醇血症

家族性高胆固醇血症分为单基因家族性高胆固醇血症和家族性多基因高胆固醇血症两种。杂合子异常（LDL 受体突变）所致的家族性高胆固醇血症（常染色体显性遗传）的最明显表现是早发性肌腱黄色瘤。患者的血胆固醇自幼升高，并随年龄的增长而进一步升高，肌腱黄色瘤加重，同时可出现扁平黄色瘤、结节疹性黄色瘤或其他皮肤脂性瘤斑。由于纯合子异常（LDL 受体突变）所致的家族性单基因高胆固醇血症亦呈常染色体显性遗传，患病个体的父母均为 LDL 受体突变者。因而病情重，预后不良。血胆固醇＞15 mmol/L（600 mg/dL），有时可高达 30 mmol/L（1 200 mg/dL）；多数患者早年即发生心绞痛、主动脉狭窄或冠心病，2 岁即可发生心肌梗死，寿命不超过 30 岁。此外，杂合子 LDL 受体突变携带者（血胆固醇可正常）亦易发生冠心病。

（一）LDL 受体-受体后信号分子突变引起家族性高胆固醇血症

家族性高胆固醇血症（familial hypercholesterolemia）是一种相当常见的常染色体显性遗传性疾病。本病是低密度脂蛋白受体（LDL 受体，LDLR）途径（LDL-receptor pathway）变异（如 LDLR、LDLRAP1、PCSK9）所致的低密度脂蛋白代谢病，血浆总胆固醇水平和低密度脂蛋白水平升高，患者常有多个部位黄色瘤及早发冠心病。

1.家族性高胆固醇血症

发病的原因是低密度脂蛋白受体基因的自然突变，包括缺失、插入、无义突变和错义突变。已发现数十种低密度脂蛋白受体基因突变。造成肝及外周组织细胞膜表面的低密度脂蛋白受体功能异常导致血浆总胆固醇水平和低密度脂蛋白水平升高。一般可分为 5 种类型。①Ⅰ类突变：突变基因不产生可测定的低密度脂蛋白受体，细胞膜上无低密度脂蛋白受体存在，是最常见的突变类型。②Ⅱ类突变：突变基因合成的低密度脂蛋白受体在细胞内成熟和运输障碍，细胞膜上低密度脂蛋白受体明显减少，也较常见。③Ⅲ类突变：突变基因合成的低密度脂蛋白受体可到细胞表面，但不能与配体结合。④Ⅳ类突变：此类突变是成熟的低密度脂蛋白受体到达细胞表面后虽能结合低密度脂蛋白，但不能出现内移。⑤Ⅴ类突变：低密度脂蛋白受体的合成、与低密度脂蛋白的结合以及其后的内移均正常，但受体不能再循环到细胞膜上。

杂合子家族性高胆固醇血症发生率约为 1/500，典型杂合子家族性高胆固醇血症患者血浆胆固醇较正常升高 2~3 倍，常＞7.8 mmol/L（300 mg/dL），低密度脂蛋白胆固醇＞6.5 mmol/L（250 mg/dL），血浆甘油三酯不升高。但有些杂合子患者的血浆胆固醇可正常或稍升高。男性杂合子患者至 45 岁前后可有冠心病；而杂合子女性患者的发生年龄较男性晚 10 年左右。纯合子患者罕见，患者因体内无或几乎无功能性的低密度脂蛋白受体，血胆固醇显著升高，多数在 15.6~26.0 mmol/L（600~1 000 mg/dL），低密度脂蛋白浓度在 14.3~24.7 mmol/L（550~950 mg/dL）。并在 10 岁前出现冠心病，其特征性表现为降主动脉的广泛性动脉粥样硬化，并在 20 岁前死于心肌梗死。此外，因血浆低密度脂蛋白被巨噬细胞摄取，胆固醇沉积在动脉壁、肌腱和皮肤，患者几乎都伴有扁平状黄色瘤和角膜弓（胆固醇浸润所致）。

2.家族性混合性高脂血症

病因未明。其主要临床特点：①在汉族人群中相对常见。②肥胖、胰岛素抵抗、高尿酸血症和早发性冠心病。③血 TG 和/或胆固醇中度升高，HDL-胆固醇降低。④排除糖尿病、肾病综合征和甲状腺功能减退可能。

（二）根据临床特征和基因突变分析确立家族性脂蛋白异常症诊断

如血浆胆固醇浓度超过 9.1 mmol/L（350 mg/dL），家族性高胆固醇血症的诊断即可成立；若同时发现患者或其一级亲属中有肌腱黄色瘤，第 1 代亲属中有高胆固醇血症或家庭成员有儿童高胆固醇血症，更支持其诊断。杂合子患者的血浆胆固醇为 6.5～9.1 mmol/L（250～350 mg/dL），并同时有上述表现之一者，亦可做出诊断。纯合子患者的诊断依据是父母有高胆固醇血症，患者在儿童暑期的血浆胆固醇超过 13.0 mmol/L（500 mg/dL），并出现黄色瘤。男性杂合子型年龄45 岁可有冠心病，而杂合子女性患者发生的年龄较男性晚 10 年左右。纯合子患者因体内无或几乎无功能性的低密度脂蛋白受体，胆固醇水平很高，多在 10 岁前就出现冠心病的临床症状和体征，降主动脉易发生广泛的动脉粥样硬化，伴肌腱黄色瘤和眼睑扁平状黄色瘤。如不及时有效治疗多在 20 岁前死于心肌梗死。

如果为单纯性高胆固醇血症，且血浆胆固醇浓度超过 9.1 mmol/L（350 mg/dL），家族性高胆固醇血症的诊断无困难；若同时发现患者或其一级亲属中有肌腱黄色瘤、第 1 代亲属中有高胆固醇血症、家庭成员有儿童期就被检出有高胆固醇血症者，更支持其诊断。对于杂合子家族性高胆固醇血症，血浆胆固醇浓度为 6.5～9.1 mmol/L（250～350 mg/dL），若同时有上述表现之一者，可做出家族性高胆固醇血症的诊断，但应与家族性载脂蛋白 B100 缺陷症、多基因高胆固醇血症和伴高甘油三酯血症的家族性高胆固醇血症鉴别。

家族性高胆固醇血症需与家族性载脂蛋白 B100 缺陷症、多基因遗传性高胆固醇血症和伴高甘油三酯血症的家族性高胆固醇血症鉴别。在儿童期，多基因遗传性高胆固醇血症者的血浆胆固醇正常，成年期后血胆固醇仅轻度升高，不伴有肌腱黄色瘤。

（三）综合治疗家族性高胆固醇血症

家族性高胆固醇血症的治疗应包括低脂肪饮食、低胆固醇饮食和联合药物治疗。单纯饮食控制，血浆胆固醇降低幅度较小（5％～15％）。他汀类药物是治疗家族性高胆固醇血症患者的首选药物，如洛伐他汀、辛伐他汀等。与其他降脂药物（如胆酸螯合剂）合用可使 70％的杂合子患者的低密度脂蛋白降至正常。如果本有高甘油三酯血症，可在他汀类药物的基础上，加用烟酸类降脂药物或选择性 PGD2 受体拮抗剂（selective antagonist of PGD2-receptor）如 laropiprant。

纯合子型家族性高胆固醇血症的治疗相当困难，饮食和药物治疗失败者可考虑定期血浆置换治疗或肝移植治疗。

二、家族性载脂蛋白 B100 缺陷症

家族性载脂蛋白 B100 缺陷症（familial defective apolipoprotein B-100）是一种较常见的脂质代谢性疾病。据估计，人群中家族性载脂蛋白 B100 缺陷症的发生率高达 0.5％。

载脂蛋白 B100（Apo-B100）突变造成含缺陷载脂蛋白 B100 的低密度脂蛋白与受体结合障碍，影响低密度脂蛋白在体内的分解代谢，血浆低密度脂蛋白和总胆固醇升高。在正常脑组织中，细胞因子（如 TNF-α 和 IL-1α/β）的表达量很低，而脂质在正常脑组织中的含量高，代谢十分活跃。卒中后，脑组织的炎性反应强烈，细胞因子对脂质代谢和其后的 ROS 生成起了重要作用。

磷脂酰胆碱（phosphatidylcholine）和神经鞘脂（sphingomyelin）属于脂质信号物，而神经鞘脂合酶（sphingomyelin synthase）是联系糖脂和神经鞘脂代谢的关键酶。TNF-α 和 IL-1α/β 能诱导磷脂酶 A2、C、D 和神经磷脂酶（sphingomyelinase）、磷脂酰胆碱合酶和神经鞘脂合酶。

临床表现与家族性高胆固醇血症相似，包括血浆总胆固醇和低密度脂蛋白胆固醇浓度中度或重度升高、黄色瘤和早发冠心病。但家族性载脂蛋白 B100 缺陷症所引起的血浆胆固醇水平升高的幅度低于家族性高胆固醇血症者，但较少伴有重度高胆固醇血症。部分伴肌腱黄色瘤、颈动脉粥样硬化和高血压。

根据血浆低密度脂蛋白水平增高，甘油三酯水平正常，特别是有肌腱黄色瘤和早发冠心病家族史可作出临床诊断，必要时，载脂蛋白 B100 基因突变检测可予鉴别。由于家族性载脂蛋白 B100 缺陷症是单基因突变所致（家族性高胆固醇血症为多个基因突变性疾病），因此，载脂蛋白 B100 基因的突变检测是鉴别两者的最有效方法。

三、家族性异常 β 脂蛋白血症

家族性异常 β 脂蛋白血症（familial dysbetalipoproteinemia）又称为 Ⅲ 型高脂蛋白血症。ApoE 常染色体显性突变患者罕见。多数属于 ApoE 常染色体隐性突变，多见于男性。家族性低 β 脂蛋白血症（familial hypobetalipoproteinemia）是 ApoB 代谢异常的常染色体显性遗传疾病，以血浆胆固醇和低密度脂蛋白胆固醇明显降低为特征。

（一）病因

大多数患者病因是由于 Apo-B 基因突变导致 Apo-B 蛋白的结构和功能异常，少数患者的病因未明。Apo-B 脂蛋白降低导致血浆胆固醇和甘油三酯减少。Apo-B 缺陷亦引起肠乳糜微粒形成障碍，并进一步影响脂质（包括胆固醇）和脂溶性维生素吸收，其中维生素 E 吸收不良导致退行性神经病变和退行性视网膜病变。

（二）临床表现与诊断

杂合子患者常见，无临床症状，偶伴有脂肪吸收障碍表现，低胆固醇血症多被意外发现，伴 LDLC 降低，而 HDLC 正常或轻度升高。发生冠心病的危险性低于正常人群。纯合子或复合性杂合子患者罕见，因脂肪吸收障碍和血浆胆固醇降低，伴吸收不良综合征、维生素 E 缺乏症、渐进性退行性神经病变、色素沉着性视网膜炎及棘红细胞血症。一些纯合子患者仍能产生足够的有功能的 Apo-B，其病情较轻。

因 Apo-E 基因的缺陷导致脂蛋白分解代谢的异常，其特点是血浆中聚集富含胆固醇的残体颗粒血症，高密度脂蛋白胆固醇正常，低密度脂蛋白胆固醇降低。手掌褶皱处有扁平黄瘤和在肘、膝、臀部皮肤出现黄色瘤。患者易过早发生外周血管病变和冠心病。当家族性异常 β 脂蛋白血症合并有 Sheehan 综合征时，血总胆固醇和低密度脂蛋白-胆固醇可有不同程度下降，但中密度脂蛋白-C（intermediate-density lipoprotein cholesterol）仍明显升高。非肝病者出现掌部的结节状黄色瘤具有诊断价值。琼脂糖凝胶电泳时极低密度脂蛋白迁移到 β 位置与正常的 β 位脂蛋白重叠，形成阔 β 带（阔 β 脂蛋白症）。血浆胆固醇 7.8～10.4 mmol/L（300～400 mg/dL）、甘油三酯 3.4～4.5 mmol/L（300～400 mg/dL）和血清胰岛素明显增高，高密度脂蛋白胆固醇正常，低密度脂蛋白胆固醇降低。手掌褶皱、肘、膝和臀部的扁平黄色瘤较常见，多数伴有早发性动脉粥样硬化、冠心病、周血管病变、肥胖和糖尿病等。

在临床上，血浆胆固醇和甘油三酯升高者应考虑本症可能，如血浆中以富含胆固醇的 β-极低密度脂蛋白和中间密度脂蛋白颗粒升高为特征。极低密度脂蛋白/甘油三酯≥0.3（mg/mg）有确诊意义；结节状黄色瘤对本症有特殊诊断价值，但要首先排除肝病可能。琼脂糖凝胶电泳时极低密度脂蛋白迁移到β位置，与正常的β位脂蛋白不可分离，故形成阔β带（阔β脂蛋白症）。等电点聚焦电泳常可发现异常的Apo-E。

血浆总胆固醇及LDLC降低往往提示本病的诊断。血浆胆固醇和甘油三酯水平极低并伴有脂肪吸收障碍时要考虑纯合子型家族性低β脂蛋白血症可能，但应与β-脂蛋白缺陷症和Anderson病（乳糜微粒滞留综合征）鉴别。Apo-B凝胶电泳或基因突变分析可确定其分子病因。杂合子型患者无症状者无须特殊处理，补充脂溶性维生素有一定意义。纯合子型患者应口服大剂量维生素E[100～300 mg/(kg·d)]，以升高组织维生素E浓度，防止神经病变的发生。提高饮食中的脂肪含量（常占总热量的15%至20%）。禁忌补充中链甘油三酯（肝中毒）。血清残余脂蛋白-C(serum remnant lipoprotein cholesterol，RLP-C)和甘油三酯(TG)比值（RLP-C/TG）以及Apo-E/Apo-CⅢ比值升高可用于Ⅲ型高脂蛋白血症的筛选。

（三）治疗

主要是控制体重，限制脂肪、饱和脂肪酸和胆固醇的摄入量。药物治疗主要是HMG-CoA还原酶抑制剂、烟酸和纤维素衍生物。绝经后女性Ⅲ型高脂蛋白血症可加用tibolone，因其可明显降低血TG、TC、VLDL-C和VLDL-甘油三酯水平。

（张琨琨）

第三节　原发性高密度脂蛋白代谢异常

原发性高密度脂蛋白代谢异常主要包括Tangier病、磷脂酰胆碱胆固醇酰基转移酶缺陷症和家族性低α脂蛋白血症。

一、Tangier病

Tangier病（Tangier disease）是一种罕见的常染色体遗传性疾病，其病因与ATP-结合盒转运蛋白A1(ATP-binding cassette transporter A1，ABCA1)突变（如R282X或Y1532C）或功能障碍有关。研究证实，ABCA1与细胞内的脂质转运紊乱、血浆高密度脂蛋白代谢有关。Tangier病表现为血浆高密度脂蛋白降低，大量胆固醇脂沉积于扁桃体、淋巴组织和网状内皮系统的巨噬细胞中。纯合子患者表现为橙黄色扁桃体肿大、淋巴滤泡、咽部黏膜黄色斑、角膜浑浊、周围神经病变、肝脾大和早发冠心病。

二、磷脂酰胆碱胆固醇酰基转移酶缺陷症

磷脂酰胆碱-胆固醇酰基转移酶(lecithin cholesterol acyltransferase，LCAT)缺陷症是一种极其罕见的常染色体隐性遗传性疾病，由LACT基因突变所致，呈家族性发病。在生理情况下，LACT将外周组织中的胆固醇转移至肝脏进行代谢。LCAT缺陷时，HDL颗粒内的胆固醇转化成胆固醇酯的量减少，导致游离胆固醇在脂蛋白和外周组织（如角膜、红细胞膜及肾小球）沉积。本症主要表现为角膜浑浊、角膜脂质沉积形成（灰白色散在斑点）、蛋白尿、血尿、正色素性贫

血、肾衰竭和高脂血症等。血浆胆固醇水平不一,多数患者的血浆 HDLC 降低,游离胆固醇与酯化胆固醇比率增高,游离胆固醇约占总胆固醇的 1/3,甘油三酯升高,高密度脂蛋白减少。患者常合并早发性动脉粥样硬化。

鱼眼病(fish eye disease)为 LCAT 缺陷症的一种变异型。其病因亦为 LCAT 基因突变,但其临床表现不及完全型 ACAT 缺陷症严重。患者的血浆 HDLC 降低,角膜浑浊,但无贫血、肾脏病变和早发动脉粥样硬化。LCAT 缺陷症及鱼眼病的临床表现差别在于 LCAT 缺陷症患者 HDL 及含 Apo-B 脂蛋白都缺乏 LCAT。

三、家族性低 α 脂蛋白血症

家族性低 α 脂蛋白血症(familial hypoalphalipoproteinemia)是一种常染色体显性遗传性疾病,主要见于拉丁美洲和墨西哥原居民的祖先,其发病机制未明,但可能与 ATP-结合盒转运蛋白 A1 突变(如 R230C)关联。50％以上的低高密度脂蛋白血症与肝酯酶或 ApoAI/ApoCⅢ/ApoⅣ基因位点有关。血浆高密度脂蛋白降低使胆固醇逆向转运或高密度脂蛋白的其他保护作用受损,加速动脉粥样硬化的发展。临床表现为早发性冠心病和血浆高密度脂蛋白胆固醇降低,一般男性低于 0.8 mmol/L(30 mg/dL),女性低于 1.0 mmol/L(40 mg/dL)。

药物治疗主要集中在升高高密度脂蛋白、降低血浆低密度脂蛋白。升高高密度脂蛋白治疗困难,故降低低密度脂蛋白水平的治疗就成为最常用的手段。

(张琨琨)

第四节　脂肪酸氧化酶缺陷综合征

线粒体的脂肪酸 β-氧化在产生能量过程中起了重要作用。脂肪酸 β-氧化的途径十分复杂,需经过细胞摄取脂肪酸、活化和酯化等作用,一般要经过线粒体穿膜、再酯化、线粒体内 β-氧化、电子生成与转运以及乙酰辅酶 A 在肝脏内形成酮体等 20 多个步骤。

人类有 9 种功能蛋白与遗传性线粒体脂肪酸氧化直接相关,参与的生物酶包括胞膜肉碱(carnitine)转运酶、肉碱棕榈酰转移酶Ⅰ和Ⅱ(CPTⅠ,CPTⅡ)、长链酰基辅酶 A 脱氢酶(long-chain acyl-CoA dehydrogenases,LCAD)、中链酰基辅酶 A 脱氢酶(medium-chain acyl-CoA dehydrogenases,MCAD)和短链酰基辅酶 A 脱氢酶(short-chain acyl-CoA dehydrogenases),SCAD)、2,4-二烯酰-辅酶 A 还原酶(2,4-Dienoyl-CoA reductase)和长链 3-羟酰基辅酶 A 脱氢酶(long-chain 3-hydroxyacyl-CoA dehydrogenase,LCHAD)等。如果这些酶蛋白的基因异常,即可引起脂肪酸氧化酶缺陷(fatty acid oxidase deficiency)综合征。

一、肉碱循环(carnitine cycle)缺陷症

肉碱在线粒体内膜的长链脂肪酸转运中起着重要作用,肉碱循环缺陷症主要包括肉碱转运缺陷症(carnitine transport defect)、肉碱棕榈酰转移酶Ⅰ缺陷症(carnitine palmitoyl transferase Ⅰdeficiency,CPTⅠdeficiency)、肉碱/酰基肉碱转运酶缺陷症(carnitine/acylcarnitine translocase deficiency)和肉碱棕榈酰转移酶Ⅱ缺陷症(carnitine palmitoyl transferase Ⅱ deficiency,CPTⅡ

D)等多种类型。

Valproate 所致的高氨血症性脑病（valproate-induced hyperammonaemic encephalopathy）常为可逆性的,肉碱治疗有效。

二、肉碱转运缺陷症

肉碱转运体 OCTN2 基因突变(如 R245X)引起肉碱转运障碍。因原发性肉碱缺乏、血浆和组织肉碱水平降低及肉碱转运缺陷导致肌肉、心脏和肾脏等多种组织的肉碱摄取障碍(一般肝脏不受影响),但因肝脏不能以被动扩散方式摄取肉碱,故可引起生成酮体障碍。心脏和骨骼肌内的肉碱不足引起脂肪酸氧化障碍。肾脏肉碱再吸收障碍导致血浆肉碱明显下降。

酰基辅酶 A 为过氧化酶体 β-氧化和甘油三酯合成的底物,过氧化酶体 β-氧化产生的中链脂肪酸和二羧酶等中间代谢产物可直接进入线粒体氧化,故原发性肉碱缺乏时,无二羧酸尿症(dicarboxylic aciduria)。

代谢性脑病(metabolic encephalopathy)是肉碱缺陷症的主要表现,呈家族性发病。半数患者的发病较早(3 个月至 2 岁半),以发作性低酮性低血糖症、高氨基酸血症和转氨酶增高为临床特征,部分病例伴有心肌和骨骼肌病变。部分病例起病较晚(1~7 岁),可表现为单一性心肌病或轻至中度贫血。

患者的成纤维细胞和白细胞肉碱摄取率明显降低。患儿父母的成纤维细胞肉碱摄取率可正常或异常。当细胞外肉碱较低时($<5\ \mu mol/L$),正常人和杂合子均可维持肉碱的主动转运。本症的显著特征是血浆肉碱水平极低而无二羧酸尿症。

对外源性肉碱治疗有良好反应,补充 L-肉碱(levocarnitine)可使血浆肉碱水平恢复正常,心室功能有所改善。但肌肉肉碱仅轻微升高。L-肉碱的作用机制:①清除自由基,防止长链脂酰-CoA在线粒体内的堆积;②促进胞膜磷脂氧化性损害的修复;③纠正心肌长链脂酰-CoA 缺乏状态,抑制致命性心律失常的发生;④减少因心肌缺血引起的细胞凋亡和其后的心室重建(remodeling);⑤丙酰-L-肉碱(propionyl-L-carnitine)与心肌细胞的肉碱转换酶的结合亲和性高,治疗效果更好。

三、肉碱棕榈酰转移酶Ⅰ缺陷症

肉碱棕榈酰转移酶Ⅰ(carnitine palmotoyltransferase Ⅰ,CPTⅠ)将长链酰基辅酶 A 底物转变成相应的酰基肉碱,再转运至线粒体内。肝脏 CPTⅠ缺陷后不能形成酰基肉碱,因此其长链底物不能进入线粒体进行氧化。积聚的长链酰基辅酶 A 经其他代谢通路形成中链脂肪酸,再进入线粒体完全氧化。因此,可应用含中链甘油三酯的食物治疗本症。肌肉 CPTⅠ活性正常,故无肌肉症状。

一般在 8~18 个月龄时首次发病,偶于新生儿期发病。通常在饥饿后(继发于病毒感染、腹泻后)出现症状,主要表现为昏迷、惊厥、肝大和低酮症性低血糖症。肌酸激酶的肌型同工酶可增高,但无肌红蛋白尿(myoglobinuria),亦无慢性肌肉软弱和心肌病变表现。尿酮正常,偶伴轻度二羧酸尿症和肾小管酸中毒,血浆肉碱可正常或增高(肉碱总量 55~141 $\mu mol/L$,游离肉碱45~93 $\mu mol/L$)。病程较长者常有神经系统损害的相应表现。

血浆和尿中的酰基肉碱正常,而血浆总肉碱和游离肉碱增高为 CPTⅠ缺陷症的显著特征。确诊CPTⅠ缺陷症需测定成纤维细胞、白细胞或组织中的 CPTⅠ酶活性。一般患者的成纤维细胞 CPTⅠ活性为正常的 9%～16%,肝脏 CPTⅠ活性降低,但肌肉组织 CPTⅡ活性正常。患儿父母的 CPTⅠ活性介于异常和正常之间。

急性期的对症治疗包括葡萄糖输注、避免饥饿和增加喂养次数等,避免长链脂肪酸食物有一定疗效。

四、肉碱/酰基肉碱转运酶缺陷症

长染色体隐性遗传,由于肉碱/酰基肉碱转位酶(carnitine/acylcarnitine translocase)缺陷,在 CPTⅠ的作用下产生的长链酰基肉碱不能转运至线粒体内。

患儿在生后 36 h 出现呼吸、循环衰竭,肥厚性心肌病和室性心律失常,可伴反复发作性低血糖性昏迷、呕吐、食管反流和血氨升高。肌肉衰弱无力。患儿智力正常。3～5 岁后病情逐渐恶化,肌肉衰弱,肝功能衰竭。血浆总肉碱降低,其中大部分为长链酯化肉碱。

成纤维细胞长链脂肪酸氧化显著减低,测定成纤维细胞中的转运酶活性可资诊断。患儿酶活性低于正常的 1%,其父母成纤维细胞酶活性为正常的 50%。尿中可有短链酰基肉碱排出。

给予肉碱治疗和高碳水化合物饮食可使血浆总肉碱达到基本正常水平,但均为长链的酯化肉碱。持续低脂肪、高碳水化合物食物不能改善肌力。

五、肉碱棕榈酰转移酶Ⅱ缺陷症

肉碱棕榈酰转移酶Ⅱ(carnitine palmotoyltransferase Ⅱ,CPTⅡ)缺陷症为常染色体隐性遗传病。肉碱棕榈酰转移酶Ⅱ缺陷时,长链酰基肉碱可转运通过线粒体膜,但不能转变成乙酰辅酶A,故有大量的长链酰基肉碱积聚在线粒体内。部分长链酰基肉碱被转运至线粒体外,使血浆酰基肉碱显著增高,可导致心律失常,其表现与肉碱转运酶缺陷相似。由于部分长链脂肪酸可经过氧化物酶体 β-氧化,其中链中间产物可不经肉碱循环完成线粒体 β-氧化,故患儿无二羧酸尿症。

CPTⅡ缺陷症有两种临床类型,常见的肌肉型(经典型)CPTⅡ缺陷症患儿多为男性,主要诱因为饥饿、感染、情感变化或寒冷。常在成年期(15～30 岁)首先出现发作性肌红蛋白尿和运动后肌肉无力,肌肉中可有脂质沉积。空腹时生酮作用降低,无心功能异常。血浆和组织中的肉碱和肌酸激酶活性一般正常。少数出现肾衰竭。

婴儿型 CPTⅡ缺陷症的病情较严重,血浆和组织肉碱水平降低,长链酰基肉碱比例增高,通常在起病数年内死亡。

骨骼肌线粒体 CPTⅡ酶活性检测可明确诊断。成年发病者成纤维细胞中酶活性降低,长链脂肪酸氧化率低于正常的 15%。

(张琨琨)

第五节　戈　谢　病

葡萄糖脑苷脂累积病(glucocerebroside storage disease,GSD)由法国皮肤科医师 Gaucher 等首先描述。1919 年由 Brill 定名为戈谢病(Gaucher disease)。1965 年证实其病因是溶酶体中酸性 β 葡萄糖脑苷脂酶(GBA)缺陷。GSD 是先天性脂质代谢紊乱疾病中最常见的一种疾病,遍布世界各地,以犹太人患病率最高,达 1/450～1/1 500,一般人群人中估计患病率 1/20 万～1/4 万。巴西于 1982—2003 年间对因怀疑 GSD 送检的 1 081 份血标本进行回顾性分析,GSD 占 38.1%,因此本病在巴西一些地区人群患病率较高。病理特征为在单核吞噬细胞系统细胞溶酶体中有大量葡萄糖脑苷脂(GB)堆积。

临床分为 3 型。①慢性无神经病型(1 型):最常见,受累器官为肝、脾、骨髓和骨骼等,神经系统不受累。②急性神经病型(2 型):神经系统有急性进行性病变,病情严重,多发生于婴儿,容易夭折。③亚急性神经病型(3 型):与急性神经病型相似,但病情进展较慢,病程较长,多发于儿童,延续到成年。

一、病因与发病机制

GSD 为常染色体隐性遗传病。细胞溶酶体中酸性 β 葡萄糖脑苷脂酶(acid β-glucocerebrosidase,GBA)基因突变使 GBA 失活,不能将葡萄糖脑苷脂裂解成蜡胺(ceramide)和葡萄糖而被单核吞噬细胞系统中的巨噬细胞吞噬,堆积于溶酶体中而形成 GC 细胞。GC 细胞可增殖扩张,从而导致受累器官肿大和功能受损。

(一)GBA 基因突变导致 Gaucher 病

GBA 基因定位于 1q21,有 11 个外显子,长 16 kb。到 2005 年 2 月文献中已报告 200 多种 GBA 基因突变。不同的突变对 GBA 酶的活性有不同程度的影响,因而导致表型不均一。基因型有纯合子、杂合子和复合性杂合子。GBA 基因突变以外显子 8、9、10 最为多见。在犹太人中以点突变 N370S 最为常见。Ziman 等报告 65 例 Ashkenazi 犹太人中占 61%;58 例中占 48.2%。在非犹太人中,GBA 基因突变则以 L444P 居首位。GBA 基因突变与 GBA 酶活性之间相关性较小。Klstein 等研究发现在 Ashkonazi 犹太人中 N370S 突变是可保护神经系统不受累的突变;当与 L444P 形成复合性杂合子时,则对 GBA 活性影响较小,患者只发生轻度 1 型 GSD;但与 84GG 和 IVS2＋1 形成复合性杂合子时,则对 GBA 活性影响较大,患者表现病情严重的 1 型 GSD。GBA 基因 Y363C 和 M416V 突变则丧失催化活性,而 P122L 和 N382K 突变则使 GBA 酶不稳定。当 N370 与 L444P 复合性突变为纯合子状态时,则可预测将来可发生急性与亚急性神经病(即 2 或 3 型 GSD)。

正常时溶酶体中的葡萄糖脑苷脂酶在与内浆网结合的多核糖体上合成,然后移位到内浆网。在 N-连接糖基化后,再转移到高尔基体,最后再从高尔基体转运到溶酶体中。由于 GBA 酶有突变,GBA 在细胞内转运可发生障碍,可在内浆网内潴留,而且 GBA 蛋白的降解快慢均对 GSD 的表型有影响。

关于对 GBA 基因型相同而 GSD 表型不均一的解释:①GBA 的功能和残余量在个体间有差异,或 GBA 不稳定,或还有其他尚未检出的突变。②可能存在尚不知道的、修饰过的其他基因与 GBA 基因存在不连锁,如皂素基因,它可使红细胞苷脂(globrosides)或神经节苷脂(gangliosides)流入量异常。流入量越多,则使患者代谢负荷越大,临床表型就越严重。另外发病年龄越轻,表型越严重。背景性遗传因素不能预测表型,因此对早期发病的 GSD 患者应长期随访,严密观察神经系统症状和体征,以便探讨基因型与表型之间的相关性和决定酶替代治疗的时机。

(二)细胞溶酶体 GB 堆积引起器官肿大

特别是单核吞噬细胞系统的吞噬细胞溶酶体中,其量可高于正常人的 50～100 倍。受累器官包括肝、脾、全身淋巴结(包括肠壁淋巴结)、骨髓、扁桃体等,胸腺、甲状腺、骨骼、肺和神经系统也可受累。堆积有大量 GB 的巨噬细胞称为 Gaucher 细胞(GC),其特征为圆形或多角形,呈灰白色,直径在 $20\sim80~\mu m$。核偏于一侧,有 2 个以上核仁,核染色质形如皱丝。胞质有不规则的纤维网状结构,其中可见被吞噬物质,用过碘酸-Schiff(PAS)染色呈波浪状小纤维。骨髓中也有 GC 细胞,但要用相差显微镜检查才可检出。

脾大可引起脾功能亢进症。骨髓中 GC 细胞可聚集成肿瘤状,并向外扩展,破坏骨皮质,使骨骼表现为溶骨性破坏和坏死。神经系统有血管外膜细胞肿胀,血管受压;神经元细胞在 2 型患者中有急性退行性变,3 型则有缓慢进展性退行性变。神经元和神经胶质细胞胞质中有 PAS 阳性物质,即 GB 或神经节苷脂堆积。病变累及部位包括大脑、小脑、脑干和脊索。

二、临床表现

(一)无神经病 1 型表现为肝脾/骨骼/肺部病变

此型以成人多见,但从出生后几个月到 80 岁任何年龄都可发病,男女患病率相似。

1.肝脾大

肝脏肿大,多数为轻到中度,极少数患者有肝功能异常、门静脉高压和肝功能衰竭。脾脏大较肝脏明显,脾大引起上腹部不适、脾功能亢进和恶病质,少数患者脾大达盆腔,可引起活动时呼吸困难、尿频、性交困难和其他压迫症状。发生脾梗死者有左上腹痛;脾功能亢进可使血小板减少,而表现鼻出血、皮下瘀斑,女性月经量过多,术后和产后出血。有些患者还可有贫血和白细胞减少。在家系调查中,早期患者只有脾大而无其他症状。胸腹腔淋巴结亦可肿大,少数患者肾脏也肿大。

2.骨骼症状

可以是 GSD 患者的主诉。GC 细胞向骨皮质扩张而导致溶骨性病变和骨坏死。溶骨性病变可并发骨髓炎和病理性骨折。病理性骨折和骨坏死引起局部骨骼疼痛,如在下肢发生则有跛行。少数患者有急性骨痛发作,脊椎骨病变可导致脊椎压缩性病理性骨折,脊髓受压可致残致死。关于切脾治疗与骨骼病变的关系,有的作者认为切脾是引起骨坏死的独立危险因素;另外有些作者认为骨坏死与切脾无关。

3.肺部表现

GSD 肺部受累少见。由于气体在肺泡中弥散功能障碍,故有活动时气促、低氧血症的症状。有的患者可发生肺高压,其发病机制尚不十分清楚。Elstein 用持续彩超检查三尖瓣关闭不全以判断肺高压,134 例中有 9 例,占 7%。肺部受累是预后不良的指标。

4.其他表现

GSD 可合并浆细胞恶病质相关的淀粉样变,骨骼病变者并发造血细胞癌的危险性增加。有些患者可发生肝静脉阻塞综合征和虹膜炎。

(二)急性神经病变型以脾大和肺部感染为特征

早期有脾大,肺部易感染而有慢性咳嗽。精神活动迟钝,呈刻板样外貌。6 个月后则出现脑干和脑神经受损的临床表现,如斜视、四肢呈屈曲痉挛状态,头后仰,肝脏肿大。患儿常死于肺部感染和呼吸窘迫,平均寿命 1 年左右。少见的临床表现有先天性皮肤全身性鱼鳞癣,这种皮肤病与 GBA 缺陷有直接关系。

(三)亚急性神经病变型病情进展较慢

从儿童期开始发病,表现智力迟钝、行为障碍、抽搐、舞蹈样运动、斜视、牙关紧闭和其他脑干受损的临床表现。少见的临床表现有:齿状核退行性变所致肌阵挛,刺激易诱发,或在运动中发作;眼球运动缺损,表现为意志性水平扫视障碍,代偿性头外冲和水平运动的保持障碍。此外,还可发生核上性凝视麻痹。Harris 等用眼电图和/或视频客观地评估了 8 例 3 型 GSD 儿童,6 例有眼球运动异常。用飞快扫视眼运动和用激惹电位检查运动脑干视、听和体感可以早期检出神经受累。

三、辅助检查与诊断

(一)根据临床表现/GBA 活性/典型 GC 细胞确立 Gaucher 病诊断

1.诊断依据

一般根据表 11-1 进行分型诊断。用分子生物学技术检测 GBA 基因突变。常用方法为从单核白细胞提取 DNA,PCR 扩增再直接测序,对新发现的突变,应进行细胞转染以研究所表达的突变 GBA 酶是否活性降低。对以前曾生育过 GSD 病儿的妇女,如再次怀孕,可在胎儿出生前进行产前诊断。方法为取胎儿羊膜细胞在体外进行培养,并取正常胎儿羊膜细胞作为对照。测定培养的羊膜细胞中的 β-GBA 与半乳糖脑苷脂的含量比值,正常胎儿值为 0.16 ± 0.08,患 GSD 胎儿降低到 0.04 ± 0.02。

表 11-1 Gaucher 病分型诊断表

	1 型	2 型	3 型
发病年龄	成年人多见	新生儿或婴儿	儿童
病情轻重	较轻	严重	较重
神经病变	无	有,急性进展	有,缓慢进展
对酶治疗反应	好	差	差
预后	较好	不好,常使患儿夭折	较差

2.实验室检查

常见有血小板减少,血红蛋白和红细胞、白细胞计数减少。血浆酸性磷酸酶和 AT-2 转换酶升高,前者是由 GC 经胞吐入血循环,且不受左旋酒石酸的抑制。此两种酶升高可提供 GSD 诊断线索。凝血酶和凝血活酶时间可延长。肝功能大多正常,异常者见于少数患者。

细胞激肽由单核巨噬细胞产生,IL-1β、IL-IR 拮抗物(ILIRa)、IL-6 和 TNFα 及可溶性 IL-2R 均明显高于正常对照者;临床表现严重者高于临床表现轻者;3 型患者高于 1 型 GSD 患者。骨髓涂片染色,显微镜下寻找 GC 细胞或用相差显微镜检查,如果找到 GC 细胞,则为诊断本病的重要根据之一。但应与假性 GC 相鉴别,后者见于骨髓增生不良症、多发性骨髓瘤、淋巴瘤和白血病。

GBA 活性测定对 GSD 诊断有决定性意义。测定方法是从周围血分离所得的单核细胞悬液,或培养皮下成纤维细胞悬液与含有 1 mmol/L 的 β 糖苷(4-methylum-belliferone,4-甲基-7-羟基重豆素)50 μL 作为基质,置甘油缓冲液中共同温育,pH 4.0,测定每分钟被水解的 β 糖苷量。每分钟水解 1 nmol 基质为 1 μU,结果以 mU/107 白细胞或 mU/mg 蛋白质表示,并以正常人白细胞或皮肤成纤维细胞作为对照。(正常人所得值-患者所得值)/正常人值×100%,则可计算出患者 GBA 酶相当于正常人 GBA 酶活性降低的百分率。由于 GBA 基因突变对 GBA 酶活性影响不同,每个患者 GBA 活性降低的程度迥异。

3.影像检查

X线骨骼照片如发现有溶骨性病变、骨坏死、骨硬化或骨病变向邻近软组织扩张等对 GSD 骨骼病变诊断有帮助。腹部 CT 扫描除证实肝、脾或腹腔淋巴结肿大外,对 GSD 诊断没有特别帮助。^{99m}锝全身骨扫描可检出 X 线照片上未能检出的骨病变。

(二)Gaucher 病与胆固醇酯累积病及引起肝脾大的其他疾病鉴别

1.与胆固醇酯累积病的鉴别

CESD 又名 Niemann-Pick 病,也是遗传性溶酶体糖脂累积病,是由于神经磷脂酶缺陷所致。单核-巨噬细胞和神经组织中有神经鞘磷脂沉积。主要侵犯单核吞噬细胞系统和神经细胞。应与 GSD2、3 型患者鉴别。Niemann-Pick 病的特征:①骨髓中有"海蓝色组织细胞";②甲壳丙糖苷酶(chitotriosidase)活性高出正常人 27 倍;③溶酶体中胆固醇堆积高于正常人 15 倍以上;④溶酶体中酸性脂酶活性降到只有正常人的 12%,而 GBA 酶活性正常。

2.肝脾大和脾功能亢进的病因鉴别

如门静脉性肝硬化、晚期血吸虫病、慢性乙型肝炎和黑热病等。根据病史,不同的临床表现,骨髓检查、肝功能等相关检查,一般不难鉴别。必要时作 GBA 酶活性测定。

四、治疗

(一)脾切除缓解病情

目前这种治疗方案已不用。患者脾脏切除后还可有血流动力学异常,表现为平均红细胞血红蛋白浓度减低、全血黏度增高、相对黏滞性和红细胞凝聚指数增高等。

(二)酶替代治疗

从 1991 年开始在临床应用外源性 GBA 酶替代治疗 GSD。酶的来源有两种:一种是从人胎盘中衍生出来后经过修饰的 GBA 酶(alglucerase);另一种是于 1994 年由基因重组的伊米苷酶(imiglucerase),现在后种已完全取代前者。

酶替代治疗主要用于 1 型 GSD 患者的治疗,目前全世界已有上千人在使用。剂量为 30～60 U/kg,每 2 周注射 1 次。疗效比较满意,表现在肝脾大缩小,血液学方面如贫血、血小板减少完全恢复。儿童体重、身高明显增加,达到预期的百分位数。有 1 例接受酶替代治疗几年后,因需作胆囊切除手术,顺便作了肝活检,病理检查报告 GC 细胞完全消失。酶治疗应维持终生。是否可用更小剂量有效,现在正在研究中。

应当强调的是 1 型患者应早期进行酶治疗,有学者报告最初诊断为 1 型 GSD 者,在随访过程中可转变为 3 型。由于酶不能通过血-脑屏障,故对 2、3 型 GSD 无效。目前有学者正在进行灵长类动物实验以解决酶替代治疗来治疗 3 型 GSD 患者的难题。采用 GBA 对流灌注法(convection perfusion),从大白鼠纹状体内滴注 14 h,4 d 和 6 周处死;灵长类动物则经额叶或脑干灌注,用 MRI 观察,灌注完后处死,做脑组织病理学检查。结果灵长类动物的脑皮质和脑白质中 GBA 酶活性增加,用免疫组化也证实有 GBA 酶存在。作者认为这种酶替代投入途径安全,有可能用于治疗有神经病变的 GSD 患者。

虽然酶替代治疗已经取得相当明显的疗效,但并不能完全解除已经发生的病变,亦不能移除内生性甘露糖,因而内生性甘露糖残基仍然可以通过甘露糖受体而损害巨噬细胞,而静脉注射用重组的人伊米苷酶(recombinant imiglucerase,Cerezyme)已经在全球治疗了 5 000 多例患者,持续时间已经超过 18 年。该制剂的缺点是不能透过血-脑屏障。新的制剂 α-菌膜糖苷酶(veraglucerase-α，VPRIV）、taliglucerase-α，UPLYSO）和葡萄糖脑苷脂合酶抑制剂［glucocerebroside (glucosylceramide) synthase inhibitor］Eliglustat tartrate（Genz-112638）可望克服以往制剂的缺陷。

（三）骨髓移植或周围血干细胞移植

骨髓移植曾用于治疗 GSD1 型患者，也属于对症治疗的一种方法，目的是试图解决骨骼病变，对增加 GBA 酶活性无帮助。Hoogerburg 等分析了 63 例行同种骨髓移植 GSD 患者的结果，移植骨髓供体 HLA 与患者相同者（即患者同胞），与移植相关的死亡率为 10%。63 例中有生化和临床变化记录可查者 28 例，随访 1.0～10.2 年。结果：5 例 1 型患者移植后症状完全消失，但无一例骨骼病变稳定或症状完全消失；有神经病变者则无效。也有作者在骨髓移植失败后 50 个月做周围血干细胞移植获得成功，包括骨骼病变在内的严重症状完全得到恢复。周围血干细胞是在注射粒细胞株刺激因子后从周围血中分离而得，配制成干细胞悬液，静脉滴注。滴注同时患者注射环孢素以预防移植物引起的疾病。但这只是个例成功的报告，究竟疗效如何，还有待更多病例的观察。

严重骨病变如病理性骨折或溶骨性病变，可静脉滴注二磷酸盐治疗，可有骨痂形成，钙呈正平衡，肾小管磷的重吸收恒定正常。不愿接受酶替代治疗者，可口服 OGT918（N-butyl deoxyno-jirimycin）100 mg，3 次/天，此药可减少基质生物合成。

（张琨琨）

第十二章　其他内分泌疾病

第一节　低 血 糖 症

低血糖症是指血糖低于正常低限引起相应的症状与体征的生理或病理状况。一般认为血糖浓度低于2.8 mmol/L即为低血糖。2005年美国糖尿病学会低血糖工作组对糖尿病患者的低血糖标准重新规定,认为无论是否为空腹状态,只要血糖值≤3.9 mmol/L,即应按低血糖处理。

低血糖昏迷是低血糖症发展的最严重阶段,是最常见的糖尿病急性并发症之一,其发病率占糖尿病患者的17.6%～20.0%。由于脑细胞没有储存能量的功能,全部依赖于血中葡萄糖供能,低血糖达一定时间,即可导致昏迷,昏迷一定时间,即可导致不可逆转的脑细胞死亡。因此对低血糖症及低血糖昏迷要高度重视,力求早发现、早诊治,以挽救患者的生命。

一、分类

低血糖症的分类方式有多种(见图12-1),按照病因分为器质性低血糖、功能性低血糖和外源性低血糖,这种分类方式最为常见。能引起器质性低血糖症的疾病主要有肝脏疾病、肾脏疾病、内分泌疾病及恶性肿瘤等。功能性低血糖症多由进食后胰岛β细胞受刺激分泌胰岛素过多所致,无直接引起低血糖症的器质性疾病。外源性低血糖症是指因摄入某些营养物质或药物所致的低血糖症。

低血糖症的分类 {
　血糖监测结果和临床表现分类:严重、相对低血糖,症状性、无症状性、可疑症状性低血糖
　病程进展的速度分类:急性、亚急性、慢性低血糖
　低血糖发生与进食之间的关系分类:空腹性、非空腹性(或餐后)低血糖
　发病机制分类:血糖利用过度或血糖生成不足等
　病因分类:器质性、功能性和外源性低血糖

图 12-1　低血糖症的分类示例

二、临床表现

低血糖症临床表现的严重程度与血糖下降的程度、血糖下降的速度、时间及患者机体反应性有关。临床表现呈多样性,但以交感神经和中枢神经紊乱的临床表现为主。

(一)交感神经过度兴奋

多发生于急性低血糖反应。患者常有饥饿感、恶心、呕吐、四肢无力、紧张焦虑、心悸、心动过

速、出冷汗、面色苍白、血压偏高、反射亢进、手足震颤等表现。睡眠中可突然惊醒,皮肤潮湿多汗。

(二)中枢神经受抑制

慢性低血糖反应时更为明显,主要是中枢神经缺氧、缺糖综合征。一般按大脑皮层、皮层下中枢、中脑及延髓等顺序出现受抑制的表现。大脑皮层受抑制的表现为意识朦胧,定向力与识别能力丧失,头痛头晕、健忘、语言障碍、嗜睡甚至昏迷跌倒。有时出现精神异常、恐惧、慌乱、幻觉、躁狂等。皮质下中枢受抑制的表现为神志不清,躁动不安,痛觉过敏,可有阵挛性、舞蹈性或幼稚性动作(如吮吸,紧抓物体,做鬼脸等),心动过速,瞳孔散大,阵发性惊厥,锥体束征阳性等,有时还可出现癫痫症状。中脑受损的表现为阵挛性、强力性、扭转性痉挛,伴阵发性惊厥,也可出现巴宾斯基征阳性。延髓受损,患者深度昏迷,去大脑性强直,反射消失,瞳孔缩小,肌张力降低,呼吸减弱,血压下降。若此状况持续时间较长,则患者不易恢复。

(三)混合性表现

混合性表现既有交感神经兴奋,又有中枢神经受抑制的表现,出现于血糖下降快而持久时,临床多见。

(四)原发疾病的表现

原发疾病的表现如糖尿病、胃大部切除、肝硬化失代偿、尿毒症、胰腺及胰外肿瘤、多发性内分泌腺瘤和垂体、肾上腺、甲状腺功能减退等。

(五)并发症的表现

并发症的表现如心律失常、心肌梗死、脑出血、急性非心源性肺水肿等。

(六)血糖水平与脑功能障碍分离

血糖水平与脑功能障碍分离见于老年患者经治疗血糖已升高,但仍反复出现脑功能障碍的情况。

(七)低血糖临床表现差异

不同病因、不同年龄、不同个体的患者,低血糖症的临床表现不一。如器质性低血糖多空腹发病,病情较重,中枢神经症状表现明显;功能性低血糖多于餐后发病,病情较轻,交感神经症状表现明显;外源性低血糖发病与用药有关。另外,长期慢性低血糖临床表现不显著,而血糖快速下降者症状较明显。

三、实验室检查

(一)血糖测定

血糖测定是诊断低血糖症最基本的检查。由于低血糖症可能是发作性的,因此应多次测定血糖,空腹及发作时血糖值更有价值。

(二)胰岛素测定

血浆胰岛素水平是低血糖症诊断的重要依据,需多次检查。临床上常用血浆胰岛素(μU/mL)与血糖(mg/dL)的比值,即 I/G 作为低血糖诊断的依据。正常胰岛素水平如表 12-1 所示。

(三)糖耐量试验

糖耐量试验方法有 5 h 口服葡萄糖耐量试验(OGTT)和 3 h 静脉葡萄糖耐量试验(IVGTT)。OGTT 方法:空腹,5 min 内口服葡萄糖 1.75 g/kg,总量不超过 75 g,测定空腹及服糖后 0.5、1、

2、3、4、5 h的血糖及胰岛素水平。IVGTT 方法:空腹静脉注射葡萄糖 0.5 g/kg,总量不超过 50 g,测定空腹及注射后 0.5、1、2、3 h 的血糖及胰岛素水平。

表 12-1　血浆胰岛素水平参考

指标	参考值
血浆胰岛素/血糖比值	正常人该值应<0.3;胰岛素瘤患者>0.4,甚至>1
血糖不高而比值>0.3 无临床意义	
胰岛素释放指数*	正常人<50;肥胖者≤80;胰岛素瘤患者>100 甚至 150

注:* 胰岛素释放指数=血浆胰岛素(μU/mL)×100/[血糖(mg/dL)−30]。

以血糖测定的时间点为横坐标、血糖值为纵坐标绘制糖耐量曲线,图 12-2 为几种低血糖疾病的 OGTT 曲线。在低血糖时,计算血浆胰岛素与血糖比值(I/G)、胰岛素释放指数为低血糖症的诊断提供依据。

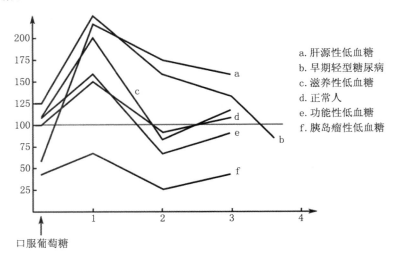

　　　a.肝源性低血糖
　　　b.早期轻型糖尿病
　　　c.滋养性低血糖
　　　d.正常人
　　　e.功能性低血糖
　　　f.胰岛瘤性低血糖

口服葡萄糖

图 12-2　各种低血糖疾病糖耐量曲线

(四)胰岛素原和 C 肽测定

正常人血浆含有少量的胰岛素原,比值不高于 15%,胰岛素原升高提示有胰岛素瘤,比值可能大于 50%。C 肽测定可用于高胰岛素血症的鉴别,C 肽水平高提示内源性高胰岛素血症,C 肽水平低提示外源性高胰岛素血症。

(五)48～72 h 饥饿试验

试验开始前,取血标本,测血糖、胰岛素和 C 肽;试验开始后,完全禁食,可饮水,但不宜饮牛奶和含营养物质的饮料,每 6 h 测一次血糖、胰岛素和 C 肽。若血糖≤3.3 mmol/L,改为每1～2 h测一次血糖;若血糖<2.8 mmol/L,且患者出现低血糖症状时,停止试验。

正常人、大多功能性低血糖患者及某些食物药物诱发的低血糖患者症状多不严重,血糖多高于50 mg/dL,胰岛素水平显著下降。器质性低血糖患者常在 24 h 内就发生严重的低血糖症。表 12-2 为正常人饥饿试验的血糖及胰岛素水平值。

(六)刺激试验

甲苯磺丁脲(D860)刺激试验、胰高血糖素刺激试验和亮氨酸试验可用于低血糖症的诊断,见表 12-3。正常胰岛 β 细胞对物质的反应强度:葡萄糖＞甲磺丁脲＞胰高血糖素＞亮氨酸;而在胰岛素瘤内,β 细胞对物质的反应强度:胰高血糖素＞甲磺丁脲＞亮氨酸＞葡萄糖。

表 12-2 正常人饥饿试验血糖与胰岛素水平值

时间(h)	血糖(mmol/L)		血胰岛素(pmol/L)	
	男	女	男	女
0	4.7	4.6	100	86
24	4.6	3.5	64	43
36	4.3	2.8	57	29
48	4.3	2.6	57	21
72	3.9	2.7	43	29

表 12-3 常用的低血糖刺激试验

实验名称	试验方法	正常	异常
甲磺丁脲试验	口服甲磺丁脲 2 g 或静脉注射 20 mg/kg,测定 3 h 血糖及血胰岛素	血糖下降不超过基础值的 40%	血糖下降至低于基础值的 65% 或血糖低于 30 mg/dL 超过 3 h 或胰岛素高于120 μU/mL
胰高血糖素试验	空腹快速静脉注射胰高血糖素 0.03 mg/kg,总量不超过 1 mg,测 3 h 血糖及血胰岛素	血糖上升超过基础值的40%	血糖低且胰岛素高于 105 μU/mL
亮氨酸试验	静脉注射亮氨酸 150 mg		血糖下降 1.4 mmol,提示胰岛素瘤

(七)常见低血糖症的实验室检查

常见低血糖症的实验室检查见表 12-4。

表 12-4 常见低血糖症的实验室检查项目

病症	检查项目
胰岛素瘤	血糖、胰岛素、饥饿试验、OGTT、混合餐试验、肿瘤定位检查
肝源性低血糖	血糖、OGTT、饥饿试验、胰岛素、肝功能
胰腺外肿瘤	血糖、胰岛素、影像检查
自身免疫性低血糖	血糖、胰岛素、胰岛素自身抗体 IAA、胰岛素受体抗体、影像学检查
酒精性低血糖	血中酒精浓度、血糖、胰岛素、尿
早期糖尿病性低血糖	血糖、胰岛素、OGTT

注:OGTT:5 h 口服葡萄糖耐量试验。

四、诊断标准

胰岛素瘤、自身免疫性低血糖等病症均可引起低血糖症,见表 12-5。一般将血糖低于 2.8 mmol/L 作为低血糖症的诊断标准。新生儿常有生理性的血糖下降,因此对 48 h 内的新生儿来说,血糖低于1.7 mmol/L时才可诊断为低血糖。对接受药物治疗的糖尿病患者来说,血糖 ≤3.9 mmol/L 就属于低血糖范畴。对患者个体而言,低血糖标准可能有较大差异,一般低血糖患者会出现 Whipple 三联征,即低血糖症状和体征;血糖浓度低于 2.8 mmol/L;进食糖后血糖上升,低血糖症状迅速缓解。

表 12-5　临床常见的几种低血糖症

病因	病因	发病特点
胰岛素瘤	胰岛β细胞腺瘤约占84%,多见于40～50岁,男女发病率相当	起病缓慢,反复发作,进行性加重。早期轻症以交感神经兴奋为主,重者常见中枢神经缺糖综合征,以意识障碍为多
自身免疫性低血糖	90%是由于胰岛素抗体过高,大量结合胰岛素所致	空腹或餐后晚期低血糖,常常合并其他自身免疫性疾病
酒精性低血糖	大量饮酒史,尤其是空腹饮酒;患者常有慢性肝病史	临床表现常被醉酒状态掩盖
胃切除术后低血糖	多见于早期肥胖2型糖尿病患者	在进食后4～5 h出现低血糖反应

　　低血糖的诊断程序可分以下三步进行:第一确定有无低血糖症状,第二确定低血糖症的类型,第三确定低血糖症的病因。低血糖诊断程序见图12-3。

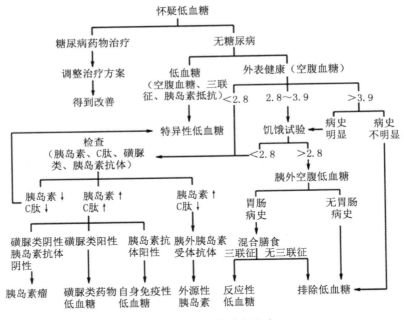

图 12-3　低血糖的诊断程序

血糖单位:mmol/L

五、低血糖症的治疗

　　神经缺糖症状:纠正导致低血糖症的潜在原因。对于症状轻者,口服葡萄糖水、含糖饮料或进食馒头、面包、糖果、饼干等含糖食物即可缓解;对于重者和昏迷者,给予50%葡萄糖液 20 mL 静脉推注或胰高血糖素 0.5～1 mg 肌内注射。在治疗过程中,需持续监测血糖浓度直至低血糖缓解。

　　及时明确低血糖的病因或诱因,可有效解除低血糖状态及防止病情反复发作。治疗方法:药物性低血糖应调整用药或停药,胰岛素瘤者切除肿瘤等。

常见低血糖症疾病的治疗方法见表 12-6。

表 12-6　几种常见的低血糖治疗

低血糖症	治疗方法
胰岛素瘤	急性低血糖症处理;如一般处理方法 根治方法:手术切除 内科治疗:术前准备,术后疗效不佳者
胰岛素自身免疫综合征	除一般的低血糖处理方法外,应用糖皮质激素较为有效
反应性低血糖	改变生活方式,推荐低糖、高蛋白、高脂肪、高纤维饮食,少量多餐的进食方式;使用镇静剂、抗胆碱药等
药物性低血糖	服用降糖药物从小剂量开始,并密切监测血糖
肝性低血糖	少量多餐;治疗原发病为主
胰外肿瘤	治疗原发疾病为主,如肿瘤切除、化学治疗等
幼儿低血糖	避免不良饮食;少量多餐;个别可用药物治疗

(梁玲玉)

第二节　肥　胖　症

肥胖是指体质指数(body mass index,BMI)超过正常的一种临床综合征。病因未明的肥胖称为单纯性肥胖(simple obesity)或原发性肥胖(primary obesity);病因明确者称为继发性肥胖(secondary obesity)。WHO 将 BMI 在 $25 \sim 29.9$ kg/m² 者定为 1 度肥胖或超重(overweight);$30 \sim 39.9$ kg/m² 者定为 2 度肥胖,BMI$\geqslant$40 kg/m² 者定为重度肥胖或 3 度肥胖。

2004 年中华医学会糖尿病分会建议,肥胖的诊断暂按中国肥胖问题工作组的中国人超重及肥胖建议的诊断分割点。以 BMI 为标准,我国正常人的 BMI 在 24 kg/m² 以下,>24 kg/m² 为超重,>26 kg/m² 为轻度肥胖,>28 kg/m² 为中度肥胖,>30 kg/m² 为重度肥胖。国外对肥胖的分级标准:轻度 $30.0 \sim 34.9$ kg/m²,中度 $35.0 \sim 39.9$ kg/m²,重度 $\geqslant 40$ kg/m²,BMI <18.5 kg/m² 为低体重。为方便起见,临床常以体重(body weight,BW)作为肥胖的粗略估计方法,当体内贮积的脂肪量$\geqslant$标准体重的 20%(不是指实际体重$\geqslant$标准体重的 20%)时称为肥胖。但是,肥胖与"健壮(muscularity)"是两个完全不同的体质概念,前者是指体内的皮下和内脏脂肪组织增多,伴体重增加;后者是指机体的骨骼肌发达,呈"超力型(sthenic type)"体型。如按标准体重衡量,肥胖的定义对于某些特殊个体(如健美和举重运动员)是不适用的。

本节重点介绍单纯性肥胖。肥胖和 2 型糖尿病(T2DM)及代谢综合征的发病率呈平行性升高,且并发症相互关联。

一、脂肪组织与脂肪细胞因子

(一)棕色脂肪调节能量代谢

棕色脂肪(brown fat,BAT)的特点:①分布于全身(主要分布在颈、肩和腋窝等处),约占成人体重的1%,因细胞含有大量的细胞色素C和线粒体而呈棕色;②血管丰富,代谢旺盛,细胞中线粒体较多;③受交感神经支配;④含有解耦联蛋白(uncoupling protein,UCP;白色脂肪细胞无UCP),交感神经兴奋可使细胞呼吸和氧化磷酸化失耦联,产热时消耗能量;⑤功能性棕色脂肪的生长和激活受一些激素的调节,在能量平衡中起重要作用。在机体的许多部位存在不同的棕色脂肪前身细胞群,这些前身细胞与骨骼肌细胞和白色脂肪细胞同源,而且在特定的条件下,白色脂肪细胞可转变为棕色脂肪样脂肪细胞(brown fat-like adipocytes),并由脂肪酸贮存的细胞表型转变为脂肪消耗表型。

(二)白色脂肪储存能量

白色脂肪(white fat)组织分布广泛,如脏器周围、网膜、腹膜及皮下等,因血管较少而呈白色,其主要作用是储存能量并具有内分泌功能,其组成成分除了成熟脂肪细胞外,还含有大量的成纤维细胞、前脂肪细胞、免疫细胞、基质血管细胞、结缔组织基质和神经组织等。因此,体内不同部位的脂肪组织表现出各不相同的生理特点和代谢行为(metabolic behavior)。

(三)脂肪因子调节内分泌代谢功能

脂肪细胞分泌数十种细胞因子,如瘦素、脂联素、酰化刺激蛋白、网膜素(omentin)和细胞因子等,统称为脂肪因子(adipokines)。在生理情况下,脂肪因子主要在脂肪组织局部起作用(旁分泌或自分泌)或通过血液循环作用于远处的靶器官,调节其生长发育、代谢和组织重建(tissue remodeling)。但在病理情况(如肥胖和代谢综合征)下,脂肪因子的合成与分泌紊乱,肥胖脂肪组织的内分泌功能重点在于脂肪组织过剩造成的代谢负效应(negative metabolic effects);其主要后果是促进糖尿病、动脉粥样硬化等肥胖相关性疾病的发生。肥胖与胰岛素抵抗、高血糖、低度炎症、血脂异常和代谢综合征(metabolic syndrome,MS)密切相关。

1.脂肪因子参与炎症性免疫反应

肥胖是一种低级别的炎症状态(inflammation state),肥胖者过剩的脂肪组织局部和血循环多种细胞因子与化学趋化因子(chemotactic factors)升高,对胰岛素敏感性、能量代谢及心血管病变产生不良影响。

(1)前炎症细胞因子:主要包括TNF-α和白细胞介素(如IL-6、IL-1α、IL-8等)。肥胖者脂肪组织中TNF-α表达增加,与肥胖和胰岛素抵抗呈正相关。TNF-α降低胰岛素敏感性,诱发胰岛素抵抗,其可能的机制如下。①TNF-α抑制脂肪生成和脂蛋白生成转录因子基因,改变脂联素、IL-6等脂肪因子水平,下调PPAR-γ表达。②削弱胰岛素信号,降低信号传导效率;诱发胰岛素抵抗。TNF-α增加PAI-1,降低脂联素水平。脂肪细胞合成数种白细胞介素,以IL-1α和IL-6为主。循环中IL-6约1/3来自脂肪组织,内脏脂肪IL-6的表达量为皮下脂肪的2～3倍。肥胖患者外周脂肪组织释放的IL-6明显增加。

(2)抗炎症因子:肥胖者脂肪组织IL-1Ra、IL-10表达明显增加,通过拮抗IL-1α和IL-1β与受体结合,减轻炎症;后者能稳定动脉粥样硬化损伤。两者虽无法逆转肥胖的炎症状态,但总体上限制了前炎症因子的活性。

(3)补体及补体相关因子:脂肪细胞能合成补体替代途径的所有因子,该途径可能在局部脂肪组织营养不良中产生作用。adipsin 的表达受糖皮质激素和胰岛素的调控,肥胖时调节 adipsin 表达的组织特异性转运子活性降低。酰化刺激蛋白(acylation stimulating protein,ASP)为另一种脂源性补体蛋白,是甘油三酯合成的主要调节因素之一。

(4)其他免疫调节因子:肥胖的脂肪组织巨噬细胞浸润增多,激活的巨噬细胞分泌巨噬细胞趋化因子-1(macrophages and monocyte chemoattractant protein-1,MCP-1),诱导单核细胞聚集于炎症局部。循环 MCP-1 增高可吸引大量单核细胞聚集于动脉壁,引起血管内膜增生与动脉粥样硬化。

2.脂肪因子调节脂质代谢

(1)agouti 和 agouti 相关蛋白(AGRP)。agouti 的作用:①以旁分泌或自分泌的方式增加脂类合成,通过 Ca^{2+} 依赖机制抑制脂肪分解;②增加瘦素合成及分泌;③刺激胰岛 β 细胞 Ca^{2+} 信号,促进胰岛素释放,刺激胰淀素释放,调节血糖;④作用于下丘脑,参与食欲调节。肥胖时的 agouti 和 agouti 相关蛋白研究较少,目前发现 agouti 和 agouti 相关蛋白突变与基因多态性与某些遗传性肥胖综合征相关。

(2)甘油三酯代谢调节酶和相关蛋白:激素敏感脂酶(hormone-sensitive lipase,HSL)动员脂肪、促进脂肪分解;perilipin 为包被脂滴的结构蛋白,能稳定脂滴和抑制脂肪分解;胆固醇酯转运蛋白促进甘油三酯与血浆游离脂蛋白的胆固醇酯交换;维生素 A 结合蛋白参与维生素 A 的储存与代谢;脂肪细胞脂质结合蛋白(aP2)与 HSL 结合,削弱脂肪酸对 HSL 水解活性的抑制。但是,肥胖与甘油三酯代谢调节酶和相关蛋白的关系未明。

(3)血管生成素样蛋白 4(angiopoietin-like protein 4,ANGPTL4):在脂质代谢中发挥一定作用。

(4)非酯化脂肪酸:肥胖者血浆 FFA 升高,通过酰基 CoA 等介导细胞内脂肪酸氧化,诱发肝脏、骨骼肌胰岛素抵抗;肥胖直接下调骨骼肌内线粒体基因表达,抑制骨骼肌分解代谢,在糖尿病心肌病变中发挥了一定作用。

3.脂肪因子调节类固醇类激素代谢

脂肪组织表达一系列酶参与调节类固醇激素的激活、灭活及转换。脂肪组织表达的类固醇生成酶有细胞色素 P450 依赖的芳香化酶、17β-HSD、11β-HSD1、3β-HSD、3α-HSD、7α-羟化酶、17α-羟化酶、5α-还原酶和 UDP-葡萄糖醛酸转移酶 2B15。由于肥胖时脂肪因子代谢紊乱,因而脂肪组织的类固醇类激素的代谢明显异常,并成为诱发和加重肥胖及其并发症的重要原因。

(1)脂肪组织的性激素代谢:芳香化酶将雄激素转化为雌激素,雄烯二酮转化为雌酮,睾酮转化为雌二醇。17β-HSD 则将弱的雌、雄激素转化为强效产物,雄烯二酮转化为睾酮;雌酮转化为雌二醇。17β-HSD 与芳香化酶的比例参与调节脂肪局部性激素水平,是影响肥胖和体脂分布的重要因素。

(2)脂肪组织的特异性糖皮质激素代谢:肥胖、糖尿病、高血压及高血脂,心血管疾病和 PCOS 患者的 1 型 11β-羟类固醇脱氢酶活性升高,可导致局部组织的皮质醇作用扩增与强化,催化无活性的 11β-酮糖皮质激素代谢产物(皮质酮等)转化为活性皮质醇,并进而引起血脂谱异常、胰岛素抵抗和其他代谢紊乱。

4.脂肪因子与肥胖和代谢综合征相关

(1)肾素-血管紧张素系统(RAA 系统):脂肪组织过多时,RAA 系统的所有成分包括肾素、血管紧张素原、AT-1 和 AT-2,AT-1 和 AT-2 受体,血管紧张素转换酶和其他能够产生 AT-2 受体的蛋白酶(组织蛋白酶 D 和 G 等)的表达均增加,促进肝糖异生和糖原分解,恶化糖尿病,引起心血管并发症。

(2)脂联素:脂联素(adiponectin)具有抗糖尿病、抗炎症和抗动脉粥样硬化作用,血浆脂联素水平往往先于肥胖和胰岛素抵抗的发生而下降。脂联素主要通过以下途径调节代谢:①增加肝脏胰岛素敏感性,减少非酯化脂肪酸(NEFAs)内流,增加脂肪酸氧化,降低肝糖输出;②刺激骨骼肌葡萄糖利用和脂肪酸氧化;③下调血管壁黏附分子表达,抑制单核细胞黏附;④下调清道夫受体表达,抑制巨噬细胞转化为泡沫细胞;⑤抑制迁入内膜的平滑肌细胞增殖;⑥增加内皮细胞 NO 产生,刺激血管生成。当血管内皮细胞的屏障受到损伤时,通过环磷酸腺苷蛋白激酶 A(camp-PKA)和核因子 κB 信号通路的串语(cross-talk)调控内皮细胞炎症反应。血浆 PAI-1 增加和脂联素降低共同导致肥胖患者心血管病变的发生。

(3)血浆纤溶酶原激活抑制物:脂肪细胞分泌血浆纤溶酶原激活抑制物(plasminogen activator inhibitor,PAI-1)。肥胖和胰岛素抵抗者血浆 PAI-1 水平与代谢综合征正相关,与血管生成和动脉粥样硬化形成相关,PAI-1 水平能预测 T2DM 和心血管疾病的发病风险。

(4)前列腺素:前列腺素 E_2 与人类脂肪细胞受体结合,具有抗脂肪形成作用。前脂肪细胞产生的 PGF2α 能维持脂肪细胞的非分化状态。PG 可能对肥胖和糖尿病的发展起重要作用。

(5)PPAR-γ:PPAR-γ 调节脂肪细胞分化,促进脂肪酸的储存,对维持内环境葡萄糖平衡,调节胰岛素敏感性起重要作用。PPAR-γ 还有抗感染、抗动脉粥样硬化、调节血压和肿瘤免疫、生殖功能等作用。激活的 PPAR-γ 受体能抑制巨噬细胞炎症因子释放,抑制血管平滑肌细胞迁移、增殖和基质金属蛋白酶表达;调节内皮细胞趋化因子和内皮素表达,预防动脉粥样硬化发生。

(6)瘦素:主要调节能量平衡。瘦素(leptin)主要生理功能为调控进食、调节能量消耗和体重。下丘脑是瘦素调节能量摄入和消耗的中枢作用点。瘦素还能直接作用于骨骼肌、胰岛细胞等外周组织调节能量平衡。当机体因限制热量而体重下降时,瘦素快速下降。然而,通常大部分肥胖者循环瘦素升高,瘦素抵抗可能与瘦素信号传导缺陷或穿越血-脑屏障的转运异常有关。

(7)FGF21:FGF21 是一种内分泌激素,能增强胰岛素敏感性,降低甘油三酯和体重。禁食后,肝脏表达的 FGF21 增多。FGF21 诱导 PPARr 辅激活子表达,促进肝糖异生、脂肪氧化和酮体生成。FGF21 阻滞前体生长,而 PPARr 诱导 FGF21 表达。

(8)网膜素-1:网膜素-1(mentin-1)为新近发现的一种脂肪因子,含有 313 个氨基酸残基,主要在内脏脂肪细胞表达。生理情况下,其血浆浓度较高,但肥胖和 T2DM 患者降低而体重恢复正常后升至正常。网膜素-1 与血脂联素和高密度脂蛋白-胆固醇呈正相关,而与瘦素、BMI、腰围、胰岛素抵抗呈负相关。网膜素-1 促进胰岛素依赖性葡萄糖摄取,同时能扩张血管。因而网膜素-1 可能与肥胖及其相关性疾病有密切的病因关系。

二、肥胖与肥胖分类

(一)肥胖是突出的公众健康问题

近十几年来,无论在发达国家或发展中国家的成年人或儿童中,超重和肥胖的患病率都以惊人的速度增长,肥胖已经成为重要的公众健康问题。美国成人总体肥胖发病率从 1960 年的 13% 上升至 2004 年的 32%。2007 年,多达 66% 的成人超重或者肥胖,16% 的儿童及青少年超重且 34% 有超重危险。葡萄牙成人总体超重及肥胖率为 53.6%,其中超重率为 39.4%,肥胖率为 14.2%。韩国成人总体超重及肥胖率为 30.6%,其中男性发生率为 32.4%,女性发生率为

29.4％。2002年调查结果表明,我国有近3亿人超重和肥胖,18岁以上成年人超重率为22.8％、肥胖率为7.1％;其中城市超重和肥胖率分别为28.1％和9.8％,农村超重及肥胖率为20.6％和6％。从1992年至2002年10年间,我国居民超重和肥胖患者数增加了1亿人,18岁以上成年人超重和肥胖率分别上升40.7％和97.2％。超重、肥胖同样成为城市儿童青少年突出的健康问题。2000年,我国7～18岁儿童及青少年肥胖检出率,男性高于女性,分别在4.94％～8.41％和2.25％～4.85％。与1985年相比,男女学生的超重和肥胖检出率均成倍上升,男性上升幅度大于女性。首都儿科研究所生理室对北京市城市儿童青少年(7～18岁)4 503人进行了单纯性肥胖症的流行病学调查,男性的肥胖检出率为3.92％;女性为2.67％。孟昭恒等对2 420名中小学生以身高为基准,用皮脂厚度和体重两项指标评判肥胖,结果发现总的肥胖检出率为2.81％,其中男性为1.56％,女性为4.09％。

超重及肥胖给各国带来了巨大的卫生经济负担。据估计,1999年美国直接用于肥胖的卫生支出为700亿美元,占卫生保健总支出的7％。2004年,加拿大用于肥胖的卫生支出占卫生保健总支出的2.4％。2003年,我国由超重和肥胖造成的高血压、糖尿病、冠心病和脑卒中等4种疾病的直接经济负担合计高达211.1亿元,占4种疾病直接经济负担的25.5％,占国家卫生总费用的3.2％,国家医疗总费用的3.7％。

(二)临床采用多种方法分类肥胖

肥胖分类对某些疾病的诊断和肥胖的预后判断有一定帮助。如Cushing综合征为向心性肥胖;腹型肥胖者比均匀性肥胖者的预后差,常引发许多疾病,特别是心脑血管病。肥胖的类型、分度与疾病(糖尿病、高血压、血脂谱异常、冠心病等)风险的密切程度见表12-7。此外,成年人在18～20岁期间如体重增加5 kg以上,糖尿病、高血压、血脂谱异常、冠心病等的发病风险明显提高;体重增加越多,风险越高。

表 12-7　肥胖分度与风险

体重类型	BMI(kg/m²)	疾病风险
低体重	<18.5	增加
正常	18.5～24.9	正常
超重	25.0～29.9	增加
肥胖		
Ⅰ度	30.0～34.9	增高
Ⅱ度	35.0～39.9	较高
Ⅲ度	≥40.0	极高

从病理生理角度观察,有增殖性肥胖(proliferating obesity)、肥大性肥胖(hypertrophic obesity)和健康性肥胖(healthy obesity;也称良性肥胖,benign obesity)之分;肥大性肥胖是只有脂肪细胞贮积脂肪量增多,但脂肪细胞数目增加不明显,其特点为肥胖常从中年时期开始,脂肪堆积在身体中央(躯干)部位,故又称中心型肥胖(central obesity),其所带来的不良后果比增殖性肥胖更为严重。增殖性肥胖是指脂肪细胞数目增加,其特点是肥胖从儿童期开始,青春发育期进一步加重肥胖。脂肪主要堆积在身体的外周,故又称周围型肥胖(peripheral obesity),到成年可同时伴有肥大性肥胖。健康性肥胖约占30％,是指个体有超重或"肥胖样"表型,但心血管指标正常,心血管疾病的危险性似乎并未增加,减轻体重的意义未明。

三、病因与发病机制

单纯性肥胖(simple obesity)的病因和发病机制尚不完全清楚,其主要原因是摄入的能量大于消耗的能量,但遗传因素不可忽视。脂肪细胞来源于成纤维细胞的分化。正常成人约含有350亿个脂肪细胞,每个脂肪细胞含 0.4～0.6 μg 甘油三酯。重度肥胖者的脂肪细胞数目可增加至正常的 4 倍,而每个脂肪细胞的含脂量也相应加倍,这样一来,重度肥胖者的体脂含量可达到正常人的 10 倍。肥胖者体内过多的脂肪具有浸润作用,导致脂肪肝、血脂谱异常、糖尿病和动脉粥样硬化等。

一般认为,人类的种族易患性、肥胖基因和肥胖相关基因变异(突变与多态性)以及个体的代谢类型(食欲、消化吸收功能、睡眠质量和代谢效能)是单纯性肥胖的发病基础,而不良生活方式(体力活动过少和能量摄入过多)为发病的必要条件。流行病学调查表明,多数单纯性肥胖者有家庭发病倾向。肥胖父母所生子女中,患单纯性肥胖者比父母双方体重正常者所生子女高 5～8 倍;但多数单纯性肥胖并非肥胖基因或肥胖相关基因变异所致。从大样本肥胖人群的调查中发现,约有 250 个基因或表达序列标志(expressed sequence tag,EST)的功能与肥胖有关,其中有些基因的生物学行为(biologic behavior)可能在肥胖的发病中起了关键作用(主效基因,master genes),而另一些基因所起的作用相对较弱,但目前的研究还不深入。

(一)基因变异导致肥胖

单基因突变所致肥胖的特点是具有明确的遗传性,肥胖发生年龄早、进展快、肥胖程度重和并发症多。

1.肥胖基因突变

肥胖(ob)基因位于第 6 号染色体上,与 Pax4 非常接近,同时紧靠一限制性片段长度多态性标志 D6RCK13。肥胖基因由 3 个外显子和 2 个内含子组成,编码 4.5kb mRNA,其表达产物为瘦素,由外显子 2 和 3 编码。瘦素的 mRNA 含有 167 个氨基酸残基组成的开放性阅读框架。瘦素由白色脂肪组织分泌,其分泌呈脉冲式,并具有昼夜节律。瘦素通过与其受体(有 4 种异构受体)结合而发挥其生理作用。将体内脂肪贮存的信息传送到下丘脑和弓状核饱食中枢,减少神经肽 Y 的分泌,摄食减少。ob/ob 小鼠有多食、肥胖、高血糖、高胰岛素血症、糖尿病、低体温和不育;而 db/db 小鼠的表型虽与 ob/ob 相同,但血瘦素水平升高。将 db/db 小鼠与野生型小鼠联体共生,则可使野生型小鼠的摄食减少而致死。由此可见,瘦素与调节摄食及肥胖的发生有关。人的瘦素基因突变可引起极度肥胖。此外,瘦素基因突变还与低促性腺激素性性腺功能减退症、免疫功能异常、高胰岛素血症相关,并与儿童生长发育迟缓、继发性甲状腺功能减低等亦有一定的病因关系。

2.其他基因突变

POMC 基因突变可能与肥胖和肾上腺皮质功能减退有关。激素原转换酶 1(prohormone convertase 1)基因、黑皮素 4 受体(melanocortin 4 receptor,MC4)基因、激素原转换酶 1 和 SIM1 基因突变可引起肥胖。近来发现,kisspeptin 具有多种生理作用,其中最主要的是调节生殖和性激素分泌,kisspeptin 是联系营养和生殖功能的物质基础,可能与肥胖有重要联系。

(二)精神心理因素刺激摄食行为

刺激下丘脑的腹内侧核可使动物拒食,而完全破坏这一神经核则引起多食。周围神经系统对摄食也有调节作用。神经肽的食欲兴奋性(orexigenic)和食欲抑制性(anorexigenic)信号分别通过各自的受体途径而影响和调节机体的食欲与食量;进食足量后,通过周围神经将"饱感"信号传送到中枢神经,因而停止继续进食。神经精神方面的任何异常均可通过心理应激、精神感觉和运动功能的改变而促进食欲,导致肥胖。在悲伤或过于兴奋的情况下进食减少,说明精神因素对摄食也有调节作用。在临床上,下丘脑病变易引起肥胖或消瘦。神经性贪食患者具有极度饥饿感和贪婪的食欲,患者要满足饥饿感就不停地进食,通常暴饮暴食,暴食后又引吐,这种现象与精神压抑和强迫观念有一定关系,但具体的发病机制未明。

Facchinetti 等在 13 名肥胖儿童中发现,血浆 β-内啡肽升高,且不能被地塞米松抑制,推论肥胖儿童的 β-内啡肽不受 CRH 的控制,而阿片类拮抗剂纳洛酮可使多食现象消失。肥胖者有胰岛素抵抗和高胰岛素血症,后者引起胰岛素受体降调节,又进一步增加胰岛素抵抗,形成恶性循环。胰岛素分泌增多,刺激摄食,同时抑制脂肪分解,因此引起体内脂肪堆积和肥胖。脂肪组织中的酶活性升高是发生胰岛素抵抗的重要原因。

(三)某些激素促进食欲并诱发肥胖

调节摄食行为的激素很多,其中较肯定而明显的激素主要是皮质醇、雌激素与瘦素。

1.皮质醇

单纯性肥胖者的皮质醇生成量增多,但因组织对皮质醇的清除增加,故血清皮质醇不一定升高。脂肪细胞在 11β-羟类固醇脱氢酶的作用下生成皮质醇,而且皮质醇的生成量与脂肪细胞的数量呈正比,因此可出现 Cushing 综合征样体脂分布和中心性肥胖。

2.雌激素

青春期开始时,体脂约占体重的 20%。男性在青春期末的体脂减少到 15%,而女性则增加到 25%,成年肥胖以女性居多(特别是经产妇和口服避孕药者),提示性激素在单纯性肥胖的发病中起了一定作用。女性的体脂比例高于男性,而且其体脂的分布特殊(女性体脂分布和女性体型),绝经后体脂重新分布,多余的体脂同样积聚于内脏,故绝经后肥胖女性的心血管病和 T2DM 的危险性较绝经前明显增加,说明雌激素起了重要作用。体外试验发现,雌激素对 11β-羟类固醇脱氢酶的影响具有组织特异性,雌激素降低该酶在肝、肾和睾丸的活性,但升高内脏组织前脂肪细胞的活性。因此,雌激素可增加皮下脂肪细胞的体积,抑制脂解;而绝经后因雌激素缺乏使脂解增加,PAI-1 减低,心血管病风险增加。

3.食欲素与瘦素

食欲素可增强食欲,饥饿状态可上调前食欲素原表达。食欲素 A 受体(OX1R)属于 G 蛋白耦联受体家族成员的一种,食欲素 B 受体(OX2R)与 OX1R 有 64% 的序列同源,两种受体存在交叉结合现象。OX1R 和 OX2R 仅存在于脑组织中,主要分布于下丘脑的"摄食中枢",而瘦素受体主要分布于"饱食中枢"。

瘦素是重要的能量调节激素。肥胖和代谢综合征患者的高胰岛素血症、胰岛素抵抗、免疫功能异常等均与瘦素抵抗有关。中枢性瘦素缺乏综合征(central leptin insufficiency syndrome)是指下丘脑和其他脑细胞缺乏瘦素活性,导致能量代谢调节障碍;瘦素抵抗综合征(leptin resistance syndrome)通过刺激脑组织的瘦素受体和抑制食欲而降低体重,但单独用外源性瘦素并不能减低肥胖者的体重,因为肥胖者并不缺乏瘦素,相反存在瘦素抵抗。肥胖者脂肪细胞分泌的瘦素增多,后者作用于下丘脑的瘦素受体,抑制神经肽 Y(NPY)的分泌并促进 α-MSH 的释放,α-MSH 作用于 MC4(摄食抑制性)受体,抑制食欲。瘦素也抑制 agouti 相关肽(AGRP,α-MSH拮抗剂)的分泌,使摄食减少,体重下降。中枢神经系统存在促进食欲和抑制食欲与摄食行为的两套调节系统。神经肽 Y、黑色素浓集素（melanin concentrating hormone，MCH）、食欲素 A 和 B、甘丙素及 agouti 相关蛋白均为促进食欲的调节因子，而 α-MSH、CRH、胆囊收缩素（CCK）、可卡因和苯丙胺调节性转录物（cocaine and amphetamine regulated transcript，CAR）、神经降压素（neurotensin）、胰高血糖素样肽-1（GLP-1）和蛙皮素均为抑制食欲的调节因子。

（四）能量摄入过多引起肥胖

不爱活动的人能量消耗减少，易发生肥胖。运动员在停止运动后、经常摄入高热量饮食、睡前进食或吸烟者在戒烟后都与单纯性肥胖的发生有关。能量摄入和能量消耗之间的平衡反映在体重上。

1.节俭基因型

近几十年的人类生存环境发生了巨变，这种变化远远超越了人类进化的速度和对环境的适应能力，人类的体重基本上缺乏有力的调节机制，人类生存环境的巨变必然影响到基因的表达和功能。环境巨变远远超越了人类的进化速度和对环境的适应力，环境因素通过"节俭基因型"（thrifty genotype）和"共同土壤（common soil）"导致肥胖。人类生存的环境的巨变必然影响到基因的表达和功能。另一方面，现代文明显著减轻了体力活动的负担和能量消耗。

人类进化过程中所选择的"节俭"基因有利于食物充足时促进脂肪堆积和能量储存，以供天灾饥荒时食物短缺时耗用。因此，具有在进食后能较多地将食物能量以脂肪形式储存起来的个体，就较易耐受长期饥饿而生存下来。这种有"节俭"基因型的个体在人类进化中有利于在逆境中生存而被保留下来。但是到了食品供应充足的现代社会，有"节俭"基因的个体就易出现肥胖、胰岛素抵抗和糖尿病；也就是说，在体力活动减少、热量供应充足的情况下，"节俭"基因转变成了肥胖和 T2DM 的易感基因。流行病学调查表明，糖尿病、高血压、血脂紊乱、肥胖等这些成人常见病在家族中有聚集现象（代谢综合征）。"共同土壤"假设认为，这些疾病有各自不同的遗传和环境因素参与发病，但还可能有共同的遗传及环境因素基础，家族内孪生子、同胞及亲属患者之间上述并发症发生的一致率高。

2.能量摄入过多

能量消耗的去路有静息性能量消耗（resting energy expenditure）、热量生成（themogenesis）和体力活动（physical activity）。静息性能量消耗由个体的大小和机体成分等因素确定，一般占能量消耗总量的 50%～80%；热量生成用于食物的消化、吸收和体温的调节，约占 10%；静息性能量消耗和热量生成是基本固定的，而体力活动所需的能量差异很大。但是，人类能量摄入和能量消耗之间的平衡主要靠个体的主观感受和行为自我控制。摄食行为容易受许多特殊食物、环境因素和心理因素的刺激，引起摄食过多。因此，个体每天的能量摄入量差异平均波动在 20%～40%，而体力活动的波动更大。

20 世纪 30 年代，有人把一群小鼠随机分成两组，一组为限量组，喂食量为正常量的 60%；另一组可以自由进食。1 000 d 后，限量组小鼠的骨骼还在缓慢发育生长，平均存活 1 300 d；而对照组小鼠 6 个月后骨骼全部停止生长，平均寿命仅为 900 d，而且肥胖与肿瘤的发生率也比限量进食组高得多。这就是所谓的"麦卡效应"。以后的动物试验也得出相近的结论。有人曾做过另一项动物试验：两群猴子，一群吃饱为止，一群的进食量仅七八分饱。10 年后，每餐吃饱的猴子腹部膨大，患血脂紊乱、脂肪肝、冠心病多，100 只猴子只有 50 只存活。另一群猴子健康，精力充沛，100 只中存活了 88 只。15 年时，每顿饱餐的猴子全部死亡，高寿的猴子都在进食较少的群落中。

3.能量密度过高

能量密度是指食物中脂肪的含量和比例,食物中的脂肪含量和比例越高,其能量密度(energy density)也越大。能量密度在人类食欲和能量摄入行为的调节中起了重要作用。现代食品工业尽力提供高甜度高能量食品,以适应人们口感需要。现代饮食的另一个问题是高脂肪。人们被脂肪的香味所诱惑,食物的能量密度相当高。

4.代谢效能过强

机体将体外能量物质转化为自身贮存能量的效率差异很大,这种差异可理解为代谢效能(metabolic efficacy)。胖者和瘦者的 Na^+/K^+-ATP 酶活性和对各种激素及环境刺激的代谢效能是不一样的,β3-肾上腺能受体在肥胖的病因中有重要影响,可认为它是一种肥胖候选基因。静息代谢率(resting metabolic rate,RMR)的个体差异主要由机体中的瘦体质(fat-free mass)和遗传因素决定,此外也受甲状腺激素水平、交感神经活动性等的影响。RMR 似乎是肥胖"易感因素"中最重要者。老年人往往因胰岛素抵抗和体力活动减少而导致肥胖,其中肌肉组织的胰岛素抵抗还伴有细胞线粒体功能紊乱,心肌 GLUT4 和解耦联蛋白-3 表达降低,代谢效能明显降低,因此更易引起肥胖。

糖皮质激素过多引起 Cushing 综合征,包括了代谢综合征的所有成分,如肥胖、T2DM、高血压、血脂紊乱、心血管病变等。在代谢综合征和肥胖中,虽然血清糖皮质激素水平不高或稍微升高,但更突出地表现在脂肪组织的低度炎症(low-grade inflammation)与 1 型 11β-羟类固醇脱氢酶(11beta-hydroxysteroid dehydrogenase type 1,11β-HSD1,基因 HSD11B1)活性升高。11β-HSD1 反映了糖皮质激素在细胞内的作用强度,其活性越高,引起的炎症反应和能量-物质代谢的效应也越大。

5.慢性炎症

慢性炎症与肥胖(如进食行为异常)的关系密切,炎症还是许多肥胖并发症(如血管病变)的主要原因。但是目前对两者的联系机制了解甚少。

6.不安全食物

肥胖与不安全食物(food insecurity)亦有一定关系。不安全食物引起肥胖的原因是多方面的,可能主要与人为地增加食物的美感、色泽、含糖量、调味剂、食欲促进剂等有关,而要达到此目的,就很可能需要添加一些不安全的物质。

(五)疾病和药物促发肥胖

1.疾病导致的肥胖

疾病和药物促发的脂肪堆积属于继发性肥胖的范畴,但对理解肥胖的发病机制很有帮助。神经精神疾病、下丘脑疾病、Cushing 综合征、慢性酒精中毒是继发性肥胖的常见原因,这类疾病的共同特点是下丘脑功能紊乱,可能通过摄食、食欲和其他一些未知因素促进了肥胖的发生与发展。此外,进行腹膜透析患者易发生肥胖,而肥胖又促进肾功能恶化。流行病学资料显示,患过先兆子痫的妇女以后易发生心血管病,因先兆子痫常与糖尿病、高血压、血脂紊乱、肥胖和代谢综合征相联系。研究表明,母乳喂养可在一定程度上预防肥胖的发生,此可能与母乳含有一些特殊的营养成分有关。

2.药物导致的肥胖

许多药物可引起肥胖,见表 12-8。

表 12-8　致肥胖药物及其作用机制

药物类型	具体药物	作用机制
抗惊厥药	丙戊酸钠、酚妥因、加巴喷丁	不明
抗抑郁药	西酞普兰、Mirtazepine	血清素
抗精神病药	氯丙嗪、利哌酮	多巴胺激动剂
糖皮质激素	泼尼松、地塞米松	促进脂肪沉积,增加食欲
胰岛素	胰岛素和胰岛素类似物	增加食欲
性激素	甲羟孕酮、黄体酮、避孕药	增加食欲
治疗偏头痛药物	苯噻啶	血清素拮抗剂
蛋白抑制剂	印地那韦、利托那韦	促进特殊部位的脂肪沉积

四、临床表现

(一)体重增加

1.症状与体征

肥胖者喜欢吃肥肉、甜食、油腻食物或啤酒者易于发胖。睡前进食和多吃少动为单纯性肥胖的常见原因。单纯性肥胖者的体重增加缓慢(女性分娩后肥胖除外),短时间内快速发胖应多考虑为继发性肥胖。一般轻中度单纯性肥胖无自觉症状,重度肥胖者则有不耐热、活动能力减低甚至活动时有气促,睡眠时打鼾。有的可并发原发性高血压、糖尿病、痛风等。约 1/2 的成年肥胖者有幼年肥胖史。吸烟者在戒烟后往往有体重增加趋势。能量代谢正平衡(positive balance)的结果是剩余的能量以白色脂肪的形式蓄积在体内。在 T2DM 中,肥胖被认为是重要的环境因素,也是发展中国家糖尿病患病率急剧攀升的主要原因。

头向后仰时,枕部皮褶明显增厚。胸圆,乳腺因皮下脂肪厚而增大。站立时腹部前凸出于胸部平面,脐孔深凹。短时间明显肥胖者,在下腹部两侧、双大腿、上臂内侧上部和臀部外侧可见紫纹或白纹。儿童肥胖者的外生殖器埋于会阴皮下脂肪中,阴茎变小变短。手指和足趾粗短,手背因脂肪增厚而使掌指关节骨突处皮肤凹陷,骨突不明显。

2.肥胖类型

肥胖有以下 3 种类型。

(1)中心型肥胖(central obesity):多见于男性,故亦称为男性肥胖(male type obesity)或腹部肥胖(abdominal obesity),多余的白色脂肪主要分布于腹内,尤其是腹部皮下、网膜和内脏器官。

(2)周围型肥胖(peripheral obesity):多见于女性,故亦称为身体下部肥胖(lowe body obesity)或女性肥胖(female type obesity),多余的白色脂肪主要分布于髋部、大腿和下部躯干的皮下。

(3)混合性肥胖(mixed obesity):兼有中心型肥胖和周围型肥胖的特征。中心型肥胖者发生代谢综合征、糖尿病、高血压、血脂谱异常、冠心病和脑血管病的风险明显高于周围型肥胖者和混合型肥胖者。

(二)肥胖相关并发症

严重而长期的肥胖引起肥胖相关并发症,如臀部、腋部和大腿内侧皮肤变得粗厚而多皱褶,形如黑棘皮病。长期肥胖可合并高血压、代谢综合征、血脂谱异常、糖耐量异常与糖尿病、高胰岛素血症、冠心病、脑血管病、特发性颅高压、白内障、睡眠呼吸暂停综合征、脂肪肝、胆石症、胰腺炎、骨关节病、高尿酸血症与痛风等。当并发这些疾病时,可有相应的临床表现。肥胖少动者易于进展为高血压,这类休息方式所花的时间越长,高血压的进展越快,反过来又加重肥胖。肾移植患者在术后易发生肥胖(移植后肥胖)。C 型肝炎因氧化应激等原因易发生肥胖和代谢综合征。精神性疾病易发生肥胖和代谢综合征。

如青少年时期为低体重或消瘦,成年后肥胖者发生代谢综合征和心血管不良事件的风险更大。代谢综合征是肥胖的发展结果,其中肥胖后的异位脂肪沉积(ectopic fat storage)是导致胰岛素抵抗和 T2DM 的重要原因。

1.高胰岛素血症和胰岛素抵抗

肥胖患者存在高胰岛素血症和胰岛素抵抗,胰岛素调节外周组织对葡萄糖的利用率明显降低,周围组织对葡萄糖的氧化、利用障碍,胰岛素对肝糖生成的抑制作用降低,非酯化脂肪酸(FFA)升高。高水平的 FFA 可刺激 β 细胞分泌胰岛素增多而产生高胰岛素血症,并损害胰岛 β 细胞功能;FFA 可明显抑制 β 细胞对葡萄糖刺激的胰岛素分泌;FFA 升高可能使胰岛 β 细胞中脂酰辅酶 A 升高,后者为甘油三酯(TG)合成的原料,胰岛 β 细胞中脂质的增加可能影响其分泌胰岛素的功能。高胰岛素血症降低胰岛素与受体的亲和力,胰岛素作用受阻,引发胰岛素抵抗,需要 β 细胞分泌和释放更多的胰岛素,又引发高胰岛素血症,如此形成糖代谢紊乱与 β 细胞功能不足之间的恶性循环,最终导致 β 细胞功能严重缺陷。

2.异位脂肪储积

肥胖者的过多脂肪可发生脂肪的异位储积(ectopic fat storage),异位脂肪可储积于肝脏、肌肉、脾脏、胰腺和其他内脏器官,大量的皮下脂肪和异位储积的脂肪在脂肪细胞因子和内分泌激素的作用下,脂解增加,血甘油三酯升高,肝游离脂肪酸释放增多,最终引起胰岛素抵抗、T2DM 和代谢综合征。内脏脂肪蓄积引发胰岛素介导的葡萄糖清除率明显降低,促进胰岛素抵抗,导致脂代谢紊乱和高血压,这些代谢异常紧密联系,互为因果,在一定时期出现糖耐量减低或糖尿病。严重肥胖患者的骨骼肌积聚有大量的甘油三酯(肌细胞内脂质,intramyocellular lipids,IMCL),发生心血管病的风险急剧增加。

3.T2DM

肥胖是 T2DM 的重要环境因素。流行病学研究显示,肥胖、体力活动不足是 T2DM 的危险因素,肥胖和超重是发展中国家糖尿病患病率急剧攀升的主要原因。胰岛素抑制肝糖生成作用降低,FFA 升高,进而引起高胰岛素血症,损害胰岛 β 细胞功能。胰岛素作用受阻,引发胰岛素抵抗,糖代谢紊乱与 β 细胞功能不足的恶性循环导致 β 细胞功能严重缺陷和 T2DM。

4.代谢综合征

许多代谢综合征患者存在肥胖、营养过剩、脂肪过度堆积。脂肪在胰岛细胞堆积导致 β 细胞分泌功能受损;脂肪在骨骼肌和肝脏堆积引起胰岛素抵抗。肝脏脂肪过多可导致血脂谱异常,血脂升高又可导致血栓形成和炎症状态。肥胖还可致高血压。

营养过剩可迅速诱导氧化应激和炎症反应,产生过多的过氧化物,后者与核内转录激活因子 NF-κB 结合,减少 NF-κB 抑制分子(inhibitory NF-κB,IκB)表达,激活激活蛋白-1(activator protein-1,AP-1)和早期生长反应基因-1(early growth response gene-1,Egr-1)的表达。

5.血脂谱异常

肥胖是血浆胆固醇升高的重要因素。体重增加一方面促进肝脏合成载脂蛋白 B,LDL 增加;肥胖亦增加胆固醇合成,抑制 LDL 受体合成。肥胖患者容易发生异位脂肪储积,在脂肪细胞因子和内分泌激素的作用下,脂解增加,血甘油三酯升高,肝游离脂肪酸释放增多。

(三)肥胖与其他躯体疾病密切相关

肥胖亦与许多躯体疾病相关,其中最常见的是胆石症、胰腺炎、非酒精性脂肪肝、阻塞性睡眠性呼吸困难、高尿酸血症和骨关节病。

1.胆石症

胆石症的发生率随 BMI 升高而呈直线升高,奇怪的是,当肥胖者减肥时,胆石症的发生率也呈增加趋势,此可能与胆汁中的胆固醇过饱和可促进胆固醇结晶的成核作用(nucleation effect)有关。同时,减肥期间的胆囊收缩功能下降也促进了胆石形成。当肥胖者的减肥速度超过每周 1.5 kg 时,胆石症的发生率迅速升高。如果患者接受的是极低热量饮食($<2\,512$ kJ/d)、低脂饮食(1~3 g/d)或胃肠手术治疗,其胆石症的发生率可达 $25\%\sim35\%$。低脂饮食使胆囊的收缩功能明显降低,低于 10 g/d 的脂肪摄入可引起胆囊无收缩。因此,此时应同时给予熊去氧胆酸(ursodeoxycholic acid)600 mg/d 以预防其发生。

2.胰腺炎

主要是增加胆石症相关性胰腺炎(cholelithiasis-related pancreatitis)和高甘油三酯血症相关性胰腺炎(hypertriglyceridemia-related pancreatitis)的发生率。胰腺炎的病情较非肥胖者重,男性肥胖特别容易诱发重型胰腺炎。胰周和腹膜后的大量脂肪堆积是引起胰腺炎后脂肪坏死(adiponecrosis)和局部并发症的重要原因。

3.非酒精性脂肪肝

线粒体功能紊乱可见于缺少运动、摄食过多和胰岛素抵抗所致的 T2DM 以及非酒精性脂肪肝的全过程中。由于线粒体功能紊乱,能量生成的底物氧化障碍。非酒精性脂肪肝(nonalcoholic fatty liver disease,NAFLD)的发生主要与脂质淤积(steatosis)即脂肪的异位储积有关。脂肪组织脂解增加,血甘油三酯升高,肝游离脂肪酸释放增多。另一方面,脂质生成亦增多,同时伴肝脏的脂肪酸氧化增多。肝脏脂质过氧化和相关的细胞因子可直接损伤肝细胞,引起肝炎和肝纤维化。体重减轻后不一定能逆转 NAFLD。NAFLD 类似于一种特殊化的棕色脂肪与白色脂肪组织的混合体,可发生微管性脂质淤积(microvesicular steatosis,通常见于棕色脂肪)、大血管性脂质淤积(macrovesicular steatosis,通常见于白色脂肪)和脂质小滴(fatty droplet),肝脏的解耦联蛋白表达减少。这些病理改变引起脂肪细胞因子的大量生成,导致脂肪堆积和细胞氧化应激反应,进一步发展则引起 T2DM 和肝纤维化及肝功能障碍。与肥胖和肝脂肪浸润有关的 NAFLD 表现为肝大、肝功能异常、脂肪变性、脂性肝炎、肝硬化,酶学指标升高。

4.阻塞性睡眠性呼吸困难

阻塞性睡眠性呼吸困难(obstructive sleep apnea)患者在睡眠期间出现发作性呼吸暂停、呼吸困难和通气不足。检查时可发现心肺功能障碍和低氧血症。肥胖并发阻塞性睡眠性呼吸困难和自发性脑脊液漏。肥胖低通气综合征(obesity hypoventilation syndrome,OHS)易发生肺动脉高压和心血管病。$PaCO_2 \leqslant 6.7$ kPa(50 mmHg),伴低氧血压,肺泡通气因呼吸表浅。膈肌抬高与潮气量下降和降低,OHS 的重型表现是肥胖肺换气不足综合征(Pickwickian 综合征),其表现为重度肥胖、呼吸不规则、呼吸暂停、嗜睡、发绀,继发性红细胞增多症和右心肥大等。

5.肥胖低通气综合征

肥胖低通气综合征(obesity hypoventilation syndrome,OHS)是常见表现。肥胖是指 BMI $\geqslant 30 \ kg/m^2$,低通气是指肥胖者日间出现高碳酸血症和低氧血症(daytime hypoventilation)和睡眠呼吸障碍(sleepdisordered breathing),且不能用神经肌肉、机械或代谢等原因解释的低氧血症状态。患者表现为通气障碍、睡眠性呼吸困难。坐位时的 $PaO_2 < 6.0 \ kPa(45 \ mmHg)$,$PaCO_2 > 9.3 \ kPa(70 \ mmHg)$。

6.高尿酸血症与痛风

高尿酸血症与肥胖的关系密切,肥胖引起或合并高尿酸血症的机制包括饮食在内的生活习惯及酒精摄入等环境因素外,内脏脂肪蓄积、尿酸生成过多和胰岛素抵抗引发肾脏尿酸排泄功能下降等因素。当劳累、饥饿时,脂肪分解动员产生热量供机体活动需要,脂肪分解伴随产生酸性代谢产物则抑制尿酸排泄,间接使血尿酸水平增高。

高尿酸血症与肥胖之间可能存在某些遗传共同缺陷,瘦素可能是联系肥胖和高尿酸血症的中间环节。

7.性腺功能减退

肥胖对男性和女性的性腺功能都有较大影响,女性更甚。女性肥胖是发生多囊卵巢综合征、不育不孕、产科意外、产后无乳汁分泌、胎儿畸形的主要原因。肥胖女性不易受孕,发生妊娠并发症的概率增加,尤其是死胎和前置胎盘的发生率明显增高。多囊卵巢综合征(PCOS)的发病率随着肥胖的流行而增高,脂肪组织膨胀(adipose tissue expandability)假说认为,皮下脂肪组织的膨胀是有限的,当超过某个代谢临界线后,更多的脂肪将沉积于非脂肪组织中,并导致胰岛素抵抗和脂毒性(lipotoxicity)。在 PCOS 患者中,肥胖引起的高胰岛素血症又进一步导致高雄激素血症、月经稀少和卵巢多囊。男性内脏肥胖者的炎症反应增强,内皮细胞功能紊乱,并伴血睾酮降低;内皮细胞功能紊乱和雄激素缺乏引起勃起功能障碍。一氧化氮合酶活性不足亦引起血管扩张功能减退和阴茎勃起障碍,男性肥胖和性腺功能似乎形成恶性循环,肥胖引起性腺功能减退,而后者又加重肥胖,并成为心血管病的重要风险因素。

8.骨关节病

负重关节因体重负荷明显增加而受损,主要累及双膝关节。

9.肥胖相关性肿瘤

脂肪组织与肿瘤关系密切,肥胖和 T2DM 患者的肿瘤发病率高于健康人群。过多的脂肪组织可通过性激素、胰岛素、生长因子和前炎症性细胞因子(proinflammatory cytokines)等引起肿瘤(肠癌、前列腺癌、乳腺癌、胰腺癌、肾癌等)或促进肿瘤生长。肥胖时,因亲脂性和脂溶性致瘤物而导致动物慢性化学中毒(chronic chemical poisoning),后者通过目前仍不清楚的机制引起肿瘤,同时又进一步促进肥胖。虽然肥胖与肿瘤的确切关系仍未明了,但充当联系肥胖和肿瘤的慢性化学中毒因子至少包括了有机氯化物(organochlorine)、杀虫剂(pesticides)和某些内分泌分裂剂(endocrine disruptor)。

五、辅助检查与诊断

肥胖的辅助检查主要用于确定肥胖的类型、程度与并发症。

（一）体脂测量确定全身和局部脂肪贮积的程度

1.身高-体重推算

方法简单，但只是粗略估计。男性标准体重（kg）＝身高（cm）－105；女性标准体重（kg）＝身高（cm）－100。如果被检者的实际体重超过标准体重的20％，则为肥胖。标准体重百分率是将被检者实际体重与同龄同性别者的标准体重进行比较，计算公式：标准体重百分率＝被检人实际体重/标准体重×100。标准体重百分率≥120％而＜125％为轻度肥胖，≥126％而＜150％为中度肥胖，≥150％为重度肥胖；标准体重百分率可能较单纯的身高－体重推算准确，但两者均不能确定全身肥胖和局部脂肪贮积的程度。

2.体质指数

我国正常人的体质指数在24 kg/m² 以下，＞24 kg/m² 为超重，＞26 kg/m² 为轻度肥胖，≥28 kg/m² 为中度肥胖，＞30 kg/m² 为重度肥胖。中国肥胖问题工作组建议的超重和肥胖诊断分割点：BMI(kg/m²)＜18.5 为体重过低，18.5～23.9 为正常，24.0～27.9 为超重，≥28.0 为肥胖。但是，也同时建议，为了与国际数据可比，在进行 BMI 数据统计时，应计算并将 BMI ≥25 kg/m² 及≥30 kg/m² 的数据纳入。为更好反映肥胖情况，曾提出过许多公式，如 W/H(m)、W/H3、W3/H(ponderale index)、W/H₂［W 为体重（kg），H 为身高（m）］等，实践证明后者虽然更为可靠，但计算过于复杂，使用欠方便。

BMI 与总体脂明显相关。根据 BMI 可计算体脂百分率，其计算公式为：男性体脂百分率＝1.218(W/H₂)－10.13；女性体脂百分率＝1.48(W/H₂)－7.0。Poskill 等指出，判定儿童肥胖应以相对 BMI 来衡量。相对 BMI 是指同龄的第50百分位点的身高和第50百分位点的体重所得到相关 BMI 指数。BMI 与体脂含量的关系为曲线；也就是说，BMI 并不能直接代表体脂的多少，但因简单易行，故使用广泛。

3.腰围和腰臀比

腰围（waist circumference，WC）主要反映腹部的脂肪含量，而成年后的体重增加一般只反映体脂增多，因此腰臀比（waist/hip ratio，WHR）能更好地反映中心性肥胖的程度。腰臀比是指以脐为标志的腰腹围长度（cm）与以髂前上棘为标志的臀部围长（cm）之比值。Despre 等对年龄在 18～42 岁、BMI 在16～38 kg/m² 之间的 110 例男性的测量结果：腰腹周长（91.7±13.7）cm（范围 63.5～120.0 cm）、髋周长（98.8±9.5）cm（范围 75.9～125.2 cm）、腰髋比值（0.93±0.06）cm（范围 0.78～1.04 cm）。此结果没有将 BMI 正常者与异常者分开，因此不能作为正常参考值。Lemieux 等对 213 名男性和 190 名女性［年龄（37.3±12.1)岁］进行了腰围和腰臀比值测量，正常男女腰围在 95 cm 左右，男性 WHR 0.94；女性 0.88；腰围与腹部内脏脂肪堆积的相关性比 WHR 好。因此认为，用腰围来评估内脏脂肪堆积比 WHR 好，且不受性别的影响。

4.中心型肥胖指数

中心型肥胖指数（index of central obesity，ICO）定义为 WC 与身高之比。因为身高与腰围（WC）存在正相关关系，对于身高特别长和身高特别短的个体来说，WC 并不能真实反映体脂含量。因此在肥胖的诊断中，应该考虑身高对 WC 的影响。据报道，ICO 的敏感性优于 WC。

5.皮褶厚度

皮褶厚度（skin fold thickness，SFT）是用特制的卡钳（caliper）测量不同部位的皮褶厚度。一般测4个部位（肱三头肌、肱二头肌、肩胛下和髂嵴）；有的测 7 个部位（胸、腋、肱三头肌、肩胛下、腹、股和髂前上棘）；也有只测肱三头肌、腹和髋上 3 处的皮褶厚度。测定时，用拇指和示指捏起皮肤及皮下脂肪,然后将卡钳放在抓起皮褶的两侧,校正卡钳上的附属压力计,使卡钳施以皮肤的压力为 10 g/cm² (压力影响测量结果)。3 s 后,从卡钳上可读出皮褶厚度。每处连测 3 次,取其平均值。皮下脂肪厚度等于皮褶厚度的 1/2。此方法简单,但测量结果受测量者熟练程度和皮肤坚实度的影响,松软的皮肤组织易于受压,结果偏低。由于个体的体脂分布和皮下脂深度(0.1~0.7 mm)不同,皮褶厚度不能精确反映全身实际的脂肪堆积量。此外,皮褶厚度还受年龄和性别的影响。根据皮褶厚度评定肥胖,应该建立不同年龄、不同性别和各部位皮褶厚度正常值的上限。孟昭恒等提出:在儿童中,身高增长 10 cm,皮褶厚度增加 4 mm 为轻度肥胖,增加 4~10 mm 为中度肥胖,增加 10 mm 以上为重度肥胖。

6.臂围

一般选择上臂肩峰突到尺骨鹰嘴连线的中点处作为测量臂围(arm circumference)的部位,测量臂周长和肱三头肌处的皮褶厚度可以计算该部位的皮下脂肪面积:脂肪面积(cm²)＝SCa/2＋πS2/4。式中 Ca 为臂中部的周长,S 为肱三肌皮褶厚度。从臂周长和肱三头肌皮褶厚度还可计算出全身肌肉重量,其公式:全身肌肉重量(kg)＝身高(cm)×(0.0284＋0.029)×cAMA。式中,cAMA 为校正后的臂中部肌肉面积。因为计算臂中部脂肪面积的前提是假定臂中部是圆形的,肱三头肌皮褶厚度是脂肪缘平均直径的2倍,臂中部肌肉部分是圆的,骨骼被包括在人体测量臂肌肉面积之中,纠正假定所带来的误差后,称之为校正后的臂中部肌肉面积。男女的 cAMA 计算公式不同。男性 cAMA＝(MAC－πS)2/4π－10;女性 cAMA＝(MAC－πS)2/4π－6.5。式中,MAC 为臂中部周长,误差 5%~9%。

(二)特殊检查评价肥胖及其风险

1.脂肪细胞计数及脂肪细胞脂质测定

有助于增殖性与肥大性肥胖的鉴别,脂肪细胞计数及平均脂肪细胞的脂质含量测定的常用方法是四氧化锇(osmium teroxide)法。取 1 份脂肪细胞悬液作脂肪提取,测定脂质含量即可得到已知湿重的脂肪细胞每单位容积中所含脂质总量;另 1 份先通过尼龙筛以去除细胞碎屑,然后做脂肪细胞计数。过筛前,在脂肪细胞悬液中加入 2% 四氧化锇(放于 Collidine 缓冲液中),于 37 ℃下放置 48 h。

正常者的脂肪细胞数约 3.1×10¹⁰;每个脂肪细胞平均脂质含量为 0.5~0.6 μg。肥胖者脂肪细胞数增加 20~25 倍,脂肪细胞体积增大 50%~100%。脂肪细胞计数及平均脂肪细胞的脂质含量可鉴别增殖性和肥大性肥胖,但其缺点是不含脂质的细胞未被计入。

2.双能 X 线吸收法体脂测量

用双能 X 线吸收法(DXA)测量全身体脂成分具有准确、快速及微创等优点。一般借助机器自带的软件将全身分为上肢、躯干及下肢等部分。躯干定义为颏以下,髋关节水平线以上及双侧肋外缘垂直线之间的区域;下肢则定义为髋关节水平线以下的组织。体成分测量对于研究、评价中心性肥胖、高脂血症等多种代谢内分泌疾病及骨质疏松的发生发展有重要意义。X 射线球管发生的 X 射线经 K 边缘滤波后,形成 70 keV 和 38 keV 两个能量不同的峰,它们经过密度不同的组织则有不同的衰减率。软组织的衰减率(Rst)可在测量时获得,纯脂肪和瘦组织的衰减(Rf 和 Rl)可从理论计算和人体实验中获知。

此方法无创(使受检者接触放射量仅为<0.1 μGy)、准确、测定快(每例 10 min),并可测全身或局部的脂肪量。

3.磁共振成像

Rolland-Cachera 等用磁共振上臂成像测得儿童的上臂中部臂周长为(1.2 ± 0.4)cm,根据公式:[臂周长(C)－(肱三头肌皮褶厚度(TS)×π)2]/4π 计算出臂中部的肌肉面积(UMA)和上臂总面积(TUA)=C2/4π,将 TUA 减去 UMA 即得上臂的脂肪面积(UFA)。正常儿童为(13.8 ± 4.6)cm²,而用传统的臂周长和肱三头肌皮褶厚度两指标,按公式计算所得的上臂中部脂肪面积为(11.2 ± 4.4)cm²,比磁共振的测得值低。因为上臂中部皮下脂肪缘并非对称性分布,而是呈矩形,所以计算上臂中部脂肪面积的公式为上臂脂肪面积评估(upper arm fat area estimation,UFE)。UFE＝C(臂周长)×(肱三头肌皮褶厚度/2)。此公式计算出的 UFE 为12.4 ± 5.0,与核共振所测结果更为接近(上臂脂肪百分率＝UFE/TUA,正常儿童为$35.9\%\pm9.5\%$)。故可认为,UFE 为判断身体组成的可靠指标。此外,磁共振光谱测定(magnetic resonance spectroscopy,MRS)能精确定量肝脏的脂肪含量。

4.心脏功能评价

肥胖的主要风险是心血管并发症,因而早期发现这些病变有积极意义。人们发现,在肥胖的较早期,即有心肌舒张功能降低,左心室收缩与舒张功能异常,右心室收缩与舒张功能异常,心房肌变形等。严重肥胖或已伴有高血压、血脂谱异常或 T2DM 者,显然可发现多种心血管病变。

5.组织活检

非酒精性脂肪肝病(NAFLD)常伴有代谢综合征、肥胖和胰岛素抵抗。一般认为,肝脏超声和 CT 仅能提供定性信息,而肝活检是诊断 NAFLD 的金标准。

六、鉴别诊断

必须注意,排除继发性肥胖后,才能诊断单纯性肥胖。按照发病年龄,继发性肥胖可进一步分为成人继发性肥胖和儿童继发性肥胖两类,两者的病因和鉴别诊断重点有较大差别。

(一)成人单纯性肥胖与继发性肥胖鉴别

许多疾病可伴随或并发继发性肥胖。无论是单纯性肥胖还是继发性肥胖,在早期均缺乏典型表现。继发性肥胖都有原发性疾病的临床特征。

1.Cushing 综合征

早期的 Cushing 综合征往往只有肥胖或肥胖伴多毛,容易被误诊为单纯性肥胖。鉴别的主要指标是 24 h 尿游离皮质醇。典型 Cushing 综合征有向心性肥胖、皮肤紫纹、高血压、月经紊乱或闭经、满月脸、水牛背、多毛、多血质面容、骨质疏松等表现;血浆皮质醇、小剂量地塞米松抑制试验、肾上腺 CT、肾上腺静脉采血测定血浆皮质醇及动脉造影有助于诊断。

2.多囊卵巢综合征

女性初潮后多年月经仍不规则、月经稀少和/或闭经,同时伴或不伴有肥胖者应疑及 PCOS。典型PCOS有闭经或月经周期延长、不育、多毛、肥胖、痤疮、男性化等表现;血浆睾酮、去氢异雄酮及其硫酸盐升高,盆腔 B 超、CT 可见卵巢增大。其中,高雄激素血症、月经稀少或闭经、多囊卵巢是诊断 PCOS 的主要指标。

3.下丘脑性肥胖

一般为均匀性肥胖,常伴有下丘脑其他功能紊乱的临床表现。自主神经功能检查、GnRH兴奋试验、头颅 CT 或垂体 CT 或磁共振脑电图等检查有助于明确下丘脑病变的性质。

4.原发性甲状腺功能减退

伴肥胖时,有怕冷、全身水肿、脱发、贫血外貌、肌肉晨僵感、上睑下垂,跟腱反射恢复期延长,月经过多等表现;血甲状腺激素降低,TSH 升高。

5.良性对称性脂肪增多症

良性对称性脂肪增多症(benign symmetric lipomatosis,BSL)是一种病因不明的脂质代谢障碍引起的脂肪异常蓄积性疾病,可能与酒精性肝损害有关。患者多为男性,有长期烟酒嗜好史。临床表现为双侧上肢近端、肩背部、颈部、双侧乳腺、腹部(脐以上)皮下脂肪局部增多,近端肌肉萎缩等。患者合并有血脂谱异常、高尿酸血症、慢性肝损害、糖耐量异常及胰岛素抵抗。

(二)儿童单纯性肥胖与遗传性肥胖综合征鉴别

儿童继发性肥胖主要见于下丘脑性肥胖糖原贮积症、肥胖-生殖无能症、GH 缺乏症和 GH 抵抗综合征、Prader-Willi 综合征等。

七、一般治疗

肥胖的一般治疗主要包括生活方式与摄食行为干预及增加体力活动等。减轻脂肪堆积后,可使胰岛素抵抗和血脂谱异常得到改善,并减少心血管事件发生率。

(一)生活方式与摄食行为干预是防治肥胖的优先途径

良好的生活习惯可以预防肥胖及其相关疾病的发生。全球长寿的地区、村落、部族很多,如地中海居民和日本冲绳的居民长寿,其主要原因是生活方式健康。传统的冲绳饮食热量低而营养密度(nutritional dense)和植物营养素含量(尤其是抗氧化剂和黄酮类化合物)高,饮食结构中的蔬菜水果多而肉类、精制谷物、饱和脂肪酸、糖和盐少,符合功能食物(functional foods)的要求。中华民族更有悠久而良好的生活习惯,各地的健康生活习惯有所不同,但饮食和生活方式的本质与国际上的长寿居民基本一致。这些人群的另一个显著特点是很少发生肥胖。

发生肥胖后,减肥的获益。①减轻胰岛素抵抗,改善血糖控制状况,肥胖伴 T2DM 者用具有减肥作用的口服降糖药可降低空腹血糖和 HbA1c 值。体重下降 15% 以上者可以停用口服降糖药,但伴有严重 T2DM 者的糖尿病不能消除。②明显降低血清甘油三酯、总胆固醇和 LDL-胆固醇水平,升高 HDL-胆固醇浓度。③减肥后收缩压和舒张压均有所下降,但只要体重回升,血压亦恢复至原来的高水平,胃肠手术的降压效果优于饮食治疗和药物治疗,可使 2/3 的重度肥胖者的血压恢复正常,但多数患者在术后 2~3 年后血压有明显反弹。体重下降后,因血容量减少、血流动力学负荷减轻,可明显减轻心血管疾病的症状,减少心血管事件发生率,但难以逆转已有的心血管损害。④减肥可增强肺功能甚至治愈肥胖低通气综合征和阻塞性睡眠性呼吸困难。

社会支持对减肥很重要。教育和行为治疗还包括自我训练、情绪治疗、改变不正确的认识和饮食行为。患者应充分认识减轻体重后,血脂、血压、血糖有较明显的下降,呼吸睡眠暂停综合征有明显的改善。因而不必强调将肥胖者的体重迅速降至正常范围,这不仅极难做到,而且弊大于利,可能会引起新的代谢紊乱。如果这一目标能够达到并能保持一段时间,再考虑进一步减重。减重的饮食治疗应该采取个体化处理(one-to-one dietetic management)、多种措施结合(multi-component interventions)和长期坚持(long-term maintenance)3 个基本原则。

减肥的速度至关重要。减得太快,主要是减少水分,反弹也快,同时也增加了胆石症及电解质紊乱的风险。合理的减肥速度是 6 个月减少体重 10%,如 BMI 在 27~35 kg/m^2,每天减少 1 256~2 093.4 kJ(300~500 kcal)的热量摄入,或适当增加消耗,可达到每周体重减少 0.5 kg,

6 个月减少体重 10%的目标。达到 6 个月减少体重 10%的目标后,患者可出现体重反弹。这一阶段的目标是体重在 2 年内增加不得超过 3 kg,同时腰围至少减少 4 cm。在维持体重阶段,应积极随访,鼓励患者持久坚持,在维持阶段体重保持不变的时间越长,长期减肥成功的可能性越大。有些肥胖患者在治疗前体重增加迅速,在治疗后相当长一段时间内体重可能未见明显下降。这些患者的治疗目标是防止体重进一步增加,保持体重就是治疗有效的标志,为下一步的治疗提供保证。

加入一些辅助方法可提高减肥效果。①调节心理因素:针对多食导致的肥胖,首先要从情绪因素上调节。通过心理医师深入浅出的讲解,认识到肥胖的发生、发展与情绪有关。再接触那些减肥见效者,消除疑虑、增强信心,受到启发。②音乐疗法:音乐疗法不失为一条有效调节情绪的途径。感觉饥饿或想进食时,常常会有焦虑不安等情绪反应。音乐疗法通过对情绪的调节,可降低食欲。③自我控制疗法:不很胖的人可在家采用自我控制疗法减肥,避免处于进食的暗示情境中,或通过改变就餐时间、地点等办法来达到这一目的。④增加体力活动:在以上基础上,轻度肥胖者不一定要严格限制进食,但应增加体力活动。中度和重度肥胖者则严格控制热量的摄入,并增加运动量,加大热量消耗。

(二)体力活动增加能量消耗

低脂饮食可促进体内能量消耗、降低饮食的能量密度。低碳水化合物饮食可促进减肥,该种饮食因脂肪分解而具有利尿作用,患者的食欲低落,摄食量随之下降。但可引起水电解质平衡紊乱、高尿酸血症、肌无力(糖原贮存减少)、尿钙增多和血脂谱异常。

1.等张运动与等长运动

等张运动(isotonic exercise)又称为动力性运动(dynamic exercise),是一种肌肉长度变化较大,能使耗氧量、每搏量、心排血量与收缩压增高和外周阻力下降的可人为控制的运动方式,而等长(静力性)运动(isometric/static exercise)则是突然爆发的较大强度的运动。在减肥的运动治疗中,建议多采用等张运动,并在此基础上,逐渐增大运动量,以达到较高的减肥效果。等张运动导致心脏容量超负荷,而等长运动引起压力超负荷。心室质量与结构对这些运动的适应性反应不同。等长运动时,收缩压、舒张压与平均压突然增高,但耗氧量与心排血量的增加相对较小。等张运动处于稳态时,可以受到人为控制(尽管这种控制并不一定训练有素);而等长运动不受控制,因为躯体应力是突然施加的。

2.有氧运动和无氧运动

有氧运动(aerobic exercises)和无氧运动(anaerobic exercises)指的是运动时所诱发的肌肉代谢种类,取决于运动的类型、强度与持续时间。动力性运动只持续数分钟,一般是有氧性的;而长期高强度动力性运动则是无氧性的。一般来说,患者可以进行时间有限的低至中等的等张运动;而长时间进行高强度的等张运动需要得到医师的认可。

体能训练可以改善心血管功能,提高运动耐量,以相对较少的耗能来完成一定强度的运动。监督体能条件是心脏康复程序(cardiac rehabilitation programs)的主要环节之一,我国古代的身心放松锻炼(mind-body relaxation exercises,如太极拳)对心血管系统功能大有裨益,包括降低体循环血压,改善血脂,提升微循环功能及内皮依赖性血管舒张等。

运动与饮食治疗相结合,体重减轻更明显;但如果用极低热量饮食再加上活动,则难以被肥胖者接受和坚持。活动不仅使体重减轻,而且能使减轻的体重得以保持。

3.运动量和运动方式

应因人而异,原则上应采取循序渐进的方式。活动或运动方式应以简单易行为主,结合个人爱好。

肥胖者以平均每周消耗 4 184 kJ(1 000 kcal),每周体重减轻 0.5～1 kg 为宜。每减轻 1 kg 体重约需消耗热量 29 288 kJ(7 000 kcal)。对肥胖者来说,宜选择中等强度的活动或运动,但应根据个体情况循序渐进。

(三)节食降低体脂储存和体重

根据 NIH 的诊疗指南,伴 1～2 种心血管病危险因素的超重和 I 度肥胖患者,每天的热量摄入量减少约 2 093 kJ(500 kcal),可使每周的体重下降 0.45 kg(1 磅),坚持 6 个月可使体重下降约 10%。更严重的肥胖者可每天减少 2 093～4 186 kJ(500～1 000 kcal)。一般用 Harris-Benedict 方程或 WHO 方程计算每天的热量需要量。低热量饮食 16～26 周后可使体重降低约 8%,而极低热量饮食可降低体重 15% 左右。

常量营养素的摄入原则和比例:脂肪 20%～30%;其中饱和脂肪酸 8%～10%,单不饱和脂肪酸 15%,多不饱和脂肪酸 10%,胆固醇<300 mg/d;蛋白质 15%～20%;碳水化合物 55%～65%。

1.极低热量饮食

供应热量为 3 329 kJ/d(800 kcal/d)。此种饮食可完全用流汁饮料,但含有供人体需要的最低能量。用此种饮食治疗平均每周减轻体重 1.5～2.5 kg,12～16 周的体重可减轻约 20 kg。随着体重下降,极低密度脂蛋白水平降低,血脂谱改善。此种饮食治疗方案虽然体重减轻快,但其缺点:①患者的顺应性差,难以坚持,只能短期应用;②不适于伴有严重器质性疾病患者;③需要医学监护;④停止这种饮食治疗 12 个月后,75% 患者的体重又增加,2 年后 85%～95% 增加到治疗前的体重水平;⑤约 10% 的人发生胆石症。

由于肥胖者难于坚持此种饮食治疗,因此有人采用极低热量饮食与低热量饮食交替,治疗 20 周,体重可平均减轻 9.5 kg,较易被接受和坚持。

2.低热量饮食

供给热量约 5 024 kJ/d(1 200 kcal/d),或者在根据年龄、性别及体重计算每天所需热量的基础上,减少 2 093 kJ/d(500 kcal/d)。治疗 12 周可使体重减轻 5 kg,如果配合运动和教育则可使体重减轻更多。该方法的优点:①易被接受;②体重减轻虽比极低热量减轻体重慢,但能使体重得到保持。饮食治疗使体重减轻后,仍然需要坚持饮食治疗,否则体重很快恢复到治疗前水平。

八、药物治疗

理想的减肥药(anti-obesity agents)的基本要求是安全、有效、经济和依从性高,一般应该达到如下要求:①能持久而选择性地减少体内脂肪,特别是减少腹部脂肪;②对体内蛋白质的分解影响小;③达到标准体重后能防止体重增加,停药后无反弹;④患者的服药顺应性良好,最好是每天 1 次;⑤安全性高,无明显不良反应,无成瘾;⑥能纠正体内代谢紊乱,如使血浆甘油三酯、游离脂肪酸、总胆固醇、高胰岛素血症和高血糖水平下降;⑦能减少致代谢紊乱的脂肪细胞因子(如 TNF-α、胰岛素抵抗因子、PAI-1 等),增加有益于代谢和心血管保护的因子(如脂联素等)。因为肥胖的发病机制复杂而食量和体重的控制主要受制于个体的心理行为,迄今为止尚无疗效满意的减肥药。

(一)抑制食欲并增加产热的西布曲明存在多种不良反应

短期的临床试验发现,肥胖者经西布曲明(sibutramine)治疗后,体重/BMI/腰围、腰臀比、左室厚度、血 TG/LDL-C/ HbA1c,尿酸和 hsCRP 下降,而 HDL-C、抗炎因子 IL-10 与脂联素升高,表明西布曲明能降低体重,而且具有较全面降低肥胖及其并发症风险的作用。但是,长期的临床试验结果表明,西布曲明的不良反应多,特别是增加心血管事件风险,如心率增快、血压升高、QT 间期延长、心律失常、心力衰竭、心肌梗死等。SCOUT(Sibutramine Cardiovascular and Diabetes Outcome Study)研究发现,高心血管风险者使用 10~15 mg/d 后的心血管事件发生率明显增高。因而,美国 FDA 建议对西布曲明的说明书提出黑框警告(black box warning),我国亦于 2010 年宣布西布曲明退市。

(二)奥利司他抑制脂肪吸收

奥利司他(orlistat)为四氢脂酶(tetrahydrolipstatin)抑制素,服药 12 周(30 mg/d)减轻体重 3.61 kg;服 180 mg/d 者为 3.69 kg;服 360 mg/d 者为 4.7 kg。与低脂饮食配合,体重减轻更多。不良反应由于脂肪吸收不良引起,主要有稀便、便急和脂溶性维生素吸收障碍等。

(三)其他药物有一定减肥作用

二硝基酚(dinitrophenol)、甲状腺粉、麻黄碱和黄嘌呤等能增加能量消耗,因为它们的不良反应多而弃之。1983 年,发现非典型 β 肾上腺素能受体协同剂可使代谢率和产热增加,但同时引起肌肉震颤,故未应用于临床。格列酮类增加胰岛素敏感性,用于肥胖伴胰岛素抵抗的治疗,但可导致体重的进一步增加,其中罗格列酮已经因为心血管风险而在一些国家和地区退市。其他用于减轻体重的药物有一定效果,但均存在较多的不良反应。有些药物正在研究开发中,其具体疗效尚不明确。

1.已经或正在准备使用的药物

二甲双胍能抑制食欲,减轻体重,可能特别适应于 T2DM 或女性 PCOS 患者,对原发性肥胖亦有效。普兰林肽(pramlintide)为胰淀素(amylin)的类似物,已被批准用于糖尿病胰岛素治疗的辅助药物,具有糖调节作用,因增强饱感(satiety)而减少摄食。120~240 μg/d 的减重效果中等。托吡酯(topiramate,抗癫痫药),芬特明(phentermine,抑制食欲药)、安非他酮(bupropion,抗抑郁剂)、纳曲酮(naltrexone)和选择性 5-羟色胺(5-HT)2C 拮抗剂 lorcaserin 正在等待上市。利莫那班(rimonabant)为大麻受体(cannabinoid receptor)抑制剂,初步的临床观察证明其减轻体重的作用明确,并能同时降低 HbA1c 和甘油三酯,但可引起精神异常(抑郁或焦虑)、恶心、呕吐等。如果能开发高选择性的周围组织大麻受体抑制剂,可望减轻不良反应。

2.具有开发前景的抗肥胖药或干预靶点

富含半胱氨酸的酸性分泌蛋白(secreted protein acidic and rich in cysteine,SPARC)首先是一种抗肿瘤(乳腺癌、子宫内膜癌、食管癌)药物,后来发现有较强的抗肥胖作用,其作用机制大约与抑制白色脂肪的生成和干扰脂肪细胞的细胞周期、增殖、黏附、移行、凋亡等有关。脂肪酶抑制剂(lipase inhibitors)主要以表面活化剂(surfactants)方式作用于脂质颗粒的表面,通过与脂肪酶竞争而抑制脂肪酶的活性。但目前尚无具体的药物供应。一磷酸腺苷激酶(adenosine monophosphate-kinase)可消耗能量,减少脂肪生成,但是否能成为肥胖的干预靶点并开发出药物未明。recQ 介导的基因组不稳定性(因子)-1(recQ-mediated genome instability-1,RMI1)是调节能量代谢的重要因子,RMI1 缺乏小鼠能明显抵抗高脂肪饮食,有可能成为肥胖治疗的新靶点。

（四）特殊人群的肥胖治疗需要权衡利弊

1.儿童肥胖

儿童肥胖的预防比治疗重要，儿童肥胖已成为现代社会的严重健康问题；同样，先有消瘦，继而发生肥胖者也明显增加了肥胖相关性疾病的发生率，其发生 T2DM 的危险性更大。此外，妊娠期肥胖不但给母亲增加了产科意外的风险，同时还对胎儿的发育、分娩、出生后生长和成年后的健康不利。肥胖也给许多疾病的预防、诊断、治疗和康复增添困难，最明显的例子是糖尿病、高血压、痛风、高脂血症、肾病、冠心病、胰腺炎和胆石症等。儿童期的 BMI 越高，发生心血管病的风险也越大。

单纯性肥胖治疗的重点应放在饮食控制和增加体力活动上，而不应依赖药物治疗。由于儿童肥胖的病因主要与能量摄入过多、活动过少和胰岛素抵抗（约 50%）有关，所以其治疗的根本目的是减轻体重和提高胰岛素的敏感性。饮食治疗的原则是减少热量摄入（禁用极低热量饮食治疗），但必须保证必需营养物质的正常供给。儿童肥胖者的体力活动应尽量增加体力活动的强度和时间，原则上应采取循序渐进的方式，并特别注意心理引导和体力活动训练，提高运动与饮食治疗相结合治疗的依从性。即使需要亦仅能使用 orlistat，美国 FDA 未批准二甲双胍用于儿童肥胖的治疗。

2.抗精神病药物引起的肥胖

文献报道，第二代抗精神病药物引起的肥胖可用二甲双胍和托吡酯治疗，由于托吡酯的不良反应多，且可能干扰抗精神病药物的疗效，故首选二甲双胍。

3.长期卧床者肥胖

瘫痪后因为运动受限，容易发生肥胖。每天进食总热量 4 187～6 280 kJ（1 000～1 500 kcal）即可。身体条件允许的患者在活动时应达到出汗及心率提高 30%～50% 的强度，具体做法因人而异。活动方式可选择锻炼肢体的交替抬举、拉伸、拍打及负重。通过反复收腹或按揉来加强腹肌运动。被动运动由旁人帮助对不能自己活动的部位进行锻炼，可帮助按揉腹部及四肢。这不仅有益于减肥，也对患肢康复及防止肌肉萎缩有重要意义。

4.肥胖伴 T2DM

双胍类不引起高胰岛素血症和体重增加，双胍类的抗动脉粥样硬化、抗血栓、改善血脂谱异常、抗氧化作用也适合于肥胖 T2DM 的治疗，但 70 岁以上的 T2DM 和严重肾衰竭患者禁用。噻唑烷二酮类衍生物（thiazolidinedione，TZD）选择性激活 PPARγ 而解除胰岛素抵抗，在胰岛 β 细胞具有一定分泌功能的情况下，具有降糖效应和保护胰岛 β 细胞功能的作用，对肥胖 T2DM 和胰岛素抵抗的效果较好，但禁用于肝病、过敏、酮症酸中毒、心功能不全、妊娠、哺乳妇女及儿童患者。肠促胰素的降糖药物利拉鲁肽（liraglutide）具有促进胰岛素原合成和胰岛素基因表达，葡萄糖浓度依赖性促进胰岛素释放、诱导 β 细胞形成、抑制 β 细胞凋亡，而不增加体重。

5.肥胖-低通气综合征

目前没有肥胖-低通气综合征的治疗共识或指南，治疗方案和具体措施应根据患者的临床表现和特点进行。在解除肥胖后，如果仍有明显的通气功能障碍，则针对病因实施必要的手术治疗和对症处理（氧疗、静脉放血、气管开口等）。药物治疗效果未明，必要时使用呼吸刺激剂（respiratory stimulants）、甲羟孕酮（medroxyprogesterone）、乙酰唑胺（acetazolamide）等。甲羟孕酮作用于下丘脑，刺激呼吸中枢，有人用甲羟孕酮（60 mg/d）明显降低 $PaCO_2$。乙酰唑胺可引起代谢性酸中毒，通过抑制碳酸酐酶而增加通气量。

九、手术治疗

近年来,对糖尿病伴严重肥胖的患者进行手术治疗获得了良好疗效。2009年11月在罗马举行的"糖尿病手术峰会"(Diabetes Surgery Summit)上,发布了有关"胃肠道手术治疗T2DM的临床建议"声明共识,提出了具体的手术适应证,对规范这类患者的治疗提供了依据。然而是否适用于中国人群尚存在疑问。

(一)手术治疗伴有多种高危因素的重型肥胖

手术治疗肥胖的建议指征:①BMI超过40 kg/m²;②BMI 36～40 kg/m²且伴有严重并发症,或亚洲患者BMI≥30 kg/m²,经过严格的饮食、运动和药物治疗,体重不减或有增加趋势,并存在一种以上肥胖并发症;③严重肥胖至少存在5年以上,非手术治疗不能使体重减轻;④无酒精中毒和重大精神病史。

"糖尿病手术峰会"文件指出:对于BMI≥35 kg/m²、生活方式干预及药物治疗无效且适合手术的患者,可以考虑采用胃肠转流术(RYGB)、腹腔镜调节式胃束带手术、胆胰管分流术治疗(A级证据);对于BMI 30～35 kg/m²且适合手术者,手术可作为血糖控制不佳患者的非首选治疗方案(B级证据),RYGB可作为此类患者的治疗选择(C级证据)。

(二)术后补充营养素并接受长期医学干预

随着麻醉技术、手术器械的发展,手术疗法已成为重度肥胖症的主要选择。手术治疗只适用于严重肥胖者,可使患者体重很快减轻。手术方式有胃成形术(gastroplasty)和胃搭桥术。前者有垂直性胃成形术和水平性胃成形术两种术式。食物仍从缝合的小胃进入留下来的大胃中。腹腔镜垂直束带胃成形术的减重效果确实,并发症较少,是目前最常用的减肥手术。据统计,手术后平均减重30～40 kg,肥胖并发症(如糖尿病、高血压、左心室功能异常、高脂血症和呼吸睡眠暂停综合征)明显缓解甚至消失。术后伤口感染率23%,部分发生术后顽固性呕吐、食管反流和小胃出口狭窄。胃搭桥术后可发生吻合口瘘和营养不良。因此,手术治疗的选择对象应严格控制。

手术后患者可出现维生素、叶酸和微量元素缺乏,而非处方的多种维生素制剂不能提供足够的维生素B_{12}、铁、脂溶性维生素和钙剂,孕妇可能导致贫血、先天性胎儿畸形、低体重儿和发育障碍。补充维生素和矿物质有助于控制体重和体脂,并能降低全身氧化应激。血清钙浓度却与BMI呈显著负相关,人群钙摄入量与肥胖率呈负相关,故需补充钙、维生素D和其他营养素。

肥胖患者通常通过增加运动量和减少饮食来减肥,运动量较大时,能量消耗增加,维生素和矿物质消耗也增加;膳食摄入量减少时,虽然减少了能量摄入,但同时减少了维生素和矿物质的摄入,加重维生素和矿物质缺乏程度。营养素缺乏的程度主要取决于体重降低的幅度和手术方式,常见的营养素紊乱是吸收不良综合征、铁缺乏、蛋白-热能营养不良症。因此,术后应长期追踪,并做到:①补充矿物质和多种维生素;②术后6个月内使用熊去氧胆酸,预防胆结石;③长期的追踪观察和患者教育;④治疗术后残存的T2DM、血脂谱异常、高血压和新发并发症。

(梁玲玉)

第三节 维生素缺乏症

一、维生素 A 缺乏症

视色素是感受光的最基本物质,是由生色团和视蛋白两部分组成。生色团是作为视色素的重要辅基。生色团有视黄醛 1 和视黄醛 2,亦就是相应不同型的维生素 A。视黄醛是维生素 A_1 的醛型,而视黄醛 2 则为维生素 A_2 的醛型。当它们与不同的视细胞的视蛋白结合,可构成几种视色素。视紫红质即是其中的一种。

维生素 A 是视色素生色团的先体,它贮存于组织中,当人缺乏维生素 A 时,原来贮存于肝或血液中的维生素 A_2 消耗尽,就会出现夜盲症状。维生素 A 要与视蛋白结合形成视色素,必须先在酶的作用下氧化而转变为它的醛型即视黄醛。视黄醛有多种异构体,而参与视紫红质中和视蛋白结合的只有 11-顺型视黄醛,其与蛋白质的一部分结合成为视网膜感光色素的辅基是夜间视觉,白日视觉和色觉的物质基础。

维生素 A(vitamin A)化学名为视黄醇,是脂溶性高分子量醇,贮存于肝内。食物中维生素 A 以来自鱼肝油、肝、肾、奶油及蛋黄等脂肪酸酯型维生素 A 质量为佳。植物中不含维生素 A,但植物绿叶及蔬菜含有维生素 A 的前体 β-胡萝卜素。维生素 A 对糖蛋白的形成有重要作用,为人体上皮细胞的构成及功能所必需。维生素 A 形成的胡萝卜素样蛋白质是人体视觉功能的物质基础。维生素还对糖蛋白形成有重要作用。糖蛋白与人体上皮细胞的构造及功能密切相关。体内大部维生素 A 是以维生素 A 软脂酸酯形式贮存,肝内以视黄醇形式进入血液循环,与特异的视黄醇结合蛋白结合,也可附着在前清蛋白上。维生素 A 缺乏可见于灾荒年代,它所引起的夜盲症散见于营养不良的人群。

(一)临床表现

1.皮肤改变

缺乏时皮肤的基底细胞出现增生和角化过度。在毛囊口形成角化毛囊性丘疹。皮肤干燥、鳞屑多,皮脂腺及汗腺萎缩,出汗减少、毛发干枯、脱落、早秃、指甲变脆,有嵴及横纹。

2.干眼症

小儿较多见,角膜软化、球结膜干燥、增厚、浑浊、有皱褶。球结膜的上皮碎屑和分泌物形成浅表性泡沫状斑称为 Bitot 斑。严重者可有角膜溃疡及坏死,甚至角膜破裂,眼球内容物被挤出。

3.夜盲症

人体视网膜感光系统有两种细胞称杆细胞及锥细胞,杆细胞对暗光敏感,杆细胞所含视紫红质是暗视觉必需的物质基础,维生素 A 缺乏时早期出现暗视减弱,暗适应能力差,继而发生逐渐加重的夜盲。视网膜锥细胞为亮视觉细胞及色视细胞,感光物质为视紫蓝质。

4.易患呼吸道感染

上呼吸道黏膜细胞角化,分泌少,易患呼吸道感染。

（二）诊断

根据临床特点如皮肤改变、干眼症、暗适应差。维生素 A 血浓度正常为 20 μg/100 mL，低于 10 μg/100 mL 可诊为缺乏。

（三）治疗

（1）纠治病因，进食动物肝、肉、乳制品及蛋类等含维生素 A 丰富的食品。

（2）服用维生素 A 胶囊，治疗量（2.5～5）$\times 10^4$ U，3 次/天或浓鱼肝油 0.2～0.4 mL，3 次/天。如口服吸收不良或呕吐可每天肌内注射水溶性维生素 A 4 万 U。预防量 2 000～4 000 U，1/d，口服。也可服用鱼肝油 10～20 mL，3 次/天，或浓鱼肝油 0.2～0.4 mL，3 次/天。

（3）过量服用维生素 A 可发生中毒，应予注意。成人一次剂量超过 100$\times 10^4$ U，儿童一次超过 30$\times 10^4$ U 即可中毒。有大量服用鲨鱼或北极熊肝脏而发生维生素 A 中毒的病例。中毒症状为嗜睡或轻度兴奋，伴头痛、呕吐等颅内压增高的症状。血浆维生素 A 正常值为 20～50 μg/L，维生素 A 过多症的患者超过 1 000 μg/L，有高达 2 000 μg/L 者。

二、复合维生素 B 缺乏症

复合维生素 B（vitamin B complex）包含有维生素 B_1（二磷酸硫胺）、核黄素（维生素 B_2）、烟酸、吡哆酸（维生素 B_6）、叶酸、维生素 B_{12} 等。人体内复合维生素 B 若有一员缺乏时，其他成员也可能有程度不等的缺乏，在补充 B 族维生素时应全面考虑，加用复合维生素 B，以防出现另一种 B 族维生素成员的缺乏。

（一）硫胺（维生素 B_1）缺乏症（脚气病）

硫胺二磷酸（thiamin diphosphate）即维生素 B_1，为白色结晶，不耐热，存在于米、麦、酵母及动物的肉、肝、心、肾中，米麦所含的硫胺主要贮存于外胚层，胚体含量丰富。精碾时硫胺随外胚层大量丧失，精碾白米所含硫胺仅为糙米的 1/3。按一般做法，米饭在大灶蒸焖时均将米汤弃去，使硫胺随米汤而被弃。新中国成立后，国家规定精碾白米每 100 g 须含硫胺 0.05 mg，九二米含 0.14 mg，八一面含 0.25 mg，保证了主食中硫胺的供应量，多年来在城乡已很罕见此病。

硫胺缺乏的继发原因是在发热、腹泻、妊娠、哺乳、甲状腺功能亢进等情况下，身体对硫胺的需要量增加而补充出现不足时。

在化学构造上硫胺含有嘧啶（间二氮苯）及噻唑两个结构，中间由亚甲桥连接。它是 α-酮酸如丙酮酸及 α-酮戊二酸脱羧作用的辅酶，对碳水化合物的正常氧化作用很重要。硫胺在葡萄糖代谢是戊糖通路中转酮基反应的辅酶，硫胺缺乏时红细胞中转酮酶作用明显受阻，使戊糖聚积浓度可比正常高出 3 倍。丙酮酸在硫胺缺乏时难以进入三羧酸循环氧化，大量滞留血液中可自正常浓度（0.5～1.0）mg/dL 升高达 3.5 mg/dL。

硫胺缺乏症分为干、湿两型，干型以周围神经炎为主要表现，还可有 Wernicke 及 Korsakoff 综合征。湿型以水肿及浆液渗出为主要表现。此外，偶有混合型及暴发型。

1.周围神经炎（干型脚气病）

起病常始自双下肢，但也有先自双上肢受累。自足、踝上行出现感觉过敏、灼痛、蚁爬感，呈对称性周围神经炎，重者有腓肠肌疼痛并有压痛，起立困难，以后感觉减退甚至消失，跟腱反射及膝反射可先亢进，以后消失。肌力下降。重者两足下垂，肌肉痉挛，卧床不起，重者脑神经也可受累。

治疗：消除病因，吃含硫胺丰富的食物，注意淘米及烹煮方法。治疗可口服硫胺片 5～10 mg

每天 3 次,必要时可肌内注射 10 mg 每天 1 次。

2.脑型脚气病(Wernicke 及 Korsakoff 综合征,急性出血性脑灰质炎)

脑型脚气病是在慢性缺乏硫胺状态下出现急性严重缺乏所引起。有精神错乱、眼球震颤、眼肌麻痹、昏睡。本病现已罕见。

3.脚气型心脏病(湿型脚气病)

除因缺乏硫胺而发病外,可见于有慢性消耗性疾病的患者。也可因缺乏食欲及吸收不良而发生脚气型心脏病。患者心脏增大,出现高排血量心力衰竭。查体有全身水肿,气促、脉压大、心跳快、心脏向左右两侧扩大,有第三心音及心尖部收缩期杂音。出现皮下水肿。X 线胸片示全心大。可有心力衰竭征。心电图有低电压,窦性心动过速,T 波改变,QT 延长。

治疗可每天肌内注射硫胺 50～100 mg,观察疗效。静脉给药效果迅速,方法为将 50～100 mg 硫胺(维生素 B_1)加入 50% 葡萄糖 250 mL 静脉滴注,但国内曾有静脉注射硫胺致死的报道,应用时须小心观察。

(二)核黄素缺乏症

核黄素即维生素 B_2,由黄素腺嘌呤二核苷酸(FAD)及黄素单核苷酸(FMN)两种辅酶组成,参与体内种种氧化-还原反应。核黄素缺乏临床早期表现为口角炎,口角呈乳白色,有糜烂及裂隙,有痛感。唇可微肿,有脱屑及干裂。鼻孔周边有裂纹。有舌炎,舌肿胀,呈品红色,重者乳突消失。阴囊炎可有红斑型、丘疹型及白色丘疹银屑型。

治疗:口服核黄素 5 mg,每天 3 次。改进饮食的组合。

(三)尼可酸(维生素 B_3)及糙皮病

尼可酸(nicotinic acid,即 niacin,也称烟酸或尼可酰胺 nicotinamide,即烟酰胺)是辅酶 Ⅰ(烟酰胺腺嘌呤二核苷酸,NAD)和辅酶 Ⅱ(烟酰胺腺嘌呤二核苷酸磷酸 NADP)的前体。两种辅酶参与体内可逆性氧化-还原反应,包括葡萄糖酵解,丙酮酸盐代谢,戊糖的生物合成和脂肪、氨基酸、蛋白质、嘌呤的代谢。尼可酸或尼可酸胺不受加热破坏,在小肠中被吸收,饮食中的蛋白质所含色氨酸约 1.5% 可被吸收转化为尼可酸,如有吡哆酸和核黄素缺乏可降低转化。

糙皮病(pellagra)见于以玉米为主食的地区,灾荒年代可发生。严重酗酒者偶见。玉米所含的尼可酸为结合型,除非预先进行碱处理(如做玉米饼),否则不易在肠道被吸收。另外,玉米的蛋白质也缺乏能转化为尼可酸的色氨酸,这也是致病的一个原因。

1.临床表现

糙皮病的特征为有特异性的皮炎及舌炎,皮损为对称性,常出现在春季,为急性红斑,颇似日晒性皮炎,以后有水疱形成,变大、结痂,可合并慢性感染。颈部可由日照引起玉蜀黍红疹,面部可呈蝴蝶状色素沉着。

胃肠道症状有恶心、呕吐、腹胀、腹泻、便血。尿液检查可有尿蛋白及管型,并可有血卟啉尿。中枢神经系统症状有头晕、焦虑、抑郁、感觉异常。

2.诊治

除根据病史、症状及体征外,膳食调查有缺少尼可酸及色氨酸病史。化验检查尿中的尼可酸代谢产物 N'-甲基烟酰胺和吡啶酮排出减少,据我国有关资料,玉米粉加 0.6% 的碳酸氢钠经煮沸后,结合型的尼可酸即转化游离型可为人体所利用,防治此病。

(四)维生素 B_6(吡哆醇)缺乏症

维生素 B_6 包含有吡哆醇(pyridoxine)及其类似物吡哆醛和吡哆胺。这种维生素广泛存在于各种食物,如肝、瘦肉、蔬菜和谷类。它在体内起辅酶作用,包括氨基酸的脱羧和转氨基作用,羟氨基酸和半胱氨酸的脱氨基,色氨酸转变为烟酸的作用及脂肪酸代谢。大部分食物均含有维生素 B_6,故原发性缺乏罕见。继发性缺乏常因吸收不良和服用拮抗的药物引起。抗结核药异烟肼可与吡哆醛结合成腙,腙可抑制吡哆醛激酶的活性导致痉挛,并使尿中吡哆醇丢失增多。其他使吡哆醇失活的药物尚有青霉胺、皮质类固醇、雌激素、肼屈嗪等,使用青霉胺者每天宜补充 100 mg 的吡哆醇。成年人缺乏者每天可予维生素 B_6 50～100 mg。

(五)叶酸缺乏症

叶酸(folic acid)即蝶酰谷氨酸,新鲜蔬菜及动物组织中都含有叶酸,性质不稳定,在煮沸或装罐易被破坏。叶酸是体内"一碳基团"转移酶系的辅酶,参与体内核酸代谢。叶酸在小肠内被吸收后。在上皮细胞里谷氨酸盐被还原为二氢和四氢叶酸盐,与蛋白结合后以甲基四氢叶酸盐形式转运。叶酸缺乏可由于吸收不良,营养不足,酗酒及叶酸利用增高如溶血性贫血及使用抗惊厥药物。体内叶酸缺乏可导致骨髓中幼细胞 DNA 合成受阻,细胞分裂增殖减低,但对血红蛋白影响较轻,形成红细胞核与浆发育的比例失常,出现巨幼细胞性贫血。叶酸缺乏使患者周围血片有大细胞的 RBC 和高分叶的嗜中性白细胞,血清叶酸水平低于 2 ng/mL,红细胞叶酸水平低于 100 ng/mL。

叶酸剂量:口服 5～10 mg,3 次/天;肌内注射 15～30 mg,1 次/天。口服与肌内注射疗程为 20～30 d。

(六)维生素 B_{12} 缺乏症

维生素 B_{12} 是含有金属钴维生素,是由某些微生物合成,化学名词为钴胺维生素 B_{12} 的结构很复杂,它所含的三价钴位于一个由 4 个多氢吡咯联成的环之中,并与吡咯环之 N 相连。在人体有代谢活性的为甲基钴胺和去氧腺苷钴胺,药用为氰钴胺,它需在身体内转为有活性的钴胺方能被利用。上述两种钴胺都为合成琥珀酰辅酶 A 所必需,这对脂质和碳水化合物代谢及蛋氨酸合成都是必要的。后一反应对氨基酸代谢、嘧啶及嘌呤合成,众多的甲基化反应,以及叶酸盐的细胞内贮留都所必需。维生素 B_{12} 除在严格的素食主义者外很少发生缺乏。如有缺乏多由于肠吸收不良,这可见于恶性贫血、胰腺功能不全、萎缩性胃炎、小肠内细菌过度繁殖等患者。巨细胞贫血及其他上皮的改变是持续缺乏维生素 B_{12} 所致。

维生素 B_{12} 参与神经组织的代谢,缺乏后可有周围神经炎及脊髓后侧索联合变性。需维生素 B_{12} 缺乏时血清 B_{12} 水平低,常低于 300 μg/mL。

治疗剂量 50～200 μg/mL 肌内注射。可连用 2 周观察疗效。肿瘤患者禁用。

(七)生物素缺乏症

生物素(biotin,或称维生素 H)是碳水化合物与脂肪代谢所必需的一种辅酶。生鸡蛋的蛋白中含有抗生物素,因此长期食用生鸡蛋的人可发生舌炎和皮炎,给予生物素 130～300 μg 可治愈。长期静脉营养,不补充生物素,可发生生物素缺乏。

(八)泛酸缺乏症

泛酸(pantothenic acid)在食物中广泛分布,是辅酶 A 的必要成分,据报道有志愿者服用特制缺乏泛酸的膳食,可引起全身不适、疲倦、腹痛、脚灼热等症状。临床上尚未见到有相似症状的确诊报告。

三、维生素 C 缺乏症

维生素 C 又称抗坏血酸(ascorbic acid),是强还原剂的水溶性维生素。分子结构为六碳糖酸的烯二醇内酯。维生素 C 缺乏所致的坏血病早在 17 世纪已知是由于长期吃不到新鲜蔬菜及菜汁所致。维生素 C 为水溶性,对干燥及热极敏感,加热至 60 ℃ 1 min 破坏食物中所含的 80% 维生素 C,煮沸、烹调、接触铜、铁等金属及碱性液体均易使维生素 C 氧化分解。由于具有强还原性,维生素 C 在液体环境中是强的生物抗氧化剂,也是自由基的清道夫。人体的胶原、卡尼汀、胆酸及去甲肾上腺素的生物合成和肝的氧酶系统功能都有赖于此。食物中所含的维生素 C 还能提高肠道中铁的吸收。

(一)临床表现

维生素 C 缺乏开始后有 3~12 个月的潜伏期,此后先出现疲倦、烦躁、先有体重减轻、肌肉和关节痛。以后可见毛囊出现过度角化,毛囊周围有出血,毛发根卷曲变脆。牙龈肿胀,呈海绵状,可有继发感染及出血,严重者牙齿松动、脱落。关节可肿胀,骨膜下有出血,X 线检查可见骨膜下血肿及骨质疏松。

(二)诊断

维生素 C 缺乏在平时现已罕见。诊断除依靠症状及体征外,实验室诊断可提供确实证据。血浆维生素 C 浓度低于 2 mg/L,白细胞维生素 C 含量低于 $10 \mu g/10^8$ 个细胞表示人体维生素 C 缺乏。

(三)防治

饮食注意均衡,要进食新鲜水果及蔬菜。每天仅给予维生素 C 10 mg 即可防止坏血病,日服维生素 C 100 mg 已非常充分,大量补给并无益处,还可能造成胃部不适。对不能口服维生素 C 的患者可静脉给予抗坏血酸钠。迄今所知维生素 C 对其他疾病如感冒等并无防治作用,大量口服维生素 C 并无益处,反而可引起尿酸尿及形成草酸盐肾结石。

四、维生素 D 缺乏症

维生素 D(vitamin D)属甾体类抗生素,它的缺乏引起钙磷代谢障碍,在儿童时期骨骺尚未融合以前引起的骨骺疾病称为佝偻病(rickets),在成年人骨骺板已关闭后出现的骨骼疾病称为骨软化病(osteomalacia)。具体诊治要点见本章第六节"佝偻病和软骨病"。

连续每天大量服用维生素 D,例如婴儿每天服维生素 D 1 000 μg(40 000 U),成年人每天 2 500 μg(100 000 U)可出现维生素 D 中毒,症状有厌食、恶心、呕吐、乏力、尿频、瘙痒、嗜睡、蛋白尿。尿镜检可见管型。血清钙水平明显增高,全身各处可出现"异位钙化"。肾多处有钙化可使肾功受损。尿检可有蛋白尿及管型。血浆 25 羟基维生素 D_3 和 1,25 二羟基维生素 D_3 可仍在正常水平。

治疗:应立即停服维生素 D,服用低钙饮食,保持尿液酸性。对症状严重者可口服泼尼松每天 2 mg/kg,也可使用降钙素每天剂量 50~100 μg 肌内注射。

五、维生素 E 缺乏症

维生素 E 与生育有关,又称为生育酚(tocopherol)或抗不育维生素。天然生育酚有 8 种。用富于维生素 ABCD 的食物喂幼鼠虽可生长很好,但不能生育,孕鼠流产,雄鼠睾丸退化。食物中乳类、肉、麦等生物活性强的为 X 生育酚,在嗜脂性环境中它的作用为抗氧化剂及自由基清除剂。维生素 E 缺乏和元素硒不足有密切联系。维生素 E 的缺乏可能会引起血红细胞性增加引起溶血性贫血,眼肌麻痹、脊髓后柱受累。剂量口服 10~100 mg,1~3 d,肌内注射 5~10 mg,1 次/天。长期过量服用可引起出血、高血压、加重糖尿病和心绞痛。

六、维生素 K 缺乏症

维生素 K 的 K 即血凝因子,它包括有 4 种不同的萘醌化合物。从苜蓿、菠菜中提取的称为 K,由动物及人肠道内细菌所合成的称为 K₂。这二者均为脂性。纯人工合成的有维生素 K₃ 及 K₄,均为水溶性。维生素 K 在肝内参与凝血酶原(凝血因子Ⅱ)、凝血第Ⅶ、Ⅳ和第Ⅹ因子的形成,它是体内谷氨酸羧化作用必不可少的辅助因子。用广谱抗生素治疗可抑制肠内细菌菌群,使维生素 K 的合成受阻,引起体内维生素 K 缺乏。补充维生素 K 时可用维生素 K₄(乙酰甲萘醌),口服 2~4 mg,3 次/天。静脉滴注或肌内注射可用维生素 K(phytomenadione 植物甲萘醌) 10 mg,1 次/天。静脉滴注或静脉注射,推注应缓慢,每分钟约 4 mg。

(梁玲玉)

第四节　糖原贮积症

一、概论

1932 年是 Bischaff 等首先发现,糖原贮积症是由先天性酶缺陷所造成的糖原代谢障碍疾病。多数属常染色体隐性遗传,发病因种族而异,较为罕见。根据欧洲资料,其发病率为 0.004%~0.005%。这类疾病有一个共同的生化特征,即是糖原贮存异常,绝大多数是糖原在肝脏、肌肉、肾脏等组织中贮积量增加。仅少数病种的糖原贮积量正常,而糖原的分子结构异常。对各类型糖原贮积症的诊断,最近在 Duke 医学中心遗传科已能提供有关肝脏或肌肉组织酶的分析。该实验室对羊膜细胞培养成功,使三种类型的糖原贮积症(Ⅱ、Ⅲ 和Ⅵ型)产前诊断也成为可能。

二、类型

糖原合成和分解代谢中所必需的各种酶至少有 8 种。由于这些酶缺陷所造成的临床疾病有两大类 12 型。一类为Ⅰ、Ⅲ、Ⅳ、Ⅵ、Ⅸ型以肝脏病变为主的肝型糖原贮积症;另一类为Ⅱ、Ⅴ、Ⅶ型以肌肉组织受损为主的肌型糖原贮积症。临床以Ⅰ型糖原贮积症最多见,常见类别及其主要临床表现见表 12-9。

表 12-9　糖原贮积症分类

类别	酶缺陷	受累组织	临床表现
0	糖原合成酶	肝	低血糖、高血酮、耐受频繁喂饲、早期死亡
Ⅰa	葡萄糖-6-磷酸酶	肝	肝大和进行性肾衰竭、空腹低血糖、酸中毒、血小板功能紊乱
Ⅰb	微粒体膜葡萄糖-6-磷酸移位酶	肝	如Ⅰa,另外有复发性中性白细胞减少症、细菌感染
Ⅰc	微粒体膜磷酸-转运器	肝	如Ⅰa
Ⅱ	溶酶体酸性糖苷酶	全身组织	幼儿型:早年发病,进行性肌张力降低、心力衰竭,两岁前死亡 青年型:迟发性肌病伴有不同程度心脏受累 成年型:肢体肌肉营养不良样表现

续表

类别	酶缺陷	受累组织	临床表现
Ⅲ	淀粉-1,6-糖苷酶(脱支酶)	肝、肌肉心脏	空腹低血糖,婴儿期肝大,部分有肌病表现,罕见有临床心脏表现
Ⅳ	淀粉-1,4-1,6-转糖苷酶(分支酶)	肝、肌肉白细胞	肝脾大,一般于婴儿期死于肝硬化,可有迟发性肌病
Ⅴ	肌磷酸化酶	肌肉	运动后肌痛、痉挛和进行性衰弱,50%呈股红朊尿
Ⅵ	肝磷酸化酶	肝、白细胞	肝大、轻度低血糖,预后好
Ⅶ	磷酸果糖激酶	肌肉、红细胞	如Ⅴ型,此外有中等度溶血性贫血
Ⅸ	磷酸化酶b激酶	肝、白细胞	如Ⅵ、X-链遗传
X	cAMP依赖激酶	肝、肌肉	肝大、轻度低血糖

三、发病机制

糖原贮积症至少分成12种类型之多,其中0型(糖原合成障碍)和Ⅳ型(淀粉-1,4-1,6-转葡萄糖苷酶缺乏)都会导致肝硬化和肝功能衰竭。Ⅰ型(葡萄糖-6-磷酸酶缺乏)可发展为良性肝腺瘤和腺癌。Ⅲ型(淀粉-1,6-葡萄糖苷酶缺乏、脱支酶缺乏)可发展为肝纤维化或肝硬化。

四、病理学

电镜超微结构特点主要为肝细胞胞质内见大量糖原堆积及大小不等的脂滴形成,线粒体有浓聚现象,内质网等细胞器数量减少且有边聚现象,部分肝血窦狭窄,腔内偶见糖原沉积。

(一)糖原贮积症Ⅲ型

本型的特点:肝内纤维隔及无脂肪沉积,肝硬化往往发生在两个酶以上同时缺陷,即除脱支酶缺陷外,还有磷酸酶和/或磷酸激酶的缺陷。超微结构示脂肪滴小且少。除肝脏病变外,心、骨骼、肌肉也有糖原累积。缺乏淀粉-1,6-葡萄糖苷酶。肝大伴肝细胞粒细胞等胞浆内糖原贮积。后果表现肌压力、心功能不全以及容易感染。

(二)糖原贮积症Ⅳ型

本型肝脏呈小结节性肝硬化,伴有宽纤维束围绕或插入肝小叶。门静脉区胆管轻度增生。白色的两染性物质或嗜碱性染色物质沉积在肝细胞、心肌、骨骼肌和脑细胞。肝小叶周边细胞内可发现嗜酸性或无色包涵体沉积在细胞质,把肝细胞核推向一侧,构成了GSD-Ⅳ的特征性病变。组织化学染色显示肝细胞内沉积物系异常糖原。

五、临床表现

临床症状表现为肝大,患儿体型较矮小,脸圆,腹大,颊、臀部脂肪堆积,常因感染诱发酸中毒、酮尿、高脂血症、乳酸血症、血尿酸增高等。除酸性麦芽糖酶、分支酶和一些特异性肌酶缺乏外,往往都伴有低血糖,且可因低糖血症而致智能低下。肌型糖原贮积症以运动后肌肉酸痛、痉挛、伴肌红朊尿等为主要表现。特别是Ⅱ型,分为Ⅱa或Ⅱb两型,Ⅱa又称乳儿型,生后数月内发病,表现为心肌大生糖原堆积,肌无力,2岁左右死亡。Ⅱb为青年型,发病晚,以肌无力为主,有家族史。

六、诊断

(一)生化检查

Ⅰ型患者空腹血糖降低至 2.24～2.36 mmol/L,乳酸及血糖原含量增高,血脂酸、尿酸值升高。

(二)白细胞酶的测定

对Ⅲ、Ⅳ、Ⅵ、Ⅸ型患者可能有帮助。

(三)糖代谢功能试验

1.肾上腺素耐量试验

注射肾上腺素 60 min 后,0、Ⅰ、Ⅲ型患者血糖均不升高。

2.胰高血糖素试验

0、Ⅰ、Ⅲ、Ⅳ型患者示血糖反应低平,餐后 1～2 min 重复此试验,0、Ⅲ型血糖可转为正常。

3.果糖或半乳糖变为葡萄糖试验

Ⅰ型患者在负荷果糖或半乳糖时不能使葡萄糖升高,但乳酸明显上升。

4.糖耐量试验

呈现典型糖尿病特征。

(四)肌肉组织或肝组织活检

活检组织做糖原定量和酶活性测定,可作为确诊的依据,但损伤性大。

(五)分子生物学检测

目前研究较多的为葡萄糖-6-磷酸酶(G-6-Pase)基因,G-6-Pase 缺乏可引起Ⅰ型 GSD。G-6-Pase基因位于第 17 号染色体,全长 12.5 Kb,包含 5 个外显子,目前已检测出多种 G-6-Pase 基因突变,其中最多见于 R83C 和 Q347X,约占Ⅰ型 GSD 的 60%。但有地区差异,中国人群以 nt327G→A(R83H)检出频率最高,其次为 nt326G→A(R83C),因此 G-6-Pase 基因第 83 密码子上的 CpG 似乎是突变的热点。应用 PCR 结合 DNA 序列分析或 ASO 杂交方法能正确地鉴定 88%Ⅰ型糖原贮积症患者携带的突变等位基因。基因检测可避免侵害性的组织活检,亦可用于携带者的检出和产前诊断。

七、治疗

恢复正常血糖水平、提高食欲。胰高血糖素、各种类固醇激素、甲状腺素对改善症状皆可有暂时的疗效。外科方法如做门-腔静脉吻合术,使肠吸收的葡萄糖越过肝,直接进入血液循环,可能术后肝缩小,生长加速,但长期效果并不肯定。亦有报告做肝移植者,效果不明且不易推广。其他有采用酶替代治疗等,但效果并不佳。总之,对本症主要是饮食治疗和对症处理,使患儿能度过婴幼儿期,因 4 岁后机体逐步适应其他代谢途径,临床症状可减轻。

(张　丽)

第五节 血卟啉症

一、概论

血卟啉病是由于血红素生物合成途径中的特异酶的先天性或获得性缺乏引起的一组代谢性疾病,主要病理生理为卟啉或其前体,如 δ-氨基-γ-酮戊酸(amino-leulinic acid,ALA)和胆色素原(PBG)生成和排泄增多,并在组织中蓄积。其临床表现主要有光感性皮肤损害、腹痛及神经精神症状。

二、血卟啉病的类型

卟啉主要在红骨髓和肝内合成,根据卟啉代谢紊乱出现的部位,血卟啉病可分成两大类。

(一)红细胞生成性卟啉病

过多的血红素前体主要来自骨髓,所以也称骨髓性血卟啉病。骨髓内幼红细胞和红细胞中有过量及不正常的卟啉生成。按生成的卟啉不同,又分为以下三型:①原卟啉型;②尿卟啉型;③粪卟啉型。以原卟啉型较为多见。

(二)肝性卟啉病

过多的血红素前体主要来自肝脏;主要为卟啉前体(ALA 和 PBG),常有肝功能损害主要来自肝脏;根据不同临床表现又可分以下四型:①急性间歇型;②迟发性皮肤型;③混合型;④遗传性粪卟啉型。以急性间歇型最多见。

三、卟啉代谢

卟啉是血红素合成过程中的中间产物,由四个连接亚甲基(-CH-)的吡咯环的卟吩衍生物。每个吡咯环侧链的替代基团而形成尿卟啉、粪卟啉、原卟啉等,又因基团在侧链排列的位置不同形成 1 型和 3 型异构体。

(一)血红素生物合成途径

血红素是一种含铁的色素,参与血红蛋白的组成,存在于机体内所有组织。在血红素生物合成途径中,8 种不同的酶参与 8 步合成步骤,第 1 个酶和最后 3 个酶存在于线粒体中,而中间步骤中的酶存在于胞液中(表 12-10)。

1.ALA 合成酶

ALA 合成酶是血红素生物合成途径的第一个酶,它催化甘氨酸和琥珀酰辅酶 A 聚合成ALA。该酶积聚在线粒体的内膜且需要 5′-磷酸吡哆醛作为辅酶,不同的基因把红细胞和非红细胞的 ALA 合成酶进行编码。

2.ALA 脱水酶

存在于胞液中,它使 2 分子的 ALA 脱去 2 分子的水而合成单吡咯——PBG。铅抑制 ALA脱水酶,是由于它取代了酶中的锌(酶活性所必需的金属)。琥珀酰丙酮是一种 ALA 的结构类似物,它是最强的酶抑制剂,可见于遗传性酪氨酸血症患者的尿和血中。

表 12-10　血红素生物合成酶类及酶缺乏有关疾病

编号	酶名称	染色体定位	疾病	遗传
1	ALA 合成酶	XP11.21(红系)	x 连锁铁粒幼细胞性贫血	x 连锁隐性遗传
2	ALA 脱水酶	9q34	ALA 脱水酶缺乏卟啉病	常染色体隐性遗传
3	PBG 脱氨酶	11q24.1-q24.2	急性间歇性卟啉病	常染色体显性遗传
4	尿卟啉原Ⅲ合成酶	10q25.2-q26.3	先天性红细胞生成性卟啉病	常染色体隐性遗传
5	尿卟啉原脱羧酶	1p34	迟发性皮肤卟啉病	常染色体显性遗传
6	粪卟啉原氧化酶	9	遗传性粪卟啉病	常染色体显性遗传
7	原卟啉原氧化酶	14q31-q32	肝性卟啉病	常染色体显性遗传
8	亚铁螯合酶	18q21.3	红细胞生成性原卟啉病	常染色体显性遗传

3.PBG 脱氨酶

催化 4 分子 PBG 聚合产生线性四吡咯,即 HMB。有两个 PBG 脱氨酶的同工酶:一个只存在于红细胞中,而另一个则存在于非红细胞中。这两种 PBG 脱氨酶的同工酶是由不同的信使 RNAs(mRNAs)进行编码,这些 mRNAs 是由一个单基因通过交替的转录和嫁接而被转录。

4.尿卟啉原Ⅲ聚合酶

催化 HMB 形成尿卟啉原Ⅲ,这涉及分子内重排和影响 D 环的定向(HMB 分子最右边的吡咯环),大环闭合形成尿卟啉原Ⅲ。当该酶缺乏时,HMB 则自发环化,没有反向的 D 环,而形成尿卟啉原Ⅰ。

5.胞液中尿卟啉原脱羧酶

催化尿卟啉(8 个羧基的卟啉)中羧甲基侧链的 4 个羧基连续脱去,产生 7 个羧基卟啉,6 个羧基卟啉,5 个羧基卟啉,最后形成粪卟啉原Ⅲ(一个 4 个羧基的卟啉)。此酶也能催化尿卟啉原Ⅰ形成粪卟啉原Ⅰ。

6.哺乳动物细胞中的粪卟啉原氧化酶

这是一种线粒体酶,它催化粪卟啉原Ⅲ的吡咯环 A 和 B 上的丙基脱去羧基和 2 个氢成为这些位置上的乙烯基而形成原卟啉原。这种酶不能代谢粪卟啉原Ⅰ。

7.原卟啉原Ⅸ氧化为原卟啉Ⅸ是由原卟啉原氧化酶

起中介作用,该酶催化原卟啉原Ⅸ中心脱去 6 个氢原子。

8.亚铁螯合酶

催化铁嵌入原卟啉,是血红素生物合成的最后一步。该酶并非对铁有特异性,它也能催化一些其他金属(如锌)的嵌入。

代谢途径的中间体仅存在于细胞内,正常排泄的量很少。他们的分子大小、溶解度和其他的性质相互间差异很大。ALA、PBG 和卟啉原是无色和无荧光的。原卟啉,最后的中间体,唯一被氧化的卟啉。氧化的卟啉受到长波紫外线照射时呈红色荧光。漏到细胞外液的卟啉原自动氧化为卟啉而排泄。然而,一定量的未氧化的粪卟啉原可能排泄在尿中。ALA,PBG,尿卟啉,7 羧基,6 羧基和 5 羧基的卟啉是水溶性的,大部分排泄在尿中。粪卟啉(一个 4 羧基卟啉)是排泄在尿和胆汁中。硬卟啉(一种 3 羧基卟啉)和原卟啉(一种 2 羧基卟啉)很难溶解于水中,而不能由肾脏排泄。它们出现在血浆中,被肝脏摄取。然后排泄在胆汁和粪中,它们也可积聚在骨髓。

(二)血红素合成的控制

血红素合成最多在骨髓,在那里血红素和有氧转输功能的血红蛋白结合,而在肝脏,则多数和细胞色素结合,它是电子转输蛋白。在肝脏大多数细胞色素是细胞色素 P-450 酶,它代谢药物和许多其他外源的和内源的化学品。

血红素生物合成在肝脏和骨髓的调控机制是不同的。在肝脏血红素合成是限速的,它受到第一个酶,ALA 合成速度的控制。正常肝细胞中酶活性十分缓慢,在肝脏为应答各种化学疗法而需要制造更多的血红素时,酶的浓度显著地上升。酶的合成也受细胞内血红素量的反馈控制,当游离的血红素浓度高时,合成就降低。某些药物和激素诱导肝细胞制造更多的 ALA 合成酶,血红素及细胞色素 P450。

在骨髓,血红素由成红细胞和仍保留有线粒体的网织红细胞制造,然而循环中的红细胞没有线粒体则不能形成血红素。红细胞系内血色素合成至少部分受到细胞摄取铁过程的调节。骨髓细胞表达某些途径中酶的红细胞系的特异形式。红细胞系的特异 ALA 合成酶受到在 mRNA 中的铁应答元素的调节,它也部分受到为形成血红蛋白而合成血红素的组织特异调节。

四、发病机制

卟啉是人体唯一内源性光致敏剂,具有特殊的吸收光谱,以波长 405 nm 时为最明显。正常人晒斑波在 $280 \sim 320$ nm,故本病患者用玻璃滤去晒斑波后,仍可发生光感性皮损。卟啉及其衍生物吸收光波后被激活而放出红色荧光,破坏皮肤溶酶体,因而产生皮肤病变。而卟啉前体 ALA 及胆色素原(PBG)的体内堆积,则可引起神经系统损害。而卟啉前体及其由其引起的神经系统损害,可引起肠痉挛导致剧烈的腹痛。有人认为 ALA 可诱导自由基的产生,从而可能损伤 DNA 和蛋白质而使神经系统受损,但引起神经异常的确切机制目前仍知之尚少。酶缺陷的原因为遗传性,环境因素在某些类型的发病中起了重要作用,而且可与血色病、系统性红斑狼疮等伴发。

(一)遗传因素

除 ALA-D 血卟啉病及先天性红细胞生成性血卟啉病为常染色体隐性遗传外,其余血卟啉病均为常染色体显性遗传。血卟啉病为一种多基因遗传病,其特定缺陷的酶的分子机制已经得到证实,与酶缺陷相关联的基因现亦被分离、定位,许多基因的突变类型亦已经明确。

(二)环境因素

1.药物因素

一些药物能直接抑制胆色素原脱氨酶的活性,对于存在基因缺陷的患者,使酶活性更加下降,达到 50% 以下时诱发肝性卟啉病的急性发作。这些药物有铅、苯巴比妥、灰黄霉素、苯妥英钠、对氨基苯磺酸胺、磺胺二甲基异恶唑、雌二醇、黄体酮等。

2.化学毒物

1955-1958 年,土耳其东部因食用了含有杀真菌药六氯环己脲(六六六)的麦子后发生了血卟啉病的广泛流行。随后,将六六六和几种其他氯化环烃用于动物,引起肝脏尿卟啉脱羧酶减少与一种类似于 PCT 中的卟啉过多。二氯酚、三氯酚及 2,3,7,8-四氯二苯——二恶英(TCCD,dioxin)与较小的爆发和人类个别病例的发生有关。说明化学毒物可能是某些患者的致病因素。

3.病毒感染

丙型肝炎及艾滋病病毒感染患者常发生迟发性皮肤型血卟啉病(PET)。证明部分卟啉病与病毒感染有关。

4.其他因素

饮酒、饥饿、严重感染、创伤、精神刺激等也可诱发发作,或在发作期使症状明显加重。女性的发作有时与月经、妊娠有关。

五、临床表现

(一)皮肤症状

多在婴儿期即出现,但在迟发性皮肤血卟啉病中也可始见于成人。主要由光线引起。最易致病的光波为 405 nm,能穿透玻璃窗,在皮肤暴露部位如额、鼻、耳颈、手等处出现红斑、继而变为疱疹,甚至溃烂,于结痂后常遗留瘢痕,引起畸形和色素沉着。皮疹可能为湿疹、荨麻疹、痒疹或多行性红斑等类型。口腔黏膜可有红色斑点。牙呈棕红色。同时可并发眼损害如结膜炎、角膜炎及虹膜炎等。有部分患者皮肤不仅感光过敏,炎症后期可有萎缩、黑色素沉着及类似硬皮病或皮肌炎的现象。严重病例可因鼻、耳、手指的皮肤损害结疤而变形。患者可有特殊紫色面容。在红细胞生成性血卟啉病和迟发性皮肤血卟啉病患者可有多毛症。

(二)腹部症状

其特征为急腹痛,伴恶心、呕吐,呕吐物呈咖啡样。腹痛可异常剧烈,为绞痛性或紧缩感,也可仅觉腹部重压感。痛的部位不定,可在上腹部、脐周、左侧腹部或右侧腹部,有时放射至背部或膀胱区及会阴区。腹痛时间可长可短,自数 h 至数天或数周不等。腹痛可发作一次或多次,发作的间隔可长可短。便秘亦很常见,可伴胀气,而腹泻较少见。上述症状极易误诊为急腹症,但腹肌紧张、压痛、反跳痛及腹式呼吸消失等甚少见。在丙型肝炎病毒感染的患者,可有相应的肝脏损害。

(三)神经精神症状

神经精神症状变化多端,可表现为以下几点。

1.周围神经系统病变

肌无力常始于近端肌肉,上肢重于下肢,可以是不对称或局部性;肢体疼痛、感觉异常或减低;病变早期位反射可无明显变化或亢进,但随着神经病变进展常减弱或消失。

2.脊髓神经病变

有时有截瘫或四肢瘫痪。

3.中枢神经系统

受累时可有脑部神经征群,若本病未能得到及时诊治,也可能发生延髓麻痹而出现呼吸肌及声带麻痹、吞咽困难、呃逆、声音嘶哑、心动过速,严重者导致死亡。下丘脑受损时,抗利尿激素释放过多,可发生不适当的抗利尿激素分泌过多综合征,表现为低钠血症和水中毒,可导致脑水肿。

4.精神症状

表现为焦虑、失眠、抑郁、定向力障碍、幻觉和妄想等症状,在急性发作期尤为严重,可误诊为原发性精神病。部分患者在急性发作期可有癫痫发作。

(四)其他

在红细胞生成性卟啉病(CEP)的患者几乎均存在溶血和脾大。

六、实验室检查

(一)血常规

急腹痛时白细胞数量可增高,某些患者有溶血性贫血的改变。

（二）卟啉及其前体

在血卟啉病患者的红细胞、尿液、粪便中均有不同程度的增加，在排除症状性卟啉尿后，是确诊的依据。尿中因尿卟啉和粪卟啉排出增多而呈红色，但也可在排出时为无色，经暴露于阳光后或酸化煮沸半小时后变为红色，即无色的 PBG 转变成有色的非卟啉色素，对诊断具有重要意义。

（三）基因检测

血卟啉病是一种多基因疾病。就急性间歇性卟啉病（AIP）而言目前发现的变异类型超过 25 种。基因检测主要用于血卟啉病患者的家族成员，以早期发现基因携带者，避免药物及其他诱发因素引起的发作。

（四）其他

常有肝、肾功能受损，可有高胆固醇血症。急性发作时可有电解质紊乱，特别是低钠血症。

七、特殊类型卟啉病

（一）先天性卟啉病（CEP）

先天性红细胞生成性卟啉症属常染色体隐性遗传，染色体 10q25.2-26.3 区域基因片断异常，尿卟啉原Ⅲ合成酶缺乏，结果使体内尿卟啉与粪卟啉Ⅰ在体内合成过多。CEP 甚为罕见，大多数见于婴幼儿，男多于女。至今报道的先天性红细胞生成性卟啉病（CEP）不足 200 例。种族和性别的倾向不明。

婴儿早期即可发现有红色尿，1～2 岁出现光过敏，并可合并多毛，骨骼脱矿物质改变可很严重，多有溶血和脾大，患儿常并发严重感染或贫血而夭折。患者骨髓幼红细胞和周围红细胞在荧光显微镜下可出现红色荧光，尿中、血浆和红细胞中尿卟啉Ⅰ和粪卟啉Ⅰ显著升高，AIA 与 PBG 正常。

（二）红细胞生成性原卟啉病（EPP）

红细胞生成性原卟啉症（EPP）与亚铁螯合酶活性降低有关，以常染色体显性方式进行遗传，是卟啉症中第三种最常见的疾病。童年发病，皮损症状较 CEP 轻，偶有轻度溶血性贫血，常伴有胆石症，占本病的 6%～12%，原卟啉沉积可致胆汁滞留。产生轻重不等的肝损伤和门静脉炎症。该病病程一般呈良性演进，但严重者可发展成肝硬化与门静脉高压。骨髓、血红细胞、血浆、胆汁及粪中原卟啉显著升高，尿中尿卟啉及卟啉前体正常可助诊断。

（三）急性间歇性卟啉病（ALP）

间歇性急性卟啉病较为多见，为一种由于 PBG 脱氨酶（HMB 合成酶）活性缺乏所致的常染色体显性遗传病。多数有此遗传异常的个体从不发病，称为 AIP 携带者，男女之比约为 2:3，起病年龄常在 20～40 岁，也可在其他年龄始发。平时多无症状，患者表现为间歇性腹痛，可伴有呕吐、便秘。腹痛往往骤然发生，可异常剧烈，部位不定，变化多端，持续时间可由数 h 达数天，极易误诊为急腹症，但无明显腹部体征。疼痛是由于自主神经病变使部分胃肠道痉挛与扩张所致。神经精神症群一般在腹痛后出现，多表现为低热、出汗、血压波动、心动过缓、发作性心动过速，甚至有心前区疼痛。周围神经有病变者，严重可出现肢体松弛性瘫痪。病情严重患者腹痛后出现延髓麻痹症群，主要为下咽困难、呃逆、声音嘶哑、心动过速，呼吸麻痹是本病的主要致死病因。患者经过治疗，症状可缓解，一般无后遗症。可因感染、创伤、饮酒、饥饿、服用一些药物如巴比妥类药、抗癫痫药、磺胺药、磺脲类降糖药、苯异丙胺、灰黄霉素、雌激素、避孕药或月经来潮而诱发。部分患者仅尿中卟啉前体增多而无症状，可称为隐匿型，这部分患者最终可因上述因素诱发。

由于 AIP 症状无特异性,确诊需要进一步检查。该症发作期新鲜尿呈红色或无色,经加酸或暴晒后变为红棕色可提示诊断。ALA、PBG 的定性定量测定可助诊断,PBG 在发作期排出为 50～200 mg/d(正常 0～4 mg/d),ALA 排出量为 20～120 mg/d(正常 0～7 mg/d),确诊有赖于 PBG 脱氨酶活性的测定。

(四)迟发性皮肤血卟啉病(PCT)

本症为血卟啉症中最常见的类型,是染色体 1p34 处基因异常,尿卟啉原脱羧酶缺乏,致尿卟啉Ⅰ在体内积聚。PCT 可有以下几个亚型:①散发型(Ⅰ型)。②家族型(Ⅱ型)。③Ⅲ型,临床表现与Ⅰ型相似,其肝脏有酶缺乏而其他组织无。④肝红细胞生成性血卟啉症,临床上与 CEP 类似。⑤毒性血卟啉症。⑥严重和难治型 PCT。

该型呈常染色体显性遗传,多在中年以后发病,男性较多,女性近年因饮酒等诱因增加,发病率也在升高。PCT 无腹痛及神经系统症状。皮肤脆性增加,对光与机械性损伤敏感,严重者可以有皮肤损坏的瘢痕,夏季严重,冬天好转,常合并多毛、肝大、肝功能损害。患者病情隐匿,常因诱因发作,诱因同 AIP,其中饮酒是最主要的诱因。另外,PCT 还可继发于六氯苯或二苯基有机物中毒。患者尿呈粉红色或棕色,含有大量的Ⅰ型及Ⅳ型原卟啉及粪卟啉,但 ALA 和 PBG 正常。

遗传性粪卟啉症(HCP)和变异型血卟啉症(VP)此两型均属常染色体显性遗传病。HCP 是 9 号染色体某个部位基因异常致粪卟啉原氧化酶缺乏,VP 是 14 号染色体基因异常,使原卟啉原氧化酶缺乏,结果这两型患者体内 ALA、PBG 积聚,同时 HCP 患者体内的粪卟啉水平单项升高,VP 的粪卟啉和原卟啉值均升高。两型都可以有皮肤光敏感和神经异常表现。伴有神经异常表现时,症状同急性间歇性卟啉病。能引起 AIP 的诸多因素、类固醇药物和营养因素也可使 HCP 和 VP 的症状加重。此两型相对少见。HCP 和 VP 临床相似,体内卟啉的前体物积聚也相类似,但 HCP 中仅粪卟啉单项升高,原卟啉值不高,可以以此来与 VP 鉴别。

(五)肝性血卟啉病

肝卟啉病(原粪卟啉病;南美遗传性卟啉病)由于缺乏原卟啉原氧化酶引起的常染色体显性疾病。

肝卟啉病(VP)在南美流行,那里的大多数病例可追溯到 16 世纪末从荷兰移民来的夫妇,他们之一携带致病基因。在南美 VP 患者的大部分是这些人的后裔,因此有同样的特异突变。VP 也可发生在许多其他的民族。杂合子约有 50% 的原卟啉原氧化酶缺乏,但是大多数永远不出现症状。一些纯合子原卟啉原氧化酶缺乏的病例已有报道。

原卟啉原氧化酶是能克隆和定序的血红素代谢途径中的最后一个酶,许多不同的突变目前已能在非相关家族中确定。正如期望的,单一突变在南非特别常见。

1.症状和体征

除了某些患者有光过敏外。VP 的症状和体征与急性间歇性卟啉病相似。皮肤损害和迟发性皮肤性卟啉病不易区别。对其他急性卟啉病的有害因素同样促发 VP 的发作。除脑脊髓交感神经系统的症状外,皮肤损害常常发生,在热天比冷天更常见,因为热天日光比较强烈。

ALA 和 PBG 水平增加,尤其在急性发作时,会增加反馈性诱导肝脏 ALA 合成酶,同时有内源性类固醇、药物和营养改变的影响。这时 PBG 脱氨酶在肝脏的活力几乎和 ALA 合成酶一样的低。它可限制 PBG 的积聚。在肝脏过量的原卟啉原可抑制 PBG 脱氨酶。因为在线粒体内的粪卟啉原氧化酶和原卟啉原氧化酶的缺乏,粪卟啉原积聚是可以理解的。而且,粪卟啉原比其他的卟啉原容易在肝细胞中丧失,当血红素合成被刺激时,这种丧失增加。

2.诊断

在急性卟啉病的鉴别诊断,特别是如果 PBG 脱氨酶活性正常时,应考虑为 VP。在遗传性粪卟啉病急性发作时,尿卟啉前体和尿卟啉是增加的。当发作缓解时,这些指标比急性间歇性卟啉病容易正常化。在 VP 尿中粪卟啉显著地持续地增加。在粪中粪卟啉单一增加是遗传性粪卟啉病的特点,在 VP 粪卟啉和原卟啉的增加大约相等。血浆卟啉的荧光光谱(血浆稀释到 pH 中性)是特征性的和非常有用的快速区别 VP 和其他卟啉病的试验方法。在成人,包括潜在的病例,该试验也可能是最敏感的方法。

(六)混合型卟啉病(二元卟啉病)

混合型卟啉病是由于血红素代谢途径中缺乏不止一种酶的疾病。虽然血红素代谢途径中多种酶基因突变是不常见的,但是偶有个别患者遗传有不止一种酶缺乏的疾病。例如,患者同时有尿卟啉原脱羧酶和尿卟啉原氧化酶的缺乏的报道。患者遗传有 PBG 脱氨酶和尿卟啉原脱羧酶同时缺乏,临床可表现为急性卟啉病。皮肤性卟啉病或两者兼有。同时缺乏粪卟啉原氧化酶和尿卟啉原Ⅲ聚合酶,PBG 脱氨酶和粪卟啉原脱氨酶的二双卟啉病也已有报道(表 12-11)。

表 12-11　各类卟啉症和卟啉代谢异常与症状

	尿				粪便			红细胞			症状	
	ALA	PBG	Urop	Coprop	Urop	Coprop	Protop	Urop	Coprop	Protop	急性	皮肤
骨髓卟啉病												
先天性卟啉病	正常	正常	+++	++~+++	+++	+++	正常	+++	++	+	+	+++
红细胞生成性原卟啉病	正常	正常	正常	正常	正常~++	正常~+	正常~卅	正常	+	卅	—	++
肝性卟啉病												
急性间歇性卟啉病	++~+++	++~+++	++~+++	+	+~++	+	+	正常	正常	正常	++~+	—
混合型卟啉病	++~+++	++~+++	+++	+++	++	+++	+++	正常	正常	正常	+	+
先天性粪卟啉病	+++	+++	++~+++		+++	正常~+	正常	正常	正常	+	+	
迟发性皮肤血卟啉病	正常	正常	+++	++~+++		±~++	正常~+	正常	正常	正常	—	+

八、治疗

血卟啉症是遗传性疾病,临床治疗主要还是减轻症状和防止发作。

(一)避免诱因

如避免过度疲劳、精神刺激和饥饿及为减肥而过度节食,防止感染,不宜应用各种引起卟啉急性发作的药物。

(二)防治皮肤损害

对光敏感最好的方法是避免日光照射,避免创伤;应用 3% 二羟基丙酮和 0.13% 散沫花素(lawsone)的霜剂外用,可使皮肤角质层的性质发生改变,减少紫外线的透过性。最好穿防护衣。每天口服 β 胡萝卜素 60~180 mg,或核黄素 20~40 mg,或每隔天口服米帕林(阿的平)50 mg,对防止某些病例的感光过敏可能有效。

(三)对症处理

氯丙嗪对减轻腹痛及缓解神经症状有效,从小剂量开始,一般每次 12.5~25 mg,3~4 次/天。也可用丙氯拉嗪治疗,较氯丙嗪更有效,剂量为每次 5~10 mg,3~4 次/天;如病情需要也可肌内注射,必要时每 3.4 h 重复一次。对严重腹痛的患者可用阿司匹林和丙氧基苯。有时可采用冬眠疗法。因几乎所有的抗癫痫药均能诱发血卟啉病的急性发作或使急性发作的病情加重,所以血卟啉病患者的癫痫发作一直以来存在着矛盾,近年推出的一种治疗癫痫的新药加巴喷丁(gabapentin)则对血卟啉病的患者是安全的,不会诱发血卟啉病的急性发作。

(四)防治溶血

溶血可刺激红细胞生成而增加卟啉的产生,因此防止溶血的处理颇为重要。严重的和长期的溶血是脾切除的明确指征,可能有良效,且对光敏感性也有持久的降低。减少皮肤光敏感为预防溶血的另一措施。此外,考来烯胺(消胆胺)每次 4 g,3 次/天,餐前服用。其在肠道与原卟啉结合,阻断原卟啉的肠肝循环,促进原卟啉从肠排除;同时加用抗氧化剂维生素 E,对防止肝病的进展,初步证明有效。

(五)足够的热量

足够的热量包括高碳水化合物饮食和胃肠外营养。葡萄糖能抑制 ALA 合酶的活性,因此高糖摄入对防止和治疗多数病例的发作有效。急性发作时,每小时静脉滴注 10% 葡萄糖液 100~150 mL,或 25% 葡萄糖液 40~60 mL,连续 24 min,配合高糖类饮食,能使症状迅速缓解。糖耐量损害者可并用胰岛素治疗。应严格戒酒。

(六)激素

少数急性外淋病的发作与月经周期有明显关系的患者,应用雄激素、雌激素或口服女性避孕药有良效,但雌激素或避孕药的使用必须个体化。有些患者用泼尼松,每天 30~60 mg,分 3 次口服,可获良效,特别适用于直立性低血压的患者。但长期应用,不易停药,必须防止不良反应。

(七)血红素

血红素能以负反馈机制抑制 ALA 合酶活性,从而使 ALA、PBG 和卟啉类减少,防止因神经瘫痪、呼吸麻痹而引起死亡,是抢救危重急性血卟啉病的有效手段。一般的推荐剂量为每次每千克体重 3~6 mg,每天一次,24 min 内总量不大于每千克体重 6 mg,但是小剂量(如每千克体重 1~1.5 mg)也可能同样有效。用生理盐水稀释后静脉注射,每分钟速度不大于 40 mg,6~10 min 注毕;也可加入 500 mL 生理盐水中静脉滴注。第二次静脉注射至少间隔 12 min。也可每天静脉注射一次,疗程 3~5 d。肝性血卟啉病一般需 24~48 min 可获快速改善,出现临床和生化的缓解;红细胞生成性血卟啉病的缓解需时稍长。一般耐受良好,可有短暂低热和血栓性浅表静脉炎,大剂量静脉注射时,可能发生短暂的肾损伤。现主张急性发作时应早期应用血红素,效果更佳。

(八)静脉放血治疗

迟发性皮肤型血卟啉病患者静脉放血确有治疗价值。放血治疗后肝的铁沉着常得到改善。

每 2～3 周放血一次,每次 300～500 mL,总量常需 2 000～4 000 mL。当尿排出显著减少或血红蛋白降至 110 g/L 时停止放血。可使症状消失 6～9 个月,生化改善 12～24 个月。但个体差异大。

(九)氯喹

本药在肝细胞内与卟啉和铁质结合,从尿中排出。目前试用低剂量,间断服。每次口服 125 mg,每周 2 次,当尿液卟啉排出降至低于每天 100 μg 时,停止服用。疗程可达数月至数年。有报道 PCT 患者获得完全的临床和生化缓解,且耐受良好。缓解期至少持续 20 个月。复发后重复用药仍然有效。在治疗过程中,宜密切观察肝功能,氯喹与静脉放血联合应用,先用放血术可减少氯喹的用量而致肝中毒的危险。

(十)纠正水、电解质紊乱

如因抗利尿激素不适当释放过多所致者应限制水分摄入,并加用去地美环素(甲金霉素),每次 200～400 mg,3 次/天,5～10 d 为 1 个疗程。如由于出汗和胃肠道损失过量和进水量不足所致者,则需补充盐类和水分。急性发作时偶可见低镁血症性抽搐,应予补充镁盐。

(十一)其他疗法

H_2 受体阻滞剂甲氰米胍在治疗急性卟啉发作时可能有效。和丙肝病毒相关的卟啉病用干扰素治疗是有效的;造血干细胞移植和骨髓移植,在一些红细胞生成性卟啉病的患者已显示出成功的迹象。可望彻底纠正本类患者的酶缺陷;基因治疗亦在探讨中,可能是最终治愈本病的根本方法。

(张 丽)

第六节 佝偻病和软骨病

佝偻病和软骨病均属于骨前质矿化障碍性骨疾病。佝偻病是指发生在婴幼儿童,即长骨骨骺尚未闭合的骨骺软骨及骨的矿化都有缺陷,主要累及前者,造成干骺端增宽,影响身体增长;骨软化症是指发生在骨骺生长板已经闭合的成人骨基质矿化障碍。两者病因和发病机制相似,只是在不同年龄显示不同的临床表现。

一、维生素 D 缺乏性佝偻病与软骨病

(一)病因

1.维生素 D 摄入不足

主要有严重营养不良、长期不合理忌食和偏食、婴幼儿与妊娠和哺乳期需要量增加而供给不足、缺乏日照、户外活动不足、单纯牛奶或其他代用品喂养等导致维生素 D 摄入不足。

2.维生素 D 吸收不良

见于小肠吸收不良综合征、胃肠切除术后、慢性肝胆疾病、胆瘘、胆管梗阻、慢性胰腺炎或糖尿病所致的慢性腹泻等维生素 D 吸收不良。

3.维生素 D 合成障碍

肝肾功能不全、日照不足、户外活动减少等引起维生素 D 合成障碍,内源性维生素 D 合成

减少。

(二)发病机制和病理

1.维生素 D 缺乏

可导致肠钙吸收减少,血钙磷降低,钙磷乘积减少,骨基质缺乏矿物质沉积,新骨生成不足。低钙血症刺激 PTH 分泌,作用于骨和肾小管,促进骨吸收并抑制磷的重吸收,加重骨损害和低磷血症。

2.佝偻病的特征

佝偻病的特征是骨骺矿化不良,类骨质增多和骨畸形。软骨病主要表现为骨质变软,矿物质缺乏,骨变形和骨折。佝偻病和骨软化病病程迁延时可伴继发性甲状旁腺功能亢进,骨骼呈现纤维囊性骨炎的病理变化。

(三)临床表现

1.佝偻病的临床表现

(1)骨骼变化:①颅骨软化见于 3～9 个月婴儿、囟门边缘软、闭合迟、颞枕部乒乓球样软化、方颅(额骨、顶骨及枕骨隆起)、头颅变形;②牙生长发育迟;③肋骨骺端肥大、钝圆隆起、串珠状、胸骨下缘凹沟(赫氏沟)、鸡胸畸形;④长骨干骺端肥大:腕似手镯、爬行时上肢弯曲、下肢"O"形腿,"X"形腿;⑤脊柱弯曲;⑥骨盆前后径短、耻骨狭窄;⑦骨折。

(2)神经精神症状:①不活泼;②食欲减退;③容易激动、脾气不好、睡眠不安、夜间常惊醒吵闹;④多汗,头部出汗尤著;⑤神情呆滞、条件反射建立较慢。

(3)发育不良:智能发育迟缓、行走较晚。

(4)手足搐搦。

(5)营养不良:毛发稀疏、枕秃、肌肉无力、贫血、苍白、腹胀膨大、肝脾大。

(6)抵抗力弱、易有感染。

(7)生化检查:血钙下降或正常,血磷下降,血钙磷乘积明显下降,血 ALP 升高,血 PTH 多升高等。

(8)X 线检查:骨骺骨化中心延迟出现,干骺端边缘模糊不清,呈毛刷状或杯口状改变等有助于佝偻病的诊断。

就疾病发展进程快慢来说,急性佝偻病发展迅速,常见于 6 个月以下婴儿,骨质软化明显,血钙磷明显降低,ALP 显著升高。亚急性佝偻病发生于年龄较大儿童,骨骼以增生为主,症状出现较缓慢。经恰当治疗后,佝偻病进入恢复期,症状、体征与 X 线像所见有恢复。晚发性佝偻病是维生素 D 缺乏所致的骨量减少性疾病,日后影响较高峰值骨量的获得,并与成人期 OP 有密切关系,骨密度检查对晚发性佝偻病有重要诊断价值。复发性佝偻病由于气候与生活环境不利、喂养治疗不当,呈反复发作。

2.软化症临床表现

多见于妊娠、多产妇,体弱多病老年人。患者往往先有腰痛,下肢乏力和疼痛,冬季较明显,夏秋季较轻。如未予治疗,上述症状加重,骨痛持续存在并扩展到骨盆、胸肋以致全身。骨痛的特点是部位不固定,活动后加重,可有骨压痛,但无红肿。坐位起立吃力、上楼困难,重者不能行走,或走路呈"鸭步""企鹅步",蹒跚而两边摆动。伴肌无力、肌萎缩、骨折及假性骨折。软骨病的骨骼 X 线改变有一定的特异性,是本病诊断的重要依据。X 线表现为弥漫性骨质密度减低,骨小梁和骨皮质模糊不清,呈绒毛状。常见骨畸形,下肢长骨弯曲形成髋内翻和膝外翻,髋臼内陷。

脊椎椎体上下缘呈半月形凹陷。在耻骨、坐骨、肋骨、股骨上段及尺骨常有假骨折线的形成（Looser 带）。

（四）诊断及鉴别诊断

佝偻病与骨软化症的诊断要根据病史、症状、体征、生化检查和 X 线影像作全面综合考虑。因为任何一种表现或检查结果都无特异性，但综合资料与检查所见可以确诊。对不同原因也应查明。

如本病应与原发性甲状旁腺功能亢进症和骨质疏松鉴别。原发性甲状旁腺功能亢进症血呈高血钙、高尿钙，无手足抽搐发生，有骨吸收的骨 X 线征象。骨质疏松 X 线表现为骨密度减低，皮质变薄但边缘清晰，无绒毛状改变，骨小梁清晰可见，血钙磷水平多在正常范围。

（五）治疗

1.一般治疗

一般治疗包括增加运动，多晒太阳，进食富含维生素（B、D、C）及蛋白质的食物。妊娠期、哺乳期和生长发育期注意加强营养供给，满足机体对蛋白质、矿物质（钙、磷、镁等）和多种维生素的需要。

2.原发病的治疗

治疗能够引起维生素 D 吸收和/或合成障碍的原发病，但须同时注意补充维生素 D。

3.补充维生素 D 治疗

维生素 D_2 和 D_3 制剂对本病的疗效基本相同。

（1）维生素 D_2 片剂，每片 5 000 U，30 000 U/d。

（2）维生素 D_2 注射剂，每支 40×10^4 U，或维生素 D_3 注射剂，每支 30×10^4 U。肌内注射，每月 1 支维生素 D_2 或维生素 D_3，1～3 次为 1 个疗程。

（3）鱼肝油制剂，必须注意所用制剂的维生素 D 的浓度，有维生素 A、D 滴剂、胶丸和注射剂，每天服用维生素 D 为 2 U 左右。

（4）如果维生素 D 缺乏是由于脂肪性腹泻，口服维生素 D 的效果就较差，可用 25-$(OH)D_3$ 20～30 $\mu g/d$ 或 1α,25-$(OH)_2D_3$ 0.15～0.5 $\mu g/d$。或用阿法骨化醇（Alpha D_3），成人 0.25～0.5 $\mu g/d$，老年人 0.5 $\mu g/d$，体重 20 kg 以上儿童起始量 1 $\mu g/d$，维持量 0.25～1 $\mu g/d$。或肌内注射维生素 D_3（胆钙化醇，cholecalciferol）每次 30×10^4 U，必要时可 2～4 周重复 1 次。因此大剂量维生素 D 可用于佝偻病治疗。一般治疗 1～2 周骨痛减轻，1～2 个月骨痛消失，超过 3 个月见骨质明显修复，6 个月至 1 年可治愈，但已出现的畸形不能消失。

4.补充钙剂

较重患者如有手足抽搐，应先用静脉补充钙剂，继而口服钙剂及用维生素 D 或其生理衍生物治疗以急救。补钙量视病情而定，每天口服元素钙 1.0～1.5 g（元素钙 1.0 g 约相当于葡萄糖酸钙 10.7 g、乳酸钙 7.7 g、氯化钙 3.7 g、碳酸钙 2.5 g）。

5.日光浴或紫外线照射

皮肤中的 T 脱氢胆固醇在日光中紫外线的作用下可转变为维生素 D，可达到补充维生素 D 同样的目的。

6.手术

严重骨骼畸形者，在纠正血生化异常和去除原发病因之后进行手术矫形。

二、维生素 D 依赖性佝偻病

维生素 D 依赖性佝偻病的病因与维生素 D 的遗传性代谢障碍或作用失敏有关,而非维生素 D 供给不足或吸收不良所致。本病有下列几种类型。

(一)维生素 D 依赖性佝偻病 I 型

此病属常染色体隐性遗传,基因定位于 12q14。患者的蜕膜细胞缺乏 1α-羟化酶活性,因而可推论患者肾脏缺乏此酶,不能够将 25-(OH)D_3 转化为 1α,25-(OH)_2D_3。给予通常的治疗佝偻病的维生素 D 剂量无疗效,给予超常规剂量方有疗效,且需终身治疗,因此此类疾病被称为"假性维生素 D 缺乏症"。

1.临床特征

本病临床表现与维生素 D 缺乏性佝偻病相似,具有下列特征:①出生后 3～6 个月发病。②血钙磷均降低,伴有手足抽搐、肌无力、发育障碍及骨龄延迟。③骨病变与维生素 D 缺乏性佝偻病相同。④部分患者伴氨基酸尿,尿磷可增加。

2.治疗

本病须终身维生素 D 治疗,维生素 D 缺乏性佝偻病维生素 D 治疗量(1 500～5 000 U/d)可有效,而本病则需要更大的维生素 D 的剂量,为上述剂量的 30～40 倍。每个患者的治疗剂量须个体化,其原则是所用的剂量能使血钙上升至正常,症状体征好转,而又不发生高钙血症。故治疗量有一个探索过程。开始时每数天查血钙血磷 1 次,根据血钙磷情况调整剂量。剂量稳定后,每 1～2 个月查血钙血磷,及时调整剂量。但以 1α(OH)D_3 或 1α,25-(OH)_2D_3 治疗则只需要生理剂量或稍高于生理剂量即可,且更为合理,通常 0.25～3.0 μg/d。除了用维生素 D 或其生理衍生物,还给予适量的钙剂治疗。

(二)维生素 D 依赖性佝偻病 II 型

在 1978 年 Brooks 报道一个病例:表现为低钙血症、骨软化症、血 1α,25-(OH)_2D_3 高于正常,用大剂量维生素 D 治疗使 1α,25-(OH)_2D_3 进一步提高,且有一定疗效,血钙得以纠正。当时 Brooks 将此病命名为"维生素 D 依赖性佝偻病 II 型"。后来的研究发现此种疾病约有一半患者不管用何种类型的维生素 D 或其衍生物予以治疗均无反应,因此将此病称为"遗传性 1α,25-(OH)_2D_3 抵抗症",与维生素 D 依赖性佝偻病 II 型这一命名同时使用。

1.临床特征

本病属常染色体隐性遗传性疾病,其突变基因亦被定位于 12 号染色体,由于系维生素 D 受体基因的突变,因而 1α,25-(OH)_2D_3 不能起作用。最主要的临床特点:①严重程度不等的佝偻病/骨软化症。②无缺乏维生素 D 及钙的病史及因素。③血钙与血磷水平低。④约 2/3 的患者有秃发。⑤血 1α,25-(OH)_2D_3 水平增高。⑥生理剂量的维生素 D 或其衍生物不能使疾病缓解,大剂量的维生素 D 对有些患者有效,对有些患者无效。

2.治疗

由于有些患者治疗有效,有些患者经治疗无效,为避免长期无效治疗的浪费故须密切观察。应积极治疗 3～5 个月,部分患者有疗效则坚持治疗。治疗措施:①轻型患者用大剂量维生素 D,每天数万单位,重型患者用 1α,25-(OH)_2D_3 或 1α-(OH)D_3 每天 30～60 μg。试选剂量过程中定期查血钙,只要不发生高钙血症就无过量之虞。②每天给钙剂,相当于钙元素 2 g。③坚持治疗 3～5 个月,观察血钙磷及骨 X 线片。以 X 线影像有进步而血钙不超过正常为满意。

（三）Strewler 家族性维生素 D 依赖性佝偻病

患者的血、尿钙降低，但与维生素 D 依赖性佝偻病 I 型或 II 型有不同之处：①血 PTH 多正常。②对大剂量维生素 D 治疗效果较好。③伴有甲状旁腺功能减退症。因此，被认为是另一型维生素 D 依赖性佝偻病。

三、家族性低血磷抗维生素 D 佝偻病

本病多为 X 性连锁显性遗传性疾病，由于近端肾小管对磷酸盐的重吸收障碍而使大量磷从尿中丢失，从而导致血磷低和骨矿化障碍而引起佝偻病或骨软化。患者维生素 D 受体无异常，但用常规剂量的维生素 D 治疗无效，而需补磷和大剂量的维生素 D 治疗，提示本病对维生素 D 作用有部分抵抗。

（一）临床特征

本病临床特点：①血磷低。②尿排磷增加。③佝偻病或骨软化，有骨畸形或多发性病理性骨折。④血钙正常或稍低。⑤血清 ALP 升高。

（二）诊断

临床诊断根据：①家族史。②幼儿期发生佝偻病（成年人则发生骨软化）。③血磷明显降低，尿磷排泄增多，TMP/GFR 比值减小。④单独给予大剂量 $1,25-(OH)_2D_3$ 治疗无反应，同时补充磷制剂虽可使儿童佝偻病愈合，但尿中磷酸盐排泄增加和低磷血症仍得不到纠正。

本病应与其他低血磷性抗维生素 D 佝偻病（或骨软化）进行鉴别，如常染色体隐性与显性低血磷性佝偻病与 X-性连锁低血磷性佝偻病、低血磷性抗维生素 D 佝偻病（或骨软化）、肿瘤引起的低血磷性抗维生素 D 骨软化、范科尼综合征。

（三）治疗

本病一旦诊断确定，即给予恰当的治疗，这样虽不能使肾小管重吸收磷减少的遗传性缺陷得到纠正，但可防止骨骼畸形的发生和骨骼生长延迟，使患者的身高能够赶上同性别的儿童。治疗的药物主要是活性维生素 D[即 $1,25-(OH)_2D_3$ 或 $1\alpha-(OH)D_3$]和磷酸盐制剂。前者剂量要大，为药理剂量，但获得疗效所需的剂量个体间有差异。一般 $1,25-(OH)_2D_3$ 或 $1\alpha-(OH)D_3$ 剂量为每天 $1\sim3$ μg，早晨 1 次服。补磷治疗至关重要，目的要使血磷水平恢复到接近正常，以有利于骨骼的愈合。可用磷酸氢二钠（373.1 g）和磷酸二氢钾（6.4 g）配制成 pH 为 7.0 的口服液 1 000 mL，分次口服，每天摄入磷酸盐 $0.7\sim2.1$ g，隔 $4\sim6$ h 服 1 次。特别应当强调的是由于口服磷制剂必须白天和晚上都得服用，每 $4\sim6$ h1 次，以保持血磷水平稳定。补磷可使血钙下降，如果同时用维生素 D 制剂则可避免。

四、抗癫痫药物性佝偻病、软骨病

长期服用抗癫痫药物如苯妥英钠、丙戊酸钠、扑米酮、丙戊酰胺（癫健安）、卡马西平（酰胺咪嗪）等可诱发肝微粒体混合氧化酶系，使维生素 D 降解增加，活性代谢产物显著减少，血 $25-(OH)D_3$ 和 $1,25-(OH)_2D_3$ 减少，肠钙吸收不良，而导致佝偻病或软骨病。停用药物可自行恢复，加用维生素 D 有助于缩短恢复时间。维生素 D 与抗癫痫药物合用可预防佝偻病及软骨病的发生。抗癫痫药物性佝偻病或软骨病的轻重与应用抗癫痫药物的剂量、疗程、日光照射情况及维生素 D 活性代谢产物下降水平有关。治疗宜补充大剂量维生素 D 及钙剂。

五、肿瘤相关性佝偻病、软骨病

某些肿瘤可伴磷酸盐尿症及进行性低磷血症,发生佝偻病或软骨病,当其肿瘤被切除后代谢异常和代谢性骨病多可好转,1947 年由 McCance 报道第一例,1999 年 Prader 确认肿瘤与佝偻病、软骨病有关。引起佝偻病、软骨病的肿瘤大多数属于间质的肿瘤,但亦见于表皮层或内皮层所发生的癌。也有此病发生于纤维增生异常症,神经纤维瘤等疾病。在大多数情况下肿瘤生长缓慢,比较隐蔽,需要仔细地检查方能发现。其发病机制未明,可能与肿瘤释放排磷素或 1α-羟化酶抑制因子有关。患者有佝偻病或软骨病的临床表现和 X 线特征,而血钙一般正常。切除肿瘤为改善症状最有效的方法,如果肿瘤不能摘除,应补给磷制剂及 $1,25\text{-}(OH)_2D_3$。

六、高钙血症与高钙危象

血清蛋白正常时,成人血清钙正常值为 $2.25\sim2.75$ mmol/L,高于 2.75 mmol/L 即为高钙血症(hypercalcemia)。按血钙水平可将高钙血症分为轻、中、重度,轻度高钙血症为血总钙值低于 3 mmol/L;中度为 $3\sim3.5$ mmol/L;重度时大于 3.5 mmol/L,同时可导致一系列严重的临床征象,称为高钙危象。

(一)病因

一般可根据甲状旁腺细胞功能是否紊乱分为两大类,即甲状旁腺依赖性高钙血症和非甲状旁腺依赖性高钙血症。

1.甲状旁腺依赖性高钙血症

甲状旁腺依赖性高钙血症病因:①原发性甲旁亢。②三发性甲旁亢。③家族性低尿钙高钙血症。④锂盐中毒。

2.非甲状旁腺依赖性高钙血症

非甲状旁腺依赖性高钙血症病因:①恶性肿瘤。②维生素 A、D 中毒。③结节病和其他肉芽肿疾病。④甲亢。⑤肾上腺皮质功能减退。⑥肾脏疾病。⑦Williams 综合征。⑧限制活动。⑨噻嗪类利尿药。⑩Jansen 干骺端软骨发育不良症等。

(二)临床表现

高钙血症临床表现累及多个系统。症状的出现与否及轻重程度与血中游离钙升高的程度、速度及患者的耐受性有关。血钙低于 3.0 mmol/L 时,症状常较轻或无症状,而血钙浓度大于 3.5 mmol/L时,几乎都有明显的症状,即出现高钙危象。

1.神经精神症状

一般表现有乏力、倦怠、软弱、淡漠。病情继续发展出现头痛、肌无力、腱反射抑制、抑郁、易激动、步态不稳、语言障碍、听觉和视力障碍、定向力丧失、木僵、精神行为异常等神经精神表现。

2.泌尿系统症状

高血钙可致肾小管损害,肾浓缩功能下降,使体液丢失,严重者每天尿量达 $8\sim10$ L,致水、电解质及酸碱代谢失衡。

3.消化系统症状

表现有食欲减退、恶心、呕吐、腹痛、便秘,甚至麻痹性肠梗阻。易发生消化性溃疡及急性胰腺炎。

4.心血管系统和呼吸系统症状

心血管系统和呼吸系统症状可发生高血压和各种心律失常及呼吸困难,甚至呼吸衰竭。

(三)诊断依据

一般将高钙血症的诊断分为两步,首先明确有无血钙升高,高于 2.75 mmol/L 即为高钙血症;然后明确高血钙的病因。

(四)治疗

血钙低于 3.0 mmol/L 时可暂不予处理,当血钙高于 3.5 mmol/L 即达高钙危象时,则须紧急处理降低血钙。高钙危象的处理措施如下。

1.扩容、促进尿钙排泄

扩容、促进尿钙排泄可纠正脱水及增加尿钠、钙排泄。每天补给等渗盐水 4 000~6 000 mL。高血钙合并低血钾者并不少见,故需同时补充钾盐。积极输注生理盐水的同时使用髓襻性利尿药,以加强钙的排泄。给予呋塞米(速尿)40~80 mg 静脉注射,每 2~6 min 注射 1 次。若有疗效,血钙可在 24 min 内下降0.5~1.0 mmol/L。忌用可使血钙升高的噻嗪类利尿药,因该制剂可增加肾小管钙的重吸收。

2.抑制骨吸收

(1)二磷酸盐:能抑制破骨细胞活性,对破骨细胞、肿瘤细胞均产生抗增殖、诱导凋亡作用,能降低血钙并对抗肿瘤的骨转移,治疗恶性肿瘤诱发的高钙血症有效率达90%。一般治疗高钙危象时须从静脉途径给药,维持输注 4 min 以上。

(2)氨磷汀:有机三磷酸盐,为放射治疗或化学治疗中正常组织的保护剂。由于能抑制 PTH 分泌及降低血钙,因而用于原发性甲旁亢及肿瘤所致高钙血症,也能直接抑制骨钙吸收,减少肾小管钙的重吸收。

(3)降钙素:其作用为直接抑制破骨细胞功能,快速抑制骨吸收,促进尿钙排泄,降低血钙。治疗剂量:鲑鱼降钙素 2~8 U/kg,鳗鱼降钙素 0.4~1.6 U/kg,每 6 h1 次,肌内注射或皮下注射,使用 6 min 内可降低血钙 0.25~0.5 mmol/L。

(4)普卡霉素:细胞毒性抗生素,可抑制 RNA 合成,减少骨吸收并拮抗 PTH 作用。静脉注射25~50 μg/kg,维持 6 min,血钙于 36~48 min 内下降,疗效维持不超过 5 d,必要时 5~7 d后重复应用。

(5)磷制剂:口服中性磷酸盐 40~80 mg,每天 3 次。

3.糖皮质激素

用于治疗维生素 D 中毒、结节病及血液系统肿瘤所致高钙血症。口服泼尼松 40~80 mg/d至血钙正常,或氢化可的松 200~300 mg/d,静脉滴注 3~5 d。

4.前列腺素抑制药

对少数可能由 PGS 所致的癌性高钙血症有效。通常用吲哚美辛(消炎痛)50~100 mg/d,或阿司匹林 2~3 g/d,经用 5~7 d 无效,即可停药。

5.钙螯合剂

依地酸二钠可与钙结合成为可溶性复合物,增加尿钙排出,每天 2~4 g,于糖盐水中静脉滴注 4 min 以上,故肾功能减退者慎用。

6.透析疗法

经以上治疗无效的重症急性高血钙,尤其是并发严重肾功能不全者。用无钙或低钙透析液做腹膜透析或血液透析有效。

(张　丽)

第七节　骨质疏松症

骨质疏松症亦称骨质缺乏症,乃骨质吸收超过其形成所致。Albright(1941年)首先提出。本病为一综合名称,非一独立疾病,可由不同原因引起类似的骨骼改变,其特征为成骨作用不全、骨基质形成不足,无钙磷沉着,骨骼缺乏钙质,骨基质由蛋白质组成,故基本上为组织代谢障碍性全身性疾病。根据不同病因,分为原发性和继发性两类。

一、定义

根据国际骨质疏松会议规定,骨质疏松症是一种以低骨质和骨组织微结构破坏为特征,导致骨脆性增加和易骨折的全身性疾病。

二、病因及发病情况

导致骨质疏松症的原因是多方面的,发病机制不一,根据其性质,可做以下分类。

(一)成骨细胞缺陷

1.失用性骨萎缩

施于骨骼上的正常应力与应变构成骨细胞活动力的主要刺激源,如因疼痛、瘫痪、长期固定制动或卧床不起,可使刺激减少,破骨细胞活动增加,成骨作用不能补偿,终至骨的局部萎缩或纤维性变。

2.女性激素缺乏

正常女性激素同样可刺激成骨细胞的活动力,如有缺乏,即可致病。①绝经后骨质疏松:女性激素缺乏使成骨细胞活动减少,其他如绝经期前骨骼中钙磷含量、饮食、体力活动、内分泌因素等也均有影响。故非所有绝经后妇女均可罹病。②先天性女性征象过低:如先天性卵巢发育不全。

3.先天性成骨细胞缺损

如成骨不全。

(二)骨基质缺损

1.男性激素缺乏

男性激素可促进蛋白质合成,骨基质沉积因男性激素作用而加强,类无睾征象及老年性骨质疏松即为缺乏男性激素所引致。老年性骨质疏松多在65岁以上发病,血液生化可无改变。

2.蛋白质缺乏

如缺乏,影响正常成骨细胞活动力,引发骨质疏松,可能是由于:①营养不良。②维生素C缺乏。③甲状腺功能亢进:蛋白质耗损过多,引发营养不良。④皮质醇增多症:肾上腺皮质所分泌的碳水化合物活动性醇酯可阻止蛋白质合成,如此类醇酯过多,即抑制骨基质的形成而致骨质疏松。⑤惊恐反应或肾上腺皮质素治疗,同理可引发骨质疏松。

(三)不明原因

1.肢端肥大症

可能由于甲状腺或肾上腺皮质内分泌素过多或伴发生殖腺功能过低,及其他未知原因所引致。

2.特发性骨质疏松

特发性骨质疏松包括外伤及妊娠后所发生者，但 Sudeck 骨萎缩多为局限性病变，为神经营养性反射现象。

本病被称为是一种静悄悄的流行病，正恰当且形象地说明了其发病情况。可分为原发性、继发性和特发性 3 类。

原发性Ⅰ型为绝经后妇女易发生，雌性激素减少，骨基质合成下降，钙盐沉着少，拮抗副甲激素下降。骨吸收，钙丢失。原发性Ⅱ型为老年型则活动减少，肾功能和维生素 D 转化减低，肠道吸收少，进食少，负钙平衡。

我国据估计已有近 1 亿人罹患此病，亦为全球性疾病，与性别、年龄、遗传、环境、生活条件和多种疾病有关，应引起人们的重视。

三、病理生理

（一）正常骨的新陈代谢

骨代谢即骨骼重建，骨组织不断被吸收，新骨不断生长，主要是基本代谢单位所起的作用。基本代谢单位包括一个哈氏管及其周围的骨板层或松质骨的一段骨小梁。

骨组织封闭在由细胞组成的骨内膜、哈氏管内膜和骨外膜 3 层膜内。骨组织在膜内进行代谢。骨外膜的内层细胞主管骨干长度与周径的塑形，到生长停止后即减少。骨内膜细胞在骨小梁表面及皮质骨内面重塑作用最活跃，哈氏管内膜与骨内膜相连，作用相同。

1.骨外膜塑形作用

正常成人骨外膜下很少破骨细胞，一般以其中的成纤维细胞转化为前成骨细胞，再转化为成骨细胞。骨外膜在代谢方面主要偏重于骨生长，骨内膜和哈氏管内膜则偏重于骨吸收。故老年人骨干的外径稍增加，皮质薄，髓腔扩大，密度减低。

2.骨内膜下浅面骨质代谢（重塑）

骨细胞有一特殊转化循环（图 12-4）。

3.骨组织内深代谢（重塑）

骨细胞位于骨深部空隙内，有小支经小管与其他骨细胞与浅面成骨细胞连接，所以骨细胞具有一空腔小管系统。围绕骨细胞及细胞与腔内管壁间有细胞外液环流，渗入细胞内，亦与体内细胞外液相通（极微循环）

正常骨组织含有死的骨细胞（老年多）、静止的骨细胞、活动的骨细胞和特殊情况的吸收。

4.结合骨内各种细胞功能形成一整套的代谢（重塑）功能

骨浅面破骨细胞活跃，其深部骨细胞周围则有骨吸收，深部骨细胞的活动与浅面相配合。

控制破骨细胞增生主要是钙离子和副甲状腺素的浓度，正常时二者协调，并必须有维生素 D 存在，副甲状腺素才能活动。

（二）原发性骨质疏松发生机制

1.骨生长速度正常而吸收速度增加

性激素抑制骨吸收，女性激素主要改变骨细胞对副甲状腺敏感性，更年期女性激素减少，副甲状腺就发挥骨吸收作用。

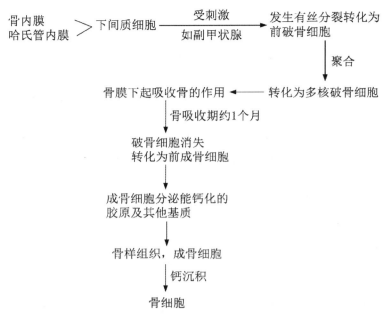

图 12-4　骨细胞的特殊转化循环

2.骨吸收速度正常,生长速度变慢

(1)骨内膜下破骨细胞不能正常完全进行成为成骨细胞,引起不平衡。

(2)生出的成骨细胞数量少,老年人即如此。

(3)骨深部活动的骨细胞数是决定细胞转化的数目。

(4)老年有较多的死骨细胞。

(三)骨质疏松症病理生理改变的总结

(1)随年龄增加,性激素、降钙素分泌减少,副甲状腺素分泌增加,影响骨生长和骨量的维持,导致骨转换和骨吸收增加。

(2)维生素 D 缺乏及活性减低,导致成骨细胞活性降低。

(3)磷、钙及蛋白质吸收不足,钙磷比例失调,骨形成下降。

(4)遗传因素决定的峰值骨量差异以及不良嗜好导致骨量下降。

(5)与年龄成正相关的局部因子如白介素 6 的升高,导致骨质丢失。

(6)运动量减少的失用性骨质丢失。

(7)药物作用。

(8)其他疾病的影响。

(四)骨质疏松的病变

主要有骨质疏松、纤维性骨炎及骨软化。骨中钙质减少,成骨细胞活动力减退,骨皮质变薄,骨小梁少而狭,甚至缺损。严重者骨边缘消失或隐匿可见,常并发骨折和压力性畸形。

四、临床表现

(1)人体骨质丢失>12%即可出现全身性骨病,>20%易引发骨折。

骨的痛觉神经广泛分布于骨小梁表面,皮质骨的骨小梁正常微结构在骨密度下降,骨质支持力不足以保护骨的痛觉神经时,即出现骨畸形或骨折,出现疼痛。

(2)女性多发于男性:女性骨密度峰值正常比男性低,绝经后女性骨丢失速度高于男性。男性丢失始于 40～50 岁,每 10 年丢失率 3％～5％;女性丢失在绝经期前后,每 10 年丢失率 10％。

(3)多见于男性 60 岁,女性 50 岁以后。

(4)原发骨质疏松症引起腰腿症状主要是骨量丢失,其主要因素是峰值骨量和丢失速度。

(5)依据病因的不同,虽可能有其独特的症状,就骨质疏松本身而言,则症状大都类似,仅有轻重不一之分。绝经后骨质疏松较常见,其程度因女性激素缺乏时日而定,人工绝经引致的骨质疏松较生理性绝经所引致者严重。失用性引起者多有局部症状。如属全身,亦以脊柱骨盆骨质疏松为显。严重者偶侵及长骨但不侵及颅骨。故常出现背痛和病理性骨折,而少骨部疼痛及压痛,此与骨软化症及纤维囊性骨炎不同。

(6)骨质疏松经一定时间达一定程度即转入稳定,正常全身骨骼中密质骨占 80％,松质骨占 20％。骨质疏松中密质骨重量消失 5％(占骨骼总重 4％);松质骨重量消失 50％(占骨骼总重 10％),共占骨骼 14％,达此程度时即转入稳定。

(7)骨质疏松症主要症状有骨痛、骨变形、抽搐和骨折。①骨痛:自发骨痛和压痛多不严重,老年人常有腰腿痛,除骨质疏松本身因素外,骨质增生和压力性骨折也有关。②骨变形:主要在中枢骨及长管状负重骨,与压力有关。③抽搐:由低钙血症引致。④骨折:主要是压应力所致,多见于胸腰椎(图 12-5)。可多次发生,4～5 年后即稳定。弥散性疼痛则多见于女性更年期。

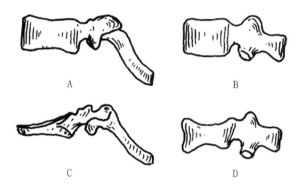

图 12-5　胸腰椎压缩性改变
A.正常胸椎;B.胸椎压缩性骨折;C.正常腰椎;D.腰椎压缩性骨折

(8)患者可有食欲缺乏和软弱无力等全身症状。如并发肾结石则有泌尿系统症状。

(9)X 线显示骨质脱钙、骨小梁丧失、椎体压缩呈鱼椎状畸形,长骨可弯曲。颅骨正常,牙齿周围硬板仍存在,此不同于骨质软化症及囊性骨炎。

(10)血液中磷酸酯酶、钙、磷均正常,但尿钙增高。

(11)骨密度降低。

五、诊断

(1)根据年龄、闭经日期、临床表现、X 线表现,检验及骨密度测定等进行诊断,但定量诊断仍很困难(表 12-12)。

表 12-12　骨质疏松程度分级

分级	标准(参照日本慈惠医大以腰 3 椎体骨小梁分级)
0	正常骨小梁
1	水平骨小梁减少,纵行者清晰
2	水平骨小梁进一步减少,纵行者亦稀疏
3	水平骨小梁大都消失,纵行者模糊

(2)骨密度测定:双光子吸收法及双能 X 线测定较 X 线及 CT 定量为优。

(3)检验:性激素以免疫法测定 E_1、E_2。

$$\left.\begin{array}{l}\text{尿钙/肌酐比值}\\\text{尿羟脯氨酸/肌酐比值}\end{array}\right\}\text{反应负氮平衡}\left.\begin{array}{l}>0.4\\>0.217\end{array}\right\}\text{即骨质疏松}$$

(4)骨强度测定:骨密度不能作为单一手段或单指标用于诊断骨质疏松,应测定骨强度,即抗骨折能力,避免漏诊或误诊也扩展了治疗。

方法是人体运动功能分析仪(mobilify evaluation system,MES)和 DEXA 测量股骨颈骨密度基础上直接测量人体股骨颈抗骨折能力(测量下肢肌肉分布、肌力、膝关节功能和人体平衡性等参数)。用于诊断骨质疏松程度,确定形成骨质疏松生物力学病因和预防骨折的安全活动范围。

(5)应与其他骨骼脱钙的疾病鉴别(表 12-13、表 12-14)。

表 12-13　骨骼广泛脱钙的病因和诊断要点

原因	诊断要点
长期卧床	
老年性骨质疏松	全身性,多侵及脊柱,血生化正常
副甲骨营养不良	血钙增加,血磷降低
皮质醇增多症	肥胖、高血压、多毛症、绝经
佝偻病(各型)	骨骺病变,生化改变
骨质软化症	营养缺乏,血钙正常或减少血磷降低
脂肪下痢	粪便中脂肪增多,血钙下降,血磷正常
多发性骨髓瘤	多发骨损害、Bence-Jone 蛋白尿、骨髓活检浆细胞增多
癌症广泛转移	有原发症
白血病	血及骨髓-未成熟细胞

表 12-14　各型疾病的血液生化检测

| | 血清 | | | | 尿 | | | | | 血清中类维生素 |
	碱性磷酸酯酶	钙	磷	CO_2*	氯	钙	NH_4	酸度	糖	胡萝卜素 D.A
单纯维生素 D 缺乏	高	正常或低	低	正常	正常	低	正常	正常	○	正常　正常
对维生素 D 有抗力	高	正常或低	低	正常	正常	低	正常	正常	○	正常　正常
脂肪痢	高	正常或低	低	正常	正常	低	正常	正常	○	低　低
肾性酸中毒	高	正常或低	低	低	正常	高	低	低	○	正常　正常

	血清				尿				血清中类维生素	
	碱性磷酸酯酶	钙	磷	CO_2 *	氯	钙	NH_4	酸度	糖	胡萝卜素 D.A
Fanconi 综合征	高	正常或低	低	低	正常	高	高	高	+	正常	正常
特发性多钙尿	高	正常或低	低	正常	正常	高	正常	正常	○	正常	正常
弥散性纤维囊性骨炎 经副甲状腺摘除术后	高	低	低	正常	正常	低	正常	正常	○	正常	正常

注：* 血清 CO_2 结合力。

六、治疗与预防

(一)防治原则

(1)增加钙和蛋白质摄入,改善膳食条件习惯。钙对骨积聚有促进作用,蛋白质能加快促进骨的形成,稳定骨密度。

(2)加强户外活动,日光疗法,适当体疗及锻炼,相应自我保健。

(3)戒除不良嗜好。

(4)药物:抑制骨吸收,增加骨量,改善骨质量。

(二)预防至为重要

骨质疏松症是营养代谢性疾病,重在预防。少年期着重使骨质量(含钙量)达到最高峰值,中年防丢失,老年防骨质疏松。为此要求人们提高警惕,及早对此有所认识,而采取措施。下表有助于自测,可供参考(表 12-15)。

表 12-15　骨质疏松危险因素自测表

不利因素	危险程度		
	高	中	低
遗传家族			
身材骨架	矮小	中等	高大
体重	过轻	正常	过重
家族成员中年龄较大发生骨折	数人	1人	无
性别与年龄			
性别	女性	—	男性
年龄	>65	50～60	<50
生活方式			
运动、活动量	不活跃	中等	很活跃
吸烟	多	偶尔	不吸
烟龄	半辈子	数年	—
饮酒	大量	适量	少
喝咖啡	很多	适量	少
喝牛奶及乳制品	少量	中等	多
补钙情况			

不利因素	危险程度		
	高	中	低
日常饮食补充	少量	中等量	多
服用钙剂	无	<600 mg/d	>600 mg/d
妇科疾病情况			
已过绝经期	已过	刚到	未到
卵巢切除	双侧全切	部分切除	未切除
全身疾病情况			
胃/小肠切除	完全切除	部分切除	无
甲状腺病变	重	轻	无
副甲状腺功能亢进	重	轻	无
用药情况			
肾上腺皮质激素	长期	短期	无
甲状腺素	长期	短期	无
抗癫痫药	长期	短期	无
制酸药	长期	短期	无
利尿药	长期	短期	无

（三）非药物治疗

1.运动疗法

老年人肌力弱，机械刺激相对减少，骨转换趋于负平衡，会加速骨的吸收和疏松，故必须加强活动，促进代谢，改善骨质。

运动强度要参考年龄、身体情况和运动习惯。最佳为最大耗氧量的 60%，每天 $20\sim30$ min，每周 $3\sim5$ d，运动项目应加入耗氧运动（散步、慢跑、游泳）、肌力训练和静止伸展，合理配合，综合训练。

2.饮食疗法

饮食疗法主要加强膳食摄入，选择高钙食品，不偏食，忌烟酒和过量咖啡。

3.对症处理

对症处理主要针对急性胸腰椎压缩骨折、腰骶骨折和脊柱弥散性疼痛，骨折可用支具保护，疼痛一般药物效果不佳，休息以待自行缓解。

（四）药物治疗

1.激素替代疗法

性激素刺激骨形成。降低骨丢失和骨折发生率，常用己烯雌酚（1 mg，3 次/天），雌三醇（$1\sim2$ mg/d，每 3 周停 1 周，连续 $2\sim3$ 个月）或尼尔雌醇（2 mg/d）。但长期单用雌激素会引起子宫出血和子宫内膜癌，故应用时，每月用黄体酮 10 mg/d，肌内注射共 5 d，此时停用雌性激素。雄性激素也可用，常用苯丙酸诺龙25 mg肌内注射每周一次，共 $3\sim5$ 周。

2.降钙素

抑制骨吸收，对急性腰痛有效。常用鲑鱼降钙素（密钙息，急性疼痛 $50\sim100$ U 肌内注射

1 次/天×2 周,长期用 50～100 U 肌内注射 1 次/隔天×6 个月)或鲤鱼降钙素(益钙宁 10 U 肌内注射 2 次/周×4 周)。

3.钙剂与维生素 D

见表 12-16～表 12-18。

表 12-16　钙剂的元素钙含量

碳酸钙	40%
碳酸氢钙	23.1%
乳酸钙	13%
葡萄糖酸钙	9%含钙低
枸橼酸钙	21.1%
磷酸钙	难吸收
柠檬酸钙	胃肠溶解,吸收高

表 12-17　常用药物

品名	成分	剂型	用法	备注
活性钙			10 mg,3 次/天	
乐力	氨基酸蛋白钙	胶囊	27.5 mg,1 次/天	
钙尔奇 D	碳酸钙＋D_3	片剂	300 mg,1 次/天	
凯思立 D	含 D_3 碳酸钙	片剂	1～2 片,1 次/天	
司特立	枸橼酯钙	片剂	1 g,2 次/天	吸收快
盖天力			25 mg,1 次/天	含砷汞铅有害元素
维生素 D			400 U,1 次/天	
			15 000～30 000 U,肌内注射,1/年×4	
法能	阿法骨化醇	胶丸	0.25 μg,1 次/天	
阿法 D_3	阿法骨化醇	胶丸	0.5 μg,1 次/天	
活性 D_3	阿法骨化醇	胶丸	0.5μg,1 次/天	
罗钙全	骨化三醇	胶囊	0.25 μg,1 次/天	

表 12-18　钙尔奇 D 与一般钙剂的比较

	钙尔奇 D	一般钙剂
成分	碳酸钙	氯化钙、氢氧化钙
酸碱度	偏中性	碱性
胃肠反应	小	大
含元素钙	600 mg/片	25 mg/片
含维生素 D_3	125 U	不含
用量	每天 2 片即可达 RDA 的 120%	每天 48 片才能达 RDA 的 120%

4.磷酸盐类

焦磷酸为有生理活性的内源性钙代谢调节物。二磷酸盐为与钙晶体有高度亲和力的人工合成化合物,通过防止羟灰石结晶溶解和直接抑制破骨细胞活性,起到抑制骨吸收作用,进而减少骨吸收,促进钙平衡,增加骨矿量,已成为防治骨吸收为主的骨质疏松的一线药物(表 12-19~21)。

表 12-19　乐力胶囊的成分

营养素	每粒含	作用
氨基酸整合钙	523.6 mg	骨骼之根本,生命活动之必需
抗坏血酸钙	145.0 mg	促进骨基质生成,提高铁质的利用
磷酸氢钙	110.0 mg	骨骼之要素;钙:磷比值之一端
氨基酸螯合镁	167.0 mg	骨骼成分之一,参与钙质的吸收
氨基酸螯合锌	40.0 mg	参与骨基质生成,促进钙的吸收
氨基酸螯合锰	8.2 mg	促进骨骼生长,调节钙磷代谢
氨基酸螯合铜	1.7 mg	辅酶活性中心,促进铁质的利用
氨基酸螯合钒	0.1 mg	参与生殖功能,调节脂肪代谢
氨基酸螯合硅	3.3 mg	骨骼成分之一,提高骨质强度
氨基酸螯合硼	0.9 mg	骨骼成分之一,促进骨骼生长
维生素 D$_3$	200.0 U	促进钙质吸收和利用,调节钙磷代谢

表 12-20　磷酸盐类药物

品名	抑制骨吸收能力	止痛	降低骨折发生率	增加骨密度	阻滞骨钙化	不良反应	用量	特点
第一代羟乙膦酸盐 (Etidranate)(依膦)	1	+	+	+	+	轻	200 mg, 2 次/天	降低骨折发生率不明确,长期应用阻滞矿化,大剂量可引起骨折,并发 1,25(OH)$_2$D$_3$下降
氯屈磷酸盐 (Clodronate)	10	+	+	+	—	轻	300 mg 静脉注射,1 次/天或 1 600 mg,1 次/天	抑制骨吸收能力大于羟乙磷酸盐长期用不阻滞矿化。可口服及静脉注射,引起高钙血症
第二代帕屈磷酸盐 (Pamidronate)	100	+	+	+	—	重	30~60 mg 静脉注射,1/2 周	过大量可阻滞矿化,不良反应为胃肠道症状
第三代阿伦磷酸盐 (Alendronate)	1 000	++	++	++	—	轻	10 mg,1 次/天	短期口服 6 个月,骨密度明显增加有效降低骨折发生率止痛好胃肠耐受性好,无明显不良反应

5.氟化物

使获得正钙平衡和骨矿化增加。作用于骨松质,刺激成骨细胞,促进新骨有机基质合成。须同时补钙,促进矿化。

用药如特乐定(钙＋$NaFPO_3$)或氟化钠 0.15 mg/(kg·d)。

表 12-21 磷酸盐类与其他药物比较

比较内容	抑制骨吸收药物			促骨形成药	骨矿化药物
	依膦	雌性激素	降钙素	氟化物	钙及维生素 D
骨重组第一阶段 (抑制骨重吸收)	＋	＋	＋	－	－
骨重组第二阶段 (促进骨形成)	－	－	－	＋	－
骨重组第三阶段 (骨基质矿化)	－	－	－	－	＋
抑制破骨细胞	＋	－	＋	－	－
作用持续时间	12～36 个月	6～12 个月	6～12 个月	12～36 个月	持续
停药后骨量丢失	可维持	加速丢失	同治疗前	可维持	同治疗前
缓解疼痛	有效	有效	中枢性止痛	有效	有效
增加骨密度时间	1～3 年	6～12 个月	6～12 个月	1～3 年	可增加
新骨折发生率	下降	下降	不确切	下降	下降
不良反应	轻微消化道反应	子宫内膜增生,乳腺子宫肿瘤,血栓疾病	过敏、心悸、热感、消化道反应	下肢疼痛、胃肠炎	胃肠反应
给药方式	口服	口服	注射	口服	口服
价格	便宜	便宜	昂贵	较贵	便宜

6.生长因子类

常用骨宁(骨多肽生长素),含多种与骨代谢有关的生长因子,促进骨细胞生长和新骨形成,调节钙磷代谢,增加其沉积。改善骨代谢(表 12-22)。用量 4 mL 肌内注射,2 次/天。

表 12-22 骨宁的成分

骨生长因子(SGF)

骨原性生长因子(BDGF)

软骨原性生长因子(CBGF)

骨形态发生蛋白(BMP)

转化生长因子(TGT)

成纤维细胞生长因子(FGF)

白介素-6

γ-干扰素

7.中草药

(1)骨愈灵:胶囊,0.4 g,3 次/天,成分为三七、乳香、没药、红花、杜仲、熟地、自然铜。

(2)骨疏康:成分有淫羊藿、熟地黄、黄芪、丹参、骨碎补,用量 12 g,3 次/天。

（3）仙灵骨葆：成分为淫羊藿、川续断、补骨脂，用量 0.9 g，3 次/天。

8.其他

（1）左旋多巴：促进骨生长，25 mg，3 次/天。

（2）维生素 B_{12}：对改善症状，止痛有良好疗效，作用机制不明，用量 500 μg 肌内注射 1 次/天。

（3）伊普拉封：为合成的异黄酮，通过对破骨细胞作用，间接抑制骨吸收，增强雌性激素，促进甲状腺分泌，产生降钙素，从而抑制骨吸收和缓解疼痛，但无雌性激素活性。用量 600 mg/d（200 mg，3 次/天），饭后服用，吸收好。

（4）维生素 K：近年研究发现防治骨质疏松不仅需要钙、维生素 D，还需要维生素 K，维生素 K 作用为抗出血，但也是多功能性，对钙代谢也起重要作用。维生素 K_2 作用于成骨细胞，促进骨组织钙化，还能抑制破骨细胞引起的骨吸收，从而增加骨密度。可防可治骨质疏松。

用量：维生素 K_2（MK-4）45 mg。

维生素 K 为脂溶性，可在体内储存，过量摄入可引起维生素 K 过剩症，出现呼吸困难、胸闷、皮肤水疱，直至溶血性贫血等不良反应，应予注意。

（五）脊柱压缩性骨折的手术治疗

发病主要是压应力性引致骨折，在胸椎将影响肺容量下降，在腰椎影响胃肠，营养下降，并伴疼痛，一般不需也不宜手术，但如继发椎管狭窄、侧凸畸形，只有在保守治疗无效、骨质疏松已不重、病情不发展时才考虑，目的在改善功能缓解症状。

1.减压范围

椎体压缩一般在前方，但后侧也可发生，引起椎管狭窄和神经受压。如适应手术，必须彻底减压，但同时保持稳定，应保留小关节和脊柱结构。

2.内固定

常采用椎板下钢线固定，椎弓根钩和椎板钩、椎弓螺钉或侧前方减压，Z 板椎体钉板固定。

3.椎体成形术和脊柱成形术

此为微创介入手术，经皮注入聚甲基丙烯酸甲酯（PMMA）于椎体，穿针注入，在 CT 或 C 臂 X 线观察下施用。

（1）椎体成形：穿针进入椎体前 1/3，注入 10～15 mL 碘造影剂造影，每侧注入 1～4 mL，PMMA，可增加椎体强度、减少疼痛、但不能改正变形。

（2）脊柱成形：穿针入椎体（探针＋套针），钻一隧道，置入气囊，造影剂填充，抬高椎体。然后经套管注入 PMMA 每侧 2～6 mL。

（张　丽）

第八节　痛　风

痛风是一组由于遗传性或获得性嘌呤代谢紊乱和/或尿酸排泄障碍所致的异质性疾病。其临床特点有高尿酸血症、以尿酸盐结晶和沉积所致的特征性急性关节炎、痛风石、严重者有关节畸形及功能障碍。累及肾脏者可有间质性肾炎，常伴尿酸性尿路结石。高尿酸血症引起急性关节炎发作、痛风石形成及关节、肾脏改变时，称为痛风。仅有高尿酸血症，或高尿酸血症伴随尿酸性。肾结石不能诊断为痛风。患者常伴发肥胖、2型糖尿病、高脂血症、高血压病、冠心病等。高尿酸血症和痛风常是代谢综合征的一部分。随着经济发展,生活方式改变,以及人均寿命的延长,其患病率逐年上升。

一、发病机制和分类

本病是多原因的。分原发性和继发性两大类。原发性的基本属遗传性,遗传方式多数未明,仅有1%~2%因酶缺陷引起,如磷酸核糖焦磷酸合成酶(PRS)亢进症、次黄嘌呤-鸟嘌呤磷酸核糖转移酶(HGPRT)缺乏症、腺嘌呤磷酸核糖转移酶(AP-RT)缺乏症等。原发性痛风与肥胖、原发性高血压、血脂异常、糖尿病、胰岛素抵抗关系密切。继发性主要因肾脏病或酸中毒引起的滤过/排泌障碍、血液病或肿瘤的细胞过度增殖和放化疗后的大量破坏、高嘌呤饮食等引起的。

体内80%的尿酸来源于体内嘌呤生物合成(内源性);20%的尿酸来源于富含嘌呤食物的摄取(外源性)。目前尚无证据说明溶解状态的尿酸有毒性。痛风的发生应取决于血尿酸的浓度和在体液中的溶解度。

引起高尿酸血症的主要病因:高嘌呤饮食、ATP降解增加、尿酸生成增多、细胞破坏所致的DNA分解增多、尿酸排泄减少等。尿酸是嘌呤代谢的最终产物,参与尿酸代谢的嘌呤核苷酸有次黄嘌呤核苷酸、腺嘌呤核苷酸和鸟嘌呤核苷酸。核苷酸的生成有两个途径:一个途径是从氨基酸、磷酸核糖及其他小分子的非嘌呤基的前体,从头合成而来;另一个途径是从核酸分解而来,核苷酸再一步步生成尿酸。在嘌呤代谢过程中,一旦酶的调控发生异常,即可发生血尿酸量的变化。

肾小球滤出的尿酸减少、肾小管排泌尿酸减少或重吸收增加,均可导致尿酸的排出减少,引起高尿酸血症。其中大部分是由于肾小管排泌尿酸的能力下降,少数为肾小球滤过减少或肾小管重吸收增加。肾脏对尿酸的排泄减少与肾内缺血和乳酸生成增多、离子交换转运系统对尿酸排泄的抑制,以及肾内的钼、硫与铜结合增多等因素有关。另外,噻嗪类利尿剂、呋塞米、乙胺丁醇、吡嗪酰胺、小剂量阿司匹林、烟酸、乙醇等,均可竞争性抑制肾小管排泌尿酸而引起高尿酸血症。

二、病理生理和临床表现

(一)急性关节炎

急性关节炎常是痛风的首发症状,是尿酸盐结晶、沉积引起的炎症反应。当环境温度为37%,血pH为7.4时,尿酸钠的饱和浓度为380 μmol/L(6.4 mg/dL)。当尿酸浓度超过此水平时,则容易形成针状结晶而析出,引起痛风性关节炎、痛风石。血尿酸过高与血浆清蛋白、α_1、α_2球蛋白结合减少,关节局部pH、温度降低等有关。关节滑膜上的痛风微小结晶析出并脱落,析出的结晶激活了Hageman因子、5-羟色胺、血管紧张素、缓激肽、花生四烯酸及补体系统,又可趋化白细胞,使之释放白三烯B_4(LTB$_4$)和糖蛋白化学趋化因子,单核细胞也可在刺激后释放白介素1(IL-I)等引发关节炎发作。

下肢关节尤其是跖趾关节,承受的压力大,容易损伤,局部温度较低,故为痛风性关节炎的好发部位。关节软骨容易发生尿酸盐沉积,发生软骨退行性改变,导致滑囊增厚、软骨下骨质破坏及周围组织纤维化,晚期可发展为关节强硬和关节畸形。

（二）痛风石

长期高尿酸血症可引起一种特征性改变叫痛风石。血尿酸水平持续高于饱和浓度,导致尿酸盐结晶沉积在关节、骨和软骨、滑囊膜、肌腱和皮下结缔组织等,引起慢性炎症反应,形成上皮肉芽肿。其周围有大量单核细胞、巨核细胞,有时还有分叶核细胞的浸润。随着沉积的尿酸盐不断增多,在局部逐渐形成黄白色赘生物,为芝麻至鸡蛋或更大不等。早期质地较软,后期由于痛风石内纤维组织的增多,质地逐渐变硬。痛风石可溃破,排出白色尿酸盐结晶,形成不易愈合的皮肤溃疡。

（三）痛风的肾脏病变

90%～100%的痛风患者有肾损害,由于患者的肾小管功能障碍,导致尿液的 pH 降低;而尿pH 为 7.4 时,99% 以上的尿酸呈离子状态;尿液 pH 为 7.0 时,尿酸在尿液中的溶解度增加10 倍;而 pH 为 5.0 时,85% 的尿酸为非离子状态。因此,尿酸盐在酸性环境下更容易形成结晶。形成恶性循环。尿酸在远曲小管和集合管形成结晶而析出,引起肾小管与肾间质的化学性炎症。痛风主要可引起三种类型的肾脏病变。

1.痛风性肾病

痛风性肾病呈慢性进展经过。其特征性组织学表现是肾髓质或乳头处有尿酸盐结晶,其周围有圆形细胞和巨大细胞反应,呈间质性炎症,导致肾小管变形、上皮细胞坏死、萎缩、纤维化、硬化、管腔闭塞,进而累及肾小球血管床。临床可有蛋白尿、血尿、等渗尿,进而发生高血压、氮质血症等肾功能不全表现。尽管 17%～25% 的痛风患者死于尿毒症,但很少是痛风单独引起,常与老化、高血压、动脉硬化、肾结石或感染等综合因素有关。

2.急性梗阻性肾病

急性梗阻性肾病也称为高尿酸血症肾病,主要见于放疗、化疗等致急剧明显的血尿尿酸增高的患者,导致肾小管急性、大量、广泛的尿酸结晶阻塞——急性肾衰竭。

3.尿酸性尿路结石

结石在高尿酸血症期即可出现。其发生率在高尿酸血症中占 40%,占痛风患者的 1/4,比一般人群高 200 倍,在一切结石中占 10%。其发生率与血尿酸水平及尿酸排出量呈正相关,约84% 的尿酸性结石由单纯的尿酸构成,4% 为尿酸与草酸钙的混合性结石,其余为草酸或磷酸钙结石。

三、实验室检查

（一）血尿酸测定

多采用血清标本、尿酸酶法,正常值男性为 $150～380~\mu mol/L(2.4～6.4~mg/dL)$,女性为$100～300~\mu mol/L(1.6～3.2~mg/dL)$。一般男性大于 $420~\mu mol/L(7.0~mg/dL)$,女性大于$350~\mu mol/L(6~mg/dL)$可确定高尿酸血症。由于存在波动性,应反复监测。

（二）尿尿酸测定

高尿酸血症可分为产生过多型、排泄减少型、混合型、正常型四型。限制嘌呤饮食 5 d 后,每天尿酸排出量仍超过 3.57 mmol(600 mg),可认为尿酸生成增多。

（三）滑囊液检查

急性关节炎期,行关节腔穿刺,拍取滑囊液检查,在旋光显微镜下,见白细胞内有双折光现象的针形尿酸盐结晶。同时发现白细胞,特别是分中性粒细胞增多。

(四)痛风结节内容检查

标本取自结节自行破溃物或穿刺结节内容物,判定方法有两种。

(1)紫脲酸胺(murexide)反应:取硝酸 1 滴,滴在标本上,加热使硝酸蒸发掉,然后再滴氨水 1 滴,若是尿酸标本是暗紫红色,特异性很高,氧嘌呤则阴性。

(2)旋光显微镜检查:结节内容呈黏土状,镜下可见双折光的针状结晶,呈黄色。

(五)X 线检查

急性关节炎期可见非特征性软组织肿胀;慢性期或反复发作后,可见软骨缘破坏,关节面不规则,软骨面、骨内、腔内可见痛风石沉积,骨质边缘可见增生反应等非特异表现;典型者由于尿酸盐侵蚀骨质,使之呈圆形或不整齐的穿凿样透亮缺损,为痛风的 X 线特征。

(六)关节镜检查

在痛风发作时,常在滑膜上见到微小结节,冲洗关节腔时,可见部分结晶脱落到关节腔内。

(七)X 线双能骨密度检查

在 X 线检查尚无变化时,可早期发现受伤害的关节骨密度下降。

(八)超声显像

尿酸性尿路结石 X 线检查不显影,但超声显像可显影。混合型结石 X 线、超声显像均可显影。

(九)CT 与 MRI 检查

沉积在关节内的痛风石,根据其灰化程度的不同在 CT 扫描中表现为灰度不等的斑点状影像。痛风石在 MRI 检查的 T_1 和 T_2 影像中均呈低到中等密度的块状阴影。两项联合检查可对多数关节内痛风石做出准确诊断。

四、诊断和鉴别诊断

本症可发生于任何年龄,但发病的高峰年龄为 40 岁左右,患病率随年龄的增长有逐渐增高的趋势。临床上以男性患者多见,只有 5% 的患者为女性,且多为绝经后妇女。肥胖及体力活动较少者易患本病。常有家族史及代谢综合征表现,在诱因基础上,突然半夜关节炎发作或尿酸结石发作,大致可考虑痛风,查血尿酸增高可确诊。有条件做关节腔穿刺、痛风石活检 X 线检查、关节腔镜检查等可协助确诊。有困难者用秋水仙碱诊断性治疗迅速显效,具有特征性诊断价值。需注意的是痛风导致的急性关节炎的多呈自限性。轻微发作一般数 h 至数天可缓解,严重者可持续 1～2 周或更久。通常痛风的急性关节炎发作缓解后,患者症状全部消失,关节活动完全恢复正常,此阶段称为间隙期,可持续数月至数年。多数患者于 1 年内症状复发,其后每年发作数次或数年发作 1 次。有些病例表现不典型,需与类似疾病做鉴别。

(一)急性关节炎

急性关节炎需与其他原因关节炎相鉴别。

1.风湿性关节炎

风湿性关节炎多见于青少年女性,以膝关节炎为主,常伴环形红斑等。

2.类风湿关节炎

类风湿关节炎多见中青年女性,好发小关节,呈梭形肿胀,类风湿因子效价高。

3.创伤性关节炎

因痛风常在创伤后发作故易误诊,重要的是痛风病情和创伤程度呈不平行关系。

4.化脓性关节炎

全身中毒症状重,而滑囊液无尿酸盐结晶。

5.假性关节炎

老年膝关节炎,滑囊液中可见焦磷酸钙结晶,本病罕见。

(二)慢性关节炎

1.类风湿关节炎

关节呈慢性僵直畸形,多见于中青年女性,血尿酸不增高,X线缺乏穿凿作特征性缺损。

2.银屑病(牛皮癣)关节炎

20%左右的患者可伴有血尿酸增高,有时难以与痛风相区别。常累及远端的指(趾)间关节、掌指关节、跖趾关节,少数可累及脊柱和骶髂关节,表现为非对称性关节炎,可有晨僵现象。X线照片可见关节间隙增宽,骨质增生与破坏可同时存在,末节指(趾)远端呈铅笔尖或帽状。

3.骨肿瘤

多处穿凿样破坏以致骨折、畸形而误诊为骨肿瘤。但无急性关节炎及高尿酸血症病史,鉴别有困难者活组织检查。

4.假性痛风

假性痛风多见于用甲状腺素进行替代治疗的老年人,系关节软骨钙化所致。一般女性较多见,膝关节最常受累。关节炎发作常无明显的季节性。血尿酸水平正常。关节滑囊液检查可发现有焦磷酸钙结晶或磷灰石,X线照片可见软骨呈线状钙化,尚可有关节旁钙化。部分患者可同时合并有痛风,则可有血尿酸浓度升高,关节滑囊液检查可见尿酸盐和焦磷酸钙两种结晶。

(三)尿路结石

尿路结石需与其他成分的结石鉴别。草酸钙、磷酸钙、碳酸钙结石X线显影,易与混合型尿酸结石混淆,但后者有高尿酸血症及相关痛风表现。胱氨酸结石X线也不显影,但血尿酸不高。

五、预防和治疗

对原发性痛风目前尚无根治的方法,但通过控制高尿酸血症通常可有效地减少发作,使病情逆转。本病的治疗目标:①迅速终止急性关节炎发作;②控制尿酸性肾病与肾石病,保护肾功能。不同病情阶段的治疗措施各不相同。

(一)一般处理

对疑诊患者及家属进行检查,早期发现高尿酸血症。控制体重、控制血脂、避免过量饮酒等有助于预防血尿酸水平升高。每天蛋白质的摄入量应限制在 $1 g/kg$ 体重左右。由于果糖摄入过多可导致体内嘌呤核苷酸产生增多,进而促进尿酸的生成,故应少食富含果糖的食物。动物内脏(心、肝、肾、脑)及海产品、菌菇酵母类等均为高嘌呤食物,应限制食用。肉类、鱼虾类、豌豆、菠菜等亦含一定量的嘌呤,食用要适量。还应该戒烟、避免劳累,多饮水促进尿酸的排泄。不宜使用抑制尿酸排泄药、利尿剂、小剂量阿司匹林等。生活方式的调整很重要。需定期进行血尿酸浓度监测,以确保血尿酸水平经常控制在正常范围之内。对经饮食控制等非药物治疗后血尿酸浓度仍超过 $475 \mu mol/L(8 mg/dL)$、$24 h$ 尿尿酸排泄量大于 $6.54 mmol$,或有明显家族史者,即使未出现关节炎、痛风石、肾石病等临床表现,也应使用降低尿酸的药物。

(二)急性发作期的处理

患者首先应绝对卧床休息,抬高患肢,避免受累关节负重,持续至关节疼痛缓解后 $72 h$ 左右方可逐渐恢复活动,并迅速投用抗炎药物。

1.秋水仙碱

对控制痛风急性发作具有非常显著的疗效,为痛风急性关节炎期的首选用药。可减少或终止因白细胞和滑膜内皮细胞吞噬尿酸盐所分泌的化学趋化因子,对于制止炎症有特效。通常用药后 6~12 h 可使症状减轻,约 90% 的患者在 24~48 h 可完全缓解,用法如下。①口服法:0.5 mg/h或 1 mg/2 h,一日总量 4.8 mg,持续 24~48 h,或在出现胃肠道症状前停止使用。②静脉法:可减少胃肠反应,一般1.2 mg溶于生理盐水20 mL中,5~10 min 缓慢注射,4~5 h可再次注射,总剂量不超过 4 mg。一旦外漏会造成组织坏死。秋水仙碱毒性很大,可能导致恶心呕吐、腹泻、肝细胞伤害、骨髓抑制、脱发、呼吸抑制等,故有骨髓抑制、肝肾功能不全、白细胞减少者禁用、治疗无效者,不可再用,应改用非甾体抗炎药。极少数患者使用秋水仙碱后,可发生急性心功能衰竭和严重的室性心律失常。

2.非甾体抗炎药(NSAID)

效果不如秋水仙碱,但较温和,发作超过 48 h 也可应用,无并发症的急性病风湿性关节炎发作可首选非甾体类消炎镇痛药物。非甾体类抗炎镇痛药与秋水仙碱合用,可增强镇痛的效果。此类药物宜在餐后服用,以减轻胃肠道刺激。常用的是吲哚美辛每次 50 mg,1 d3 次;或保泰松每次0.1 g,1 d3 次。其他还有双氯芬酸、布洛芬、酮基布洛芬、阿明洛芬、阿西美辛、尼美舒利、舒林酸、萘普生、美洛昔康、吡罗昔康等。症状消退后减量。

3.ACTH 或糖皮质激素

仅上述两类药无效或禁忌时用,且易反跳。一般每天以 ACTH 40 U 加入静脉滴注或40~80 U肌内注射;泼尼松 10 mg,1 d3 次等。曲安西龙(triamcinolone acetonide,去炎松)5~20 mg关节腔注射,常可使症状得到缓解。

4.关节剧烈疼痛者

关节剧烈疼痛者可口服可待因 30~60 mg,或肌内注射哌替啶 50~100 mg。降低血尿酸的药物在用药早期可使进入血液中的尿酸一过性增多,有加重急性关节炎的可能,故在痛风的急性期不宜使用。

(三)间隙用及慢性期治疗

降低血尿酸药物为本期治疗的主要用药,以控制高尿酸血症,治疗目标为血尿酸水平维持在360 μmol/L(6 mg/dL)以下。应用降低血尿酸药物的适应证:①经饮食控制后血尿酸仍超过416 μmol/L(7 mg/dL)者。②每年急性发作在两次以上者。③有痛风石或尿酸盐沉积的X线证据者。④有肾石病或肾功能损害者。造成功能障碍者,需适当关节理疗和锻炼,痛风石较大或已破溃形成瘘管者,应行手术治疗减轻局部不适合活动障碍。有关节畸形者可通过手术进行矫形。

1.抑制尿酸合成药

本药主要机制是抑制黄嘌呤氧化酶,阻止黄嘌呤转化为尿酸。适用于尿酸生成过多者和不适合使用促进尿酸排泄药者。用法为别嘌呤醇每次 0.1 g,1 d3 次,逐渐增至每次 0.2 g。由于别嘌呤醇的生物半衰期为 18~30 h,亦可每天单次用药,顿服 0.3 g。可与促进尿酸排泄药合用,作用更强;也可单独使用。不良反应有胃肠道刺激、皮疹、发热、肝损害、骨髓抑制等。不良反应多见于有肾功能不全者,故肾功能不全者宜减半量应用。

2.促进尿酸排泄药

本药主要抑制肾小管的再吸收,适用于高尿酸血症期及发作间歇期、慢性期。当内生肌酐清除率小于30 mL/min时无效。有尿路结石或每天尿酸排出量大于3.57 mmol(600 mg)以上时不宜使用。为避免用药后因尿中的尿酸排泄急剧增多而引起肾脏损害及尿路结石,用药时应从小剂量开始。用药期间需多饮水,同时服用碱性药,如碳酸氢钠每天3~6 g。促排泄药可持续用药12~18个月,直至尿酸平稳。常用药:①丙磺舒(probenecid,羧苯磺胺),开始剂量每次0.25 g,每天2次,2周内增至每次0.5 g,每天3次,每天最大量2 g。②磺吡酮(sulfinpyrazone,苯磺唑酮),作用比丙磺舒强,开始每次50 mg,每天2次,渐增至每次100 mg,每天3次。③苯溴马隆(benzbromarone,苯溴香豆素),作用更强,每天1次,25~100 mg。偶有出疹、发热、胃肠道刺激、促使急性发作等不良反应。

(四)急性肾衰竭

发生急性肾衰竭者,先用乙酸唑胺0.5 mg,以后每天3次,每次0.25 g,并大量经静脉补液和补给1.25%碳酸氢钠溶液,可同时静脉注射呋塞米60~100 mg,使水分迅速排出,增加尿流量,冲开结晶的堵塞。同时减量使用抑制尿酸合成药别嘌呤醇。处理后如仍不能解除肾衰竭者可行血液透析。肾功能损害严重者,预后较差。

(王　芳)

第九节　多发性内分泌腺瘤病

多发性内分泌腺瘤病(multiple endocrine neoplasia,MEN)是指同一患者同时或先后出现2个或2个以上,在病因上有联系的内分泌腺体肿瘤或增生而产生的一组临床综合征。MEN发病年龄较早,属常染色体显性遗传病,可呈家族性发病。肿瘤可为良性或恶性,可为有功能性(分泌活性激素并造成特征性临床表现)或无功能性,病情可重可轻,病程可缓可急。MEN主要分为两种类型:MEN1及MEN2。后者目前又分为3种亚型:MEN2A,家族性甲状腺髓样癌(FMTC),MEN2B(有学者称之为MEN3)。此外,还有新近发现的不能归属于MEN1或MEN2的MEN4。

一、多发性内分泌腺瘤病1型(MEN1)

MEN1为一常染色体显性遗传性肿瘤综合征,又称Wermer综合征,在普通人群中患病率为(2~20)/10万,外显率较高。约有10%的MEN1患者的基因突变属新出现的,称为散发性MEN1。MEN1可有多种临床表现,不同家系及同一家系的患病者中表现可以不同。

(一)病因和发病机制

MEN1是由men1基因突变所致。该基因位于第11号染色体,11q13带,全长9 kb,包含10个外显子,编码一种含610个氨基酸残基的蛋白质,称为多发性内分泌腺瘤蛋白(menin)。menin在机体中表现为多种生物学功能:在细胞核中menin与其他关键转录因子相互作用,直接参与组蛋白甲基化修饰等基因表达调控过程;menin与大量涉及基因组稳定的蛋白相互作用,影响基因组的稳定;此外menin还参与细胞分裂增殖和细胞周期调控等过程,影响胚胎的生长发育,与肿瘤的发生发展有密切联系。自从 men1 基因被发现以来,在 MEN1 患者中已发现了 400 余种 men1 基因突变,其中 21% 为无义突变,53% 为插入或者缺失突变,7% 为剪切位点突变,还有 19% 是错义突变。这些突变可造成编码蛋白质 menin 的长度改变并失活。迄今为止 menin 缺失或失活与内分泌肿瘤发生之间的关系尚不十分明确,推测 menin 基因为一抑瘤基因。除了通过遗传见于全身细胞的 men1 基因缺陷外,MEN1 肿瘤组织中 men1 另一等位基因也发生获得性突变,从而使肿瘤组织中 men1 两个等位基因都发生突变并功能丧失,导致细胞增殖,发生肿瘤,这一现象符合两次打击致肿瘤抑制基因功能丧失致瘤的模型。

（二）临床表现

MEN1 主要表现为甲状旁腺功能亢进症、肠胰内分泌肿瘤和垂体增生或肿瘤。一般 20～40 岁起病,若做家族筛查可较早发现,在一级亲属血缘家族成员中从出生后即可查出基因突变。

1.甲状旁腺功能亢进症

简称甲旁亢,为 MEN1 中最常见并最早出现的病变,其发生率可高达 90%。与腺瘤所致散发性甲旁亢病例相比较,起病较早(20 余岁),男女发病率相仿而非女多于男,在病理上为多个甲状旁腺增生,大小可不一致,腺瘤可在增生基础上发生。表现为高钙血症和血清甲状旁腺激素水平增高,诊断依据同一般散发性病例。甲旁亢所致高钙血症可加重同时并存的胃泌素瘤的症状及高血清胃泌素血症。

2.肠胰内分泌肿瘤

包括以下肿瘤:胃泌素瘤、胰岛素瘤、胰高糖素瘤、血管活性肠肽瘤和无功能瘤。胃泌素瘤约占 MEN1 中肠胰内分泌肿瘤的 50%～60%。这种胃泌素瘤的特点为体积小、多中心性,且可为异位性,不位于胰腺内,而处于十二指肠黏膜下,恶性度较高,并可早期转移。临床可有多种表现,如 Zollinger-Ellison 综合征的高胃泌素血症及高胃酸分泌,从而出现多发消化性溃疡、出血、穿孔等并发症。可行胰泌素兴奋试验与常见的胃酸缺乏症伴高胃泌素血症相鉴别。由于 MEN1 中胃泌素瘤体积小,其定位诊断较困难,CT 及 MRI 可检出肝转移性病灶,但往往难以找到原发灶,进一步定位方法包括内镜超声、选择性动脉注射胰泌素后肝静脉采血测胃泌素以及放射性核素标记奥曲肽扫描。MEN1 中胰岛素瘤发生率约占起源于胰岛肿瘤的 20%,其余的为胰高糖素瘤、舒血管肠肽瘤及无功能瘤。其中胰岛素瘤亦常为多中心性,定位也比较困难,内镜超声检查、选择性钙负荷后肝静脉采血测胰岛素等有助于定位。

3.垂体瘤

发生率为 20%～25%,大多为催乳素瘤,可伴或不伴生长激素分泌增多。其次为生长激素瘤、无功能瘤及促肾上腺皮质激素瘤,表现为相应的症状和体征。MEN1 中垂体瘤极少为恶性,其诊断、治疗同散发性病例。

4.其他病变

MEN1 患者还可伴有类癌和类癌综合征,约占 20%。类癌来源于前肠(2/3 位于胸腺、肺、胃或十二指肠),临床表现为皮肤潮红、支气管痉挛、腹痛、腹泻,与血清 5-羟色胺、降钙素及 ACTH 增多有关。分泌皮质醇的肾上腺腺瘤也可见于 MEN1。MEN1 中出现的 Cushing 综合征有以下 3 种可能性:①肾上腺腺瘤;②垂体 ACTH 瘤;③类癌伴异位 ACTH 综合征,以垂体 ACTH 瘤较多见。在 MEN1 中甲状腺腺瘤及其他甲状腺疾病亦较为多见。在 MEN1 的家族成员中,出现皮下脂肪瘤、皮肤胶原瘤及多发性面部血管纤维瘤者占 30%～90%。

（三）治疗

MEN1 的病变多为肿瘤或增生，因此手术治疗仍是目前首选的治疗方案。

1.甲状旁腺病变

MEN1 中甲旁亢的治疗可选择切除 3 个甲状旁腺，剩下的一个切除一半，留下半个甲状旁腺，也可选择 4 个甲状旁腺全切除，将外表上最接近正常的一个腺体的一半移植于非经常使用的一侧前臂肌肉中。手术治疗后甲旁亢持续存在或复发率皆明显高于散发性甲旁亢。术后甲旁亢持续存在，即血钙与血甲状旁腺激素皆未恢复正常者占 36%；复发者，指血钙恢复正常 3 个月以上后甲旁亢又复发，占 16%；而散发性病例术后疾病持续存在及复发者分别只占 4% 及 16%。MEN1 中手术后甲旁亢持续存在发生率高的主要原因是患者的甲状旁腺可能不止 4 个，或有异位的甲状旁腺组织，而复发率高则是由于剩余的甲状旁腺组织继续受到促进生长的刺激。目前综合来看，最佳的初次手术方式为甲状旁腺次全切除术伴或不伴自体移植，经颈胸腺次全切除术应同时完成以预防胸腺类癌的发生。

2.肠胰内分泌肿瘤

由于 MEN1 中的肠胰内分泌肿瘤多为恶性，约有 1/3 的相关死亡由这类肿瘤引起，因此，早期诊断和早期治疗十分重要。除胰岛素瘤外，其他 MEN1 相关胰腺内分泌肿瘤都对药物治疗非常敏感，质子泵抑制剂或 H2 受体拮抗剂及生长抑素类似物可有效预防和治疗肿瘤引起的临床症状。胃泌素瘤可作胰体全切加全胃切除术，以完全去除分泌胃酸的组织和胃泌素的靶器官，但由于生长抑素治疗效果很好，而胃泌素瘤的手术成功率较低，因此，是否首选手术还存在争议。MEN1 中胰岛素瘤患者应首选手术治疗，即使术前定位不明确，由于术中超声往往可以发现胰腺肿瘤，因此也建议手术。对于无症状的肠胰内分泌肿瘤，目前主张如肿瘤大于 1 cm，应尽早手术切除。

（四）MEN1 的筛查

对 MEN1 患者的家族成员应做全面的病史采集及体检。重要的实验室检查为血离子钙浓度测定，或作血总钙测定加血浆蛋白测定作校正，从 15 岁起开始定期检查。此外催乳素、胃泌素及空腹血糖测定也有助于诊断。MEN1 基因突变检测由于过于复杂、昂贵，只有具备条件的单位方可施行。

二、多发性内分泌腺瘤病 2 型（MEN2）

MEN2 也是一种常染色体显性遗传疾病，其患病率约占普通人群的（1～10）/10 万，携带有 MEN2 缺陷基因者，其疾病外显率高于 80%。MEN2 可分为 3 个亚型：MEN2A（又称 Sipple 综合征）、FMTC 以及 MEN2B。

（一）病因和发病机制

MEN2 系由 RET 原癌基因发生突变所致。RET 原癌基因是一种酪氨酸激酶基因，位于 10 号染色体长臂，全长 60 kb，含 21 个外显子，编码含 1100 个氨基酸残基的跨膜酪氨酸激酶受体超家族 RET 蛋白。RET 在许多起源于神经嵴的细胞（如甲状腺、肾上腺、肠内部神经系等）中表达，在机体发育上起重要作用。RET 结构上的特征是在其细胞外部分近细胞膜处聚集有多个半胱氨酸，在细胞内部分则含有一酪氨酸激酶区段。MEN2A 患者 RET 基因突变主要位于细胞外近膜处半胱氨酸，可为错义突变，或小的 DNA 片段的缺失或插入，皆累及前述的半胱氨酸。FMTC 患者往往也可检出 MEN2A 中的半胱氨酸突变，此外还有其他一些氨基酸突变。

MEN2B 患者的 RET 基因突变不涉及 MEN2A 中的半胱氨酸及 FMTC 中的氨基酸,其 95% 以上的突变为甲硫氨酸(Met918)突变为苏氨酸(Th918)。

(二)临床表现

MEN2A 的临床表现包括甲状腺髓样癌(MTC)、双侧嗜铬细胞瘤及甲状旁腺腺瘤,有家族遗传倾向,可伴有新生儿巨结肠和皮肤苔藓淀粉样变;MEN2B 主要包括 MTC、嗜铬细胞瘤,还可出现口腔、眼睑及胃肠黏膜神经瘤及类马凡综合征体态,而甲状旁腺功能亢进症少见。

1.甲状腺髓样癌(MTC)

MEN2 中最常见并最早出现的病变,而且是决定病程进展的最重要因素。MTC 的病理演变开始时为产生降钙素的甲状腺滤泡旁细胞增生,以后发展为癌,常为多中心性,并集中于甲状腺的上 1/3 处,这与正常甲状腺内滤泡旁细胞的分布状况相符。全部 MTC 中约 1/4 为遗传性的,其中约 45% 为 MEN2A,50% 为单一性 FMTC,5% 为 MEN2B,MEN2B 中的 MTC 在家族性病例中病情最重、发生最早(常在 5 岁前即出现)、进展最快。MTC 的扩散最初在甲状腺内,继而累及区域性淋巴结,至后期可转移至肝、肺、骨骼。MEN2 中 MTC 的生化诊断依据为血浆降钙素明显升高,若血浆降钙素正常,可采用钙剂或五肽胃泌素刺激试验。病理诊断为在分化不良的甲状腺肿瘤中免疫组化染色显示降钙素阳性,细胞外淀粉样沉积物可与抗降钙素的抗血清起反应也有助于诊断。

2.嗜铬细胞瘤

约见于 50% 的携带 MEN2 基因个体,多位于肾上腺,部分位于肾上腺外,常为双侧性,恶性者少见,发病年龄轻。病理变化亦经过肾上腺髓质增生阶段,以后发展为肿瘤。诊断方法同一般嗜铬细胞瘤病例。

3.甲状旁腺功能亢进症

MEN2 中的甲旁亢与 MEN1 者一样系由甲状旁腺增生所致,约见于 25% 的 MEN2A 患者,而在 MEN2B 中较少见。MEN2 中的甲旁亢外科手术的疗效较好,不似 MEN1 中者难治。

(三)治疗

目前 MEN2A 的治疗仍以手术为主,有 MEN2A 临床表型的患者必须及早手术切除肿瘤。MEN2B 虽然发病率低,但侵袭力强,肿瘤对放化疗不敏感,因此,手术是目前主要的治疗手段,早期诊断和彻底的手术治疗对预后至关重要。

对于 MEN2 中的 MTC,由于其病变为多中心性,应作全部甲状腺切除术及中心性淋巴结切除,甲状腺部分切除术容易出现疾病复发。MTC 手术前应行有关检查以了解是否有嗜铬细胞瘤,同时有嗜铬细胞瘤者应先做嗜铬细胞瘤切除术,然后再做 MTC 手术,以免先行 MTC 手术时诱发高血压危象或心力衰竭。MRI 以及选择性静脉采血测降钙素有助于发现癌肿转移灶。已有转移者手术治疗为姑息性而不能根治。化疗及放疗仅适用于晚期的患者。

MEN2 中嗜铬细胞瘤的治疗同散发性者。须注意 MEN2 中的嗜铬细胞瘤可为双侧性的,需加强检查。如为一侧性,则在切除后应密切随访,以及早发现另一侧肿瘤并及时治疗。

(四)MEN2 的筛查

由于 RET 基因突变的部位有限,对患 MEN2 者的家族成员应争取作基因检测,其可靠性远优于以往测定降钙素的筛查方法。对 MEN2A 基因携带者,国际共识为进行早期预防性甲状腺全切。根据 2009 年美国甲状腺协会指南所推荐的干预措施,634 位点突变属 C 级风险,携带此突变的患者应于 5 岁前行甲状腺切除术并进行终生替代治疗,8 岁开始筛查嗜铬细胞瘤和甲状旁腺功能亢进症。

三、多发性内分泌腺瘤病 4 型(MEN4)

5%～10%的诊断为 MEN1 的患者不具有 men1 基因突变,而可能有其他基因突变,新近研究发现 CDKN1B 是其中之一。该基因位于 12 号染色体短臂,编码含 196 个氨基酸残基的细胞周期蛋白依赖性激酶抑制剂 p27 蛋白。这些不典型的 MEN1 目前被命名为 MEN4。MEN4 目前报告极少,其临床表现与 MEN1 类似,包括甲状旁腺腺瘤、垂体瘤和胰腺内分泌肿瘤,此外还可发生生殖腺、肾上腺、肾脏和甲状腺肿瘤,对这一型 MEN 的认识有待进一步的深入。

(靳彤彤)

第十节 异位激素综合征

恶性肿瘤通过产生激素或激素样物质引起的相应临床表现称为异位激素综合征,包括起源于非内分泌组织的肿瘤产生了某种激素,或是起源于某内分泌腺的肿瘤除产生此内分泌腺正常时分泌的激素外,还释放其他激素。有时一个肿瘤除了产生某一种可引起临床内分泌综合征的激素外,还可产生另一些激素,如降钙素、神经降压素、血管活性肠肽(VIP)、生长抑素等,而这些激素一般不引起明显临床症状。

一、异位激素的种类和性质

异位激素主要为多肽激素,大多数多肽激素可由非内分泌恶性肿瘤产生。与正常多肽激素相比,异位激素常有以下特点。

(1)肿瘤细胞缺乏激素分泌的调控机制,因而其分泌多不受调控,不能被抑制,但也有例外,如类癌分泌异位促肾上腺皮质激素(ACTH)有时可受大剂量地塞米松的抑制。

(2)由于肿瘤细胞内基因转录、剪接,蛋白质加工的功能不完善,往往只能合成激素的前体物、片段或亚基导致生物活性低,有时缺乏氨基端的信号肽而不能分泌出细胞。

(3)非内分泌肿瘤产生的异位激素一般较少,只有当肿瘤发展到一定程度,产生足够量的激素时,才出现相应临床表现。因此,出现伴瘤内分泌表现时肿瘤大多已发展到晚期。

(4)垂体糖蛋白激素,如 FSH、LH、TSH 等,极少由垂体外肿瘤产生,由于此类激素的合成过程要求两个亚基基因的表达、糖化、形成二聚体等。不过绒毛膜促性腺激素(HCG)可由非滋养层细胞肿瘤产生。

(5)有些恶性肿瘤并不分泌正常人体所具有的激素,而是分泌一些激素相关的物质来模拟这些激素的生物学功能。如非内分泌肿瘤不是通过合成胰岛素而引起低血糖,而合成的是胰岛素样生长因子 2(IGF-2)。与此类似,恶性肿瘤引起高钙血症也不是通过合成甲状旁腺激素,而是通过合成甲状旁腺激素相关蛋白(PTHrP)。

二、异位激素综合征的发病机制

关于肿瘤合成和分泌异位激素的机制目前尚不清楚,曾有各种假说,主要分为以下三种。

（一）APUD 细胞假说

伴异位激素分泌的肿瘤大多起源于分布在体内多处的弥散性神经内分泌细胞（APUD 细胞）系统,这些细胞大多由神经嵴外胚层衍化而来,具有共同的组织化学及结构上的特征,广泛分布于肺、胃肠道、甲状腺、胰腺、肾上腺髓质、乳腺、前列腺等处。它们具有多潜能分化功能,有潜在的分化为分泌肽类激素细胞的能力,正常情况下不分泌激素,一旦转变为肿瘤细胞时则可合成和分泌异位激素,包括 ACTH、降钙素、舒血管肠肽、生长激素释放激素（GHRH）、促肾上腺皮质激素释放激素（CRH）等。另外还有一类肿瘤起源于鳞状上皮,产生的活性肽主要有 PTHrP、血管升压素等。

（二）随机阻抑解除学说

正常情况下人类基因约有 15％具有其转录活性,其余 85％处于受抑制或非活化状态。发生非内分泌肿瘤的细胞在正常状态下有关激素编码的基因不表达,当这些细胞发生恶变后,有可能出现激素编码基因的抑制解除,导致这些基因的异常表达。

（三）癌基因学说

有些癌基因的功能与内分泌功能密切相关,其编码的产物类似生长因子受体或生长因子受体的功能性亚单位,使某些激素选择性激活和表达。

三、异位激素综合征的诊断

异位激素综合征与肿瘤的发病情况一样,好发于中老年患者,其主要诊断依据：①肿瘤和内分泌综合征同时存在,而肿瘤又非发生于正常时分泌该激素的内分泌腺；②肿瘤伴血或尿中激素或其代谢产物水平异常升高；③激素分泌呈自主性,多数不能被正常的反馈机制所抑制；④排除其他可引起有关综合征的原因；⑤肿瘤经特异性治疗（如手术、化疗、放疗等）后,血或尿激素水平下降,内分泌综合征症状缓解。

四、异位激素综合征的治疗原则

早期诊断、早期治疗对治疗效果至关重要。最有效的治疗手段是手术切除肿瘤。

（一）手术治疗

根治性手术切除肿瘤是治疗关键,如果肿瘤恶性程度低,术后异位激素综合征可以痊愈。对不能进行根治性手术或找不到原发病灶的异位 ACTH 综合征患者,可切除双侧肾上腺以改善皮质醇增多症的表现,术后以生理剂量的皮质醇替代。

（二）放射治疗

作为手术治疗的辅助治疗方式,对病变局限或无法手术且对放射治疗敏感的肿瘤有一定效果。

（三）药物治疗

无法切除肿瘤病灶时可采用适当的药物阻止激素的合成和分泌以缓解病情。异位 ACTH 综合征可选用阻滞肾上腺皮质激素合成的药物,如甲吡酮、氨鲁米特（氨基导眠能）、双氯苯二氯乙烷等,治疗同时要应用小剂量泼尼松口服以预防危象发生。奥曲肽可减少异位激素的分泌,用于多种异位内分泌肿瘤的治疗。

（四）对症治疗

对低钾血症、高血糖、低血糖、高血钙、低血钙、腹泻等症状可给予相应的对症处理。

五、临床常见的异位激素综合征

(一)异位 ACTH 综合征

该综合征是目前发现最多的一种异位激素综合征,约占皮质醇增多症的 $10\%\sim20\%$。恶性肿瘤中 ACTH 前体物阿片-促黑素-促皮质素原(POMC)的表达相对较为常见,但由于缺乏将 ACTH 从其前体 POMC 中裂解出来的酶系,故引起临床异位 ACTH 综合征者较能表达 POMC 者为少。主要见于小细胞肺癌(约占 50%)和不同部位的类癌,另外也见于胰岛细胞癌、甲状腺髓样癌、嗜铬细胞瘤、神经母细胞瘤、黑色素瘤等,肺腺癌、鳞状细胞癌和肝癌也可引起。

本综合征有两种临床表现形式。第一型主要为恶性程度高的肺燕麦细胞癌,多见于男性,病情重,进展快。第二型主要是恶性程度较低的肺、胰、肠类癌,还有嗜铬细胞瘤,病程较长,病情较轻。病因诊断不明确的皮质醇增多症出现以下表现时提示异位 ACTH 综合征的可能:①低钾碱中毒;②血浆皮质醇水平升高显著($>1\,000$ nmol/L);③血浆 ACTH 水平升高显著(>36 pmol/L);④尿17-酮类固醇或血浆硫酸脱氢表雄酮明显增高;⑤伴抗利尿激素不适当分泌综合征。

(二)肿瘤相关性高钙血症

其发病率约占肿瘤患者的 10%。恶性肿瘤可通过 3 种机制引起高钙血症:①肿瘤产生的异位 PTHrP 或 PTH 可与成骨细胞的 PTH 受体相作用而发挥生物学效应,加强破骨细胞分化、促进骨吸收,导致高钙血症。此型肿瘤相关性高钙血症最多见。②骨化三醇[$1,25\text{-}(OH)_2D_3$]的产生增多:淋巴瘤组织可高表达 1α-羟化酶,此酶可将血循环中已存在的活性维生素 D_3 前体物 $25\text{-}(OH)D_3$ 转化为骨化三醇而引起高钙血症,其他肉芽肿性病变,如结节病、铍尘肺、结核或真菌感染也可通过这一机制引起高钙血症。③骨转移癌:为恶性肿瘤引起高钙血症的重要原因,不仅在于其局部溶骨作用,目前认为也与体液因子有关,如乳腺癌细胞在转移部位可产生 PTHrP,促进破骨细胞骨吸收,并释放转化生长因子 β(TGF-β),后者可进而刺激 PTHrP 的产生,加速溶骨进程。此外转移至骨的癌细胞(如肾癌)及骨内的骨髓瘤细胞可产生一些刺激骨吸收的细胞因子,如肿瘤坏死因子(TNF)、白介素-1(IL-1)、白介素-6(IL-6),这些因子可活化破骨细胞促进骨吸收而引起高钙血症。

无骨转移而伴高钙血症的肿瘤最多见者为肺鳞状细胞癌、肾腺癌,其次为乳腺癌、子宫颈鳞状细胞癌、卵巢癌、胰腺肿瘤,较少见者为阴道癌、食管癌、结肠鳞状细胞癌、前列腺癌、膀胱癌、肝癌。高钙血症程度较轻者可无明显症状,常为肿瘤患者做系统性检查时偶然发现。重者出现厌食、恶心、呕吐、便秘、腹胀、口渴、多尿、疲乏无力、心律失常、疲倦、嗜睡、抑郁、精神错乱、昏迷等。

治疗主要争取及早切除原发肿瘤,或采用放疗、化疗。治疗高钙血症应增加进水量,静脉滴注生理盐水,可同时使用呋塞米促进尿钙排出。血清钙高于 3.25 mmol/L(13 mg/dL),有意识障碍或肾功能受损者应采用二膦酸盐(如静脉滴注帕米膦酸钠)、糖皮质激素、降钙素治疗,分别或联合用药。PTHrP 介导的高钙血症用二膦酸盐效果较佳,维生素 D 介导者糖皮质激素效果较好。

(三)异位抗利尿激素综合征

异位抗利尿激素综合征又称抗利尿激素不适当分泌综合征(syndrome of inappropriate antidiuretic hormone secretion,SIADH),常见于肺癌,主要是肺燕麦细胞癌,鳞状细胞癌、前列腺癌、霍奇金淋巴瘤也可引起,较少见于胸腺癌、胰腺癌、膀胱癌等。主要表现为稀释性低钠血症,轻度低钠血症时无明显症状,当血钠明显下降时(<120 mmol/L),即出现肌力减退,腱反射消失,呈木僵状态,或有抽搐发作,以至昏迷。需和恶性肿瘤的脑部转移鉴别。治疗首选手术切除

原发肿瘤。无论是否手术,均应纠正低钠血症、水中毒和脑水肿。首先应限制水分摄入,每天不超过 800 mL,当血钠低于 110 mmol/L 时可以静脉滴注 3% 的高渗盐水,必要时使用速效的强效利尿剂,如呋塞米,以排出体内水分,减轻脑水肿。有条件也可以使用抗利尿激素受体拮抗剂托伐普坦片。

(四)非胰岛素瘤相关性低血糖症

许多胰外肿瘤可伴发低血糖症,常见的有两类:一类为低度恶性或良性的结缔组织肿瘤,约占 45%,包括纤维肉瘤、间皮瘤、神经纤维瘤;另一类为原发性肝癌,约占 23%。其他较少见的有肾上腺癌、支气管癌、胆管癌、假黏液瘤等。

胰外肿瘤发生低血糖的机制与分泌 IGF-2 有关,后者与胰岛素受体结合并将其激活,使外周组织摄取葡萄糖增加,肝输出葡萄糖减少,导致低血糖。临床表现与胰岛素瘤所致低血糖症相似,病情常较严重,多见于饥饿时或呈自主性,且不易以多次进食防止发生。发作时血糖甚低,但血胰岛素含量也低,因此,有别于胰岛素瘤。

(五)异位人绒毛膜促性腺激素综合征

HCG 正常时由胎盘滋养层细胞产生,一些正常组织,如肝、结肠也可产生 HCG。绒癌和畸胎瘤可产生 HCG,但由于含滋养层细胞,不能视为异位 HCG 瘤。产生异位 HCG 的肿瘤有肺部肿瘤(表皮样癌、分化不良小细胞癌、小支气管肺泡癌)、肝母细胞癌、肾癌、肾上腺皮质癌等。具活性的 HCG 在男孩引起性早熟,在成年男性引起男子乳腺发育,在成年女性一般不引起症状,有时可致不规则子宫出血。HCG 可与 TSH 受体呈低亲和力结合,高浓度 HCG 可激活 TSH 受体而引起甲状腺功能亢进症。可用抗甲状腺药物加以控制,并治疗原发性肿瘤。

(六)非垂体肿瘤所致肢端肥大症

垂体以外的肿瘤可分泌 GHRH,极少数分泌 GH 而引起肢端肥大症。分泌 GHRH 的肿瘤主要为类癌,其次为胰岛细胞瘤,较少见者为嗜铬细胞瘤、副神经节瘤。患者临床表现与垂体性肢端肥大症无明显区别,血中 GHRH 升高,GH 及 IGF-1 亦升高,GH 的昼夜节律消失。约 90% 产生 GHRH 的类癌位于胸腔内。只有极个别报道胰岛细胞瘤产生 GH 引起肢端肥大症。

(靳彤彤)

参考文献

[1] 魏守超.实用临床内分泌研究[M].长春:吉林科学技术出版社,2019.

[2] 赵家军,彭永德.系统内分泌学[M].北京:中国科学技术出版社,2021.

[3] 杜建玲.内分泌学[M].北京:中国协和医科大学出版社,2019.

[4] 夏维波,李玉秀,朱惠娟.协和内分泌疾病诊疗常规[M].北京:中国协和医科大学出版社,2021.

[5] 赵玉沛.内分泌外科学[M].北京:人民卫生出版社,2019.

[6] 庞国明.当代内分泌疾病研究精华[M].北京:科学出版社,2021.

[7] 王刚.内分泌诊疗精要[M].长春:吉林科学技术出版社,2018.

[8] 刘建军,王玉金,员建中.临床内分泌学[M].南昌:江西科学技术出版社,2019.

[9] 倪青.内分泌代谢病中医诊疗指南[M].北京:科学技术文献出版社,2021.

[10] 李志红.内分泌代谢科精要[M].北京:中国纺织出版社,2019.

[11] 冯晓丹,谢翠华,龚妮容.糖尿病诊治和健康管理[M].广州:广东科学技术出版社,2021.

[12] 黄崇兵.内分泌科诊疗要点[M].北京:科学技术文献出版社,2019.

[13] 陆涛等.实用内分泌诊疗学[M].昆明:云南科技出版社,2020.

[14] 赵永才,周亚男,李少情.内分泌科医师处方手册[M].郑州:河南科学技术出版社,2020.

[15] 高东玲,刘阳,王慧卿.内分泌疾病基础与临床精要[M].长春:吉林科学技术出版社,2019.

[16] 肖新华.内分泌代谢疾病病例精解[M].北京:科学技术文献出版社,2020.

[17] 廖二元,袁凌青.内分泌代谢病学[M].北京:人民卫生出版社,2019.

[18] 薛君.实用内分泌疾病诊治学[M].开封:河南大学出版社,2020.

[19] 王颖.内分泌疾病综合治疗[M].北京:科学技术文献出版社,2019.

[20] 郭立新.内分泌科诊疗常规[M].北京:中国医药科学技术出版社,2020.

[21] 丁桂伟,曲文芹,陆晓悦,等.实用内科学[M].青岛:中国海洋大学出版社,2019.

[22] 伍俊妍,王燕.内分泌代谢疾病[M].北京:人民卫生出版社,2020.

[23] 岳亮,于群.实用临床内科疾病诊疗学[M].长春:吉林科学技术出版社,2019.

[24] 刘振杰.内分泌科[M].北京:科学出版社,2020.

[25] 赵新刚.现代内分泌与代谢疾病诊疗学[M].长春:吉林科学技术出版社,2019.

[26] 府伟灵,张忠辉.内分泌与代谢系统疾病[M].北京:人民卫生出版社,2020.

[27] 田芳.临床内分泌诊疗学[M].天津:天津科学技术出版社,2020.

［28］王娜.临床内分泌代谢性疾病治疗学［M］.长春:吉林科学技术出版社,2019.

［29］王国强.实用内分泌与代谢疾病诊治［M］.北京:科学技术文献出版社,2020.

［30］史晓林,吴连国.骨质疏松性骨折［M］.杭州:浙江大学出版社,2020.

［31］张立海.内分泌代谢疾病外科治疗［M］.北京:中国纺织出版社,2019.

［32］王军燕.新编临床内科疾病诊疗学［M］.天津:天津科学技术出版社,2020.

［33］宋敏.新编内分泌疾病诊断与治疗［M］.长春:吉林科学技术出版社,2019.

［34］童南伟,邢小平.内科学［M］.北京:人民卫生出版社,2020.

［35］柳河.新编内分泌代谢病学［M］.长春:吉林科学技术出版社,2019.

［36］刘湾湾,唐玲丽,李东海,等.二甲双胍对中心性肥胖和非中心性肥胖多囊卵巢综合征患者生殖内分泌及糖脂代谢的影响［J］.中华生殖与避孕杂志,2019,39(1):57-60.

［37］王迪,王鹏程,李雪,等.减重代谢手术对肥胖症患者生活质量影响的 Meta 分析［J］.中国全科医学,2020,23(29):3729-3734.

［38］崔冉,许小娟,周玲玲,等.基质金属蛋白酶-10 与内分泌代谢疾病的相关性［J］.中华骨质疏松和骨矿盐疾病杂志,2019,12(4):388-394.

［39］杨青峰,蒋宜伟,马晨光,等.肥胖症与骨质疏松症的相关性研究［J］.中国骨质疏松杂志,2021,27(8):1245-1248.

［40］何敏,李益明.不应忽视内分泌疾病相关的糖代谢异常［J］.中华糖尿病杂志,2019,11(7):441-443.